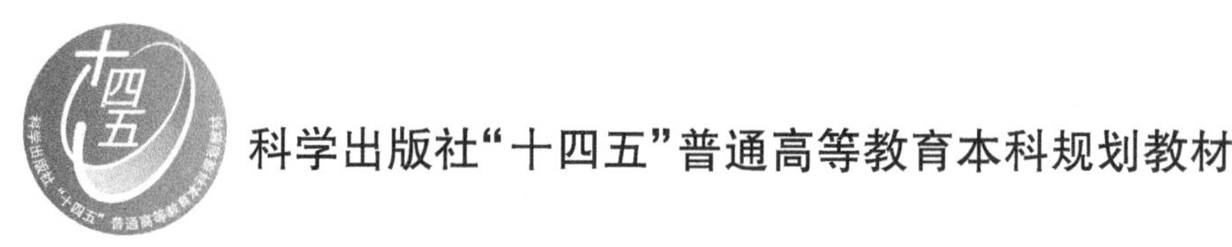

神经病学

（第三版）

陈生弟　主编

科学出版社

北　京

内 容 简 介

本教材第一版于2005年出版，2011年再版，在实际教学和临床应用中受到了师生和同仁的广泛好评。随着神经病学临床研究、基础研究以及各相关学科创新技术的不断发展，新的疾病被逐渐认识，新的临床研究提供了新的诊治方法和技术，疾病诊治的指南和共识日臻完善，有必要对本教材进行更新和再版。

本教材内容包括神经解剖及病损的定位、神经系统疾病的常见症状、病史采集、体格检查、诊断原则等；疾病部分包括脑血管病、神经系统感染性疾病、中枢神经系统脱髓鞘疾病及自身免疫性脑炎、运动障碍性疾病、癫痫、头痛、神经系统变性疾病、神经系统发育异常性疾病、神经系统遗传性疾病、脊髓疾病、周围神经疾病、自主神经系统疾病、神经-肌肉接头与肌肉疾病、睡眠障碍、系统性疾病的神经并发症的概念、发病机制、病理、临床表现、辅助检查、诊断及鉴别诊断、治疗原则、预后等。本教材"内容新颖、重点突出、临床实用"，不仅介绍基础知识，还结合具体案例、医学影像和医学视频，启发学生思考，培养科学的思维方法和创新精神。在进行医学教育的同时，重视医学生人文素质的培养，强调以患者为本，一切从人性出发，在医疗过程中对患者关心、关怀和尊重。

本教材适用于临床医学专业学生（包括五年制、八年制），也可供临床医生参考、使用。

图书在版编目（CIP）数据

神经病学/ 陈生弟主编. —3版. —北京：科学出版社，2023.5

科学出版社"十四五"普通高等教育本科规划教材

ISBN 978-7-03-074076-2

Ⅰ.①神... Ⅱ.①陈... Ⅲ.①神经病学—高等学校—教材 Ⅳ.①R74

中国版本图书馆CIP数据核字（2022）第230779号

责任编辑：闵 捷 / 责任校对：谭宏宇
责任印制：黄晓鸣 / 封面设计：殷 靓

科学出版社 出版
北京东黄城根北街16号
邮政编码：100717
http：//www.sciencep.com

南京展望文化发展有限公司排版
广东虎彩云印刷有限公司印刷
科学出版社发行 各地新华书店经销

*

2005年2月第 一 版 开本：889×1194 1/16
2023年5月第 三 版 印张：26 1/2
2025年3月第十九次印刷 字数：746 000

定价：85.00元

（如有印装质量问题，我社负责调换）

《神经病学》(第三版)
编委会

PREFACE 第三版前言

《神经病学》第一版于2005年出版，2011年再版，前两版在实际教学和临床应用中受到了读者的广泛好评。神经病学临床研究、基础研究及相关学科的前沿技术不断发展，新的疾病被认识、新的诊断和治疗技术和方法被发现和验证，因而第三版教材在传统诊疗理念的基础上增加新的诊疗理念和方法，力求反映神经疾病的诊治进展。

第三版教材秉承了前两版以临床为中心的特点，体现系统性、规范性和完整性。在具体内容的编写方面，力求注重基本理论、基本知识、基本技能和诊疗常规的介绍。在介绍神经解剖学、神经生理学和神经病理学等基础知识时紧密围绕临床，丰富的图片和影像学资料使得难点、重点更加直观，便于学习和理解。病例分析让学生学以致用，培养学生的临床思维。运动障碍性疾病、发作性疾病等以其症状学复杂、易动态变化等特点成为医学生学习中的难点，视频的直观、形象，将声、像、文融为一体，有利于学生抓住疾病的特点。本教材添加部分视频以提升学生的学习兴趣，提高学习效率。

第三版教材延伸和补充了疾病诊疗的新理念和新进展，体现教材的先进性。神经病学的发展速度和知识的更新极为迅速，对教材的更新也需要与时俱进。第三版教材对于脑血管疾病、帕金森病、癫痫持续状态、阿尔茨海默病、肌萎缩侧索硬化、多发性硬化、视神经脊髓炎等引入了国际前沿的诊断标准或治疗指南、专家共识。而对于未列入常规的新知识、新技术、新进展作简要的介绍，力求具有启发性。

第三版教材编委阵容强大，编委的专业特色鲜明，治学认真严谨，他们在编写过程中参考大量的国内外最新的文献和指南，融入长期临床实践积累的经验和智慧，并进行反复多次的修订和互审，确保教材的权威性和严谨性。

神经系统疾病分析能力的形成离不开对基础知识的理解和把握。若要熟练掌握和深刻理解神经病学知识，需要构建相应的知识体系。本教材坚持用科学的方法来建立相应的知识体系，配合视频，让学生掌握神经系统常见疾病的临床表现、诊断方法和治疗措施，同时深入研讨病因、发病机制、病理解剖、病理生理等方面的知识，并应用临床病例实践检验认识的正确性，通过实践、认识、再实践、再认识的过程，帮助学生充分掌握理论知识，并培养学生发现问题、分析问题和解决问题的能力。希望有志于神经病学的莘莘学子在广阔的知识海洋中遨游，有朝一日能够成为优秀的神经科医生。

本教材凝聚了众多编者的心血，虽力求严谨、完美，但教材中如有错漏和不足之处，希望广大师生、同仁及其他读者在使用过程中多提宝贵意见，以便今后修订完善。

陈生弟

2022年9月2日

第二版前言

经过五年的使用,《神经病学》迎来了第二版,这既是为了适应教育部教材规划项目("十二五"规划)启动的需要,同时也体现了广大临床医学教师及同学对这本教材的认可。本版教材在第一版的基础上,邀请了全国十一所重点高校从事神经病学教学、临床和科研工作的知名专家、教授编写而成,在第一版编写专家团队的基础上,部分人员有所调整,编委设置更具代表性,其专业特色更加鲜明,力图于百花齐放中精益求精。在编写指导思想上,我们力求与时俱进,继续遵循严谨、规范、创新的原则,在尊重以往我国高等医学教育的传统与习惯的基础上,彰显学科发展和时代进步的特色;既能体现现代循证医学与治疗指南的最新成果,也不忘融入每位作者来源于长期临床实践的经验与智慧。在编写过程中,我们参考借鉴了国内外现有的神经病学教材的优点及特色,保留了第一版的主要形式,新增了部分内容,更加便于教师教学和学生自学。

第二版教材秉承了第一版以临床为核心的主要特点,既注意知识的系统性和完整性,又力求重点突出和特色鲜明。主要章节继承了以往教材的内容,包括绪论、神经系统疾病的定位诊断、神经系统疾病的病史采集和体格检查、辅助检查、诊断原则、脑血管疾病、中枢神经系统感染、中枢神经系统脱髓鞘疾病、运动障碍性疾病、癫痫、头痛、痴呆、神经系统变性疾病、神经系统先天性疾病、神经系统遗传性疾病、脊髓疾病、周围神经疾病、自主神经系统疾病、神经-肌肉接头与肌肉疾病、神经康复二十个章。同时根据疾病谱和学科进展的变化,新增了神经系统常见症状、神经系统疾病的循证医学、睡眠障碍、系统疾病的神经并发症四章内容,原有章节则新增了体现近5年学科进展的内容。

在具体内容上,注重基本理论、基本知识、基本技能的介绍和培养,同时对本学科新知识、新技术、新的诊疗规范也作了简要的介绍。对脑血管疾病、癫痫等常见病、多发病编写得较为详细,对少见疾病仅略作介绍。

在编写格式上,注重实际教学的操作和需要,在每章首段均摘选了相关的英文导言,以开拓学生视野、提高同学的人文素养及学习兴趣。为方便学生自学及复习,每章后均附有思考题以及具有代表性的参考文献。疾病各论章节每章选编一个典型病例分析,旨在加强理论与实际的联系,培养学生科学的临床思维方法和临床实际工作能力,也可作为以病例分析为基础的学习方法(case based teaching, CBT)的教学用典型病例。

本教材写作风格简洁规范,逻辑严密,条理清晰,统一风格,图文并茂,便于理解。然而由于不同作者写作习惯和风格难免有所差异,加上受本人学识所限,如存在错误和不妥之处,恳请并期盼使用本教材的老师、同学和临床医师批评指正,以便今后修订完善。

本教材可供医学院校五年制至七年制教学之用,也可供临床医师参考。各学校可根据培养目标、学制、专业及教学学时选择适当内容课堂讲述,鼓励学生根据学习兴趣自学。

陈生弟

2010年9月8日

PREFACE 第一版前言

为适应我国卫生事业发展和我国高等医学教育改革的要求，科学出版社计划出版一套能体现时代特色的高等医学院校系列教材。这本《神经病学》教材就是受科学出版社委托，邀请全国11所高校从事神经病学教学、临床和科研工作的中青年骨干教师编写而成。在编写指导思想上，我们力求遵循严谨、规范、创新的原则，既尊重我国高等医学教育的传统和教学习惯，同时又能体现学科发展和时代进步对医学教材改革的需要；既注意学习老一辈神经病学专家的丰富经验和继承他们的辛勤工作成果，又注意融入每个作者工作体会。在编写过程中，我们参考借鉴了我国现有的神经病学教材和国外的神经病学教材优点和长处，在内容和形式上作了一些尝试，希望做到新颖、实用、规范，便于教师教学和学生自学。

本教材的主要特点有内容选择以临床为中心，既注意知识的系统性和完整性，又力求重点突出。全书包括绪论、神经系统疾病的定位诊断、神经系统疾病的病史采集和体格检查、诊断技术、脑血管疾病、中枢神经系统感染、中枢神经系统脱髓鞘疾病、运动障碍性疾病、癫痫、头痛、痴呆、神经系统变性疾病、神经系统先天发育性疾病及遗传性疾病、脊髓疾病、周围神经疾病、自主神经系统疾病、神经-肌接头与肌肉疾病和神经康复等20章。主要章节继承了以往教材的内容，同时根据疾病谱的变化，新增了痴呆、肌张力障碍、多系统萎缩、神经康复等内容。

在具体内容的编写方面，注重基本理论、基本知识、基本技能的介绍和培养，同时对本学科新知识、新技术、新的诊疗规范也作了简要的介绍。对脑血管疾病、癫痫等常见病、多发病编写得较为详细，对少见疾病仅略作介绍。

在编写格式上注重教材特点，继承了教师、学生认可的体系，便于实际教学的操作。在每章开头摘选了相关的英文段落，以开拓学生视野，提高同学的学习兴趣。为方便学生自学，每章后均附有本章要点。疾病各论章节每章选编一个典型病例分析，旨在加强理论与实际的联系，培养学生科学的临床思维方法和临床实际工作能力。

在写作风格上注意简洁、规范，逻辑严密，条理清晰，图文并茂，便于理解。尽管力求统一，但不同作者写作习惯和风格难免有所差异，加上受本人学识所限，教材中如有错误和不妥之处，恳请使用本教材的老师、学生和临床医师多提宝贵意见，以便再版时加以改正。

本教材可供医学院校五年制至七年制教学之用，也可供临床医师参考。各学校可根据培养目标、学制、专业及教学学时选择适当内容课堂讲述，鼓励学生根据学习兴趣自学。

陈生弟

2004年6月10日

CONTENTS 目录

第一章 绪 论

第二章 神经系统疾病的定位诊断

第三章 神经系统疾病的常见症状

第六章 神经系统疾病的诊断原则

第七章 脑血管疾病

第八章 中枢神经系统感染

第九章 中枢神经系统脱髓鞘疾病及自身免疫性脑炎

第十章 运动障碍性疾病

第十一章 癫 痫

第十二章 头 痛

第十三章 神经系统变性疾病

第十四章 神经系统发育异常性疾病

第十五章　神经系统遗传性疾病

286

第十六章　脊 髓 疾 病

301

第十七章　周围神经疾病

326

第十八章　自主神经系统疾病

352

第十九章 神经-肌肉接头疾病与肌肉疾病

第二十章 睡 眠 障 碍

第二十一章 系统性疾病的神经并发症

第一章

绪　论

神经病学(neurology)是研究神经系统及骨骼肌疾病的一门临床学科。它由内科学发展而来,目前已成为与内科学并列的独立二级学科。神经病学的研究对象是神经系统及骨骼肌疾病,研究内容包括疾病的病因、发病机制、病理、临床表现、诊断、治疗及预防。神经疾病种类繁多,按病变部位不同可分为中枢神经疾病、周围神经疾病和肌肉疾病。按病因可分为感染、血管病变、肿瘤、外伤、自身免疫、变性、遗传、先天发育异常、中毒、营养缺陷及代谢障碍等。

神经病学是一门历史悠久又充满活力的学科,自19世纪中叶作为一门独立学科创立以来已有百余年的历史,进入20世纪后更得到了飞速发展。神经病学作为神经科学领域的一门分支学科,与众多基础学科关系密切,如神经解剖学、神经生理学、神经生化学、神经病理学、神经免疫学、神经遗传学、神经流行病学、神经药理学、神经影像学、神经心理学等,这些基础学科的发展与神经病学的进步息息相关。例如,以计算机X线断层扫描(CT)和磁共振成像(MRI)为代表的神经影像学技术的问世对神经病学诊断水平的提高带来了革命性的变化;神经遗传学和分子生物学技术的发展使很多神经遗传疾病的病因逐渐得以阐明,如肝豆状核变性、亨廷顿病、遗传性共济失调、进行性肌营养不良症、强直性肌营养不良症等;基因治疗和干细胞移植研究为治疗很多顽固性神经疾病提供了极具前景的发展方向。其中,神经生物化学的发展为推动神经病学的发展作出了巨大的贡献,尤其是近几十年细胞和分子水平领域有了众多的研究成果。例如,1913年,科学家首次从蚕豆幼苗中分离出多巴;1938年,发现了多巴脱羧酶可以将左旋多巴降解为多巴胺;1959年,首次发现多巴胺在大脑基底节中富集;1960年,发现帕金森病患者基底节多巴胺水平明显下降。这些重大发现及对多巴胺递质和帕金森病神经生物化学的深入理解催生了左旋多巴替代治疗帕金森病的理念。1967年,口服左旋多巴被用于治疗帕金森病患者并产生了显著的疗效。依托神经生物化学,人们认识了神经系统的化学成分及代谢过程,了解了神经递质的合成、维持、释放及其与受体的相互作用,明确了若干神经系统疾病的致病基因,开创了一系列有效的治疗药物和治疗手段。

神经系统结构功能极其复杂。就解剖结构而言,神经系统可分为中枢神经系统和周围神经系统,前者由大脑、间脑、脑干、小脑、脊髓等组成,后者由脑神经和脊神经组成。神经元是信息处理的基本元件,不同中枢结构的神经元之间通过突触联系构成复杂的神经调节网络,对机体各种功能发挥调控作用。不同神经结构或组织的损害可产生多种症状及体征,概括起来有以下四类:① 缺损症状,指神经结构损害引起的正常功能丧失,如内囊区脑梗死导致对侧偏瘫和偏身感觉障碍,脊髓胸段横贯性损害导致截瘫、病变平面下深浅感觉消失及大小便功能障碍;② 刺激症状,指神经结构受到刺激时产生的某些症状,如脑肿瘤、外伤等病变引起的癫痫,脊神经或三叉神经受刺激引起的神经痛;③ 释放症状,指某些神经结构损害导致正常条件下被抑制的功能释放出来,如锥体外系病变引起的不自主运动(如舞蹈症、手足徐动、肌张力障碍、震颤),锥体束损害引起的锥体束征;④ 休克症状,指某些高级神经结构急性严重损害引起的低级中枢的功能暂时减弱,如急性脊髓损害引起的脊髓休克。

神经疾病的诊断程序及原则与内科学基本相同。即在病史询问、内科及神经系统体检的基础上,结合适当的辅助检查,进行综合分析得出诊断。神经病学是一门更注重逻辑性的学科,疾病的诊断思路是先定位,再定性,即先确定病变的部位(定位诊断),再确定病变的性质(定性诊断)。在临床工作中必须熟悉各部位损害产生的神经症状和体征的特点,将采集到的神经症状及体征结合神经解剖、神经生理知识进行推理分析才能确定病变部位,即做出定位诊断。定性诊断需要根据病史、定位诊断结果,结合必要的辅助检查做出疾病性质的判断,如血管病、炎症、脱髓鞘、肿瘤、中毒、代谢、变性等。需要强调的是,随着科学技术的发展,一大批新型先进的辅助诊断仪器和手段相继应用于临床,尽管这些仪器和设备极大地方便了临床诊断并确实提高了诊断水平,但切勿盲目依赖仪器,忽视基本技能的培养。因为临床方法仍然是疾病诊断的基础,辅助检查只能提供辅助依据,任何先进的辅助检查结果必须结合临床表现才能正确判断其意义。

神经疾病的治疗一直是个薄弱环节,但近年来也取得了一些进步。根据治疗水平,神经疾病大致可分为以下三类:① 可治愈疾病,如脑膜炎、脑炎、特发性面神经麻痹、吉兰-巴雷综合征、部分脑血管疾病、营养缺乏性神经疾病等,对这些疾病应早诊断,及时治疗;② 不能治愈但可控制病情、缓解症状的疾病,如大部分癫痫、偏头痛、周期性瘫痪、三叉神经痛、视神经脊髓炎谱系疾病、多发性硬化、重症肌无力、帕金森病等,对这类疾病要给予适当的治疗,以改善症状,延缓病情的发展;③ 目前无有效治疗方法的疾病,如大多数神经变性疾病、神经遗传病、慢病毒感染等,这类患者应给予适当的对症支持治疗,提高其生活质量。

学好神经病学需要注意学习方法和技巧。神经系统结构功能极其复杂,学好神经病学需要丰富的基础理论知识,特别是神经解剖和神经生理知识,因为这是神经系统疾病定位诊断的基础。神经病学又是一门非常强调实践的临床学科,在学习中,要特别注重临床实践和基本技能的学习培养,多观察、多动手、勤思考,善于把理论知识、书本知识与临床实践结合起来,才能逐步提高实际工作能力。不少神经系统疾病与内科疾病相关,如高血压、糖尿病、冠心病、血液病是脑血管疾病的重要致病因素;心、肺、肝、肾等重要脏器严重损害及代谢障碍会导致神经损害(肝性脑病、肾性脑病、肺性脑病、糖尿病酮症酸中毒及非酮症高渗昏迷、糖尿病周围神经病);有些神经系统疾病常与某些内科疾病伴发,如低钾性周期性瘫痪伴甲状腺功能亢进(以下简称甲亢)、脊髓亚急性联合变性伴巨幼红细胞贫血、风湿性舞蹈症、副肿瘤神经综合征与恶性肿瘤等。学习神经病学应当熟悉其他相关临床学科知识,注意从整体、联系的角度分析问题。本课程旨在为同学们学习神经病学提供入门性理论、知识、技能,由于内容较多,学时有限,在有限的时间里不太可能对所有内容都逐一讲解,同学们也不可能亲自参与所有疾病的诊疗实践(实际上很多罕见疾病在很多专科医生的职业生涯中也难得一见),因此学习本门课程要有所侧重。学习的重点应当是神经病学基本知识和基本技能,如神经系统疾病常见症状的识别和定位、定性诊断方法,神经系统疾病病史采集,神经系统体检、腰椎穿刺方法,脑血管疾病、癫痫、帕金森病等常见神经系统疾病的临床表现和诊断,危重疾病抢救等,为将来的临床工作打下基础。掌握这些基本知识技能,即使将来不从事神经病学专业工作,也会从中受益。当然,对于有志于将来从事本专业或学有余力的同学,可以自学其他内容。除专业图书、文献外,很多专业网站内容丰富、表现形式生动直观,是极佳的学习资源。尽管神经病学取得了很大发展,神经系统疾病还有很多未解之谜,包括脑血管病、阿尔茨海默病、帕金森病等在内的神经系统疾病是威胁人类健康主要原因之一。21 世纪是脑科学的世纪,欧美国家、日本及我国相继出台脑计划,对人脑语言、记忆、思维和学习等高级认知功能进行多学科、多层次的综合研究已经成为当代科学发展的主流方向之一。2014 年,"中国脑计划"公布并提出"一体两翼"的研究方向,所谓"一体",就是阐释人类认知的神经基础为主体和核心;"两翼"是指脑重大疾病的研究及通过计算和系统模拟推进人工智能的研究。神经病学作为神经科学的重要分支学科充满机遇和挑战,希望同学们通过本门课程的学习能为将来从事神经病学临床科研工作或其他临床工作打下坚实的基础。

2017 年,“健康中国”被提升为国家发展的重大战略,以人民健康为中心,优先发展健康事业,覆盖全生命周期实现全民健康已成为健康中国的战略目标。党的二十大报告对推进“健康中国”建设作出重要部署,强调要“保障人民健康放在优先发展的战略位置”。“健康中国”的发展需要医学人文精神的回归,关怀、关爱、敬畏生命,关注人的尊严、健康和幸福,将医学人文精神贯穿医学的始终,才能促进医疗卫生事业持续健康发展。

(陈生弟)

参考文献

Bradley W G, Daroff R B, Fenichel G M, et al., 2007. Neurology in Clinical Practice e-dition. 5th edition. Boston: Butterworth-Heinemann.

Ropper A H, Brown R H, 2005. Adams and Victors Principles of Neurology. 8th edition. New York: McGraw-Hill Medical.

Rowland L P, Pedley T A, 2009. Merritts Neurology. 12th edition. Philadelphia: Lippincott Williams & Wilkins.

第二章

神经系统疾病的定位诊断

第一节　脑 神 经

脑神经共 12 对，除第Ⅰ、Ⅱ对与大脑相连外，其余 10 对与脑干相连（图 2－1），其中出入中脑 2 对（Ⅲ、Ⅳ）、脑桥 4 对（Ⅴ、Ⅵ、Ⅶ、Ⅷ）、延髓 4 对（Ⅸ、Ⅹ、Ⅺ、Ⅻ）。与脑干相连的脑神经，其神经核位于脑干中（三叉神经脊束核和副神经核部分纤维发自颈髓上段），运动核一般靠近中线，感觉核在外侧（图 2－2）。脑神经主要支配部位是头面部和颈部，但迷走神经的分布范围达胸腹腔脏器。

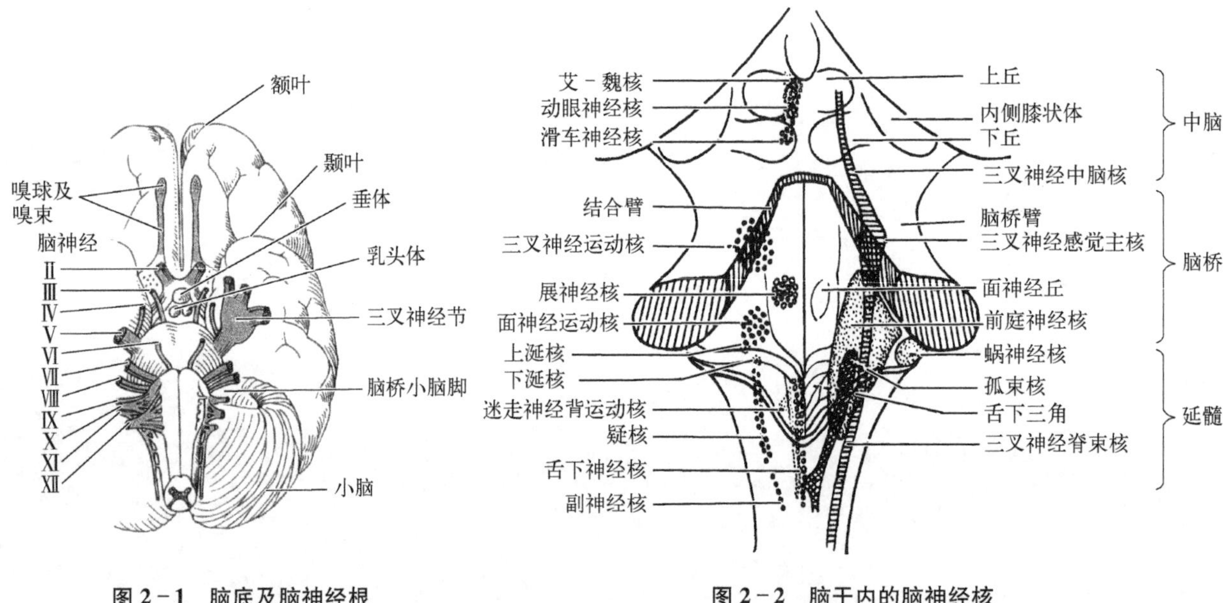

图 2－1　脑底及脑神经根　　　**图 2－2　脑干内的脑神经核**

脑神经依病变部位不同常被分为中枢性和周围性。周围性病变指脑神经核、脑神经及神经-肌接头病变。中枢性病变指脑干（不包括脑神经核）、大脑、小脑病变。如果脑干病变同时累及脑神经核和其他脑干结构则为中枢性和周围性混合病变。

一、嗅神经（Ⅰ）

（一）解剖生理

嗅神经为主司嗅觉的感觉神经，第一级感觉神经元为双极神经元，位于鼻腔嗅黏膜，其中枢支集合成约 20 多条小支，被称作嗅丝（即嗅神经）。

嗅丝穿过筛骨的筛板和硬脑膜，终于嗅球。嗅球中有嗅觉第二级感觉神经元，其发出的神经纤维构成嗅束,嗅束向后进一步分为内侧嗅纹、中间嗅纹和外侧嗅纹三个纤维束。外侧嗅纹终于嗅中枢,即颞叶的钩回、海马回前部和杏仁核;内侧嗅纹及中间嗅纹分别终于胼胝体下回及前穿质,参与嗅觉反射联络(图2-3)。

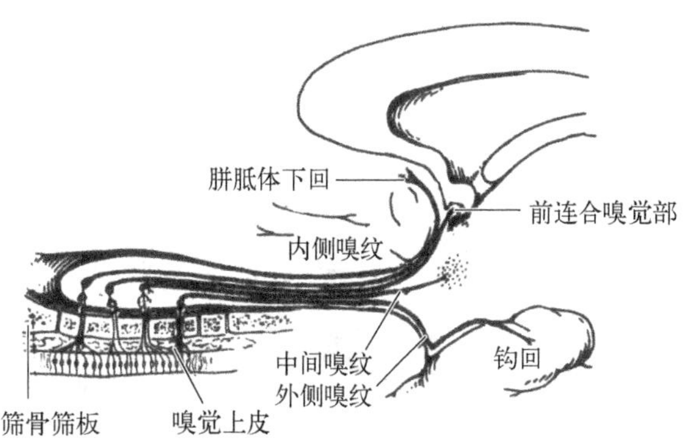

图2-3　嗅神经

(二) 临床症状

鼻腔嗅黏膜病变可导致一侧或两侧嗅觉丧失。前颅凹颅底骨折可导致嗅丝撕脱引起嗅觉障碍并引起脑脊液沿嗅丝周围间隙流入鼻腔。前颅凹肿瘤压迫嗅丝及嗅束亦可导致嗅觉障碍。嗅中枢病变不会导致嗅觉丧失,但可引起幻嗅发作。

二、视神经(Ⅱ)

(一) 解剖生理

视神经为传递视觉信息的感觉神经。视觉感受器位于视网膜,由视锥细胞和视杆细胞两种感光细胞组成,感光细胞感受到的视觉信息传递给视网膜神经节细胞,后者的轴突向视乳头汇集,并向后穿过巩膜形成视神经。在颅中凹,来自两眼鼻侧视网膜的视神经纤维通过视交叉至对侧,与起源于对侧颞侧视网膜的视神经纤维会合形成视束,视束纤维止于外侧膝状体,并在此换元。外侧膝状体神经元发出的视觉纤维形成视辐射,经内囊后肢终于枕叶视中枢皮质(距状裂两侧的楔回和舌回)。参与瞳孔对光反射的视束纤维不经外侧膝状体,而经上丘臂到达中脑上丘,再发出纤维至两侧的动眼神经核(图2-4)。

视神经外面有三层包膜,分别由三层脑膜延续而来,因此蛛网膜下腔也随之延续到视神经周围,所以颅内压升高时,常出现视乳头水肿。

(二) 临床症状

1. *视力障碍及视野缺损*　视觉传导通路不同节段受损,会导致不同类型的视力障碍和视野缺损,有较大的定位诊断价值。大致上,视交叉之前的视神经及视网膜病变可导致同侧视力障碍(单眼盲),视交叉病变会导致双颞侧偏盲,视束及视辐射病变会引起两眼对侧视野同向偏盲(homonymous hemianopia)或象限盲。

(1) 视神经: 视神经及视网膜病变均可导致同侧眼视力下降和视野缺损,常见病因包括炎症、脱髓鞘、压迫、高颅压、缺血等。视神经病变的视力障碍重于视网膜病变。视神经炎多引起中央视野缺损(图2-4之1),视乳头水肿多引起周边视野缺损及生理盲点扩大。视神经压迫早期引起不规则视野缺损,最终导致单眼全盲(图2-4之2)。

(2) 视交叉: 此部病变常引起两眼颞侧偏盲(图2-4之3),多为鞍区肿瘤(垂体瘤、颅咽管瘤)压迫所致。少数情况下表现为一侧鼻侧偏盲(图2-4之4),见于颈内动脉病变压迫视交叉外侧部。

(3) 视束: 此部病变引起两眼对侧视野同向偏盲(图2-4之5),见于颞叶肿瘤或脑血管病。

(4) 视辐射: 此部病变引起两眼对侧视野同向偏盲或象限盲,病因多为肿瘤或脑血管病。颞叶病变可累及视辐射下部,引起两眼对侧视野同向性上象限盲(图2-4之6);顶叶病变可累及视辐射上部,引起两眼对侧视野同向性下象限盲(图2-4之7);枕叶病变可累及视辐射全部,引起两眼对侧视野同向偏盲(图2-4之8)。

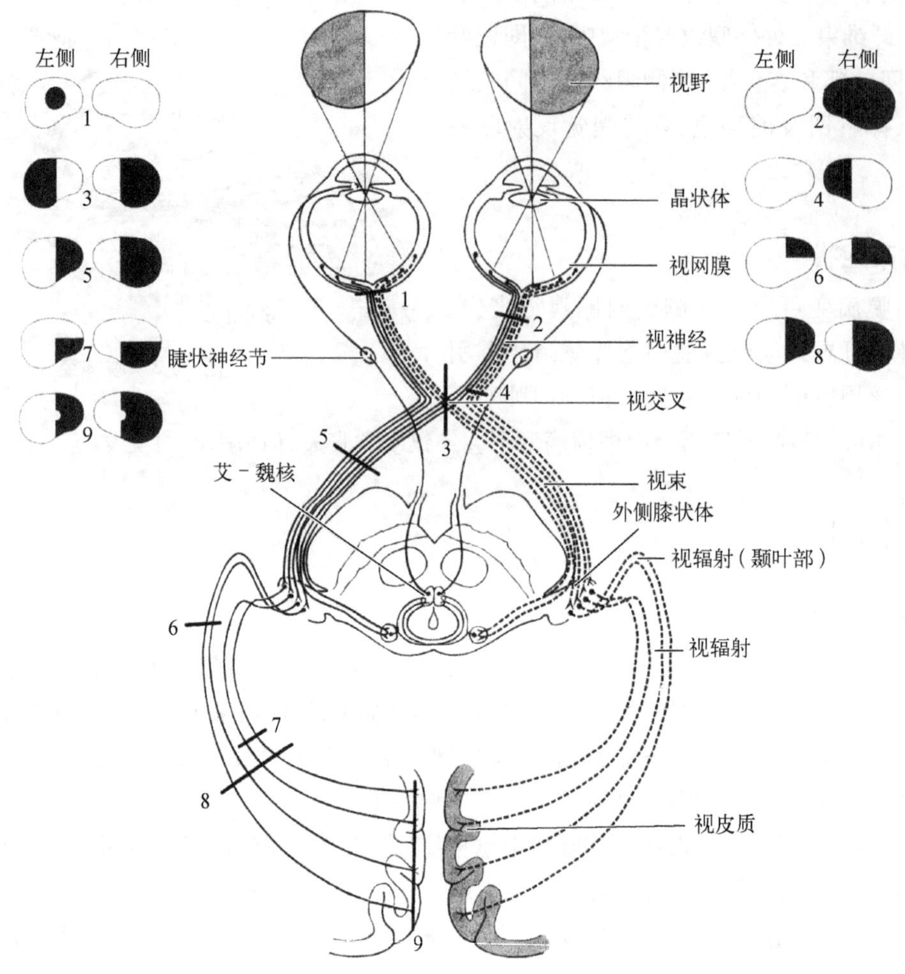

图2-4 视觉传导通路、视野缺损及其病变解剖基础

1. 左侧视乳头炎及视神经炎—左侧中央视野缺损;2. 右侧视神经损害—单眼全盲;3. 视交叉损害—两眼颞侧偏盲;4. 视交叉右外侧损害—右眼鼻侧偏盲;5. 左侧视束损害—右侧同向偏盲;6. 左侧视辐射下部(颞叶)损害—右侧同向性上象限盲;7. 左侧视辐射上部(顶叶)损害—右侧同向性下象限盲;8. 左侧视辐射全部损害—右侧同向偏盲;9. 左侧视皮质损害—右侧同向偏盲(黄斑回避)

视束与视辐射病变引起的视力障碍和视野缺损特点相似,鉴别要点是视束病变偏盲侧光反射消失,而视辐射病变偏盲侧光反射仍然存在。

(5) 枕叶视中枢:此部病变引起两眼对侧视野同向偏盲,视野中心视力常保存,称黄斑回避(图2-4之9)。枕叶前部病变可引起视觉失认。

2. 眼底改变　　正常眼底见图2-5。高颅压、视神经本身病变及全身系统性疾病(糖尿病、高血压)均可导致眼底异常,眼底改变对判断高颅压及视神经病变性质有重要价值。常见的与高颅压及视神经本身病变有关的眼底改变如下。

(1) 视乳头水肿:见于各种原因引起的高颅压,如颅内占位(肿瘤、脓肿、血肿)、脑出血、蛛网膜下腔出血、脑膜炎、静脉窦血栓形成等(图2-6)。视乳头水肿的发生机制包括:一是高颅压影响视网膜中央静脉和淋巴回流;二是脑脊液渗入到与蛛网膜下腔延续的视神经周围腔隙。视乳头水肿的病变特点是视网膜动脉波动消失(最早出现)、视乳头充血、边缘模糊、生理凹陷消失甚至隆起,可伴视乳头及附近视网膜出血。晚期可出现视神经萎缩改变。视乳头水肿须与假性视乳头水肿、视乳头炎、高血压眼底改变鉴别。

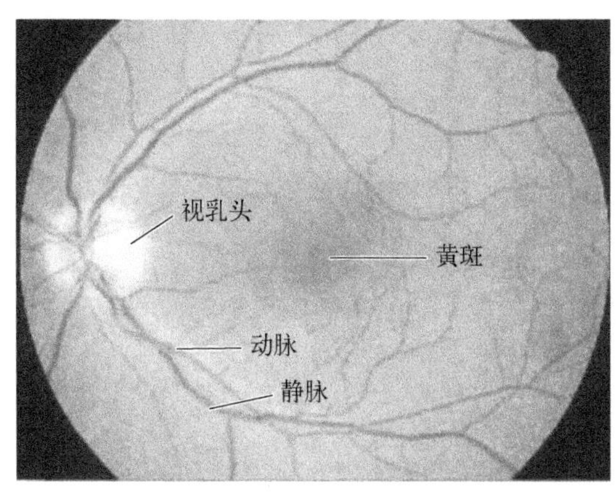

图 2－5　正常眼底

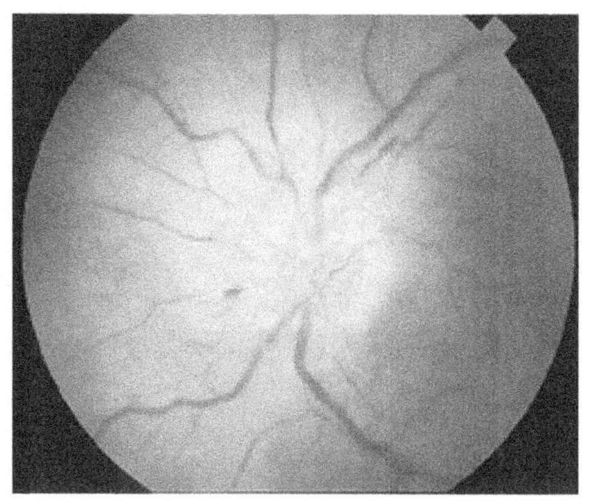

图 2－6　视乳头水肿

（2）视乳头炎：表现为视乳头轻度肿胀和充血，与视乳头水肿的鉴别要点是肿胀充血较轻且很少伴出血，视力障碍出现早且重，不伴头痛、呕吐等其他高颅压症状。晚期可出现视神经萎缩改变。

（3）视神经萎缩：分为原发性和继发性两种（图 2－7）。两者均有视乳头苍白，但原发性视神经萎缩视乳头边界清楚，可窥见筛板，见于视神经压迫、球后视神经炎、多发性硬化、神经变性疾病等；继发性视神经萎缩，视乳头边界模糊，不能窥见筛板，见于视乳头水肿、视乳头炎、视网膜炎后期。外侧膝状体以后视觉通路及视觉中枢病变不引起视神经萎缩。

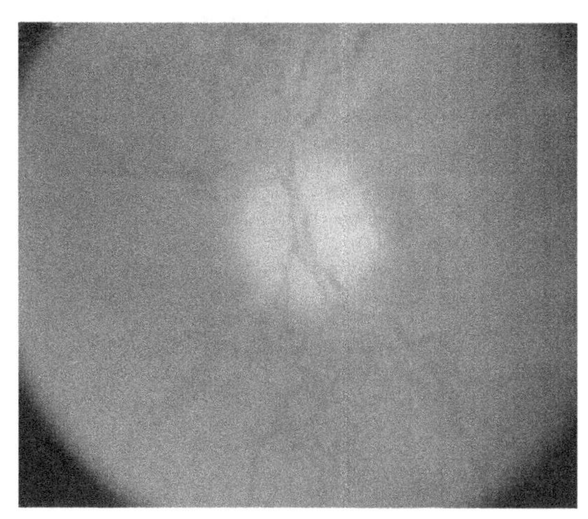

图 2－7　视神经萎缩

假性视乳头水肿、高血压及糖尿病眼底改变。① 假性视乳头水肿：系视乳头先天发育异常。由于胶原纤维增多，使视乳头突起，边界模糊，但实际上并无水肿，亦无充血及出血，视力正常。② 高血压眼底改变：高血压动脉硬化表现为视网膜动脉变细，反光增强，呈银丝样改变，有动静脉压迹。高血压后期或恶性高血压虽也可出现视乳头水肿、渗出及出血，但同时伴有动脉硬化改变。③ 糖尿病眼底改变：双眼视网膜出现鲜红色毛细血管瘤，火焰状出血，后期有灰白色渗出，鲜红色新生血管形成，易发生玻璃体红色积血。

三、动眼神经（Ⅲ）、滑车神经（Ⅳ）、展神经（Ⅵ）

（一）解剖生理

此三支脑神经均为支配眼肌的眼运动神经，故一并介绍。

1. 动眼神经　　含躯体运动和内脏运动（副交感）两种纤维，分别起自动眼神经核和动眼神经副核［又称埃-韦核（Edinger-Westphal nucleus）］，其纤维向腹侧行走，穿过红核，在大脑脚脚间窝出脑，与后交通动脉平行向前进入海绵窦侧壁，最后经眶上裂入眶。在眶内，动眼神经中的躯体运动纤维分支支配上睑提肌、上直肌、下直肌、内直肌和下斜肌，副交感纤维进入睫状神经节，交换神经元后，节后纤维抵达瞳孔括约肌和睫状肌（图 2－8），此二肌收缩分别使瞳孔缩小、晶体变凸。

2. 滑车神经　　起自中脑滑车神经核，在中脑背侧、下丘下方出脑，绕大脑脚外侧向前，穿过海绵窦侧壁，经眶上裂入眶，支配上斜肌（图 2－8）。

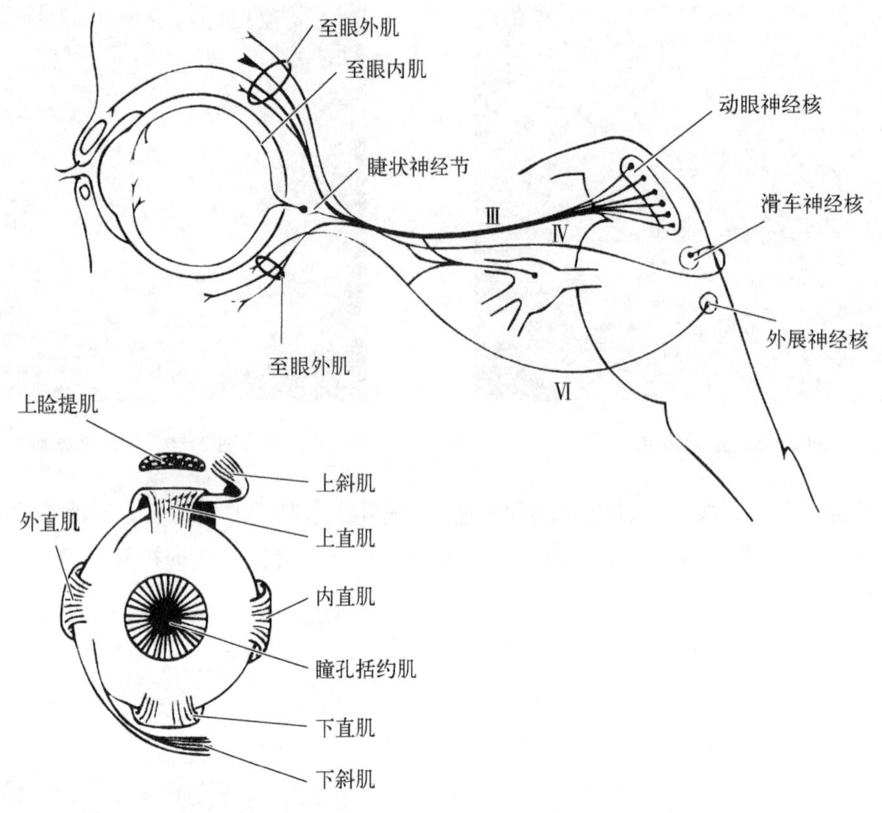

图 2-8 眼运动神经及眼肌

3. *展神经* 起自脑桥背侧近中线处的外展神经核,其纤维在脑桥腹侧与延髓交界处出脑,前行越过颞骨岩尖入海绵窦,穿过海绵窦侧壁,经眶上裂入眶,支配外直肌(图 2-8)。

4. *各眼外肌功能与眼球运动* 除上睑提肌能上提眼睑,主司睁眼活动外,其他眼外肌均参与眼球运动调节。在眼球运动肌中,只有外直肌和内直肌产生单一水平方向眼球运动,其他肌肉都有几个方向的运动功能。当两眼平视前方,各肌单独收缩功能如下(图 2-9)。

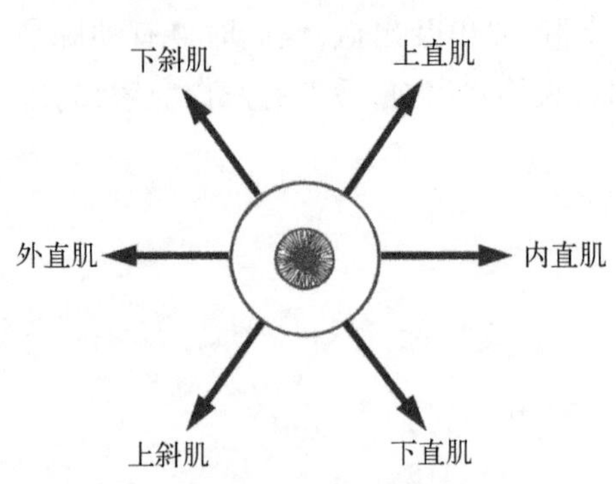

图 2-9 眼球平视时眼外肌单独作用方向(右眼)

上直肌:眼球向内上方转动。

下直肌:眼球向内下方转动。

下斜肌:眼球向外上方转动。

上斜肌:眼球向外下方转动。

内直肌:眼球向内转动(内收)。

外直肌:眼球向外转动(外展)。

实际眼球运动时,常有多块眼外肌协同完成,但以其中某一肌肉的作用为主。多块眼外肌同时收缩时,功能相互拮抗部分正好抵消,而功能相同的部分能够相互协同。例如,眼球上视时,上直肌内旋作用与下斜肌外旋作用正好抵消,而共同的上视作用得到增强。

上视:上直肌(主要作用)、下斜肌。

下视:下直肌(主要作用)、上斜肌。

内视:内直肌(主要作用)、上直肌、下直肌。

外视:外直肌(主要作用)、下斜肌、上斜肌。

当眼球水平位置发生改变时部分眼肌的作用方向也发生改变，如眼球外展23°时，上直肌变成纯粹的提肌，下直肌变成纯粹的降肌；眼球内收51°时，下斜肌变成纯粹的提肌，上斜肌变成纯粹的降肌（图2－10）。两眼不同眼肌协同作用产生两眼协同运动，如向右水平凝视时，右眼外直肌收缩，左眼内直肌收缩；向右上凝视时，右眼上直肌收缩，左眼下斜肌收缩。

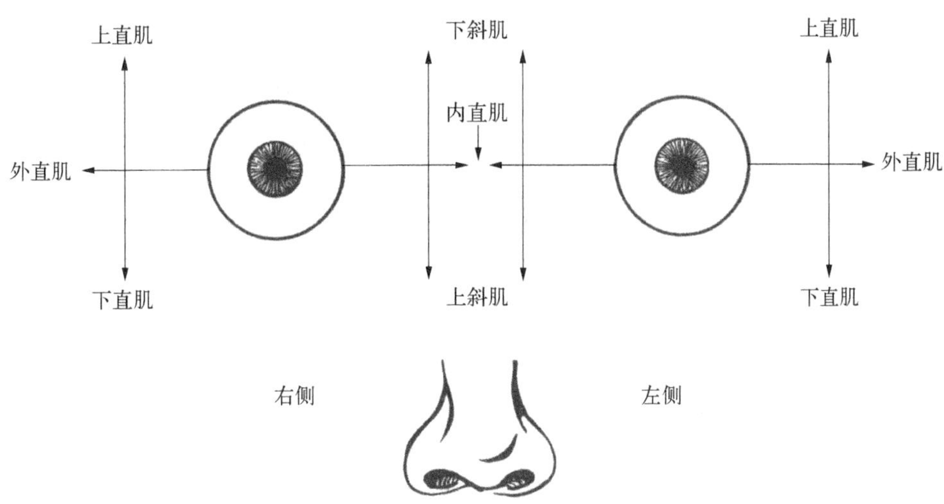

图2－10　眼球水平位置改变时各眼外肌作用方向

5. 眼球协同运动的中枢调节　　正常注视物体时需要两眼球协同运动，这种调节活动由位于大脑皮质和脑干的眼球同向运动中枢控制。皮质侧视中枢分布在额叶、枕叶和颞叶，其中，额叶侧视中枢主管随意性眼球同向运动，枕叶和颞叶侧视中枢参与视听刺激引起的反射性眼球同向运动。皮质随意性侧视中枢在额中回后部，它发出纤维支配对侧的脑桥侧视中枢，产生向对侧的眼球同向运动。脑干侧视中枢位于脑桥展神经核附近（展旁核），展旁核接受对侧皮质侧视中枢下行纤维支配，并发出神经纤维至同侧外展神经核，还有一部分纤维经内侧纵束至对侧动眼神经核的内直肌亚核，使同侧外直肌和对侧内直肌能够协调收缩，产生向同侧的两眼水平同向转动（图2－11）。皮质眼球垂直性同向运动中枢可能与皮质水平同向运动中枢在同一位置，脑干垂直同向运动中枢位于上丘，由此发出的神经纤维至双侧动眼神经核产生眼球同向向上或向下运动。

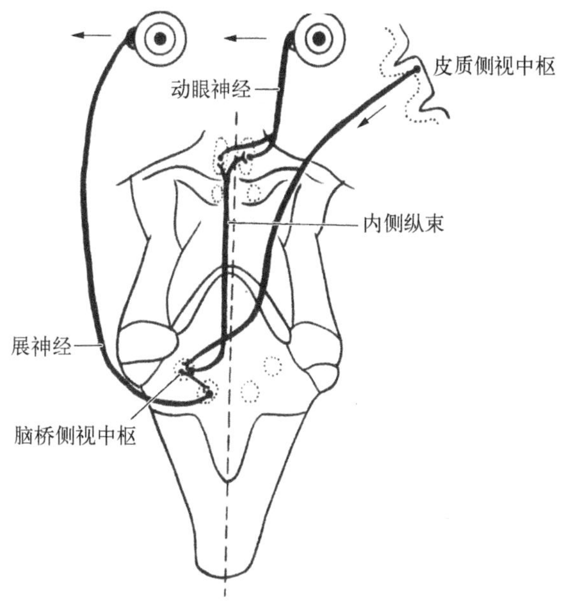

图2－11　与水平凝视有关的神经通路

（二）临床症状

1. 眼肌瘫痪　　眼球运动功能障碍分周围性、核性、核间性、核上性四种。只有眼外肌麻痹而眼内肌（瞳孔括约肌、睫状肌）功能正常称眼外肌麻痹，若情况相反则称眼内肌麻痹，若眼内肌与眼外肌均麻痹称全眼肌麻痹。

（1）核下性眼肌麻痹（subnuclear opthalmoplegia）：指支配眼肌的运动神经纤维发生病变引起的眼肌麻痹。

1）动眼神经麻痹：上睑下垂，有外斜视、复视、瞳孔散大、光反射及调节反射消失，眼球不能向上、向内运动，向下运动亦受到限制。注意支配睑板肌的颈交感神经损害、重症肌无力及先天性肌营养不良亦有眼睑下垂或眼裂变小。

2）滑车神经麻痹：眼球活动限制较小，只有向外向下活动稍受限，向外下方注视时有复视。单独滑车神经麻痹少见，多与动眼神经麻痹合并出现。

3）展神经麻痹：内斜视，眼球不能向外侧转动，有复视。

以上三支眼运动神经比较集中的部位，如海绵窦、眶上裂、眶尖及眶内病变，可引起三支眼运动神经同时麻痹，此时眼球固定于中间位置，各方向运动均不能，瞳孔散大，光反射及调节反射消失。

（2）核性眼肌麻痹（nuclear ophthalmoplegia）：指眼运动神经核病变引起的眼肌麻痹。常见于脑干血管病、炎症、肿瘤。特点是除相应的眼肌麻痹外，常伴有邻近的神经组织病变表现。如核性展神经麻痹常伴面神经、三叉神经和锥体束损害，产生同侧的展神经、面神经、三叉神经麻痹和对侧偏瘫（交叉性瘫痪）。核性动眼神经麻痹还有一个特点：可选择性损害个别眼肌功能，而其他动眼神经支配的肌肉功能不受影响，如内直肌麻痹而上直肌、下直肌、下斜肌及提睑肌功能正常。

（3）核间性眼肌麻痹（internuclear ophthalmoplegia）：指内侧纵束损害引起的眼球水平同向运动麻痹。常见于脑血管病及多发性硬化。核间性眼肌麻痹时两眼内聚运动仍正常，因为负责内聚的核上性纤维及支配内直肌动眼神经核并未受损。

前核间性眼肌麻痹：病变位于脑桥侧视中枢与动眼神经核之间的内侧纵束上行纤维。表现为两眼向病变对侧注视时，患侧眼球不能内收，对侧眼球外展时伴有眼震；辐辏反射正常。

后核间性眼肌麻痹：病变位于脑桥侧视中枢与展神经核之间的内侧纵束下行纤维。表现为两眼向病变同侧注视时，患侧眼球不能外展，对侧眼球内收正常；辐辏反射正常。

若一侧脑桥侧视中枢（外展旁核）及双侧内侧纵束同时受到破坏，则出现同侧凝视麻痹（“一个”），对侧核间性眼肌麻痹（“半个”），即两眼向病灶侧注视时，同侧眼球不能外展，对侧眼球不能内收；向病灶对侧注视时，对侧眼球能外展，病灶侧眼球不能内收，而两眼内聚运动仍正常，称“一个半综合征”（one and a half syndrome）。如果同时合并同侧面神经周围性瘫痪，则称为“八个半综合征”（第七对脑神经损害+一个半综合征）。

（4）核上性眼肌麻痹（supranuclear ophthalmoplegia）：指皮质随意性侧视中枢及其联系纤维病变引起的眼球同向运动障碍。主要症状为两眼同向偏斜或凝视麻痹（gaze palsy），又称核上性凝视麻痹。若为刺激性病灶（如癫痫发作），则引起两眼向对侧偏斜（即两眼向病灶对侧凝视）；若为破坏性病灶（如卒中），则引起两眼向同侧偏斜（即两眼向病灶同侧凝视）。皮质眼球同向运动中枢病变很少引起眼球垂直运动麻痹。

位于脑干的眼球同向运动中枢病变亦可引起两眼同向偏斜或凝视麻痹，被称作核性凝视麻痹。脑桥侧视中枢病变引起的眼球同向偏斜方向正好与皮质侧视中枢相反，一侧破坏性病灶引起两眼向对侧偏斜，刺激性病灶引起两眼向同侧偏斜。在中脑上丘有眼球垂直同向运动皮质下中枢，累及上丘的破坏性病灶可导致两眼向上同向运动不能，称帕里诺综合征（Parinaud syndrome），常见于松果体肿瘤。若为刺激性病灶则表现为眼球发作性向上转动，称眼动危象（oculogyric crisis），见于脑炎后帕金森综合征和抗精神病药物治疗过程中。注意正常老年人常有一定程度的向上凝视受限。

核上性与核性凝视麻痹均累及双眼，不产生复视，两者的鉴别要点是：核上性凝视麻痹有随意性凝视运动障碍，但反射性凝视运动保留，如给予突然的声音刺激，两眼向出现的声音刺激的一侧转动（反射性凝视）；将其头向一侧转动，两眼向相反方向转动（头眼反射）。核性凝视麻痹随意性与反射性凝视运动均受限。

2. 复视（diplopia）　某一眼肌麻痹不仅导致眼球在该眼肌收缩方向上运动受限，而且常伴斜视和复视(视物成双)。复视的形成机制：两眼注视某一物体时，在正常眼中，物像能够落在黄斑区，但患眼由于眼肌麻痹造成眼球运动受限，物像不是落在黄斑区，而是落在黄斑区以外的区域，这种不对称的视网膜刺激会在视觉中枢产生两个物像。正常眼感受到的物像为真像，患眼感受到的物像为假像。由于黄斑区视敏度较其他视网膜区高，故真像较假像清晰。假像总是出现在眼球活动受限的那一方向上，而且越往此方向注视，真像与假像之间的距离越大，复视越明显，如右眼外直肌麻痹致右眼外展受限，两眼注视右外侧物体时，复视明显，且假像出现在真像的右侧；若为右眼内直肌麻痹致内收受限，两眼注视左外侧物体时，复视明显，且假像出现在真像的左侧。眼球活动方向与复视明显程度之间的关系，以及假像与真像之间的位置关系，有助于判断哪一眼肌发生了麻痹。眼肌麻痹时单眼视物不产生复视，若有，则考虑心因性疾病或眼球自身病变(如晶体脱位、白内障早期)。

3. 瞳孔大小及瞳孔反射改变　瞳孔大小受瞳孔括约肌和瞳孔散大肌收缩活动的影响，此两肌又分别受动眼神经的副交感纤维和颈上神经节发出的交感纤维支配。在普通光线下，瞳孔正常直径为 3~4 mm，<2 mm 为瞳孔缩小，>5 mm 为瞳孔散大。

(1) 瞳孔散大：见于动眼神经麻痹，钩回疝早期只有瞳孔散大而无眼外肌麻痹，因为副交感纤维在动眼神经表面，最先受压。

(2) 瞳孔缩小：一侧瞳孔缩小多见于霍纳综合征(Horner syndrome)。此征为颈上交感神经节及其纤维损害所致，一侧中枢交感神经通路受损(延髓背外侧综合征、脊髓 $C_8 \sim T_1$ 侧角病变)时亦可出现(图 2-12)。临床表现除同侧瞳孔缩小外，尚有同侧眼球内陷(眼眶肌麻痹)、眼裂变小(睑板肌麻痹)及面部出汗减少。脑桥出血时，两侧瞳孔呈针尖样缩小，这是由于双侧中枢交感神经通路受损。

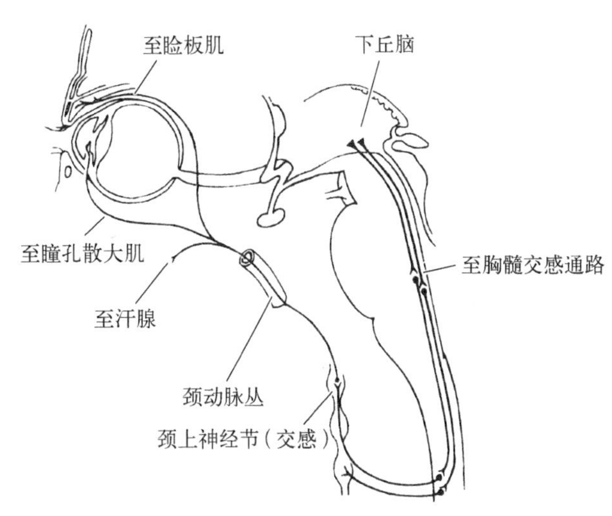

图 2-12　支配眼的交感神经通路

药物亦可影响瞳孔大小，如拟胆碱药匹罗卡品、有机磷农药、吗啡、镇静剂过量可致瞳孔缩小，抗胆碱药阿托品可致瞳孔散大，临床上需注意与神经病变引起的瞳孔大小改变鉴别。常见瞳孔大小改变及其病因总结于表 2-1。

表 2-1　常见瞳孔大小改变及其病因

瞳孔大小改变	病　因
单侧瞳孔固定散大(6~9 mm)	急性颅内占位(小脑幕疝) 局部应用抗胆碱药物
双侧瞳孔固定散大(6~9 mm)	脑死亡 小脑幕疝晚期 山莨菪碱、阿托品中毒
双侧瞳孔缩小(2 mm)	急性脑桥损害 有机磷农药、吗啡、镇静剂中毒 非酮症高渗昏迷 高碳酸血症
双瞳孔不等大(相差 2~3 mm)	霍纳综合征(一侧瞳孔缩小) 中脑及动眼神经损害(一侧瞳孔散大)

(3) 瞳孔光反射：为光线刺激引起的缩瞳反射。分直接光反射和间接光反射，前者指光线刺激引起

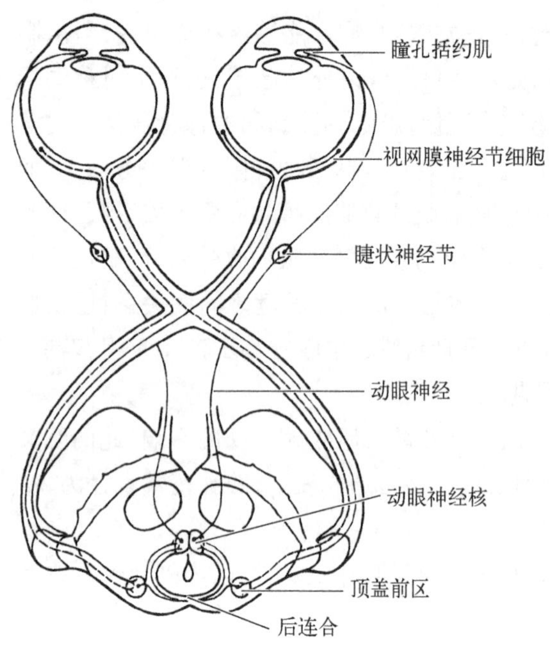

图 2-13　瞳孔对光反射通路

同侧瞳孔缩小,后者指光线刺激引起对侧瞳孔缩小。

瞳孔对光反射通路为:视网膜→视神经及视束→中脑顶盖前区→动眼神经副核→动眼神经→睫状神经节→节后纤维→瞳孔括约肌(图 2-13)。

此通路上任何一处损害均可引起光反射消失。传入通路(视神经)受损时,两瞳孔仍等大,同侧直接光反射消失、对侧间接光反射消失;传出通路(动眼神经)受损时,两瞳孔不等大(患侧大于健侧),同侧直接和间接光反射均消失,对侧直接和间接光反射均正常。外侧膝状体、视辐射、视觉皮质病变时,瞳孔光反射通路仍然完整,故光反射不消失,瞳孔也不散大。

(4) 调节反射:指视近物时引起的两眼会聚、晶体变凸及瞳孔缩小反应。反射通路可能通过枕叶视皮质,由此发出纤维至动眼神经核及动眼神经副核,再经动眼神经使两侧内直肌、睫状肌及瞳孔括约肌收缩。调节反射通路受损导致反射消失,但几种反射效应不一定同时消失,例如,睫状神经节受损(见于白喉)缩瞳效应丧失,但内聚正常。帕金森综合征由于肌强直会引起会聚动作不能,但缩瞳效应正常。

几种特殊瞳孔改变如下。

1) 阿-罗瞳孔(Argyll Robertson pupil):表现为两侧瞳孔大小不等,边缘不整,光反射消失,调节反射存在,乃中脑顶盖前区病变所致,此时光反射通路受损而调节反射通路仍完整。多见于神经梅毒。

2) 艾迪瞳孔(Adie pupil):又称强直性瞳孔。表现为一侧瞳孔散大,表面上似乎光反射消失,但实际只是对光线强弱变化反应迟钝,在暗处强光持续刺激后仍有缓慢的收缩反应,停止刺激后也是逐渐扩大。调节反射瞳孔变化也较迟钝,视近物时常是等待片刻后才开始缓慢缩小(最终甚至可能比健侧瞳孔还小),停止注视后瞳孔恢复也较慢。多见于成年女性,病因未明,若伴全身腱反射消失和自主神经功能障碍,可称艾迪综合征(Adie syndrome)。

3) 马可-关瞳孔(Marcus Gunn pupil):即相对性传入性瞳孔功能障碍(relative afferent pupillary defect, RAPD),常见于一侧视觉传入通路受损,表现为光刺激该眼时,两眼瞳孔缩小程度均小于刺激对侧眼。

一种特殊的瞳孔检查:RAPD 在暗室中,嘱患者注视远处,用手电在左右眼之间摆动,每只眼照光 2~3 秒,观察瞳孔变化(缩小或放大)。在单侧或不对称的视神经疾病中,当手电摆动至患侧眼或损伤程度更重的眼时,传入至中脑瞳孔运动中枢的刺激更少,双眼瞳孔对光反射更弱,所以可观察到瞳孔变大而非缩小(图 2-14)。注意,如果双侧视神经损伤程度一致,则不会出现 RAPD 阳性。RAPD 阳性提示视神经病变、视交叉疾病或严重的视网膜病变(如视网膜脱离)。

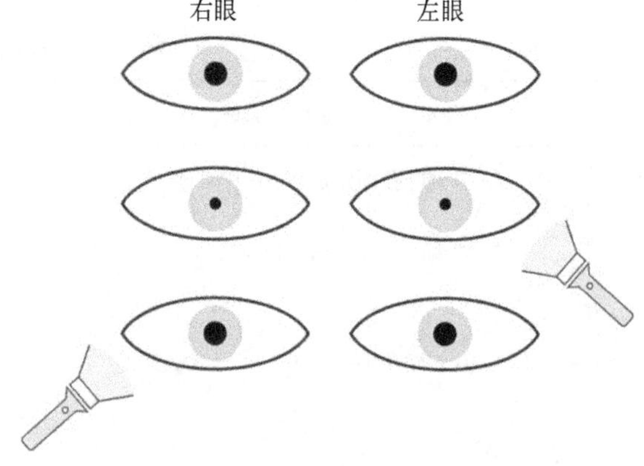

图 2-14　RAPD 检查患者存在右眼视神经疾病

当电筒光照在左眼时,双侧瞳孔缩小,当电筒光摆动至右眼时,由于光线传入障碍,导致双侧瞳孔从缩小状态扩大。此种情况称为右眼 RAPD 阳性

4. 眼震　　虽然轻度眼肌麻痹时可伴眼震，但眼震主要见于前庭神经病变，详见后述（位听神经）。

四、三叉神经（V）

（一）解剖生理

三叉神经为包括感觉和运动纤维的混合神经，主司头面部皮肤黏膜的痛、温、触觉和咀嚼肌运动。

1. 感觉　　三叉神经感觉纤维起源于三叉神经半月节。该神经节位于颞骨岩骨尖三叉神经压迹处，内含假单极神经元，周围突从神经节前面发出，组成眼神经、上颌神经和下颌神经，分布于头前及面部皮肤，还有眼、鼻、口腔黏膜；中枢突组成粗大的感觉根在脑桥腹侧面与小脑中脚交界处入脑（图2－15、图2－16）。周围三支分述如下。

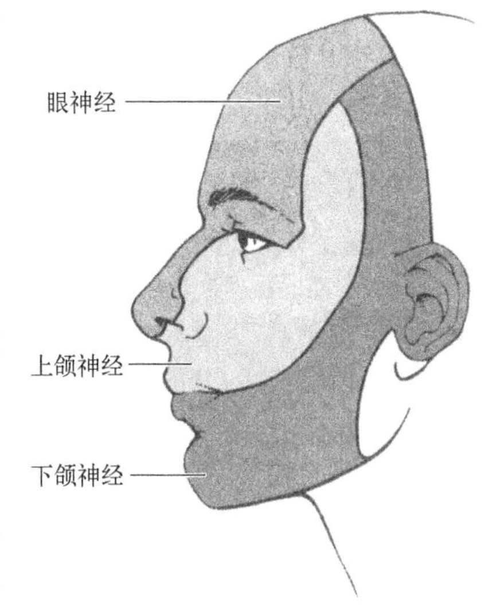

图2－15　三叉神经分支面部感觉分布

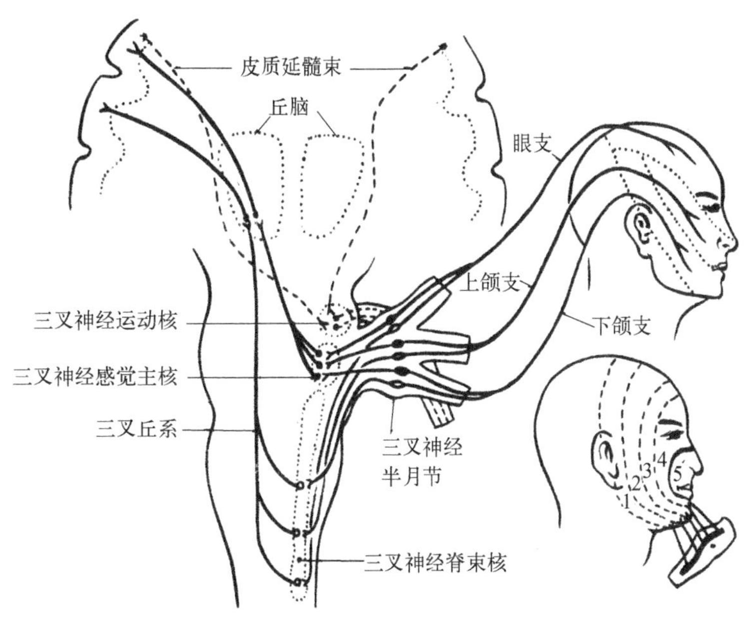

图2－16　三叉神经通路（兼示周围性和节段性支配）

（1）眼神经：通过海绵窦的外侧壁，经眶上裂穿入眼眶，再离开眼眶，支配颅顶前部、眼眶以上前额（包括上睑、鼻背）皮肤及眼球、鼻腔上部、额窦的黏膜（图2－15）。颈内动脉海绵窦段动脉瘤、海绵窦血栓形成或炎症时，可累及眼神经引起眼球及前额疼痛和感觉障碍。角膜反射是刺激角膜引起的闭眼动作，反射通路：角膜→三叉神经眼支→三叉神经感觉主核→两侧面神经核→面神经→眼轮匝肌。眼支病变可引起角膜反射减弱或消失。

（2）上颌神经：穿海绵窦，经圆孔出颅，入翼腭窝，进眶下裂延续为眶下神经，再通过眶下管，从眶下孔穿出至面部。该神经分支分布于眼裂与口裂之间的面部皮肤、上颌的牙齿以及鼻腔下部、口腔上部和上颌窦黏膜（图2－15）。

（3）下颌神经：属混合性神经，感觉纤维与三叉神经运动支并行，经卵圆孔出颅抵颞下窝，分支支配口裂以下和耳颞部皮肤、下颌的牙齿及口腔底部、舌体的黏膜(图 2－15)。

以上三支在出颅前均发出分支至小脑幕以上硬脑膜,故各种颅内病变累及硬脑膜和静脉窦均可引起头痛。

三叉神经感觉纤维中枢支入脑后,其中的触觉纤维终于感觉主核,而痛、温觉纤维组成三叉神经脊束下行,止于三叉神经脊束核。由三叉神经感觉主核及三叉神经脊束核第二级感觉神经元发出的纤维交叉到对侧组成三叉丘系上行,止于丘脑腹后内侧核,此处有传递头面部感觉的第三级神经元,由此发出纤维经内囊后肢上行,最后终止于大脑皮质中央后回的下 1/3(图 2－17)。三叉神经脊束核外形狭长,自脑桥开始经延髓延续至第 3 颈髓后角,来自面部中线部分的痛、温觉纤维,投射到此核的上端,来自面部周围部分的纤维投射到下端。

2. *运动*　三叉神经运动纤维发自位于脑桥的三叉神经运动核,该核接受双侧皮质脑干束纤维支配,在脑桥腹侧组成运动支出脑(位于粗大的感觉神经根旁)。运动支加入下颌神经中,自卵圆孔出颅,再分支支配咀嚼肌(咬肌、颞肌、翼内肌、翼外肌)。

(二) 临床症状

一侧周围性三叉神经完全损害产生同侧面部(包括眼、鼻、口腔、舌)感觉障碍及咀嚼肌瘫痪(张口时下颌向患侧偏斜)。若选择性损害某一支,则只表现此支功能障碍,如海绵窦病变常累及眼神经,造成同侧前额及头前部的皮肤感觉减退或消失,严重病变还可导致神经麻痹性角膜溃疡。三叉神经感觉支病变还可发生三叉神经痛,表现为受累神经支配区域发作性剧烈疼痛,可伴局部面肌抽动及流泪、流涎。核性三叉神经损害依损害部位、范围不同临床表现有所不同,若运动核损害则表现单纯的咀嚼肌麻痹,三叉神经脊束核部分性损害则表现为节段性分离性痛、温觉障碍,面部痛、温觉障碍呈洋葱皮样分布,损害部位越靠近脊束核下端,感觉障碍区域越靠近面部周边(图 2－16)。

五、面神经(Ⅶ)

(一) 解剖生理

面神经属混合性神经,大部分为躯体运动性纤维,主要支配面肌,其余为内脏感觉纤维和副交感纤维,前者传递舌前 2/3 味觉,后者支配泪腺、舌下腺、下颌下腺及口鼻腔黏膜腺体。

1. *运动*　面神经中的躯体运动纤维起自脑桥面神经运动核,先向后上再向前下绕过展神经核,于脑桥腹侧近听神经根处出脑,与位听神经一道入内耳门,穿过内耳道入面神经管,出茎乳突孔,再分支支配面肌、耳周围肌、枕肌及部分颈肌(图 2－17)。面神经在面神经管中还发出小运动支支配镫骨肌。面神经核中支配上部面肌(额肌、眼轮匝肌、皱眉肌)的运动神经元接受双侧皮质脑干束纤维的支配,支配下部面肌(颊肌、口轮匝肌)的运动神经元只接受对侧皮质脑干束纤维的支配(图 2－18)。

面神经中的副交感纤维起源于脑桥上涎核,在面神经管膝状神经节处先分支加入岩浅大神经,在翼腭神经节换元支配泪腺,其余纤维参与到鼓索神经中,再经舌神经至下颌下神经节,在节内换元后,支配下颌下腺和舌下腺(图 2－17)。

2. *感觉*　面神经中的味觉纤维起源于面神经管中的膝状神经节。周围支先与运动纤维同行,在面神经管中与运动纤维分开形成鼓索神经,后又加入舌神经中,分布于舌前 2/3 的味蕾(图 2－16)。中枢支形成面神经的中间支进入脑桥,与舌咽神经的味觉纤维一起,终于孤束核。孤束核发出的上行纤维经丘脑投射于中央后回下部。

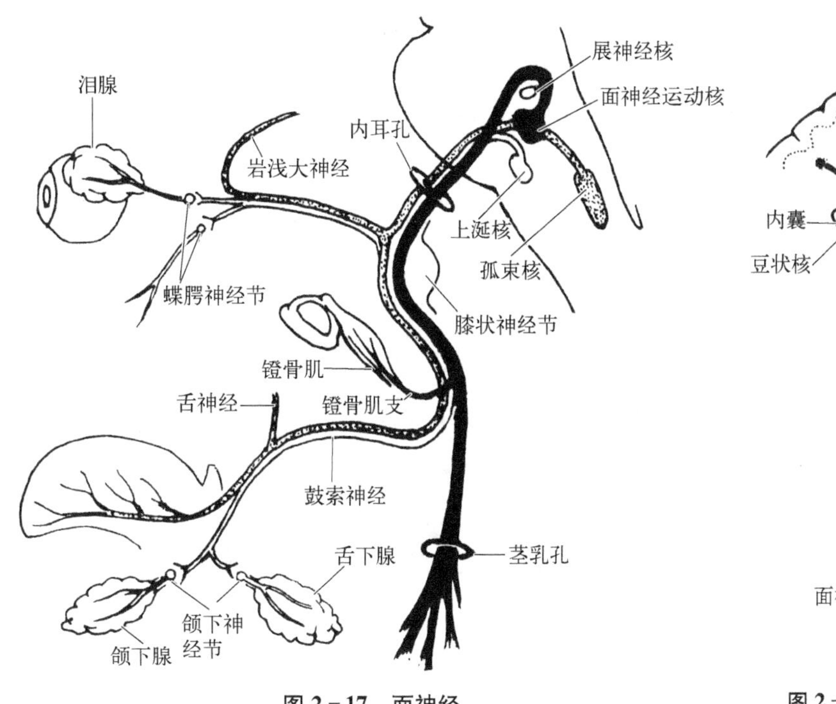

图 2－17　面神经

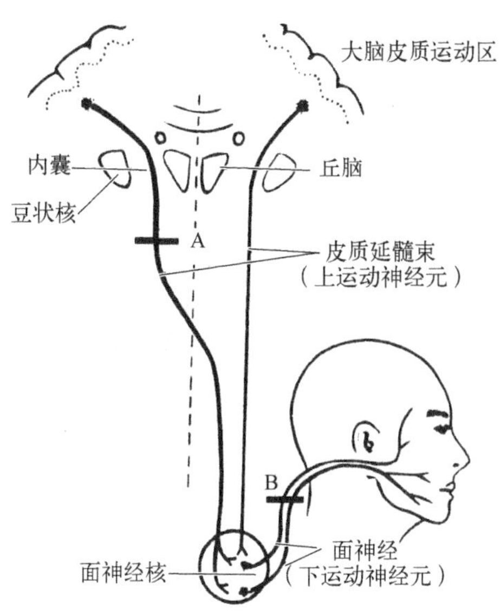

图 2－18　中枢性及周围性面神经麻痹有关的神经通路

A. 中枢性面神经麻痹；B. 周围性面神经麻痹

（二）临床症状

面神经麻痹（面瘫）分周围性和中枢性（图 2－18、图 2－19），前者系面神经运动核（核性）或面神经纤维（核下性）损害所致，后者系中央前回或皮质脑干束损害所致，两者的临床表现不同，在定位诊断上有重要价值。一侧周围性面神经麻痹时，患侧面肌全部瘫痪，表现为患侧鼻唇沟变浅、口角下垂、眼裂变大、额纹变浅或消失，示齿口角偏向健侧，鼓腮、吹哨、闭眼、皱眉、皱额等动作无法完成。一侧中枢性面神经麻痹时，只有下部面肌瘫痪而无上部面肌瘫痪，表现为对侧鼻唇沟变浅、示齿口角歪斜，但眼裂、额纹正常，闭眼、皱眉、皱额等动作无障碍。中枢性面神经麻痹常合并同侧肢体偏瘫和舌下神经瘫。

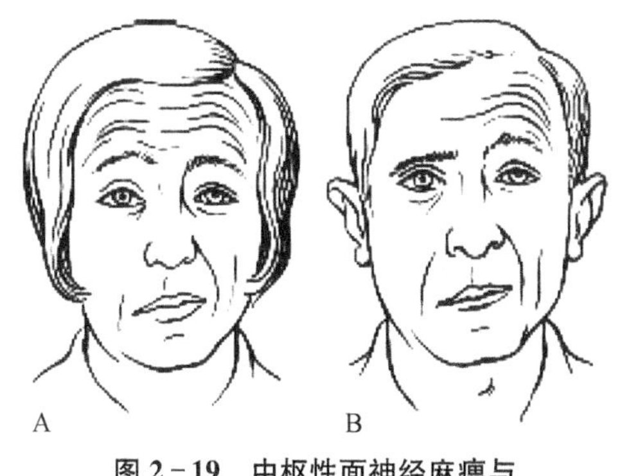

图 2－19　中枢性面神经麻痹与周围性面神经麻痹

A. 中枢性面神经麻痹；B. 周围性面神经麻痹

周围性面神经麻痹依病变部位不同症状有一定差异。周围性面神经麻痹若伴对侧偏瘫、病理征等长束损害表现则病变部位在脑干内（脑桥），即核性面神经麻痹；若伴位听神经损害则病变部位在内耳孔附近；若伴味觉缺失（鼓索支损害）、听觉过敏（镫骨肌支损害）则病变部位在面神经管。一侧周围性面神经麻痹伴外耳道疼痛和疱疹，提示膝状神经节带状疱疹病毒感染，称亨特综合征（Hunt syndrome）。

六、位听神经（Ⅷ）

（一）解剖生理

位听神经分蜗神经和前庭神经两部分，分别传递听觉和平衡觉。

1. 蜗神经　起源于蜗神经节双极神经元,周围支分布至螺旋器(spiral organ of Corti),中枢支在内耳道组成蜗神经,终于脑桥尾端蜗神经核(图 2-20)。由蜗神经核发出的纤维组成外侧丘系,在脑干同侧及对侧上行,在下丘及内侧膝状体换神经元,再由此发出纤维组成听辐射,终止于颞横回听觉中枢(图 2-21)。

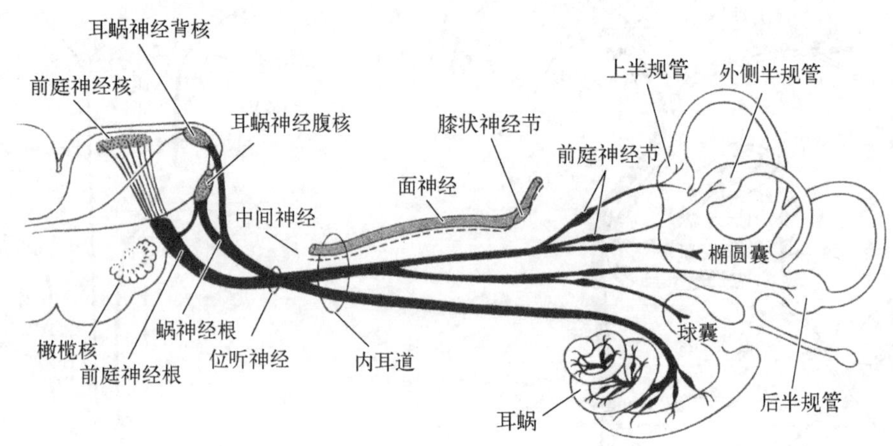

图 2-20　位听神经

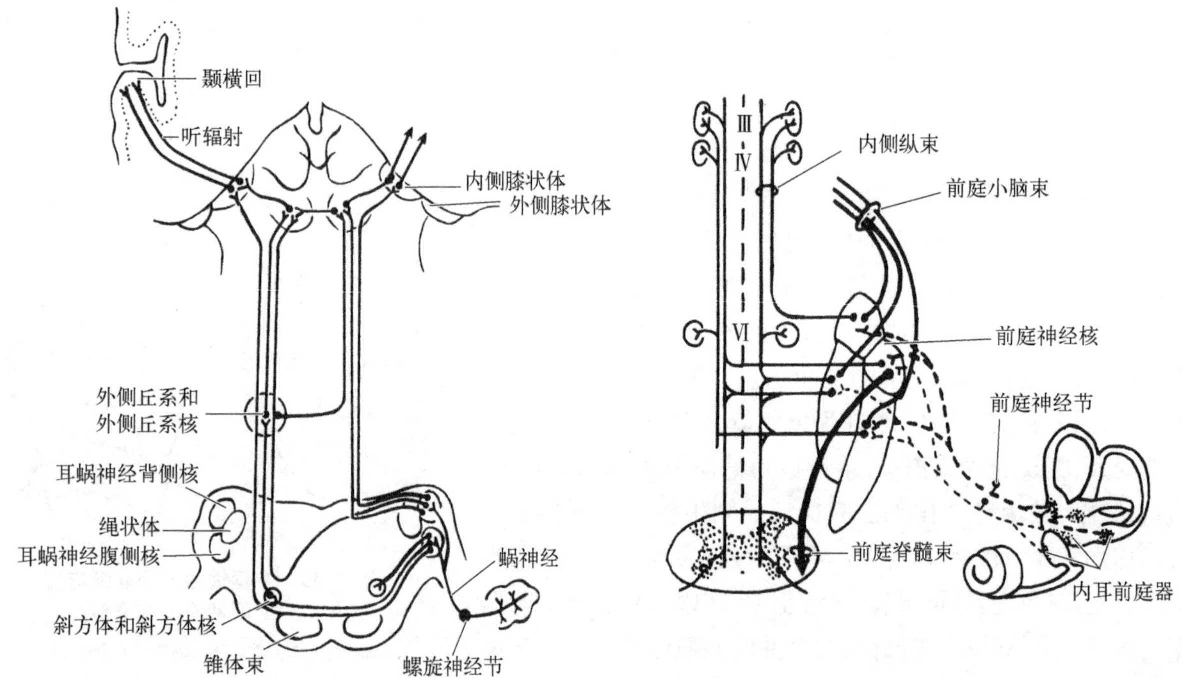

图 2-21　听觉中枢传导通路

图 2-22　前庭神经与眼运动核、脊髓、小脑的联系

2. 前庭神经　起源于内耳前庭神经节,周围支分布于前庭器(半规管、球囊、椭圆囊),中枢支组成前庭神经,与蜗神经一起从内耳孔入颅,在脑桥尾端进入脑干,大部分纤维终于脑干各前庭神经核(内侧核、外侧核、上核、下核),小部分纤维不经前庭神经核投射而由小脑下脚(绳状体)直接进入小脑。前庭神经核发出的纤维联系包括:① 经小脑下脚入小脑,与绒球小结叶联系;② 前庭外侧核发出纤维形成前庭脊髓束下行,终于同侧脊髓前角,调节姿势步态平衡;③ 发出的纤维参与到内侧纵束,使前庭器传入信息与第Ⅲ、Ⅳ、Ⅵ对脑神经及上部颈髓前角联系起来,反射性调节眼球及颈肌活动(如头-眼反射);④ 至脑干网状结构与自主神经细胞群联系,引起自主神经系统反应;⑤ 上行至大脑皮质产生空间位置觉,该通路具体走向尚不清楚,前庭感觉皮质代表区可能在听觉皮质附近(图 2-22)。

（二）临床症状

蜗神经损害的主要症状是耳聋、耳鸣，前庭神经损害则主要表现为眩晕、平衡障碍和眼球震颤。内耳损害常同时累及蜗神经和前庭神经，若为急性损害，则兼有两方面的症状；若为慢性损害，则主要表现为耳聋、耳鸣，前庭神经损害症状常不明显，因为前庭功能可被代偿。

1. 耳聋（deafness）　分为传导性和神经性两类，有时两者共存，则称混合性耳聋。传导性耳聋见于外耳道和中耳病变，以低频音域听力减退为主；神经性耳聋见于耳蜗和蜗神经病变，以高频音域听力减退为主（图 2－23）。耳蜗性耳聋与蜗神经损害引起的耳聋可通过重振实验进一步区别开来。耳蜗性耳聋重振实验阳性，即提高声音刺激强度后听力提高；蜗神经损害引起的耳聋重振实验阴性，即提高声音刺激强度后听力无改善。一侧蜗神经冲动经双侧外侧丘系传至两侧大脑皮质听觉代表区，故一侧外侧丘系或听皮质损伤，不会导致明显的听力减退。

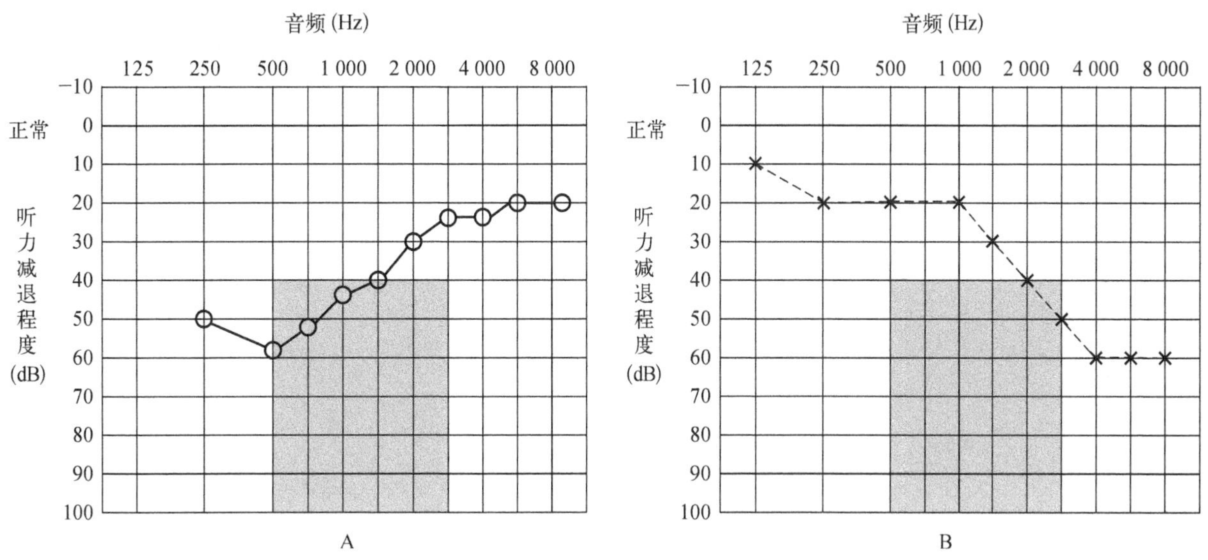

图 2－23　传导性耳聋与神经性耳聋电测听曲线

A. 传导性耳聋；B. 神经性耳聋

2. 耳鸣（tinnitus）　指无客观声音刺激时，患者主观感受到的持续性声响。耳鸣与幻听不同，后者属精神症状，声音内容为有意义的语言或音乐，耳鸣则为耳蜗及声音传导通路受病理性刺激所致，声音内容为无意义的各种噪声（如鸟鸣样、汽笛声、隆隆声、机器样）。

3. 眩晕（vertigo）　是肌体对空间位置关系的定向障碍，表现为视物旋转感或自身旋转感，轻者仅为摇晃感或不稳感，常伴恶心、呕吐、面色苍白、出汗及眼球震颤等症。眩晕应与头晕（假性眩晕）鉴别，后者仅有头重脚轻感，但无旋转感、摇晃感，无恶心、呕吐、眼球震颤等伴随症状，见于眼肌麻痹、屈光不正、心血管疾病、贫血、神经衰弱等非小脑前庭系统病变。

4. 平衡障碍（disequilibrium）　主要表现为步态不稳，易向患侧偏斜，误指试验时手指向患侧偏斜。

5. 眼球震颤（nystagmus）　简称眼震，为眼球不自主、有节律地短促来回震荡。来回运动方向的速度多不相同，故有快相慢相之分，习惯上以快相运动方向作为眼震的方向。多数眼震在侧视或向上、向下注视时出现，少数在平视时即出现。眼震方向可为水平性、垂直性、旋转性或混合性。眼震应与眼球浮动（ocular bobbing）鉴别，后者表现为双侧眼球来回缓慢移动，无眼震快相运动成分，见于脑桥病变。

眼震多见于前庭系统及小脑病变。内耳、前庭神经病变(如迷路炎、梅尼埃病)引起的眼震多伴眩晕及自主神经刺激症状(恶心、呕吐),眼震方向可为水平性、旋转性,但无垂直性,持续时间一般不超过数周,因前庭中枢有代偿作用。中枢性前庭损害(如脑干病变)引起的眼震方向不定,两眼眼震方向可不一致,所伴眩晕症状较轻甚至缺乏。垂直性眼震是脑干损害(常为脑桥)的特异性表现,具有定位诊断价值。注意不少药物,如巴比妥类、苯妥英钠等,亦可引起眼震。

七、舌咽神经(Ⅸ)、迷走神经(Ⅹ)

(一) 解剖生理

此两支脑神经均为混合性神经,部分纤维有共同的起始或终止核团,行走位置相邻,功能上也有部分协同性。

1. 舌咽神经

(1) 感觉:躯体感觉纤维起源于颈静脉孔内的上神经节(颈静脉神经节),分布于耳后皮肤。内脏感觉纤维起源于颈静脉孔稍下方的下神经节(结状神经节),中枢纤维终于孤束核,周围支有多个分支,主要有:① 舌支,分布于舌后1/3,司一般黏膜感觉和味觉;② 窦神经,分布于颈动脉窦和颈动脉体,参与血压、心率、呼吸反射调节;③ 咽支、扁桃体支及鼓室支,分布于咽部、扁桃体、腭弓、鼓室和咽鼓管,传递黏膜感觉。

(2) 运动:躯体运动纤维起源于疑核,支配茎突咽肌。副交感纤维起自下涎核,经鼓室神经及岩小神经,在耳神经节换元,节后纤维支配腮腺(图2-24)。

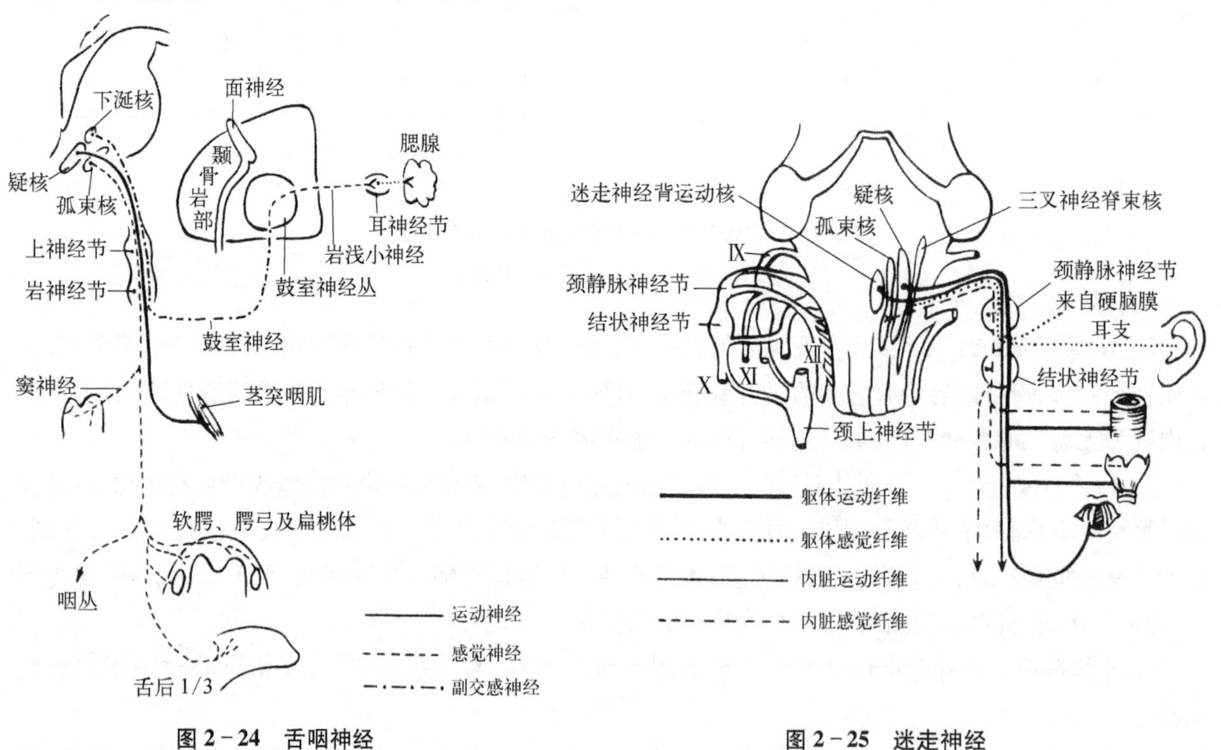

图2-24 舌咽神经

图2-25 迷走神经

2. 迷走神经

(1) 感觉:躯体感觉纤维起源于上神经节,周围支分布于外耳道及耳郭后面的皮肤,中枢支终于三叉神经脊束核。内脏感觉纤维起源于下神经节,中枢支终于孤束核,周围支分布于胸腹腔各脏器。

（2）运动：躯体运动纤维起源于疑核，支配软腭、咽喉部诸肌，司吞咽、发声运动。副交感纤维起自迷走神经背核，分布于胸腹腔各脏器，支配内脏平滑肌和腺体（图 2－25）。

（二）临床症状

舌咽神经和迷走神经往往同时受损，主要症状为声音嘶哑、吞咽困难、饮水呛咳，即所谓延髓麻痹［又称球麻痹（bulbar palsy）］。检查可见患侧软腭弓下垂，发“啊”声时软腭弓不能上提，悬雍垂向健侧偏斜，患侧咽部感觉缺失及咽反射消失。注意约 20%的正常人咽反射不明显，但咽部感觉正常。

周围性舌咽神经和迷走神经损害产生真性延髓麻痹，双侧皮质脑干束损害产生假性延髓麻痹（pseudobulbar palsy），两者均有声音嘶哑、吞咽困难、饮水呛咳等延髓麻痹症状，鉴别要点是：假性延髓麻痹时可见双侧软腭弓下垂及活动受限，多伴长束体征及额叶释放症状（强哭强笑、出现抓握反射），咽反射存在；真性延髓麻痹软腭弓下垂及活动受限既可单侧也可双侧，核性损害（延髓病变）可伴长束体征，但核下性神经纤维损害无长束体征，无额叶释放症状，患侧咽反射消失。一侧皮质脑干束损害不引起延髓麻痹。

八、副神经（Ⅺ）

（一）解剖生理

副神经为躯体运动神经，神经根分延髓支和脊髓支。延髓支起源于疑核，在迷走神经根下方出延髓。脊髓支起源于颈髓 1～5 节段（$C_{1\sim5}$）前角，经枕骨大孔入颅腔，与延髓支合并成副神经干，然后与舌咽神经、迷走神经同时从颈静脉孔出颅（图 2－26）。源自延髓支的纤维加入喉返神经支配咽喉肌，来自脊髓支的纤维分支支配胸锁乳突肌和斜方肌。此二肌收缩分别产生转头（向对侧）和耸肩动作。

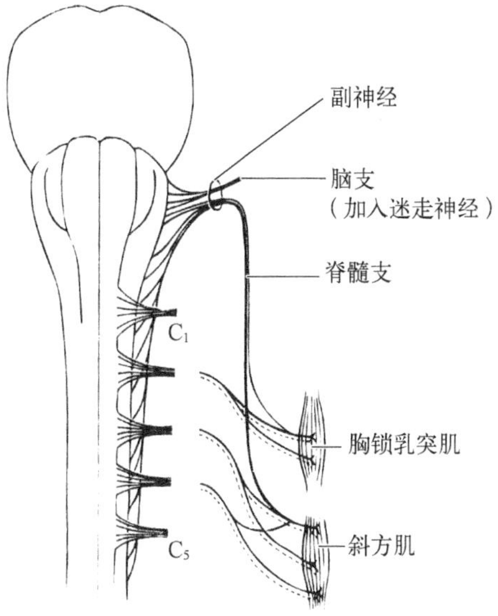

图 2－26　副神经

（二）临床症状

一侧周围性副神经麻痹表现为患侧肩下垂，胸锁乳突肌和斜方肌萎缩，转头（向对侧）和耸肩乏力。后颅凹病变，副神经常与舌咽神经、迷走神经同时受损，称颈静脉孔综合征。副神经出颈静脉孔部分可因压迫、外伤等原因单独受损。单侧皮质脑干束病变不引起副神经麻痹。

九、舌下神经（Ⅻ）

（一）解剖生理

舌下神经起源于延髓背侧近中线处的舌下神经核，神经根从延髓锥体外侧的前外侧沟穿出，经舌下神经管出颅，分支支配舌肌。舌下神经核只接受对侧皮质脑干束支配。伸舌动作主要由颏舌肌承担，缩舌动作主要由舌骨舌肌完成。

（二）临床症状

一侧舌下神经麻痹则伸舌时舌尖偏向患侧，两侧麻痹则伸舌受限或不能。周围性舌下神经麻痹还

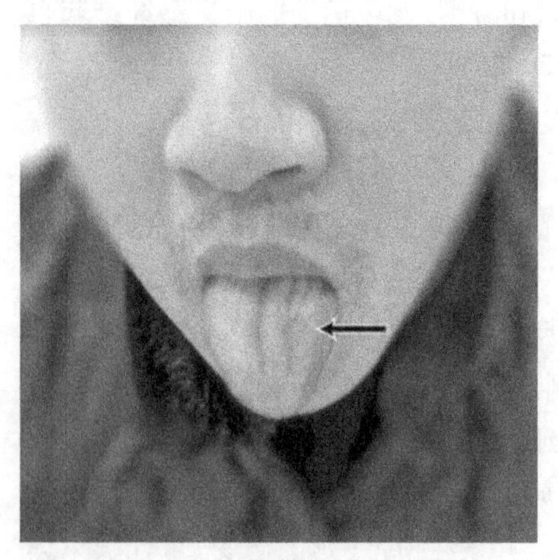

图 2-27　周围性舌下神经麻痹

箭头示舌肌萎缩

伴同侧舌肌萎缩及肌束颤动(图 2-27)。中枢性舌下神经麻痹由对侧皮质脑干束受损所致,无舌肌萎缩及肌束颤动,但常伴长束损害表现。

第二节　运动系统

运动系统是一复杂的神经肌肉网络。神经系统对运动的控制主要由上运动神经元、下运动神经元、锥体外系、小脑几部分组成。位于脊髓前角和脑干运动核的下运动神经元直接支配骨骼肌,一些基本的运动反射活动通过脊髓及脑干即可完成,但有目的的随意运动必须由位于大脑皮质的上运动神经元发动,运动协调精确则需锥体外系、小脑参与。另外,本体觉、前庭感觉和视觉传入信息对运动具有重要的反馈调节作用。

一、下运动神经元

(一) 解剖生理

下运动神经元位于脊髓前柱(前角)和脑干运动核,它发出脑神经或周围神经至运动终板使骨骼肌收缩(图 2-28)。由皮质及由皮质下结构发出的下行冲动最终都要通过影响下运动神经元才能发挥运动调节作用,同时脊髓节段性运动反射也要下运动神经元参与才能完成,故下运动神经元被称作运动调节的“最后公路”(final pathway)。脊髓前角运动神经元有两种,一种是体积较大的 α 运动神经元,其轴突支配梭外肌;另一种是体积较小的 γ 运动神经元,其轴突支配梭内肌。γ 运动神经元调节肌梭敏感性,再影响肌梭传入冲动,从而影响 α 运动神经元的兴奋性。一个下运动神经元及其所支配的肌纤维被称作一个运动单位,它是执行运动功能的基本单元。运动单位的大小不一,功能越精细,运动单位越小,一个脊髓前角细胞支配 50~200 条肌纤维。

一个脊髓节段的前角运动神经元发出的运动纤维先组成前根,在椎间孔附近前根与后根先合二为一,然后又分为前支和后支。除胸段外,相邻的节段的前支再通过复杂的多次组合、分支形成 5 个神经丛,即颈丛(C_{1-4})、臂丛($C_5 \sim T_1$)、腰丛(L_{1-4})、骶丛($L_5 \sim S_4$)和尾丛($S_5 \sim C_o$),神经丛最后形成周围神经到达所支配的肌肉。由于经过多次组合,支配某块肌肉的神经纤维并非来自单一节段,而是来自几个相邻节段,故神经根损害与周围神经干损害造成的肌肉瘫痪分布不一致。熟悉肌肉的神经支配规律对下运动神经元损害的定位诊断很有帮助,部分肌肉的神经支配及其功能归纳于表 2-2 和表 2-3。

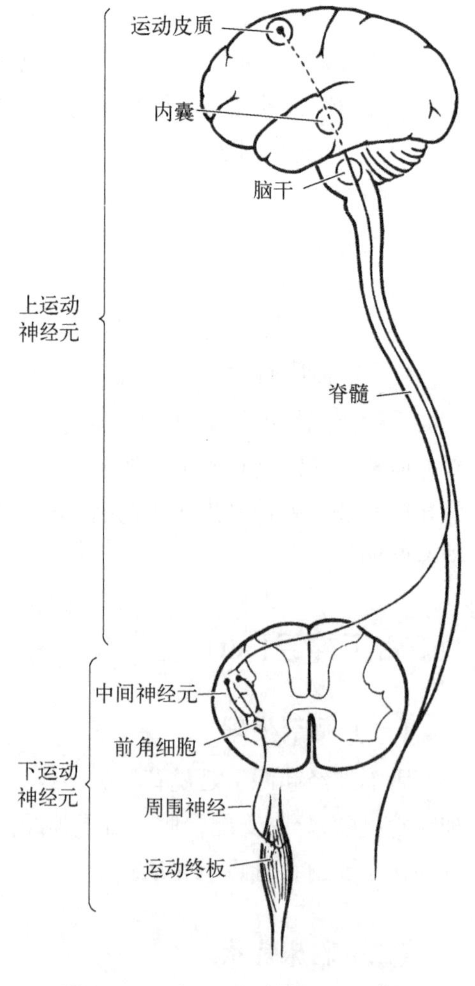

图 2-28　上、下运动神经元示意图

表 2－2　上肢部分肌肉的神经支配

肌　　肉	主要神经根	周 围 神 经	主 要 功 能
冈上肌	C_5	肩胛上神经	上臂外展
冈下肌	C_5	肩胛下神经	上臂外旋(肩关节处)
三角肌	C_5	腋神经	上臂外展
肱二头肌	C_5,C_6	肌皮神经	屈肘
肱桡肌	C_5,C_6	桡神经	屈肘
桡侧腕长伸肌	C_6,C_7	桡神经	伸腕
桡侧腕屈肌	C_6,C_7	正中神经	屈腕
尺侧腕伸肌	C_7	桡神经	伸腕
指伸肌	C_7	桡神经	伸指
肱三头肌	C_8	桡神经	伸肘
尺侧腕屈肌	C_8	尺神经	屈腕
拇短展肌	T_1	正中神经	外展拇指
拇对掌肌	T_1	正中神经	拇指对掌
第一骨间背侧肌	T_1	尺神经	外展示指
小指展肌	T_1	尺神经	外展小指

表 2－3　下肢部分肌肉的神经支配

肌　　肉	主要神经根	周 围 神 经	主 要 功 能
髂腰肌	L_2,L_3	股神经	屈髋
股四头肌	L_2,L_3	股神经	伸膝关节
内收肌	L_2,L_3,L_4	闭孔神经	内收髋关节
臀大肌	L_5,S_1,S_2	臀下神经	伸髋关节
臀中肌,臀小肌	L_4,L_5,S_1	臀上神经	外展髋关节
股后肌群	L_5,S_1	坐骨神经	屈膝关节
胫前肌	L_4,L_5	腓神经	踝关节背屈
趾长伸肌	L_5,S_1	腓神经	趾背屈
趾短伸肌	S_1	腓神经	趾背屈
腓骨肌	L_5,S_1	腓神经	足外翻
胫骨后肌	L_4	胫神经	足内翻
腓肠肌	S_1,S_2	胫神经	踝关节跖屈
比目鱼肌	S_1,S_2	胫神经	踝关节跖屈

（二）临床症状

1. 下运动神经元瘫痪及其特点　下运动神经元胞体及其纤维病变引起的肌肉瘫痪，称下运动神经元瘫痪，亦称周围性瘫痪、弛缓性瘫痪(flaccid paralysis)、软瘫。特点是瘫痪肌肉肌张力(muscle tone)降低，肌肉萎缩，腱反射减弱或消失，无病理反射，肌电图示失神经电位，病理检查可发现肌纤维变性。

2. 下运动神经元瘫痪的定位诊断

(1) 脊髓前角：脊髓前角细胞损害引起弛缓性瘫痪，呈节段性分布，无感觉障碍。如 C_5 损害引起三角肌瘫痪,C_8 ~ T_1 损害引起手部小肌肉瘫痪,$L_{3\sim4}$ 损害引起股四头肌瘫痪,L_5 损害引起小腿前部和足背伸肌瘫痪。急性损害见于脊髓灰质炎,慢性损害见于运动神经元病[肌萎缩侧索硬化(amyotrophic lateral sclerosis, ALS)、进行性脊肌萎缩症]。后者可伴肌束颤动,是病变神经元兴奋性升高所致。

(2) 神经根：前根损害瘫痪亦呈节段性分布,因后根常同时受累,故可伴根性神经痛及节段性感觉障碍,多见于髓外肿瘤、椎骨病变和脊膜炎症。常见神经根损害临床特点见表 2-4。

表 2-4　常见神经根损害临床特点

	C_5	C_6	C_7	C_8	L_4	L_5	S_1
肌无力	三角肌(较重)、肱二头肌(较轻)	肱二头肌	肱三头肌、指伸肌群	指伸肌群、示指和小指外展肌	股四头肌	拇趾背伸	足跖屈
感觉障碍	上臂外侧	拇指	中指	小指	小腿内侧	足内侧、拇趾	足外侧、小趾
腱反射减弱或消失		肱二头肌反射	肱三头肌反射		膝反射		踝反射

(3) 神经丛：神经丛损害常涉及一个肢体的多根周围神经,除表现为受累神经支配的肌肉瘫痪外,常伴有相应的感觉障碍和自主神经功能障碍。

(4) 周围神经：周围神经干损害引起瘫痪和感觉障碍,与其支配范围一致。多发性周围神经病引起四肢远端对称性肌肉瘫痪,并伴手套-袜套样感觉障碍。

二、上运动神经元

(一) 解剖生理

大脑皮质是运动调控的最高级中枢,发动随意运动的上运动神经元即分布于此。上运动神经元位于大脑皮质运动区,包括中央前回、辅助运动区(supplementary motor area)和前运动区(premotor area),前两者相当于布罗德曼 4 区,后者相当于布罗德曼 6 区,其发出的下行纤维组成锥体束,其中起源于中央前回的大部分纤维发自第五层的大锥体细胞,即贝兹细胞(Betz cell)。

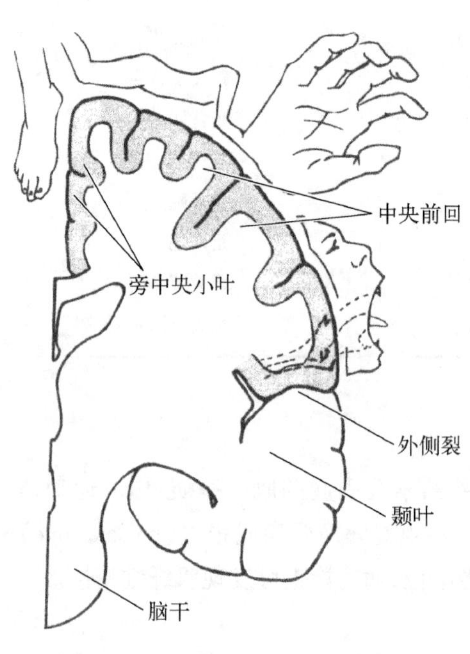

图 2-29　皮质运动代表区示意图

布罗德曼 4 区对运动的控制具有三大特点：一是交叉支配,即一侧中央前回及辅助运动区(旁中央小叶)主要支配对侧身体肌肉;二是身体各部肌肉在此区均有相应的控制区域(代表区),各代表区呈倒置排列,即头部代表区在中央前回下部,向上依次为上肢、躯干、下肢,下肢代表区一部分位于旁中央小叶,肛门及膀胱括约肌亦位于旁中央小叶;三是各代表区的大小与其运动精细程度有关,运动越精细,代表区越大,故头面部和手代表区较躯干、下肢代表区大(图 2-29)。

由大脑皮质运动区发出的锥体束纤维,大部分要经皮质下(脑干)中间神经元多次接替才与下运动神经元发生突触联系,只有小部分直接抵达下运动神经元(支配功能精细的肌肉,如肢体远端)。因此,所谓上运动神经元还应包括这部分皮质下神经元。

锥体束有两部分，即皮质脑干束（皮质核束）和皮质脊髓束（图2-30）。皮质脑干束经内囊膝部下行，在脑干各运动核平面大部分交叉至对侧，终于各脑干运动核，小部分纤维不交叉，终于同侧的脑干运动核，但面神经核下部及舌下神经核只接受对侧皮质脑干束纤维支配。皮质脊髓束经内囊后肢下行，再经大脑脚、脑桥基底部下行至延髓锥体，在延髓锥体其纤维大部分交叉至对侧，延续为皮质脊髓侧束下行，沿途终于脊髓前角细胞，小部分（10%）不交叉，延续为皮质脊髓前束，在下行至所投射的脊髓平面才交叉到对侧。皮质脊髓束中一小部分纤维（3%）始终不交叉，终于同侧脊髓前角细胞，此部纤维主要支配躯干肌、肢带肌。

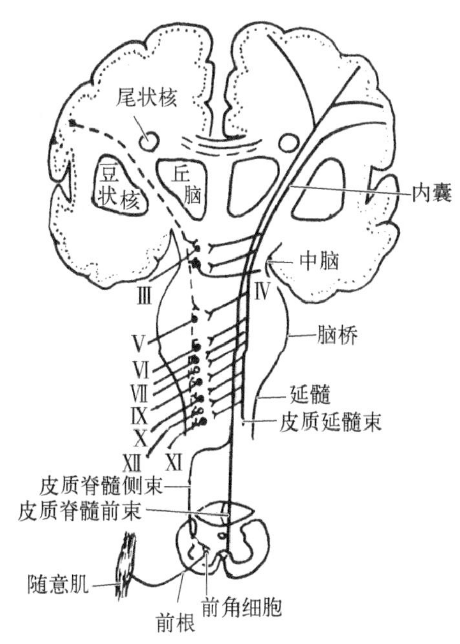

图2-30　皮质脑干束和皮质脊髓束

尽管一侧身体运动主要受对侧锥体束支配，但也接受多少不等的同侧锥体束纤维控制。有些肌肉的下运动神经元既接受对侧锥体束支配，又受较大比例的同侧锥体束纤维支配，如眼肌、咀嚼肌、咽喉肌、上部面肌、颈肌、躯干肌等，一侧锥体束破坏并不会导致这些肌肉瘫痪。支配下部面肌、舌肌和四肢肌的下运动神经元主要受对侧锥体束支配，一侧锥体束破坏会导致对侧这些肌肉瘫痪，且肢体远端重于近端，因为近端肌肉接受更多同侧锥体束纤维支配。

（二）临床症状

1. *上运动神经元瘫痪及其特点*　上运动神经元胞体及其纤维损害引起的瘫痪，称上运动神经元瘫痪，亦称中枢性瘫痪、痉挛性瘫痪（spastic paralysis）、硬瘫。其特点是：瘫痪肌肉肌张力高，无肌肉萎缩（可有轻度废用性萎缩），腱反射亢进，浅反射消失，出现病理反射，肌电图无失神经电位，病理检查无肌纤维变性。

上运动神经元严重急性损害（如急性脑血管病和急性脊髓炎）还有一个重要特点，即断联休克现象，瘫痪先为弛缓性，肌张力不高，腱反射减弱或消失，不能引出病理反射，休克期之后渐转为上运动神经元瘫痪，肌张力增高，腱反射亢进并出现病理反射。休克期长短依损害程度、全身状况和有无并发症而异，一般数天至数周不等。休克现象的产生原理是正常生理状态下，脑干锥体外系下行通路对下运动神经元具有易化作用，锥体束急性严重病变常同时累及此通路，使下运动神经元突然失去易化作用，兴奋性降低，呈现下运动神经元瘫痪，待下运动神经元兴奋性恢复后，才表现为固有的上运动神经元瘫痪（图2-31）。

2. *上运动神经元瘫痪定位诊断*

（1）大脑皮质运动区：多为单瘫（monoplegia），即一个肢体或面部瘫痪。病变靠近中央前回上部以下肢瘫痪为主，病变靠近中央前回下部以上肢瘫痪或面部瘫痪为主，左侧病变累及额下回后部可伴运动性失语。若为刺激性病变，则表现为对侧身体局部发作性肌肉抽搐，即部分性运动性癫痫发作，常见发作表现是口角、手指、脚趾抽搐，因这些部位在运动皮质的代表区较大。有时抽搐可按各部代表区的排列次序扩散，此时称杰克逊癫痫发作（Jackson epileptic seizure）。

（2）内囊：此处锥体束纤维最为集中（图2-32），若发生病变多引起对侧完全性偏瘫，即中枢性面瘫、舌下神经瘫及上、下肢瘫。内囊损害所致偏瘫常伴对侧偏身感觉障碍（丘脑辐射受损），若同时累及视辐射，还可伴对侧同向偏盲，称“三偏”征。内囊与皮质之间的上、下行纤维（放射冠）受损时，临床表现介于两者之间，多为上、下肢程度不一的偏瘫。

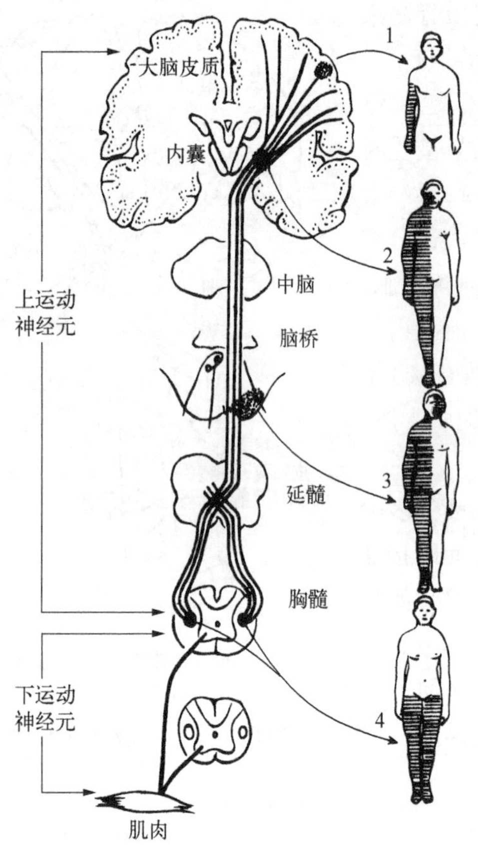

图 2-31　上运动神经元常见损害部位及其特点

1. 皮质运动区—单瘫;2. 内囊—偏瘫;3. 脑干—交叉性瘫痪;4. 胸髓—截瘫

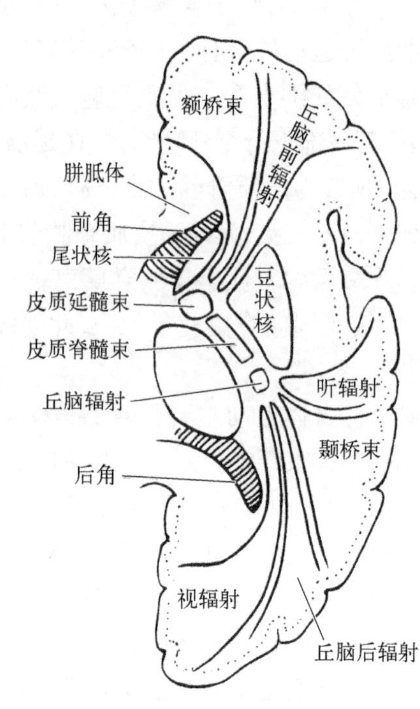

图 2-32　内囊及通过内囊的重要神经通路(大脑水平切面)

(3) 脑干:通过脑干的锥体束损害往往伴随同侧脑干运动核损害,临床表现为交叉性瘫痪(crossed paralysis),即病变同侧脑神经周围性瘫痪,对侧偏瘫。依损害平面不同,脑干损害可表现为多种综合征,如中脑损害可引起同侧动眼神经麻痹、对侧完全性偏瘫,即韦伯综合征(Weber syndrome);脑桥损害产生同侧周围性面神经、展神经麻痹及对侧偏瘫[米亚尔-居布勒综合征(Millard-Gubler syndrome)];延髓内侧损害可产生交叉性舌下神经偏瘫,即杰克逊综合征(Jackson syndrome)。脑干病变若范围较广,可累及双侧锥体束,除有相应平面的脑神经损害表现外,常有四肢瘫及延髓麻痹。

(4) 脊髓:因脊髓断面面积小,通过脊髓的皮质脊髓束损害通常是双侧的,常伴传导束性感觉障碍(病变平面以下痛温觉减退或消失),有时伴括约肌功能障碍。依损害平面和损害范围不同,脊髓病变所致瘫痪有不同特点,有关内容参见“第十六章脊髓疾病”。

三、锥体外系

(一) 解剖生理

锥体外系由多个皮质下核团及其神经通路组成,一般包括纹状体(尾状核、壳核、苍白球)、丘脑底核(又称吕伊斯体)及黑质,有学者认为红核、脑干网状结构及锥体束以外的脑干下行传导束(红核脊髓束、前庭脊髓束、网状脊髓束、顶盖脊髓束等)也应归于锥体外系。皮质与皮质下运动调节系统有复杂的纤维联系,很大一部分与锥体外系有关。

1. 基底节及其纤维联系　　基底节组成如图 2－33 所示。

基底节纤维联系极其复杂。概括而言，基底节纤维联系可分为传入纤维、传出纤维和内部联系纤维三部分，纹状体是基底节纤维联系的核心（图 2－34、图 2－35）。

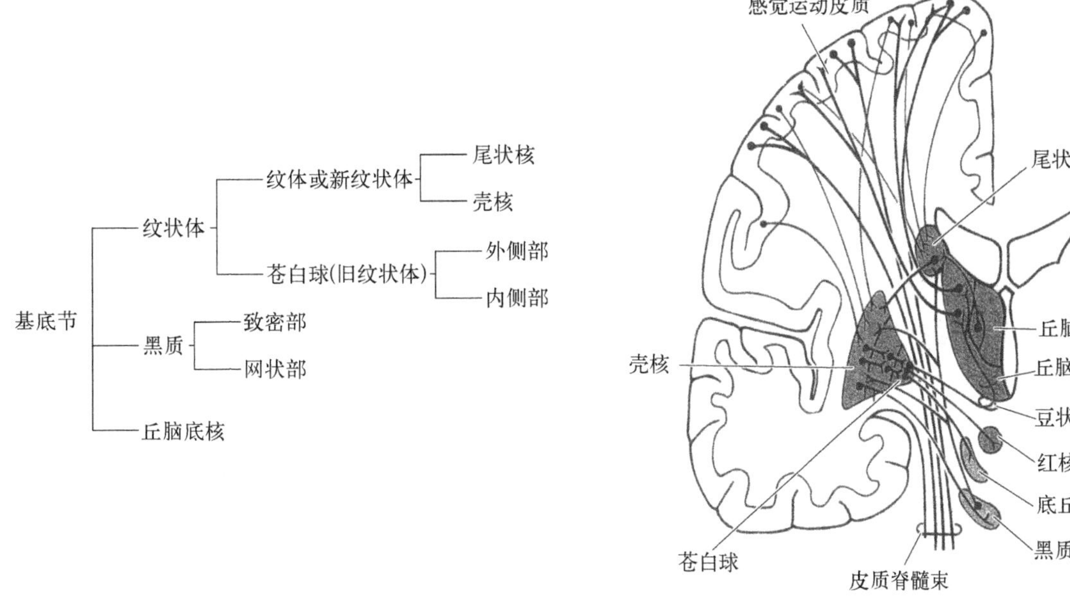

图 2－33　基底节组成

图 2－34　基底节及其主要纤维联系

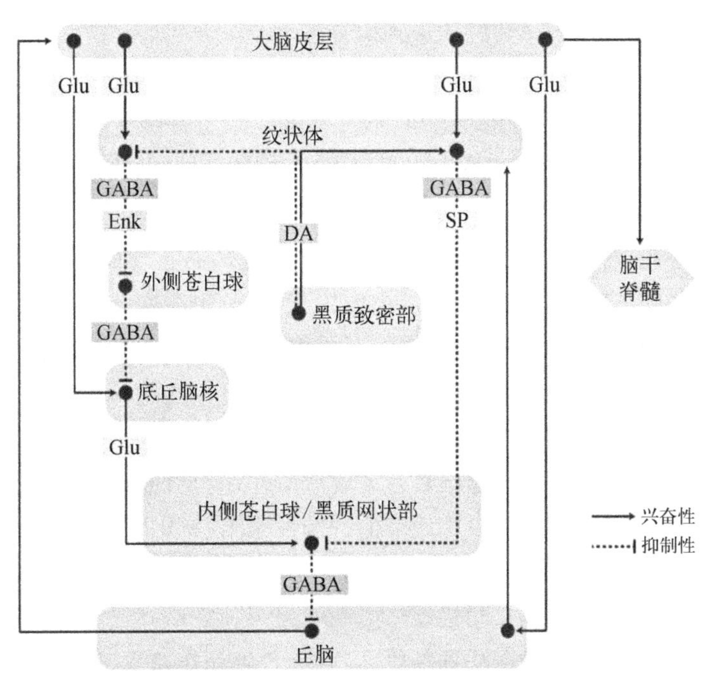

图 2－35　基底节纤维联系及皮质-基底节-丘脑-皮质环路

各通路的主要递质分布及其作用如图所示。Glu：谷氨酸；GABA：γ-氨基丁酸；DA：多巴胺；Enk：脑啡肽；SP：P 物质

新纹状体是基底节传入纤维主要接受单位，纤维来源包括大脑皮质、丘脑、脑干（中缝核、蓝斑）等

处。大脑皮质是基底节传入纤维的最重要来源,几乎所有皮质区域均发出纤维至新纹状体,不同脑区投射纤维在新纹状体呈定位分布,在功能上可能也有所不同,其中与运动调节有关的皮质传入纤维发自前运动区、辅助运动区及其他感觉运动皮质,主要投射到壳核。

内侧苍白球和黑质网状部是基底节传出纤维主要发出单位。此两部在细胞构筑及功能上极为相似,可像尾状核、壳核一样视为同一功能单位。主要传出靶点包括丘脑、上丘、脚桥核(pedunculopontine nucleus, PPN)。这当中以内侧苍白球/黑质网状部-丘脑的投射纤维最为重要,基底节绝大部分传出纤维均加入此通路。基底节输出纤维分两束进入丘脑,一束为豆核襻(ansa lenticularis),另一束为豆核束(lenticular fasciculus),此二束穿过或绕过内囊,随后与来自小脑的上行纤维合并构成丘脑束进入丘脑,主要投射至丘脑腹外侧核,也有少数纤维投射至腹前核和板内核。丘脑腹外侧核及腹前核发出的纤维再投射至同侧大脑皮质前运动区。基底节输出纤维的递质是γ-氨基丁酸,对丘脑-皮质反馈活动起抑制作用。

基底节内部联系纤维中较重要的是新纹状体-内侧苍白球/黑质网状部通路和黑质致密部-新纹状体通路。新纹状体-内侧苍白球/黑质网状部通路有以下两条。

直接通路:新纹状体(-)内侧苍白球/黑质网状部。

间接通路:新纹状体(-)外侧苍白球(-)底丘脑核(+)内侧苍白球/黑质网状部。

依据两条通路内部各核团之间纤维性质可以推知,刺激直接通路减少基底节的输出,刺激间接通路增加基底节的输出。黑质致密部-新纹状体通路为多巴胺能纤维,对基底节输出具有重要调节作用。此通路病变与帕金森病发病有关。

基底节通过上述纤维联系与大脑皮质、丘脑一起构成皮质-基底节-丘脑-皮质环路(图2-35)。这一环路是基底节实现其运动调节功能的主要结构基础。目前未发现基底节至脊髓的直接下行通路,只有少量纤维至脑干,然后经脑干结构多突触传递到达脊髓。

基底节在正常运动调控中的具体作用依然不甚明了。根据实验研究及基底节疾病所表现的运动缺陷,一般认为人类基底节没有独立于皮质的运动功能,其主要作用是接受运动皮质输入,加以处理后再通过抑制性输出的变化,对运动皮质的某些功能环节,如运动发动、运动执行、肌张力等起调节作用。根据实验研究和临床观察资料,有学者提出了其运动调节的功能解剖模型(图2-36)。

基底节对运动的调控主要是通过皮质-基底节-丘脑-皮质环路实现的。来自皮质感觉运动区的谷氨酸能投射作用于新纹状体。刺激直接通路可减少内侧苍白球/黑质网状部的基底节的抑制性输出,刺激间接通路则会增加基底节的输出。基底节输出主要投射至丘脑腹外侧核和腹前核,对丘脑-皮质的易化反馈活动起抑制作用。因此,来自皮质的传入纤维通过刺激直接通路易化皮质的运动功能,刺激间接通路抑制皮质的运动功能,这两条通路的活动平衡对正常运动的实现至关重要。

黑质-纹状体多巴胺通路对基底节的输出具有重要调节作用。目前认为,多巴胺兴奋直接通路的活动但抑制间接通路的活动,其结果都是减少基底节的抑制性输出,易化皮质的运动功能。

此模型能较好地解释某些基底节疾病运动症状的发生机制。例如,帕金森病患者由于黑质-纹状体多巴胺通路变性导致直接通路活动减弱,间接通路活动增强,基底节输出过多,丘脑-皮质反馈活动受到过度抑制,其对皮质运动功能的易化作用受到削弱,因此会产生动作减少、运动徐缓等症状。类似地,亨廷顿病(Huntington disease, HD)由于纹状体神经元变性,基底节输出减少,丘脑-皮质反馈对皮质运动功能的易化作用过强,因而会产生多动症状。损毁内侧苍白球或底丘脑核可减少基底节输出,因而对帕金森病某些症状具有治疗作用。

2. 脑干锥体外系下行通路　由脑干一些结构,如红核、前庭核、脑干网状结构、顶盖等发出的下行传导束对某些运动功能也起着重要调节作用,分述如下。

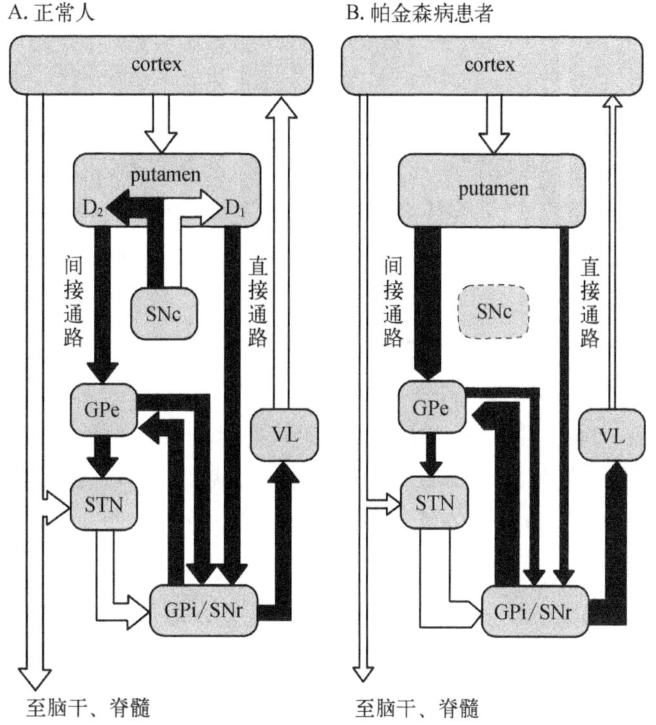

图 2－36 正常人及帕金森病患者皮质－基底节－丘脑－皮质环路功能活动比较

黑色实心线条表示抑制性作用；白色空心线条表示兴奋性作用；线条粗细表示作用强弱。cortex：大脑皮质；putamen：壳核；GPe：外侧苍白球；SNc：黑质致密部；STN：底丘脑核；GPi/SNr：内侧苍白球/黑质网状部；VL：丘脑腹外侧核；D_1：D_1 型多巴胺受体；D_2：D_2 型多巴胺受体

（1）红核脊髓束：红核接受对侧小脑齿状核和双侧大脑运动皮质投射纤维，发出红核脊髓束交叉到对侧，在对侧脊髓侧索下行，终于脊髓中间神经元。红核脊髓束与皮质脊髓束协同调节手及手指的运动，对屈肌张力具有易化作用。

（2）前庭脊髓束：前庭核接受前庭神经和小脑纤维投射，前庭脊髓束主要起自前庭外侧核，在脊髓同侧及对侧下行，终于双侧脊髓中间神经元，部分纤维可能直接终止于伸肌运动神经元。此束对伸肌张力具有易化作用，与身体姿势的维持关系密切。

（3）网状脊髓束：脑干网状结构接受感觉运动皮质纤维投射，发出网状脊髓束在脊髓侧索下行，终于脊髓中间神经元和 γ 运动神经元。此束主要参与躯干及肢体近端肌肉的运动控制。单纯的一侧锥体束损害时，躯干及肢体近端肌肉无明显瘫痪，除与未交叉的皮质脊髓束纤维有关外，还可能与此束有关。

（4）顶盖脊髓束：起自中脑上丘，在中脑交叉至对侧，下行至延髓水平加入内侧纵束，终于脊髓颈段中间神经元。此束与视觉刺激引起的头颈和眼球反射活动有关。

（二）临床症状

锥体外系病变一般不会引起瘫痪，但对姿势、肌张力、随意运动质量会产生严重影响。锥体外系病变症状可分为三类：运动减少、运动过多（不自主运动）、肌张力改变。运动减少系黑质－纹状体多巴胺通路病变所致，见于各种原因引起的帕金森综合征（强直－少动综合征）。不自主运动主要见于纹状体及底丘脑核病变，临床有多种表现形式，如肌张力障碍、舞蹈症、投掷症、手足徐动症、抽动症等，大多具有精神紧张、疲劳时加重，睡眠时消失的特点。

1. 运动减少(akinesia)及运动迟缓(bradykinesia)　运动减少指随意运动缺乏或明显减少,运动迟缓指随意运动速度缓慢笨拙,实际上由于这两种运动症状常同时存在,临床上不作严格区别。见于各种原因引起的帕金森综合征。

2. 肌强直(rigidity)　指肌张力均匀一致地增高,被动运动关节时可发现阻力增大,其特点是整个被动运动过程中阻力始终保持一致,屈伸运动的阻力也一致,而且阻力大小基本不受被动运动的速度和力量的影响,如同弯曲铅管一样,所以被称作"铅管样强直"(lead-pipe rigidity)。有时被动运动肢体关节时可感觉到转动齿轮样的节律性停顿,这一现象曾被称作"齿轮样强直"(cogweel rigidity)。肌强直亦见于各种原因引起的帕金森综合征。

3. 静止性震颤(static tremor)　震颤(tremor)指相互拮抗的肌群交替收缩或同步收缩产生的一种节律性不随意运动,表现为肢体或头面部不自主节律性抖动。锥体外系疾病的典型震颤形式是静止性震颤,有时可伴轻度姿势性或动作性震颤。静止性震颤的特点是肢体静止时震颤明显,肢体活动时震颤减弱或消失。典型的表现是手指每秒4~6次的节律性抖动,状如"搓丸"或"数钱",称"搓丸样震颤"。

4. 舞蹈症(chorea)　是一种迅速有力、幅度较大、无规律的不自主运动。患者手舞足蹈如同跳舞,通常上肢较下肢明显。头面部亦可累及,表现为皱眉、挤眼、咧嘴、伸舌等怪异表情动作,讲话音量节奏不规则。本症常见于亨廷顿病、风湿性舞蹈病等纹状体病变及服用抗精神病药物者。

5. 手足徐动症(athetosis)　又称指划症。这一症状的特点是手指、脚趾、舌或身体其他部位呈相对缓慢的、弯曲不定的不自主运动,常是一个动作接一个动作,导致受累的部位不能维持在某一姿势或位置。

6. 投掷症(ballismus)　或舞动动作指肢体近端剧烈粗大、无规律、投掷样不自主运动。典型的偏侧投掷动作被认为源于对侧底丘脑核病变。

7. 扭转痉挛(torsion spasm)　又称全身性肌张力障碍、变形性肌张力障碍,系围绕身体长轴缓慢不自主扭转运动及姿势异常。肢体及面部、舌运动模式同手足徐动症相似。肌张力障碍的异常运动和姿势常以相似的模式重复出现。

8. 抽动症(tics)　一般被定义为间歇性、无节律、似无目的、短促、重复刻板的运动或发声。具体表现因人而异,可表现为急速的挤眉、瞬目、歪嘴、耸肩、转颈等,也可有躯干的急速抖动和扭转。喉部的抽动可发出一些不随意的怪声或下流语言。部分患者伴抽动部位的不适感。典型的抽动常见于抽动秽语综合征(multiple tics-coprolalia syndrome)。

四、小脑

(一) 解剖生理

小脑位于后颅凹,在脑桥和延髓的背侧,其间为第四脑室,上端借小脑幕与大脑枕叶相邻,下端与小脑延髓池相邻(图2-37)。

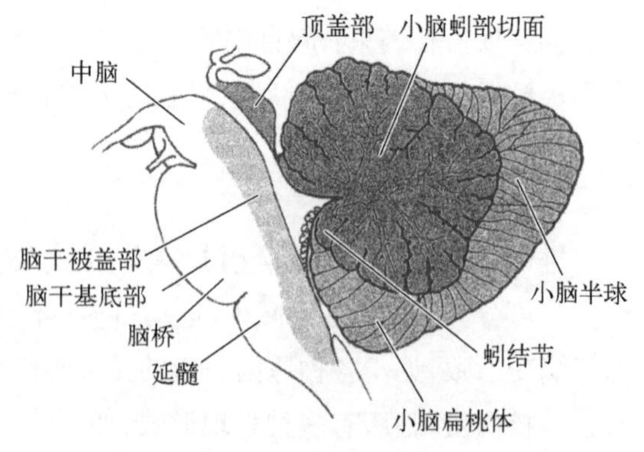

图2-37　小脑与脑干的位置关系

小脑大体结构由位于中线的蚓部和其两侧的小脑半球组成,通过上、中、下三对小脑脚分别与中脑、脑桥和延髓相连。以原裂为界,小脑大体结构还可分为前叶和后叶两部分,每叶可进一步分为若干小叶。

小脑内部结构由小脑皮质、白质和小脑深部核团组成。小脑皮质有非常规则的三层结构,由外向内分别为分子层、浦肯野细胞层、颗粒细胞层,各层神经元之间构成较复杂的局部神经元回路。四对小脑核埋藏在白质中，由内向外排列次序为：顶核、球状核、栓状核、齿状核。

小脑通过三对小脑脚与大脑皮质、脑干和脊髓发生纤维联系（图 2－38）。小脑下脚含脊髓小脑后束和低位脑干（包括下橄榄核、前庭核及前庭神经）的传入纤维。小脑中脚由大量对侧皮质发出的下行投射纤维（经脑桥核投射）组成。小脑上脚主要含传出纤维，投射目标包括对侧丘脑（主要是腹外侧核）和对侧红核。至丘脑的传出纤维经丘脑投射组成齿状核-丘脑-大脑皮质通路投射至对侧大脑皮质，至红核的纤维经红核投射发出的红核脊髓束。由于锥体束和红核脊髓束均交叉支配对侧脊髓，故小脑病变表现为同侧的肢体功能障碍。小脑上脚尚有进入小脑的脊髓小脑前束纤维。

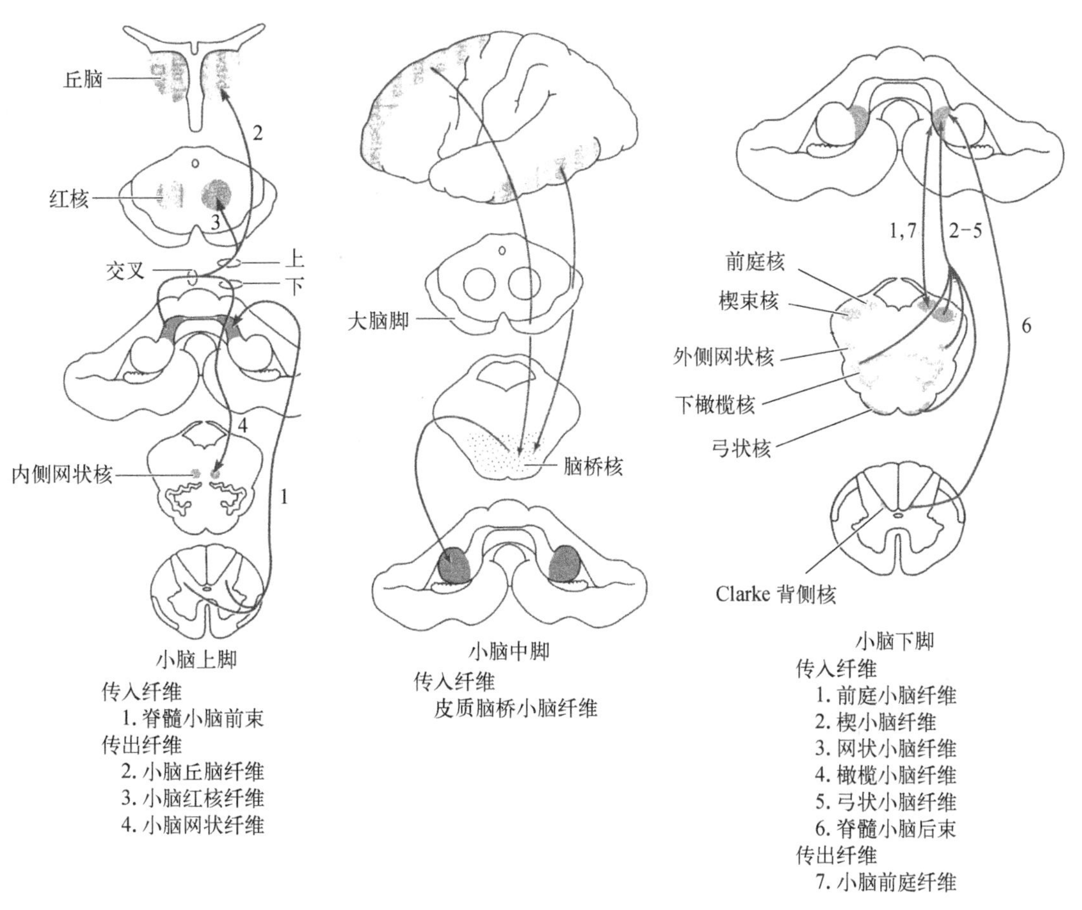

图 2－38　小脑的纤维联系

小脑内部纤维联系较为复杂。由下橄榄核发出的传入纤维，入小脑后形成攀缘纤维，与小脑皮质浦肯野细胞发生突触联系。由脑桥核、脊髓、前庭核和脑干网状结构发出的传入纤维，入小脑后形成苔状纤维，与颗粒细胞发生突触联系。攀缘纤维和苔状纤维行走途中均有侧支至小脑深部核团。小脑皮质局部神经元回路对传入信息进行处理后，其结果通过浦肯野细胞传至小脑深部核团（主要是齿状核），再由此发出小脑传出纤维。

从进化角度，小脑可分为古小脑、旧小脑和新小脑三部分，各部承担着不同运动调节功能。古小脑出现最早，由位于半球的绒球和小脑蚓部的小结及其之间的联系纤维组成，与前庭系统有密切的纤维联系，主管平衡功能。旧小脑出现较古小脑晚，由小脑半球前部（前叶）和小脑后叶的一部分（蚓垂、蚓锥）组成，此部接受脊髓小脑束纤维投射，与肌张力调节和协调肌肉运动如行走、游泳有关。新小脑出现最晚，占据大部分小脑后叶（除蚓垂、蚓锥），与大脑皮质联系密切，主司精细随意运动的协调。新近的研究提示，小脑还与运动记忆机制有关。小脑对身体各部运动调节有分区现象，大致蚓部控制躯干，小脑半球控制同侧肢体。

(二)临床症状

小脑损害的临床症状包括共济失调、姿势步态不稳、肌张力降低、眼震及构音障碍等。单侧损害引起同侧运动功能障碍。

1. 小脑损害的临床表现

(1) 共济失调(ataxia):是小脑损害最突出的症状。该症状是小脑协调运动功能受损,执行随意运动的相关肌群在速度、幅度、力量、方向等运动要素上不能精确配合所致。一般上肢比下肢重,远端比近端重,精细动作比粗大动作明显。临床上有多种表现形式。

1) 辨距不良(dysmetria):指动作幅度把握不准,让患者对指或指向某一物体常偏离目标。意向性震颤(intention tremor)是辨距不良的一种特殊表现形式,其特点是做指向运动时(如指鼻试验)出现肢体震颤,且越接近目标震颤越明显。指鼻试验和跟-膝-胫试验常被用来检查上肢和下肢共济运动障碍。

2) 轮替动作不能(adiadochokinesis):指不能顺利执行快速交替的连续运动动作,如手快速旋前旋后、用手掌手背交替拍击大腿、拇指与食指连续对指等动作。

3) 反跳现象(rebound phenomenon):指对抗某种运动或姿势的阻力突然撤除,肢体运动不能及时终止导致幅度过大。如以阻力对抗上肢屈肘,突然撤除阻力,上肢活动不能终止以致弹击自己胸部或面部。双臂平伸,从旁突然向下打压肢体,肢体反弹上抬时常超过原来的位置。

(2) 姿势步态不稳及共济失调步态(ataxic gait):两腿并拢站立时摇晃不定,易跌倒。走路时两腿分开较宽,蹒跚不稳,左右摇晃,如同醉汉走路,称蹒跚步态或共济失调步态。主要见于蚓部损害。下肢共济失调亦可出现步态不稳,身体易向患侧倾斜。

(3) 肌张力降低(hypotonia):急性小脑损害肌张力常降低,行走时摆臂幅度大,可观察到钟摆样膝反射,有时伴肌无力。慢性病变肌张力变化不明显。

(4) 眼震:小脑蚓部和半球损害时,向患侧注视均可见粗大眼震。

(5) 构音障碍(dysarthria):为发音肌群共济失调表现。语言节奏、重音失去正常规律,发声轻重缓急变化无常,呈断续、顿挫、爆发样语言,称爆发样语言或吟诗样语言。意向性震颤、爆发样语言和眼震被称作小脑损害查科三联征(Charcot triad)。

(6) 小脑扁桃体疝、肿瘤:可压迫四脑室,引起梗阻性脑积水和高颅压症状,严重时小脑扁桃体被挤入枕骨大孔引起小脑扁桃体疝(枕骨大孔疝)。

2. 小脑损害的定位诊断

(1) 中线部分(蚓部)损害:主要表现为躯干平衡功能障碍(躯干共济失调),患者站立不稳,行走时呈共济失调步态,可有眼震,上肢共济失调、构音障碍一般不明显。常见于蚓部肿瘤。小脑上蚓部损害可单纯表现为共济失调步态,见于慢性酒精中毒。

(2) 小脑半球损害:主要表现为同侧肢体共济失调,亦有步态不稳,且向患侧倾斜,可伴眼震、构音障碍。常见于脑血管病、肿瘤、脱髓鞘。

(3) 弥漫性小脑损害:兼有中线和半球损害表现。常见于炎症、变性疾病、代谢性因素、药物不良反应(抗癫痫药、镇静剂)等。

第三节 感觉系统

感觉是各种刺激作用于感受器并经感觉神经传递后在中枢神经系统的反应,可分为四种基本类型。

浅感觉：皮肤、黏膜的痛觉、温度觉和触压觉。

深感觉（本体觉）：肌肉、肌腱及关节的位置觉、运动觉和振动觉。

内脏感觉：饥饿觉、恶心觉和内脏痛觉。

特殊感觉：嗅觉、视觉、听觉、味觉和平衡觉。

大脑皮质对浅感觉和深感觉进行综合处理后还可派生出复合感觉，又称皮质感觉，包括两点辨别觉、定位觉、图形觉、实体觉和重量觉。浅感觉、深感觉和复合感觉合称躯体感觉。内脏感觉和特殊感觉分别由自主神经传入纤维和脑神经传导。本节主要介绍躯体感觉。

一、解剖生理

（一）感觉传导通路

内外环境的变化作用于皮肤痛、温、触觉感受器和肌梭、高尔基（Golgi）腱器官等本体感受器，感受器将理化刺激信息转变成神经冲动，经感觉神经上传至中枢（图2－39）。深、浅感觉均由三级感觉神经元接替传递才能抵达感觉中枢，传导途中第二级感觉神经元发出的感觉纤维均交叉到对侧，故一侧感觉皮质接受对侧躯体感觉纤维的投射。

1. *痛温觉和粗触觉*　第一级感觉神经元位于后根神经节，轴突周围支至皮肤、黏膜，中枢支经后根进入脊髓，在后角周围上升1～2个节段后终于后角，此处的第二级感觉神经元发出的纤维交叉到对侧形成脊髓丘脑束（腹外侧系统）。脊髓丘脑束实际上分为两束，在脊髓侧索上行者为脊髓丘脑侧束，传递痛、温觉；在脊髓前索上行者为脊髓丘脑前束，传递粗触觉。脊髓丘脑束上行至丘脑，终于丘脑腹后外侧核，此处的第三级感觉神经元发出的上行纤维经内囊后肢终于大脑顶叶中央后回。

2. *本体觉和精细触觉*　第一级感觉神经元位于后根神经节，轴突周围支分布于肌肉、肌腱、关节和皮肤，中枢支经后根进入脊髓后索分两束上行，来自下半身（T_4以下）的纤维组成薄束，来自上半身（T_4以上）的纤维组成楔束。薄束和楔束分别终于延髓薄束核和楔束核，此处的第二级感觉神经元发出的纤维交叉到对侧形成内侧丘系，上行终于丘脑腹后外侧核，此处的第三级感觉神经元发出上行纤维经内囊后肢终于大脑顶叶中央后回。

头面部的深、浅感觉经三叉神经传递，分别终于脑干三叉神经感觉主核和三叉神经脊束核，此二核团内的第二级感觉神经元发出的纤维交叉后分别加入内侧丘系和脊髓丘脑束（详见本章第一节）。

脑干中传递浅感觉的脊髓丘脑束与传递深感觉的内侧丘系在延髓相距较远，但在脑桥和中脑上行途中逐渐靠近（图2－40）。

传递身体不同节段的深、浅感觉纤维在脊髓有一定的排列次序。在脊髓颈段，传递痛、温觉和粗触觉的脊髓丘脑束纤维由背外侧向腹内侧依次为骶、腰、胸、颈，传递本体觉和精细触觉薄束、楔束纤维由外向内依次为颈、胸、腰、骶（图2－41）。这种定位排列次序对髓内、髓外病变的鉴别有一定意义。例如，髓内肿瘤常由内向外压迫脊髓丘脑束，引起的痛、温觉障碍常由上向下发展，髓外肿瘤常由外向内压迫脊髓丘脑束，引起的痛、温觉障碍常由下向上发展。

（二）感觉的根性支配和周围神经支配

每支脊髓后根支配的皮肤区域呈节段性分布，此区域称皮节（dermatome）。相邻皮节有一定范围的重叠（图2－42），故后根损害实际感觉障碍的范围较皮节小一些，感觉传导束损害的感觉障碍平面较相应的脊髓节段低一些。单支后根损害的感觉障碍范围较小，除敏感部位（如手指），一般不易被发现。

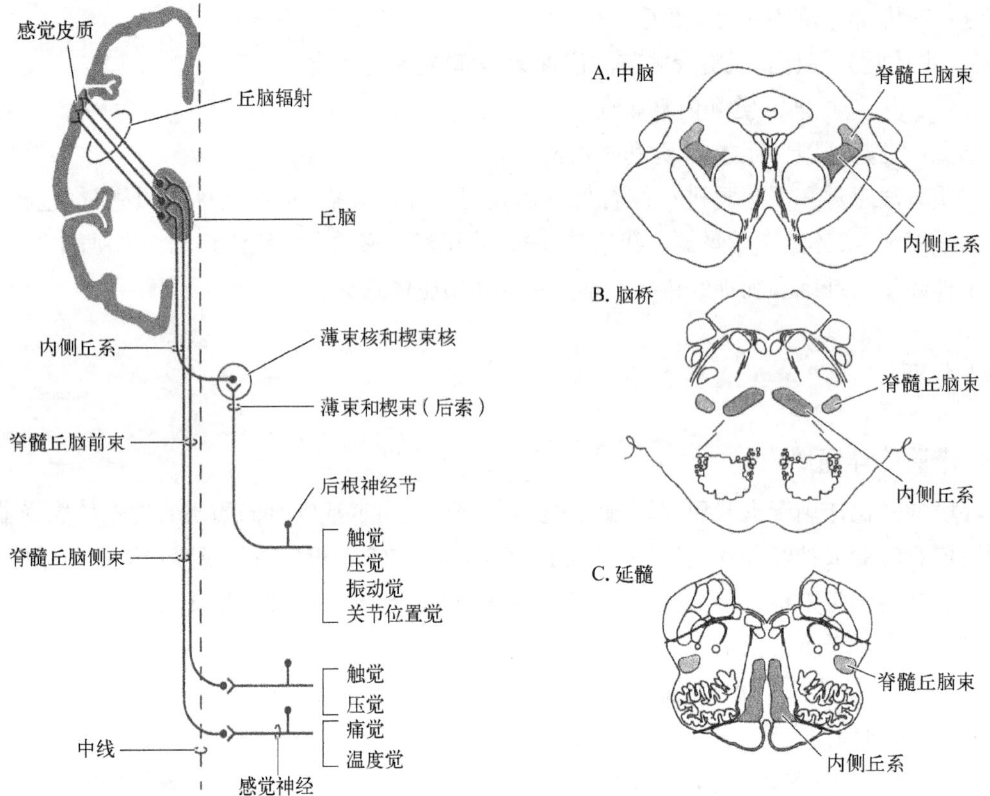

图 2-39 感觉传导通路

图 2-40 脑干各段中的感觉通路的位置

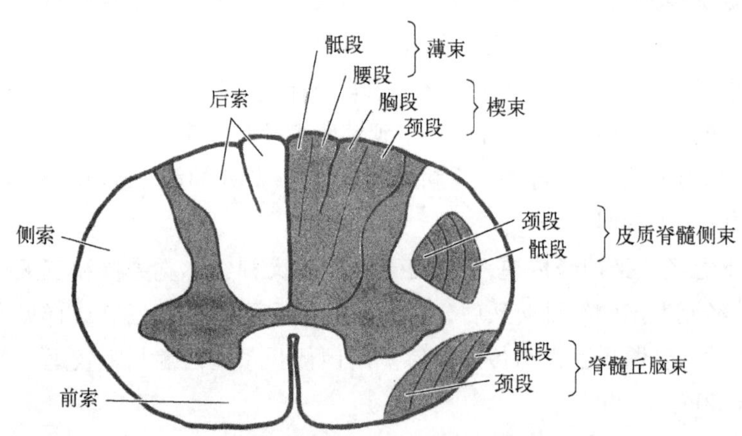

图 2-41 脊髓中各段感觉运动纤维的定位排列(颈段)

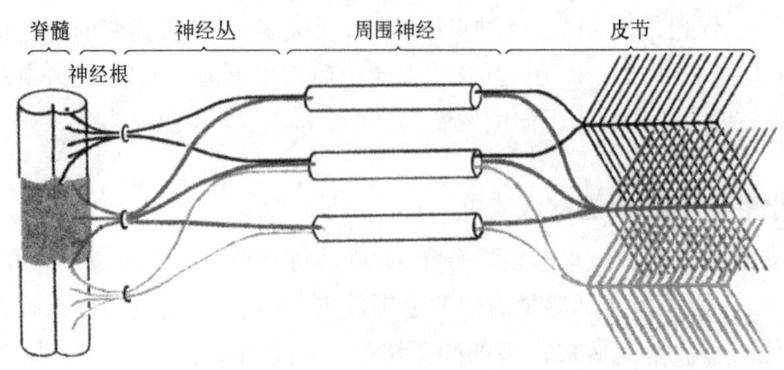

图 2-42 相邻皮节的重叠支配

根性(节段性)皮肤感觉支配见图 2－43、图 2－44 和图 2－45。大致上，$C_{2\sim4}$ 支配头颈部，$C_5\sim T_2$ 支配上肢($C_{5\sim7}$：上肢桡侧，$C_8\sim T_1$：前臂尺侧，T_2：上臂尺侧)，$T_{2\sim12}$ 支配躯干(T_4：乳头，T_7：肋弓下缘，T_{10}：脐，$T_{12}\sim L_1$：腹股沟)，$L_1\sim S_3$ 支配下肢($L_{1\sim3}$：股前，$L_{4\sim5}$：小腿前面，$S_{1\sim2}$：足底及下肢后面)，$S_{4\sim5}$ 支配肛周(鞍区)。胸段神经根感觉支配节段性特征尤为明显。

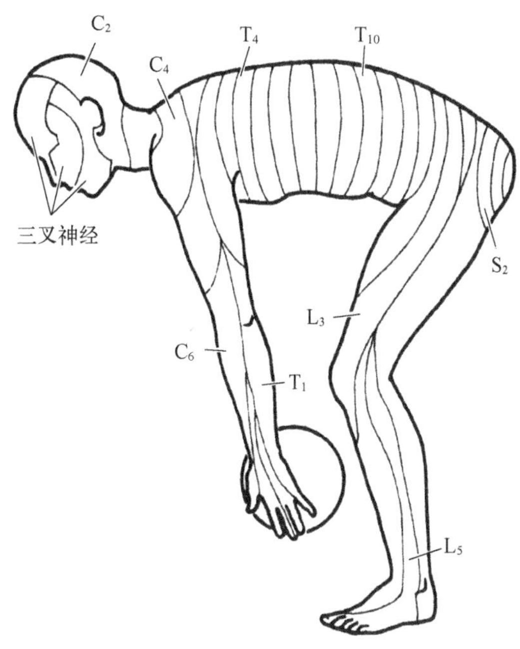

图 2－43　体表感觉的节段性支配

周围神经由神经丛分支组合而成，而神经丛又由相邻的脊神经前支多次分支、组合混编而成，故一支周围神经含多个节段的脊神经纤维，其支配的体表感觉区分布与根性节段性分布不同(图 2－44、图 2－45)。

熟悉这些支配规律，对感觉损害的定位诊断很有帮助。

(三) 感觉皮质

躯体感觉的最高级中枢在大脑皮质，主要感觉代表区在顶叶中央后回和旁中央小叶(相当于布罗德曼 3、1、2 区)。与主要运动区对运动的支配一样，主要感觉代表区对躯体感觉的支配也具有交叉支配、定位分布的特点，各区大小与感觉的精细程度有关(图 2－46)。除主要感觉代表区，躯体感觉也投射到中央后回邻近的区域，这些皮质区域被称作第二感觉区，身体各部代表区在此区的定位不如主要感觉代表区那样明显。

二、感觉障碍的临床表现和定位诊断

感觉障碍依病变性质不同，可分为刺激性症状和抑制性症状两大类，详见第三章。感觉传导通路不同部位损害产生的感觉障碍类型和分布不同，据此可对感觉障碍的病变部位做出定位诊断(图 2－47)。不同部位损害感觉障碍定位诊断分述如下。

1. 神经干　　单支周围神经干损伤会引起该神经所支配区域感觉障碍，见于各种单神经病，如尺神经麻痹、桡神经麻痹、坐骨神经麻痹、股外侧皮神经炎等。依损伤性质不同，不同感觉纤维受损的程度可不一致，如压迫性损伤易于损害较粗的触觉纤维，引起触觉减退。不同神经感觉障碍特点有所不同，多数表现为感觉减退或消失，但正中神经、坐骨神经损害除可导致感觉减退或消失外，常有疼痛。

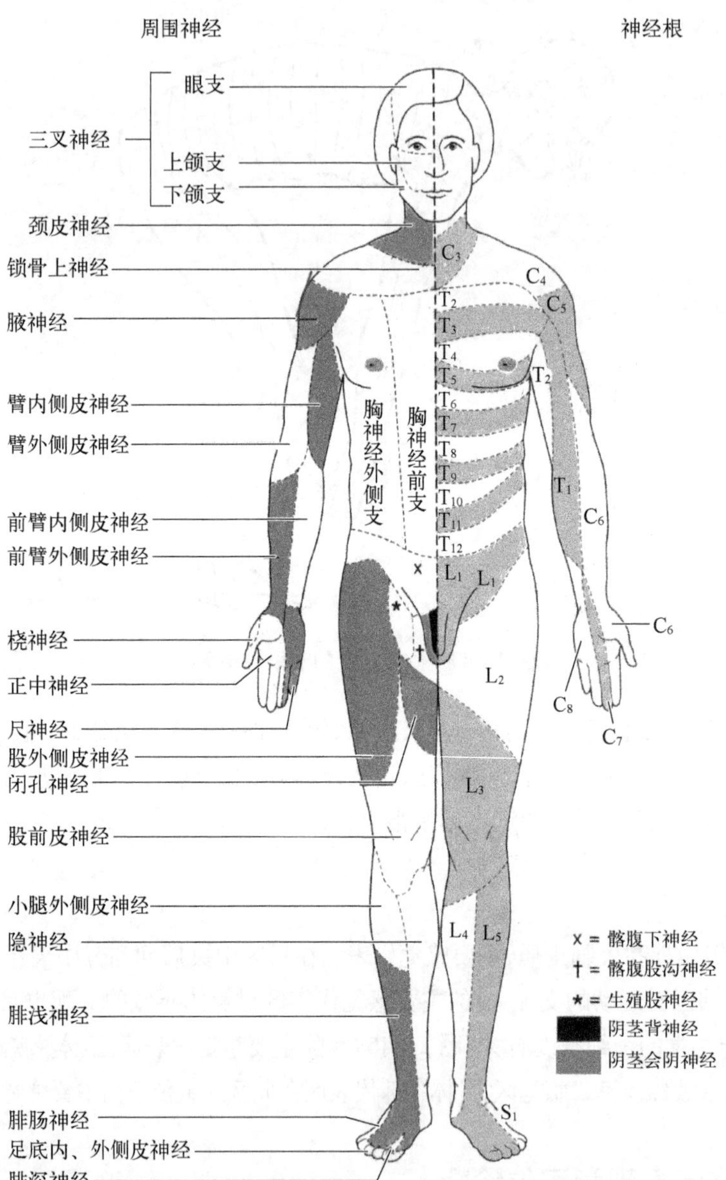
周围神经
神经根
三叉神经
眼支
上颌支
下颌支
颈皮神经
锁骨上神经
腋神经
臂内侧皮神经
臂外侧皮神经
前臂内侧皮神经
前臂外侧皮神经
桡神经
正中神经
尺神经
股外侧皮神经
闭孔神经
股前皮神经
小腿外侧皮神经
隐神经
腓浅神经
腓肠神经
足底内、外侧皮神经
腓深神经
胸神经外侧支
胸神经前支
C3
C4
C5
C6
C7
C8
T1
T2
T3
T4
T5
T6
T7
T8
T9
T10
T11
T12
L1
L2
L3
L4
L5
S1
× = 髂腹下神经
† = 髂腹股沟神经
★ = 生殖股神经
阴茎背神经
阴茎会阴神经

图 2-44　体表感觉的根性和周围性支配(前面)

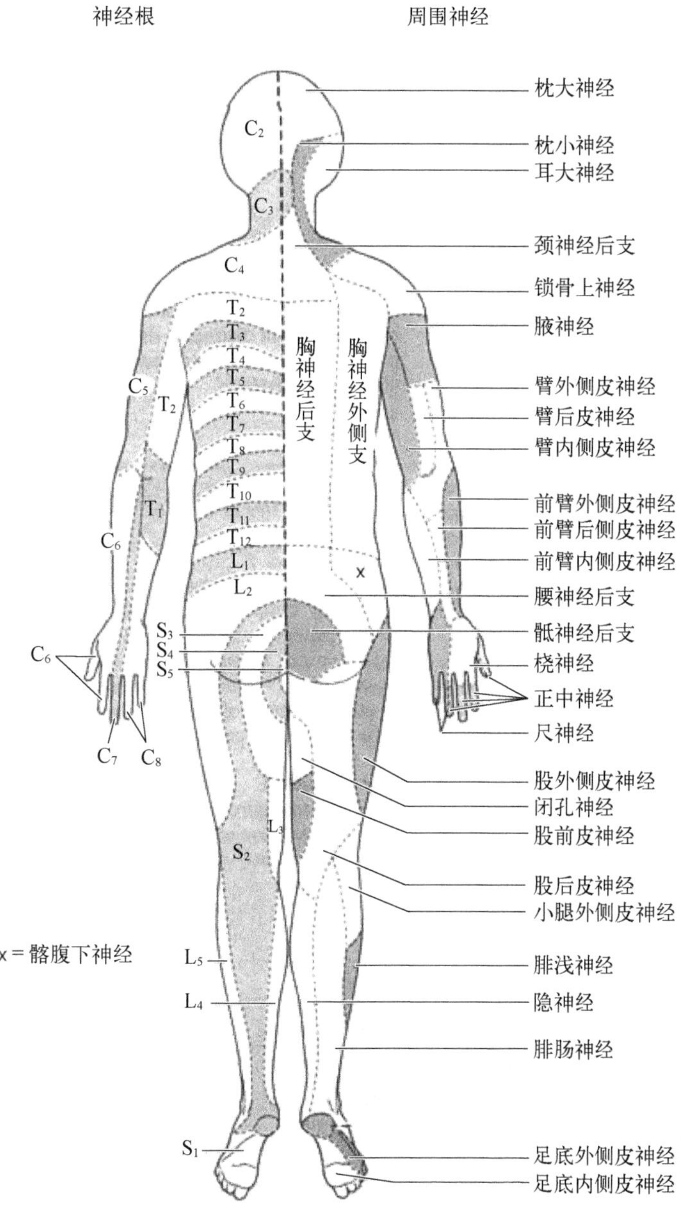

图 2-45　体表感觉的根性和周围性支配(后面)

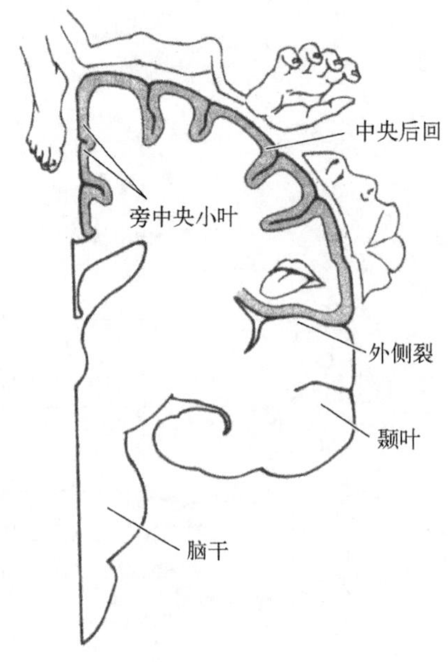

图 2-46　感觉皮质代表区

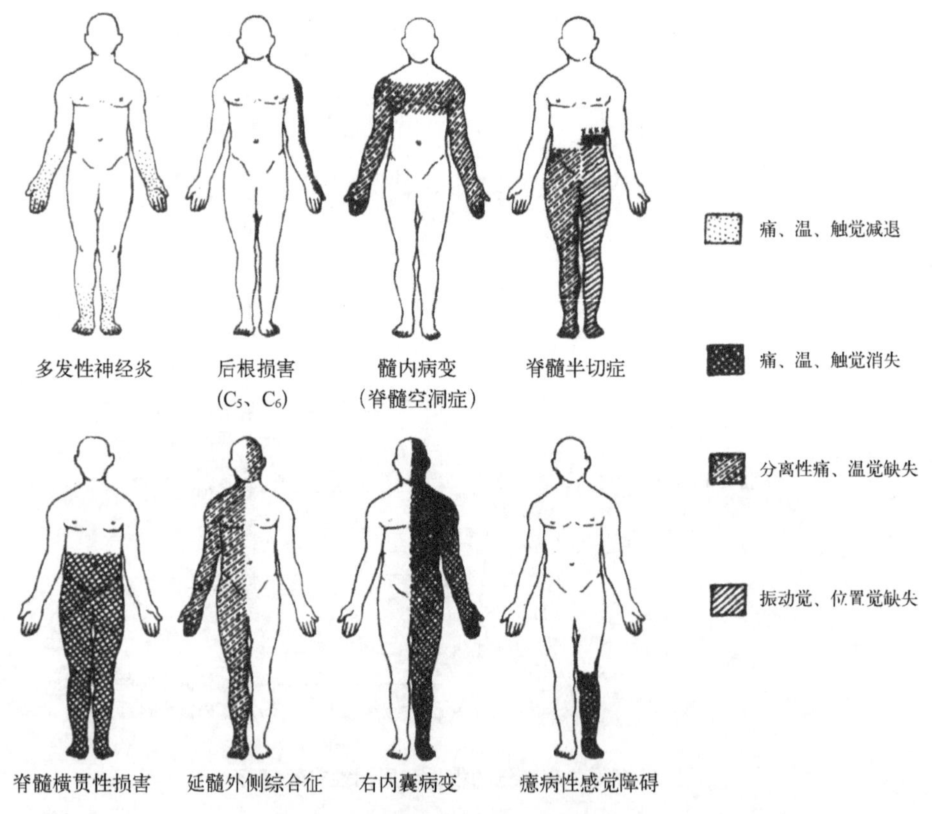

图 2-47　各种感觉障碍的分布特点

2. 神经末梢　神经末梢损害导致末梢型感觉障碍,常为对称性,远端重于近端,呈所谓手套-袜套样感觉障碍,见于多发性周围神经病。一般下肢感觉障碍较上肢出现早,常伴肌无力、反射改变和自主神经功能障碍。

3. 神经根　后根损害引起节段性感觉障碍。由于相邻神经根支配区域有一定重叠,一般单支后根损害不引起明显的感觉障碍,只有两支以上相邻后根同时损害才会出现明确的感觉障碍。神经根压迫性损害常有相应节段明显的疼痛或其他感觉刺激症状，称根痛或神经根刺激症状。依损伤水平不同，可伴相应的腱反射消失（如 S_{1-2} 损害时跟腱反射消失）。前根同时受累时，可伴肌无力及肌萎缩。

4. *脊髓* 脊髓损害引起的感觉障碍可分两种类型。第一种类型为传导束性感觉障碍，由感觉传导束损害所致，表现为病变平面以下相应的感觉减退或消失。例如，脊髓丘脑侧束损害引起病变平面以下对侧痛、温觉丧失，后索损害引起病变平面以下同侧深感觉障碍。第二种类型为节段性感觉障碍，由后角或中央部损害所致，表现为病变节段痛、温觉丧失，触觉、深感觉保留，称节段性分离性感觉障碍。例如，脊髓空洞症常引起马褂样分布的痛、温觉丧失，但触觉、深感觉保留。

5. *脑干* 延髓外侧及脑桥下部外侧病变常引起交叉性感觉障碍，即病变同侧面部和对侧身体痛、温觉缺失，这是因为脊髓丘脑束、三叉神经脊束核及其纤维受累，此处脊髓丘脑束由对侧交叉而来，支配对侧身体，而三叉神经脊束核及其纤维支配同侧面部。见于小脑后下动脉闭塞引起的延髓背外侧综合征［瓦伦贝格综合征（Wallenberg syndrome）］。延髓内侧损害累及内侧丘系，导致对侧偏身深感觉障碍，而浅感觉保留，即深、浅感觉分离性感觉障碍。在上脑干，脊髓丘脑束与内侧丘系相伴而行，上脑干病变两者常同时受累，表现为对侧半身的深、浅感觉障碍。脑干病变引起的感觉障碍常伴脑神经麻痹及锥体束损害。

6. *丘脑* 丘脑病变引起对侧偏身各种感觉减退或缺失，常伴自发性疼痛及感觉过度，称丘脑综合征［又称代-罗二氏综合征（Dejerine-Roussay syndrome）］。

7. *内囊* 内囊病变引起对侧偏身各种感觉减退或缺失，常伴偏瘫及偏盲。

8. *感觉皮质* 感觉皮质损害引起对侧复合感觉障碍，表现为两点辨别觉、图形辨别觉、定位觉、实体觉、重量觉障碍，痛、温觉障碍较轻。通常肢体远端重于近端及躯干。局限性损害可引起对侧单肢感觉障碍。刺激性病变可引起感觉性癫痫发作。

第四节　反　　射

反射（reflex）指机体对内外环境的变化所作出的规律性应答反应，是最基本的神经调节活动方式。在神经病学上，反射常分为浅反射、深反射、内脏反射和病理反射四种类型。有时根据反射中枢的水平对反射进行分类，如脊髓反射、延髓反射、脑桥反射、中脑反射、大脑反射等。一些较重要的反射归纳于表 2-5，本节着重介绍浅反射、深反射和病理反射。

表 2-5　部分重要反射

反　射	传入神经	反射中枢	传出神经
浅反射			
角膜反射	三叉神经	脑桥	面神经
鼻反射（喷嚏反射）	三叉神经	脑干及脊髓	三叉神经、面神经、舌咽神经、迷走神经、支配呼吸肌的脊神经
咽反射	舌咽神经	延髓	迷走神经
上腹壁反射	脊神经（T_{7-8}）	脊髓（T_{7-8}）	脊神经（T_{7-8}）
中腹壁反射	脊神经（T_{9-10}）	脊髓（T_{9-10}）	脊神经（T_{9-10}）
下腹壁反射	脊神经（T_{11-12}）	脊髓（T_{11-12}）	脊神经（T_{11-12}）
提睾反射	股神经	脊髓（L_1）	生殖股神经
跖反射	胫神经	脊髓（S_{1-2}）	胫神经
肛门反射	阴部神经	脊髓（S_{4-5}）	阴部神经

续 表

反　射	传入神经	反射中枢	传出神经
深反射(腱反射)			
下颌反射	三叉神经	脑桥	三叉神经
肱二头肌反射	肌皮神经	脊髓($C_{5\sim6}$)	肌皮神经
肱三头肌反射	桡神经	脊髓($C_{7\sim8}$)	桡神经
桡反射	桡神经	脊髓($C_{5\sim6}$)	桡神经
膝反射	股神经	脊髓($L_{2\sim4}$)	股神经
踝反射	胫神经	脊髓($S_{1\sim2}$)	胫神经
内脏反射			
瞳孔对光反射	视神经	中脑	动眼神经
眼调节反射	视神经	枕叶皮质	动眼神经
睫脊反射	皮肤感觉神经	脊髓($T_{1\sim2}$)	颈交感神经
眼心反射	三叉神经	延髓	迷走神经
颈动脉窦反射	舌咽神经	延髓	迷走神经
勃起反射	阴部神经	脊髓($S_{2\sim4}$)	盆神经
排尿和排便反射	阴部神经	脊髓($S_{2\sim4}$)	阴部神经及自主神经
病理反射			
伸性跖反射(巴宾斯基征)	胫神经	脊髓($L_{3\sim5}$,S_1)	腓神经

反射的解剖基础是反射弧,它由五部分组成:感受器、传入神经、反射中枢、传出神经及效应器。以上五部分中任何一部分受到损害都可导致反射弧完整性破坏,使反射减弱或消失。对于完整的机体,低位中枢介导的反射活动受到高位中枢的调节,若高位中枢及其下行纤维损害,也可引起反射活动异常。例如,皮质脊髓束损害常导致腱反射亢进并可出现病理征,若为急性严重损害可引起断联休克。正常人反射活动强弱常有个体差异,而且反射活动常受到代谢、内分泌、药物等非神经因素的影响,单纯、对称的反射改变并不都有病理意义。另外,婴幼儿神经系统发育尚未成熟,其反射活动亦与成人不同,如1岁以下儿童可引出伸性跖反射,并无病理意义。在临床工作中,要特别注意左右对比、上下对比,同时结合伴随的神经症状、体征并考虑年龄因素,才能对反射检查结果的意义作出正确判断。

一、浅反射

浅反射指刺激皮肤、黏膜及角膜等部位的浅表感受器引起的肌肉收缩活动,如角膜反射、鼻反射、咽反射、腹壁反射、提睾反射、跖反射及肛门反射。浅反射的基本反射中枢虽多在脊髓、脑干,但受到高位中枢下行通路的调节,有些浅反射活动(如腹壁反射、提睾反射)其冲动要上传至大脑皮质并经锥体束对脊髓基本反射中枢进行调节。因此,当基本反射弧破坏或高位中枢及其下行通路受到损害,均可引起这些反射减弱或消失。浅反射在昏迷、麻醉、深睡时可消失,1岁以内婴儿有时不能引出。

二、深反射

深反射指刺激深部感受器引起的肌肉收缩活动。临床上深反射主要指腱反射(tendon reflex),它指肌肉受到急速牵拉引起的反射性肌肉快速、短促收缩，如下颌反射、肱二头肌反射、肱三头肌反射、桡反射、膝反射及踝反射。腱反射的感受器为肌梭，传入神经为支配肌梭的本体感觉纤维（Ⅰa、Ⅱ类），反射中枢一般只涉及感觉神经元与下运动神经元之间的单突触联系，传出神经为运动神经，效应肌肉收缩反应以受到牵拉的肌肉最明显，但不限于该肌（图2－48）。整体条件下，大脑皮质运动区及脑干等高位中枢对腱反射一般起抑制作用。若腱反射的反射弧或高位中枢下行通路受到破坏，将导致腱反射异常。

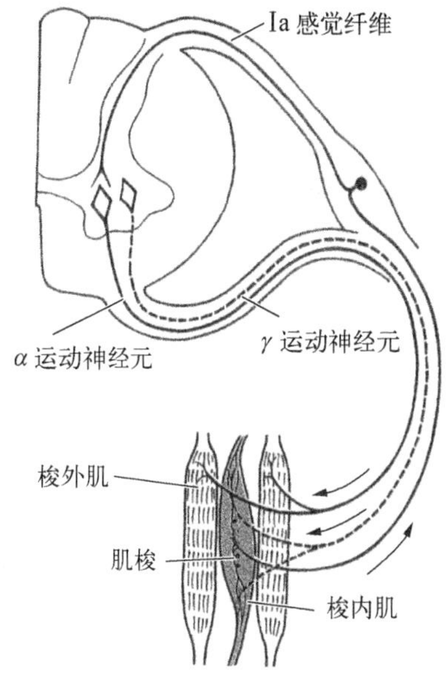

图2－48　腱反射反射弧

（一）腱反射减弱或消失

反射弧任何部位的中断都将导致腱反射减弱或消失，如肌肉、神经-肌接头、周围神经、脊神经根、后根神经节、脊髓病变。腱反射减弱或消失是下运动神经元或肌肉病变的一个重要体征。深昏迷、深麻醉、深睡、应用大量镇静药物均可使腱反射减弱或消失，锥体束急性损害发生断联休克时也会出现腱反射减弱或消失。

（二）腱反射增强

锥体束损害可引起腱反射增强（活跃或亢进），是上运动神经元损害的重要体征。叩击肌腱引出的肌收缩较正常增强称反射活跃，若伴反射区扩大、重复肌收缩反应、阵挛（clonus）则称反射亢进。反射区扩大指刺激肌腱以外的区域也能引出腱反射，如叩击胫骨前面或膝关节上方引出膝反射。重复肌收缩反应指叩击肌腱一次引起两次以上肌收缩反应。腱反射增强也可见于神经症、甲亢、手足搐搦症、破伤风等神经肌肉兴奋性升高的患者，一般仅为反射活跃。

腱反射亢进的患者有时伴有阵挛、霍夫曼征（Hoffmann sign）、罗索利莫征（Rossolimo sign），目前认为是腱反射亢进的特殊表现形式。

三、病理反射

病理反射指正常条件下不出现，中枢神经有损害时才出现的异常反射。临床上的病理反射主要指巴宾斯基征（Babinski sign）。该反射是一种原始性保护反射，1岁以内婴儿可以出现，以后随着中枢神经系统发育成熟，该反射被锥体束抑制。若锥体束损害，该征呈阳性，因此巴宾斯基征是锥体束损害的重要体征。

巴宾斯基征的检查方法同跖反射，跖反射表现为大脚趾跖屈，该征表现为大脚趾背屈，故又称伸性跖反射。有时伴其余脚趾呈扇形散开，但这不是巴宾斯基征的必要条件。临床上还有不少其他方法可引出与巴宾斯基征相同的反应，称巴宾斯基征等位征，如查多克征（Chaddock sign）、奥本海姆征（Oppenheim sign）、戈登征（Gordon sign）等，其阳性率不如巴宾斯基征高，一般认为其病理意义也不如巴宾斯基征可靠，但在巴宾斯基征阴性而这些反射阳性时，对锥体束损害仍有一定提示意义。昏迷、深睡、使用大量镇静剂也可引出上述病理反射。1岁以内婴儿可出现伸性跖反射，但无病理意义。

脊髓自主反射是巴宾斯基征的增强反应，亦称回缩反射，见于完全横贯性脊髓损害。该反射表现为刺激下肢任何部位均可引出双侧巴宾斯基征及双下肢回缩（踝背屈、屈膝、屈髋）。当反应强烈时，还伴有大小便排空、举阳、射精、下肢皮肤发红出汗、竖毛等反应，称总体反射。

第五节　中枢各部损害表现

一、大脑半球

大脑半球(cerebral hemisphere)左右各一,其间通过胼胝体相连。大脑半球在组织结构上由皮质(灰质)、白质、埋藏于白质之中的基底节及侧脑室组成。每侧半球借表面的沟裂划分为6个脑叶,即额叶、顶叶、枕叶、颞叶、岛叶及边缘叶(图2-49、图2-50)。

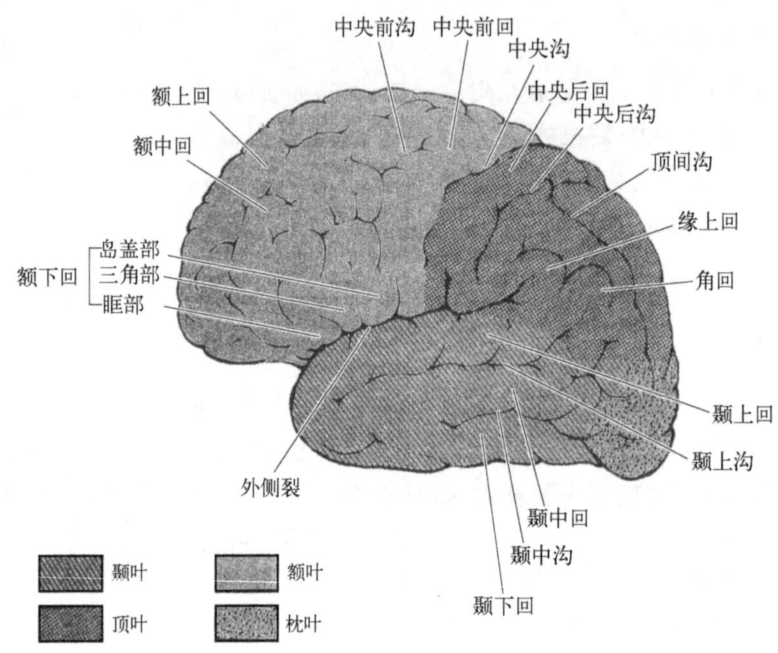

图2-49　大脑半球外侧面(左侧)

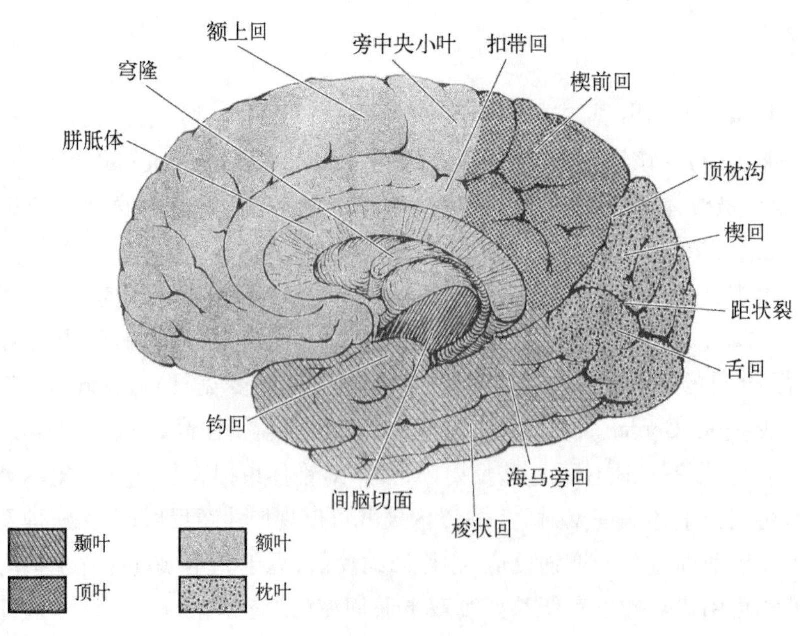

图2-50　大脑半球内侧面(右侧)

皮质位于半球表层，人类大脑皮质高度发达，表面有很多沟回（发育中皮质发生折叠所致）。不同部位的皮质细胞构筑有一定差异，根据细胞构筑特点可将大脑皮质进行分区，应用最广泛的是布罗德曼分区。大脑白质位于皮质深部，由神经纤维及胶质细胞组成。大脑半球白质纤维可分为三类，即连接两侧半球的连合纤维、连接本侧半球不同部位的固有连合纤维、联系大脑皮质与皮质下结构的投射纤维。

大脑半球功能极其复杂，除前述运动、感觉功能外，还与认知、情感、语言、行为等高级功能有关。两侧大脑半球功能并不完全对称，一侧半球在某些高级功能上有一定侧重。多数人语言功能主要由左侧半球承担，空间及形象识别主要由右侧半球承担。也有假说认为，对音乐的理解主要由左侧半球实现，而计算、推理主要由右侧半球完成。通常把语言功能占优势的半球称为优势半球（dominant hemisphere）。鉴于大多数人为右利手，语言中枢在左侧半球，且约70%左利手者语言中枢也在左侧半球，故习惯上将左侧半球称作优势半球。

（一）额叶

额叶（frontal lobe）位于大脑半球的最前端，额叶表面有纵行的中央前回和三个横行的回（额上回、额中回和额下回）。额叶重要功能区及其损害表现如下（图2-51）。

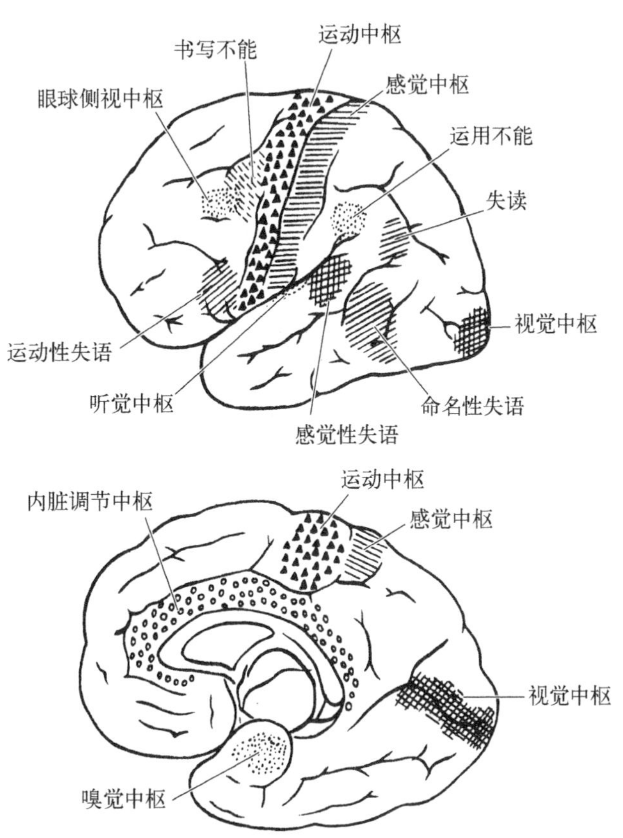

图2-51　大脑皮质重要功能区及失语症的病灶位置

（1）中央前回、旁中央小叶前部及前运动区（4、6区），为随意运动中枢。若受到破坏将导致对侧痉挛性瘫痪，一般为单瘫，中央前回上部损害引起下肢瘫痪，下部损害引起面部、舌及上肢瘫痪。若为严重广泛损害导致对侧偏瘫。此部刺激性病变可引起运动性癫痫发作。

（2）额中回后部有眼球侧视中枢（8区），若发生病变可导致头部及眼球向一侧偏斜（破坏性病灶向同侧，刺激性病灶向对侧）。

(3) 左侧额下回后方(44、45 区)有运动语言中枢(布罗卡区),此区损害可发生运动性失语(布罗卡失语),表现为不能讲话或讲话费力,伴错语。左侧额中回后部有书写中枢,若受到损害可引起失写症(agraphia)。

(4) 额叶前部(运动区之前部分)与情感、认知及适应性行为活动有关,若受到损害可出现多种精神症状、痴呆(dementia)和行为活动异常,双侧损害较单侧明显。前额叶与小脑有纤维联系,损害后可有一过性共济失调。

(5) 旁中央小叶前部有排尿、排便中枢,损害后引起大、小便功能障碍。

(6) 额叶底面有嗅神经和视神经经过,此部占位性病变可造成嗅觉、视觉障碍。额叶底面综合征,又称福-肯综合征(Foster-Kennedy syndrome),表现为病变侧视神经萎缩和嗅觉减退或消失(肿瘤直接压迫所致),病变对侧视乳头水肿(继发颅高压所致)。

(二) 顶叶

顶叶(parietal lobe)位于大脑半球中部,前部有中央后回,后部借横行的顶间沟分为顶上小叶和顶下小叶,后者又分为角回和缘上回。缘上回位置靠前,围绕外侧裂后端;角回位置靠后,围绕颞上沟后端。顶叶内侧面还有旁中央小叶后部和楔前回。

顶叶的重要功能区及其损害表现如下(图 2-51)。

(1) 中央后回及旁中央小叶后部(3、1、2 区)为躯体感觉中枢,若发生破坏性病变将导致对侧身体复合感觉障碍,如实体觉、图形觉、两点辨别觉和皮肤定位觉丧失,一般感觉如痛、温、触觉保留。若发生刺激性病变将导致对侧身体感觉异常(感觉性癫痫发作),如针刺、电击、麻木感等。

(2) 顶叶后部为感觉联合皮质及复合联合皮质。左侧顶、枕、颞交界区(角回、缘上回)损害可引起格斯特曼综合征(Gerstmann syndrome),表现为左右侧失定向、手指失认、计算不能和书写不能。此部损害还可引起阅读不能(失读)、命名性失语、失用和触觉失认。右侧此区损害可引起体象障碍(body image disturbance),即对身体各部分的存在、空间位置及其相互关系发生认识障碍,如自体认识不能(autotopagnosis)、病觉缺失(anosognosia)。右侧顶叶后部损害还可导致视空间障碍,如偏侧视觉忽略(所画钟面常忽略对侧)、空间位置定向障碍(看不懂简单的地图、不认识回家的路线)及结构性失用(不会绘图、穿衣、搭积木)。

(3) 顶叶有视辐射上部经过,若受到损害可引起对侧同向下象限盲。

(三) 颞叶

颞叶(temporal lobe)位于大脑半球下部,外表面有三个横行脑回,即颞上回、颞中回及颞下回,在外侧裂深部有颞横回。颞叶内侧面海马旁回,前端为钩回。海马旁回与颞下回底部之间有枕颞内侧回和枕颞外侧回。

颞叶重要功能区及损害表现如下(图 2-51)。

(1) 颞横回(Heschl 区,41、42 区)为听觉中枢,单侧损害不引起耳聋,双侧损害可致耳聋。刺激性病变可引起幻听。

(2) 颞上回为听觉联合皮质,与听觉高级识别及语言理解有关,损害后可引起听觉失认,即虽然能听到声音,但不能根据声音特点识别是哪一物体(如不能根据引擎和喇叭声判断出汽车),也不能根据嗓音辨别是哪个人。左侧颞上回后部有感觉性语言中枢(韦尼克区),损害后导致感觉性失语(韦尼克失语),表现为听不懂他人讲话,自己虽可讲话,但用词语法错乱,别人也听不懂。颞上回和颞下回属复合联合皮质,后部损害可引起命名性失语。

(3) 钩回是嗅觉及味觉中枢，受到损害可引起幻嗅或幻味，伴吸吮、咀嚼、吞咽动作，即钩回发作。若痫性放电向后扩散，可引起精神运动性癫痫发作。

(4) 颞叶内侧与记忆功能关系密切，双侧颞叶内侧损害常有突出的记忆力减退。

(5) 颞叶有视辐射下部经过，若受到损害可引起对侧同向上象限盲。

(6) 幕上占位性病变可将颞叶钩回挤入小脑幕裂孔内，引起颞叶钩回疝。

(四) 枕叶

枕叶(occipital lobe)位于大脑半球后部，内侧面由距状裂分为两叶，上为楔回，下为舌回。

枕叶重要功能区及损害表现如下(图 2-51)。

(1) 距状裂两侧皮质(17 区)为视觉中枢。此处的破坏性病变导致对侧视野同向偏盲或象限盲，黄斑部视力保留。双侧损害引起皮质盲(cortical blindness)，表现为双目失明，但瞳孔大小及对光反射正常，眼底亦正常。此处刺激性病灶可引起视幻觉。

(2) 其余枕叶皮质为联合皮质(18、19 区)，与视觉信息高级综合处理有关，左侧或双侧损害可引起视觉失认，患者能看到周围的物体，但不能识别，对图形、面容、颜色也可失去辨别能力。右侧此区损害可引起视空间障碍。

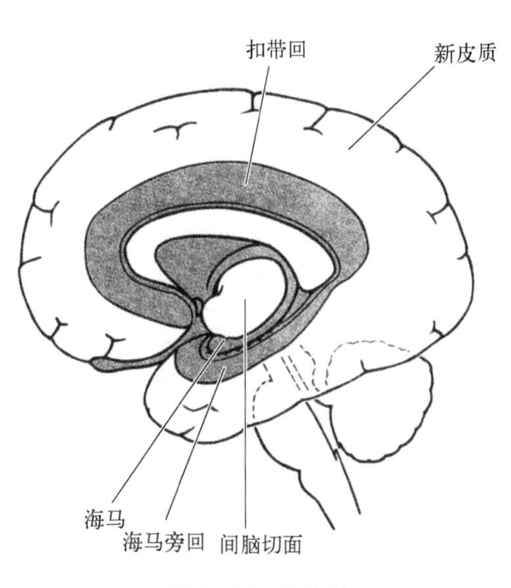

图 2-52 边缘叶

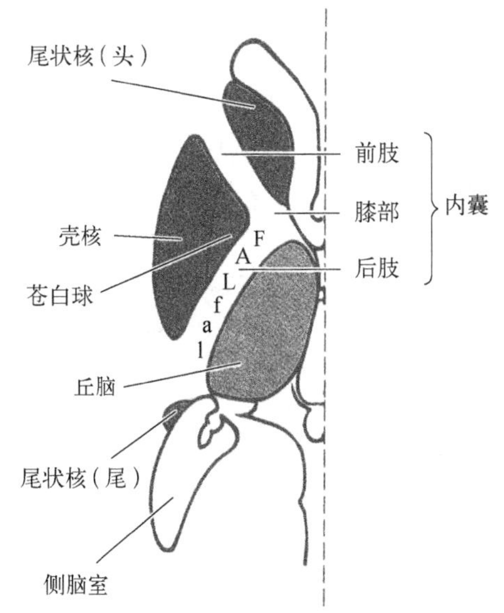

图 2-53 内囊及其周围结构

F、A、L 分别示支配面部、上肢、下肢的运动纤维，f、a、l 分别示支配面部、上肢、下肢的感觉纤维

(五) 边缘叶及边缘系统

边缘叶(limbic lobe)位于大脑半球内侧面，包括扣带回、隔区、海马旁回、海马及齿状回等环绕胼胝体的皮质区域(图 2-52)。边缘叶与皮质下一些核团，如杏仁核、隔核、丘脑前核、乳头体等，通过广泛的纤维联系，共同构成边缘系统。

边缘系统与自主神经功能、情绪、记忆等关系密切，损害后的表现有颞叶癫痫、记忆障碍、情绪异常、摄食及睡眠异常等。记忆障碍通常是双侧病变所致，多见于代谢性、炎性(单纯疱疹病毒性脑炎)及变性疾病。

(六) 基底节及基底前脑核

基底节(basal ganglia)位于大脑半球深部的白质中,主要与运动调节有关,损害后主要表现为运动过少、不自主运动(舞蹈症、投掷症、手足徐动症、震颤、扭转痉挛等)和肌张力异常(增高或降低),无瘫痪及感觉异常(有关内容详见本章第二节)。典型的基底节病变多为变性疾病,根据临床特征,大致可分为两大症候群:运动减少-肌张力增高症候群、运动过多-肌张力降低症候群,前者系黑质-新纹状体多巴胺通路病变所致,代表性疾病为帕金森病;后者多系纹状体、底丘脑核病变所致,代表性疾病是亨廷顿病。有些以不自主运动为主要表现的疾病,如原发性扭转痉挛、抽动症等,确切病变部位不清,推测可能与基底节病变有关。基底节及其邻近区域(内囊、丘脑)也是脑血管疾病的好发部位,临床上突出的表现是瘫痪及感觉障碍,锥体外系症状较少见。

在纹状体前端下方,有数个细胞团,被称作基底前脑核或迈纳特基底核(basal nucleus of Meynert)。此处富含胆碱能神经元,发出大量纤维至大脑皮质,与认知功能关系密切,损害后可引起智能减退。

(七) 内囊及皮质下白质

内囊(internal capsule)指豆状核、尾状核及丘脑之间的白质结构(图2-53、图2-54),大脑皮质与皮质下结构诸多联系通路均由此经过。在大脑的水平切面上,内囊可分为三部:前肢、后肢和膝部。前肢位于尾状核头部和豆状核之间,后肢在豆状核和丘脑之间,前肢与后肢之间的部分为膝部。前肢有额桥束、皮质至丘脑前核及内侧核往返纤维通过。膝部有皮质脑干束通过。后肢前2/3为皮质脊髓束(支配上肢的纤维靠前,支配下肢的纤维靠后),后1/3为丘脑发出的一般感觉纤维。顶桥束和颞桥束也在后肢通过。后肢最后为传递视听觉的视辐射和听辐射纤维。内囊病变主要引起对侧偏瘫及偏身感觉障碍,有时伴对侧视野同向偏盲,称“三偏综合征”。较小的病灶可引起单纯的运动或感觉障碍。

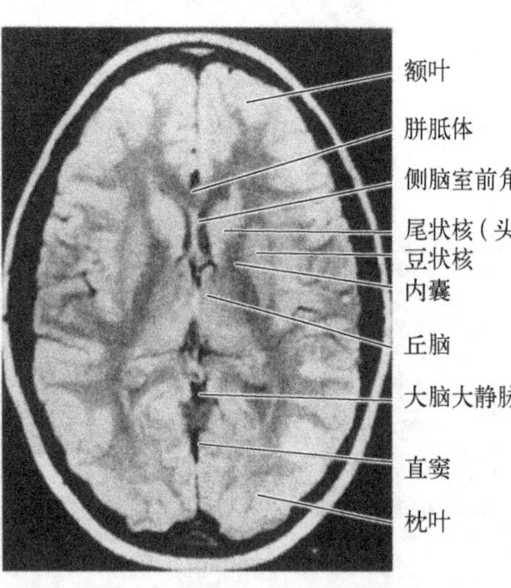

图2-54 大脑水平切面MRI(示内囊及其周围结构)

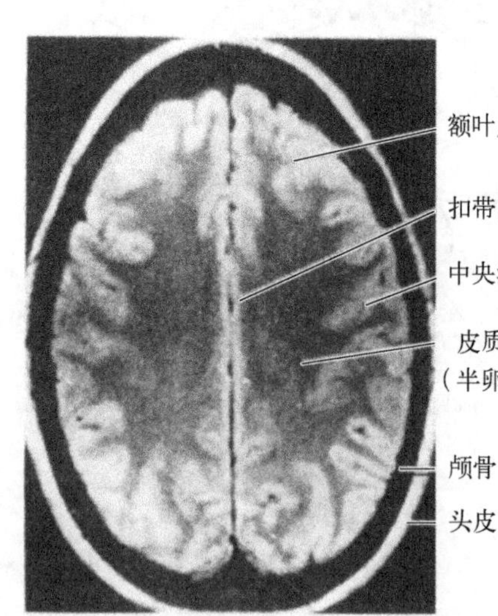

图2-55 大脑水平切面MRI(示半卵圆中心)

在基底节及内囊与大脑皮质之间有大块白质,在横断面上呈半卵圆形,被称作半卵圆中心(图2-55)。此部的纤维有大量自内囊上行、呈扇形的投射纤维,称辐射冠。半卵圆中心病变表现与内囊相似,但此处纤维较为分散,因此可引起单纯的运动或感觉障碍,症状可以是完全性偏侧的(上、下肢症状可能轻重不一),也可以只累及对侧上肢或下肢。

胼胝体是两侧大脑半球信息沟通的主要桥梁,病变时多发生记忆障碍及癫痫发作,也可出现肢体失用及精神症状。

二、间脑

间脑(diencephalon)位于中脑和大脑半球之间,三脑室两侧,除下部外大部分被大脑半球覆盖。如图2-56所示,三脑室侧壁的一条浅沟-下丘脑沟将间脑分为上下两部,上部为丘脑和上丘脑,下部为下丘脑和底丘脑。

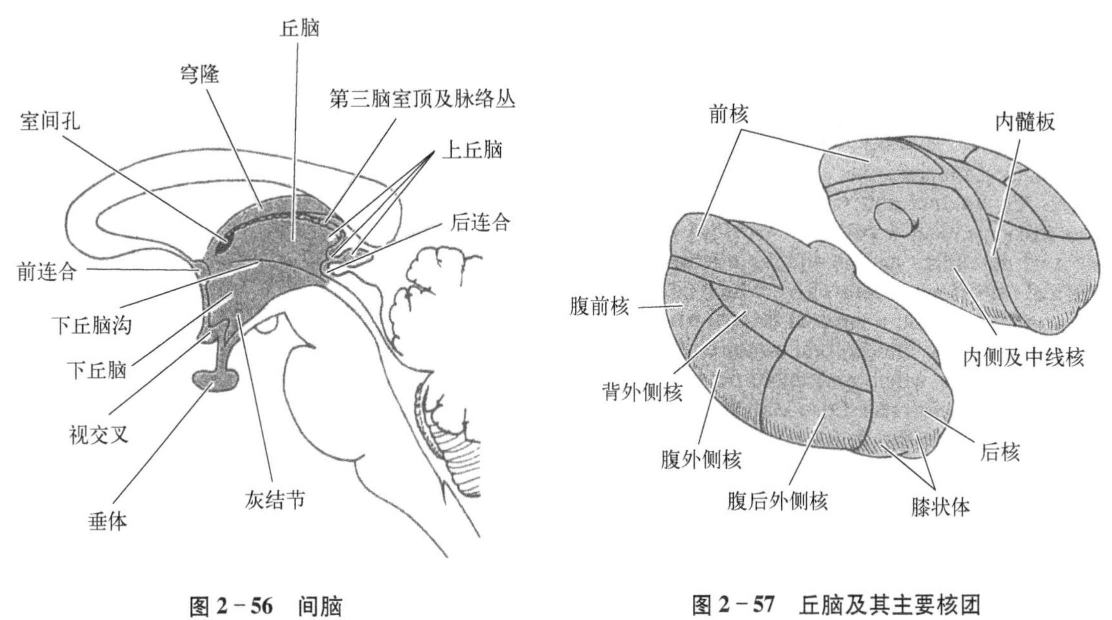

图2-56　间脑

图2-57　丘脑及其主要核团

(一) 丘脑

丘脑(thalamus),又称背侧丘脑,是间脑中最大的灰质团块,呈卵圆形,前端为较狭窄的丘脑前结节,后端为较宽大的丘脑枕,内、外侧膝状体在丘脑枕的后下方。丘脑灰质被内部"Y"形白质——内髓板分为前部、内侧部和外侧部。各部又有若干神经核团,大致可分为五群: 前核、中线核群、内侧核群、外侧核群、后核群(图2-57)。从功能角度,这些核团可分为五组,其纤维联系各不相同: ① 感觉核群,包括腹后内侧核、腹后外侧核、内侧膝状体和外侧膝状体,其功能是分别传递来自头面部、躯干、耳蜗及视网膜的感觉信息;② 运动核群,包括腹前核和腹外侧核,其功能是介导大脑皮质与基底节及小脑间的环路联系,与运动调节有关;③ 边缘核群,包括前核和背内侧核,前者介导乳头体与扣带回之间的纤维联系,后者介导颞叶嗅皮质及杏仁核与前额叶皮质及下丘脑之间的纤维联系,与内脏活动、情感、记忆等功能有关;④ 复合功能核群,包括枕、后外侧核及背外侧核,与顶叶联合皮质有纤维联系;⑤ 非特异核群,包括板内核、网状核及中央中核等,接受脑干网状结构上行纤维投射,然后弥散地投射到广泛的皮质区域,与觉醒状态的维持有关。

丘脑病变引起丘脑综合征,表现有: 对侧偏身感觉减退,一般面部较肢体、躯干轻,可伴自发性疼痛及感觉过敏、感觉过度。有时伴舞蹈动作、动作性震颤、共济失调,此乃丘脑运动核及其纤维受累所致。边缘核群受累可引起情绪反应过度。若病灶水肿压迫邻近内囊可引起轻偏瘫。

(二) 上丘脑

上丘脑(epithalamus)包括髓纹、缰核和松果体。此部病变多为松果体肿瘤,常压迫邻近四叠体及中脑导水管,引起瞳孔对光反射消失及眼球垂直凝视麻痹(上丘受累)、神经性耳聋(下丘受累)、小脑共济失调(小脑上脚受累),常伴高颅压症状。

(三) 下丘脑

下丘脑(hypothalamus)位于下丘脑沟下方,构成第三脑室侧壁和底部。下丘脑腹侧表面由前往后依次有视交叉、灰结节、乳头体,灰结节向下延伸出漏斗,与垂体后叶相连(图 2-58)。下丘脑由前向后可分为三部,即前部、中央部(包括结节、漏斗)、后部(乳头体区)。各区有多个神经核团。下丘脑前方,视交叉与前连合之间的区域为视前区,结构上虽属端脑,但功能上与下丘脑关系极为密切。下丘脑与边缘系统、丘脑、垂体、脑干有丰富的联系,它是重要的皮质下自主神经中枢,也是机体的内分泌调节中枢,而且本身也具有内分泌功能。下丘脑通过视上核、室旁核内分泌神经元发出神经纤维与垂体后叶进行联系,对垂体前叶的调节则通过垂体门脉实现。下丘脑对内脏活动、摄食、水平衡、内分泌、体温、昼夜节律、睡眠觉醒及情绪行为等多种生理功能均有重要调节作用。

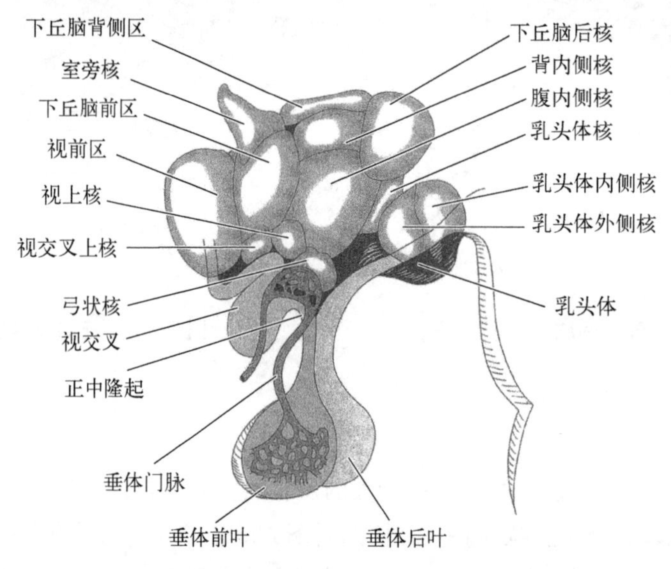

图 2-58 丘脑及其主要核团

下丘脑病变多为下丘脑本身或邻近结构的肿瘤压迫,有时脑血管病、炎症、外伤亦可累及下丘脑。临床主要表现为内分泌和自主神经功能障碍,如尿崩症、体温调节障碍(中枢性高热或体温过低)、睡眠障碍(嗜睡或失眠)、暴饮暴食及肥胖症、厌食及消瘦、月经失调、异常泌乳、性功能减退或亢进、生殖器萎缩、性早熟等。急性损害可引起昏迷及上消化道溃疡、出血。刺激性病灶还可引起发作性自主神经功能紊乱(间脑癫痫),如血压波动、脉搏增快、多汗、瞳孔散大、面部潮红、呼吸缓慢或急促等。

(四) 底丘脑

底丘脑(subthalamus)为丘脑与中脑之间的移行区,包括底丘脑核和福雷尔区,与苍白球及黑质有纤维联系,属锥体外系结构,一侧病变引起偏身投掷症(有关内容详见本章第二节)。

三、脑干

脑干包括中脑、脑桥和延髓,上借中脑与间脑相连,下借延髓与脊髓相连。脑桥和延髓的背面共同构成菱形窝，为第四脑室底。脑干内部结构由灰质和白质组成。功能相同的灰质神经元多聚集呈团形成脑神经核，在脑干中轴还有不少散在或小团状聚集的神经元分布于交错呈网状的白质纤维中构成脑干网状结构。白质主要为各种上、下行传导束。

脑干的生理功能极其复杂，除发出 10 对脑神经支配头面部外，本身有许多重要的生理中枢，对呼吸、循环、消化等基本生理活动起重要调节作用。此外，上段脑干网状结构还参与睡眠、觉醒及边缘系统活动的调节。因此，脑干病变的临床表现显得特别复杂、丰富。脑干损害症状的基本特征是交叉性麻痹，即病变同侧脑神经麻痹，对侧中枢性偏瘫/偏身感觉障碍。根据这一症状特点结合受累脑神经所在的脑干节段，可对脑干损害做出定位诊断。依病变范围和部位不同，脑干病变可伴小脑、自主神经、锥体外系症状及意识障碍。

（一）中脑

根据病变部位及临床特点不同，中脑损害可有多种临床表现（图 2－59）。一侧大脑脚受压引起同侧动眼神经麻痹、对侧偏瘫，称动眼神经交叉性麻痹（韦伯综合征）。一侧黑质及邻近病灶引起同侧动眼神经麻痹、对侧偏身帕金森综合征或不自主运动，称贝内迪克特综合征（Benedikt syndrome）。一侧红核及邻近病灶引起同侧动眼神经麻痹，对侧偏身共济失调，称克洛德综合征（Clande syndrome）。上丘受损引起两眼垂直凝视麻痹，称帕里诺综合征（Parinand syndrome）。中脑网状结构上行激动系统受损引起意识障碍。中脑红核水平网状结构下行通路阻断可导致去大脑强直（decerebrate rigidity），表现为角弓反张、四肢伸性强直。

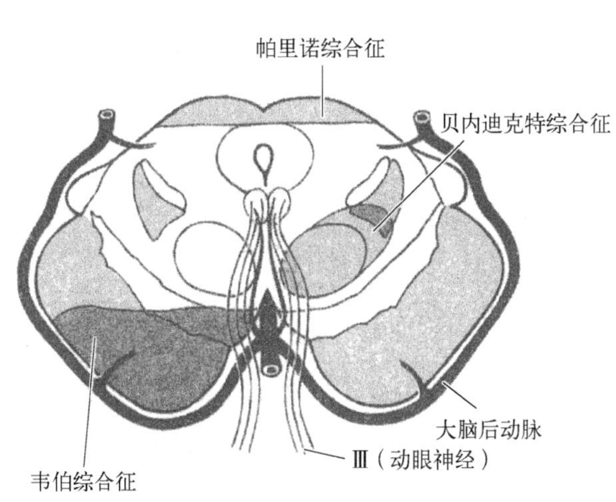

图 2－59　中脑损害综合征

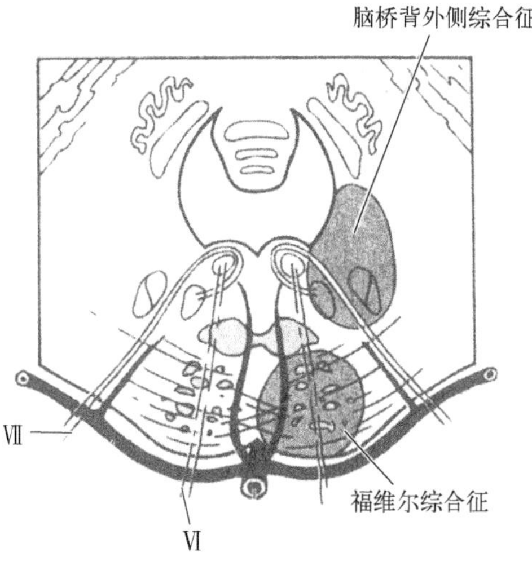

图 2－60　脑桥损害综合征

（二）脑桥

脑桥病变依病灶部位不同也有多种临床表现（图 2－60）。脑桥基底内侧损害可引起面神经麻痹和对侧肢体及舌肌瘫痪，可伴轻度对侧偏身感觉障碍（福维尔综合征）。脑桥基底外侧病变引起外展神经及面神经麻痹、两眼向患侧凝视障碍、对侧肢体及舌肌瘫痪（米亚尔-居布勒综合征）。脑桥背外侧损害引起脑桥背外侧综合征，即雷蒙-塞斯唐综合征（Raymond-Cestan syndrome），表现为同侧共济失调、对侧半身感觉障碍，可伴同侧面部感觉障碍或外展神经麻痹及凝视麻痹。脑桥严重损害，常引起昏迷、四肢瘫、高热和针尖样瞳孔。双侧脑桥基底部病变，可导致该平面以下的各种随意运动不能，四肢瘫，不能讲

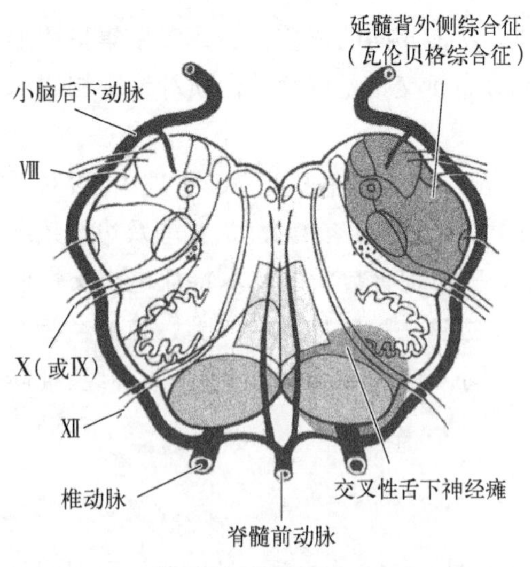

图 2-61　延髓损害综合征

话,不能吞咽,但意识清楚,能以眼球活动示意,感觉正常,称闭锁综合征(locked-in syndrome),又称去传出状态。脑桥附近的占位性病变亦可累及脑桥及其神经根。脑桥小脑角占位性病变可引起位听神经、面神经及三叉神经麻痹和脑桥、小脑实质损害,称脑桥小脑角综合征,常见于听神经瘤。小脑蚓部及四脑室肿瘤亦常压迫脑桥并引起梗阻性脑积水。

(三) 延髓

延髓病变常引起延髓麻痹,表现为构音障碍、吞咽困难、饮水呛咳、咽反射消失,可伴周围性舌下神经麻痹。基底内侧损害引起舌下神经交叉性瘫,即同侧舌下神经麻痹,对侧肢体偏瘫(图 2-61)。背外侧损害引起延髓背外侧综合征(瓦伦贝格综合征),表现为病变同侧咽、喉肌麻痹(疑核受损),同侧面部、对侧偏身痛、温觉减退(脊髓丘脑束、三叉神经脊束核及其纤维受损),眩晕及眼震(前庭核受损),同侧共济失调(小脑下脚受损),同侧霍纳综合征(交感神经下行通路受损)。延髓广泛损害或枕大孔疝常累及生命中枢,造成中枢性呼吸、循环衰竭。

四、小脑

小脑位于后颅凹,在脑桥和延髓的背侧,通过三对小脑脚与大脑皮质、脑干和脊髓发生纤维联系。小脑主要功能是协调随意运动、维持姿势步态平衡、调节肌张力。小脑病变的临床症状包括共济失调、姿势步态不稳、肌张力降低、眼震及构音障碍(详见本章第二节)。一般小脑半球损害引起同侧肢体运动功能障碍,蚓部损害引起躯干共济失调。急性病变较慢性病变明显。后颅凹占位性病变可使小脑扁桃体向下突入枕骨大孔并压迫延髓,引起小脑扁桃体疝(枕骨大孔疝)。

五、脊髓

脊髓位于椎管内,上端在枕骨大孔水平与延髓相连,下端逐渐变细形成脊髓圆锥,成人平第 1 腰椎下缘,在此水平以下的椎管内有几乎垂直下行的腰骶神经根——马尾。脊髓可分为 31 个节段,其中颈髓 8 节($C_{1\sim8}$),胸髓 12 节($T_{1\sim12}$),腰髓 5 节($L_{1\sim5}$),骶髓 5 节($S_{1\sim5}$),尾髓 1 节(图 2-62)。脊髓有两处膨大:颈膨大由 $C_5\sim T_2$ 组成,发出神经支配上肢;腰膨大由 $L_1\sim S_2$ 组成,发出神经支配下肢。每段有两对神经根(前根和后根)与其相连,前、后根在椎间孔附近合并形成脊神经(图 2-63)。

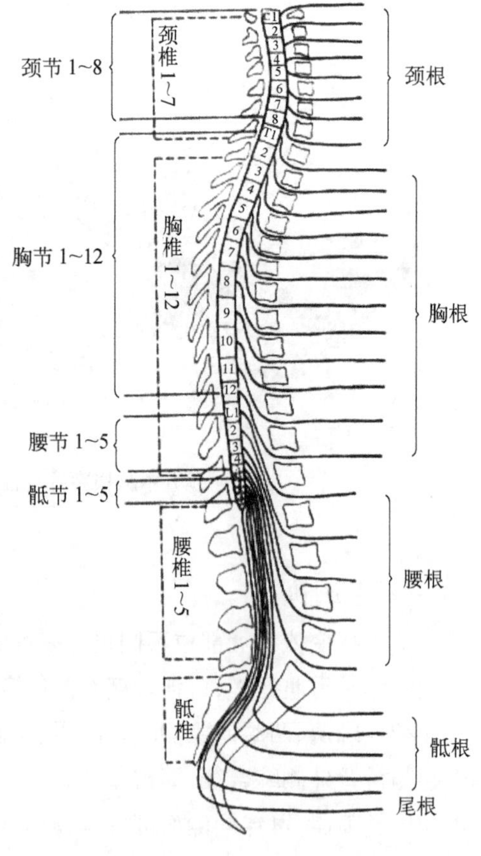

图 2-62　脊髓、脊柱及脊神经(纵切面)

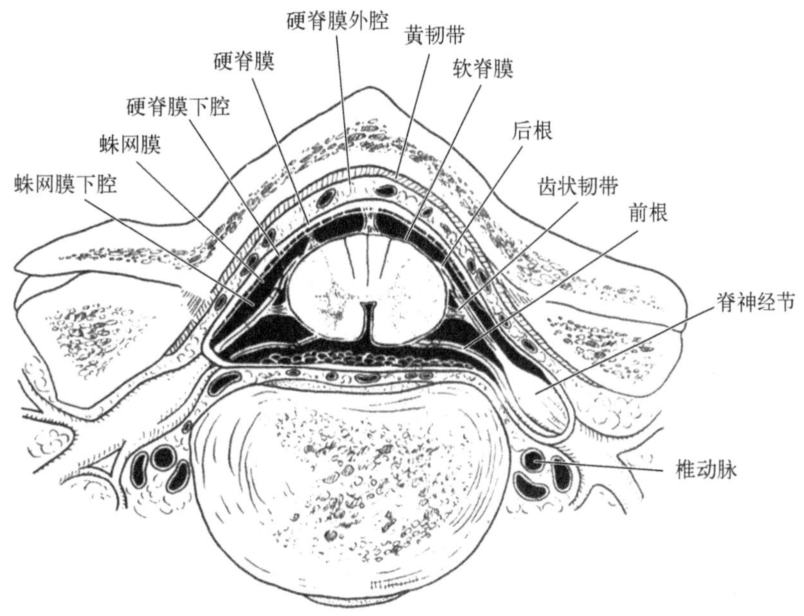

图 2-63 脊髓、脊椎、脊膜及脊神经(横切面)

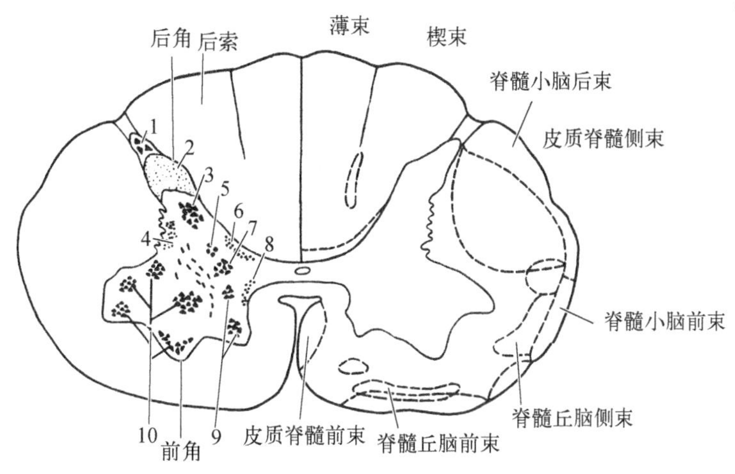

图 2-64 脊髓内部结构(C_7)

1. 后角边缘核;2. 胶状质;3. 后角固有核;4. 网状核;5. 克拉克核;6. 后角联合核;7. 中间内侧核;8. 前角联合核;9. 内侧运动核;10. 外侧运动核

脊髓内部由灰质和白质组成(图 2-64)。灰质位于中央,横断面呈"H"形,每侧灰质向前、后方突出的部分分别称脊髓前角和后角,两者之间的部分为侧角(中间外侧灰质),两侧的灰质通过中央管前、后的灰质联合相连。前角有下运动神经元聚集,后角有浅感觉的第二级感觉神经元聚集,C_8 ~ L_2 节段侧角含交感神经节前神经元,S_{2-4} 节段侧角含副交感节前神经元。白质位于灰质周围,由各种上、下行传导束组成,借脊髓表面的沟裂分为 3 个索:前索在前正中裂与前外侧沟之间,侧索在前、后外侧沟之间,后索在后正中沟与后外侧沟之间。薄束和楔束位于后索,脊髓丘脑侧束在侧索,脊髓丘脑前束在前索,皮质脊髓束纤维大部分在侧索,小部分在前索。

脊髓发出 31 对脊神经支配四肢、躯干及脏器。虽然一些初级反射通过脊髓即可实现,如脊髓牵张反射、屈肌反射、排尿反射、排便反射等,但正常条件下的脊髓各种生理活动总是在高位中枢的控制下进行的。脊髓病变的主要症状包括运动、感觉及自主神经功能障碍几方面。常见脊髓损害临床表现分述如下。

(一) 横贯性损害

横贯性损害主要表现为病变平面以下痉挛性瘫、传导束型感觉障碍及尿、便障碍。若为急性病变，瘫痪先为弛缓性，脊休克期后转为痉挛性瘫。多见于急性脊髓炎和脊髓压迫症晚期。

1. 高颈髓($C_{1\sim4}$)　早期可有颈枕部疼痛，然后出现四肢痉挛性瘫，病变平面以下深、浅感觉缺失，尿、便障碍，四肢、躯干无汗及高热。可伴有呼吸困难、咳嗽无力(膈神经、肋间神经麻痹)，面部外侧痛、温觉障碍(三叉神经脊束核下部受累)，转颈、耸肩无力(副神经核受累)。向上波及延髓可出现延髓麻痹。

2. 颈膨大($C_5\sim T_2$)　双上肢弛缓性瘫，双下肢痉挛性瘫，病变平面以下深、浅感觉缺失，伴向肩部及上肢放射的疼痛，尿、便障碍。可伴霍纳综合征($C_8\sim T_1$ 侧角受累)。肱二头肌反射消失提示 $C_{5\sim6}$ 受损，肱三头肌反射消失提示 $C_{7\sim8}$ 受损。

3. 胸髓($T_{3\sim12}$)　双下肢痉挛性瘫，病变平面以下深、浅感觉缺失，尿、便障碍。上、中、下腹壁反射消失提示病变分别累及 $T_{7\sim8}$、$T_{9\sim10}$、$T_{11\sim12}$ 节段。T_{10} 节段损害可出现比弗征(Beevor sign)，即由仰卧位坐起时可见脐上提，此乃腹直肌上部收缩正常、下部瘫痪所致。

4. 腰膨大($L_1\sim S_2$)　双下肢弛缓性瘫，病变平面以下深、浅感觉缺失，尿、便障碍。病变在腰膨大上段时，根痛向腹股沟及股前放射，膝反射消失($L_{2\sim4}$ 受累)。病变在腰膨大下段时，根痛向股后及小腿后部放散，踝反射消失($S_{1\sim2}$ 受累)。

5. 圆锥($S_{3\sim5}$ 和尾节)　单纯圆锥病变引起肛周及会阴部呈鞍形分布的感觉缺失或疼痛，尿、便障碍，阳痿，肛门反射消失，无下肢瘫痪及感觉障碍。

6. 马尾　马尾由 L_2 至尾节的神经根组成，损害后出现剧烈的下肢及鞍区疼痛或根性分布的感觉减退，可有下肢弛缓性瘫痪，症状常不对称，尿、便障碍轻且晚。圆锥周围包绕着马尾，若同时受损，则兼有两者的症状，称圆锥马尾综合征。

(二) 半侧损害

病变平面以下同侧深感觉障碍、痉挛性瘫痪，对侧痛、温觉障碍，称脊髓半切综合征，又称布朗-塞卡综合征(Brown-Séquard syndrome)(图 2-65)。见于外伤、脊髓压迫症早期。

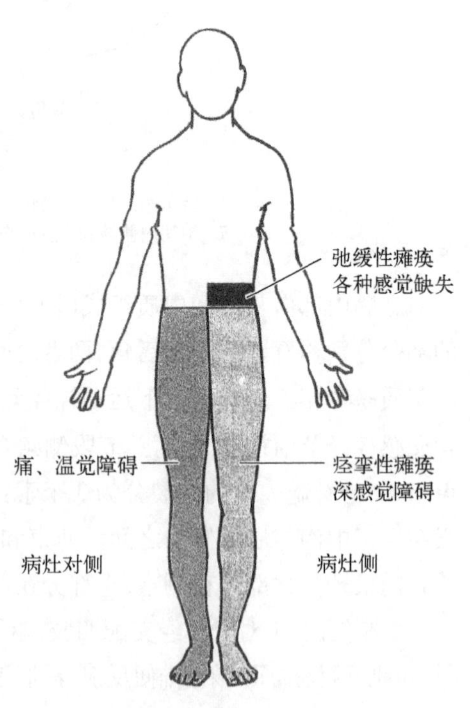

图 2-65　布朗-塞卡综合征

(三) 中央部损害

较小的病灶使后角及通过灰质前联合的痛温觉交叉纤维受损，引起病变节段痛、温觉丧失，触觉、深感觉保留，称节段性分离性感觉障碍。通常为双侧，不一定对称。较大的病灶可累及邻近的灰质和传导束，故可伴有同节段弛缓性瘫痪(脊髓前角受累)、病变平面以下痉挛性瘫(皮质脊髓束受累)及深感觉障碍(后索受累)。见于脊髓空洞症、髓内肿瘤。

(四) 前部损害

脊髓前 2/3 血供由脊髓前动脉提供，若脊髓前动脉闭塞，则引起病变平面以下痉挛性瘫痪，痛、温觉障碍，可伴尿、便障碍，但深感觉正常，称脊髓前动脉综合征。运动神经元病及脊髓灰质炎可选择性损害与运动有关的脊髓结构，感觉不受影响。若仅累及前角细胞,可引起节段性弛缓性瘫,见于进行性脊肌萎缩症和脊髓灰质炎;若同时累及锥体束,则兼有弛缓性和痉挛性瘫表现,见于肌萎缩侧索硬化。

(五) 后索损害

病变平面以下深感觉障碍,龙贝格征(Romberg sign)阳性,其他感觉正常。见于脊髓痨、亚急性联合变性、弗里德赖希共济失调(Friedreich ataxia)等。

第六节　脑脊膜、脑室病变及脑脊液循环障碍的临床表现

一、脑脊膜

(一) 解剖生理

脑的外面有三层被膜(图2-66),外层为厚而坚韧的硬脑膜;中层为薄而透明的蛛网膜;内层是软脑膜,紧贴脑的表面。脊髓的外面也有相应的三层被膜,分别称作硬脊膜、脊髓蛛网膜和软脊膜,与脑的三层被膜在枕骨大孔处相延续。三层脑脊膜及骨膜之间有三个腔隙,即硬脑(脊)膜与骨膜间的硬膜外腔、硬脑(脊)膜与蛛网膜间的硬膜下腔、蛛网膜与软脑(脊)膜间的蛛网膜下腔。

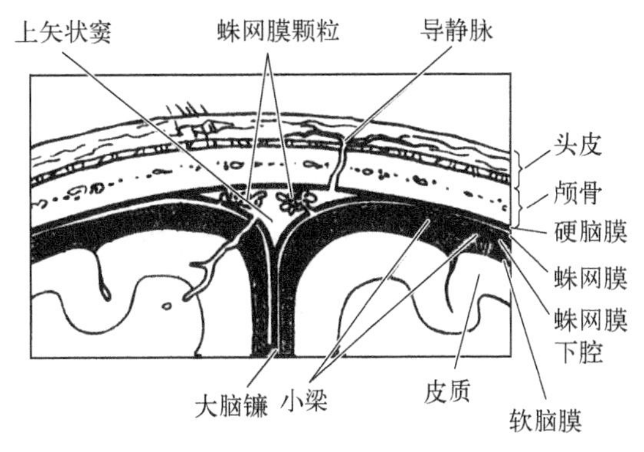

图2-66　脑膜示意图

1. 硬脑(脊)膜　硬脑膜和硬脊膜分别附着于颅骨和椎骨内面,在颅底硬脑膜与骨膜牢固粘贴,不易分开,颅底骨折常撕裂硬脑膜和蛛网膜,造成脑脊液漏。硬脑膜在颅内几处形成皱褶深入脑沟裂或空隙中,包括大脑镰、小脑幕、小脑镰和鞍隔。大脑镰是大脑半球之间的纵隔,在颅顶正中线向下深入到两半球间的纵裂中,游离缘大致与胼胝体平行,两边为扣带回,若一侧半球压力增大,可使同侧扣带回通过游离缘挤向对侧,形成扣带回疝。小脑幕在大脑枕叶与小脑之间,将颅腔分为幕上和幕下两部分,其游离缘构成小脑幕切迹,与枕骨斜坡围成一孔,内有中脑通过。颅内压升高时,从上方可以把颞叶钩回挤到小脑幕切迹的下方,称小脑幕疝或颞叶钩回疝。小脑镰是小脑半球间纵隔。鞍隔覆盖于蝶鞍的上面,中间有一孔,有漏斗通过。

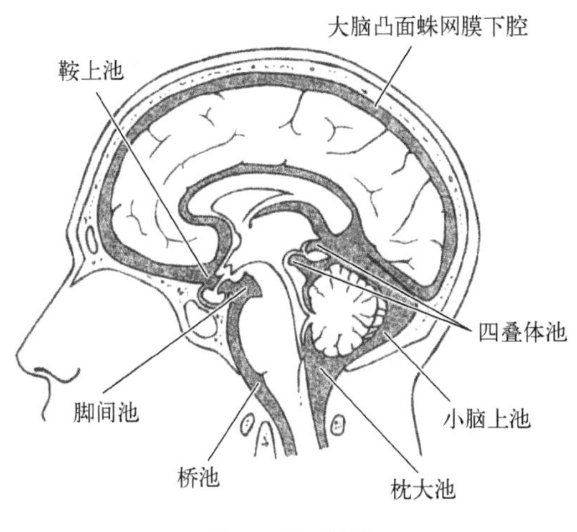

图2-67　脑池

硬脑膜在一定部位分成两层形成脑静脉窦。在大脑镰基底部和游离缘分别有上、下矢状窦。在小脑幕基底部有横窦,向下接乙状窦。在蝶鞍两旁有海绵窦。这些静脉窦与头皮及面部静脉相通,头面部感染可借此蔓延到静脉窦,引起静脉窦炎或炎性血栓。

2. 蛛网膜　蛛网膜外面贴于硬脑膜或硬脊膜内面;内面与软脑膜或软脊膜之间有蛛网膜下腔,其内充满脑脊液。蛛网膜下腔在脑沟裂或颅腔空隙处扩展加深,称脑池。脑池通常以其邻近的结构命名。小脑延髓背面的小脑延髓池是最大的脑池,下通脊髓蛛网膜下腔。脑桥周围有桥池,大脑脚之间有脚间池,环绕中脑的为环池,视交叉之前有视交叉池,蝶鞍之上有鞍上池,大脑半球外侧裂处有外侧裂池(图2-67)。

脊髓蛛网膜下腔在圆锥以下的部分较为宽阔且无脊髓结构,便于进行腰椎穿刺检查。

3. 软脑(脊)膜　软脑(脊)膜紧贴于脑脊髓表面,深入沟裂内,随脑表面形态起伏。软脑(脊)膜上有丰富的小血管。

(二) 脑脊膜病变的临床表现

软脑膜和蛛网膜病变刺激神经根引起脑膜刺激征[颈项强直、克尼格征(Kernig sign)及布鲁津斯基征(Brudzinski sign)],是脑脊膜病变最具特异性表现,见于脑膜炎、蛛网膜下腔出血及脑膜转移癌。硬脑膜损害见于外伤,常伴颅骨骨折及硬膜外或硬膜下血肿,除高颅压症状外,可有癫痫发作、偏瘫等局灶性神经损害表现。硬脊膜损害见于硬膜外脓肿及转移癌,常引起脊髓压迫症。静脉窦病变以血栓较多见。海绵窦窦内及邻近有眼运动神经、三叉神经眼支及颈内动脉通过(图2-68),故海绵窦血栓或炎症、颈内动脉海绵窦瘘、颈内动脉海绵窦段动脉瘤等病变可累及上述神经引起头痛、眼肌麻痹及前额感觉障碍,海绵窦炎性血栓及动静脉瘘可有眼球突出、结膜充血水肿。

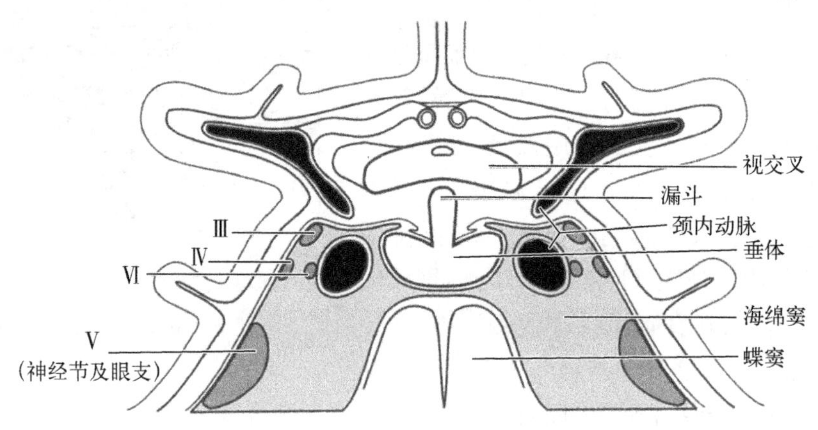

图2-68　海绵窦及其邻近结构示意图

二、脑室及脑脊液循环

(一) 解剖生理

脑室系统是脑实质内的一组腔隙,包括侧脑室、第三脑室、中脑导水管和第四脑室(图2-69)。侧脑室位于大脑半球深部,左右各一,由前角、后角、下角、三角区及体部组成,前角、后角及下角分别深入到额叶、枕叶和颞叶,故又分别称作额角、枕角和颞角,三角区为后角、下角与体部交界区。第三脑室位于两侧丘脑及下丘脑之间,是一狭窄缝隙,在其前上方经两侧的室间孔与侧脑室相通,在后下方通过中脑导水管与第三脑室相通。第四脑室位于脑桥和延髓背面的菱形窝与小脑腹面之间。在菱形窝的两个侧角各有一侧孔(Luschka孔),在菱形窝下角有正中孔(Magendie孔),与蛛网膜下腔相通。脑室系统中有脉络丛,该组织由源自软脑膜的血管丛及室管膜上皮细胞组成,主要分布于侧脑室体部、三角区及下角、第三及第四脑室,以侧脑室三角部最丰

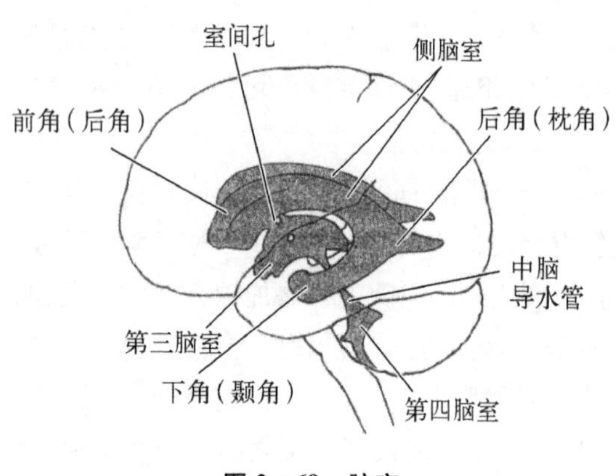

图2-69　脑室

富。脑脊液由脉络丛分泌生成，各脑室中的脑脊液通过室间孔及中脑导水管相流通，最后通过第四脑室的正中孔与侧孔流入蛛网膜下腔(图 2－70)。蛛网膜下腔中的脑脊液通过蛛网膜颗粒而被吸收到静脉窦。脑脊液总量总是在不断生成与吸收间保持动态平衡。

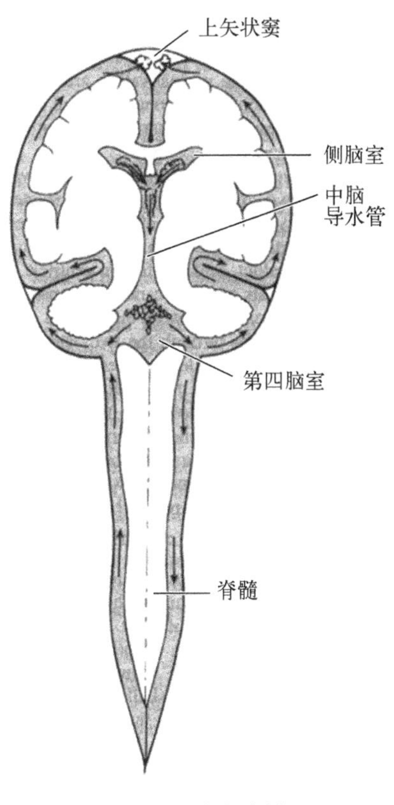

图 2－70　脑脊液循环

（二）脑室病变及脑脊液循环障碍的临床表现

脑室脉络丛血管破裂引起脑室出血，血液流入蛛网膜下腔可致继发性蛛网膜下腔出血，其表现同原发性蛛网膜下腔出血。脑脊液循环障碍可引起脑积水，根据其发生机制分两种类型：由脑脊液循环通道阻塞引起者称梗阻性脑积水，见于脑室肿瘤、脑室出血、脑室炎症、脑室囊虫和脑实质占位性病变；由脑脊液分泌过多或吸收障碍引起者称交通性脑积水，见于脑膜炎、蛛网膜下腔出血、静脉窦受压或血栓形成。脑积水主要表现为高颅压症状，影像学检查可见脑室扩大，脑实质变薄，脑沟变浅。交通性脑积水中有一部分颅压正常，称正常颅压性脑积水，其临床主要表现为步态障碍、尿失禁和认知障碍三联征。第四脑室带蒂的肿瘤或漂浮生长的脑囊虫可因体位变化使脑脊液循环突然受阻，引起发作性剧烈头痛、眩晕、恶心、呕吐、强迫头位、意识障碍等症状，称布伦斯综合征(Bruns syndrome)。严重时可压迫脑干引起去大脑强直发作，甚至突发枕骨大孔疝致死。

（王　刚）

思　考　题

1. 视野缺损的类型及其定位诊断。
2. 眼肌麻痹有哪些类型？其临床表现各有何特点？
3. 中枢性面神经麻痹与周围性面神经麻痹的临床表现各有何特点？
4. 上、下运动神经元瘫痪的特点有哪些？锥体束不同层面损害(运动皮质、内囊、脑干、脊髓)所致瘫痪各有何特点？
5. 试述躯体感觉的传导通路不同层面(神经末梢、神经干、脊髓、脑干、丘脑、内囊、放射冠、感觉皮质)损害的感觉障碍特点。
6. 有哪些神经通路从内囊通过？内囊损害有哪些临床表现？
7. 额叶、颞叶、顶叶、枕叶有哪些重要功能区？其损害后的临床表现如何？
8. 脑干各段损害的临床表现有哪些？
9. 小脑损害有哪些临床表现？
10. 脊髓颈膨大横贯性损害有哪些临床表现？

参考文献

陈生弟，2005. 神经病学. 北京：科学出版社.

陈生弟，2011. 神经病学. 第 2 版. 北京：科学出版社.

王刚,陈生弟,2022. 神经病学的诊断: 源起、发展和挑战. 诊断学理论与实践杂志,21(1):1-4.

Baehr M, Frotscher M, 2005. Duus's Topical Diagnosis in Neurology: Anatomy, Physiology, Signs, Symptoms. 4th edition. Stuttgart: Thieme.

Stephen G. Waxman, 2000. Correlative Neuroanatomy. 24th edition. New York: McGraw-Hill Medical.

Victor M, Ropper A H, 2001. Principles of Neurology. 7th edition. New York: McGraw-Hill Medical.

第三章

神经系统疾病的常见症状

第一节　意识障碍

一、定义

意识(consciousness)是指个体对周围环境及自身状态的感知能力。意识的维持依赖大脑皮质的兴奋性。脑干上行网状激活系统(ascending reticular activating system)接受各种信息的传入,发放冲动上传至丘脑的非特异性核团,再弥散投射至大脑皮质,使整个大脑皮质保持兴奋,维持觉醒状态。脑干上行网状激活系统或双侧大脑皮质的广泛损害均可导致意识障碍。

意识障碍(disorder of consciousness)包括意识水平下降(觉醒障碍)和意识内容改变两方面。前者表现为嗜睡、昏睡和昏迷;后者表现为意识模糊、谵妄等。

大脑和脑干功能发生不可逆转的丧失称为脑死亡。

二、以意识水平改变为主的意识障碍

(一)嗜睡

嗜睡(somnolence)是意识障碍的早期表现,主要是意识清晰度水平的下降。表现为睡眠时间过度延长,呼唤或刺激患者肢体时可被唤醒,醒后可勉强配合检查、回答简单问题,定向力完整,停止刺激后又入睡。

(二)昏睡

昏睡(stupor)的意识清晰度水平比嗜睡低。一般的外界刺激不能使其觉醒,须经高声呼唤或较强的疼痛刺激方可唤醒,对言语的反应能力尚未完全丧失,可作含糊、简单而不完全的回答,当外界停止刺激后又很快入睡。

(三)昏迷

昏迷(coma)是一种最为严重的意识障碍,患者意识完全丧失,各种强刺激均不能使其觉醒。昏迷按严重程度可分为:

1. 浅昏迷　意识完全丧失,对周围事物及声、光刺激全无反应,可有较少无意识的自发动作,对强烈疼痛刺激(如压眶)可有躲避动作及痛苦表情,但不能觉醒。咽反射、咳嗽反射、角膜反射及瞳孔对光反射仍然存在。生命体征无明显改变。

2. 中度昏迷　对外界的正常刺激均无反应,自发动作很少。对强烈刺激的防御反射、角膜反

射和瞳孔对光反射减弱,大、小便潴留或失禁。生命体征可有改变(呼吸减慢或增快,脉搏、血压改变)。

3. 深昏迷　对外界任何刺激均无反应,自主运动完全消失,全身肌肉松弛,眼球固定,瞳孔散大,腱反射消失,大、小便多失禁。生命体征已有明显改变,呼吸不规则,血压或有下降。

目前常采用格拉斯哥昏迷量表(Glasgow coma scale)来对昏迷程度进行评分(表3-1),最高分是15分,最低分是3分,分数越高,意识状态越好通常情况8分或以上恢复机会较大,7分以下预后较差。

表3-1　格拉斯哥昏迷量表

类　别	项　目	计　分
睁眼反应	自主睁眼	4
	能遵嘱睁眼	3
	疼痛刺激后睁眼	2
	无反应	1
运动反应	能遵嘱做出活动	6
	对疼痛刺激能有目的地做出保护性反应	5
	疼痛刺激仅能引起无目的肢体回缩	4
	疼痛刺激引起异常的屈曲	3
	疼痛刺激引起伸直反应	2
	无反应	1
语言反应	定向准确,对答正确	5
	失定向,能对答	4
	答非所问	3
	音义难辨	2
	无反应	1

三、以意识内容改变为主的意识障碍

(一) 意识模糊

意识模糊(confusion)又称朦胧状态(twilight state),指在觉醒水平降低的基础上伴定向力和注意力障碍。患者有一定程度的精神活动,但局限在较狭窄范围内或意识内容较简单。对时间、地点、人物的定向力减退,唤醒后虽能回答某些问题,但表情淡漠,反应迟钝,答非所问或回答错误。

(二) 谵妄

谵妄(delirium)是一种急性脑高级功能障碍,以思维能力受损及不能对内、外部刺激作出适当的反应为特征。患者对周围环境的认识及反应能力均有下降,觉醒水平、注意力、定向力、知觉、记忆功能、智能和情感等明显紊乱,多伴有激惹、焦虑和恐怖,甚至可有冲动和攻击行为。思维推理迟钝,语言功能障碍,睡眠觉醒周期紊乱,常伴有听幻觉、视幻觉和片段妄想等。病情常呈波动性,夜间加重,白天减轻,常持续数小时至数天。引起谵妄的常见神经系统疾病有脑炎、脑血管病、脑外伤及代谢性脑病等。其他系统性疾病也可引起谵妄,如酸碱平衡及水电解质紊乱、营养物质缺乏、高热、中毒等。急性谵妄状态常见于高热或药物中毒,慢性谵妄状态常见于慢性酒精中毒等。

四、特殊类型的意识障碍

（一）去皮质综合征

去皮质综合征（apallic syndrome）又称去皮质状态（decorticated state）或植物状态（vegetative state），患者常表现为无意识的睁眼、闭眼和眼球活动，无自发语言及有目的动作，无意识活动。存在觉醒-睡眠周期，但觉醒及睡眠时间缺乏规律。可有无意识的吸吮、咀嚼和吞咽动作，刺激有时可引起去皮质强直（呈上肢屈曲、下肢伸直姿势），病理反射呈阳性。除大小便失禁，自主神经功能正常，生命体征平稳。患者可能在环境刺激时有无意识的眨眼、转动眼球、流泪、呻吟等反应，患者家属可能误认为患者可以交流，但实际上这些反应无持续性和可重复性，说明是无目的反应。此状态持续 1 个月以上临床可诊断持续性植物状态（persistent vegetative state）。常见于缺氧性脑病、脑外伤后，大脑皮质受到广泛损害而网状结构上行激动系统损害较轻或已恢复。

（二）微意识状态

微意识状态（minimally conscious state, MCS）是具有微弱但非常明确的行为证据来证明患者能感知自我和环境的严重意识障碍状态。患者意识清晰度和意识内容均严重受损，但存在有限的自我和环境意识活动。患者临床表现类似去皮质状态，但对外界刺激有不恒定但肯定有关联的意识反应，如对情感性语言刺激或视觉刺激有哭笑等反应（对非情感性刺激则无类似反应），对简单问题可通过语言或姿势做出“是/否”反应，能注视跟踪移动的物体，对摆在眼前的物体能做出指向性或抓取动作等。

（三）无动性缄默

无动性缄默（akinetic mutism）见于脑干上部和丘脑网状激活系统损害或扣带回等边缘系统损害，而大脑半球及传出通路无病变。患者可睁眼，注视检查者，并能随之转动眼球，有时对声音刺激有注视反应，貌似清醒，此现象提示其有一定注意力，但其他神经心理活动缺乏，表情极为淡漠，不言不语，无肢体活动，大、小便失禁，肌肉松弛，无锥体束征，存在觉醒-睡眠周期。部分患者有过度睡眠现象，刺激后可睁眼，可伴不典型去大脑强直。预后较植物状态好，但很少恢复到正常。仅根据临床表现不易与去皮质状态鉴别，近年文献中很少提及这种意识障碍，患者常被归于植物状态、微意识状态。

五、脑死亡

脑死亡（brain death）指包括脑干在内的不可逆转的全脑功能丧失状态常由昏迷演变而来，是大脑半球严重受损而脑干功能相对保留的一种状态。目前世界已有 10 多个国家制定了脑死亡标准并立法实施，我国尚未立法制定正式脑死亡诊断标准。国家卫生健康委员会拟定的脑死亡标准包括：① 先决条件，昏迷原因明确，排除各种原因的可逆性昏迷（如药物中毒、低温、内分泌代谢疾病等）；② 临床诊断，深昏迷，脑干反射全部消失，无自主呼吸（靠呼吸机维持，呼吸暂停试验阳性）；③ 确认试验，脑电图平直；经颅脑多普勒超声呈脑死亡图形；短潜伏期体感诱发电位正中神经显示双侧 N_9 和（或）N_{13} 存在，P_{14}、N_{18} 和 N_{20} 消失，以上三项中必须有两项阳性。④ 脑死亡观察时间，具备以上条件，观察 12 h 无变化，方可确认为脑死亡。

六、意识障碍的鉴别诊断

(一) 闭锁综合征

闭锁综合征(locked-in syndrome)又称去传出状态。患者意识清醒,四肢及脑桥以下脑神经均瘫痪,言语理解无障碍,仅能以瞬目和眼球垂直运动示意与周围建立联系,常被误认为昏迷。本综合征系脑桥基底部病变所致,双侧皮质脊髓束和皮质脑干束均受累,可见于脑血管病、感染、肿瘤、脱髓鞘病等。

(二) 木僵

木僵(stupor)指一种高度的精神运动性抑制状态。表现为对外界刺激缺乏反应,不语不动,不吃不喝,甚至出现大、小便潴留,多伴有蜡样屈曲、违拗症,言语刺激涉及其心因时可有流泪、心率增快等。一般无意识障碍,各种反射保存。木僵解除后,患者可回忆起木僵期间发生的事情。临床见于紧张性木僵、抑郁性木僵、反应性木僵等。

第二节　认知功能障碍

认知是指大脑接受、加工处理外界信息,再转换成内在的心理活动,从而获取知识或应用知识的过程。它包括记忆、语言、视空间、执行、计算和理解判断等方面。

认知功能障碍是指上述几项认知功能中的一项或多项受损。

一、记忆障碍

记忆是人脑对经历过事物的识记、保持、再现或再认,它是进行思维、想象等高级心理活动的基础。记忆包括识记、保持、再现,与神经心理功能有密切关系。根据神经生理和生化研究将记忆分为瞬时记忆(分、秒之内)、短时记忆(几天)和长时记忆(月、年)。瞬时记忆又叫感觉记忆,这种记忆是指作用于人们的刺激停止后,刺激信息在感觉通路内的短暂保留。短时记忆是一种为当前动作而服务的记忆,即人们在工作状态下所需记忆内容的短暂提取与保留,短时记忆的内容一般要经过复述才能进入长时记忆。长时记忆指信息经过充分的和有一定深度的加工后,在头脑中长时间保留下来的记忆。常见记忆障碍有以下类型。

1. *遗忘*　是对识记过的材料不能再认与回忆。遗忘分为暂时性遗忘和永久性遗忘,前者指在适宜条件下还可能恢复记忆的遗忘;后者指不经重新学习就不可能恢复记忆的遗忘。遗忘有时间规律和选择性。新近识记的材料遗忘最快,逐渐发展到远事遗忘,曾经引起高度注意的事情较难忘记。记忆和遗忘是伴随的,如果不遗忘那些不必要的内容,要想记住和恢复那些必要的材料是困难的。遗忘有以下几种不同表现。

(1) 顺行性遗忘(anterograde amnesia):指回忆不起在疾病发生以后一段时间内所经历的事件,近期事件记忆差,不能保留新近获得的信息,而远期记忆尚保存。见于高热谵妄、癫痫发作后、醉酒、脑外伤、脑炎等。

(2) 逆行性遗忘(retrograde amnesia):指回忆不起在疾病发生之前一阶段时间的事件,过去的信息与时间梯度相关的丢失。常见于颅脑外伤、缺氧、中毒等。

2. *记忆减退*　指识记、保持、再认或回忆能力的全面下降。轻者为近记忆障碍,重者为远记忆遗忘,如严重的痴呆患者。常见于脑器质性精神病、各种原因的脑部疾病。

3. 记忆错误　指人们回忆或再认那些没有出现过的事件,或者对经历过事件的错误回忆。

二、失语

失语(aphasia)是指大脑病变导致的言语交流能力障碍。患者在神志清楚、意识正常、发音和构音没有障碍的情况下,各种语言符号表达及理解能力受损或丧失,表现为自发谈话、听理解、复述、命名、阅读和书写等方面能力残缺或丧失。

不同的大脑语言功能区受损可有不同的临床表现。国内外较通用的是以解剖-临床为基础的分类法。以下为主要的失语症类型。

1. 外侧裂周围失语综合征　包括布罗卡失语、韦尼克失语和传导性失语,病灶位于外侧裂周围。共同特点是均有复述障碍。

(1) 布罗卡(Broca)失语:又称表达性失语或运动性失语,由优势侧额下回后部(布罗卡区)病变引起。以口语表达障碍为突出表现。谈话为非流利型、电报式语言,讲话费力,找词困难,只能讲一两个简单的词且用词不当,或仅能发出个别的语音,口语理解相对保留,复述、命名、阅读和书写均有不同程度的损害。常见于脑梗死、脑出血等可引起布罗卡区损害的神经系统疾病。

(2) 韦尼克(Wernicke)失语:又称听觉性失语或感觉性失语,由优势侧颞上回后部(韦尼克区)病变引起。临床特点为严重听理解障碍,表现为患者听觉正常,但不能听懂他人和自己的言语。口语表达为流利型,语量增多,发音和语调正常,但言语混乱且前后内容不连贯,缺乏实质词或有意义的词句,难以理解,答非所问。复述障碍与听理解障碍一致,存在不同程度的命名、阅读和书写障碍。常见于脑梗死、脑出血等可引起韦尼克区损害的神经系统疾病。

(3) 传导性失语:一般认为是由于外侧裂周围弓状束损害导致韦尼克区和布罗卡区之间的联系中断所致。临床表现为流利型口语,患者语言中有大量错词,但自身可以感知到其错误,欲纠正而显得口吃,听起来似非流利型失语,但表达短语或句子完整。听理解障碍较轻,在执行复杂指令时明显。复述障碍较自发谈话和听理解障碍重,二者损害不成比例是本症的最大特点。命名、阅读和书写也有不同程度的损害。

2. 经皮质性失语综合征　又称为分水岭区失语综合征。由分水岭区病变所致,其特点是复述相对保留。包括经皮质运动性失语、经皮质感觉性失语和经皮质混合性失语。

3. 完全性失语　也称为混合性失语,是最严重的一种失语类型。表现为所有语言功能均严重障碍或几乎完全丧失为特点。患者限于刻板言语或哑,听理解严重缺陷,命名、复述、阅读和书写均不能。病变位于优势半球大脑中动脉分布区的大面积病灶。

4. 命名性失语　又称遗忘性失语,由优势侧颞中回后部或颞枕交界区病变引起。主要特点为命名不能,如令患者说出指定物体的名称时,仅能叙述该物体的性质和用途;别人告知该物体的名称时,患者能判别对方讲得对或不对。自发谈话为流利型口语,有较多停顿,缺实质词,赘话和空话多。听理解、复述、阅读和书写障碍轻。常见于脑梗死、脑出血等可引起优势侧颞中回后部损害的神经系统疾病。

5. 皮质下失语　指丘脑、基底节、内囊、皮质下深部白质等部位病损所致的失语。本症常由脑血管病、脑炎引起。包括丘脑性失语和内囊、基底节损害所致的失语。

(1) 丘脑性失语:由丘脑及其联系通路受损所致。表现为音量减小,语调低,表情淡漠,不主动讲话,听理解缺陷,阅读理解障碍,命名不能,言语流利性受损,可同时伴有重复语言、模仿语言、错语等。复述功能相对较好。

(2) 基底节性失语：表现为语言流利性降低，语速慢，理解基本无障碍，常常用词不当。能看懂书面文字，但易读错或不能读出，复述也轻度受损，类似布罗卡失语，多见于内囊受损。壳核后部病变时，表现为听觉理解障碍，讲话流利，但语言空洞、混乱而内容不连贯，找词困难，类似韦尼克失语。

三、轻度认知功能障碍

轻度认知功能障碍(mild cognitive impairment, MCI)是介于正常衰老和痴呆之间的一种中间状态，是一种认知障碍综合征，包括遗忘型和非遗忘型。与年龄和教育程度匹配的正常老年人相比，遗忘型轻度认知功能障碍患者在临床上以记忆障碍为突出表现，可合并存在其他认知领域功能障碍和人格行为改变，但一般生活能力保留，未达到痴呆。随访研究发现每年有10%~15%的轻度认知功能障碍患者会发展为痴呆，阿尔茨海默病患者中有2/3由轻度认知功能障碍转化而来，故轻度认知功能障碍患者为老年期痴呆的高危人群。

轻度认知功能障碍的核心症状是认知功能减退。根据病因或大脑损害部位的不同，可以累及记忆、语言、视空间结构技能、执行功能、计算等其中的一项或一项以上，导致相应的临床症状。

轻度认知功能障碍患者认知功能减退必须满足以下条件：① 主诉或者知情者报告的认知损害；② 认知障碍由临床评估证实，表现为记忆和/或其他认知领域出现损害；③ 日常基本生活能力保存，复杂的工具性日常能力未受损或仅有非常轻微的损害；④ 无痴呆。

根据损害的认知功能不同，轻度认知功能障碍症状可以分为两大类：① 遗忘型轻度认知功能障碍，患者主要表现有记忆损害。根据受累的认知领域多寡又可分为单纯记忆损害型(仅累及记忆力)和多认知领域损害型(除累及记忆力外，还存在其他一项或多项认知领域功能损害)；② 非遗忘型轻度认知功能障碍，患者表现为记忆功能保留，而记忆功能以外的认知领域损害，也可以进一步分为非记忆单一认知领域损害型和非记忆多认知领域损害型。

四、痴呆

痴呆(dementia)是指由于脑功能障碍而产生的获得性、持续性智能损害综合征。痴呆患者必须有两项或两项以上认知领域功能受损，并出现明显的日常能力减退。临床诊断出现记忆和/或智能障碍至少持续6个月以上。痴呆可由脑原发性退行性病变(如阿尔茨海默病、路易体痴呆、皮克病等)所致，也可继发于其他原因(如脑血管病、外伤、感染、中毒等)。

痴呆患者学习新事物发生障碍，严重者对以往的事情回忆不能，执行管理(即计划、组织、安排次序、抽象)功能受损，出现皮质损害体征如失语、失用、失认时更加支持痴呆的诊断。患者无意识障碍或谵妄，可伴有情感、社会行为和主动性障碍。精神情感症状包括幻觉，妄想(嫉妒、疑病、被害、夸大)、淡漠、意志减退、不安、抑郁、焦躁等；行为异常包括徘徊、激越、攻击、捡拾垃圾、藏匿、过食、异食、睡眠障碍等。有些患者还伴有明显的人格改变。临床上对于患者的精神行为异常需要与抑郁症、精神分裂症等疾病相鉴别。

第三节 头 痛

一、定义

头痛(headache)是指头颅上半部，即外眦、外耳道与枕外隆突连线以上部位的疼痛。

二、病因

头痛是许多疾病常见症状之一。可以是颅内或颅外组织病变，也可由全身器质性疾病或功能性疾病所致。凡头颅内外或全身性疾病侵犯了脑膜、颅内外动脉、颅内静脉窦、三叉和舌咽或迷走神经、第1和第2对颈段脊神经，以及头颈部软组织等对疼痛敏感的组织时，即可引起头痛。因此，应该仔细询问患者的病史，包括发生的速度、疼痛的部位、发生及持续的时间、疼痛的程度、疼痛的性质及伴随症状、近期发作的变化情况、使用过的药物及头痛的家族史等可对头部疼痛加以鉴别诊断，可根据颅内→颅腔附近部位→全身→功能性疾病的次序分析考虑。

急性头痛见于神经痛、感染、外伤、脑卒中等；反复发作性头痛常见于偏头痛、三叉神经痛、紧张性头痛、丛集性头痛等；慢性进行性头痛见于颅内肿瘤。头痛局限于头面某部位或神经分布区者常为颅外病变所致；一侧性的头痛，常见于丛集性头痛、偏头痛、三叉神经痛等；整个头部疼痛常见于紧张性头痛、脑炎或脑膜炎等。搏动性头痛见于血管性头痛，阵发性刺痛多见于神经痛。用力、咳嗽时头痛加剧，常见于颅内高压者；站立时头痛加剧，卧位时减轻见于低颅压性头痛。头痛伴发热常为全身感染性疾病或脑炎、脑膜炎，伴剧烈呕吐和脑膜刺激征常见于蛛网膜下腔出血、脑膜炎等。

对于头痛患者必须做详细的神经系统和全身的体格检查，必要时还要做眼、耳鼻喉和口腔科等相关专科的检查。相应的辅助检查包括血常规、血沉、CT 或 MRI、副鼻窦摄片、颈椎片、腰穿等，有利于及时做出诊断和鉴别诊断。

在临床上，头(面)痛可分为器质性与功能性两大类，常见病因见表 3-2。

表 3-2　常见头(面)痛的病因

分　类	疾　病
器质性头痛	颅内病变 　颅内占位性病变：肿瘤、肉芽肿病 　颅内炎症：脑膜炎、脑炎 　脑血管疾病：脑出血、蛛网膜下腔出血、脑静脉系统血栓形成等 　脑寄生虫病：脑囊虫病、脑型血吸虫病、脑型肺吸虫病、脑型疟疾等 　颅内压力异常：高颅压、低颅压 　颅脑外伤 　急慢性中毒 　癫痫性头痛 颅外病变(头部神经、血管、肌肉及颅骨) 　头部神经痛：三叉神经痛、舌咽神经痛等 　血管性头痛：偏头痛、丛集性头痛、巨细胞动脉炎等 　紧张性头痛 颅腔附近部位病变 　眼源性头痛：青光眼、葡萄膜炎、视神经炎等 　鼻咽源性头痛：急慢性鼻炎、急慢性副鼻窦炎、急慢性鼻咽炎、鼻咽癌、扁桃体炎等 　耳源性头痛：中耳炎等 　口源性头痛：牙髓炎、牙周炎、阻生牙等 颈椎病变引起的头痛：颈椎退行性病、颈椎肿瘤和炎症等 全身性及内科疾患所致的头痛：高血压、发热、急慢性炎症、中毒代谢性疾病、内分泌疾病、变态反应疾病、血液系统疾病等
功能性头痛	神经症、脑外伤后综合征、更年期综合征、焦虑症等

第四节 眩 晕

一、定义

眩晕(vertigo)是一种运动性幻觉或错觉,造成自身与周围环境的空间关系在大脑皮质中反应失真,产生旋转、倾倒、摇晃及起伏等感觉。

机体维持空间的平衡和定位有赖于前庭系统、深感觉系统和视觉系统向中枢提供各种信息,在脑部整合分析后发出神经冲动作用于脊髓前角运动神经元,完成各种姿势运动和反射。若维持平衡的各系统受损或工作不协调,可能导致运动错觉(眩晕)和平衡障碍。

二、临床表现

眩晕的症状包括自身或周围环境在空间旋转的错觉、倾倒或平衡障碍、眼球震颤,严重者还伴有自主神经症状(恶心、呕吐、出汗或面色苍白等)。除偏头痛外,中枢性眩晕几乎都伴有其他神经系统症状和体征,很少仅以眩晕或头晕为唯一表现。

眩晕的病因诊断常依赖于症状的临床特点。根据持续时间诊断:持续数秒者考虑为良性发作性位置性眩晕(benign paroxysmal positional vertigo, BPPV);持续数分钟至数小时者考虑为梅尼埃病(Ménière's disease)、短暂性脑缺血发作(transient ischemic attack, TIA)或偏头痛相关眩晕;持续数小时至数天者考虑为前庭神经元炎或中枢性病变;持续数周到数月者考虑为精神心理性。根据发作频度诊断:单次严重眩晕应考虑前庭神经炎或血管病;反复发作性眩晕应考虑梅尼埃病或偏头痛;伴有其他神经系统表现的反复发作眩晕应考虑为后循环缺血;反复发作性位置性眩晕应考虑良性发作性位置性眩晕。根据伴随症状诊断:不同疾病会伴随不同症状,包括耳闷、耳痛、头痛、耳鸣、耳聋、面瘫、失衡、明显畏光和畏声或其他局灶性神经系统体征。根据诱发因素诊断:有些眩晕为自发性或位置性,有些则是在感染后、应激、耳压改变、外伤或持续用力后发病。

三、分类

临床上按眩晕的性质可分为真性眩晕和假性眩晕。真性眩晕存在对自身或外界环境空间位置的错觉,而假性眩晕仅有一般的头部昏沉感,并无对自身或外界环境空间位置的错觉。按病变的解剖部位可将眩晕分为系统性眩晕和非系统性眩晕,前者由前庭神经系统病变引起,后者由前庭系统以外病变引起。

(一)系统性眩晕

系统性眩晕是眩晕的主要病因,按照病变部位和临床表现的不同又可分为周围性眩晕与中枢性眩晕。周围性眩晕明显多于中枢性眩晕,是后者的4~5倍。在周围性眩晕的病因中,良性发作性位置性眩晕约占50%,前庭神经炎约占25%,梅尼埃病占10%~15%;中枢性眩晕的病因多样但均少见,包括血管性、外伤、肿瘤、脱髓鞘、神经退行性疾病等。周围性眩晕与中枢性眩晕的鉴别见表3-3。

表 3-3　周围性眩晕与中枢性眩晕的鉴别

临床特点	周围性眩晕	中枢性眩晕
病变部位	前庭感受器及前庭神经颅外段	前庭神经颅内段、前庭神经核、核上纤维、内侧纵束、小脑、大脑皮质
常见疾病	晕动症、良性发作性位置性眩晕、前庭神经炎、梅尼埃病、迷路炎、内听动脉病、迷路瘘、中耳炎、乳突炎、咽鼓管阻塞等	椎-基底动脉供血不足、颈椎病、小脑肿瘤、脑干(脑桥和延髓)病变、听神经瘤、第四脑室肿瘤、颞叶肿瘤、颞叶癫痫、偏头痛等
眩晕程度及持续时间	症状重,发作性,持续时间短(数分钟、数小时或数天)	症状轻,大多没有强烈旋转感,持续时间长(可数月以上)
眼球震颤	幅度小、多水平或水平加旋转、眼震快向向健侧	幅度大、形式多变(水平、旋转、垂直或混合性)、眼震方向不一致
平衡障碍	倾倒方向与眼震慢相一致、与头位有关	倾倒方向不定、与头位无一定关系
前庭功能试验	无反应或反应减弱	反应正常
听觉损伤	伴耳鸣、听力减退	不明显
自主神经症状	恶心、呕吐、出汗、面色苍白等	少有或不明显
中枢神经系统损害的症状、体征	无	脑神经损害、瘫痪和抽搐、复视、构音障碍、吞咽障碍、麻木、共济失调

(二) 非系统性眩晕

非系统性眩晕也称为假性眩晕。常由眼部疾病(眼外肌麻痹、屈光不正、先天性视力障碍)、心血管系统疾病(高血压、低血压、心律不齐、心力衰竭)、内分泌代谢疾病(低血糖、糖尿病、尿毒症)、中毒、感染、贫血等疾病引起,某些药物也可引起。临床表现为头昏眼花或轻度站立不稳,通常无外界环境或自身旋转感或摇摆感,很少伴有恶心、呕吐,也无眼震。

第五节　晕　　厥

一、定义

晕厥(syncope)是由于全脑(大脑半球和脑干)血液供应突然减少,导致短暂发作性意识丧失伴姿势性肌张力丧失的综合征。病理机制是大脑及脑干的低灌注导致的网状激活系统一过性缺血。

二、临床表现

晕厥发作突然,伴有肌张力丧失和跌倒,持续时间短,典型的临床表现有:① 晕厥前期(先兆期),晕厥发生前数分钟通常会有一些先兆症状,常为自主神经症状,表现为头晕、恶心、面色苍白、出汗、打哈欠、耳鸣、乏力、视物不清、上腹部不适、肢端发冷、心动过速、神志恍惚等,患者有预感时立即平卧,取头低位,可防止发作或减少损伤;② 晕厥期,患者意识和肌张力均丧失,跌倒伴有血压下降、脉缓细弱,心动过速转变为心动过缓,有时可伴有尿失禁;③ 晕厥后期(恢复期),及时处理很快意识恢复,能正确理解周围环境,可留有全身乏力、头晕、不愿讲话或恶心、出汗、面色苍白等症状,偶有极短暂的发作后意识模糊伴定向力障碍和易激惹。经休息后症状可在数分钟或数十分钟后恢复如常。

三、病因

晕厥不是一个单独的疾病,而是由多种病因引起的一种综合征,总体来说可分为神经介导的反射性晕厥、心源性晕厥、体位性晕厥,以及其他原因所致的晕厥。临床上最常见的是反射性晕厥,约占整个晕厥的90%。

1. 反射性晕厥　常见于血管迷走性晕厥、颈动脉窦性晕厥、排尿性晕厥、吞咽性晕厥、咳嗽性晕厥、舌咽神经痛性晕厥。

2. 心源性晕厥　常见于心律失常、心瓣膜病、冠心病及心肌梗死、先天性心脏病、原发性心肌病、左房黏液瘤及巨大血栓形成、心包填塞。

3. 体位性晕厥　常见于自主神经功能衰竭(如多系统萎缩、帕金森病、路易体痴呆、糖尿病、淀粉样变性)、药物引起的体位性低血压和出血、腹泻、呕吐等所致的血容量不足。

4. 其他　还有肺栓塞、主动脉夹层、肺动脉高压等引起的晕厥。

第六节　惊　　厥

一、定义

惊厥(convulsion)又俗称“抽筋”“抽风”,是指四肢躯干与颜面骨骼肌非自主的强直与阵挛性抽搐,并引起关节运动,常为全身性、对称性,伴有或不伴有意识丧失。惊厥可由脑部疾病、全身性疾病或神经症所引致。

二、分类

惊厥可分为有热惊厥和无热惊厥两种。

(一) 有热惊厥

1. 全身感染性疾病　如肺炎、破伤风、败血症、中毒性菌痢等。由急性上呼吸道感染引起的高热惊厥,在婴幼儿期较为常见,一般只要高热解除,惊厥即可缓解,惊厥停止后神志即可恢复正常。

典型高热惊厥的标准:患者的首次发病年龄在4个月至3岁,且最后一次发作不会超过5岁;先发热后惊厥,体温在38℃以上,发热后24小时内出现惊厥;发作为全身性强直-阵挛,伴有意识丧失,持续时间最长不超过15分钟;患者的脑脊液检查正常,发作2周后脑电图正常;患者躯体及智能方面发育正常;有明显的遗传倾向。

2. 中枢神经系统感染疾病　如流行性脑膜炎、乙型脑炎、中毒性脑病、脑性疟疾、脑脓肿等引起的惊厥,常表现为反复多次发作,每次发作时间较长,可呈持续状态,惊厥发生后有高热、嗜睡、谵妄、昏迷等。

(二) 无热惊厥

1. 癫痫　惊厥性的癫痫表现为患者突然意识模糊或丧失,两眼上翻或斜视,双手握拳,全身强直,持续半分钟左右,继而四肢发生阵挛性抽搐、口吐白沫、呼吸不规则或暂停,皮肤先苍白后发绀,发作持续数分钟后自行停止，常常反复发作或呈持续状态。发作停止后不久，患者意识恢复。

2. 全身疾病或颅内急性病变　　表现为发作性的全身肌肉强直或抽动，可有意识障碍，伴有双眼上翻或凝视、咬舌、心跳加快、血压升高、小便失禁等。可见于高血压脑病、子痫、脑卒中、脑水肿、脑缺氧、脑肿瘤、脑炎、电解质紊乱、低血糖、尿毒症、糖尿病酸中毒、脑外伤等。各种原因的晕厥有时也伴有轻微的肢体抽动。

低钙引起的肢体抽动又称搐搦，常特指手足搐搦症。多见于婴儿，由各种原因引起的缺钙所致，特征性表现为腕部弯曲，手指伸直，大拇指贴近掌心，足趾强直而跖部略弯，呈弓状，称为助产士手、芭蕾舞足样。成人各种原因引起的低钙血症也可表现为手足抽动，如原发或继发性甲状旁腺功能减退，患者一般意识清楚，低钙纠正后抽动停止。

3. 转换性障碍　　发作亦表现全身肌肉反复、不规则性收缩，或呈乱动、抖动，常伴有哭泣或喊叫，发作时缓慢倒下而不受伤，面色无改变，瞳孔反射正常，不伴意识障碍和尿失禁，发作后能回忆。与精神因素关系密切，暗示能终止发作。

第七节　复视和眼外肌麻痹

一、复视

正常人通过眼球的运动完成双眼单视。眼球运动障碍（abnormality of ocularmovements）是由眼肌或支配眼肌的神经及中枢病损所致。眼球运动的最后通路包括脑干发出的动眼神经、滑车神经、外展神经和它们支配的眼外肌。双眼同时一致的动作称为同向运动，需由成对的相应的肌肉来完成。

复视（diplopia）指两眼视同一物体时产生两个影像。它是眼外肌麻痹时经常出现的表现，当某一眼外肌麻痹时，眼球向麻痹肌收缩的方向运动不能或受限，并出现视物双影。患者感觉视野中有一实一虚两个映像，即真像和假像。健侧眼视物为真像（实像），麻痹侧眼为假像（虚像）。复视最明显的方位出现在麻痹肌作用力的方向上，复视成像规律是：如当眼球上转肌麻痹时，眼球向下移位，虚像位于实像之上；当一眼的外直肌麻痹时，眼球转向内侧，虚像位于实像的外侧；内直肌麻痹时，眼球偏向外侧，虚像位于实像的内侧。

单眼复视是指用单眼注视一物体时出现的复视，甚至单眼注视一物体时可出现多个物体影像，称为多像症。常见于心因性疾病或眼部疾病，如外伤性晶体脱位，矫正不能性屈光不正，外伤性虹膜离断等。

复视时通过头的位置改变可以减少麻痹肌的收缩，从而减少甚至避免复视，即代偿性头位。

二、眼外肌麻痹

眼肌麻痹仅限于眼外肌而支配瞳孔的眼内肌功能正常，称眼外肌麻痹；相反瞳孔括约肌及瞳孔散大肌麻痹而眼外肌正常，称眼内肌麻痹；眼内肌与眼外肌均麻痹，称全眼肌麻痹。

根据损害部位不同眼外肌麻痹可分为肌源性、周围神经性、核性（脑干主司眼球的运动神经核）、核间性（脑干的内侧纵束）及核上性（眼球同向运动中枢）眼肌麻痹（详见本书第二章）。

引起眼肌麻痹的原因很多，如炎症、外伤、肿瘤、血管性疾病、代谢性疾病、先天性疾病或变性病等。临床上支配眼球活动的神经合并麻痹很多见，由于损害部位不同可以产生不同的综合征。

第八节　躯体感觉障碍

躯体感觉(somatic sensation)指作用于躯体感受器的各种刺激在人脑中的反应。根据病变的性质，感觉障碍可分为抑制性症状和刺激性症状两大类。

一、抑制性症状

感觉传导径路受破坏时功能受到抑制，出现感觉(痛觉、温度觉、触觉和深感觉)减退(hypoesthesia)或感觉缺失(anesthesia)。感觉减退是指患者在清醒状态下，对强的刺激产生弱的感觉，是由于感觉神经纤维遭受不完全性损害所致;感觉缺失是指患者在清醒状态下对刺激无任何感觉。在意识清醒的情况下，同一部位各种感觉均缺失，称完全性感觉缺失。

同一部位出现某种感觉障碍而其他感觉保存，称分离性感觉障碍(dissociated sensory disorder)，常见于脊髓空洞症、脊髓半切综合征等。

患者深、浅感觉正常，但在无视觉参加的情况下，对刺激部位、物体形状、重量等不能辨别者，称皮质感觉缺失。当一神经分布区有自发痛，同时又存在痛觉减退者，称痛性痛觉减退或痛性麻痹。

二、刺激性或激惹性症状

感觉传导径路受到刺激或兴奋性增高时出现刺激性症状，可分为以下几种。

(一) 感觉过敏

感觉过敏(hyperesthesia)指轻微刺激引起强烈感觉。如轻触皮肤一般人没感觉或感觉轻微，感觉过敏者可有强烈的疼痛。常见于浅感觉障碍。

(二) 感觉过度

感觉过度(hyperpathia)在感觉障碍的基础上伴有以下特点：① 潜伏期延长，刺激开始后需经历一段时间才能感知;② 兴奋阈值增高，刺激必须达到一定的强度才能感觉到;③ 不愉快的感觉，患者所感到的刺激具有爆发性，呈现一种剧烈的、定位不清的、难以形容的不愉快感;④ 扩散性，单点刺激患者可感到是多点刺激并向四周扩散;⑤ 后作用，当刺激停止后，在短时间内患者仍有刺激存在的感觉。常见于烧灼性神经痛、带状疱疹疼痛和丘脑痛。

(三) 感觉倒错

感觉倒错(dysesthesia)指对刺激产生错误的感觉，如将冷刺激误认为温刺激，触觉刺激或其他刺激误认为痛觉等。常见于顶叶病变或转换性障碍。

(四) 感觉异常

感觉异常(paresthesia)指在没有外界刺激的情况下，患者感到某些部位有蚁行感、麻木、瘙痒、重压、针刺、冷热、肿胀等异常感觉，而客观检查无感觉障碍。常见于周围神经或自主神经病变。

（五）疼痛

疼痛(pain)是感觉纤维受刺激时的躯体感受,是机体的防御机制。临床需了解疼痛的分布、性质、程度、频度,是发作性还是持续性及加重和减轻疼痛的因素。

常见的疼痛可有以下几种。

1. *局部疼痛*(local pain)　病变部位的局限性疼痛,如三叉神经痛引起的局部疼痛。

2. *放射性疼痛*(radiating pain)　中枢神经、神经根或神经干刺激性病变时,疼痛不仅发生在局部,而且扩散到受累神经的支配区,如神经根受到肿瘤或椎间盘的压迫出现腰骶部向小腿扩散的疼痛,脊髓空洞症的痛性麻痹等。

3. *扩散性疼痛*(spreading pain)　疼痛由一个神经分支扩散到另一个神经分支,如牙疼时,疼痛从三叉神经的一支扩散到其他三叉神经的分支区域。

4. *牵涉性疼痛*(referred pain)　内脏病变时,与内脏痛觉支配处于同一脊髓节段的体表区域出现疼痛或感觉过敏,如心绞痛可引起左胸及左上肢内侧痛,胆囊病变可引起右肩痛。

5. *幻肢痛*(phantom limb pain)　见于截肢后,感到被切断的肢体仍然存在,且出现疼痛,这种现象称幻肢痛,与下行抑制系统的脱失有关。

6. *灼性神经痛*(causagia)　剧烈烧灼样疼痛,在正中神经或坐骨神经损伤后多见,可能是由于沿损伤轴突表面产生的异位性冲动或损伤部位的无髓鞘轴突之间发生了神经纤维间接触所引起。

第九节　瘫　　痪

一、定义

运动系统包括下运动神经元、上运动神经元、锥体外系和小脑系统,机体通过运动系统控制随意运动。

瘫痪(paralysis)是指个体随意运动功能的减低或丧失。随意运动的神经通路由两级神经元所组成,即上运动神经元和下运动神经元。凡支配随意运动的神经通路或骨骼肌病损均可引起肢体瘫痪。

按瘫痪的病因可分为神经源性、神经肌肉接头性及肌源性等类型;按瘫痪的程度可分为完全性和不完全性;按瘫痪的肌张力状态可分为弛缓性和痉挛性;按运动传导通路的不同部位可分为上运动神经元性瘫痪和下运动神经元性瘫痪;按瘫痪的分布可分为偏瘫、截瘫、四肢瘫、交叉瘫和单瘫。

二、临床表现

（一）上运动神经元瘫痪

上运动神经元瘫痪又称痉挛性瘫痪(spasmparalysis)或中枢性瘫痪,是由于上运动神经元,即大脑皮质运动区神经元及其发出的下行纤维病变所致。其临床表现有以下几点。

1. *肌力减弱*　上运动神经元瘫痪时,由其支配的肢体肌力下降,远端肌肉受累较重,尤其是手、指和面部等,而肢体近端症状较轻,这是由于肢体近端的肌肉多由双侧支配而远端多由单侧支配。上肢伸肌群比屈肌群瘫痪程度重,外旋肌群比内收肌群重,手的屈肌比伸肌重,而下肢恰好与上肢相反,屈肌群比伸肌群受累重。

2. 肌张力增高　上运动神经元瘫痪时,瘫痪肢体肌张力增高,可呈现特殊的偏瘫姿势,如上肢呈屈曲旋前,下肢则伸直内收。由于肌张力的增高,患肢被外力牵拉伸展时,开始时出现抵抗,当牵拉持续到一定程度时,抵抗突然消失,患肢被迅速牵拉伸展,称之为"折刀"现象(clasp-knife phenomenon)。

3. 浅反射减退或消失　上运动神经元瘫痪时,浅反射通路受损,包括腹壁反射、提睾反射及跖反射等浅反射可减退或消失。

4. 深反射活跃或亢进　上运动神经元瘫痪时,腱反射可活跃甚至亢进,还可有反射扩散,如敲击桡骨膜不仅可引出肱桡肌收缩,还可引出肱二头肌或指屈肌反射。此外,腱反射过度亢进时还可有阵挛,表现为当牵拉刺激持续存在,可诱发节律性的肌肉收缩,如髌阵挛、踝阵挛等。

5. 病理反射　上运动神经元瘫痪时,锥体束受损,出现病理反射,包括巴宾斯基征、奥本海姆征、戈登征、查多克征等。

6. 无明显的肌萎缩　上运动神经元瘫痪时,下运动神经元对肌肉的营养作用仍然存在,因此肌肉无明显的萎缩。当长期瘫痪时,由于肌肉缺少运动,可表现为废用性肌萎缩。

(二) 下运动神经元瘫痪

下运动神经元瘫痪又称弛缓性瘫痪、周围性瘫痪,指脊髓前角的运动神经元、前根、神经丛及周围神经受损所致。脑干运动神经核及其轴突组成的脑神经运动纤维损伤也可造成弛缓性瘫痪。下运动神经元瘫痪临床表现为:① 受损的下运动神经元支配区域的肌力减退;② 肌张力减低或消失,肌肉松弛,外力牵拉时无阻力;③ 腱反射减弱或消失;④ 浅反射消失;⑤ 肌肉萎缩明显。

第十节　不自主运动

一、定义

不自主运动(involuntary movement)指患者在意识清楚的状态下,产生一种不受意识控制的、无目的、无意义、不协调的异常运动,常见于基底节区病变。

二、临床表现

(一) 震颤

震颤(tremor)是主动肌和拮抗肌交替收缩引起的人体某一部位有节律的振荡运动。节律性是震颤与其他不随意运动的区别,主动肌和拮抗肌参与的交替收缩是与阵挛的区别。震颤可分为静止性震颤、姿势性震颤及意向性震颤三种,后两种又称为动作性震颤(kinetic tremor)。

1. 静止性震颤(static tremor)　指在安静和肌肉松弛的情况下出现的震颤,表现为安静时出现,紧张时加重,活动时减轻,睡眠时消失,手指有节律地抖动,频率每秒 4~6 次,呈"搓药丸样",严重时可发生于头、下颌、唇舌、前臂、下肢及足等部位。一般都伴有肌张力强直性增高,常见于帕金森病。

2. 姿势性震颤(postural tremor)　一般在身体受累部分主动地保持某种姿势时出现,且可在整个动作过程中均存在,但在抵达目的物时并不加重,静止时消失。如当患者上肢伸直,手指分开,保持这种姿势时可见到手臂的震颤,肢体放松时震颤消失,当肌肉紧张时又变得明显。姿势性震颤以上肢为主,头部及下肢也可见到。可见于睡眠剥夺、戒酒或甲亢、疲劳、焦虑、情绪紧张等肾上腺活动增强的情况下;此外,也见于特发性震颤、慢性乙醇中毒、肝豆状核变性。肝性脑病时的扑翼样震颤也属于姿势性震颤。

3. 意向性震颤(intention tremor) 指肢体有目的地接近某个目标时,在运动过程中出现的震颤,动作开始时不明显,越接近目标震颤越明显。当到达目标并保持姿势时,震颤有时仍能持续存在。多见于小脑病变,丘脑、红核病变时也可出现。

(二) 舞蹈症

舞蹈症(chorea)多由尾状核和壳核的病变引起,为肢体无规律、无节律、无目的、不协调且快速变换的、运动幅度大小不等的不自主运动。表现为耸肩、转颈、伸臂、抬臂、摆手或手指间断性伸屈(盈亏征或挤奶妇手)等动作,头面部可出现挤眉弄眼、噘嘴伸舌等动作。病情严重时肢体可有粗大的频繁动作、下肢跳跃动作。上肢比下肢重,远端比近端重,随意运动或情绪激动时加重,安静时减轻,入睡后消失。见于小舞蹈病或亨廷顿病等,也可继发于其他疾病,如脑炎、脑内占位性病变、脑血管病、肝豆状核变性、棘红细胞增多症等。

(三) 手足徐动症

手足徐动症(athetosis)又称指划动作或易变性痉挛。由于肢体远端的游走性肌张力增高或降低,表现为缓慢的不规则的蠕虫样徐动或奇形怪状的不自主运动,伴肢体远端过度伸屈。如腕过屈时,手指常过伸,前臂旋前,缓慢过渡为手指屈曲。有时出现发音不清和鬼脸,亦可出现足部不自主动作。手足徐动症的动作较舞蹈症缓慢,有时可以同时合并舞蹈症及肌张力障碍。多见于脑炎、播散性脑脊髓炎、哈勒沃登-施帕茨病、肝豆状核变性等。

(四) 扭转痉挛

扭转痉挛(torsions pasm)也称变形性肌张力障碍或全身性肌张力障碍,是肌张力障碍(dystonia)的一种类型,为围绕躯干或肢体长轴的缓慢旋转性不自主运动及姿势异常。临床特点有颈部、躯干、肢体近端呈强烈的扭转姿势。发作时肌张力增高,发作间歇期肌张力降低。

有的患者仅表现为局部或相邻节段的肌肉不自主缓慢扭转样收缩及姿势异常,称为局限性或节段性肌张力障碍。例如,颈肌受累时出现的痉挛性斜颈(spasmodic torticollis),表现为颈部肌肉痉挛性收缩,使头部缓慢不自主扭曲和转动。其他还有书写痉挛、睑痉挛等。特殊类型的肌张力障碍如特发性睑痉挛-口下颌肌张力障碍综合征,即梅热综合征(Meige syndrome)可累及一个以上相邻部位。

本症可为原发性遗传疾病,也可见于肝豆状核变性、哈勒沃登-施帕茨病及某些药物反应等。

(五) 偏身投掷症

偏身投掷症(hemiballismus)为一侧肢体猛烈的投掷样的不自主运动,以肢体近端为重,运动幅度大,力量强。由损害底丘脑核及与其有直接联系的结构所致,常见于脑血管病。

(六) 抽动症

抽动症(tics)为单个或多个肌肉的快速收缩动作,固定一处或呈游走性。临床表现为眨眼、皱眉、耸肩、伸舌、鼻翼扇动、鬼脸。如果累及呼吸肌及发音肌肉,抽动时会伴有不自主的发音,或伴有秽语,故称抽动秽语综合征,或称为日勒德拉图雷特综合征(Gilles de la Tourette syndrome)。本病常见于儿童,病因及发病机制尚不清楚,部分病例由基底节病变引起,有些与精神因素有关。

第十一节 共 济 失 调

一、定义

正常随意运动需要有主动肌、协同肌、对抗肌、固定肌在运动速度、幅度和力量等方面的精确配合，并依靠前庭系统、小脑、脊髓和锥体外系共同参与。肌肉间的这种巧妙的协同动作称为共济运动。

共济失调(ataxia)指小脑、本体感觉及前庭功能障碍导致的运动笨拙和不协调，累及躯干、四肢和咽喉肌时可引起身体平衡、姿势、步态及言语障碍。

二、临床表现

临床上，共济失调可有以下四类。

(一) 小脑性共济失调

小脑本身、小脑脚的传入或传出联系纤维、红核、脑桥或脊髓的病变均可产生小脑性共济失调。小脑性共济失调表现为随意运动的力量、速度、幅度和节律的不规则，即协同运动障碍。可伴有肌张力减低、眼球运动障碍及言语障碍。

1. 姿势和步态异常　蚓部病变可引起头部和躯干的共济失调，导致平衡障碍，姿势和步态异常。患者站立不稳，步态蹒跚，行走时两脚基底宽，呈共济失调步态，又称“醉汉步态”，坐位时患者将双手和两腿呈外展位分开以保持身体平衡。龙贝格征试验表现为睁、闭眼均不稳。小脑半球控制同侧肢体的协调运动并维持正常的肌张力，一侧小脑半球受损，行走时患者向患侧倾倒。

2. 随意运动协调障碍　小脑半球病变可引起同侧肢体的共济失调，表现为动作易超过目标(辨距不良)，动作愈接近目标时震颤愈明显(意向性震颤)。一般上肢重于下肢，远端重于近端，精细动作重于粗大动作，如书写时，字迹愈写愈大(大写症)，各笔画不匀等。快复及轮替动作异常。

3. 言语障碍　由于发声器官如口唇、舌、咽喉等肌肉的共济失调。患者表现为说话缓慢、发音不清和声音断续、顿挫或爆发式，呈爆发性或吟诗样语言。

4. 眼球运动障碍　眼外肌共济失调可导致眼球运动障碍。患者表现为双眼粗大眼震，偶见下跳性眼震、反弹性眼震等。

5. 肌张力减低　小脑病变时常可出现肌张力减低，腱反射减弱或消失，当患者取坐位时两腿自然下垂，叩击腱反射后，小腿不停摆动，像钟摆一样(钟摆样腱反射)。

(二) 大脑性共济失调

大脑额叶、顶叶、颞叶、枕叶通过额桥束和顶颞枕桥束与小脑半球之间形成纤维联系，当其损害时可引起大脑性共济失调。大脑性共济失调较小脑性共济失调症状轻，一侧大脑病变引起对侧肢体共济失调。多见于脑血管病、多发性硬化等疾病。

1. 额叶性共济失调　由额叶或额桥小脑束病变引起。患者症状出现在对侧肢体，表现类似小脑性共济失调，如体位性平衡障碍，步态不稳，向后或一侧倾倒，但症状较轻，龙贝格征表现为睁、闭眼均不稳。辨距不良和眼震很少见。常伴有精神症状、强握反射等额叶损害表现。查体可见肌张力增高，病理征。见于肿瘤、脑血管病等。

2. 颞叶性共济失调　由颞叶或颞桥束病变引起。患者共济失调症状出现在对侧肢体,较轻,早期不易发现。可伴有颞叶受损的其他症状或体征,如同向性象限盲和失语等。见于脑血管病及颅高压压迫颞叶时。

3. 顶叶性共济失调　表现为对侧肢体不同程度的共济失调,深感觉障碍多不重或呈一过性,闭眼时症状明显。两侧旁中央小叶后部受损可出现双下肢感觉性共济失调及大、小便障碍。

4. 枕叶性共济失调　由枕叶或枕桥束病变引起。患者表现为对侧肢体的共济失调,症状轻,常伴有深感觉障碍,闭眼时加重,可同时伴有枕叶受损的其他症状或体征,如视觉障碍等。见于肿瘤、脑血管病等。

(三) 感觉性共济失调

感觉性共济失调由深感觉障碍引起,患者不能辨别肢体的位置及运动方向,出现感觉性共济失调。临床表现为站立不稳、举足过高、迈步不知远近、落脚不知深浅、踏地过重、有踩棉花感。睁眼时有视觉辅助,症状较轻,黑暗中或闭目时症状加重。查体可见龙贝格征阳性,音叉振动觉和关节位置觉丧失,无眩晕、眼震和言语障碍。多见于周围神经、后根、脊髓后索、内侧丘系、丘脑和顶叶皮质病变,也可见于其他影响深感觉传导通路的病变。

(四) 前庭性共济失调

前庭损害时以平衡障碍为主,身体失去空间定向能力,产生前庭性共济失调。临床表现为站立不稳,改变头位可使症状加重,行走时向患侧倾倒,沿直线行走更明显。伴有明显的眩晕、恶心、呕吐、眼球震颤,前庭功能检查异常。四肢共济运动及言语功能正常。多见于内耳疾病、脑血管病、脑炎及多发性硬化等。

第十二节　步 态 异 常

一、定义

步态(gait)是指患者行走时的姿势,是一种复杂的运动过程,要求神经系统与肌肉的高度协调,同时涉及许多脊髓反射和大脑、小脑的调节,以及各种姿势反射的完整性、感觉系统与运动系统的相互协调。

机体很多部位参与维持正常步态,不同的疾病可有不同的特殊步态。步态常可提供重要的神经系统疾病线索。一些神经系统疾病,虽然病变部位不同,但可出现相似的步态障碍。

二、临床表现

步态异常可分为以下几种(图 3-1)。

(一) 痉挛性偏瘫步态

痉挛性偏瘫步态又称“划圈样步态”。患侧下肢因伸肌肌张力高而显得较长,且屈曲困难,表现为下肢伸直、外旋,行走时将患侧盆骨提得较高,为避免足尖拖地而向外旋转后再移向前方(画一半圈)。偏瘫侧上肢的协同摆动动作消失,呈现内收、旋前、屈曲姿势。为单侧皮质脊髓束受损所致,常见于脑血管病或脑外伤恢复期及后遗症期。

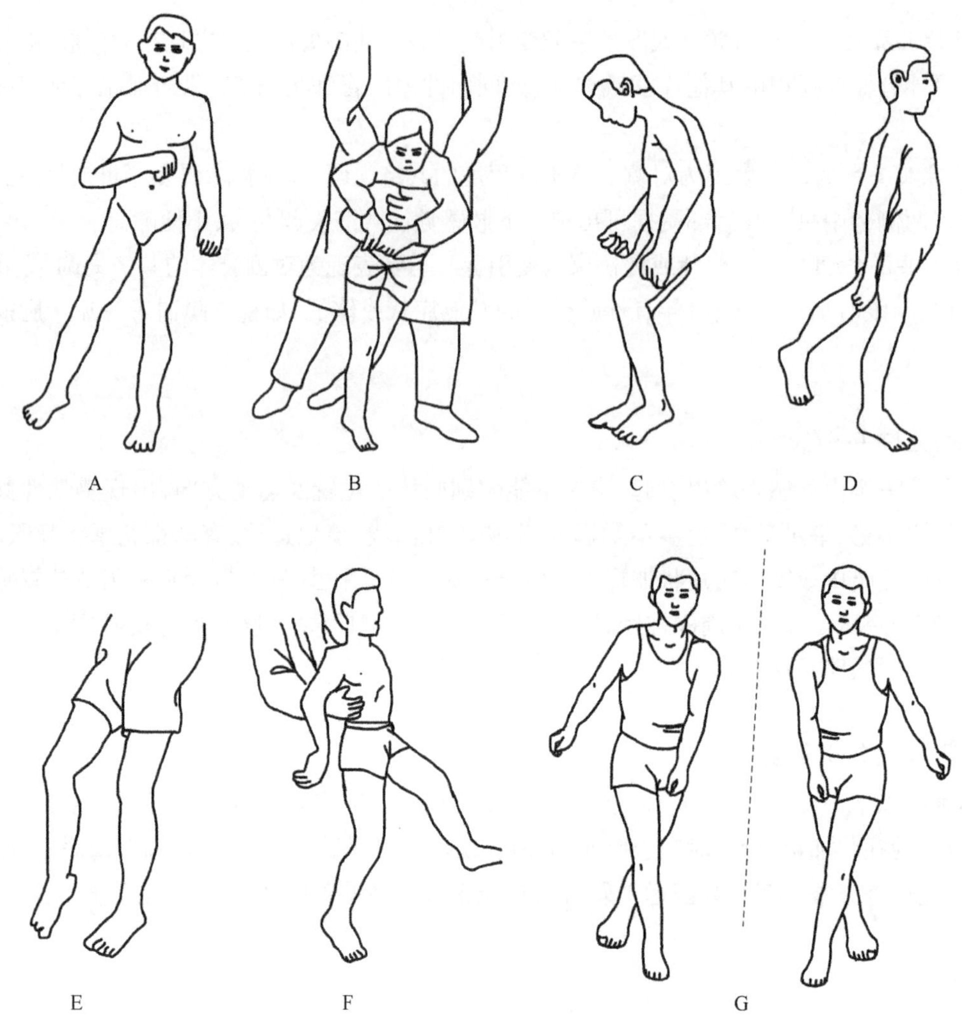

图 3-1 步态异常

A. 痉挛性偏瘫步态;B. 痉挛性截瘫步态;C. 慌张步态;D. 摇摆步态;E. 跨阈步态;F. 感觉性共济失调步态;G. 醉酒步态

资料来源:贾建平,2009. 神经病学. 第6版. 北京:人民卫生出版社:89.

(二) 痉挛性截瘫步态

痉挛性截瘫步态又称“剪刀样步态”,患者双侧肢体严重痉挛性肌张力增高,表现为站立时双下肢伸直位,大腿靠近,小腿略分开,双足下垂伴有内旋,行走时两大腿强直内收,膝关节几乎紧贴,用足尖走路,交叉前进,行走费力,似剪刀状,伴代偿性躯干运动,为双侧皮质脊髓束受损步态。常见于脑瘫的患者,其他如多发性硬化、脊髓空洞症、脊髓压迫症、脊髓血管病及炎症恢复期,遗传性痉挛性截瘫等也可见剪刀样步态。

(三) 慌张步态

慌张步态是帕金森病的典型步态,表现为身体略前倾,行走时起步困难,第一步不能迅速迈出,开始行走后,步履缓慢,后逐渐速度加快,小碎步快速往前,脚底不离地,擦地而行,双上肢自然摆臂减少,停步困难,极易跌倒,转身时以一脚为轴,挪蹭转身。

(四) 冻结步态

冻结步态是一种短暂发作性的步态紊乱,表现为患者起始犹豫,不能行走。患者抱怨自己的脚像粘在地板上，一般持续数秒，偶尔也可长达 30 秒。可以出现在起步犹豫时、转弯时、即将到达目的地时。在晚期帕金森病者中较为常见，且持续时间较长。

（五）摇摆步态

摇摆步态又称“鸭步”，指行走时躯干部，特别是臀部左右交替摆动的一种步态。是由于躯干及臀部肌群肌力减退，行走时不能固定躯干及臀部，左右摇摆。多见于进行性肌营养不良症、进行性脊肌萎缩症、少年性脊肌萎缩症等疾病。

（六）跨阈步态

跨阈步态又称“鸡步”，表现为足尖下垂，足部不能背屈，向前迈步抬腿过高，脚悬起，落脚时总是足尖先触及地面，如跨门槛样。由胫前肌群病变或腓总神经损害所致，常见于腓总神经损伤、脊髓灰质炎、进行性脊肌萎缩、腓骨肌萎缩症等。

（七）感觉性共济失调步态

感觉性共济失调步态表现为肢体活动不稳、晃动，步幅较大，两腿间距较宽，提足较高，双脚触地粗重。失去视觉提示（如闭眼或黑暗）时，共济失调显著加重，龙贝格征阳性，夜间行走不能。多见于脊髓亚急性联合变性、多发性硬化、脊髓痨、脊髓小脑变性疾病等。

（八）醉酒步态

醉酒步态又称“蹒跚步态”或“小脑步态”，表现为站立不稳，行走时步基宽大、左右摇晃，不能沿直线行走。由小脑受损所致，多见于遗传性小脑性共济失调、小脑血管病和炎症等。

第十三节　焦　　虑

一、定义

焦虑（anxiety）是一种情感障碍症状，指在缺乏相应的客观因素情况下，患者表现为顾虑重重、紧张恐惧，以致搓手顿足似有大祸临头，惶惶不可终日，伴有心悸、出汗、手抖、尿频等自主神经功能紊乱症状。焦虑情绪在综合性医院临床就诊患者中广泛存在。

焦虑症（anxiety neurosis）是一种以焦虑情绪为主的神经症，以广泛和持续性焦虑或反复发作的惊恐不安为主要特征，常伴有自主神经紊乱、肌肉紧张与运动性不安。临床分为广泛性焦虑障碍（generalized anxiety disorder，GAD）与惊恐障碍（panic disorder）两种主要形式。

二、临床表现

（一）广泛性焦虑障碍

广泛性焦虑障碍又称慢性焦虑症，是焦虑症最常见的表现形式。以经常或持续存在的焦虑为主要临床特点。常缓慢起病，具有以下表现。

1. 精神焦虑　　精神上的过度担心是焦虑症的核心。表现经常担心未来可能发生的、难以预料的某种危险或不幸事件。

2. 躯体焦虑　表现为多种躯体不适。① 运动不安：可表现为不能静坐，不停地来回走动。有的患者表现为舌、唇、指肌的震颤或肢体震颤；② 躯体症状：胸骨后的压缩感是焦虑的一个常见表现，常伴有气短；③ 肌肉紧张：表现为主观上的一组或多组肌肉不舒服的紧张感，严重时有肌肉酸痛，多见于胸部、颈部及肩背部肌肉，紧张性头痛也很常见；④ 自主神经功能紊乱：表现为心动过速、皮肤潮红或苍白、口干、便秘或腹泻、出汗、尿意频繁等症状。有的患者可出现早泄、阳痿、月经紊乱等症状。

3. 觉醒度提高　表现为过分的警觉，对外界刺激易出现惊跳反应；入睡困难、易惊醒；注意力很难集中，易受干扰；情绪易激惹；感觉过敏，有的患者能体会到自身肌肉的跳动、血管的搏动、胃肠道的蠕动等。

4. 其他　广泛性焦虑障碍患者常合并疲劳、抑郁、强迫、恐惧、惊恐发作及人格解体等症状。

(二) 惊恐障碍

惊恐障碍(panic disorder)又称急性焦虑障碍。患者常在无特殊的恐惧性处境时，突然感到一种突如其来的惊恐体验，伴濒死感或失控感及严重的自主神经功能紊乱症状。发作具有不可预测性和突然性，反应程度强烈，患者常体会到濒临灾难性结局的害怕和恐惧，而终止亦迅速。发作后仍心有余悸，担心再发，不过此时焦虑的体验不再突出，而代之以虚弱无力，需数小时至数天才能恢复。发作期间始终意识清楚，保持高度警觉。

三、鉴别诊断

1. 神经系统疾病伴发的焦虑症状　某些神经系统疾病如脑炎、脑血管病、脑变性病、系统性红斑狼疮、甲状腺疾病、心脏疾病等易于出现焦虑症状。临床上对初诊、年龄大、无心理应激因素、病前个性素质良好的患者，要高度警惕焦虑是否继发于躯体疾病。

2. 药源性焦虑　许多药物在中毒、戒断或长期应用后可导致典型的焦虑障碍。如某些拟交感药物苯丙胺、可卡因、咖啡因，某些致幻剂及阿片类物质，长期应用激素、镇静催眠药、抗精神病药物等。根据服药史可资鉴别。

3. 精神疾病所致焦虑　精神分裂症、抑郁症、其他神经症均可伴有焦虑情绪，焦虑症状在这些疾病中常属于继发症状。

第十四节　抑　郁

一、定义

抑郁是以情感低落、哭泣、悲伤、失望、活动能力减退，以及思维、认知功能迟缓等为主要特征的一类情感障碍。

抑郁症(depression)是以持久性抑郁为主要临床表现的心境障碍。抑郁症患者往往感觉不开心、不愉快、悲观、不愿与人交往。心理上可表现为自我评价过低、自卑自责、缺乏信心，对任何事物都失去兴趣，甚至觉得度日如年，感觉生不如死。上述抑郁状态如果持续存在 2 周以上就应该考虑抑郁症。

二、临床表现

抑郁发作在临床上以情感低落、思维迟缓、意志活动减退和躯体症状为主。

1. 情感低落　主要表现为显著而持久的情感低落、抑郁悲观。患者终日忧心忡忡、郁郁寡欢、愁眉苦脸、长吁短叹。情绪低落症状晨重夜轻是抑郁症的特征性表现之一。

2. 思维迟缓　患者思维联想速度缓慢、反应迟钝，临床表现为主动言语减少，语速明显减慢，声音低沉，工作和学习能力下降。

3. 意志活动减退　患者意志活动呈显著持久的抑制。临床表现为行为缓慢，生活被动、疏懒，不想做事，不愿和周围人接触交往，常闭门独居、疏远亲友、回避社交。严重时出现"抑郁性木僵"。伴有焦虑的患者，可有坐立不安、手指抓握、搓手顿足或踱来踱去等症状。严重抑郁发作的患者常伴有消极自杀的观念或行为。

4. 躯体症状　很常见，主要有睡眠障碍、食欲减退、体重下降、乏力、便秘、身体任意部位的疼痛、阳痿、闭经、性欲减退等。躯体不适主诉可涉及各脏器，以消化道症状较为常见，如食欲减退、腹胀、便秘等，常常纠缠于某一躯体主诉，并容易产生疑病观念，进而发展为疑病、虚无和罪恶妄想。睡眠障碍主要表现为早醒，醒后不能再入睡，有的表现为入睡困难，睡眠不深，少数患者表现为睡眠过多。自主神经功能失调的症状也较常见，易发展成为慢性。

5. 其他　抑郁发作时也可出现人格解体、现实解体及强迫症状，不会出现幻觉和妄想等精神病性症状。老年抑郁症患者除有抑郁心境外，多数患者有突出的焦虑烦躁情绪，有时也可表现为易激惹和敌意。精神运动性迟缓和躯体不适主诉较年轻患者更为明显。因思维联想明显迟缓以及记忆力减退，可出现较明显的认知功能损害症状，类似痴呆表现，如计算力、记忆力、理解和判断能力下降，即"抑郁性假性痴呆"（depressive pseudodementia）

（丁美萍）

思　考　题

1. 常见的意识障碍分为哪几类？各自的临床特点是什么？
2. 临床常见的失语症的分类和表现是什么？
3. 中枢性眩晕和周围性眩晕如何鉴别？
4. 眼肌麻痹分为哪几类？临床常见的眼肌麻痹的原因有哪些？
5. 上运动神经元瘫痪和下运动神经元瘫痪的鉴别要点是什么？

参考文献

陈生弟，2005. 神经病学. 北京：科学出版社.

郭国际，2006. 实用神经系统疾病诊断与治疗. 北京：中国医药科技出版社.

贾建平，2009. 神经病学. 第6版. 北京：人民卫生出版社.

盛树力，2006. 老年性痴呆及相关疾病. 北京：科学技术文献出版社.

头晕诊断流程专家组，2009. 头晕的诊断流程建议. 中华内科杂志，48(5)：435－437.

Rowland L P，Pedley T A，2009. Merritt's Neurology，12th edition. Philadelphia：Lippincott Williams & Wilkins.

第四章

神经系统疾病的病史采集和体格检查

第一节 病 史 采 集

病史采集是神经科医生必备的基本临床技能之一，也是疾病诊断的第一个环节，真实、准确、全面的病史不仅是神经疾病诊断重要依据，而且能为下一步体检和选择有关的辅助检查提供重要线索。有些神经疾病，病史是诊断的主要依据，如偏头痛、癫痫、晕厥等。

神经科病史采集除要遵循一般临床病史采集原则外，还要注意本专业的特点。第一，对于神经科疾病中存在意识、智能、情绪及语言方面障碍的患者，询问病史时除了要有耐心外，要注意从家属、同事、目击者中收集病史。有时患者未能主动提供某些症状，但在后面的体检中发现有这方面的病变线索，应及时补充询问。第二，神经科疾病症状专科特点较强，往往患者不能准确表达，如“头晕”，有的患者指真性眩晕，有的患者则指头昏(假性眩晕)；“麻木”，有的患者指感觉减退或消失，有的则指主观感觉异常，还有人指肌无力。采集病史时要注意仔细甄别。第三，神经科疾病症状复杂，要抓住重点、分清主次，如眩晕患者多伴恶心、呕吐等症状，若抓不住眩晕这一主要症状，易误诊为消化系统疾病。第四，神经系统疾病与系统性疾病相互关联，不少系统性疾病可伴神经系统症状，神经系统疾病也会伴有系统性疾病的症状，采集病史不可局限于神经系统而忽略其他系统。

【现病史】

现病史是病史中最重要的部分，是对疾病进行临床分析和诊断的最重要途径。通常需要了解以下内容：① 起病情况：包括起病时间、症状、缓急、诱因及病因线索；② 主要症状及其特点；③ 病情的发展和演变；④ 伴随症状，包括有鉴别意义的阴性症状；⑤ 诊治经过及疗效。通过病史询问要对整个病程形成清晰的印象，急性起病还是逐渐起病，若是逐渐起病，时间跨度有多长，数天、数月还是数年？主要症状有哪些？演变的次序如何？它们是持续性还是间歇性？加重或缓解的因素有哪些？成功的病史采集有助于对疾病的定位和定性做出初步判断：是否为神经系统疾病？中枢性损害、周围性损害还是两者兼有？疾病的性质可能是什么(炎症、血管性、中毒代谢性、占位、变性疾病等)？下列神经系统常见症状需要仔细询问。

1\. *头痛*　注意头痛部位，是局部、偏侧还是整个头痛；头痛发生形式，是突然发生还是逐渐加重，是持续性还是发作性，如为发作性，发作时间、发作频率如何；头痛性质及严重程度，是胀痛、跳痛、放电样痛还是紧箍痛，能否坚持工作；头痛有无诱发、加重及缓解的因素，对止痛剂的反应；头痛前驱症状和伴随症状，如视觉闪光、发热、恶心、呕吐等。

2\. *疼痛*　询问内容与头痛类似，注意疼痛的部位、性质和发作情况，伴随症状，缓解加重因素，治疗情况。脊髓或脊神经根病变病初常有呈根性分布的疼痛或束带感。

3\. *抽搐*　初次发作开始时间(年龄)、发作频率、有无致病因素或诱因；单次发作的特点：有无视物闪光、幻嗅、幻味、“胃气上升”等先兆，抽搐的部位及形式，是局部、偏侧还是全身，肢体是伸直、屈曲还是阵挛，有无头颈扭转，有无意识丧失、眼球凝视、紫绀、口吐白沫、呼吸暂停、尿便失禁、舌咬伤、发作后昏睡及肢体瘫痪；单次发作持续时间，频繁发作时两次发作间期意识是否恢复。

4. *视力障碍*　是视力减退、视野缺损、复视、视物变形还是幻视，起病及进展情况，有无缓解复发，伴随症状如何。对于复视还要询问复视的方向、实像与虚像的位置关系和距离。

5. *运动功能障碍*　是瘫痪（肌无力）还是运动协调障碍、不自主运动。若是瘫痪，部位是某些肌群，还是单个肢体、偏侧、四肢、双下肢，是远端重还是近端重；瘫痪的程度，是否影响站立、起坐、行走，是否影响日常生活和工作；伴随症状如何，有无肌肉跳动、肌萎缩，有无麻木、疼痛；不自主运动要询问部位、运动模式，加重或缓解因素，伴发症状。

6. *感觉功能障碍*　首先要分辨感觉障碍的性质，感觉障碍是减退或消失，还是感觉异常或感觉过敏、感觉过度；有无针刺感、麻木感、冷热感、重压感，有无无痛性烫伤史，能否感知肢体活动的方向及部位；感觉障碍的起始部位、扩展方向及范围，加重或缓解的因素。

7. *眩晕*　应询问有无视物旋转、摇晃感，症状与头部及体位改变有何关系，持续时间、发作频率如何，是否伴有恶心、呕吐、出汗、面色苍白等自主神经刺激症状，是否有耳鸣及听力减退，是否伴有复视、构音障碍、饮水呛咳、肢体麻木无力等脑干损害症状。

8. *晕厥*　晕厥发生的环境和体位，有无头晕、视物模糊、心慌、胸闷、面色苍白、出冷汗等先兆症状，发作前有无用力、强烈情感刺激、疼痛刺激、突然体位改变、过度通气、咳嗽、排尿等诱因，发作持续时间及表现，有无心脑血管疾病史。

9. *昏迷*　昏迷发生缓急及演变过程，有无前驱症状，是否伴有头痛、呕吐、瘫痪、抽搐、发热等症状，有无外伤、癫痫史，是否接触药物、农药、鼠药、一氧化碳及其他毒物，有无可能引起昏迷的内科疾病史（感染、内分泌疾病、代谢紊乱、心肺肝肾等重要脏器严重病变等）。

10. *排尿障碍*　发病缓急，是尿潴留还是尿失禁，有无膀胱充盈感，是否伴有下肢疼痛、麻木、无力，加重及缓解因素如何。

【既往史】

询问内容同一般内科疾病，包括既往健康状况、疾病史（包括传染病）、外伤手术史、药物过敏史等。要特别注意询问与现病史关系密切的疾病或致病因素，如对脑血管疾病患者要注意询问高血压、糖尿病、高血脂及心脏病史，对癫痫患者要注意询问脑炎、产伤、脑缺血缺氧、脑外伤、脑肿瘤及脑部手术史，对脱髓鞘疾病注意询问有无感染及疫苗接种史，对多发性周围神经病要注意询问有无酒精、恶性肿瘤、重金属和化学品中毒史。

【个人史】

了解出生和发育情况，有无产伤、身体及精神发育异常。生活和工作经历，有无疫区生活史和疫水接触史，有无有毒有害化学品接触史，有无冶游史。有无烟、酒、吸毒等不良嗜好。女性要询问月经及生育史。

【家族史】

神经科疾病有不少为遗传性疾病，如进行性肌营养不良、遗传性共济失调、肝豆状核变性、神经纤维瘤等，要询问家族中有无类似病例，必要时绘出家系图来说明分布情况。对癫痫、偏头痛、特发性震颤等有遗传倾向的疾病患者也应询问家族史。

第二节　神经系统体格检查

神经系统检查既要全面，又要根据病史采集获得的线索把握重点，并要与一般内科检查同步进行。检查前准备必要的专科检查工具（叩诊锤、棉签、大头针、眼底镜、近视力表、电筒、音叉、压舌板），依次检查意识和精神状态、脑神经、运动、感觉、反射、步态。在病史询问阶段就应注意观察患者的意识状态、精神活动、姿势步态、表情、言语等。在体检之前和体检中注意与患者交流,取得患者合作。

【一般检查】

一般检查的目的是对患者一般身体健康状况做大致观察,检查内容包括年龄、性别、生命体征、意识和精神状态、发育体型、皮肤黏膜、姿势步态、头颈面部、躯干、四肢形态,心肺、腹部脏器功能体检等。意识和精神状态是中枢神经系统功能综合反应,是神经系统体检的重要内容,其检查方法见下述,其余项目检查要点同一般内科检查,在此不再赘述。

1. 意识状态　意识是人体对自身及外界环境的识别和察觉能力。正常意识指存在正常睡眠-觉醒周期,在觉醒状态下,感知、语言、情感、认知等高级皮质功能正常,对自身和环境刺激有察觉识别能力并能做出适应性反应。外在表现是感知灵敏、思维敏捷、语言理解表达流畅、行为举止得体。意识障碍分为觉醒(arousal)水平障碍和意识内容障碍两个层次。觉醒水平障碍反映网状结构上行激动系统损害。意识内容障碍则由于双侧大脑皮质广泛受损,感知、语言、情感、认知等高级皮质功能障碍。觉醒是产生意识内容的前提,故觉醒障碍多伴意识内容障碍,但意识内容障碍则不一定有觉醒障碍。一般情况下,觉醒水平障碍和意识内容障碍均被称作意识障碍,有时意识障碍专指觉醒水平降低。意识状态主要通过观察患者对语言、声光及疼痛刺激的反应做出判断,生命体征和脑干反射检查对判断意识障碍程度也很有价值。各种意识障碍表现详见第三章第一节。

2. 精神状态　精神状态异常见于额叶损害、广泛的皮质损害(痴呆)及代谢性、精神性疾病。如上所述,在采集病史时通过观察患者的举止言行就可以对患者的精神状态有个大致的了解。注意观察以下情况。

(1) 行为举止:患者仪表、衣着修饰、清洁卫生是否得体,表情是否自然,有无接触困难,有无胡言乱语、行为错乱,检查能否配合等。

(2) 情感:有无情感淡漠、情绪低落、焦虑、恐惧、欣快、躁动,有无喜怒无常、情绪波动、易激惹。

(3) 知觉:有无错觉、幻觉。

(4) 思维:有无思维迟钝或过度活跃,有无思维贫乏或思维跳跃,思维是否连贯、符合逻辑,有无妄想。

(5) 智能:见本节“脑高级功能检查”部分。

(6) 自知力:对自己患病情况是否有自知力,是否有求治愿望。

【脑高级功能检查】

脑高级功能指由大脑皮质承担的语言、情感、思维活动、记忆、感觉综合、运动综合等复杂功能。注意这些高级功能必须在意识清晰、注意力完整的条件下才能实现。因此,只有意识和注意力正常的患者才可进行此项检查。有些特殊高级功能障碍,如失语、失认、失用等还要求患者视听觉及发音器官正常,无肌肉瘫痪及共济运动障碍时才能检查。脑高级功能检查一般可先了解有无全面性脑高级功能损害,即有无痴呆。如无痴呆,则可检查有无个别脑高级功能损害,如失语、失认、失用等。

1. 总体认知功能检查　① 定向力:包括时间、地点、人物定向。② 常识:根据患者文化背景提问,判断是否具备应该知道的常识。如“现在的总理是谁?”“我们国家的首都在哪个城市?”③ 记忆力:说出三个物件的名称或出示实物,让其识记,3~5 分钟后让其回忆,若不能回忆说明近期记忆受损。询问可以核实的以往经历的事件、人物、地点、时间等信息,测试其远期记忆。④ 注意力:让患者重复一串随机数字(如电话号码),正常人至少能重复 5 位,不足 5 位提示注意力障碍,此项检查同时可反映即刻记忆。让患者注视检查者伸出的示指不要移开,另一只手在其视野周围移动干扰之,有注意力障碍时常不自主地离开注视目标去看移动的手。⑤ 理解和判断:询问“你今天为什么来看医生?”⑥ 抽象思维:

让患者解释常用成语或比较两种物体的异同点，如“守株待兔是什么意思？”“苹果和橘子有什么相同之处？”⑦ 计算：测试 100 连续减 7。也可用日常事例测试，如“一斤青菜卖两毛，一块六毛钱能买几斤？”⑧ 语言的流利性：通过与患者谈话判断。⑨ 必要时可进行智能量表测试，临床常用简易精神状态检查量表（mini mental status examination，MMSE）和长谷川痴呆量表（Hasegawa dementia scale，HDS）。MMSE 总分 30 分。认知障碍评判标准应考虑患者的教育水平，文盲≤17 分，小学文化≤20 分，中学文化≤24 分提示有认知功能损害（表 4－1）。

表 4－1　简易精神状态检查量表（MMSE）

项　　目	评　　分
定向力	
时间：年、季节、月、日、星期几（每项 1 分）	5
地点：国家、省、县或市、所在医院或病房大楼、楼层或房间（每项 1 分）	5
识记	
说出三个物体的名称，如“皮球、铅笔、苹果”，嘱其复述（每项 1 分） 　若不能完全复述，让其反复识记，直至能完全重复	3
注意和计算	
计算 100 连续减 7，连减 5 次：100－7＝？ 93－7＝？ 86－7＝？ 79－7＝？ 72－7＝？（每项 1 分）	5
回忆	
嘱其重复前述 3 个物体的名称（每项 1 分）	3
语言	
出示铅笔和手表，嘱其说出名称（每项 1 分）	2
复述“四十四只石狮子”	1
口头命令：“把一张纸拿在右手上，对折，再放到大腿上。”（每步 1 分）	3
读出并执行书面指令：“闭上你的眼睛。”	1
书写一个完整的句子	1
结构	
临摹 2 个交叉的五边形	1
总分	30

2. 专项脑高级功能障碍检查

（1）记忆障碍：记忆指识记、贮存、提取信息的能力。临床对记忆的测试分为即刻记忆、近期记忆、远期记忆三部分，大体分别反应识记、贮存、提取三个记忆过程。① 即刻记忆（immediate recall）：检查方法大致同注意力检查，常用顺行性数字广度测试，即令患者重复一串数字，从 3 位数字串开始，逐渐增加数字串长度，正常成人能顺向重复 5～9 位，低于 5 位提示即刻记忆障碍。② 近期记忆（recent memory）：主要评价学习新信息的能力。通常先出示 3～4 个实物或词语，通过重复让患者先记住（属即刻记忆），3 分钟后令其回忆。对于有失语的患者，可令其从一堆物件中把刚才出示的物体找出来。时间和地点定向力与近期记忆功能有关，是测试近期记忆的有用指标。人物定向与近期记忆无关。③ 远期记忆（remote memory）：远期记忆与近期记忆实际差别仅在于后者需要学习新信息的能力。远期记忆测试主要通过询问以往的经历、事件、人物等信息，如以往的工作单位名称、同事及领导姓名，生日、结婚纪念日，单位家庭门牌、电话号码等，注意提问及回答结果的评判应考虑患者的教育水平。

（2）失语症：失语症指发音器官运动功能完好、视听功能正常的情况下出现的语言功能障碍。临床上常见的四种失语类型,即运动性失语、感觉性失语、传导性失语、混合性失语。失语症的检查一般从口语表达、理解、复述、命名、阅读和书写几方面观察。① 口语表达:观察自发谈话是否减少,口语表达是否流利,有无发音不准及语言节奏异常,有无找词困难、用词错误(多余词语、词语替代、无意义的自造词语)、语法错误。② 理解:观察患者对口头指令的理解力。用口头形式下达下列指令,由简到繁,如"闭上眼睛""把你的左手抬起来""用你的左手摸一下你的右边的耳朵""走到门口,敲三下门,再回来躺下"。先不要做示范动作,如其不能执行指令,再给以指令并做示范动作,如能模仿,说明患者检查合作而且无运动方面的障碍,不能执行指令是语言理解障碍所致。③ 复述:令患者复述字、词组、数字等,如门、皮球、狗和机器、百分之八十八、乌鲁木齐和呼和浩特,如无障碍,再复述语句,由简到繁。④ 书写:令患者抄写、听写、主动书写。⑤ 阅读:令患者执行书面指令,如"用您的左手摸一下右耳";让患者朗读书报文字,然后询问文章内容,观察患者是否理解文字的意义。⑥ 命名:出示患者熟悉的物件,如"钢笔""手表""牙刷"等,让其说出名称。命名障碍(命名性失语或遗忘性失语)不能说出原来熟悉的物件名称,常用描述性词语代替,如将"钢笔"说成"写字用的"。命名性失语常与其他失语合并存在,很少单独出现。

(3) 失认症:失认(agnosia)指虽然患者的深浅感觉、视觉、听觉等基本感觉功能正常,无明显智能减退,但不能通过某种感觉途径辨认以往熟悉的物体、人物面孔、自身身体或空间结构。失认包括触觉失认、视觉失认、听觉失认,体像障碍、偏侧肢体忽略也属失认症范畴。各种失认检查方法简介如下。① 触觉失认:患者虽然皮肤浅感觉和关节肌肉深感觉正常,但不能通过触摸识别原来熟悉的物体。检查方法是令患者闭目,双手分别辨认熟悉的物体,如钥匙、手表、牙刷等,令其说出物体名称。② 视觉失认:患者视觉正常,能看见对象却不能识别。视觉失认可表现为物体失认、颜色失认、面孔失认等类型。纯失读也是一种视觉失认表现,患者能看见文字却不明白文字的含义。检查方法是出示常用物品或其图片、患者熟悉的人物照片,令其指出物品的名称、颜色及人物身份,若无法表达,可令其从多个对象中挑选出指令的物品、颜色及人物。③ 听觉失认:患者听觉正常,能听到声音却不明白其含义。检查方法是让患者听各种声音,如铃声、钟表声、翻书声、汽车喇叭声,令其辨别声音性质。④ 偏侧视觉忽略:偏侧视觉忽略常表现为看书、书写、画画忽略一侧空间,常用的测试方法有划消测试、线等分测试、画钟测试等。划消测试的方法是让患者把一张纸上杂乱排列的英文字母(或数字、图形)中的某一符号(如字母"A")划消掉,阳性结果表现为患者只划消半边纸上的字母,另半张纸上内容被忽视。线等分测试的方法是让患者把一条横线从正中分开,正常人误差不超过 10%,偏侧视觉忽略者常明显偏向一侧。画钟测试的方法是先在纸上画一个圆圈,令患者补充画成钟面,阳性结果表现为患者将数字画到钟面一侧。⑤ 体像障碍:体像障碍也是一种失认的表现,可表现为自体部位失认、偏侧肢体忽略及病觉缺失。检查时注意观察日常生活有无一侧肢体忽略现象,令其执行指令"伸出你左手拇指,放在右边耳朵上",询问"你知道你的左侧肢体有什么问题吗?"

(4) 失用症:失用症(apraxia)系运动的整合功能损害所致,患者虽然无瘫痪、共济运动、肌张力及感觉障碍,但不能执行原来熟悉的技巧性动作或有目的的动作。失用症尽管发生率较高,但经常不能被发现,因为患者很少主动诉说有这方面的障碍。

失用症检查时重点检查口面动作和上肢动作。注意观察日常生活中口面部和肢体活动有无障碍,肢体失用通常表现为上肢不能执行写字、系鞋带、扣扣子、弹琴等技巧性动作,下肢失用可导致失用步态,口面失用常表现为伸舌、眨眼、吹口哨、吹火柴等运动障碍。检查时先要求患者做指令性不及物动作(如伸舌、眨眼、吹口哨、敬礼、握拳),再做及物模拟动作(如模仿梳头、刷牙、钉钉子、点烟、开锁),再提供实物要求做实物操作。如不能完成,可做示范动作,再令其模仿。

(5) 视空间定向障碍:患者对空间位置关系失去辨别能力,看不懂简单的地图,不能认识道路及方位。视空间定向障碍还可导致结构性失用。检查时可要求患者画出房子、钟面、立方体等图形,如不能主动性作画,可令其临摹。也可提供积木让其搭出一定的二维及三维结构。

【脑神经检查】

1. 嗅神经(Ⅰ)　患者闭目,一手将一侧鼻孔压闭,将带有气味但无刺激性的物质(如樟脑、薄荷、香水、香油、香烟、牙膏等)置于另一侧鼻孔前测试其嗅觉。一侧测试完毕,同法测试另一侧。嗅神经检查定位意义有限,一般不作为常规,但在有线索提示病变可能累及嗅神经时,如前额底部肿瘤、前颅凹骨折、脑底脑膜炎等,应做此项检查。

2. 视神经(Ⅱ)

(1) 视力:利用视力表分别检查两眼视力,屈光不正可戴矫正眼镜测试。若视力减退超出视力表可测范围,可依次检查对一定距离的手指数、指动、光感的辨别能力,若某患者仅能分辨眼前 1 m 处手指数,其视力可记录为 1 m 指数。用电筒照其眼无光感说明完全失明。对不能配合检查者,可迅速将手指从侧面伸到其眼前,观察有无眨眼反应,粗略估计视力情况,还可鉴别伪盲者。视力减退需首先排除眼科疾病(如青光眼、白内障、角膜白斑、屈光不正、视网膜色素变性等)才能确定视觉神经通路损害。

(2) 视野:一般先用粗测法,检查者与患者相距 1 m 左右面对面而坐,先各自用手遮盖相对一侧眼睛,另一侧眼睛互相对视,检查者用示指在两人中间分别从内、外、上、下各方向的周围向中间移动,当患者看到手指时立即报告,比较两人视野范围,粗略估计患者视野缺损情况。同法检测另一侧。若发现有视野缺损,再用视野计精确测定。

(3) 眼底:患者取坐位或仰卧位,眼球正视前方勿动,检查右眼时,检查者立于右侧,以右手持眼底镜并用右眼观察,检查左眼时以上各项换为左侧。注意观察以下内容:视乳头颜色、形状、大小;是否存在生理凹陷;视乳头边缘是否清晰;血管颜色、形态;有无出血、渗出、色素沉着。

3. 动眼神经、滑车神经和外展神经(Ⅲ、Ⅳ、Ⅵ)

(1) 视诊:有无眼裂不对称或眼睑下垂,眼球有无斜视或同向凝视,有无眼球突出或内陷。

(2) 眼球运动:嘱患者头部固定,两眼注视前方检查者的手指,然后随之向上、下、左、右、内上、内下、外上、外下 8 个方向转动,注意观察有无活动受限及眼震,并询问有无复视。

(3) 瞳孔:① 观察两侧瞳孔大小、形状,有无瞳孔不等大。② 瞳孔对光反射:用手电筒从侧方照射瞳孔,观察同侧及对侧瞳孔是否缩小。光照引起同侧瞳孔缩小为直接对光反射,对侧瞳孔缩小为间接对光反射。③ 眼调节反射:先让患者两眼平视前方远处的物体,然后突然将示指置于其眼前让其注视,观察有无两眼内聚、瞳孔扩大。④ 睫脊反射:给头颈或胸部的皮肤施以疼痛刺激(抓捏或针刺)可反射性引起瞳孔缩小,此反射的传入神经为支配皮肤的感觉神经,传出神经为颈交感神经。

4. 三叉神经(Ⅴ)

(1) 面部感觉:以针刺测试痛觉,棉签检查触觉,盛有冷、热水的试管检查温度觉。注意左右对比,有感觉障碍时应注意其分布特点,是周围性、核性(节段性)还是传导束性。

(2) 咀嚼肌运动:双手触摸两侧咬肌及颞肌,检查有无肌萎缩及肌肉松弛,再令患者做咀嚼动作,了解收缩力量,有无不对称。令患者张口,观察下颌有无偏斜,再让其向两侧移动下颌,并以阻力对抗之,检查力量大小。张口下颌偏向一侧提示该侧翼肌麻痹。

(3) 角膜反射:以捻成细束的棉丝轻触角膜,可引起两侧迅速闭眼。刺激同侧反射性闭眼为直接角膜反射,对侧为间接角膜反射。刺激结膜引起的类似反应称结膜反射。

(4) 下颌反射:患者略张口,检查者以手指放在其下颏中部,用叩诊锤叩击手指,反射效应为下颌上提。传入、传出神经均为三叉神经,反射中枢在脑桥。正常人此反射轻微或不能引出,此反射增强提示脑桥以上双侧皮质脑干束损害。

5. 面神经(Ⅶ)

(1) 运动:观察有无口角歪斜、额纹及鼻唇沟变浅和眼裂增宽。让患者做鼓腮、吹哨、示齿、闭眼、皱眉、皱额等动作,左右对比,观察有无相应的面肌瘫痪。疑有轻度面肌瘫痪时可在患者闭眼及鼓腮时给予阻力进一步验证。

(2) 味觉:检查者用酸、甜、咸、苦四种试剂(可用白醋、糖水、盐水、奎宁水代替)依次检查舌前2/3味觉。检查前应交代注意事项,取得患者配合。令患者伸舌,每次用棉签蘸少许试剂分别涂在两侧舌前2/3,让其指认写在纸上的"酸、甜、咸、苦、无"5字之一表示结果,也可检查者说出这5个字让患者点头表示确认,摇头表示否定,检查中患者不能缩舌或讲话。每检查完一种味觉,用温水漱口再检查下一种。

6. 位听神经(Ⅷ)

(1) 蜗神经:注意能否听见谈话声,能否听见耳旁的捻指音或捻发音,能否听见秒表或音叉振动声,测定可听最远距离,通过左右比较或与检查者的正常听力比较,判断有无听力减退。对不能配合检查的患者,在其不注意时,于其一侧或身后突然给予强声刺激(如用力拍掌),如能引起反射性闭眼或扭头动作,说明患者有一定听力,此反射还可鉴别伪聋者。精确测定听力可行电测听检查,其原理是施加不同频率(125~12 000 Hz)的纯音刺激,记录每一频率可感知的最低声音强度,并将结果绘成听力曲线,了解不同频率的声音听力。传导性耳聋低频听力减退较明显,神经性耳聋时高频听力减退较明显。用128 Hz的音叉行林纳试验(Rinne test)和韦伯试验(Weber test),可鉴别耳聋的性质,即区别传导性耳聋与神经性耳聋。① 林纳试验:用振动的音叉放于患者耳旁(检查气导),当患者听不见时立即报告,迅速将音叉柄末端置于乳突上(检查骨导),让其报告能否听到,再反过来测试,比较气导时间与骨导时间的长短。正常人气导时间比骨导时间长数秒,传导性耳聋气导<骨导,神经性耳聋虽气导>骨导,但两者时间均缩短。② 韦伯试验:将振动的音叉柄末端置于患者额中线,比较两侧音响强度,正常两侧相同,传导性耳聋偏向患侧,神经性耳聋偏向健侧。

(2) 前庭神经:首先要观察患者有无眩晕、眼震、呕吐、步态不稳等前庭症状或体征,当怀疑前庭功能损害时,可行变温试验(冷热水试验)或旋转试验检测前庭功能。① 变温试验:检查前要排除鼓膜穿孔。检查垂直半规管时患者取坐位,头略前倾;检查水平半规管时取卧位,头后仰60°。检查者将冷水(30℃)或热水(40℃)缓慢灌入外耳道(100~250 mL),正常人一般20~30秒后可出现眩晕、恶心及眼震,冷水试验引起的眼震向对侧,热水引起的眼震向同侧,持续时间40~50秒。若持续时间不足15秒,或3分钟仍无上述反应,提示前庭功能障碍。② 旋转试验:患者坐在转椅上,头前倾30°,闭眼,将转椅向一侧旋转(10秒,20转以上),突然停止转动,让患者睁眼,可见与旋转方向相反的水平性眼震,正常持续时间约30秒,不足15秒提示前庭功能障碍。

7. 舌咽神经和迷走神经(Ⅸ、Ⅹ)

(1) 运动:首先询问有无吞咽困难、饮水呛咳,注意讲话时有无声音嘶哑、带鼻音或失音。当一侧舌咽神经和迷走神经麻痹时,让患者张口,可见患侧软腭弓下垂,发"啊"声时软腭弓不能上提,悬雍垂向健侧偏斜。必要时可通过喉镜检查有无声带麻痹。

(2) 感觉:用压舌板轻触两侧软腭及咽后壁,检查有无触觉减退或消失。检查舌后1/3味觉,方法同前。舌咽神经麻痹可致患侧咽部感觉缺失。

(3) 咽反射:用压舌板轻触两侧咽后壁,可引起呕吐及软腭上抬动作。此反射的传入神经为舌咽神经,传出神经为迷走神经,反射中枢在延脑,当反射通路受到损害时咽反射消失。双侧皮质脑干束损害引起的假性延髓麻痹仅有双侧咽喉肌运动功能障碍,无感觉及咽反射消失。

8. 副神经(Ⅺ) 观察有无斜颈、塌肩,胸锁乳突肌和斜方肌有无萎缩。令患者转头和耸肩,以阻力对抗之,检查力量大小,有无不对称。

9. 舌下神经(Ⅻ)　让患者伸舌,观察有无偏斜、舌肌萎缩及肌束颤动。令患者将舌抵住一侧颊部,以阻力对抗测试其力量大小。

【运动系统检查】

1. 肌肉关节形态　观察有无肌萎缩或肥大及其分布,是否伴有肌束颤动,有无关节挛缩、畸形,注意左右比较。必要时可测量两侧肢体对称部位周长,一般上肢取尺骨鹰嘴、下肢取髌骨为标记,在其上、下 10~15 cm 处用软尺测量。

2. 肌张力　肌张力主要通过触摸肌肉坚实程度和感知肢体被动运动阻力来判断。检查时嘱患者尽量放松,触摸肌肉硬度,以不同速度和幅度反复被动运动其关节,体会阻力大小,并注意左右比较。肌张力增高时触摸肌肉有坚实紧绷感,被动运动肢体关节时阻力增大;肌张力降低时肌肉柔软弛缓,被动运动肢体阻力减小。若有肌张力增高,注意进一步区别其特点,是折刀样或是铅管样、齿轮样。各种肌张力改变的临床特点及解剖基础总结于表 4-2。注意额叶病变亦可出现肌张力升高,这是由于注意力障碍,对被动运动的不自主抵抗引起的。

表 4-2　各种肌张力改变的临床特点及解剖基础

肌　张　力	临 床 特 点	病变解剖基础
降低	肌肉柔软弛缓,被动运动肢体阻力减小	下运动神经元、小脑、急性锥体束损害(如脑卒中、脊髓炎)
增高		
折刀样肌张力增高	单向阻力为主(上肢伸直、下肢屈曲),关节运动之初、快速运动时更明显	锥体束损害
铅管样肌张力增高	阻力大小始终一致,不受运动方向及运动速度影响,呈“铅管样”强直,叠加震颤时呈“齿轮样”强直	基底节(锥体外系)
不自主抵抗	任何接触可引起肢体僵硬,外加力量越大,阻力越大	额叶或广泛皮质损害

3. 肌力(muscle strength)

(1) 一般检查:令患者主动做关节运动,并以阻力对抗之,检查肌肉收缩力大小。检查上肢时,可令患者抬臂,外展、内收肩关节,分别屈伸肘、腕、指关节。检查下肢时,可令患者屈、伸、外展、内收髋关节,分别屈伸其膝、踝、趾关节。检查颈部时,可令其头部前屈、后伸。检查躯干肌,则令其做仰卧起坐动作及俯卧抬头、抬肩动作。若不能对抗阻力,则嘱其做抗重力动作,观察肢体上抬的高度及角度。不能对抗重力时,观察肢体能否在床面上移动;无关节活动时,则观察有无肌肉收缩。肌力大小可分 6 级表示。

0 级:完全瘫痪,无任何肌肉收缩活动。

1 级:肌肉可收缩,但无关节活动。

2 级:肢体能在床面移动,但不能抬离床面。

3 级:肢体能抬离床面(可对抗重力),但不能对抗附加阻力。

4 级:肢体能抬离床面并可对抗一定附加阻力,但比正常差。

5 级:肌力正常。

(2) 轻瘫试验:轻度肢体瘫痪,一般检查不能肯定时,可做轻瘫试验明确之。

1) 上肢轻瘫试验:① 嘱患者两臂前伸,掌面朝下,手指并拢,瘫痪侧肢体可出现下垂、小指外展、前臂旋前动作;② 两臂前伸,两手掌相对但不接触,各指用力分开,瘫痪侧手指逐渐靠拢并屈曲。

2) 下肢轻瘫试验:① 敏格锡尼试验(Mingazini test),患者仰卧,嘱其膝、髋关节呈直角屈曲,瘫痪侧小腿会逐渐下垂;② 杰克逊征(Jackson sign),患者仰卧,两下肢伸直,患侧下肢呈外展外旋位;③ 巴利下肢第一试验,患者俯卧,膝关节呈 90°或略低于 90°屈曲,瘫痪侧小腿会逐渐下垂;④ 巴利下肢第二试验,患者俯卧,令其足跟尽量靠近臀部,可观察到患侧足跟与臀部距离较大。

(3) 个别肌肉肌力检查:怀疑个别肌肉肌力减退时(见于周围神经、神经根及脊髓节段性病变),可做针对性重点检查。肢体主要肌肉神经支配及其肌力检查方法列于表 4-3。

表 4-3 肢体主要肌肉神经支配及其肌力检查方法

肌　　肉	主要神经根	周 围 神 经	功　能	检 查 方 法
三角肌	C_5	腋神经	上臂外展	上臂水平外展位,检查者将肘部下压
肱二头肌	$C_{5\sim6}$	肌皮神经	屈肘,前臂旋后	前臂旋后并屈肘,检查者加阻力
肱桡肌	$C_{5\sim6}$	桡神经	屈肘,前臂旋前	前臂正中位屈肘,检查者加阻力
肱三头肌	C_8	桡神经	伸肘	伸肘,检查者加阻力
桡侧腕长伸肌	$C_{6\sim7}$	桡神经	伸腕	伸腕,检查者于手背桡侧加阻力
尺侧腕伸肌	C_7	桡神经	伸腕	伸腕,检查者于手背尺侧加阻力
桡侧腕屈肌	$C_{6\sim7}$	正中神经	腕关节屈曲并外展	屈腕,检查者于手掌桡侧加阻力
尺侧腕屈肌	C_8	尺神经	腕关节屈曲并内收	屈腕,检查者于手掌尺侧加阻力
指伸肌	C_7	桡神经	伸 2~5 指	伸 2~5 指,检查者加阻力
指屈肌	$C_8\sim T_1$	正中、尺神经	屈 2~5 指	屈 2~5 指,检查者加阻力
拇短展肌	T_1	正中神经	外展拇指	外展拇指,检查者加阻力
拇对掌肌	T_1	正中神经	拇指对掌	拇指对掌,检查者加阻力
第一骨间背侧肌	T_1	尺神经	外展示指	外展示指,检查者加阻力
小指展肌	T_1	尺神经	外展小指	外展小指,检查者加阻力
髂腰肌	$L_{2\sim3}$	股神经	屈髋	仰卧呈直角屈髋屈膝,对抗进一步屈髋
股四头肌	$L_{2\sim3}$	股神经	伸膝	对抗伸膝
内收肌	$L_{2\sim4}$	闭孔神经	内收髋	仰卧两腿伸直分开,检查者对抗并拢
臀大肌	$L_5\sim S_2$	臀下神经	伸髋	俯卧屈膝,检查者对抗膝关节抬离床面
臀中肌,臀小肌	$L_4\sim S_1$	臀上神经	外展髋	仰卧两腿伸直并拢,检查者对抗分开
股后肌群	$L_5\sim S_1$	坐骨神经	屈膝	屈膝,检查者加阻力
胫前肌	$L_{4\sim5}$	腓神经	踝背屈	踝背屈,检查者于足背侧加阻力
趾长、短伸肌	$L_5\sim S_1$	腓神经	趾背屈	趾背屈,检查者于趾背侧加阻力
腓骨肌	$L_5\sim S_1$	腓神经	足外翻	足外翻,检查者于足背外侧加阻力
胫骨后肌	L_4	胫神经	足内翻	足内翻,检查者于足背内侧加阻力
小腿三头肌	$S_{1\sim2}$	胫神经	踝跖屈	踝跖屈,检查者于足底加阻力

4. 不自主运动(involuntary movement)　观察有无不能控制的异常运动动作,并注意其运动模式、速度、幅度、节律,情绪波动、安静、随意运动、疲劳、睡眠对其有何影响。确定不自主运动属何种类型,如舞蹈样运动、手足徐动、震颤、抽动、肌阵挛等。

5. 共济运动(coordination movement)　观察吃饭、刷牙、穿衣、取物、写字等日常活动是否协调准确,并做以下检查。

(1) 指鼻试验(finger-to-nose test)及对指试验(finger-to-finger test):指鼻试验时,令患者上臂伸直,从不同方向以示指指尖指自己的鼻尖;对指试验时,令患者两臂伸直并外展,然后两侧示指指尖对指。

先睁眼、后闭眼,重复进行,观察是否准确。小脑共济失调时指鼻或对指不准并有意向性震颤,感觉性共济失调睁眼无障碍,闭眼则不准。

(2) 快复轮替动作试验(rapid alternating test):令患者前臂快速交替旋前、旋后,或以手掌、手背交替拍打另一侧手掌,或足跟着地,足掌连续拍打地面。小脑共济失调时这些动作显得笨拙,节奏变慢且不均匀,称轮替运动障碍(dysdiadochokinesia)。帕金森病亦有快复轮替动作障碍。

(3) 反跳试验(rebound test):患者用力屈肘,检查者一手握住患者腕部对抗之,一手保护患者前胸,随后突然撤除阻力,小脑病变患者上肢活动不能终止以致反击自己胸部或面部。

(4) 跟-膝-胫试验(heel-knee-shin test):患者仰卧,一腿抬高,再以足跟置于另一腿膝盖上,然后沿胫骨前面直线向下移动(图 4-1)。小脑共济失调时抬腿找膝盖不准,下移摇晃不稳。感觉性共济失调时闭目找膝盖不准。

(5) 龙贝格征(Romberg sign):也称闭目难立征。让患者双臂平伸、两腿并拢站立,然后闭目,观察有无不稳及倾倒。感觉性共济失调时睁眼能站稳,闭眼不稳,称龙贝格征阳性。小脑病变时,睁眼、闭眼均不稳,小脑半球病变易向患侧倾倒,小脑蚓部病变易向后倾倒,闭眼时更明显。前庭共济失调时睁眼、闭眼均不稳,闭眼更明显,但并非立即出现,而是稍等片刻后不稳才加重,倾倒方向多不固定。

(6) 起坐试验:患者仰卧,两臂交叉抱胸,无支撑情况下设法坐起,正常坐起时两下肢下压床面,小脑病变时出现屈髋、两腿抬离床面,坐起困难,称联合屈曲运动。

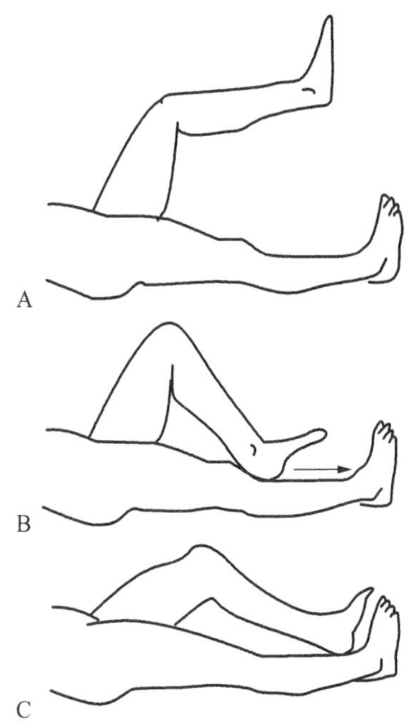

图 4-1 跟-膝-胫试验检查法

A. 一腿抬高;B. 以足跟置于另一腿膝盖上;C. 沿胫骨前面直线向下移动

6. 姿势和步态 依次观察站立姿势,一般行走情况,脚跟、脚尖及脚跟对脚尖(直线行走)行走情况。注意从前、后、侧面观察姿势步态有无异常,行走时开步、转弯、步幅、速度、节奏、姿态有无异常。常见姿势步态异常特点参见第三章。

【感觉系统检查】

需要依赖患者主观感受,费时费力,特别需要取得患者合作和耐心。对轻度感觉减退需要反复核实,注意左右比较、近端与远端比较。

1. 浅感觉

(1) 痛觉:用大头针刺激皮肤进行痛觉检查,询问是否有疼痛。

(2) 触觉:患者闭目状态下,用棉签或纸片轻触皮肤进行触觉检查,询问触碰部位。

(3) 温度觉:用装有冷水(5~10℃)和热水(40~50℃)的试管接触皮肤,也可用手触摸患者皮肤粗略测试温度觉,患者的感觉应与检查者相反,如检查者感觉凉时患者应感觉温暖,反之亦然。依次检查左、右侧,肢体近端与远端,注意损害的分布和范围。发现感觉减退时,为确定其范围,一般从感觉减退区向正常区检查,若为痛觉过敏则从正常区向过敏区检查。一般痛、触觉无异常可不做温度觉检查。

2. 深感觉

(1) 运动觉:患者闭目,检查者轻轻夹住手指或脚趾两侧使其屈曲或背伸,令患者说出运动方向,即"向上"或"向下"(图 4-2)。先小幅运动,若患者不能识别,再加大运动幅度。

(2) 位置觉:患者闭目,检查者将其肢体放在一定位置,令患者报告或让其用另一肢体模仿。

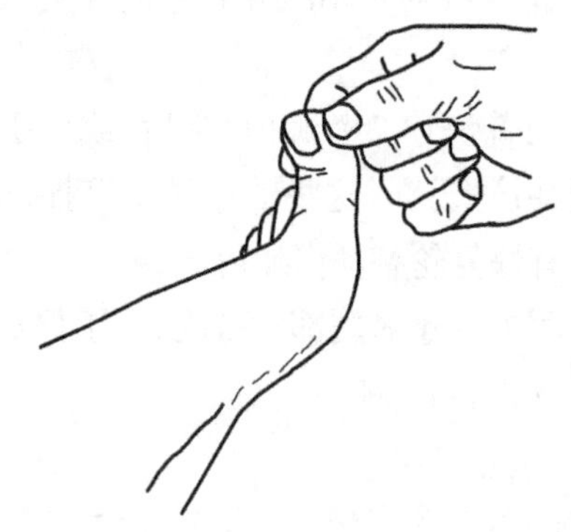
图 4-2 关节运动觉检查法

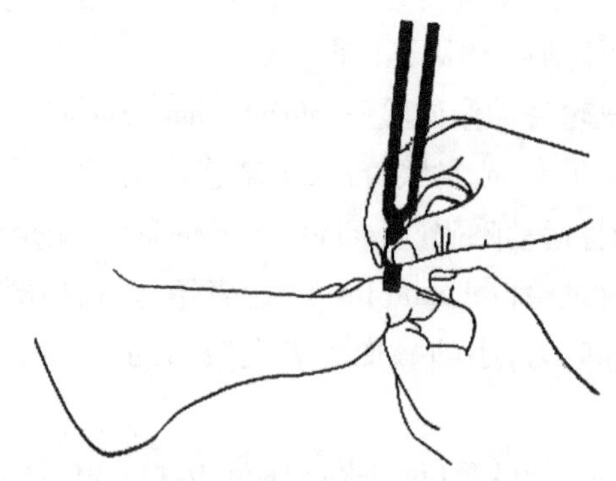
图 4-3 关节振动觉检查法

(3) 振动觉:将振动的音叉柄末端置于骨突起处,如手指、尺骨及桡骨茎突、鹰嘴、足趾、内踝及外踝、胫骨、膝盖、髂棘、肋骨等,询问有无振动感,比较左右两侧感觉强弱及持续时间(图 4-3)。

(4) 复合感觉

1) 实体觉:患者闭目,让其触摸熟悉的物件,如钥匙、钢笔、牙刷等,再令其说出物件的形状和名称。分别测试两手辨别力并进行比较。

2) 图形觉:患者闭目,检查者用手指或竹签在其皮肤画写简单的图形、阿拉伯数字、英文字母等符号,令其说出书写的内容,左右比较。

3) 定位觉:患者闭目,用手指或棉签轻触其皮肤,让其指出刺激部位。正常误差手部<0.35 cm,躯干<1 cm。

4) 两点辨别觉:患者闭目,用钝脚两脚规的两脚或一脚分别刺激皮肤,令其报告是一点还是两点,若能正确区别,逐渐缩短两脚间距离,重复刺激,直至不能区别为止,注意左右比较。正常身体各处最小两点刺激辨别距离不一,其中指尖 0.2~0.4 cm、手掌 1.5~2 cm、手背 2~3 cm、小腿前面 4 cm、后背 6~7 cm。

【反射检查】

1. 浅反射

(1) 腹壁反射(abdominal reflexes)($T_{7\sim12}$,肋间神经):患者仰卧,下肢半屈曲使腹壁放松,检查者以钝器(如竹签)沿肋下缘、平脐及腹股沟上方,由外向内划两侧腹壁皮肤,反射效应为相应节段腹肌收缩,肚脐向刺激侧偏移(图 4-4)。刺激以上三处腹壁引起的反射分别称上、中、下腹壁反射,其基本反射中枢分别位于 $T_{7\sim8}$、$T_{9\sim10}$ 及 $T_{11\sim12}$。

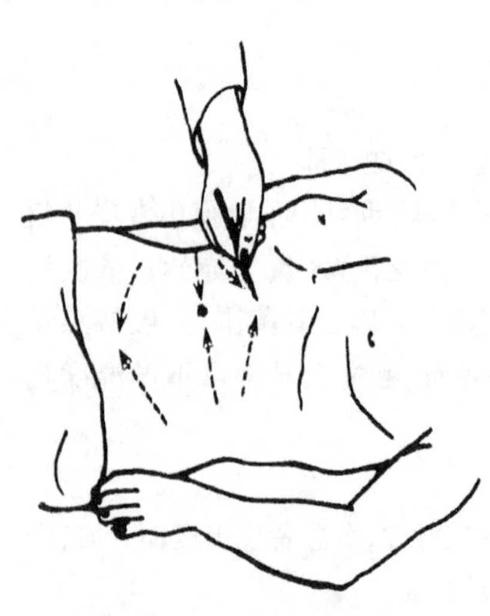
图 4-4 腹壁反射检查法

(2) 提睾反射(cremasteric reflex)($L_{1\sim2}$,生殖股神经):用钝器自上而下轻划大腿上部内侧皮肤,反射效应为同侧提睾肌收缩,睾丸上提。

(3) 跖反射(plantar reflex)($S_{1\sim2}$,胫神经):用钝器由后向前划足底外侧,至小趾根部转向内侧划过足掌,反射效应为足趾跖屈。

(4) 肛门反射(anal reflex)($S_{4\sim5}$,阴部神经):用钝器划肛门周围皮肤,反射效应为肛门外括约肌收缩。

(5) 掌颏反射(palmomental reflex):用钝器轻划手掌大鱼际皮肤,阳性反应为同侧颏肌收缩,颏部上抬。若反射明显增强或不对称提示锥体束损害。

2. 深反射(腱反射和骨膜反射)　深反射检查首先要让患者肢体放松并且位置适当,让患者数数、检查下肢时上肢握拳或两手手指钩紧对拉可帮助放松,并且可使反射效应增强。两侧比较对确定反射异常非常重要,两侧腱反射不对称可能较两侧对称性减弱或增强更具临床意义,但需注意检查时两侧叩击力量和肢体的位置必须对称。深反射强度分5级:

消失(-):无肌肉收缩反应。

减弱(+):较正常反应弱。

正常(++):反应正常。

活跃(+++):较正常反应增强但无阵挛。

亢进(++++):伴有阵挛或腱反射重复反应(叩击肌腱一次引起多次肌收缩)。

(1) 肱二头肌反射(biceps reflex)($C_{5\sim6}$,肌皮神经):患者肘关节半屈曲,检查者左手拇指紧扣在其肱二头肌肌腱上,右手持叩诊锤叩击左手拇指,反射效应是肱二头肌收缩引起屈肘(图4-5)。

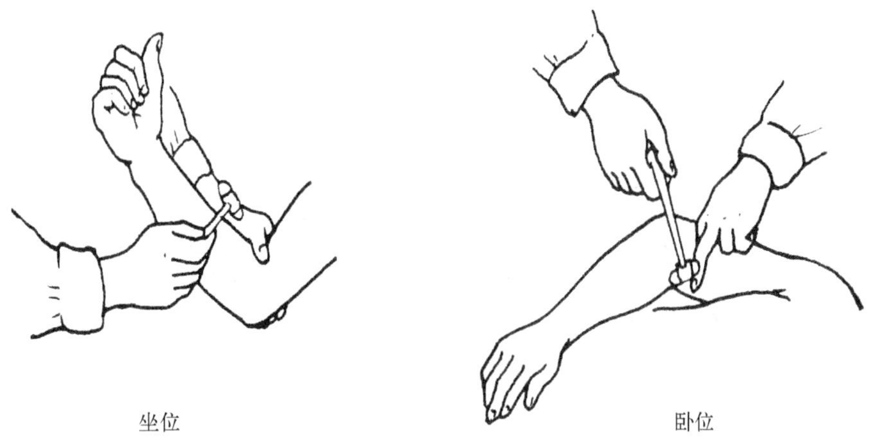

坐位　　卧位

图4-5　肱二头肌反射检查法

(2) 肱三头肌反射(triceps reflex)($C_{7\sim8}$,桡神经):患者上臂外展,检查者在肘关节稍靠上握住其上臂,使其前臂可自由摇晃,叩击尺骨鹰嘴上方的肱三头肌肌腱,反射效应是肱三头肌收缩引起伸肘(图4-6)。

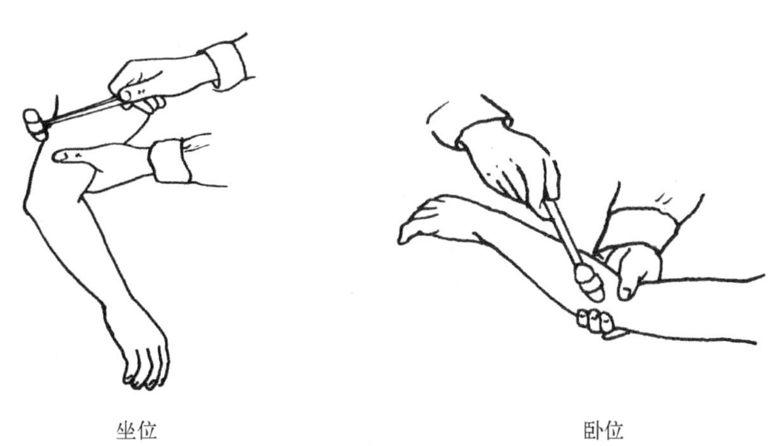

坐位　　卧位

图4-6　肱三头肌反射检查法

(3) 桡反射(radial reflex)($C_{5\sim6}$,桡神经):患者前臂置于轻度屈和半旋前位置,叩击其桡骨下端,反射效应是肱桡肌收缩引起屈肘、前臂旋前,有时伴手指屈曲动作(图4-7)。

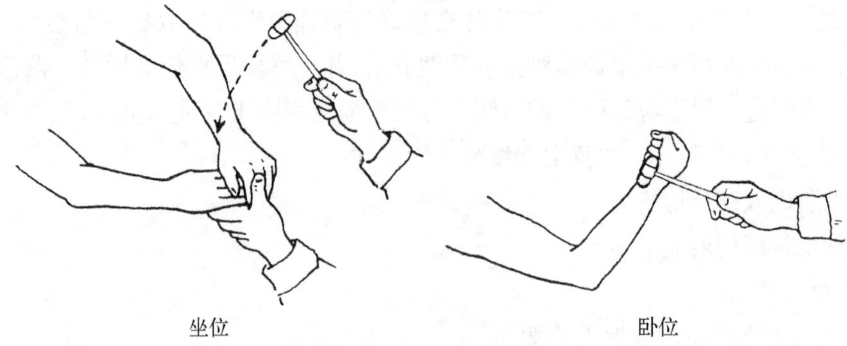

图 4-7　桡反射检查法

(4) 膝反射(patellar tendon reflex)($L_{2\sim4}$,股神经):坐位检查时膝关节呈直角屈曲,小腿松弛下垂;卧位检查时检查者以左手从膝关节后方托住其两侧下肢,使膝关节呈半屈曲位。叩击髌骨下方的股四头肌肌腱,反射效应为股四头肌收缩,伸膝关节(图 4-8)。

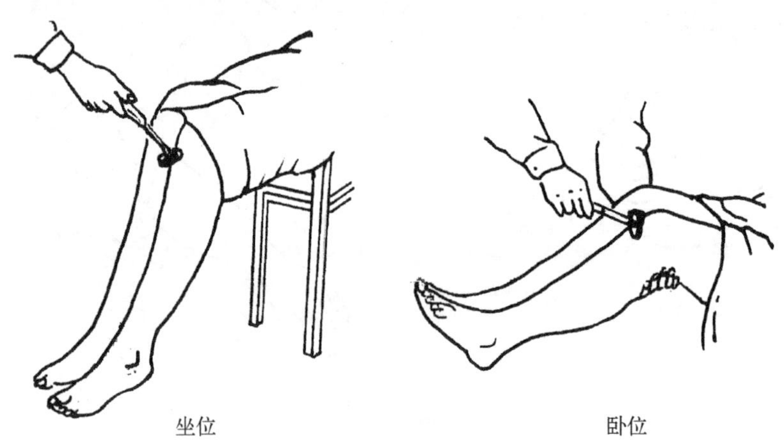

图 4-8　膝反射检查法

(5) 踝反射(achilles tendon reflexes)($S_{1\sim2}$,胫神经):仰卧位检查时,膝关节半屈曲,检查者左手握住其足部使踝关节呈直角屈曲,叩击跟腱,反射效应为踝跖屈。俯卧位检查时,膝关节呈直角屈曲,检查者向下适当按压足部使踝关节呈直角屈曲,叩击跟腱。跪位检查时,让患者跪在床上,足悬床边,叩击跟腱(图 4-9)。

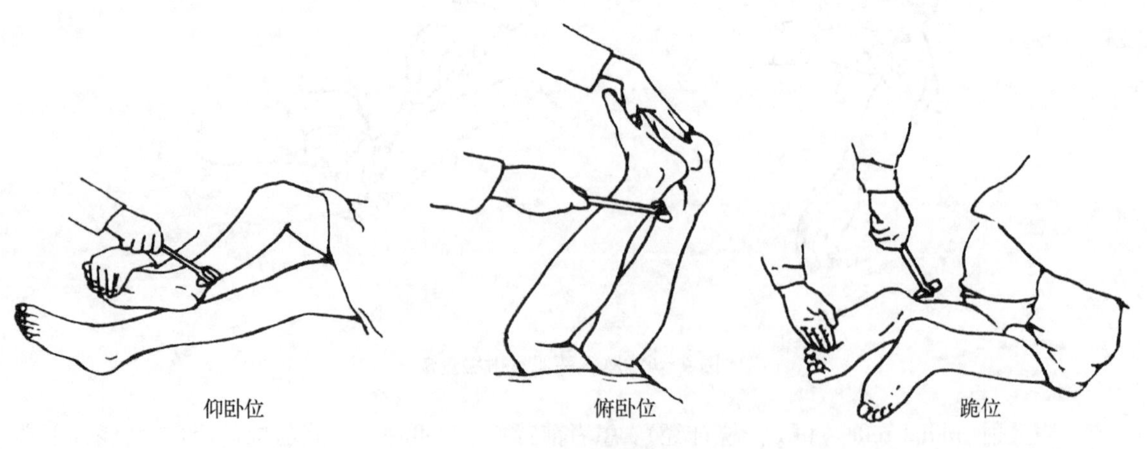

图 4-9　踝反射检查法

（6）腱反射亢进特殊表现：腱反射亢进时可出现阵挛、霍夫曼征、罗索利莫征，目前认为是腱反射增强的特殊表现形式，虽然见于一些反射灵敏的正常人，但若两侧不对称或反应明显，仍可提示锥体束损害。

1）阵挛：① 踝阵挛，患者仰卧，膝关节轻度屈曲，检查者一手托住其小腿上端，一手握住足前部突然用力背屈踝关节并维持背屈位，阳性反应为踝关节连续节律性背屈、跖屈；② 髌阵挛，患者仰卧，下肢伸直，检查者用拇指和示指夹住髌骨上缘，突然用力向下方推动（不要松开），阳性反应为髌骨节律性上下颤动（图 4－10）。

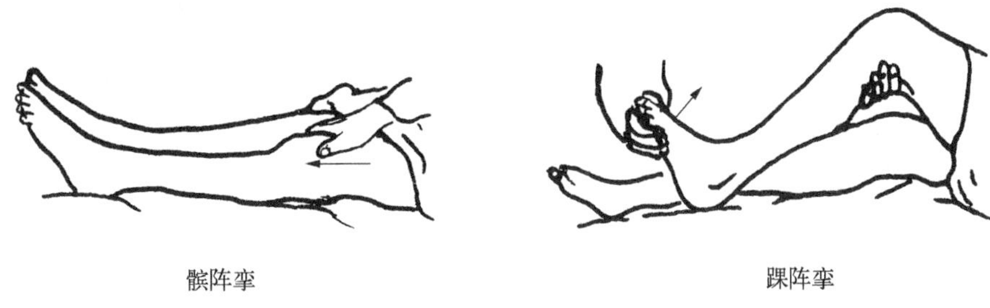

髌阵挛　　　　踝阵挛

图 4－10　髌阵挛和踝阵挛检查法

2）霍夫曼征（C_7～T_1，正中神经）：检查者用示指和中指夹住患者中指第二节指骨并使其腕关节略背屈，再以大拇指快速弹刮患者中指指甲，阳性反应为其他手指出现屈曲动作（图 4－11）。若检查者用手指从掌面弹拨患者中间三指指尖，引起各指屈曲，称特勒姆内征（Tromner sign）（图 4－12），意义与霍夫曼征相同。

3）罗索利莫征（L_5～S_1，胫神经）：患者仰卧，下肢伸直，检查者叩诊锤叩击脚掌前部或用手从跖面弹拨足趾，阳性反应为足趾屈曲（图 4－13）。

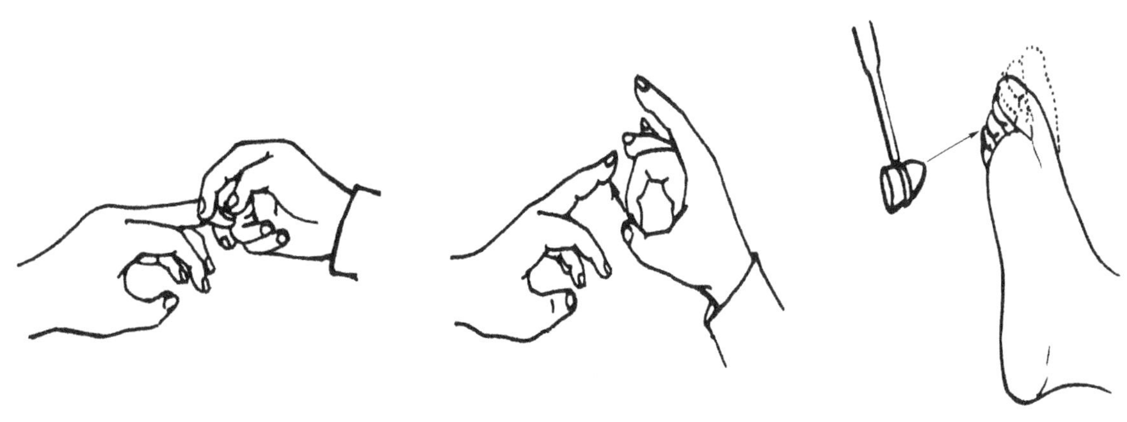

图 4－11　霍夫曼征检查法　　**图 4－12　特勒姆内征检查法**　　**图 4－13　罗索利莫征检查法**

3. 额叶释放反射　　见于婴儿一些原始反射，如抓握反射、吸吮反射、唇反射等，是婴儿的适应性反射，以后随着神经发育成熟，这些反射被抑制。弥散性脑损害，特别是额叶病变可使这些原始反射释放出来。上述原始反射中抓握反射不会出现在婴儿期之后的正常人，若出现则具有较大的临床意义。其余原始反射可见于少数正常人，但一般反射效应微弱，若明显增强，也有临床意义。

（1）抓握反射（grasp reflex）：在患者不注意时，触摸其手掌或手指掌面，阳性反应为不自主抓握动作，强反应时会握住检查者的手指不放松。

（2）吸吮反射（sucking reflex）：轻轻用手指或压舌板触摸患者嘴唇，阳性反应为吸吮或吞咽动作。

（3）噘嘴反射（snout reflex）：检查者用食指垂直置于嘴唇中线位置，再用另一手或叩诊锤叩击食指,阳性反应为噘嘴动作。

(4) 眉心征(glabellar sign):又称迈尔森征(Meyerson sign)。用手指重复敲击患者眉心,正常人开始每次敲击有眨眼反应,但很快适应不再眨眼,异常反应为随着敲击的继续仍然眨眼不止。此征主要见于帕金森病。

4. 病理反射

(1) 巴宾斯基征:检查方法同跖反射,即用竹签等钝器适度用力由后向前划足底外侧,至小趾根部再转向内侧(注意不要接触足趾),阳性反应为大脚趾背屈,有时伴其余各趾扇形散开(图 4-14)。

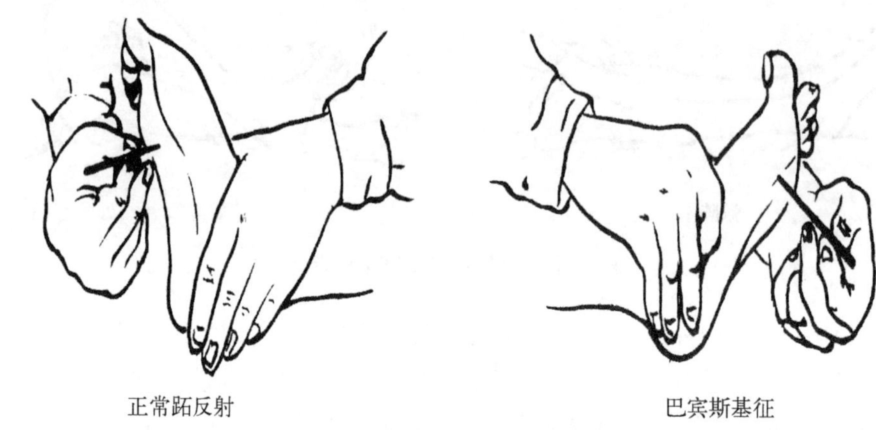

图 4-14 跖反射及巴宾斯基征检查法

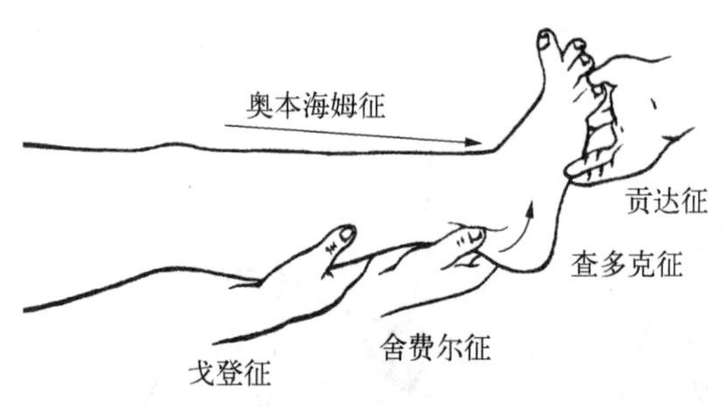

图 4-15 巴宾斯基等位征检查法

(2) 巴宾斯基等位征:临床上还有不少其他方法可引出与巴宾斯基征相同的反应,称巴宾斯基等位征(Babinski equivalent sign)。检查方法分述如下(图 4-15):

1) 查多克征:用竹签等钝器从外踝下方向前划足背外缘。

2) 奥本海姆征:以拇指和示指沿患者胫骨前缘自上向下推压。

3) 戈登征:用手挤压腓肠肌。

4) 舍费尔征:用手挤压跟腱。

5) 贡达征:向下紧压第 4、5 脚趾,数分钟后突然松开。

5. 脑膜刺激征　脑膜刺激征是脑膜或神经根受刺激引起的保护性反应,包括颈项强直、克尼格征和布鲁津斯基征,见于脑膜炎、蛛网膜下腔出血及颅内压增高。检查方法如下:

(1) 屈颈试验:患者仰卧位,下肢伸直,头颈部放松,检查者立于床边,一手按住前胸,一手从枕后屈曲患者颈部,正常无阻力,下颌可抵前胸。若阻力大,屈颈活动受限并有颈后部疼痛提示屈颈试验阳性。注意颈椎疾病可有屈颈活动受限,帕金森综合征患者因颈肌强直可出现颈抵抗,部分老年人因注意力减退不能按要求使颈部肌肉放松也可出现不同程度的颈抵抗,不要将其误作脑膜刺激征。

(2) 克尼格征:患者仰卧位,嘱其髋、膝均屈曲成直角,检查者一手固定其膝关节,另一手将小腿上缓慢抬,使膝关节伸直,若伸直受限(<135°)且伴有大腿后面及腘窝疼痛,视为克尼格征阳性。克尼格征还可见于腰骶神经根及坐骨神经病变,如腰椎间盘突出、腰骶神经根炎、坐骨神经炎等。

(3) 布鲁津斯基征:有颈征、下肢征和耻骨联合征三种表现。患者仰卧位,两下肢伸直,检查者迅速屈曲其颈部,若出现双下肢髋、膝反射性屈曲,称颈征;让患者先屈曲一侧膝关节,检查者用力将该侧下肢压向腹部(屈髋),出现对侧肢体屈曲,称下肢征;叩击耻骨联合出现双下肢屈曲、内收,称耻骨联合征。

【自主神经功能检查】

1. 一般观察

(1) 皮肤及黏膜:色泽有无苍白、潮红、红斑、紫绀、色素脱失、色素沉着;质地有无变薄、增厚、粗糙、脱屑、潮湿、干燥;有无溃疡、褥疮、水肿;温度有无增高或变凉;有无局部或全身多汗、少汗或无汗。

(2) 毛发及指甲:毛发有无增多、稀少、脱失或分布异常,指甲有无增厚、变薄、松脆。

2. 自主神经反射及功能实验

(1) 眼心反射(三叉神经,迷走神经):卧位放松,测脉率,检查者用示指和中指对双侧眼球逐渐施加压力20~30秒,再测脉率。正常人前后每分钟脉搏数减少10~12次,迷走神经损害者无反应,若每分钟脉搏数减少12次以上提示迷走神经功能亢进,若压迫后脉率不减少反而增加提示交感神经功能亢进,又称倒错反应。因压迫眼球可能引起视网膜剥离,该反射检查应慎重。

(2) 颈动脉窦反射(舌咽神经,迷走神经):检查者用示指和中指压迫一侧颈总动脉分叉处(平甲状软骨上缘的胸锁乳突肌内缘处)10~15秒,可使脉率减慢,异常结果及其意义同眼心反射。该反射可能诱发心率过缓、血压过低甚至晕厥,不宜同时按压双侧动脉窦,有心脏病、颅内压增高者不宜做此项检查,检查中若发现面色苍白、出虚汗、晕厥应及时终止压迫。

(3) 卧立位试验:分别测卧位、立位心率和血压。若立位心率增加12次以上,提示交感神经功能亢进。直立位收缩压较卧位下降20 mmHg以上,舒张压下降10 mmHg以上,而无代偿性心率加快为直立性低血压,提示交感神经功能损害。

(4) 竖毛反射:当皮肤受到寒冷及疼痛刺激时可反射性引起竖毛肌收缩(由交感神经支配),表现为毛囊处隆起,状如鸡皮,并逐渐向周围扩散,称竖毛反应。脊髓横贯性损害时,以冰块刺激颈后或腋窝皮肤,竖毛反应在损害平面以下消失。节段性或周围性自主神经损害,以冰块刺激或搔刮病变神经支配的局部皮肤不能引起竖毛反应。

(5) 发汗试验:患者仰卧,皮肤上涂一层含1.5%碘和10%蓖麻油的淡碘酊液,待干后再涂上一层干淀粉,然后通过环境加热、口服乙酰水杨酸或肌肉注射1%的毛果芸香碱1 mL诱发出汗,汗液与淀粉、碘反应使覆盖物变成蓝色,不变色或变色较小的区域提示其自主神经功能受损。

(6) 皮肤划痕试验:用竹签等钝器在皮肤上适度用力划出一条白线,正常反应为数秒后变为一条红线并增宽带有红晕,宽度一般不超过0.6 cm。若白线持续时间较久,提示交感神经兴奋性升高;若红线持续较久,并明显增宽甚至隆起,提示副交感神经兴奋性升高或交感神经麻痹。

(7) 膀胱功能试验:怀疑神经损害造成排尿功能异常(神经源性膀胱)时,可做此项检查帮助确定病变部位。先嘱患者排尿,再导尿并测残余尿尿量,向膀胱注入15℃及41℃温水测试膀胱感觉功能,再排空。将导尿管接测压计,以每分钟10 mL的速度向膀胱内注入生理盐水,每注入50 mL测定一次压力,直至患者感到有急迫排尿感或注入液体量达到500 mL为止,记录患者刚有尿意和急迫排尿感的膀胱容量和压力,最后将结果绘成压力-容量曲线。正常150~200 mL开始出现尿意,450~500 mL有急迫排尿感。若为高张力性膀胱(尿失禁、膀胱容积变小、张力增高、无残余尿、膀胱感觉正常或模糊),提示高位排尿中枢至骶髓初级排尿中枢的下行通路损害;若为低张力性膀胱(尿潴留及充溢性尿失禁、膀胱容积增大、张力降低、有残余尿、膀胱感觉消失),提示骶髓初级排尿中枢或其传入、传出神经损害。

【昏迷患者的检查】

对昏迷患者应首先根据病情的危急程度做必要的对症抢救,与此同时询问有关病史并做全面体检及适当的辅助检查。昏迷患者检查的目的是寻找昏迷的发生原因,即确定昏迷是颅脑疾病所致还是系统性因素所致,或者两种原因兼有。体检的重点是重要生命体征、心肺肝肾等重要脏器功能、有无神经定位体征。作为神经科医生应迅速判断昏迷是否原发于颅脑部的疾病所致，并进一步明确其性质。局灶性神经体征，如偏瘫、脑神经损害、脑干反射异常、脑膜刺激征提示昏迷是原发于颅脑部的疾病所致。

1. 一般检查

（1）体温：高热提示感染、中枢性高热（脑干或下丘脑损害）等。体温过低提示休克、镇静剂中毒、甲状腺功能低下、低血糖、冻伤等。

（2）脉搏：脉搏过缓提示高颅压、缓慢性心律失常（病态窦房节综合征、房室传导阻滞）等；脉搏过快如无高热则提示休克、心衰、快速型心律失常、甲亢危象等；脉搏不齐提示心律失常。

（3）血压：血压过高见于脑出血、高血压脑病及高颅压等；血压过低见于休克、脱水、严重心脏病、镇静剂中毒、中枢性循环衰竭等。

（4）呼吸：深而快规律性呼吸常见于糖尿病酮症酸中毒；浅速规律性呼吸见于休克、心肺疾病等。中枢不同平面损害可产生多种异常呼吸：大脑广泛损害引起潮式呼吸；中脑背盖部损害引起中枢性过度呼吸；脑桥前端损害引起长吸式呼吸；脑桥后部损害引起丛集式呼吸；延脑损害引起共济失调式呼吸。注意呼吸气体的气味，有些特殊气味能帮助快速明确病因，烂苹果味提示糖尿病酸中毒，肝臭味提示肝昏迷，酒味提示急性酒精中毒，大蒜味提示敌敌畏中毒，氨味提示尿毒症。脑出血常有鼾声呼吸。

（5）皮肤：黄染提示肝昏迷或药物中毒；紫绀提示心肺疾病致缺氧；樱桃红色提示一氧化碳中毒。休克、低血糖、严重贫血常见皮肤苍白；高热及阿托品中毒常有皮肤潮红；出血热、败血症等急性感染性疾病及血液病可有皮肤出血点；有机磷中毒、低血糖及甲亢危象可伴多汗；阿托品中毒、中暑及脱水时皮肤干燥。

（6）头颅：注意有无伤痕、血肿及脑脊液漏。

2. 神经系统检查

（1）瞳孔：双侧瞳孔散大见于中脑严重损害及阿托品中毒，双侧瞳孔缩小见于脑桥出血、有机磷、镇静剂及吗啡中毒，一侧瞳孔散大见于钩回疝，一侧瞳孔缩小见于脑疝早期及霍纳综合征。

（2）眼底：注意有无视乳头水肿及出血。

（3）偏瘫体征：下列体征提示偏瘫，注意观察：眼球及头部向一侧偏斜、双侧鼻唇沟不对称、偏侧自发肢体活动减少、一侧下肢外旋位、一侧病理征阳性、肢体坠落试验阳性。肢体坠落试验检查方法是将双侧上肢提起后同时松开，瘫痪侧肢体坠落较快，即肢体坠落试验阳性。

（4）疼痛刺激反应：观察患者对疼痛刺激的反应可助昏迷深度及运动功能障碍判断。压迫眼眶上缘或刺激肢体，有痛苦表情及肢体逃避反应提示昏迷程度较浅，无反应提示昏迷较深。若有偏瘫，疼痛刺激时可见瘫痪侧口角向健侧偏斜，健侧肢体有防御动作，而瘫痪侧肢体防御动作减少或消失。施加疼痛刺激后出现角弓反张，上肢伸性强直并内收、旋前，下肢伸性强直，为去大脑强直；上肢屈性强直，下肢伸性强直，为去皮质强直。一般去大脑强直较去皮质强直预后更差。

（5）脑干功能

1）瞳孔对光反射：一侧或双侧瞳孔光反应消失提示中脑损害。

2）角膜反射：昏迷患者此反射消失提示中脑及脑桥损害。

3）头眼反射（oculocephalogyric reflex）：又称玩偶眼反射（doll’s eye reflex）。检查方法是将患者头部快速转向一侧或前屈后仰，阳性反应是患者眼球向对侧移动，然后逐渐回到中线。此反射的感受器是前庭器官和颈部肌肉本体感受器，传出神经为眼运动神经，反射中枢涉及前庭核、脑桥侧视中枢、眼运动神经核和内侧纵束。此反射在婴儿为正常反射，此后随着脑发育成熟被抑制。成人在清醒状态下头眼反射不能引出，当大脑弥漫性病变或功能抑制而脑干正常时，又重新出现。昏迷患者头眼反射消失通常提示脑干广泛损害，但传入或传出通路损害也可使其不能引出。该反射还可用于检查个别眼外肌麻痹，如头部转动时一侧眼球外展或内收不能，提示相应的外展神经或动眼神经麻痹。

4）眼前庭反射（oculovestibular reflex）：该反射的意义与头眼反射相同，但反应更为强烈可靠。检查方法是将 1 mL 冰水注入一侧外耳道，正常反应是两眼眼震，快相指向刺激对侧，当大脑弥漫性病变而脑干正常时则表现为向刺激侧的强直性两眼同向偏斜，脑干广泛损害时无反应。

5）紧张性颈反射（tonic neck reflex）：又称颈伸展反射，将患者头部转向一侧，阳性反应是朝向面部的一侧肢体出现强直性伸展，对侧肢体出现屈曲动作。此反射在婴儿为正常反射，此后随着脑发育成熟被抑制，在去大脑强直、去皮质强直或脑干上部损害时可被引出。

（6）脑膜刺激征：脑膜刺激征阳性而无局灶性脑实质损害体征提示脑膜炎、脑炎及蛛网膜下腔出血。脑膜刺激征阳性伴局灶性脑实质损害体征提示脑膜和脑实质同时损害，如脑外伤、脑血管病、脑炎、脑脓肿等。

（谭玉燕）

思 考 题

1. 意识障碍有哪些类型？如何检查判断？
2. 轻瘫试验检查方法有哪些？
3. 共济失调的检查方法有哪些？
4. 如何检查昏迷患者的神经定位体征？
5. 试述巴宾斯基征及其等位征检查方法和临床意义。

参考文献

陈生弟，2005. 神经病学. 北京：科学出版社.

Rowland L P, Pedley T A, 2009. Merritt's Neurology. 12th edition. Philadelphia: Lippincott Williams & Wilkins.

Simon R P, Aminoff M J, Greenberg D A, 2005. Clinical Neurology. 6th edition. New York: McGraw-Hill Medical.

第五章

神经系统疾病常用的辅助检查

第一节 脑 脊 液 检 查

脑脊液(cerebrospinal fluid, CSF)存在于脑室和蛛网膜下腔内,约70%由脑室脉络丛产生,另30%为脑和脊髓的细胞间隙形成的间质液。由脑室脉络丛产生的脑脊液,从两个侧脑室经室间孔进入第三脑室、中脑导水管、第四脑室,最后经第四脑室的中间孔和两侧孔而流到脑脊髓表面的蛛网膜下腔及脑池。脑脊液的吸收主要是通过大脑凸面的蛛网膜粒绒毛渗入到上矢状窦,小部分则从神经根周围间隙吸收。

成人脑脊液总量平均约为130 mL,其生成速度约每分钟0. 35 mL。脑脊液的主要功能是作为缓冲系统保护脑和脊髓免受外力震荡损伤、调节颅内压力变化,以及供给脑和脊髓营养物质并转运代谢产物等。当中枢神经系统发生诸如感染、炎症、肿瘤、外伤等各种病变时,都可能导致脑脊液循环的异常变化。在临床上,一般经腰椎穿刺(特殊情况也可经颈池侧方、小脑延脑池或侧脑室穿刺),通过对脑脊液压力、一般性状、化学成分、显微镜检及免疫、微生物和细胞学的检查,达到对神经系统疾病诊断、治疗和预后进行判断的目的。因此,脑脊液检查是神经科临床一项十分重要的常用诊断技术。

一、检查方法

腰椎穿刺(lumbar puncture,简称腰穿)是一个安全的过程。检查时要求患者背对术者侧卧,后背置于检查床边缘,颈部及双膝向腹部屈曲团身(图5-1)。正确的姿势是腰穿成功的关键。由于脊髓约在$L_{1\sim2}$椎间隙平面终止,故穿刺部位应低于此平面,通常在$L_{2\sim3}$及以下椎间隙进行。由于髂嵴与$L_{3\sim4}$椎间隙平面相对应,在做腰穿定位时是一个很有用的骨性标志。确定穿刺椎间隙后,用碘酒和酒精清洁皮肤,以无菌洞巾覆盖手术区域,使用1%利多卡因行皮下注射局部麻醉5分钟后,取腰穿针(通常为22

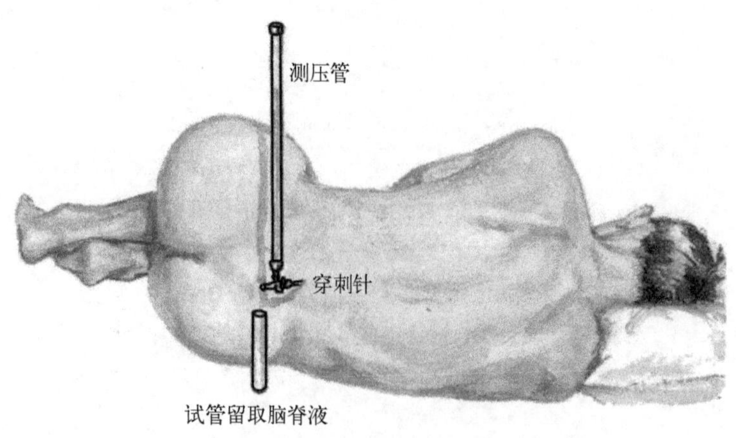

图5-1 腰椎穿刺

号)刺入两个棘突之间,以一个略向头部的小角度缓慢推进。穿刺针应始终保持水平,这样在穿过硬脊膜时可因平行于硬脊膜纤维的方向而减少纤维的损伤。多数成人在抵达蛛网膜下腔之前需进针 4~5 cm。一旦进入蛛网膜下腔,术者通常会感觉阻力突然消失。如果穿刺时触到椎骨不能进针或患者有尖锐的疼痛向腿部放射时,需将针全部拔出重新定位。如果 2~3 次穿刺均不能进入蛛网膜下腔,应重新摆放患者体位。

腰穿检查的适应证包括:中枢神经系统炎性病变(含各种原因引起的脑炎或脑膜炎)、蛛网膜下腔出血、脱髓鞘疾病、中枢神经系统血管炎、脑膜癌病及各种颅内原发或转移肿瘤。特别是在临床怀疑蛛网膜下腔出血而颅脑 CT 尚不能证实时,腰穿检查具有确定意义。对脊髓病变和急性或慢性炎性脱髓鞘性多发性神经病的诊断和鉴别诊断也有帮助。此外,还用于脊髓造影和鞘内药物治疗等。

腰穿检查的禁忌证有:颅内压升高并有明显视乳头水肿者、怀疑后颅凹肿瘤者、穿刺部位有化脓性或脊椎结核者、脊髓压迫症的脊髓功能已处于即将丧失的临界状态者、血液系统疾患且有明显出血倾向者、使用抗凝药而导致出血倾向者,以及血小板低于 5 万/mm^3 者。

腰穿后的最常见并发症是低颅压性头痛,主因脑脊液持续漏出所致,发生率约 20%。这种头痛通常在腰穿后 12~48 小时出现,可持续数天至 2 周,但极少持续更长的时间。这类头痛与体位有明确的关系,即直立时加重、平卧后减轻。为避免出现该并发症,腰穿后患者一般需去枕平卧 4~6 小时后方可起床。

二、检查内容

1. 常规检查

(1) 压力:需连接测压管进行测量。侧卧位的正常压力为 80~180 mmH_2O,>200 mmH_2O 提示颅内压增高,180~200 mmH_2O 为可疑增高。脑脊液压力测定应包括初压(留取脑脊液前)和终压(留取脑脊液后)。

在脊髓病变疑有椎管梗阻时,应进行压颈静脉试验[简称压颈试验,又称奎肯施泰特(Queckenstedt)试验]。压颈试验前应先做压腹试验,即用手掌深压腹部后可见脑脊液压力迅速上升,解除压迫后脑脊液压力又迅速下降,由此可证实穿刺针头确在蛛网膜下腔内。压颈试验有指压法和压力计法两种,前者是用手指压迫颈静脉然后迅速放松,观察脑脊液压力的变化,是一种简易方法。压力计法是将血压计气带轻缚于患者颈部,测定初压后迅速充气至 20 mmHg,每 5 秒记录一次脑脊液压力,直至 30 秒后或压力不再上升;然后放掉气袋压力,5 秒记录一次脑脊液压力,直至不再下降;再分别将气袋压力提升至 40 mmHg、60 mmHg,做同样记录,将三次测试结果作曲线图以供分析。正常情况下,压颈后脑脊液压力可迅速上升至 200~300 mmH_2O 以上,解除压颈后则迅速下降恢复至初压水平。如果存在椎管梗阻,压颈时压力不上升(完全梗阻),或上升和下降缓慢(部分梗阻),称为压颈试验阳性。在颅内压升高、脑出血等情况下,禁行压颈试验。

(2) 性状:正常脑脊液为无色透明液体。脑脊液呈血性多是由于穿刺损伤所致,临床上易与蛛网膜下腔出血混淆,此时需要对所获得的脑脊液标本立即进行离心。如果离心后脑脊液上清透明清澈,支持血性脑脊液为穿刺损伤的判断,而倘若离心后脑脊液上清为黄色变,则提示血性脑脊液系蛛网膜下腔出血所致。一般而言,因穿刺损伤所致的血性脑脊液颜色通常会在“三管试验”的连续观察中逐渐变淡,而因蛛网膜下腔出血所致者则前后各管颜色均匀一致。脑脊液黄变除蛛网膜下腔出血外,也可见于肝病患者或脑脊液蛋白水平显著升高(150~200 mg/dL)的患者,后一种情况下脑脊液在离体后不久即可自动凝固如胶样,该现象被称为弗鲁安综合征(Froin syndrom),常见于椎管梗阻。当中枢神经系统因感染而导致脑脊液细胞数明显增多时,脑脊液外观可呈云雾状,严重的化脓性感染时甚至可状如米汤;当发生结核性脑膜炎时,脑脊液离体放置后可有纤维蛋白膜形成,此现象又被称为蛛网膜样凝固。

(3) 细胞计数:正常脑脊液白细胞数为0~5个/mm^3,多为单核细胞。白细胞增多见于脑脊髓膜和脑实质的炎性病变。正常成人脑脊液中无红细胞,当穿刺损伤导致血性脑脊液时,细胞计数将失去原有意义。

(4) 潘迪(Pandy)试验:为脑脊液蛋白定性试验,其原理是利用脑脊液中球蛋白能与饱和石炭酸结合形成不溶性蛋白盐,当球蛋白含量越高时反应越明显,但可出现假阳性反应。

2. 生化检查

(1) 蛋白质:正常人腰穿脑脊液蛋白质的含量为15~45 mg/dL(0.15~0.45 g/L),脑池液为10~25 mg/dL(0.1~0.25 g/L),脑室液为5~15 mg/dL(0.05~0.15 g/L)。脑脊液蛋白质含量升高提示患者血脑屏障受到破坏,常见于中枢神经系统感染、脑肿瘤、脑出血、脊髓压迫症、吉兰-巴雷综合征等。脑脊液蛋白质含量降低则常见于腰穿或硬膜损伤引起的脑脊液丢失、身体极度虚弱及营养不良者。

(2) 葡萄糖:正常值为50~75 mg/dL(2.5~4.4 mmol/L),约为血糖的60%。脑脊液糖含量明显减少见于化脓性脑膜炎,轻至中度减少见于结核性或真菌性脑膜炎(特别是隐球菌性脑膜炎)及脑膜癌病,病毒性脑膜炎时多为正常。脑脊液糖含量增加见于糖尿病。

(3) 氯化物:正常脑脊液含氯化物700~750 mg/dL(120~130 mmol/L),较血氯水平为高,是由于脑脊液要维持唐南平衡(Donnan equilibrium)所致。细菌性和真菌性脑膜炎均可使氯化物含量减低,尤其以结核性脑膜炎最为明显。

3. 特殊检查

(1) 细胞学检查:常用细胞沉淀法或玻片离心法收集新鲜脑脊液细胞,经瑞特-吉姆萨染色后镜检,可进行细胞分类和发现病原菌或肿瘤细胞,因此,对中枢神经系统的病原学诊断有很大参考意义。化脓性脑膜炎呈中性粒细胞反应,结核性脑膜炎呈混合性反应,病毒性脑膜炎呈淋巴细胞反应,脑寄生虫病时出现嗜酸性粒细胞和浆细胞增多,脑膜白血病时出现原始及幼稚的白血病细胞。蛛网膜下腔出血时出现无菌炎性反应和红细胞引起的单核吞噬细胞反应,4~5天后出现含铁血黄素的巨噬细胞,于出血后数周甚至数月仍可见到。

(2) 蛋白电泳:脑脊液蛋白电泳的正常值(滤纸法)为前白蛋白2%~6%,白蛋白44%~62%,α_1球蛋白4%~8%,α_2球蛋白5%~11%,β球蛋白8%~13%,γ球蛋白7%~18%。电泳带质和量的分析对神经系统疾病诊断有一定帮助。前白蛋白降低多见于神经系统炎症,升高则见于变性疾病;白蛋白减少多见于γ球蛋白增高的情况;α球蛋白升高主要见于中枢神经系统感染早期;β球蛋白升高可见于神经系统退行性疾病;γ球蛋白升高则常见于脱髓鞘疾病和中枢神经系统感染等。

(3) 免疫球蛋白测定:正常脑脊液的免疫球蛋白(immunoglobulin, Ig)含量极少,其中IgG 10~40 mg/L,IgA 1~6 mg/L,IgM含量甚微。脑脊液IgG升高可见于多发性硬化、亚急性硬化性全脑炎、结核性脑膜炎、梅毒性脑膜炎等许多中枢神经系统病变。脑脊液IgG指数、IgG 24小时合成率及寡克隆IgG带(oligoclonal bands, OB)的检测,作为中枢神经系统内自身合成的免疫球蛋白标志,是多发性硬化重要的辅助诊断指标。IgA升高可见于化脓性、结核性及梅毒性脑膜炎。若脑脊液中发现IgM升高,通常提示近期有中枢神经系统感染。

(4) 微生物学检查:革兰染色后镜检是脑脊液微生物学检查的第一步,化脓性脑膜炎由此发现病原球菌的阳性率为60%~90%。结核杆菌可用罗丹明B荧光染色来提高检出率。新型隐球菌则一般用印度墨汁染色。脑脊液细菌培养主要适用于脑膜炎奈瑟菌、链球菌、葡萄球菌、流感嗜血杆菌等的分离培养。

(5) 聚合酶链反应(polymerase chain reaction, PCR)扩增病毒核酸：使用PCR扩增来自脑脊液特异性病毒的DNA或RNA已成为诊断中枢神经系统病毒感染的重要手段。即使在标准培养方法为阴性时，也可能从中枢神经系统病毒感染患者的脑脊液中扩增出病毒DNA，但必须注意排除因脑脊液标本污染导致的假阳性可能。

(6) 其他：血脑屏障指数是用脑脊液中白蛋白含量除以血清中白蛋白含量的比值，正常为7.4×10^{-3}，超过正常提示存在血脑屏障的破坏。

第二节　神经影像学检查

一、头颅平片和脊柱平片

检查简便经济，患者无任何不适。头颅平片包括常规的正侧位片，以及颅底、内听道、视神经孔、舌下神经孔及蝶鞍等特殊像。主要观察颅骨的厚度、密度、各部位结构，颅底的裂和孔、蝶鞍及颅内钙化斑等。脊柱平片包括前后位、侧位和斜位。可观察脊柱的生理曲度有无异常，椎体发育有无异常，骨质结构有无破坏、增生、骨折、脱位和变形，椎弓根的形态、椎间孔和椎间隙的改变，以及椎旁有无软组织阴影等。

二、脊髓造影

脊髓造影(contrast myelography)是经皮穿刺将水溶性碘造影剂注入蛛网膜下腔，造影剂在X线引导下通过不断改变患者的体位来观察其流动是否受阻，以及受阻的部位和形态，然后在病变部位摄片。脊髓造影的适应证是脊髓压迫症，如脊髓肿瘤、慢性粘连性蛛网膜炎等。尽管脊髓造影是相对安全的，但对可疑脑疝、颅内压增高、既往有鞘内注射造影剂过敏的患者禁用。对可疑椎管梗阻的患者，应在梗阻平面以下注入少量造影剂，以减少加重病情的危险。脊髓造影的并发症往往与穿刺和使用造影剂有关，头痛、恶心、呕吐最常见，可在约38%的患者中发生。这些症状可能与造影剂的神经毒性作用、穿刺点持续脑脊液漏或对操作过程的心因性反应有关，使用小号腰穿针和非离子型水溶性造影剂可减少这些并发症的发生。

三、数字减影血管造影

数字减影血管造影(digital subtraction angiography, DSA)对脑血管病患者的诊断和治疗具有重要意义。检查首先要将导管插入动脉，然后在X线引导下将其导向需检查或治疗的部位，注射造影剂后分别在动脉期、毛细血管期和静脉期分别摄片，图像经计算机技术处理后，使充盈造影剂的血管影像保留下来，而其他组织影像则被减影去除，最后得到清晰的脑部血管影像(图5－2)。检查的适应证主要是用于颅内动脉瘤、血管畸形、小血管病变(如血管炎)的诊断及进行血管内介入治疗等。需要注意的是，在所有影像学的诊断性检查中，血管造影的风险最大，其并发症可因

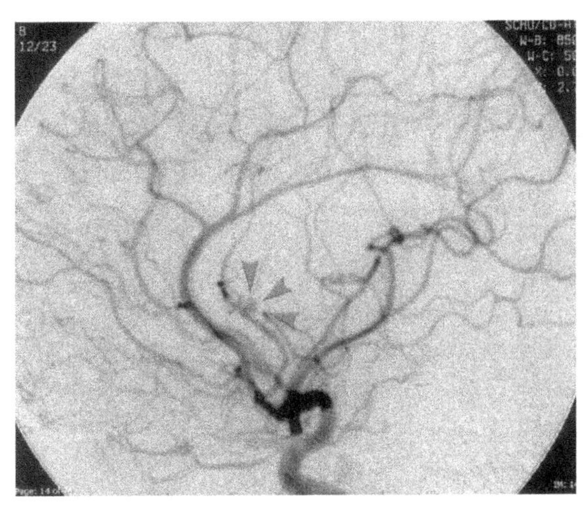

图5－2　数字减影血管造影

导管顶端内外形成血栓,导管、导丝或注射造影剂的推力引起动脉硬化斑块脱落,造成远端脑血管栓塞甚至引起死亡。

脊髓血管造影用于检查脊髓的血管畸形和肿瘤。通常检查时间较长,需要使用较大剂量的造影剂。脊髓血管造影的严重并发症包括下肢瘫痪、视物模糊、言语改变等,发生率为2%左右。

介入神经放射学这一迅速发展的新技术为许多脑血管疾病患者提供了新的治疗手段,包括动脉瘤的可控微螺圈治疗、动静脉畸形的微粒或液态黏附栓塞治疗、血管痉挛的球囊成形术和限制术、硬膜动静脉瘘经动脉或经静脉栓塞术、颈动脉-海绵窦瘘和椎动脉瘘的球囊栓塞术、大脑大静脉畸形的血管内治疗、肿瘤术前栓塞术,以及急性动、静脉血栓溶栓术等。

四、计算机断层扫描

计算机断层扫描(computerized tomography, CT)是一种使用计算机技术对通过身体某一层面各点的X线束衰减进行分析、处理而产生的解剖结构图像。检查时,X线源首先对准患者的扫描层面,然后绕患者旋转,使用与X线源成180°的检测器探测通过患者被扫描层面的放射线衰减,而后经计算机分析处理后形成图像。由于骨结构引起较强的X线衰减,造成高“密度”区域,而软组织结构的X线衰减较弱,则呈现低“密度”。CT图像的清晰度取决于X线的剂量、层厚、视野及矩阵大小。目前的CT扫描设备能获得1~10 mm层厚的图像,每个层面扫描速度1~3秒,全脑扫描一般在2~3分钟内即可完成。新近发展的螺旋CT是一种可获得连续三维CT信息的新技术,可进一步缩短扫描时间,获得更加清晰的图像,并可在静脉造影时更快速地重建血管结构。

由于CT扫描无创、简便、快捷,敏感度较常规X线检查提高100倍以上,可较确切地显示病变,因此,已被广泛地应用于各种神经疾病的临床诊断。目前常规CT主要用于颅内血肿、脑外伤、脑出血、蛛网膜下腔出血、脑梗死、脑肿瘤、脑积水、脑萎缩、脑炎症性疾病及脑寄生虫病等的诊断。有些病变还可通过静脉注射造影剂增强组织密度来提高诊断的阳性率。CT检查是安全、可靠的,其可能的并发症主要与静脉造影剂的使用有关。目前使用的造影剂有离子型和非离子型两大类,离子型造影剂价格相对便宜,但引起的毒性反应较非离子型大。静脉注射离子型造影剂后可出现发热、疼痛、恶心、呕吐等,而这些副作用在非离子型造影剂中则没有或程度较轻;此外,对过敏体质(如哮喘和枯草热)或既往对造影剂有反应的患者,静脉造影要特别慎用或不用,因为严重的过敏反应有时甚至可致患者死亡。

五、磁共振成像

磁共振成像(magnetic resonance imaging, MRI)是将主磁场和特定频率射频波激发产生的人体组织质子共振信号通过计算机处理得到重建图像。检查时,处于主磁场中的受检者接受一定序列的射频脉冲激发。组织中的氢质子的能级和相位在激发后被改变,激发停止后会回到激发前的状态,这一恢复过程称作弛豫。弛豫过程中伴有射频能量的释放(回波),后者可通过产生射频冲动的同一表面线圈进行检测。这种复杂的射频信号通过傅立叶分析而转换为构成MRI图像所使用的信息。被激发的质子恢复平衡的速率被称为弛豫速率。弛豫速率在不同的正常及病理组织中表现不同,受周围分子环境及邻近原子的影响。有两种弛豫速率可被测定到:T_1 弛豫速率是63%的质子恢复到正常平衡状态的时间,T_2 弛豫速率则是63%的质子由于邻近质子间相互作用而相位移后的时间。T_1 加权成像(T_1WI)主要反映 T_1 弛豫速率,T_1 短的组织(如脂肪和亚急性出血)在 T_1WI上表现为高强度信号(白色),T_1 长的组织(如脑脊液和水肿组织)则呈低信号(黑色)。T_2 加权成像(T_2WI)主要反映 T_2 弛豫速率,长 T_2 的组织(如脑脊液和水肿组织）呈白色高信号，短 T_2 的组织则呈黑色低信号。骨皮质和空气无论 T_1WI 还是 T_2WI 均为低信号。组织结构之间的对比取决于 T_1 和 T_2 弛豫速率的差别。白质由于髓鞘中含较多脂质成分，其所含水分比灰质少 10%~15%，两者之间的化学差异导致灰白质之间不同的对比度。一般而言，T_2WI 对水肿或髓鞘破坏要比 T_1WI 更敏感。

重金属元素钆作为一种顺磁性物质，是当前所有静脉 MRI 造影剂的基础。它通过改变氢质子的磁性作用而改变其弛豫时间，从而获得高信号，产生有效的对比作用，以增加诊断的敏感性。由于钆造影剂不能通过正常血脑屏障，因此只有血脑屏障被破坏的脑组织和无血脑屏障的正常脑组织（如垂体）能产生增强效应。钆被螯合后通过肾脏被排泄，不具毒性，过敏反应也极少见。

一般来说，MRI 在显示多数中枢神经系统病灶上比 CT 更敏感，特别是对于脊髓、脑神经和后颅窝的病灶，但 CT 在观察骨性结构方面，如颞骨正常结构及骨折等，则比 MRI 更敏感。图 5－3 示脑梗死急性期头颅 CT 及 MRI 的 T_2WI 成像效果对比。

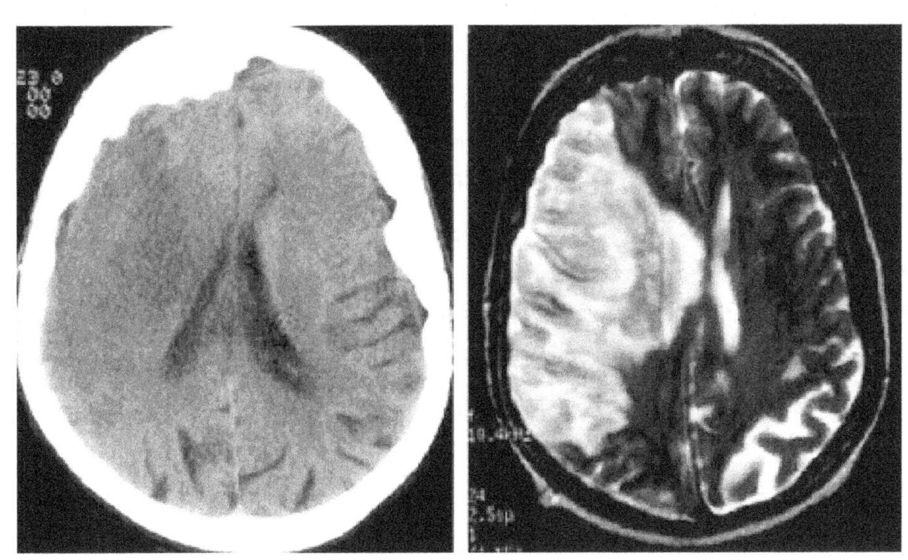

图 5－3　脑梗死急性期头颅 CT 及 MRI 的 T_2WI 成像效果对比

头颅 CT（左图）及 MRI 的 T_2WI（右图）示右侧大脑中动脉区急性脑梗死病灶，有中线轻度移位和明显的侧脑室受压情况

一般情况下，MRI 对患者是安全的，但必须注意体内有金属异物时不宜做此检查，因为高强度磁场与金属之间的作用可能对人体产生伤害。例如，金属性动脉瘤夹在磁场内可发生扭转，引起出血甚至死亡；眼中的金属异物移动可引起出血；心脏起搏器植入术后是 MRI 检查的禁忌，原因是有诱发心律失常的危险。约 5%的患者在 MRI 环境下可发生幽闭恐惧症，使用少量镇静剂可减轻症状。

磁共振血管造影（magnetic resonance angiography，MRA）是流动的血流相对于固定的背景组织而言产生的从明到暗的复杂 MRI 图像。快血流（如动脉血）在常规 MRI 无信号，慢血流（如静脉或动脉狭窄的远端）可显示高信号。通过设置不同的 MRI 参数，可定量或定性地评估血流情况。需要指出的是，MRA 图像是血流图而不是传统血管造影的解剖结构图。MRA 的分辨率较传统的血管造影低，因此不能检测诸如血管炎类小血管的细微改变。其对慢血流不敏感，因此也不能鉴别梗阻性病变和邻近的梗阻。检查对象的移动也会干扰成像，可能导致伪影产生而被误认为狭窄或阻塞。尽管如此，MRA 在评估颈动脉、颅内大血管和静脉结构上仍是有帮助的，作为非创伤性检查手段在颅内动脉瘤和血管畸形的诊断上也是有益的。

高分辨磁共振成像（high resolution magnetic resonance imaging，HRMRI）是指应用 1.5T 或 3.0T 的 MRI 设备，以较高空间分辨率（0.2~0.9 mm）显示颅内动脉及其管壁的技术。与常规 MRA 血流呈高信号、难以分辨血管壁不同,HRMRI 采用预饱和脉冲使血管内流动的血液信号受到抑制,血流呈低信号,得以清晰显示脑内血管壁结构及其病变,尤其在动脉粥样硬化、动脉夹层、烟雾病、动脉瘤及脑血管炎等病变的诊断、鉴别诊断方面具有重要价值。譬如,使用 HRMRI 判断颅内血管狭窄程度与作为“金标准”的 DSA 一致性很高,它不仅可精确评估颅内血管狭窄程度,清楚显示动脉粥样硬化斑块,还能发现在 MRA 上无法观察到的微小血管病变,分辨动脉粥样硬化斑块脂核、内出血、纤维化和钙化成分,从而更为准确地判断斑块的稳定性,在临床实践中发挥着越来越重要的作用。

第三节　放射性同位素检查

一、单光子发射计算机断层扫描

单光子发射计算机断层扫描(single photon emission computed tomography, SPECT)是一种利用放射性同位素作为示踪剂检测组织血流和代谢的功能显像技术。例如,将^{99m}Tc 标记的放射性药物如^{99m}Tc－六甲基丙烯胺肟(^{99m}Tc－HM－PAO)注入血液循环,通过正常的血脑屏障,快速进入脑组织。^{99m}Tc－HM－PAO 在脑内的分布与局部脑血流量成正比,因此聚集在血流丰富的脑组织中。由于它能够发射单光子,利用断层扫描和影像重建技术,可获得脑的显像图。因其价格较为低廉,在临床较易被接受和推广。用于 SPECT 检测的放射性示踪剂有碘、铊和锝,最常用的是^{99m}Tc－HM－PAO,其优点是放射量低、价格便宜及物理性能理想等。

SPECT 的临床意义主要是了解脑血流和脑代谢,其对颅内占位性病变诊断的阳性率一般为 80%左右,尤其是脑膜瘤及血管丰富或恶性程度较高的脑瘤,阳性率可在 90%以上。该检查对急性脑血管病、癫痫、帕金森病、痴呆等疾病的研究也具有重要的价值。

二、正电子发射计算机断层扫描

正电子发射计算机断层扫描(positron emission tomography, PET)是近年应用于临床的一种局部放射性同位素活性浓度体层图像的新技术,可客观地描绘出脑生理和病理代谢活动。其原理是利用回旋或线性加速器产生正电子发射同位素(如^{11}C、^{13}N、^{15}O、^{18}F－脱氧葡萄糖和^{18}F－多巴),经口服吸收或静脉注射透过血脑屏障进入脑组织,以其所具有的生物学活性在参与脑代谢的同时发射出射线,体外通过探测仪即可测定其在脑不同部位的浓度,经与 CT 和 MRI 相似的显像技术处理后获得脑断面组织的图像,并可计算出脑血流、氧摄取、葡萄糖利用以及^{18}F－多巴的分布情况,也可在彩色图像上显示不同部位示踪剂剂量的差别。目前,PET 检测最常用的示踪剂是 2－氟[^{18}F]－2－脱氧－D－葡萄糖(FDG),它是葡萄糖的类似物,与 2－脱氧葡萄糖被细胞竞争性摄取。葡萄糖摄取活动的多帧图像可在 45~60 分钟形成。所获图像可显示正常和病理脑组织区域葡萄糖代谢的不同,从而为临床不同疾病的诊断和鉴别诊断提供帮助。

目前,PET 在神经系统疾病中已被用于脑肿瘤的分级、放疗坏死组织与复发肿瘤组织的鉴别、癫痫致痫病灶的局部定位、代谢性疾病的检测、各种痴呆的鉴别,以及帕金森病与帕金森综合征的诊断与鉴别诊断等方面。此外,它还被用于缺血性脑血管病的病理生理研究及治疗过程中脑血流和脑代谢改变的检测,脑功能(如受体、递质、生化改变)及临床药理学等方面的研究。PET 作为一种十分精密的大型仪器设备,其检测灵敏度很高,是神经系统疾病诊断和鉴别诊断的又一新的重要辅助检查手段。但由于设备价格及放射性标记物均很昂贵,目前它更多用于科研方面,而临床应用尚难广泛开展。由于 SPECT

价格低廉,所获结果与其类似,必要时可作为 PET 的替代检查。

三、脊髓腔和脑池显像

脊髓腔和脑池显像也称脑脊液显像。方法是将某些放射性药物注入蛛网膜下腔,它将沿脑脊液循环路径运行,约 1 小时后进入颈部蛛网膜下腔,3~4 小时显示大部分脑池轮廓,最后到达大脑凸面时被蛛网膜颗粒吸收而进入血液循环中。患者通常在注药后 1、3、6、24 小时进行检查,必要时可延至 48、72 小时。主要观测扫描图像中有无缺损或局部不正常的放射性聚集,以了解脑脊液循环有无梗阻等病理性改变。临床可用于显示交通性脑积水、梗阻性脑积水、脑脊液漏、脑穿通畸形、蛛网膜囊肿及脊髓压迫症所致的椎管阻塞等。

第四节　神经电生理检查

一、脑电图

脑电图(electroencephalography, EEG)是检测自发的脑生物电活动以了解脑功能的电生理检查技术。检查时,采用国际 10~20 系统在头皮上安放电极,电极连接可采用双极导联或单极导联。在临床工作中,为提高异常脑电活动的检出率,可做一些诱发试验,如过度换气(3~4 分钟)、闪光刺激、睡眠、剥夺睡眠等。

清醒状态下处于安静平卧位的正常成年人,闭目时可在脑电图上看到顶枕部 8~12 Hz 的 α 节律,波幅 20~100 V,在额颞部则可见 13~25 Hz 的 β 活动,波幅 5~20 V。睁眼时 α 节律减弱,在产生睡意时 α 节律也减弱,至入睡后则出现 4~7 Hz 的 θ 波和 <4 Hz 的 δ 波等慢波活动。病理情况下,可在不同脑区记录到波幅、频率、波形、节律异常的脑电活动,如弥漫性或局灶性慢波、痫样放电、三相波、周期性慢波或尖波等,对疾病诊断可提供帮助。

脑电图主要应用于以下几个方面。

1. *癫痫*　脑电图具有重要诊断价值。癫痫脑电图主要表现为痫样放电,包括阵发性棘波、尖波、棘慢波、尖慢波、多棘慢波等。痫样放电的特点对癫痫发作类型确定也有一定价值,如每秒 3 次规律对称的棘慢波提示失神发作、多棘波或多棘慢波提示肌阵挛发作。发作间期,约一半患者仍可记录到痫样放电。利用便携式仪器作 24 小时或更长时间的动态记录有助于提高检出率。将动态录像和动态脑电记录技术结合的视频脑电图技术对癫痫的诊断价值更大。

2. *脑炎*　病毒性脑炎一般表现为广泛的多形慢波活动。大多数单纯疱疹性脑炎患者的脑电图为局灶性颞叶或额颞叶慢波,通常出现在第 2~15 天。若经阿昔洛韦治疗后脑电图异常有明显改善,则将对临床诊断有非常重要的帮助。在慢性感染时,规律性重复出现的复合波可支持克-雅病(Creutzfeldt-Jakob disease, CJD)或亚急性硬化性全脑炎。

3. *昏迷*　对外部刺激的脑电反应有助于判断昏迷患者的预后,无脑电反应通常提示患者的昏迷程度重。脑死亡的患者,脑电图表现为脑电静息。需要注意的是在低温或用药过量的患者,脑电图波幅可降低到不能检测出脑电活动,但这种脑电静息并不一定表明有不可逆的脑损伤存在。闭锁综合征患者的脑电图通常是正常的,这有助于该病和昏迷状态的鉴别,因为两者在临床上有时容易混淆。

4. *痴呆*　痴呆的脑电图表现通常是非特异性的,一般并不能鉴别不同原因引起的认知功能低下。大多数痴呆患者脑电图为正常或弥漫性慢波,单纯脑电图结果不能确定患者是否痴呆。

二、脑磁图

脑磁图(magnetoencephalograpy, MEG)是指从头表面记录到由脑神经细胞电流活动所产生的交变磁场。由于其强度非常弱,远远低于地磁场的强度,将它们记录下来实非易事。直到1972年,在开发了高度灵敏的超导量子干涉仪生物磁检测系统后,才首次记录到人脑波的脑磁场。

脑电图是从头皮记录到的容积传导电流,它主要反映的是锥体细胞的突触后电位,特别是兴奋性突触后电位。与脑电图不同,脑磁图记录到的是由神经细胞内电流产生的磁场,所以,脑磁图与脑电图具有一种表里关系。由于磁场的穿透性几乎不受组织的影响,利用脑磁图信号进行信号源的定位,就相对于脑电图准确得多,其精度误差可以小至几个毫米的范围,而脑电图的精度误差范围一般要以厘米计算。

脑磁图在临床上有着广泛的应用领域,归纳起来有以下几个方面:① 对异常发放的脑内发生源进行定位,在临床上对癫痫灶的定位有重要意义;② 与MRI结合进行高精度定位的技术,可以帮助对大脑的重要神经活动中枢进行精确定位,特别是在手术前制定治疗方案,确定手术切除范围方面有重要的应用价值;③ 在人类的大脑功能研究方面,功能性磁共振成像和PET具有较高的空间分辨率,而脑磁图所具有的高时间分辨率,使得将两种技术结合起来成为今后研究大脑高级功能的发展方向。

三、脑诱发电位

1. *感觉诱发电位* 通过对特异性感觉传入通路进行刺激而在脊髓或脑记录其反应电位,是检测这些感觉通路传导功能完整性的一个重要方法。由于这些诱发电位相对于背景脑电活动是非常微小的,因此必须在记录多次刺激反应波后使用计算机平均叠加技术方可辨认和确定它们。感觉诱发电位可用于检测和定位中枢神经系统传入通路的损害,特别是对怀疑为多发性硬化的患者,临床表现只有一个病灶而电生理发现还有其他亚临床损害的存在,将有助于提示或支持多发性硬化诊断。但试图依靠电生理的测定作精确的定位则可能出现错误,因为感觉诱发电位许多成分的产生来源并不十分清楚。

(1) 视觉诱发电位(visual evoked potential, VEP):以翻转的棋盘格图形分别刺激每只眼,在中线和对侧枕区头皮进行记录。有临床意义的主要成分是一个潜伏期约100毫秒的正波,即P100。观察指标包括波形是否存在、潜伏期是否延长、双侧波形是否对称等。在严重的急性视神经炎患者,P100常消失或显著衰减,当患者临床恢复而视力改善时,P100也随之恢复,但其潜伏期的延长通常要持续一段时间。视觉诱发电位对提供多发性硬化患者早期视神经损害有重要价值。

(2) 脑干听觉诱发电位(brainstem auditory evoked potential, BAEP):以重复"嗒、嗒"声分别刺激每只耳,在头顶部和乳突或耳垂间进行记录。在刺激后头10毫秒出现以罗马数字表示的5个正波分别代表听神经(Ⅰ波)、耳蜗核(Ⅱ波)、上橄榄核(Ⅲ波)、外侧丘系(Ⅳ波)和中脑下丘(Ⅴ波)不同起源结构的兴奋顺序。各波是否存在、潜伏期长短、波间期差值等是主要观测参数。结果有助于筛查听神经瘤、检测脑干病变以及评估昏迷患者。原因不明的昏迷患者如果脑干听觉诱发电位保留,提示病因可能为代谢或中毒性疾患或双侧大脑半球病变,而当昏迷系脑干病变所致时则脑干听觉诱发电位通常表现异常。

(3) 体感诱发电位(somatosensory evoked potential, SEP):电刺激上肢或下肢的周围神经,在头皮和脊椎进行记录。体感诱发电位的形状、极性、潜伏期取决于受刺激的神经和记录电极的置放。临床上主要用于评估周围神经近端部分和中枢躯体感觉通路的完整性。对脊髓损伤的患者,可帮助确定损伤是否完全：刺激脊髓损伤节段以下周围神经而在皮质仍能产生反应或很早即恢复，提示损伤为不完全性，功能恢复可能较好，反之，如果不能引出则为完全性，功能恢复较差。

2. 运动诱发电位　　磁刺激运动皮质或中枢运动通路，在肌肉和脊髓记录到的电位称为运动诱发电位（motor evoked potential，MEP）。为临床应用目的而记录到的反应通常为运动皮质经皮磁刺激所引出的复合肌肉动作电位。通过线圈的电流可产生一个强大而短暂的磁场，并在紧邻下方的神经组织产生刺激电流，这个过程无痛且非常安全。包括多发性硬化和运动神经元病在内的数种中枢运动通路损害的神经疾患，都已发现有运动诱发电位的异常。除诊断神经疾患或评估所患疾病病变范围外，这项技术还可提供预后相关的信息（如提示卒中后运动功能恢复的可能性）以及作为术中监护中枢运动通路功能完整性的一种有用工具。

3. 认知诱发电位　　一些诱发电位的成分依赖于受试者的精神注意力和刺激发生的方式，而不单纯是刺激的物理特性。这种“事件相关”电位（event-related potential，ERP）或“内源性”电位，与从背景刺激中分辨出偶然发生的靶刺激的认知能力有关。对临床而言，事件相关电位的P3成分最受关注，因为它是听觉靶刺激开始后一个正相、潜伏期300～400毫秒的波，该成分也被称为P300。许多痴呆患者的P3潜伏期延长，而在易误诊为痴呆的抑郁或其他精神疾患的患者中P3却一般为正常，因此，对痴呆鉴别诊断有一定帮助。但是，潜伏期正常的P3并不能绝对排除痴呆。

四、肌电图和神经传导测定

1. 肌电图　　在肌肉放松和收缩过程中，可通过插入肌肉的针电极记录到肌肉的电活动，即肌电图（electromyography，EMG）。松弛状态的肌肉除终板区以外，正常情况下均为电静息状态，但当受检肌肉有失神经或炎性改变时则可出现异常的自发电位。最常见的失神经电位是纤颤电位、正锐波和束颤电位。纤颤电位是起始为正相的双相波，时限1～5毫秒，波幅一般为20～200 μV；正锐波是起始为正相、之后为一时限较宽而波幅较低的负向波，形状似“V”字形，时限10～100毫秒（图5－4）；束颤电位则反映单个运动单位的自发活动。此外，还有一种肌强直发放电位，系单根肌纤维波幅和频率递增递减地高频放电，是强直性肌肉疾病的特点。

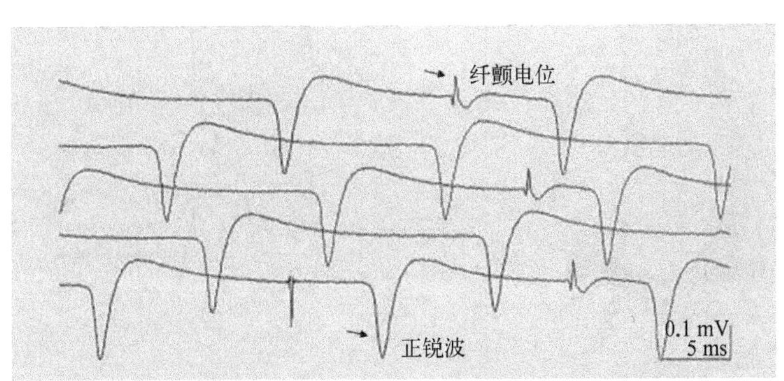

图5－4　肌电图：纤颤电位和正锐波

一块肌肉的小力自主收缩可引起少数运动单位兴奋。在针电极附近由这些运动单位支配肌纤维所产生的电位将被记录下来。正常运动单位动作电位的参数大小取决于受检肌肉和患者年龄，其时限在5～15毫秒、波幅为20～200 μV，多数为两相或三相波。运动单位的兴奋数目取决于自主收缩的强度，肌肉收缩力量的增强与所兴奋（募集）的运动单位数目及其发放频率的增加相关。大力收缩时，所兴奋的运动单位太多,以至于无法区分出单个运动单位动作电位,从而产生一种完全的干扰相。

肌电图在临床上能够确定受检肌肉为肌源性或神经源性损害。在肌源性疾病,短时限、多相(>4相)的小运动单位动作电位发生率增多;相反,神经源性疾病出现的运动单位缺失则使大力收缩时兴奋的运动单位减少,表现为单纯或混合相;根据神经源性病损时间长短及是否出现神经再支配现象,其电位形状、大小也有所不同。残存的运动单位电位形状最初表现尚正常,但当出现神经再支配时,时限和波幅均增大,且成为多相波。

临床最常用的同心针电极肌电图,它是使用一种标准技术测定20个运动单位动作电位的平均时限和波幅。巨肌电图则提供较大运动单位范围内肌纤维数目和大小的信息,用于估测一块肌肉中运动单位的数目。单纤维肌电图有助于检测神经肌肉传递的障碍,它是将一个特制的单纤维针电极插入肌肉中,调整位置以记录属于同一运动单位的两条肌纤维的动作电位。在连续发放中,两个电位之间的时间间隔是不断变动的,该变动被称为神经肌肉颤抖。颤抖可被量化为连续电位间隔之间的平均差,正常为10~50毫秒。任何原因引起的神经肌肉传递障碍都可使该数值增大。在某些情况下,因为神经肌肉接头传导阻滞,肌纤维的冲动可能无法传达。在诊断重症肌无力时,单纤维肌电图比重复神经刺激或确定乙酰胆碱受体抗体水平都更敏感。

2. 神经传导测定　是用于评定周围神经运动和感觉传导功能的一项电诊断技术。其中,运动神经传导速度(motor nerve conduction velocity, MCV)是沿神经的走行在两点或多点刺激运动神经,在其支配的肌肉上记录电反应,由此确定刺激点间的快传导运动纤维的传导速度(图5-5)。感觉神经传导速度(sensory nerve conduction velocity, SCV)则是通过刺激感觉神经纤维的一点、在沿神经走行的另一点记录反应波来确定感觉纤维的传导速度和动作电位波幅。成人的上肢神经传导速度正常为每秒50~70 m,下肢为每秒40~60 m。

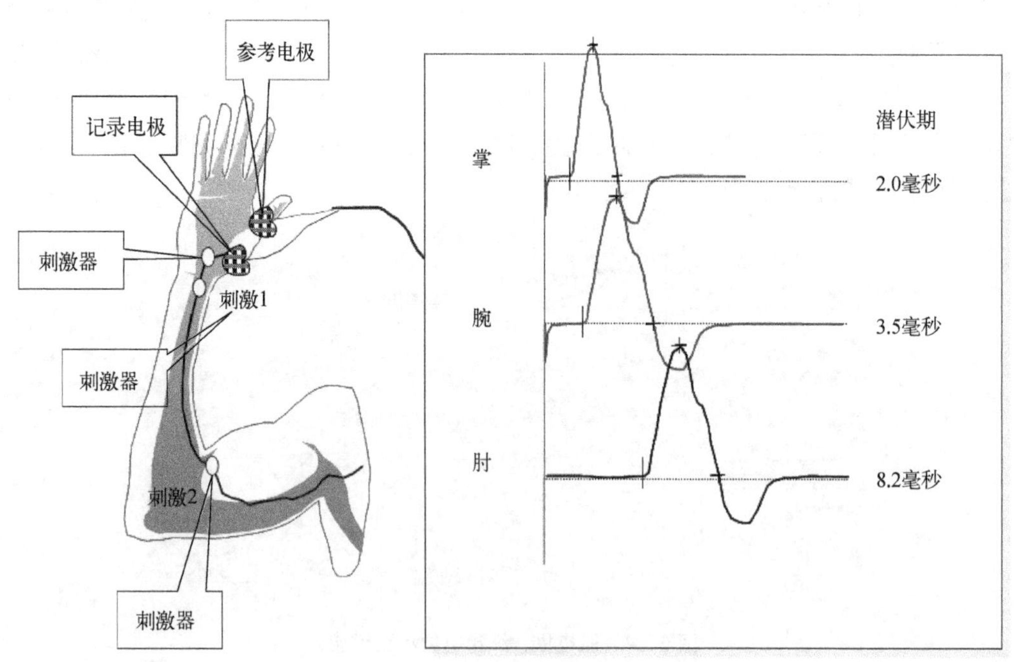

图5-5　神经传导测定

神经传导测定在确定有无周围神经病理损害及其程度方面补充了肌电图的不足。对于单神经病的患者,神经传导测定对损害病灶定位、确定病变的程度、判定预后等方面均具有十分重要的价值。神经传导测定还有助于将多发性神经病和多发的单神经病鉴别开来。此外,它们还可提示不同损害的潜在病理基础，如脱髓鞘性周围神经病常表现为传导速度明显减慢、终末运动潜伏期延长以及复合运动感觉神经动作电位离散，在这些疾病的变异型中还常见传导阻滞；相反，在代谢或中毒性周围神经病中则出现轴索性神经病，表现为传导速度正常或仅轻度减慢，神经动作电位波幅变小或缺失，并有肌电图的失神经改变。

超强刺激运动神经引起冲动顺向传导（传向神经末端）的同时，也可引起逆向传导（传向脊髓）。这种逆向冲动引起少数前角细胞发放，在神经刺激产生的直接反应波之后产生一个小的运动反应，称为F波。周围神经近端（如神经根）病变时，F波可缺失或延迟；此外，在吉兰-巴雷综合征时也常表现异常。另一个检测周围神经近端病变的电检查是H反射。与F波不同，H反射是通过低强度刺激胫神经引出的一个传入通路为肌梭（Ⅰa）传入纤维、传出通路为α运动轴索的单突触反射。在骶1神经根病时可表现病变侧H反射的缺失。

3. *重复神经刺激*　神经肌肉传递功能可用数种不同的方法进行测定，其中之一是对支配该肌肉的运动神经施行超强的重复神经刺激（repetitive nerve stimulation, RNS），用表面电极记录肌肉电活动的变化。在神经肌肉传递障碍性疾病如重症肌无力，低频（2～5 Hz）重复神经刺激可引起神经肌肉传递减低，表现为受累肌肉记录的反应波大小呈现递减现象，该现象在先天性肌无力综合征也可见到。兰伯特-伊顿肌无力综合征（Lambert-Eaton myasthenic syndrome）时因神经肌肉接头的乙酰胆碱释放障碍，单个刺激引起的复合肌肉动作电位很小，当重复刺激频率达10 Hz时，虽然初始反应波幅低下，但随后即增大。如果使用更快的刺激频率（20～50 Hz），动作电位的大小可出现戏剧性的增大，以至可达最初波幅的数倍以上。肉毒中毒患者的重复神经刺激反应也与兰伯特-伊顿肌无力综合征类似。

第五节　颅、颈血管超声检查

一、经颅超声多普勒检查

经颅超声多普勒（transcranial Doppler, TCD）检查是利用超声波的多普勒效应来研究脑底大血管及其分支血流动力学的一门技术，可直接获得颅内大动脉，包括颅底大脑动脉环的血流动态信息，具有简便、快捷、无创伤、易重复及可监测等特点，在帮助脑血管病的诊断和研究脑循环方面有独特的使用价值。

在临床上，TCD主要用于以下情况的辅助诊断：① 颅内段脑动脉狭窄或闭塞：颈内动脉颅内段闭塞或50%以上狭窄的确诊率可达95%以上，其与血管造影结果的比较显示符合率达96%；② 脑血管畸形：有助于脑动静脉畸形的定位、供养血管和引流静脉的确定，也可用于术中或术后监测，避免损伤供血动脉，判断有无畸形血管的残留；③ 脑动脉瘤：诊断小于1 cm的动脉瘤比较困难，其检测的意义在于观察和研究动脉瘤破裂出血后脑血管痉挛的发生、发展和转归；④ 脑血管痉挛：蛛网膜下腔出血是导致脑血管痉挛最常见的原因，经TCD通过血流速度的变化、动脉参数的改变以及血流杂音等可以判断是否存在脑血管痉挛，其随访观察对评价蛛网膜下腔出血的预后很有意义；⑤ 锁骨下动脉盗血综合征：当观察到对侧椎动脉血流速度增高、同侧椎动脉血流逆转、基底动脉血流降低等，有助于发现和诊断此综合征；⑥ 脑动脉血流中微栓子的监测：可通过多通道经颅超声多普勒微栓子检测仪对颅内、外动脉进行连续和同步的监测，以检测栓子的数量、性质和来源。

二、颈部血管彩色超声检查

颈部血管超声检查可直观显示颅外段颈部大血管的长轴、短轴等切面图像，观察包括颈动脉系统和

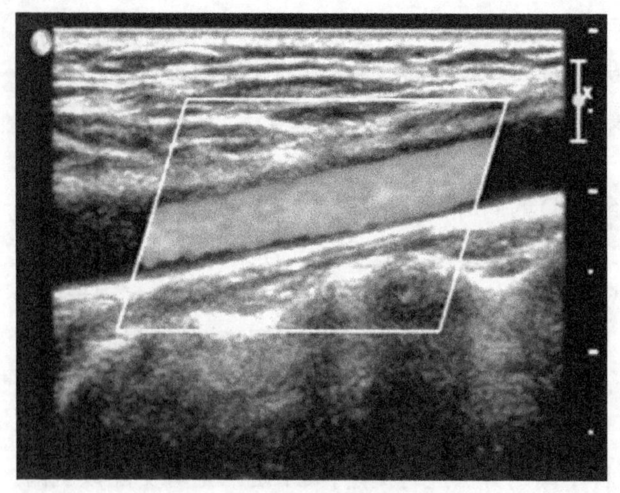

图 5-6　颈部血管彩色超声检查

椎动脉系统在内的所有颅外段颈部血管的形态学改变,确定管腔狭窄及阻塞部位,应用彩色及频谱多普勒技术,检测血管走行、方向、性质,测量血流参数,评价血流动力学变化,从而提供颈部血管的解剖与生理两种信息,其与前述检测颅内段血管为主的TCD技术结合,是目前临床神经科对脑血管疾病诊断与鉴别诊断的一种十分重要的无创性检测手段(图5-6)。检查采用多功能超声扫描仪,以二维图像观测血管解剖形态改变,以频谱及彩色多普勒技术,通过以颜色表示血流方向,以色彩亮暗反映流速,血流色彩相掺呈多色镶嵌型者为湍流,可直观显示血流方向、流速及狭窄部位等信息。

在临床上,颈部血管彩色超声检查可用于以下情况的辅助诊断: ① 颈动脉或椎动脉硬化性闭塞症,可发现内膜粗糙及管腔狭窄,粥样硬化斑块形成,内部结构呈弱或等回声者为软斑,提示斑块不稳定,斑块内出血时内部可出现不规则回声;② 颈动脉瘤,呈梭形或囊性扩张,管壁连续好,可有附壁血栓,频谱为异常湍流;③ 锁骨下动脉盗血综合征,可直接显现头臂干动脉或锁骨下动脉管腔狭窄或闭塞,彩色和频谱检测示同侧椎动脉血流收缩期自头侧逆向颈根方向的倒流;④ 多发性大动脉炎(头臂干型),可显示病变血管壁全层增厚、管腔狭窄或闭塞,狭窄部位高速血流,频带增宽。

第六节　脑、周围神经和肌肉活组织检查

一、脑活组织检查

脑活组织检查取材途径取决于病变的部位。靠近皮质的表浅病变可采用颅骨环钻钻孔后切开脑膜,然后锥形切取脑组织;也可先用小颅钻钻孔,然后穿刺采取脑组织。脑深部病变通常由神经外科医生开颅手术切取标本,也可在CT或MRI定向引导下行脑组织穿刺活检。所获脑组织标本根据需要进行特殊处理,可制成冰冻或石蜡切片,经过不同的染色技术显示病变。还可从脑活检组织中进行病毒分离或检测病毒抗原。在临床上主要用于亚急性硬化性全脑炎、遗传代谢性脑病(如脂质沉积病、黏多糖沉积病、脑白质营养不良等)、阿尔茨海默病、克-雅病及性质不明的脑内肿块等的诊断。由于脑活组织检查是一种有创性检查,对于脑功能区及其附近的取材有可能造成严重后果,因此,必须充分权衡利弊后再做决定。

二、周围神经活组织检查

周围神经活组织检查有助于周围神经病的定性诊断和病变程度判定。最常用的取材部位是腓肠神经,原因是该神经走行表浅,易于寻找,后遗症状轻微(仅为足背外侧皮肤麻木或感觉丧失)。常用的病理染色方法有轴突帕尔姆格伦(Palmgren)镀银染色、髓鞘甲苯氨蓝染色、运动终板乙酰胆碱酯酶染色等,以及锇酸固定撕单神经纤维在纵向上观察有无节段性脱髓鞘或腊肠样神经病变。周围神经活组织检查可以发现一些特异性的改变,是目前其他检查所不能替代的,可帮助诊断血管炎如结节性多动脉炎、原发性淀粉样变性、麻风性神经炎、多葡聚糖体病、恶性血管内淋巴瘤及一些遗传代谢性周围神经病

等。另外,可以帮助鉴别以髓鞘脱失为主的周围神经病(如吉兰-巴雷综合征)和以轴索损害为主的周围神经病(如糖尿病性周围神经病和酒精中毒性周围神经病)等。

三、肌肉活组织检查

肌肉活组织检查有助于明确肌肉病变的性质,鉴别神经源性和肌源性损害。肌肉活检常用的取材部位有肱二头肌、三角肌、股四头肌和腓肠肌等。通常选择临床和神经电生理均受累的肌肉,但须避免在针极肌电图检查后的部位取材。慢性进行性病变时应选择轻中度受累肌肉,急性病变时应选择受累较重甚至伴有疼痛的肌肉,切忌选择已严重萎缩的肌肉。活检标本根据需要可制成冰冻或石蜡切片,然后通过常规组织学、生物化学、组织化学及免疫组织化学等不同的染色技术显示病变(图 5-7)。在临床上,肌肉活组织检查主要适用于多发性肌炎、包涵体肌炎、进行性肌营养不良、先天性肌病、代谢性肌病、内分泌肌病和癌性肌病等的诊断。肌肉活组织检查的最后结论应参考病史特别是家族遗传史、临床特点、血清肌酶谱测定和肌电图的检查结果。

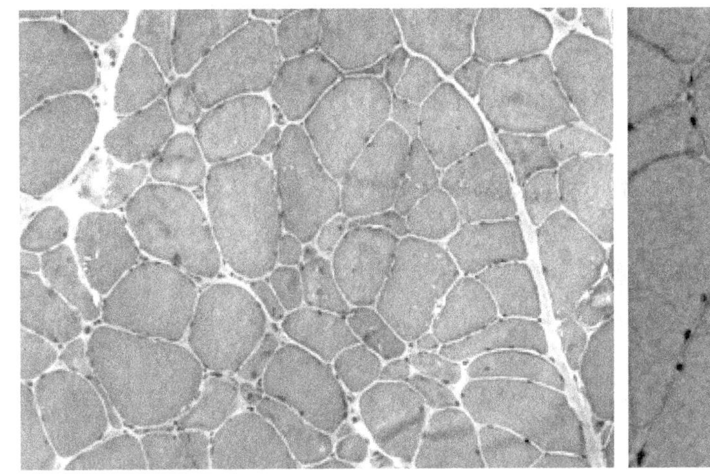
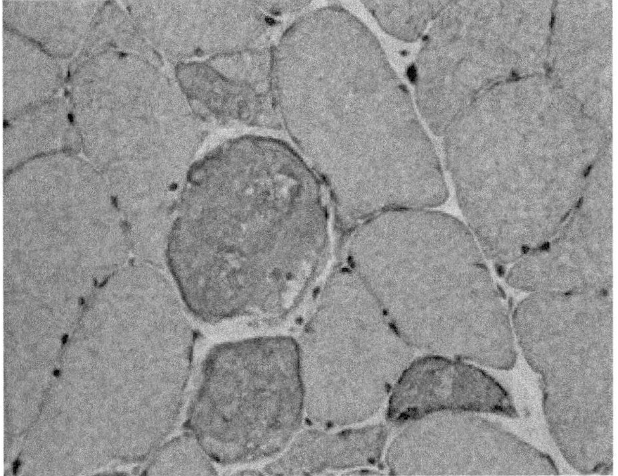

图 5-7　不同染色技术显示肌肉病变

左图为常规苏木精-伊红染色(HE 染色);右图为免疫组织化学染色

第七节　分子生物学诊断技术

在临床实践中正确应用分子生物学诊断技术,要求临床医师必须对分子生物学诊断方法的先进性和局限性有一个全面的了解。许多神经系统疾病具有特定的突变致病基因,使临床应用分子生物学检测技术进行诊断成为可能。常见致病基因的突变包括核苷酸替换导致氨基酸的改变、翻译停止信号出现过早及异常 RNA 转录接合,此外,还与 DNA 的删除、复制及三核苷酸重复的不稳定性有关。尽管一些疾病已经进行了基因定位,但由于尚未阐明其特定的突变,直接进行临床诊断尚不可行。致病基因的确定可通过家系连锁分析进行,家系分析要求所建立家系关系明确、信息标记可靠、家族成员基因型和表型的数量可统计。许多患者由于缺少这方面的信息而使得致病基因的确定难以进行。

一、常用 DNA 突变检测方法

1. 直接 DNA 测序　　该方法一般要求通过聚合酶链反应(PCR)对标本 DNA 进行扩增。大多数测序方法只能确定300~400 bp长度的DNA片段，因此，这种方法要求样本DNA应包含主要突变位点的一个限制性区域。直接测序可以探测到新的突变，并能减少假阴性的机会，但难以说明以前未确定性质的错义突变区的意义。这些突变区可编码氨基酸的多态性，有时可能是无意义的。

2. *序列特异性寡核苷酸杂交*　该方法适用于已知的突变基因序列检测。利用人工合成的与待检基因正常序列及突变序列互补的两种寡核苷酸探针，与待测基因杂交，以检测是否存在已知突变。

3. *限制性核酸内切酶PCR扩增模板*　用限制性核酸内切酶消化PCR扩增的DNA片段后可测定正常或突变的DNA序列。DNA片段的大小结果可以指示样本DNA是正常还是发生了突变。这种方法可直接检测到突变。

4. *不稳定重复序列的分析*　三核苷酸在特定DNA位点重复的数目可通过PCR扩增，再进行电泳分析。

5. *单链构象多态性的分析*　几百个碱基对组成的基因经PCR扩增及电泳后呈变性状态，突变造成基因结构的改变可导致电泳图谱的变化。通过这种方法可直接检验出新的突变。在大量标本的检测中，无论样本是包含多个外显子的大型基因还是来自多个患者，都可使用这种方法。

6. *荧光原位杂交*　荧光法染色体原位杂交可检测兴趣基因的缺失，在荧光原位杂交中荧光法最小可检测到2 000 bp的缺失。

7. *脉冲DNA印迹（Southern blotting）*　DNA的缺失或复制可通过脉冲电泳法进行检测，这种方法对分离较大的DNA片段进行了优化。

8. *高通量测序技术*　第一代DNA测序［桑格（Sarger）测序］技术的主要特点是测序读长可达1 000 bp，准确性高达99.999%，但具有测序成本高、通量低等缺点。第二代测序（next-generation sequencing, NGS）技术大大降低了测序成本，同时大幅提高了测序速度，并且保持了高准确性，全外显子测序（whole exome sequencing, WES）和全基因组测序（whole genome sequencing, WGS）均是NGS。近年来，进一步发展起基于单分子测序的第三代测序（next-next-generation sequencing）技术，主要包括单分子荧光测序和单分子纳米孔测序技术，可实现对每一条DNA分子的单独测序。

二、细胞遗传学检测

外周血淋巴细胞或组织中分离出来的染色体被染色后，可区分插入、缺失或染色体不平衡，并可对染色体数目进行定量分析。

三、异常蛋白的检测

临床应用中，一些基于蛋白质特性或功能的检测诊断方法有时比DNA检测更有效。除了传统的基于酶活性的分析方法继续应用于许多代谢相关疾病的诊断以外，蛋白质功能的检查也已用于一些疾病的检测，如用免疫染色或蛋白质印迹法（Western blotting）检测抗肌萎缩蛋白抗体，可发现肌营养不良症患者肌肉活检标本中，抗肌萎缩蛋白水平的减少或分布异常。

近年来，错误折叠蛋白循环扩增技术（protein misfolding cyclic amplification, PMCA），作为一种利用朊蛋白（PrP^{sc}）本身的"复制能力"，在体外扩增异常折叠蛋白的技术，可以在PrP^{sc}浓度较低的组织标本（如患者血液）中检出PrP^{sc}的存在。在PMCA的基础上发展起来的实时震荡诱导转化（real-time quaking-induced conversion, rt-QuIC）技术，在功能和应用领域与PMCA基本相同的前提下，进一步以重组的PrP^{sc}作为扩增底物，且可进行定量测定。这些新技术在体外扩增检测α-突触核蛋白等异常折叠蛋白的研究方面，展现出良好的应用前景。

四、分子生物学诊断技术在临床应用的局限

必须考虑到分子生物学检测的局限性。因为同一基因的不同突变可导致不同的临床表型（等位基因的异质性），另外，不同基因的突变又可导致相同的临床表型（非等位基因的异质性）。其他一些现象如表型模拟、不完全外显率、表型的年龄依赖性发作、多基因遗传、线粒体遗传、动态突变（三核苷酸重复）也增加了基因检测进行临床诊断的困难性。

1. *等位基因的遗传异质性*　同一基因的不同突变（等位基因突变）可产生明显不同的临床表型，如朊蛋白基因的等位突变可造成家族性克-雅病、致死性家族型失眠症和格斯特曼综合征等临床表型；钠通道亚单位基因突变可导致高钾性周期性瘫痪和先天性肌强直。在这种情况下，等位基因不同的突变导致蛋白结构和功能的显著改变，从而产生不同的表型。

2. *非等位基因的遗传异质性*　指个体或家系中有相同的病理和/或临床综合征，但却是由不同基因的突变所导致。如腓骨肌萎缩症、家族性阿尔茨海默病、常染色体显性遗传的脊髓小脑性共济失调、肢带型肌营养不良症等，都是由许多不同基因突变导致的。

3. *表型模拟*　患者可能具有某些类似遗传病表型的临床表现，却是由非遗传因素所导致。如类似家族性阿尔茨海默病表现的血管性痴呆、类似亨廷顿病的中毒或药物导致的舞蹈病、类似弗里德赖希（Friedreich）共济失调的维生素 B_{12} 缺乏等。

4. *可变的表达性*　疾病表型的表达可被其他因素所修饰，如诱发疾病的其他等位基因、环境因子、性别和年龄等。基因表达的可变性也出现在由于三核苷酸重复引起的疾病，如强直性肌营养不良等。

5. *不完全的外显率*　外显率与全或无的基因突变表达有关。如果一个疾病中携带异常基因的个体表达<100%，就称为不完全的外显率。

6. *多基因遗传*　在某些疾病如散发性阿尔茨海默病、帕金森病和多发性硬化中，疾病的发作取决于伴随的基因突变或大量基因的多态性。这些疾病的易感基因检测或诊断要求分析多基因的模板。

第八节　神经心理学检查

神经心理标准化量表的开发主要是用于评估某组心理症状的严重程度，而非做疾病诊断。所有神经心理检查均须由经过专门培训的专业人员实施。

一、情绪评估

1. *抑郁测评量表*　分自评和他评量表两类。

常用抑郁自评量表有患者健康问卷抑郁自评量表 9（patient health questionair－9，PHQ－9）、抑郁自评量表［即宗氏（Zung）抑郁自评量表］等。前者包含 9 个条目，采用 0~3 分的 4 级评分，临界分 5 分、10 分、15 分、20 分分别代表轻度、中度、中重度和重度抑郁。后者包含 20 个条目、4 级评分，用于衡量抑郁状态的轻重程度及其在治疗中的变化。

常用抑郁他评量表是汉密尔顿抑郁量表（Hamilton depression scale，HAMD），是临床上用于评估成人抑郁症状最为广泛的工具，有 17 项、21 项、24 项三种版本。大部分项目采用 0~4 分的 5 级评分，少数

项目采用 0~2 分的 3 级评分。评分越高,抑郁程度越重。

2. 焦虑测评量表　　也分自评和他评量表两类。

常用焦虑自评量表有焦虑自评量表[即宗氏(Zung)焦虑自评量表],包含 20 个条目、4 级评分,用于评估焦虑患者的主观感受。常用焦虑他评量表为汉密尔顿焦虑量表(Hamilton anxiety scale, HAMA),是临床上用于评估成人焦虑症状最为广泛的工具,共 14 项,采用 0~4 分的 5 级评分,评分越高,焦虑程度越重。

二、认知评估

1. 简易精神状态检查量表(MMSE)　　由 Folstein 等在 1975 年编制,是最常用的认知功能障碍的筛查工具,包括定向力、记忆力、注意力和计算力、语言功能等。评分越低,提示认知功能越差。

2. 蒙特利尔认知评估量表(Montreal cognitive assessement, MoCA)　　由 Nasreddine 等在 2004 年编制,用于筛查轻度认知功能障碍的患者,其内容涉及注意力、执行功能、记忆力、语言功能、视结构技能、抽象思维、计算和定向力等方面。

3. 画钟测试(clock drawing test, CDT)　常用于筛查视空间知觉和视结构的功能障碍,也可反映语言理解、短时记忆、数字理解和执行功能,对评估顶叶和额叶的损害程度较为敏感。画钟测试具有门诊实用性,且受文化背景、教育程度影响小。单独应用时痴呆筛查效度偏低,常与 MMSE 联合使用。它有多种评分法,常用 4 分评分法,评分降低表示执行功能下降。

(樊东升)

思　考　题

1. 腰椎穿刺的检查方法、适应证、禁忌证和并发症是什么?
2. 颅脑 CT 和 MRI 的基本原理及其适应证是什么?
3. 神经源性损害和肌源性损害时的肌电图表现有何不同?
4. 颅内和颅外血管超声检查的方法和适应证是什么?
5. 常用 DNA 突变检测的方法及其局限性有哪些?

参考文献

陈生弟,2011. 神经病学. 第 2 版. 北京:科学出版社.

王维治,2021. 神经病学. 第 3 版. 北京:人民卫生出版社.

Aminoff M J, Greenberg D A, Simon R P, 2005. Clinical Neurology. New York: McGraw-Hill Medical.

Bradley W G, Daroff R B, Fenichel G M, et al., 2004. Neurology in Clinical Practice. 4th edition. Boston: Butterworth-Heinemann.

Ropper A H, Brown R H. 2005. Principles of Neurology. 8th edition. New York: McGraw-Hill Medical.

第六章

神经系统疾病的诊断原则

正确的诊断是正确治疗的前提。疾病的诊断是临床医生对患者病情进行调查研究的过程，需要临床医生通过周详的病史采集、细致的体格检查及有关的辅助检查后，根据收集来的资料，运用理论知识、实践经验和科学的思维方法对病情进行全面的综合分析，才能对疾病做出正确的诊断。由于神经疾病的复杂性，同一疾病在不同患者的表现不尽一致，不同疾病临床表现有时类似，疾病的诊断需要遵循疾病诊断的基本原则，在诊断过程中重视证据、重视调查研究及验证，去粗取精，去伪存真，抓住主要矛盾，抽丝剥茧，形成完整证据链才能做出正确的诊断。正确的诊断并非一蹴而就，有些疾病在初期不典型，还有共患疾病及其他因素的干扰，初诊可能是错误的，这需要对病情进行细致观察，根据病情的演变，及时修正错误的诊断，有些复杂病例需要多次自我否定才能做出正确的诊断。

第一节　诊 疗 程 序

如同其他学科疾病诊断一样，神经系统疾病的诊断流程也是先采集病史，然后进行一般内科体检和神经系统体检，再根据病史和体检结果建立初步诊断假设或诊断方向，然后选择适当的辅助检查获得相关疾病的客观证据，再进行综合分析确定诊断。由于神经系统结构和功能的复杂性，其疾病临床表现也非常复杂，不同部位的病变可能有类似症状，某一症状体征可由不同部位神经病变导致，比如中枢神经系统（脑、脊髓）、周围神经系统、神经肌肉接头及肌肉病变均可导致肢体无力，在诊断时需要判断到底是哪一部位引起这一症状。因此，神经系统疾病的诊断过程相较于一般内外科疾病诊断有特殊之处，即需要先确定病变部位，这是由神经系统疾病复杂性决定的。神经系统疾病诊断过程一般分为定位诊断、定性诊断两个步骤，即先确定病变部位在何处（定位诊断），再判断病变性质如何（定性诊断）。

有些非神经系统疾病可导致类似神经系统疾病的症状，有些神经系统疾病同时伴有一些内科疾病的症状，如视物模糊可能是视觉神经通路或视觉皮层损害导致，也可能是眼科疾病导致；头痛、头晕虽常见于神经系统疾病，但也可见于高血压、发热、颈椎病、中耳炎等非神经系统疾病；恶心、呕吐常由消化系统疾病导致，但也可见于高颅压、脑干病变等神经系统疾病；步态障碍可能是神经系统疾病导致，但也可能是骨关节疾病所致。因此，在神经疾病诊断时，有时还需要先判断患者的临床表现是神经系统疾病还是其他系统疾病所致，这一步骤被称作定向诊断。

一、定位诊断

定位诊断是根据疾病所表现的神经系统症状、体征，再结合神经解剖、神经生理和神经病理等方面的知识确定疾病损害的部位。许多神经系统病变与一定解剖部位相关联，定位诊断可为定性诊断提供重要的诊断信息。神经系统的病变部位根据其病损范围可分为局灶性、多灶性、弥漫性和系统性病变。

局灶性病变指只累及神经系统的单一局限部位,如面神经麻痹、尺神经麻痹、脊髓肿瘤等。多灶性病变指病变分布在两个或两个以上的部位,如多发性硬化、视神经脊髓炎等。弥漫性病变常比较广泛侵犯中枢和/或周围神经系统、肌肉,如中毒性脑病、病毒性脑炎等。系统性病变指病变选择性地损害某一特定功能解剖系统或传导束,如肌萎缩性侧索硬化症、亚急性脊髓联合变性等。

在分析病变的分布和范围之后,还需进一步明确其具体部位,即需要明确病变部位是在中枢神经系统、周围神经系统,还是在肌肉或神经肌肉接头。如果病变在中枢神经系统,需要进一步明确病变是在大脑还是在间脑、脑干、小脑、脊髓等其他中枢结构。类似地,周围神经病变也需要区分病变是在神经根、神经丛、某一支或多支周围神经还是多发性周围神经病变。一般来说,神经系统症状虽然对定位诊断有一定价值,但神经体征对定位诊断价值更大,因此要特别重视神经系统有定位价值的体征。现将大脑、脑干、小脑、脊髓及周围神经病变的定位诊断要点分述于下。

(一) 大脑病变

大脑病变的临床主要表现有意识障碍、认知功能障碍、精神行为障碍、偏瘫、偏身感觉障碍、偏盲、癫痫发作等,其中记忆障碍、失语、失用、精神行为异常、癫痫发作等症状体征具有定位诊断价值。各脑叶病变亦有各自不同的特点,如额叶损害主要表现为随意运动障碍、局限性癫痫、运动性失语、认知功能障碍等症状;顶叶损害主要表现为皮质型感觉障碍、失读、失用等;颞叶损害主要表现为精神症状、感觉性失语、精神运动性癫痫等;枕叶损害主要表现为视野受损、皮质盲等。此外,大脑半球深部基底节的损害,可以出现肌张力改变、运动迟缓及不自主运动等锥体外系症状,而肌力及感觉正常。

(二) 脑干病变

脑干病变的特征是交叉性瘫痪和交叉性感觉障碍。一侧脑干病变多表现有病变同侧周围性脑神经麻痹和对侧肢体中枢性偏瘫,即交叉性瘫痪,或病变同侧面部及对侧偏身痛、温觉减退的交叉性感觉障碍,其病变的具体部位根据受损脑神经平面而作出判断。脑干两侧或弥漫性损害时常引起双侧多数脑神经及双侧运动和/或感觉传导束受损症状。上脑干病变累及网状上行激动系统还可导致意识障碍。

(三) 小脑病变

小脑病变的特征是共济失调。小脑蚓部损害主要引起共济失调步态,小脑半球损害则引起同侧肢体的共济失调。有时可出现小脑性构音障碍和辨距不良。

(四) 脊髓病变

脊髓横贯性损害常有受损部位以下的运动、感觉及括约肌三大功能障碍,呈完全的或不完全的截瘫或四肢瘫、传导束型感觉障碍和尿便功能障碍。可根据感觉障碍的最高平面、运动障碍、深浅反射的改变和自主神经功能的障碍,大致确定脊髓损害的范围。脊髓的单侧损害,可出现脊髓半切综合征,表现为病变平面以下对侧痛、温觉减退或丧失,同侧上运动神经元性瘫痪和深感觉减退或丧失。脊髓的部分性损害可仅有锥体束和前角损害症状如肌萎缩侧索硬化,亦可仅有锥体束及后索损害症状如亚急性脊髓联合变性,或可因后角、前联合受损仅出现节段性痛觉和温度觉障碍,但轻触觉保留,呈分离性感觉障碍,如脊髓空洞症。

(五) 周围神经病变

由于脊神经是混合神经,受损时在其支配区有运动、感觉和自主神经的症状。运动障碍为下运动神经元性瘫痪，感觉障碍的范围与受损的周围神经支配区一致。前根、后根的损害分别出现根性分布的运动、感觉障碍；特定周围神经（如尺神经、桡神经、正中神经、坐骨神经等）损害导致该神经支配区感觉运动障碍，多发性神经病出现四肢远端对称性的迟缓性瘫痪及末梢型感觉障碍。

（六）肌肉及神经-肌肉接头病变

肌肉病变可累及颅神经及脊神经支配的骨骼肌，主要表现是肌无力和肌萎缩，此外还可出现肌痛与触痛、肌肉假性肥大及肌强直等，通常近段重于远端，腱反射减弱或消失，但早期腱反射可正常，无感觉障碍。病变损害神经—肌肉接头时，主要表现是肌无力和病态性疲劳。

二、定性诊断

定性诊断是确定疾病病因（性质）的诊断，它建立在定位诊断的基础上，根据年龄、性别、病史特点、体检所见及辅助检查等资料进行综合分析做出判断。定性诊断特别要重视起病急缓和病程特点这两方面资料。一般而言，当急性发病，迅速达到疾病的高峰，应考虑血管病变、炎症、外伤及急性中毒等；当发病缓慢隐匿且进行性加重，病程中无明显缓解现象，则多为遗传、变性疾病、营养缺乏及肿瘤等疾病；发病形式为发作性，则多为癫痫、偏头痛、三叉神经痛或周期性瘫痪等，疾病若多次缓解复发则考虑多发性硬化、视神经脊髓炎、线粒体脑肌病等疾病。现将神经系统几类主要疾病定性诊断要点分述如下。

（一）血管性疾病

起病急骤，症状在短时间内（数秒、数分钟、数小时或数天）达到高峰。多见于中、老年人，既往常有高血压、动脉粥样硬化、心脏病、糖尿病或高脂血症等病史。神经系统症状表现为头痛、头晕、呕吐、肢体瘫痪、意识障碍、失语等。CT、MRI、DSA 等影像学检查可获得比较确切的中枢神经系统损害的证据，如脑梗死、脑出血、蛛网膜下腔出血等各类脑血管病。

（二）感染性疾病

起病呈急性或亚急性，病情多于数日、少数于数周内达到高峰，伴有畏寒发热、外周血白细胞增加或血沉增快等全身感染中毒的症状。神经系统症状和体征依据病变部位而异，脑膜炎常有头痛和脑膜刺激征，脑实质炎症常有精神行为异常、意识障碍、癫痫发作、偏瘫、失语等。化脓性细菌、结核、真菌中枢感染主要累及脑膜，但有时也可累及脑实质（如脑脓肿、脑结核瘤）。病毒性中枢感染除可累及脑膜外，常累及脑实质。针对性地进行血及脑脊液的微生物学、免疫学、寄生虫学等辅助检查对明确感染的性质非常关键。

（三）变性疾病

起病及病程经过缓慢，呈进行性加重。各年龄段均可发病，但不同变性疾病的好发年龄不同，如帕金森病、帕金森叠加综合征及阿尔茨海默病常于 60 岁以后起病，运动神经元病多于青壮年期发生。临床表现各异，如阿尔茨海默病主要为认知功能障碍，帕金森病主要为运动迟缓、肌张力增高、震颤等锥体外系症状，运动神经元病主要为肢体无力、肌肉萎缩及延髓麻痹等运动神经损害症状。

（四）外伤

有外伤史，呈急性起病，表现为头痛、意识障碍及偏瘫、失语等神经功能缺损症状。颅底骨折可伴脑脊液鼻漏。外伤史是诊断的关键。注意慢性硬膜下血肿常在外伤后一段时间出现症状，有时外伤较轻

(如较轻的头部碰撞),易被患者忽略,需仔细询问病史。有些颅脑外伤可继发于其他神经疾病,如癫痫或脑卒中发作致跌倒继发颅脑外伤,此时需仔细甄别。X线、CT及MRI检查有助于诊断。

(五)肿瘤

肿瘤包括中枢原发性肿瘤(如脑膜瘤、胶质瘤、垂体瘤、听神经瘤等)和转移瘤。起病缓慢,病情呈进行性加重。但某些恶性肿瘤或转移瘤发展迅速,病程较短。颅内肿瘤除常有的癫痫发作、肢体瘫痪和麻木等局灶定位症状外,尚有头痛、呕吐、视乳头水肿等颅内压增高的征象。颅脑原发性肿瘤多数为局灶性,但也可呈多灶性,如中枢淋巴瘤、胶质瘤。转移瘤常为多灶性,但也可呈单发病灶。有些脑肿瘤生长缓慢,早期除颅内压增高症状外,可无局灶性神经系统受累症状。CT、MRI等影像学检查对肿瘤诊断价值很大。对于脑内转移瘤,寻找外周肿瘤原发灶对诊断非常重要。肿瘤脑膜转移患者常表现为高颅压及脑膜刺激征,脑脊液细胞学检查寻找肿瘤细胞对诊断至关重要。

(六)免疫性疾病

自身免疫系统异常可导致中枢神经系统疾病,多见于自身免疫性脑炎,常见于年轻患者,表现为进展较快的认知或精神障碍,部分患者可出现癫痫样发作或不自主运动。临床可有多种类型,抗体检测是诊断本病具体分型的重要手段。脱髓鞘性疾病也属于免疫性疾病,多见于年轻患者,常呈急性或亚急性起病,依病变部位不同表现为各种神经功能缺损症状或体征。多发性硬化、视神经脊髓炎等常有缓解和复发的倾向,其特点是时间和空间多发。急性播散性脑脊髓炎多为急性起病,单相病程。MRI、脑脊液和诱发电位等检查有助于诊断。

(七)代谢和营养障碍性疾病

代谢障碍性疾病可缓慢起病,也可急性或亚急性起病,多伴有相关系统性疾病(如严重肝肾功能不全、电解质代谢紊乱)和可导致营养缺乏的基础疾病(如胃肠手术、营养不良、慢性酒精中毒)。代谢性脑病多表现为意识障碍、精神行为异常等非特异性神经功能障碍,局灶性体征较少。有些营养代谢障碍性疾病临床表现有相对固定的模式,如维生素 B_1 缺乏常发生多发性神经病和韦尼克脑病(Wernicke encephalopathy),维生素 B_{12} 缺乏发生脊髓亚急性联合变性,糖尿病引起多发性周围神经病,低钠血症补钠过快可导致脑桥中央髓鞘溶解症。相关基础疾病病史对这类疾病诊断非常重要,血生化、电解质检查及相关营养物质血浓度监测对诊断也很有价值。

(八)其他

包括中毒和遗传性疾病等。神经系统中毒性疾病的病因包括化学品、毒气、生物毒素、重金属、药物等,呈急性或慢性发病,依累及部位不同临床表现多样,如有机溶剂及一氧化碳中毒性脑病常表现意识障碍、认知功能下降,抗癫痫药物卡马西平中毒常表现为小脑性共济失调,化学品中毒还可表现为多发性周围神经病。诊断中毒时需要结合毒物接触史及必要的化验检查方能确定。神经系统遗传性疾病多于儿童及青年期发病,家族中可有同样疾病,其症状和体征繁多,部分具有特征性,如先天性肌强直症出现的肌强直、肝豆状核变性的角膜色素环(Kayser-Fleischer ring, K-Fring)等,为这些疾病的诊断提供了重要依据。

第二节 临床思维方法

疾病诊断水平的高低不仅与基础理论知识、临床技能和临床实践经验有关,科学的临床思维方法对诊断水平也有重要影响。虽然现代技术的发展使大量新型诊断设备和技术在临床得到广泛应用，临床医学诊断技术日趋形象化、客观化、数字化，使临床诊治疾病的水平大大提高。但是，现代技术并不能取代传统的临床方法和科学的临床思维。

临床思维的培养应以循证医学理念为指导，要求临床医师应用已掌握的医学理论知识和临床经验，结合患者的临床资料进行综合分析、逻辑推理。从错综复杂的线索中，找出主要矛盾，并加以解决，这是一个观察事物并思考问题的过程。正确的临床思维是医师长期从事临床实践的经验总结，也是临床医师的基本功。神经疾病诊断的临床思维培养可参考以下几个步骤：① 养成全面细致的习惯，通过详细的问诊、查体及实验室检查，收集可靠翔实的临床资料，剔除一些无关紧要的体征和不可靠的临床资料，以避免其分散我们临床判断的注意力；② 将上述资料综合分析，利用神经解剖学、生理学的基本知识，确定疾病相关的功能与解剖结构的异常，进行定位诊断；③ 根据病变的部位、病史与体征分析判断疾病的病因，作出初步定性诊断并思考需要鉴别诊断的疾病，选择相关的辅助检查进一步支持诊断；④ 明确疾病性质后，制订一个合理的治疗方案，根据病情演变和治疗效果进一步确定诊断或修正初诊。

上述培养神经科医生临床思维的过程绝不是一成不变的教条，要始终把握“具体问题具体分析”的原则，善于抓住疾病的主要矛盾，透过现象抓住其本质特征。

遵循上述诊断流程和临床思维方法，对大多数神经疾病是可以及时做出诊断的。然而，由于神经疾病的复杂性及医学发展水平的限制，仍然有一些患者难以迅速明确诊断，有些看似简单的疾病也可能发生误诊。以下临床诊断经验可供参考：① 集中分析可靠而肯定的主要症状和体征，通常检查到的体征要比询问到的主观症状来得更可靠，而运动系统或反射等体征要比感觉系统的体征更肯定。② 避免先入为主，注意力局限于病史或体检中的某些体征，过早地下诊断结论。要养成系统分析的思维习惯，避免经验主义错误，即使是常见病，也要注意鉴别诊断。③ 诊断应当随着病情演变和新的辅助检查证据而加以调整，当临床表现不符合所考虑的疾病特点时，就应该及时修正诊断。④ 当面临几种可能的诊断而一时无法确定时，一般先考虑常见病再考虑罕见病，先考虑可治性疾病再考虑难治性疾病，先考虑需要紧急治疗的疾病再考虑可以延期治疗的疾病。⑤ 一元论原则，尽量用一种疾病解释所有临床症状体征，只有一种疾病不能解释患者临床表现时才考虑多种疾病诊断。⑥ 避免过度依赖辅助检查，有些阳性辅助检查结果不一定与当前疾病相关，辅助检查结果应当与临床表现吻合才能作为诊断依据。⑦ 疑难病例尽可能进行组织活检，获取细胞病理学资料。⑧ 诊断性治疗有时对确定诊断有重要价值。某些一时难以确诊的慢性疾病可动态随访观察。

医学是一门实践性很强的科学，青年医师需要在医疗实践中不断学习，善于总结，勤于思考，才能掌握好各种临床技能，养成科学的临床思维习惯，提高诊疗水平。青年医师还要注意向专家学习他们丰富的临床经验、检查技巧、严谨与灵活的思维以及分析解决问题的方法。随着医学基础学科和临床医学研究的不断进展，对疾病病理机制的认识也在发展，某些疾病的概念和诊断标准也在不断更新，新的诊疗技术不断在临床推广应用，青年医师还需要结合临床实践学习新文献，不断更新自己的知识体系和掌握新技术，努力成为一名合格的神经病学专业人才。

（陈生弟）

思考题

1. 神经系统疾病诊断的基本步骤是什么，需要注意哪些要点？
2. 神经系统疾病按其损害的部位或病灶的分布，主要分为哪几种类型，有何临床特征？

3. 神经系统疾病的性质主要有哪几种类型,需要重视哪些特点?

参考文献

贾建平,2018. 神经病学. 第 8 版. 北京: 人民卫生出版社.
陈生弟,2010. 神经病学. 第 2 版. 北京: 科学出版社.

第七章

脑血管疾病

第一节　概　　述

【概念】

脑血管疾病(cerebrovascular disease, CVD)是指由于各种脑血管病变所引起的一组脑部疾病。卒中(stroke)又称中风或脑血管意外(cerebrovascular accident),是一组以急性起病,局灶性或弥漫性脑功能缺失为共同特征的脑血管疾病。既往曾把缺血性卒中分为脑血栓形成、心源性栓塞、腔隙性梗死。其实,上述三种名称只是描述了疾病的不同方面。脑血栓形成是指某一病理生理过程,在动脉粥样硬化、动脉夹层、血管炎、烟雾病等存在动脉病变的情况下均可以出现。心源性栓塞是一个病因诊断。腔隙性梗死是按照病变部位的大小诊断,病因可以包括小动脉自身的病变、大动脉粥样硬化或心源性栓塞等。因此,本文并未采用上述分类,而只是对缺血性卒中做一整体介绍。

【流行病学】

卒中是严重威胁人类健康的疾病。据2020年世界卫生组织(World Health Organization, WHO)公布的数据显示,2019年卒中继缺血性心脏病之后成为第二大致死病因。卒中死亡和当地经济收入相关,在高收入国家,卒中是第2位的死因(每年约80万例死亡),而在中等收入国家是第1位的死因(每年约350万例死亡),在低收入国家则是第五位的死因(每年约150万例死亡)。据估算,至2030年年龄性别调整后的卒中死亡率将会下降,但因人口老龄化影响,总卒中死亡人数预期会增加至750万。

我国也是受脑血管疾病威胁较大的国家之一,WHO资料显示,2019年中国的卒中死亡率高居各种疾病之首,年发病率达141.89/10万人口。

脑血管疾病发病率男性高于女性,男女比例为1.3∶1~1.7∶1。脑血管疾病发病率、患病率和死亡率随年龄增长而增加,45岁以后明显增加,65岁以上人群增加最为明显,75岁以上者发病率是45~54岁组的5~8倍。脑血管疾病的发病与环境因素、饮食习惯和气候(纬度)等因素有关,我国卒中发病率总体分布呈现北高南低、西高东低的特征;纬度每增高5°,卒中发病率则增高64.0/10万,死亡率增高6.6/10万。

【脑的血液供应】

脑的血管系统大体可分为动脉系统和静脉系统。脑血管的最大特点是颅内动脉与静脉不伴行。

1. 脑的动脉系统　包括颈内动脉系统和椎-基底动脉系统,是脑的主要供血来源(图7-1)。

(1) 颈内动脉系统(又称前循环):起自颈总动脉,沿咽侧壁上升至颅底,穿行颈动脉管至海绵窦,然后进入蛛网膜下腔。颈内动脉的主要分支有眼动脉(主要供应眼部血液)、脉络膜前动脉(供应纹状体、海马、外侧膝状体、大脑脚、乳头体和灰结节等)、后交通动脉[与椎-基底动脉系统连接组成大脑动脉环(又称威利斯环,Willis Circle)]、大脑前动脉和大脑中动脉。供应眼部和大脑半球前3/5部分(额叶、颞叶、顶叶和基底节)的血液。

大脑前动脉是颈内动脉的终支,在视交叉上方折入大脑纵裂,在大脑半球内侧面延伸,主要分支有

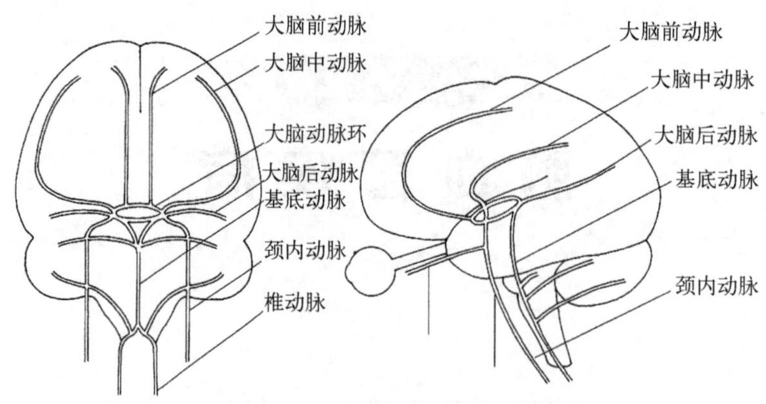

图 7-1　脑的主要供血动脉

眶前动脉、眶后动脉、额极动脉、额叶内侧动脉、胼周动脉、胼缘动脉等皮质支和深穿支;左、右大脑前动脉之间有前交通动脉相连。大脑前动脉皮质支主要供应大脑半球内侧面前 3/4 及额顶叶背侧面上 1/4 部皮质及皮质下白质,深穿支主要供应内囊前肢及部分膝部、尾状核、豆状核前部等。

大脑中动脉是颈内动脉的直接延续,供应大脑半球背外侧面的 2/3,包括额叶、顶叶、颞叶和岛叶,内囊膝部和后肢前 2/3,壳核、苍白球、尾状核。主要的分支有眶额动脉,中央沟、中央沟前及中央沟后动脉,角回动脉,颞后动脉等皮质支和深穿支。

(2) 椎-基底动脉系统(又称后循环):两侧椎动脉均由锁骨下动脉的根部上后方发出,经第 6 颈椎至第 1 颈椎的横突孔入颅,在脑桥下缘汇合成基底动脉。椎动脉分支有脊髓后动脉、脊髓前动脉、小脑后下动脉;基底动脉的分支有小脑前下动脉、脑桥支、内听动脉、小脑上动脉和大脑后动脉;大脑后动脉是基底动脉终末支,其分支有皮质支(颞下动脉、矩状动脉和顶枕动脉),深穿支(丘脑穿通动脉、丘脑膝状体动脉和中脑支),脉络膜后动脉。该系统供应大脑半球后 2/5 部分、丘脑、脑干和小脑的血液。

(3) 大脑动脉环:位于脑底面下方、蝶鞍上方,下丘脑及第三脑室下方,灰结节、垂体柄和乳头体周围。该环由双侧大脑前动脉、颈内动脉、大脑后动脉、前交通动脉和后交通动脉组成,使两侧大脑半球及一侧大脑半球的前、后部分有充分的侧支循环,具有脑血流供应的调节和代偿作用(图 7-2)。

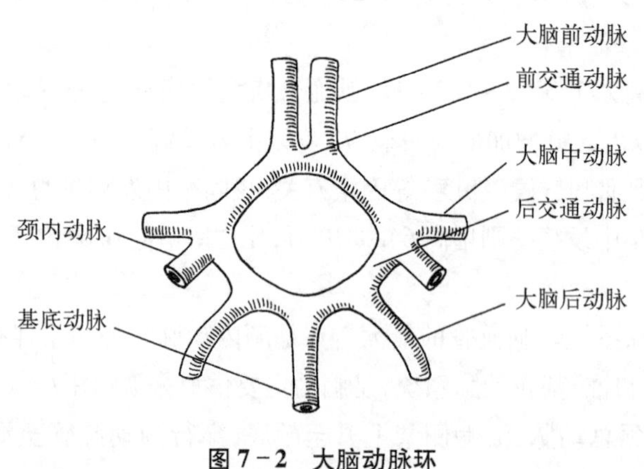

图 7-2　大脑动脉环

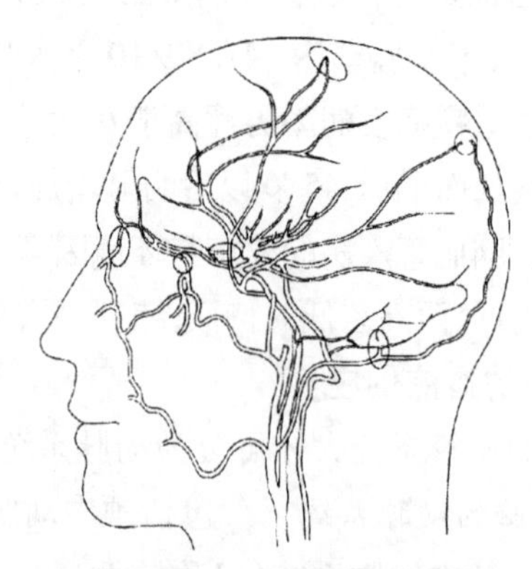

图 7-3　颅内外的动脉吻合

(4) 颅脑动脉吻合:头皮、颅骨、硬膜和脑的动脉系统既相对分隔又存在着广泛的吻合。在正常情况下,这些吻合血管的血流量很小。当某些血管狭窄或闭塞时,这些吻合血管则起到一定的代偿作用,是调节脑部血液分配的另一重要途径。如颈内动脉的眼动脉与颈外动脉的颞浅动脉、颈外动脉的脑膜中动脉与大脑前、中、后动脉的软脑膜动脉间的吻合(图 7-3)。

2. 脑的静脉系统　由脑静脉和静脉窦组成(图7-4)。大脑浅静脉分为三组：大脑上静脉汇集大脑皮质的大部分血流注入上矢状窦；大脑中静脉汇集大脑外侧沟附近的血液注入海绵窦，大脑下静脉汇集大脑半球外侧面下部和底部的血液注入海绵窦和大脑大静脉。大脑的深静脉主要为大脑大静脉[又称盖伦静脉(Galen vein)]，它包括大脑内静脉和基底静脉两部分；前者由丘脑纹状体静脉、透明隔静脉、丘脑上静脉和侧脑室静脉组成。后者由大脑前静脉、大脑中静脉和下纹状体静脉组成，大脑大静脉汇集大脑半球白质、基底节、间脑及脑室脉络丛等处静脉血注入直窦。下矢状窦接受大脑镰静脉注入直窦。深浅两组静脉的血液经乙状窦由颈内静脉出颅。上矢状窦、下矢状窦、直窦、海绵窦、横窦和乙状窦是颅内主要的静脉窦。

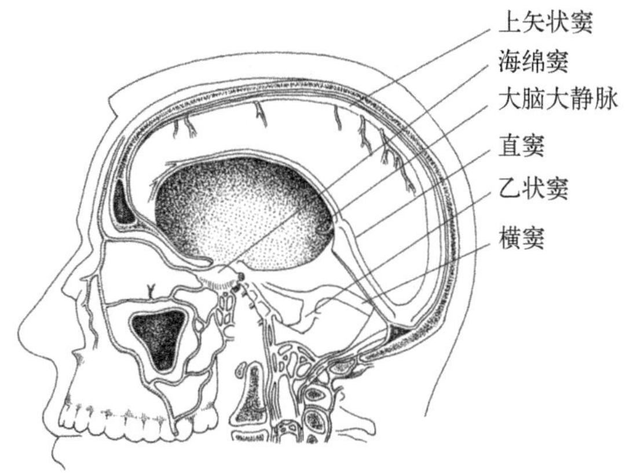

图7-4　脑的静脉系统

3. 蛛网膜下腔　蛛网膜下腔不属于脑的血管系统，而属于脑脊液循环系统。因其与脑血管系统联系密切，故在此提及。脑和脊髓的表面自外向内由硬脑(脊)膜、蛛网膜和软脑(脊)膜3层被膜包裹。3层被膜之间留有间隙。位于蛛网膜和软膜间的叫蛛网膜下腔，比较宽大，内有与蛛网膜构造相同的小梁连于二膜间，很多血管在此间隙内走行。蛛网膜下腔内充满脑脊液。脑的蛛网膜下腔各处深度不同，扩大处叫蛛网膜下池。其中最重要的是小脑延髓池(或称枕大池)，位于小脑与延髓间。第四脑室借正中孔和两个外侧孔与小脑延髓池连通，故脑室的脑脊液经此3孔流入蛛网膜下腔。脑的蛛网膜下腔经枕骨大孔与脊髓的蛛网膜下腔连通。脑蛛网膜在硬脑膜窦附近，特别是上矢状窦两侧形成许多绒毛状突起，突入硬脑膜窦，称为蛛网膜颗粒。脑脊液经蛛网膜颗粒渗入硬脑膜窦内，回流入静脉(图7-5)。

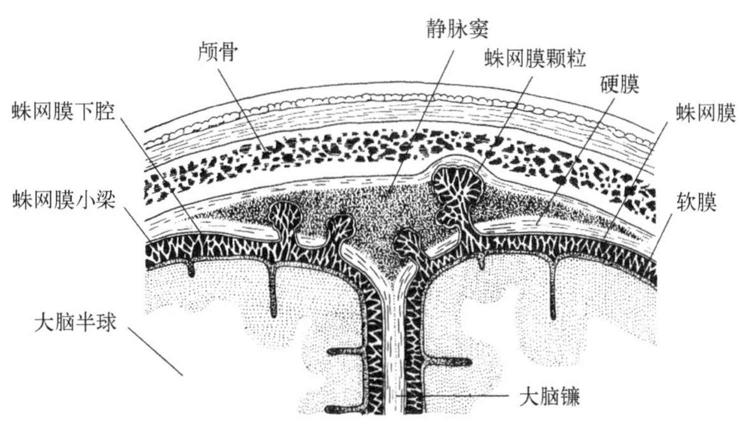

图7-5　蛛网膜下腔的构造

【脑循环调节】

正常成人的脑重约为1 500 g，占体重的2%~3%，流经脑组织的血液每分钟750~1 000 mL，占每分心搏出量的20%，表明脑血液供应非常丰富，代谢极为旺盛。脑组织耗氧量占全身耗氧量的20%~30%。能量来源主要依赖于糖的有氧代谢，几乎无能量储备。因此脑组织对缺血、缺氧性损害十分敏感，无论氧分压明显下降或血流量明显减少都会出现脑功能的严重损害。

在正常情况下，脑血流量(cerebral blood flow, CBF)具有自动调节作用，CBF与脑灌注压成正比，与脑血管阻力成反比。在缺血或缺氧的病理状态下，脑血管的自动调节机制紊乱，血管扩张或反应异常，脑水肿和颅内压的升高,就会出现缺血区内充血和过度灌注或脑内盗血现象。颅外血管(椎动脉、锁骨下动脉或无名动脉)狭窄或闭塞时可发生脑外盗血现象,出现相应的临床综合征,如锁骨下动脉盗血综合征。

由于脑组织的血流量的分布并不均一,灰质的血流量远高于白质,大脑皮质的血液供应最丰富,其次为基底核团和小脑皮质,因此,急性缺血时大脑皮质可发生出血性脑梗死(红色梗死),白质易出现缺血性脑梗死(白色梗死)。

不同部位的脑组织对缺血、缺氧性损害的敏感性亦不相同,大脑皮质(第Ⅲ、Ⅳ层)、海马神经元对缺血、缺氧性损害最敏感,其次为纹状体和小脑浦肯野细胞,脑干运动神经核的耐受性较高。因此,相同的致病因素在不同的部位可出现程度不同的病理损害。

【分类】

临床常见的急性脑血管疾病,主要是动脉血管的病变,分为两大类:缺血性脑血管疾病和出血性脑血管疾病。前者依据发作形式和病变程度分为脑梗死和短暂性脑缺血发作(TIA);后者根据出血部位不同,主要分为脑出血和蛛网膜下腔出血。静脉血管的病变以静脉窦血栓形成较常见。

【病因】

许多全身性血管病变、局部脑血管病变及血液系统病变和血流动力学变化均与脑血管疾病的发生有关,其病因可以是单一的,亦可由多种病因联合所致。常见的病因有:

1) 血管壁病变中,以动脉粥样硬化和高血压性动脉硬化所致的血管损害最常见,其次为结核、梅毒、结缔组织疾病和钩端螺旋体等多种原因所致的系统性血管炎或中枢神经系统血管炎,先天性血管病(如动脉瘤、血管畸形和先天性狭窄)和各种原因(外伤、颅脑手术、插入导管、穿刺等)所致的血管损伤以及药物、毒物、恶性肿瘤等所致的血管病损等。

2) 心脏病和血流动力学改变如高血压、低血压或血压的急骤波动,以及心功能障碍、传导阻滞、风湿性或非风湿性瓣膜病、心肌病、心脏结构异常及心律失常,特别是心房纤颤。

3) 血液成分和血液流变学改变包括各种原因所致的高黏血症,如脱水、红细胞增多症、高纤维蛋白原血症和白血病等,以及凝血机制异常,特别是应用抗凝剂、服用避孕药物和弥漫性血管内凝血等。

4) 其他病因包括空气、脂肪、癌细胞和寄生虫等栓子,脑血管受压、外伤、痉挛等。部分脑血管疾病患者的病因不明。

【危险因素及预防】

降低脑血管疾病发病率的关键在于采取措施消除或减少脑血管疾病危险因素的影响。流行病学调查发现,许多因素与卒中的发生及发展有密切关系。

可干预的危险因素系指可以控制或治疗的危险因素。包括:① 高血压:系公认的脑血管疾病最重要的独立危险因素。脑血管疾病的发生与收缩压、舒张压和平均动脉压呈直线关系。约60%的脑血管疾病患者是由高血压病所致。高血压患者群的卒中危险性是正常人群的3~6倍;② 糖尿病:系脑血管疾病最常见的独立危险因素。糖尿病患者发生缺血性脑血管疾病的危险性是普通人群的2~3倍;③ 脂代谢紊乱:系脑血管疾病的重要危险因素;④ 心脏病:各种心脏病,如心房颤动、感染性心内膜炎、心瓣膜病、急性心肌梗死均可引起脑血管疾病;⑤ 短暂性脑缺血发作(TIA):既是一种脑血管疾病,也是一种危险因素。30%的脑梗死患者在发病前曾有过TIA的病史;⑥ 颈部和颅内动脉狭窄:系缺血性脑血管疾病的潜在性危险因素。东方人种颅内血管狭窄更为常见。当狭窄程度加重或发生血流动力学改变时,则可发生缺血性脑血管疾病;⑦ 脑血管疾病史:曾患过脑血管疾病者的复发率明显升高;⑧ 吸烟:系最容易预防的危险因素。吸烟导致脑血管疾病的危险性与吸烟的量成正比,最高可达不吸烟人群的6倍。戒烟后2年,卒中的危险性即大幅度下降;5年后与不吸烟人群已无明显差异;⑨ 酗酒:也系最容易预防的危险因素。长期大量饮酒可引起脑动脉硬化或颈动脉粥样硬化,最终导致脑血管疾病的发生,与脑出血关系更为显著。饮酒量与卒中的发生率有明显的相关；⑩ 其他：如高同型半胱氨酸、药物滥用（包括可卡因、苯丙胺等），口服避孕药，睡眠呼吸紊乱等。

针对吸烟、酗酒、肥胖、体力活动少等危险因素，建议进行生活方式的改变。对于缺血性脑卒中和TIA，进行抗高血压治疗，以降低脑卒中和其他血管事件复发的风险。在参考高龄、基础血压、平时用药、可耐受性的情况下，降压目标一般应该达到≤140/90 mmHg，理想应达到≤130/80 mmHg。糖尿病血糖控制的靶目标为 HbAlc<6.5%，但血糖过低可能带来危害。胆固醇水平升高的缺血性脑卒中和 TIA 患者，应该进行生活方式的干预及药物治疗。建议使用他汀类药物，目标是使 LDL－C 水平降至 1.8 mmol/L 以下，有多重危险因素卒中高危患者控制在 1.4 mmol/L 或使 LDL－C 下降幅度达到 30%～40%。

不可干预的危险因素系指不能控制和治疗的危险因素。包括：① 年龄：是最重要的独立危险因素。如 55 岁以后，每增加 10 岁，脑血管疾病发病率增加 1 倍以上；② 性别：男性脑血管疾病的危险度较女性高，且男性脑血管疾病的病死率也较女性高；③ 遗传：家族中有脑血管疾病的子女发生脑血管疾病的可能性明显升高；④ 种族：如黑人脑血管疾病的发生率明显高于白种人。中国人和日本人的脑血管疾病发生率也较高。

通过对脑血管疾病患者和易患人群进行病史采集和辅助检查，可以全面了解其具备哪些危险因素及其严重程度，以便更好地采取治疗或预防措施，提高人类的健康水平。

【诊断】

脑血管疾病的诊断依赖于准确的病史采集、临床及辅助检查。但脑血管疾病的诊断与其他疾病存在一些差异。

1. *病史采集*　根据临床是否需要对脑血管疾病患者紧急处理，可以采取有针对性的病史采集策略。

（1）系统的病史采集：系统的病史采集对于判断脑血管疾病的病因、发病机制以及采取个体化的诊断和治疗是必不可少的。在脑血管疾病的病史采集中，应着重下列几点。

1）要问清首次发作的起病情况：确切的起病时间；起病时患者是在安静的状态还是在活动或紧张状态；是急性起病还是逐渐起病；有无脑血管疾病的先兆发作——短暂性脑缺血发作（TIA）；患者有多少次发作，如为多次发作，应问清首次发作的详细情况，以及最近和最严重的发作情况，每次发作后有无意识障碍、智力和记忆力改变、说话及阅读或书写困难、运动及感觉障碍、视觉症状、听力障碍、平衡障碍以及头痛、恶心、呕吐等症状。

2）询问前驱症状及近期事件：在脑血管疾病的形成过程中，常有脑血液循环从代偿阶段到失代偿阶段的变化过程，代偿阶段的改变表现在临床上就是本病的前驱症状。如能仔细询问前驱症状如卒中、心肌梗死、外伤、手术或出血等，找到症状的诱发因素以及病因线索，给予合理治疗，有时可避免或延缓完全性卒中的发生，或可减少病情进展。

3）询问伴随疾病：患者有无高血压、糖尿病、心脏病、高血脂、吸烟和饮酒情况、贫血等。

4）询问用药情况：对脑血管疾病患者应询问服用药物情况，有些药物可诱发低血压和短暂性脑缺血发作（TIA），如降压药物，吩噻嗪类衍生物；有的药物可并发脑内出血，如抗凝剂；有时可并发高血压危象和脑血管疾病。还有一些药物如酒精、降血糖药物、孕酮类避孕药等也可引起脑血管疾病，故在询问脑血管疾病患者时，要仔细询问服用药物情况。

（2）快速判断卒中方法：急诊处理时，由于时间紧迫，难以进行详细的病史采集，当患者或家属主诉以下情况时，常提示卒中的可能，应及时采取有效的处理，待病情平稳后，再进行详细的病史采集。

提示患者卒中发作的病史：① 症状突然发生；② 一侧肢体（伴或不伴面部）无力、笨拙、沉重或麻木；③ 一侧面部麻木或口角歪斜；④ 说话不清或理解语言困难；⑤ 双眼向一侧凝视；⑥ 一侧或双眼视力丧失或模糊;⑦ 视物旋转或平衡障碍;⑧ 既往少见的严重头痛、呕吐;⑨ 上述症状伴意识障碍或抽搐。

2. 特殊检查　除了进行内科系统及神经系统查体外,脑血管疾病的检查还有特殊的检查方法:

(1) 神经血管检查:神经血管学检查是临床脑血管疾病检查的最基本内容,是血管检查的开始。标准的临床神经血管检查包括:① 供血动脉相关的触诊,主要是颈动脉和桡动脉的触诊,获得动脉搏动强度和对称性的信息;② 双上肢血压的同时测量,了解双上肢血压的一致性;③ 头颈部动脉的听诊,选择钟形听诊器对头颈部动脉主要体表标志进行听诊,主要听诊区包括颈动脉听诊区、椎动脉听诊区、锁骨下动脉听诊区和眼动脉听诊区(图 7-6),了解血管搏动的声音对称性及有无杂音。听诊时要注意找到准确的体表标志,杂音的最强部位,通过适当加压有助于判断脑血管的听诊。

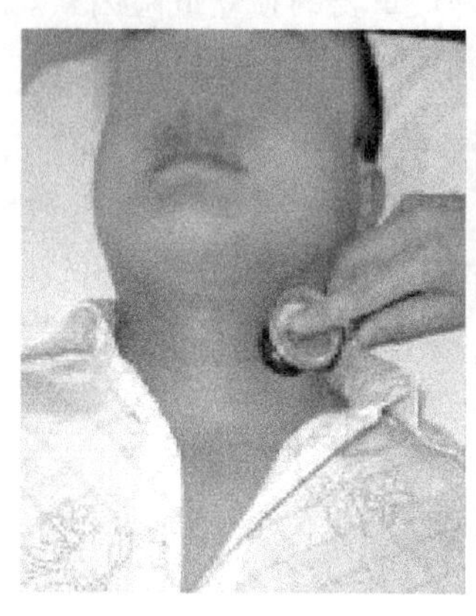
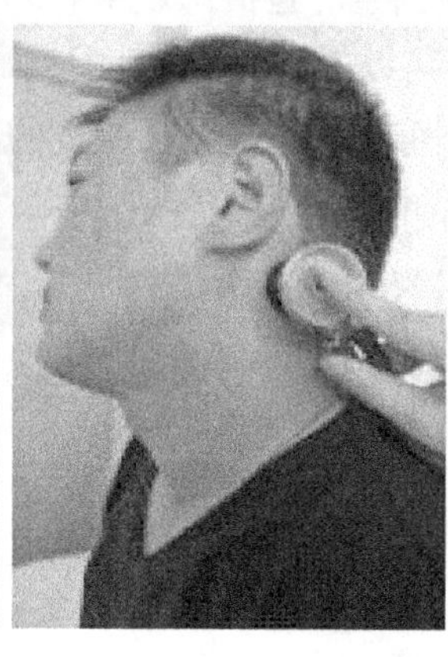
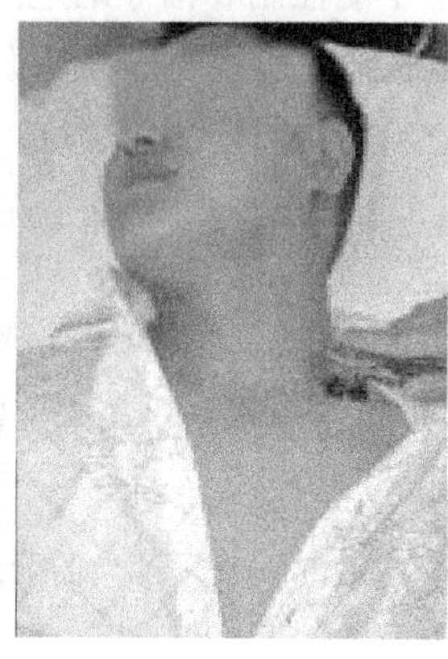
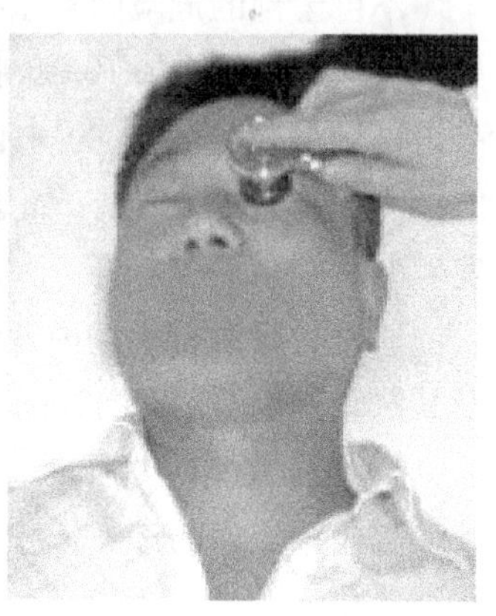

图 7-6　头颈部动脉的听诊

主要听诊区包括颈动脉听诊区、椎动脉听诊区、锁骨下动脉听诊区和眼动脉听诊区

(2) 临床严重程度的评估:准确记录患者的病情严重程度,是有效观察患者病情变化的前提。临床上,常采取一些量表来记录患者的病情。如美国国立卫生研究院卒中量表(National Institute of Health stroke scale, NIHSS)是一个省时方便、可信有效且内容较全面的综合性卒中量表,它所涵受的神经功能缺损范围大,在脑血管疾病的病情判断中被广泛采用。

(3) 影像学检查:脑血管疾病的影像学检查需要注意,不仅需要进行结构影像学的评估,还应进行血管影像学与灌注影像学的评估,主要的检查方法有以下几种。

1) CT:平扫 CT 由于应用广泛、检查时间短、费用较低,以及可准确检出蛛网膜下腔出血和脑实质出血等优点,仍是评估急性脑血管疾病最常用的影像学方法。平扫 CT 还有助于提示由于动脉再灌注损伤而出现的出血转化。在大多数情况下,CT 能为急诊治疗的决策提供重要信息。

其他以 CT 为基础的技术还有 CT 灌注成像(CT perfusion, CTP)和 CT 血管成像(CT angiography, CTA)。CTP 有助于显示梗死区和缺血半暗带。CTA 有助于显示颈部大动脉、大脑中动脉、大脑前动脉、基底动脉和大脑后动脉的血管狭窄或闭塞状况,显示颅内动脉瘤和其他血管畸形。

2) MRI:普通 MRI 对后颅凹病变、新发缺血病灶、脑内小病灶的检出及血管畸形非常有帮助。MRI 常用的检查技术有:MR 血管成像(MR angiography, MRA)、弥散加权成像(diffusion weighted imaging, DWI)、T_1WI、T_2WI、T_2 液体衰减反转恢复行列(fluid attenuated inversion recovery, FLAIR)、灌注加权成像(perfusion weighted imaging, PWI)、磁敏感加权成像(susceptibility weighted imaging, SWI)和磁共振静脉成像(MR venography, MRV)等。MRA 能显示脑动脉形态异常。MRV 用于显示上矢状窦、直窦、横窦、乙状窦及大脑大静脉的狭窄或闭塞的部位和程度。

3) 头颈部血管超声:颈部血管彩色超声检查用于评估颈部颈动脉、椎动脉及双侧锁骨下动脉有无斑块、血管狭窄和非动脉粥样硬化性病变如夹层、大动脉炎、颈动脉蹼等。经颅多普勒超声检查可用于筛查颅内大动脉有无血管狭窄,评估侧支循环情况,还可以进行微栓子监测、经颅多普勒发泡试验及倾斜试验评估有无微栓子信号、右向左分流以及脑血流自动调节情况。

4)DSA:DSA 能动态全面地观察主动脉弓至颅内的血管形态,包括动脉和静脉,是脑血管检查的金标准。

目前,随着影像学技术的快速发展,影像学资料可以为急性脑血管疾病,尤其是缺血性卒中患者的个体化治疗方案提供越来越多的依据。

3. *卒中相关评分* 脑血管疾病急性期和恢复期除了常规的神经系统查体,通常还会采用一些国际公认的评分来评估病情的严重程度和恢复情况,有助于临床试验客观量化评定并提高评定的一致性,同时也有助于急性期临床决策。例如,NIHSS 常用于急性期评估神经功能缺损情况,mRS 评分用于恢复期评估残疾情况,CHADS2 评分、HAS-BLEDS 评分常用于房颤患者卒中风险评估和出血风险评估,GCS 评分常用于意识障碍程度评估。

【治疗原则】

急性脑血管疾病起病急、变化快、异质性强,其预后与医疗服务是否得当有关,在急性脑血管疾病的处理时,应注意:① 参照临床试验结果;② 按照“正确的时间顺序”提供及时的评价与救治措施;③ 系统性,即应整合多学科的资源,如建立组织化的卒中中心或卒中单元系统模式。

1. *参照临床试验结果* 循证医学迅猛发展,产生了大量的临床试验证据,在此基础上产生许多临床指南。以科学研究所获得的最新和最有力的证据为基础,开展临床医学实践活动,能够保证临床决策的规范化。在循证医学时代,临床医生应该对研究对象、研究方案、研究结果进行辩证的分析和评价,将个人的经验与所获取的最新证据有机地结合起来,充分考虑患者的要求和价值取向,采用有效、合理、实用和经济可承受的个体化诊疗方案。

2. *急诊脑卒中绿色通道* 急性脑血管疾病是急症,及时的治疗对于病情的发展变化影响明显。缺血性卒中静脉溶栓治疗的时间窗非常短暂,血管内治疗需要筛选患者。卒中发病后能否及时送到医院进行救治,是能否达到最好救治效果的关键。发现可疑患者应尽快直接平稳送往急诊室或拨打急救电话由救护车运送应送至有急救条件的医院。在急诊时,即应尽快采集病史、完成必要的检查、作出正确判断,及时进行抢救或收住院治疗。通过急诊脑卒中绿色通道可以减少院内延误,争分夺秒,缩短静脉溶栓就诊至开始溶栓时间(door to needle time, DTN)和就诊至穿刺时间(door to puncture time, DPT)时间,尽可能地挽救缺血脑组织。

因为紧急医疗服务(emergency medical service, EMS)能提供最及时的治疗,所有发生急性卒中的患者应启用这一服务,如拨打 120 电话或就近医院电话。患者应被快速转运到能提供急诊卒中治疗的最近的机构以便评估和治疗。对于疑似卒中的患者,EMS 应当绕过没有治疗卒中资源的医院,赶往最近的能治疗急性卒中的机构。到院后,不能为了完成各种影像学检查而延误卒中的急诊治疗。

3. *卒中单元* 卒中单元(stroke unit)是一种多学科合作的组织化病房管理系统,旨在改善住院卒中患者管理,提高疗效和满意度。卒中单元的核心工作人员包括临床医生、专业护士、物理治疗师、职业治疗师、语言训练师和社会工作者。它为卒中患者提供药物治疗、肢体康复、语言训练、心理康复和健康教育。由于脑血管疾病表现多样,并发症多,涉及的临床问题复杂,所以在临床实践中,卒中单元是卒中治疗的最佳途径。多学科的密切合作和治疗的标准化是产生疗效的主要原因。有条件的医院,所有急性脑血管疾病患者都应收入到卒中单元治疗。近年来,为了提高卒中救治效率,救护车配备脑卒中专业工作人员、小型 CT 设备及床旁实验室检查,构成移动卒中单元,可以比标准 EMS 缩短院前和院内处置时间,更快进行溶栓治疗,改善脑卒中功能结局。

【预防】

脑血管疾病的预防包括一级预防和二级预防。

1. *一级预防*　脑血管疾病的一级预防系指发病前的预防,即通过早期改变不健康的生活方式,积极主动地控制各种危险因素,从而达到使脑血管疾病不发生或推迟发病年龄的目的。我国是一个人口大国,脑血管疾病的发病率高。为了降低发病率,必须加强一级预防。

2. *二级预防*　卒中的复发相当普遍,卒中后第一年卒中复发率可高达 10%,10 年复发率高达 39%。卒中复发导致患者已有的神经功能障碍加重,并使死亡率明显增加。首次卒中后 6 个月内是卒中复发危险性最高的阶段,所以在卒中首次发病后有必要尽早开展二级预防工作。

二级预防的主要目的是预防或降低再次发生卒中的危险,减轻残疾程度,提高生活质量。针对发生过一次或多次脑血管意外的患者,通过寻找卒中发生的原因,治疗可逆性病因,纠正所有可预防的危险因素,这在相对年轻的患者中显得尤为重要。此外,要通过健康教育和随访,提高患者对二级预防措施的依从性。

第二节　短暂性脑缺血发作

短暂性脑缺血发作(transient ischemic attack, TIA)又称一过性脑缺血发作,但 TIA 并非特指脑部的缺血。缺血多长时间为短暂性存在较大争议,一般不超过 24 小时即完全恢复,典型的症状只有数分钟,60%在 1 小时内终止,且无急性梗死的证据(图 7-7)。反之,如果临床症状持续存在或影像学上有肯定的异常梗死灶,则是卒中。TIA 最新定义是脑、脊髓或视网膜局灶性缺血所致的、影像学未显示责任缺血病灶的短暂性神经功能障碍,在无法得到影像学责任病灶证据时,仍以症状/体征持续不超过 24 小时为时间界限来诊断。

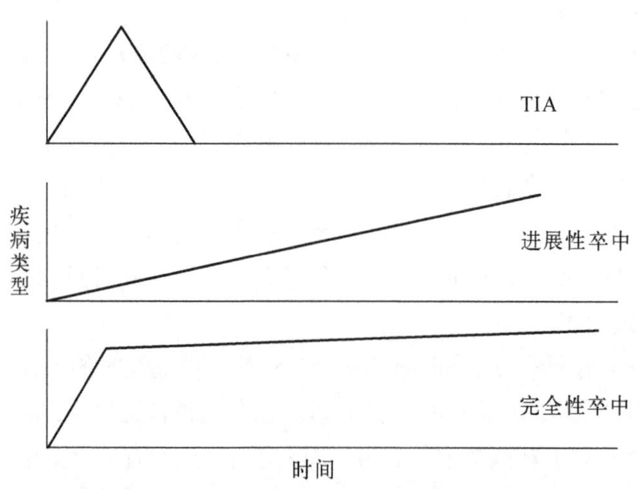

图 7-7　不同类型脑缺血疾病的病情发展

【病因及发病机制】

目前 TIA 的病因与发病机制仍不十分清楚,主要与下列因素有关。

1. *微栓塞*　微栓塞型 TIA 又分为动脉—动脉源性和心源性。其发病基础主要是动脉或心脏来源的栓子进入脑动脉系统引起血管阻塞,如栓子自溶则形成微栓塞型 TIA。

2. *血流动力学改变*　血流动力学型 TIA 是在动脉严重狭窄基础上因血压波动而导致的远端一过性脑缺血,血压低于脑灌注代偿的阈值时发生 TIA,血压升高脑灌注恢复时症状缓解。

【临床表现】

本病好发于中年以后,50~70 岁多见,男性多于女性。主要特点是:发作突然,症状常在 1 分钟内即达高峰,多在几分钟至 15 分钟内恢复,最长不超过 24 小时,恢复后不遗留神经功能缺损。常反复发作。

1. 根据发病机制不同,血流动力学型与微栓塞型 TIA 临床表现不完全相同(表 7-1)

表 7-1 不同发病机制引起的 TIA 临床表现

临床表现	微栓塞型	血流动力学型
发作频率	稀疏	密集
持续时间	长	短暂
临床症状	多变	刻板

2. 因受累的血管不同,TIA 可有下列临床表现

(1) 颈动脉系统 TIA: 常见偏身运动障碍;偏身感觉障碍;单眼一过性黑蒙或对侧视野的同向偏盲;优势半球病变时可出现失语。

(2) 椎-基底动脉系统 TIA: 过去曾称为椎基底动脉供血不足。最常见的症状为眩晕、平衡障碍、复视、吞咽困难和构音不良,交叉性运动障碍和/或感觉障碍。但是单纯的眩晕、平衡失调、耳鸣、闪光暗点、短暂性遗忘及跌倒发作通常并不是由 TIA 引起。

【辅助检查】

1. MRI 检查　MRI 检查的空间分辨率较高,有可能发现较小的病灶。而且应用 MRI 检查时,可以进行多序列的扫描。DWI 可发现新病灶,但不是绝对的。PWI 可发现缺血的脑组织。

2. CT 检查　由于 MRI 设备普及与检查所需时间的限制,临床医生有时首先需要进行 CT 检查,这种情况适用于需要尽快检查的患者。

3. 血管检查　颈部动脉超声、TCD、头或颈 MRA、必要时可做 DSA 除外颅内、外动脉病变。

4. 其他检查　如经胸超声心动图和(或)经食道超声心动图有助于发现潜在的心脏病变,如卵圆孔未闭。

【诊断及鉴别诊断】

诊断要点: ① 发病突然;② 脑或视网膜局灶性缺血症状;③ 持续时间短暂,每次发作持续时间通常在数分钟至 1 小时左右,症状和体征应该在 24 小时以内完全消失;④ 恢复完全;⑤ 常反复发作。另外,不属于 TIA 的症状有: 不伴有后循环(椎-基底动脉系统)障碍其他体征的意识丧失、强直性及/或阵挛性痉挛发作、躯体多处持续进展性症状、闪光暗点。

本病需与以下疾病鉴别:

1. 局限性癫痫　各种类型局限性癫痫特别是感觉性发作可酷似 TIA,脑电图检查可发现有局限性脑波异常,CT 或 MRI 检查可发现局限性脑内病灶,间歇期临床可发现有局灶性神经系统体征。

2. 偏头痛　青年发病多,当头痛发作伴有神经功能短暂丧失的先兆症状时需做出鉴别。偏头痛多有长期发作史、先兆后出现头痛的症状,疼痛呈搏动性,常伴恶心或呕吐。每次发作常超过 24 小时。

3. 晕厥　多在直立位置发生,特点为短暂发作,发作时面色苍白,出冷汗,意识丧失,脉搏沉细,血压下降,无神经体征。

4. 梅尼埃综合征　以眩晕发作为主,发病时间长,可达 2~3 天方逐渐缓解,多伴有耳鸣,无神经体征,多次发作后听力减退。

5. 短暂性局灶性神经发作(transient focal neurological episodes, TFNE)　又称淀粉样发作,是脑淀粉样血管病的一种表现形式,包括刻板、反复、短暂的局灶性神经系统功能障碍,通常持续 10~30 分钟,

主要是躯体感觉或运动障碍,包括阳性症状和阴性症状,可有传播模式,临床症状与凸面蛛网膜下腔出血或皮层表面铁沉积引起皮质播散抑制有关。磁敏感成像有助于诊断。

【治疗】

1. TIA是一种急症　TIA是卒中的重要危险因素,约30%的TIA患者会发生脑梗死。TIA是脑梗死最重要的危险因素之一。TIA和脑梗死有相同的发病机制和危害性,两者都需要紧急评估和干预,应该等同对待。美国神经病学专家Johston指出:TIA后每发生1例卒中就是一个治疗的失败。因此,TIA也是一种神经科急症,与脑卒中、急性冠脉综合征一样属于临床急症,必须高度重视、积极处置。可以根据TIA的危险因素判断TIA近期内发生卒中的危险高低,最常用的是TIA的$ABCD^2$危险因素评分(表7-2)。高风险:6~7分,2天内卒中发生风险8.1%;中风险:4~5分,2天内卒中发生风险4.1%;低风险:0~3分,2天内卒中发生风险1.0%。有中、高风险因素的患者($ABCD^2$危险因素评分>4)需要接受卒中单元的早期诊治,或在24~48小时内得到TIA专科门诊的诊治。有低风险因素的患者($ABCD^2$危险因素评分<4)需要在7~10天内接受当地全科医师或其他能提供TIA专科门诊的医疗机构的诊治。

表7-2　TIA的$ABCD^2$危险因素评分

$ABCD^2$危险因素			得　分
A	年龄	>60岁	1
B	血压(mmHg)	收缩压>140 mmHg或舒张压>90 mmHg	1
C	临床症状	单侧无力	2
		不伴无力的言语障碍	1
D_1	临床症状持续时间	>60分钟	2
		10~59分钟	1
D_2	糖尿病	有	1

2. 药物治疗

(1)抗血小板治疗:对于非心源性栓塞性TIA的患者,应立刻进行长期的抗血小板治疗。常用的药物有:① 阿司匹林,环氧化酶抑制剂,每天50~325 mg。阿司匹林可出现胃肠道刺激、出血等副反应。有严重溃疡病和出血倾向者忌用;② 氯吡格雷,抑制ADP凝聚血小板,氯吡格雷每天75 mg。与阿司匹林相比,腹泻和皮疹的发生率高,但是胃肠道症状和出血出现得较少。近年来越来越多的证据显示,联合阿司匹林和氯吡格雷的双抗治疗在预防TIA后卒中复发方面的有效性和安全性。中国的CHANCE研究和欧美国家的国际多中心POINT研究均证实,高危急性非心源性TIA($ABCD^2$危险因素评分≥4分)患者24小时内应尽早启动阿司匹林联合氯吡格雷双抗治疗,目前中国指南推荐双抗维持21天,此后单用阿司匹林或氯吡格雷长期二级预防。对于发病30天内症状性颅内动脉重度狭窄(70%~99%)的TIA患者,可给予阿司匹林联合氯吡格雷双抗90天。发病7天内症状性颅内外大动脉狭窄且TCD监测发现有微栓子信号的TIA患者,可给予阿司匹林联合氯吡格雷双抗治疗7天。最近的THALES研究显示,高危急性非心源性TIA($ABCD^2$评分≥6分或伴有症状性颅内外血管狭窄≥50%)患者阿司匹林联合替格瑞洛可有效降低30天复合终点事件发生率,但出血风险也增加。

(2)抗凝治疗:患有持续性或阵发性心房颤动(瓣膜的或非瓣膜的)的患者,当发生TIA时,应长期口服抗凝药物如华法林,并将国际标准化比值(international normalized ratio)目标值控制在2.0~3.0。对于存在口服抗凝药物禁忌证的患者,建议其使用阿司匹林。对于非瓣膜病性房颤患者,新型口服抗凝药物如达比加群、利伐沙班、阿哌沙班及艾多沙班可作为华法林的替代药物，但治疗应个体化。

(3) 扩容治疗：适用低血流动力学型 TIA。

(4) 手术治疗：新发 TIA(6 个月内)合并同侧颈动脉重度狭窄(70%~99%)的患者，可选择颈动脉内膜剥脱术(carotid end arteretomy, CEA)或颈动脉支架置入术(carotid artery steriting, CAS)作为药物治疗的辅助手段。对于症状性颅内动脉重度狭窄患者，首选最佳的内科药物规范化治疗，在内科标准治疗无效或侧支循环代偿不好的情况下，若血管狭窄长度≤15 mm，目标血管直径≥2 mm，血管内治疗可以考虑作为药物治疗的辅助手段。

【预后】

约 1/3 的 TIA 患者在发病后一年至数年内发生脑梗死，1/3 患者反复发作，1/3 患者不经治疗可自行停止发作。持续服药仍发生 TIA 或轻微缺血性卒中的人群，往往更容易复发卒中。TIA 患者在一些情况下很有可能复发，包括：高度狭窄的血管供血区与症状相符、症状反复出现。

第三节　缺血性卒中

缺血性卒中，又称脑梗死(cerebral infarction, CI)，是由于脑局部供血障碍导致的脑组织缺血、缺氧引起的脑组织坏死软化，从而产生的相应的脑功能缺损的临床症状。

【病因】

1. *动脉粥样硬化*　动脉粥样硬化是缺血性卒中的首要病因。动脉粥样硬化影响大、中弹性肌动脉。在脑循环中，颈动脉主干起始部、颈部主干分叉上方的颈内动脉、颈内动脉海绵窦段、大脑中动脉起始部、椎动脉起始部和入颅处、基底动脉是好发部位。大、中动脉粥样硬化可通过：① 动脉-动脉栓塞机制：易损斑块脱落，形成血栓-斑块栓塞物阻塞远端血管；② 血流动力学机制：大、中动脉严重狭窄，导致远端脑组织供血不足，发生脑梗死；③ 闭塞穿支动脉，大、中动脉的粥样硬化斑块可以覆盖穿支动脉的开口部，使之狭窄或闭塞而发生脑梗死。

2. *心源性栓塞*　引起脑栓塞的病因很多。心源性栓塞是最常见的原因，常见的心源性栓子的高度、中度危险因素见表 7-3。

表 7-3　心源性栓子的高度、中度危险因素

高度危险的栓子来源	中度危险的栓子来源
非瓣膜性心房颤动(除外单独出现的心房颤动)	二尖瓣脱垂
机械心脏瓣膜	二尖瓣环状钙化
二尖瓣狭窄伴心房颤动	二尖瓣狭窄不伴心房颤动
病态窦房结综合征	心房间隔缺损
4 周之内的心肌梗死	卵圆孔未闭
左心房或左心耳血栓	心房扑动
左心室血栓	单独出现的心房颤动
扩张型心肌病	生物心脏瓣膜
左心室区段性运动功能不良	非细菌性血栓性心内膜炎
左心房黏液瘤	充血性心力衰竭
感染性心内膜炎	左心室区段性运动功能减退
	4 周之后，6 个月之内的心肌梗死

脑栓塞多发生在大脑中动脉，栓子进入不容其通过的血管后，阻塞血管，并刺激血管壁而发生脑动脉痉挛，或继发血栓形成，加剧栓塞后的症状。如栓子溶解碎裂而移向远端，侧支循环及时建立，动脉痉

挛缓解,局部脑水肿消退,神经缺损症状亦逐渐减轻或消失。栓塞性梗死具有突发性,神经影像显示有数个血管区的既往梗死。栓子主要来源于左心房、左心耳、心脏附壁血栓、也可来源于颈动脉及主动脉不稳定的动脉粥样硬化斑块。

3. 小动脉硬化　小动脉壁基底膜透明样变为特征的动脉硬化,多是由于长期高血压所致,引起脑深部白质及脑干穿通动脉病变和闭塞。

4. 其他病因　动脉壁的炎症,如结核性、梅毒性、化脓性、钩端螺旋体感染、结缔组织病、变态反应性动脉炎等,还可见于先天性血管畸形、真性红细胞增多症、血高凝状态等。

5. 隐源性或原因不明　不能归于以上类别的缺血性卒中。

【病理】

动脉粥样硬化改变是最常见的病理改变。血管壁出现大量结缔组织;动脉管腔内的血栓可见大量血小板、红细胞和自血管壁向血栓内生长的纤维细胞。陈旧的血栓内也可机化及管腔再通。梗死的范围大小不等。所有急性梗死病灶其中央为坏死组织,周围绕以水肿区。坏死区神经元、轴突、髓鞘及胶质细胞均遭受破坏。后期坏死组织液化,被吸收形成囊腔。梗死灶可以是多发的。绝大多数血栓形成引起白色梗死,少数梗死区的坏死血管可继发破裂而引起出血,也可是血管周围套状出血,称出血性梗死或红色梗死。

脑栓塞急性期可见梗死区域组织坏死伴发脑水肿。陈旧病灶中心神经细胞死亡,代以胶质细胞增生或形成囊腔。栓子性质可为炎性菌栓、虫卵、癌瘤细胞、脂肪球或气体。梗死灶可为缺血性白色梗死,也可为灶内出血形成红色梗死即出血性梗死。

【病理生理】

1. 脑血流障碍　脑血流有储备机制,包括结构学储备和功能学储备。结构学储备主要指侧支循环的开放:1 级侧支开放(大脑动脉环)和 2 级侧支开放(眼动脉、软脑膜侧支等);功能学储备中重要的贝里斯(Bayliss)效应是指当局部血管严重狭窄或闭塞致血流量下降时,血管床扩张使局部血容量增加以维持正常灌注压的血流储备机制。血管狭窄程度较轻时,脑血管的血流储备作用能够保证脑血流量维持在相对正常水平,当血管狭窄到一定程度或者由于突发的血管闭塞,血流储备作用失代偿或无法代偿时,脑血流量明显下降,导致症状的产生。

2. 神经细胞缺血性损害　脑组织对缺血、缺氧损害非常敏感,阻断脑血流 30 秒脑代谢即会发生改变,1 分钟后神经元功能活动停止,脑动脉闭塞致供血区缺血超过 5 分钟后即可出现脑梗死。缺血后神经元损伤具有选择性,轻度缺血时仅有某些神经元丧失,严重缺血时各种神经元均有选择性死亡,完全持久缺血时,缺血区内各种神经元及胶质细胞、内皮细胞均坏死。

急性脑梗死病灶是由中心坏死区及其周围的缺血半暗带(ischemic penumbra)组成。中心坏死区由于严重的完全性缺血致脑细胞死亡;而缺血半暗带内因仍有侧支循环存在,可获得部分血液供给,尚有大量可存活的神经元,如果血流迅速恢复,损伤仍为可逆的,脑代谢障碍可得以恢复,神经细胞仍可存活并恢复功能。保护这些神经元是急性脑梗死治疗成功的关键。

脑动脉闭塞造成的脑缺血,如果脑血流得以再通,氧与葡萄糖等的供应恢复,脑组织缺血损伤理应得到恢复。但实际上并不尽然,存在一个有效时间即再灌注时间窗(time window)问题。如脑血流的再通超过了再灌注时间窗的时限,则脑损伤可继续加剧,此现象称之为再灌注损伤(reperfusion damage)。目前认为,再灌注损伤的机制主要是:自由基的过度形成及"瀑布式"自由基连锁反应、神经细胞内钙超载、兴奋性氨基酸的细胞毒作用和酸中毒等一系列代谢影响,导致神经细胞的损伤。

【临床表现】

1. 依据病情进展速度及病情程度可分为下列两种(图 7-7)

(1) 完全性卒中(complete stroke):发病突然,症状和体征迅速在 6 小时内达到高峰,即完全性卒中。

（2）进展性卒中（progressive stroke）：发病后的症状呈阶梯样或持续性加重，在6小时~3天左右发展至高峰。

2. 不同血管分布区脑梗死的症状　脑局灶症状因病变分布而不同，临床上常见的有以下几种。

（1）颈内动脉：临床表现较为复杂多样，与颅底动脉环血运情况有关。常见症状为：① 病变对侧肢体有不同程度瘫痪及感觉障碍，优势半球损害可有运动性失语；② 眼动脉受累可出现同侧单眼一过性黑矇；③ 少数病例可出现昏迷。

（2）大脑中动脉：主干及其分支是最易发生闭塞的血管。临床表现为：① 主干闭塞引起对侧偏瘫、偏身感觉障碍和偏盲（三偏征），若在优势半球可有失语、失写、失读；② 深穿支或豆纹动脉闭塞出现上、下肢程度一致的偏瘫，一般无感觉障碍和偏盲；③ 皮质支闭塞可出现对侧偏瘫，以面部和上肢为重，以及失语、失读、失写、失用，非优势半球可引起感觉忽略及体像障碍。

（3）大脑前动脉：闭塞时临床表现为：① 皮质支闭塞时产生对侧下肢的感觉及运动障碍，可伴有小便潴留（因双侧旁中央小叶受累）；② 深穿支闭塞可出现对侧下面部、舌肌及上肢瘫痪．亦可发生情感淡漠、欣快等精神症状及强握反射。主侧半球受累可有运动性失语。

（4）大脑后动脉：临床表现为：① 距状裂分支闭塞出现对侧同向偏盲或象限盲；② 丘脑膝状体动脉闭塞，出现典型的丘脑综合征，对侧深、浅及精细感觉消失，伴有对侧自发性疼痛，一过性偏瘫或轻偏瘫；③ 丘脑穿通动脉闭塞表现为对侧肢体舞蹈样手足徐动症，而无明显感觉障碍。

（5）基底动脉：主干闭塞可引起广泛脑桥梗死，四肢瘫痪、眼肌麻痹、瞳孔缩小，多数脑神经麻痹以及小脑症状等，严重者可迅速昏迷，中枢性高热达41~42℃。脑桥部梗死可产生闭锁综合征（locked-in syndrome）：患者四肢瘫痪，不能讲话，但神志清楚，面无表情，缄默无声，仅能以眼球活动示意。

基底动脉一侧分支闭塞，可因脑干受累部位不同而出现相应的体征，以交叉性瘫痪为主要特征，临床上可出现各种症状。较典型的脑干综合征，分述如下：

1）延髓背外侧综合征（瓦伦贝格综合征）：病变位于延髓外侧部，表现为：① 眩晕、恶心、呕吐、眼球震颤；② 同侧面部及对侧半身感觉障碍；③ 同侧肢体共济失调；④ 软腭及声带麻痹、吞咽困难、声音嘶哑、咽反射消失；⑤ 同侧霍纳综合征。

2）脑桥外侧部综合征（米亚尔-居布勒综合征）：脑桥旁中央动脉闭塞所致，病变对侧肢体瘫痪，病变侧外展神经和面神经麻痹。

3）中脑腹侧综合征（韦伯综合征）：又称大脑脚综合征，中脑穿通动脉闭塞所致，病侧动眼神经麻痹，对侧肢体瘫痪。

【辅助检查】

随着医学新技术的不断进展，目前可应用于脑血管疾病的辅助检查种类很多，按照检查的目的可分为：

1. 结构影像学检查　包括头部CT和MRI。CT在6小时内的影像学征象常不明显，在缺血性卒中24~48小时后，可显示梗死区域为边界不清的低密度灶（图7-8）。CT检查对明确病灶、脑水肿和有无出血性梗死有很大价值，但对于小脑或脑干的病灶，常不能显示。

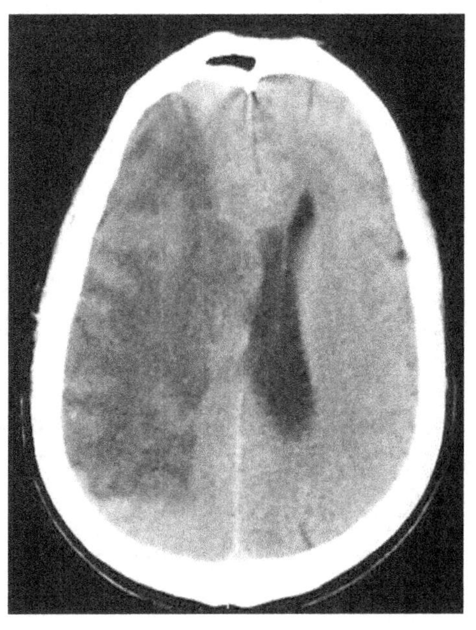

图7-8　缺血性卒中的CT表现

示右侧大脑半球低密度梗死，同侧脑室受压

MRI一般在发病6~12小时后，可见在T_1WI低信号，T_2WI高信号（图7-9），出血性梗死显示其中混杂T_1高信号。DWI可早期诊断缺血性卒中，在发病2小时内显示缺血病变，为早期治疗提供重要信息。梯度回波序列(GRE)或SWI对出血或血液中的脱氧血红蛋白极其敏感,可用于显示出血、血管畸形、海绵状血管瘤或脑微出血等。

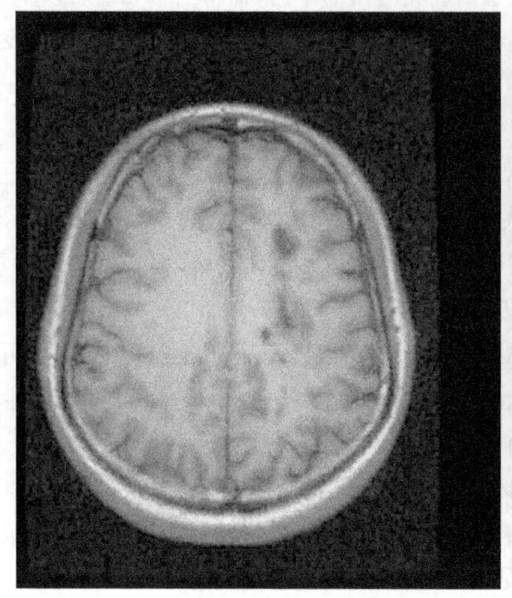
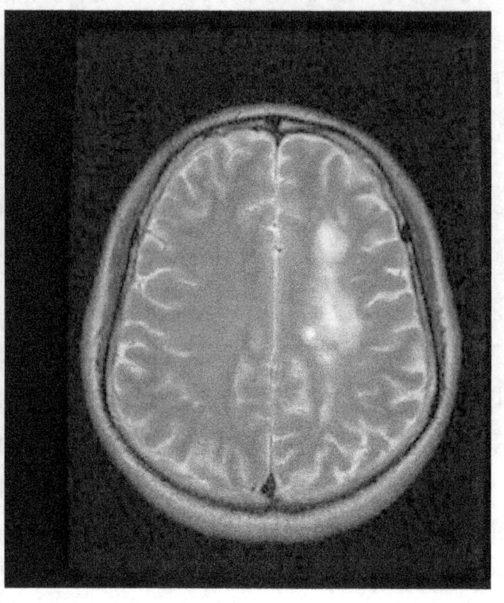

图7-9 缺血性卒中的MRI表现

T_1WI低信号(左图),T_2WI高信号(右图)

2. *血管检查* 主要包括目前常用的颈部血管双功能超声、经颅多普勒(TCD)、CT血管成像(CTA)、磁共振血管成像(MRA)、数字减影血管造影(DSA)等,脑血管检查的目的是了解血管的畅通性(正常、狭窄、闭塞或再通),还包括对血管壁的了解(斑块的性质、大小、溃疡或微栓子脱落等)。近年来开展的血管壁高分辨核磁可用于显示血管壁结构,可评价动脉粥样硬化斑块稳定性或血管炎。

3. *灌注影像检查* 主要包括常用的CT灌注成像(CTP)、磁共振灌注成像(MRPWI)、较少应用的单光子发射计算机断层成像(SPECT)及新的检查技术融合灌注成像技术(fusion CT image)。灌注影像检查在识别缺血半暗带及急性期血管再通治疗方面发挥了重要作用。

4. *其他脑影像检查* 其他脑影像检查包括磁共振纤维束成像、功能磁共振成像(functional magnetic resonance imaging, fMRI)等,这些特殊的检查对于判断预测患者预后、帮助选择适宜的康复手段、对功能区作用及解释临床现象等方面起到了重要作用。

5. *其他检查* 对于可疑心源性栓塞者可行超声心动图、经食道超声心动图检查来证实。对于可疑镰状细胞病、高同型半胱氨酸血症、高凝状态等,可行相应的血液检查。

【诊断及鉴别诊断】

诊断要点:① 突然起病;② 脑局灶性症状和体征;③ 有TIA、卒中病史、高血压、糖尿病、心脏病、吸烟、颈动脉狭窄、高脂血症等危险因素;④ 脑栓塞者有原发病症状和体征;⑤ CT或MRI有助于诊断。

鉴别诊断包括以下几项。

1) 与其他脑血管疾病的鉴别见表7-4。

2) 颅内占位性病变,占位性病变病程长,缓慢进展,常伴有颅内压增高的表现,有明显的局灶性神经体征。CT或MRI检查可资鉴别。

3) 同时要区别于晕厥、癫痫、慢性硬膜下血肿等。

表 7-4 急性脑血管疾病鉴别诊断表

	缺血性卒中		脑 出 血	蛛网膜下腔出血
	动脉粥样硬化	心源性脑栓塞		
发病年龄	中老年	青壮年	中老年	各年龄均可
常见病因	动脉粥样硬化	心脏疾病	高血压及动脉硬化	动脉瘤或血管畸形
发病情况	安静,休息时	不定	活动及情绪激动时	活动及情绪激动时
发病缓急	较缓(小时,日)	最急(秒,分)	急(分,小时)	急(分)
头痛、呕吐	多无	多无	常有,早期呕吐	剧烈头痛
偏瘫	多有	多有	多有	无
脑膜刺激征	多无	多无	多有	多明显
TIA 史	多有	少有	无	无
CT	脑内低密度病灶	脑内低密度病灶	脑内高密度病灶	脑池或脑裂内高密度改变
脑脊液	正常	正常	血性或正常	血性

【治疗】

1. 急性期治疗　脑梗死需要紧急抢救,发病后极早期恢复血流灌注是治疗急性脑梗死的关键。

(1) 一般治疗:对严重神经功能缺损的患者,应间断性监测神经功能状态、脉搏、血压、体温及氧饱和度 72 小时。最初 24 小时内应用生理盐水补液,如没有低血糖,不建议使用葡萄糖液,以防止乳酸在脑内的积聚。

1) 调整血压:不建议急性卒中后常规降压,当血压过高(>220/120 mmHg)或伴有严重心脏功能衰竭、主动脉夹层或高血压脑病的患者,谨慎降压,反复测量,避免快速降压。

2) 控制血糖:血清葡萄糖>180 mg/dL(>10 mmol/L)时滴注胰岛素治疗。出现严重低血糖(<50 mg/dL[<2.8 mmol/L])时,应用静脉葡萄糖或 10%~20%葡萄糖输注。

3) 控制体温:出现发热时(体温>37.5℃),可应用对乙酰氨基酚并积极寻找合并感染。

4) 吸氧:当氧饱和度低于 95%时给予吸氧。

5) 预防并发症:建议早期活动以预防吸入性肺炎、深静脉血栓形成和褥疮等并发症。如合并感染时,应用适当的抗生素治疗卒中后感染,但不建议预防性应用抗生素,左氧氟沙星可能对急性卒中患者有害。早期补液和分级加压弹力长袜等方法可减少静脉血栓栓塞的发生,对深静脉血栓形成或肺栓塞的高危患者,应当考虑给予低剂量皮下肝素或低分子肝素。如有癫痫发作者,可应用抗癫痫治疗。应该评估每位患者的跌倒风险,防止跌倒发生。有跌倒风险的卒中患者,建议补充钙/维生素 D。

6) 营养支持:应对每位患者进行吞咽评价,口服饮食补充剂仅用于营养不良的无吞咽障碍的卒中患者,有吞咽障碍的卒中患者早期(48 小时内)开始鼻饲。

(2) 急性期血管再通治疗

1) 溶栓治疗:对于急性缺血性梗死发病 3~4.5 小时内,无溶栓禁忌证者且血压在 180/100 mmHg 以下者,静脉内使用组织型纤溶酶原激活剂(rt-PA)。rt-PA 0.9 mg/kg(最大用量 90 mg),其中 10%在最初 1 分钟内静脉推注,其余持续滴注 1 分钟。溶栓治疗后 24 小时内禁用抗血小板药、抗凝剂等。发病 6 h 内的缺血性卒中患者,如不能使用 rt-PA,静脉给予尿激酶,使用方法:尿激酶 100 万~150 万 IU,溶于生理盐水 100~200 mL,持续静脉滴注 30 分钟。10%静脉推注>1 分钟,其余静脉滴注(1 小时)。治疗后,前 24 小时内不得使用抗凝药或阿司匹林。24 小时后 CT 显示无出血,可行抗血小板和/或抗凝治疗。替奈普酶(TNK-tPA)是一种被美国食品药品监督管理局(Food and Drug Administration, FDA)批准的新型溶栓药物,是由阿替普酶改造修饰而来,具有半衰期更长、对纤维蛋白特异性更高等生理学优势,临床研究显示,0.4 mg/kg TNK－tPA 一次性静脉推注不劣于 rt－PA,使用更加方便,多国指南均有推荐,可能迎来替奈普酶静脉溶栓时代。链激酶、去氨普酶等静脉纤维蛋白降解剂和静脉纤维蛋白溶解剂的溶栓获益未经证实,不建议在临床试验之外使用。

动脉溶栓可以减少剂量,降低出血并发症,但必须在 DSA 下进行。对于时间超过 3 小时而在 6 小时内的,或者静脉溶栓出血风险较高的(如近期手术),可以考虑动脉溶栓。但动脉溶栓的临床试验样本量较少,且在近年来的血管内治疗临床试验中主要作为补救措施应用。MR CLEAN 和 THRACE 研究均未发现接受动脉溶栓与单纯机械取栓的患者相比预后有所差异。机械取栓已经超越动脉溶栓成为一线疗法。在动脉溶栓的药物选择方面,rt－PA 不如尿激酶或重组尿激酶原研究证据多,美国 FDA 未批准阿替普酶应用于动脉溶栓。

2) 血管内治疗:急性缺血性卒中的血管再通、血运重建是治疗的关键。rt－PA 静脉溶栓仍然是目前血运重建的标准治疗。但由于溶栓时间窗限制(≤4.5 小时)及再通率低(约 30%),人们探索血管内治疗,包括动脉溶栓和机械取栓。2015 年,五大国际多中心研究结果带来了急性缺血性卒中血管内治疗的春天。这些研究证明,对于发病 6 小时内、脑大血管闭塞所致的前循环缺血性卒中,静脉溶栓+血管内治疗(主要是支架取栓治疗)较单纯静脉溶栓治疗能更加有效地改善患者预后,并不增加脑出血等不良反应。2018 年,DAWN 及 DEFUSE Ⅲ研究通过神经影像挑选适当的患者,将血管内治疗的时间窗进一步延长到发病后 16~24 小时。

(3) 抗血小板治疗:对于不符合溶栓适应证或未接受溶栓治疗且无禁忌证的急性缺血性脑卒中患者应在发病后尽早给予口服阿司匹林每天 150~300 mg。急性期后改为预防剂量(每天 50~300 mg)。对不能耐受阿司匹林者,可考虑选用氯吡格雷等抗血小板治疗。溶栓治疗后,阿司匹林等抗血小板药物应在溶栓 24 小时后开始使用,若患者存在其他特殊情况(合并疾病)在评估获益大于风险后可考虑 24 小时内使用抗血小板药物。对于未接受静脉溶栓的轻型卒中(NIHSS≤3 分),在发病 24 小时内应尽早启动双抗(阿司匹林和氯吡格雷)维持 21 天,之后改用单抗治疗。THALES 研究显示,急性非心源性轻型卒中(NIHSS≤5 分)患者阿司匹林联合替格瑞洛可有效降低 30 天复合终点事件发生率,但出血风险也增加。目前认为,对于合并症状性脑血管狭窄的患者,替格瑞洛联合阿司匹林双抗治疗可能优于阿司匹林单抗治疗。血管内机械取栓 24 小时内使用糖蛋白Ⅱb/Ⅲa 受体拮抗剂替罗非班的疗效与安全性有待进一步研究,可个体化评估后决策。

(4) 抗凝治疗:缺血性脑卒中急性期使用抗凝剂虽可降低脑卒中复发风险、深静脉血栓形成和肺栓塞发生风险,但也明显增加了颅内外出血风险,系统评价显示急性期抗凝治疗弊大于利,也不优于抗血小板治疗。对大多数缺血性卒中不推荐急性期抗凝治疗,以下情况可以考虑选择抗凝:有再栓塞危险的心源性病因(如房颤)、动脉夹层或严重血管狭窄进展性卒中。对于非瓣膜性房颤患者发生急性缺血性卒中后何时启动抗凝治疗取决于梗死大小,建议遵循"1－3－6－12"原则:TIA 发作 1 天后即可启动抗凝治疗,轻度脑梗死(NIHSS<8 分),3 天后启动抗凝治疗,中度脑梗死(NIHSS 8~16 分),6 天后启动抗凝治疗,重度脑梗死(NIHSS>16 分),12 天后启动抗凝治疗;且中重度脑梗死启动抗凝治疗前建议复查头颅 CT 或 MRI 检查评估有无出血转化。对于大多数伴房颤的急性缺血性卒中患者,在发病后 4~14 天启动口服抗凝治疗是合理的。

给予肝素方法:使用肝素时,要求 APTT 达到 60~80 秒。常用剂量为 3 000~5 000 U。初始速度:一般每小时 1 000 U;如果患者为小儿、老人或身体虚弱的患者则每小时 600~800 U;对于体格健壮的年轻患者每小时给予 1 300~1 500 U。

(5) 扩容治疗:卒中后继发于低血容量或伴随神经功能恶化出现的低血压,应用扩容药物治疗。

（6）脑保护治疗：神经保护剂可通过降低脑代谢或阻断由梗死引发的细胞毒机制来减轻缺血-再灌注脑损伤。目前可用的药物有：自由基清除剂依达拉奉右莰醇和依达拉奉、突触后密度蛋白 95（PSD－95）抑制剂 nerinetide、细胞膜稳定剂胞二磷胆碱、阿片受体拮抗剂纳洛酮、电压-门控式钙通道阻滞剂、兴奋性氨基酸受体拮抗剂和巴比妥盐等。

（7）中医中药治疗：中医的活血化瘀常用于治疗缺血性卒中，可用的药物有丹参、红花、三七、葛根素、川芎等。昏迷者还可以采用安宫牛黄丸开窍醒脑。这些方法的有效性和副反应尚待进一步研究。

（8）脑水肿和颅内压增高：空间占位性脑水肿是早期恶化和死亡的一个主要因素。危及生命的脑水肿通常在卒中发生后第 2～5 天出现。对于≤60 岁进展性恶性大脑中动脉梗死（梗死面积>1/3 大脑半球），发病后 48 小时内给予手术减压治疗，术前可应用甘露醇等渗透疗法治疗颅内压增高。大面积小脑梗死压迫脑干时，也可考虑行脑室引流或手术减压治疗。对于不适合手术，可考虑甘露醇、甘油果糖、高渗盐水等治疗。

2. *恢复期治疗*　卒中急性期后，应采取措施预防卒中的复发，并采取系统、规范及个体化的康复治疗，促进神经功能的恢复。抗栓治疗、他汀类降脂治疗及降压治疗构成了缺血性卒中二级预防的三大基石。

（1）控制血管危险因素：见本章概述。

（2）抗栓治疗。

1）抗血小板治疗：非心源性缺血性卒中/TIA 推荐抗血小板治疗，如阿司匹林每天 50～325 mg、氯吡格雷每天 75 mg、西洛他唑 100 mg 1 天 2 次或阿司匹林（25 mg）联合双嘧达莫（200 mg）1 天 2 次等。未接受溶栓治疗的轻型卒中（NIHSS≤3 分）或高危 TIA 患者（$ABCD^2$ 评分≥4 分）在发病 24 小时内应尽早启动阿司匹林和氯吡格雷双联抗血小板治疗并维持 21 天后改用单联抗血小板治疗。对于发病 30 天内的症状性颅内动脉严重狭窄（70%～99%）患者建议阿司匹林和氯吡格雷双抗治疗 90 天，之后改为单抗长期预防。

2）抗凝治疗：对伴有心房颤动的缺血性脑卒中或 TIA 患者，推荐使用适当剂量的华法林口服抗凝治疗，目标剂量是维持 INR 在 2.0～3.0。新型口服抗凝剂可作为华法林的替代药物，包括达比加群、利伐沙班、阿哌沙班及艾多沙班，选择何种药物应考虑个体化因素。伴有心房颤动的缺血性脑卒中或 TIA 患者，若不能接受口服抗凝药物治疗，推荐应用阿司匹林单药治疗。也可以选择阿司匹林联合氯吡格雷抗血小板治疗。

缺血性脑卒中或 TIA 患者，尽可能接受 24 小时动态心电图检查。对于原因不明的患者，建议延长心电监测时间，以确定有无抗凝治疗指征。

伴有急性心肌梗死的缺血性脑卒中或 TIA 患者，影像学检查发现左室附壁血栓形成或前壁无运动/异常运动，推荐给予至少 3 个月的华法林口服抗凝治疗。对于有风湿性二尖瓣病变但无心房颤动及其他危险因素（如颈动脉狭窄）的缺血性脑卒中或 TIA 患者，推荐给予华法林口服抗凝治疗。对于植入人工心脏瓣膜的缺血性脑卒中或 TIA 患者，推荐给予长期华法林口服抗凝治疗。不伴有心房颤动的非风湿性二尖瓣病变或其他瓣膜病变（局部主动脉弓、二尖瓣环钙化、二尖瓣脱垂等）的缺血性脑卒中或 TIA 患者，可以考虑抗血小板治疗。

（3）康复治疗：如果患者病情稳定，应及早开始康复，在卒中发病第一年内应持续进行康复治疗，并适当增加每次康复治疗的时程和强度。康复治疗包括有肢体康复、语言训练、心理康复等。

【预后】

动脉粥样硬化性脑梗死急性期病死率为 5%～15%，轻者预后较好。梗死面积较大，并有脑干梗死者预后较差，存活者中一般留有不同程度的神经功能障碍。脑栓塞急性期病死率为 6%～10%，死因大多为严重脑水肿、脑疝形成，颅内或并发内脏梗死出血和肺部感染等并发症。

第四节 脑出血

脑出血(cerebral haemorrhage)指原发性脑内血管非外伤性破裂,血液流入脑实质内或脑室内形成血肿。

【病因及发病机制】

高血压是脑出血最常见的原因,称作高血压性脑出血。较少见的病因有脑内小的先天性动静脉畸形或动脉瘤破裂、脑淀粉样血管病、烟雾病、脑动脉炎性管壁坏死、脑梗死后出血、瘤卒中、凝血障碍、血液病并发脑内出血、使用抗凝药物所致、溶栓剂导致的脑出血、毒品和药物滥用导致的脑出血等。

长期高血压势必导致小动脉硬化,在一些经常承受高压的部位,特别是供应深部脑组织的穿通支(如大脑中动脉的豆纹动脉等)与主干呈直角分出,承受冲灌压力较大,可形成微动脉瘤,易破裂造成出血。小动脉的粥样硬化,使管壁变性,血管周围组织缺血、坏死,在血压升高时可破裂出血。

【病理】

脑内出血的主要临床病理过程与出血部位和出血量有关。出血量多或形成较大血肿的可在数小时内形成脑水肿,产生颅内压增高,使邻近脑组织受压移位,形成脑疝。少量脑内出血时,血液仅渗透在神经纤维之间,对脑组织的破坏较少。基底节、脑桥或小脑出血时,血液可破入脑室系统或蛛网膜下腔,引起继发性脑室出血和蛛网膜下腔出血。

脑内出血后,新鲜的出血呈暗红色、紫褐色胶冻状液化血液或为绿褐色圆形出血灶。出血灶周围为软化带。由于脑组织水肿,造成局部静脉回流受阻,出现小静脉、毛细血管渗血,可见到斑点状出血。陈旧的出血灶血块可逐渐溶解吸收,遗留下小的囊腔。囊壁内含有含铁血黄素而呈铁锈色,可以存在数年而不退。腔壁软化坏死伴有星形胶质细胞增生、胶质纤维形成,可将腔壁填平而致局部萎缩,形成一腔隙。

【临床表现】

脑出血(ICH)好发于50岁以上的中老年人,男女相近,多数有高血压史。常有情绪激动、活动用力的诱因。典型的表现是突发局灶神经功能缺损,病程几分钟到几小时,伴随头痛、恶心、呕吐、意识水平下降和血压升高。自发性脑出血的症状、体征发展迅速。高血压性脑出血的出血部位以壳核最多见,其次为丘脑、尾状核、半球白质、脑桥、小脑和脑室等。偶见中脑出血,延髓出血罕见。因出血部位及出血量不同而临床表现各异。少量出血者,可不产生任何症状和体征。大量出血者,出血区的脑组织遭到破坏,邻近脑组织受压、移位,出现严重的症状和体征。

临床尚可按出血部位将其分类:

1. 壳核-外囊出血　最为常见。可很快发生对侧偏瘫,并在几分钟至几小时内出现昏迷。少量的出血可能仅表现嗜睡和偏瘫。患者言语不清或失语。头眼常偏向病灶侧。出血、水肿严重,产生占位效应压迫脑干上部时,昏迷加深,瞳孔散大、固定,双侧肌张力增高,巴宾斯基征阳性,呈间歇、不规则呼吸。

2. 丘脑-内囊出血　起病方式与壳核-外囊出血相似。部分患者可发生对侧偏身感觉障碍。内囊后肢的视放射受累时可出现对侧同向偏盲。主侧半球出血可发生失语,非主侧半球损害可出现自身疾病认识不能或偏侧忽视。丘脑出血压迫中脑顶盖。产生双眼上视麻痹而固定向下注视,瞳孔缩小,光反应消失,双眼会聚麻痹等。

3. 脑桥出血　一侧少量的脑桥出血,即表现为病灶同侧面瘫和病灶对侧肢瘫的交叉性瘫痪和双眼凝视瘫痪肢体侧。出血累及脑桥双侧,病情危重,除深度昏迷外,还呈现中枢性高热、双瞳孔针尖般缩小和四肢瘫痪三种特征性体征，预后多不良，常在1~2天内死亡。

4. *小脑出血* 突发后枕部疼痛。眩晕，有频繁呕吐，而无瘫痪。如意识清楚，可查出眼球震颤、站立不能、步态不稳等小脑体征。严重小脑出血除在起病早期可见上述症状和体征外，常因血肿增大或破入第四脑室，引起急性枕大孔疝，患者很快昏迷，呼吸不规则或突然停止，导致死亡。

5. *脑叶出血* 几乎都有头痛，而意识障碍却少见。额叶出血表现为额部头痛，对侧单肢或偏身轻瘫。颞叶出血开始可有同侧耳痛，检查可发现对侧同向象限盲或偏盲，主侧额叶出血可有言语障碍。顶叶出血可有同侧颞顶部痛、对侧单肢或偏身的感觉障碍或有手的运动障碍。枕叶出血的头痛可位于同侧眼区，可有不同程度的对侧同向偏盲。

6. *脑室出血* 多数由壳核出血破入到侧脑室流到蛛网膜下腔。小脑和脑桥出血常破入到第四脑室。起病急骤，病情突然恶化，头痛呕吐、深昏迷、脑膜刺激征阳性，四肢弛缓性瘫痪，腱反射不能引出。当出现四肢阵发强直性痉挛、去大脑强直、呼吸不规则、脉搏血压不稳定等时，病情凶险，预后极差。

【辅助检查】

对疑似脑出血患者，应尽快行头部CT或头部MRI检查明确诊断。如果患者有MRI检查的禁忌证，应当查CT。出血量小的患者及非高血压引起者临床表现常不典型，通过上述影像学方法可以明确。为进一步查找脑血管基础病变时，可检查MRA、MRV、CTA及DSA等。

1. *CT检查* 头颅CT扫描是临床上鉴别脑出血与脑梗死的最可靠方法，CT上表现为高密度影，CT值为75~80 Hu（图7-10）。发病2周后CT诊断率下降，这是由于血肿液化吸收，病变区为等密度或低密度改变。

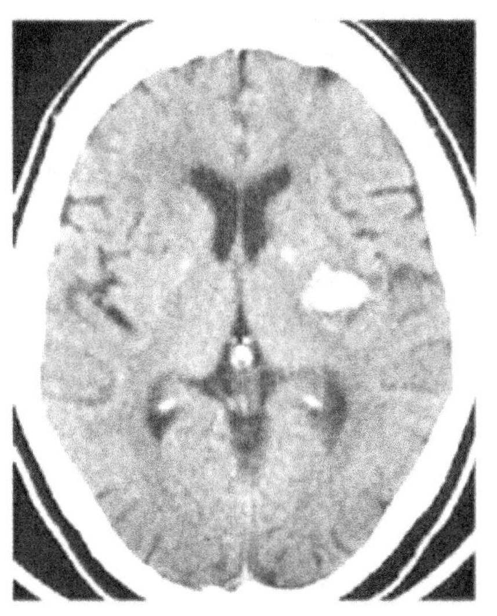

图7-10 头颅CT示基底节区出血（高血压性脑出血）

2. *MRI检查* 当脑干内的小血肿或出血区与脑组织等密度时，MRI的诊断比CT可靠。对血压正常的脑叶出血患者，有助于寻找血管畸形。磁敏感系列显示约半数患者有微出血共存，其分布在底节区或脑叶提示病因是高血压、脑出血或淀粉样血管病出血。

3. *数字减影血管造影* 所有需手术治疗，出血原因不明的患者（特别是临床情况稳定的年轻、血压正常者）需做脑血管造影。老年高血压患者出血位于基底节、丘脑、小脑、脑干，而且CT未提示结构损伤者不需血管造影。大部分老年患者深部脑室铸型、再出血率高，不适宜血管造影。脑血管造影时机取决于患者临床情况和神经外科医师判断手术紧急程度。若CT显示的血肿不在高血压性脑出血的好发部位，需进行血管造影以除外动静脉畸形或动脉瘤。

【诊断及鉴别诊断】

1. *诊断* 50岁以上高血压或无高血压患者在活动或情绪激动时突然发病，迅速出现偏瘫、偏身感觉障碍、失语等局灶性神经缺失体征，应首先想到脑出血的可能。以头颅CT检查见到脑内出血病灶为确诊依据。进一步对脑出血的病因作出诊断，以下为常见病因的诊断线索：

（1）高血压性脑出血：① 常见部位是豆状核、丘脑、小脑和脑桥；② 急性期极为短暂，出血持续数分钟；③ 高血压病史；④ 无外伤、淀粉样血管病等其他出血证据。

（2）脑淀粉样血管病：① 老年患者或家族性脑出血的年轻患者；② 出血局限于脑叶；③ 无高血压史；④ 有反复发作的脑出血病史；⑤ 确诊靠组织学检查。

(3) 抗凝剂导致的脑出血：① 长期或大量使用抗凝剂；② 出血持续数小时；③ 脑叶出血。

(4) 溶栓剂导致的脑出血：① 使用溶栓剂史；② 出血位于脑叶或原有的脑梗死病灶附近。

(5) 瘤卒中：① 脑瘤或全身肿瘤病史；② 出血前有较长时间的神经系统局灶症状；③ 出血位于高血压脑出血的非典型部位；④ 多发病灶；⑤ 影像学上早期出血的周围水肿和异常增强。

(6) 毒品和药物滥用导致的脑出血：① 毒品滥用史；② 血管造影血管呈串珠样改变；③ 脑膜活检的组织学证据；④ 免疫抑制剂有效。

(7) 动静脉畸形出血：① 发病早，年轻人的脑出血；② 遗传性血管畸形史；③ 脑叶出血；④ 影像学发现血管异常影像；⑤ 确诊依据脑血管造影。

2. 鉴别诊断

(1) 与其他脑血管疾病的鉴别见表 7-4。

(2) 病毒性脑炎：患者常较年轻，有感染、高热、精神症状等前驱症状，多无高血压病史。

(3) 高血压性脑病：表现为血压突然急剧升高并伴有明显的头痛、呕吐、眩晕、视乳头水肿，甚至有意识障碍等；其与脑出血有时不易鉴别。但主要的区别在于高血压性脑病没有明确的局限性神经功能障碍。降血压治疗后症状明显好转，CT 扫描可明确。

(4) 中毒与代谢性疾病：在神经功能缺损症状不明显时，要慎重除外一氧化碳、酒精、化学药品等急性中毒或代谢性疾病所致昏迷，应详细追问起病时的环境因素。主要从病史，相关实验室检查提供线索，头颅 CT 可以确定有无脑出血。

【治疗】

相比于急性缺血性卒中有明确疗效的溶栓或血管内治疗，脑出血治疗仍然是个难题，尚无突破性研究结果。脑出血最恰当的处理措施是降低颅内压、控制血压、减少血肿早期扩大；在许可的情况下及时外科减压。大的脑内或小脑血肿常需外科干预。CT 扫描用作鉴别诊断。如果脑水肿导致昏迷，脑室引流管的置入可能挽救生命。

1. 一般治疗　参见缺血性卒中。

2. 降低颅内压　药物治疗前，应注意抬高床头、镇痛和镇静。常用药物有甘露醇(0.25~0.5 g/kg)静滴，输液速度 20 分钟，可以快速降低颅内压，每隔 6~8 小时 1 次。通常每天的最大量是 2 g/kg。症状进行性恶化的患者，可静脉内给予 40 mg 速尿，但不能用于长期治疗，并应监测电解质。

3. 控制血压　控制高血压要根据患者年龄、病前有无高血压、病后血压情况、保证脑灌注等多种因素确定最适血压水平。一般来说，如果收缩压>200 mmHg 或平均动脉压>150 mmHg，要考虑用持续静脉药物积极降低血压；如果收缩压>180 mmHg 或平均动脉压>130 mmHg，并有疑似颅内压升高的证据，可用间断或持续的静脉给药降低血压，要保证脑灌注压>60~80 mmHg。降血压不能过快，要加强监测。2015 年，INTERACT 研究提示，在脑出血早期(6 小时内)若患者血压在 150~220 mmHg，积极降压到 140 mmHg 以下是安全有效的。

4. 颅内血肿开颅清除术和微创清除术　对于大多数原发性脑出血患者，外科手术治疗的有效性尚不确定，外科手术或微创手术治疗需要个体化，手术治疗建议见表 7-5。

表 7-5　脑出血手术治疗建议

1. 手术最佳适应证：患者清醒、中至大血肿
2. 小脑出血>3 cm：神经功能恶化、脑干受压、梗阻性脑积水的患者
3. ICH 合并动脉瘤、动静脉畸形或海绵状血管瘤：如果患者有机会获得良好预后并且手术能到达病变血管
4. 脑叶出血超过 30 mL 且距皮层 1 cm 范围内的患者
5. 40 mL 以上重症脑出血患者由于血肿占位效应导致意识障碍恶化者

【预后】

15%~40%的脑出血死于急性期,死因主要是脑疝。经合理治疗,得以存活的患者中约有半数以上可重获自理生活和工作能力。脑出血的结果及死亡率取决于出血的部位和出血量,特别是根据CT测量的血肿大小(直径或体积);意识水平(GCS评分);CT影像(如有无出血引起的脑室扩大、继发性脑积水)。

第五节　蛛网膜下腔出血

蛛网膜下腔出血(subarachnoid haemorrhage, SAH)是指颅内血管破裂后,血液流入蛛网膜下腔。

【病因及发病机制】

最常见的病因是先天性脑底动脉瘤,其次有动静脉畸形、脑底异常血管网病、高血压动脉硬化、血液病、肿瘤、炎性血管病、感染性疾病、抗凝治疗后、妊娠并发症、颅内静脉系统血栓等。有少数找不到明确病因。动脉瘤多发生于脑底动脉的分叉部,由于该处动脉中层发育缺陷,管壁薄弱,经血流冲击而渐扩张,形成囊状或带蒂状动脉瘤。少数的动脉瘤是由于高血压动脉硬化,脑动脉中纤维组织代替肌层,内弹力层变性断裂和胆固醇沉积于内膜,经过血流冲击逐渐扩张形成梭形的动脉瘤。动静脉畸形是在原始血管网期发育障碍而形成的,其血管壁发育不全,厚薄不一,多位于大脑中动脉和大脑前动脉供血区的脑表面。这些动脉瘤壁或血管畸形的管壁发展到一定程度后,在血压突然升高,血流冲击下发生破裂。炎性病变、脑组织梗死和肿瘤也可直接破坏脑动脉壁,导致管壁破裂。血液凝血功能低下时,脑动脉壁也易破裂。

【病理生理】

蛛网膜下腔出血后,脑池和脑沟内血细胞沉积、血凝块积贮。48小时后,血细胞破裂、溶解释放出大量的含铁血黄素,可见不同程度的局部粘连。可继发一系列颅内、外的病理生理过程。① 颅内容量增加:血液流入蛛网膜下腔,使颅内容量增加,引起颅内压增高,严重者出现脑疝;② 阻塞性脑积水:血液在颅底或脑室发生凝固,造成脑脊液回流受阻,导致急性阻塞性脑积水,颅内压增高,甚至脑疝形成;③ 化学性炎性反应:血细胞崩解后释放的各种炎性或活性物质,导致化学性炎症,进一步引起脑脊液增多而加重高颅压,同时也诱发血管痉挛导致脑缺血或梗死;④ 下丘脑功能紊乱:由于急性高颅压或血液及其产物直接对下丘脑的刺激,引起神经内分泌紊乱,出现血糖升高、发热、应激性溃疡、低钠血症等;⑤ 自主神经功能紊乱:急性高颅压或血液直接损害丘脑下部或脑干,导致自主神经功能紊乱,引起急性心肌缺血和心律失常;⑥ 交通性脑积水:血红蛋白和含铁血红素沉积于蛛网膜颗粒,导致脑脊液回流的缓慢受阻而逐渐出现交通性脑积水和脑室扩大,引起认知功能障碍和意识障碍等。

【病理】

蛛网膜下腔有大量积血和血凝块。先天性动脉瘤85%为单发,大多位于脑底动脉环附近;80%发生在颈内动脉分支的分叉处,也可位于椎-基底动脉分叉处。动静脉畸形多分布在幕上脑表面;粥样硬化性动脉瘤多位于脑底部。血管破裂处可见脑组织水肿、变性等改变。

【临床表现】

1) 任何年龄均可发病,多数为成年人,秋、冬季发病率较高。有1/5~1/3的患者可查见诱因;最常见的诱因有重体力劳动、用力排便、酗酒、奔跑、情绪激动等。

2) 起病急骤,多有明显诱因,如剧烈运动、过劳、激动、用力排便、咳嗽、饮酒、口服避孕药等。极少数在安静状态下发病。

3）临床表现为突然发生头痛、恶心、呕吐,部分患者出现不同程度的意识障碍或谵忘、定向力障碍、虚构和幻觉等精神症状。有的可出现癫痫发作。轻症病例意识可始终清楚或只有短暂意识障碍,头痛或眩晕等症状。老年人以意识障碍多见,头痛常不明显、少数重症病例很快进入昏迷,并可出现去大脑强直、脉搏和呼吸变慢,甚至可突然呼吸停止而死亡。

4）检查可见明显的脑膜刺激征,即颈项强直和克尼格征阳性。少数可伴有一侧动眼神经麻痹,短暂或持久的单瘫或偏瘫,失语和感觉障碍等。也可出现视网膜前即玻璃体膜下片状出血,10%患者可见视乳头水肿。如出血停止,在2~3周后头痛和脑膜刺激症状亦逐渐减轻或消失。

5）并发症：本病的常见并发症有：① 脑血管痉挛(cerebrovascular spasm, CVS)：早发性脑血管痉挛出现于出血后,历时数十分钟至数小时缓解;迟发性发生于出血后4~15天,7~10天为高峰期,2~4周后逐渐减少。迟发性脑血管痉挛为弥散性,可继发脑梗死。② 再出血：多为激动、用力或活动过早而引起动脉瘤破裂,2周内再发率占再发病例的54%~80%,近期再发的病死率为41%~46%,明显高于蛛网膜下腔出血的病死率(25%)。③ 脑积水(hydrocephalus)：急性脑积水于发病后1周内发生,与脑室及蛛网膜下腔中积血量有关;轻者仅有嗜睡,可有上视受限、外展神经麻痹等;重者出现昏睡或昏迷,可因脑疝形成而死亡;迟发性脑积水发生在蛛网膜下腔出血后2~3周。④ 低钠血症：低钠血症可能由抗利尿激素的异常分泌(血管内容量正常或增加)或过量排钠引起。

【辅助检查】

1. CT检查　确诊方法是CT发现蛛网膜下腔有高密度和/或脑脊液均匀一致血性,一般在12小时内可作CT。超过12小时,如果CT阴性,必须加做脑脊液检查。蛛网膜下腔出血的CT诊断率为90%以上,特别是脑干周围的基底池、侧裂池、纵裂池(图7－11)。若出血极少或出血后数天,CT检查可能是阴性。此时,腰穿发现蛛网膜下腔出血或CSF黄变提示最近有出血。

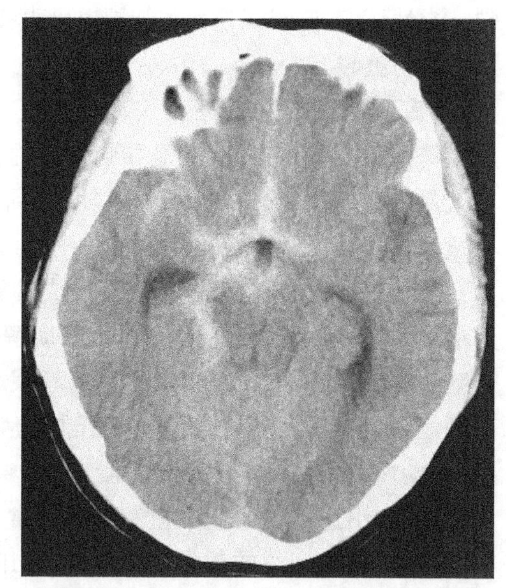

图7－11　头颅CT示大脑动脉环周围的蛛网膜下腔出血

2. 脑脊液检查　起病后不久(1~24小时内)即可做腰穿,脑脊液呈均匀血性,不凝固,为确诊依据。24小时后逐渐变成外观黄红色或黄色(黄变症),连续观察脑脊液通常红细胞数逐渐减少,4~20天后消失。用传统方法不能确定是蛛网膜下腔出血还是误穿出血时,做脑脊液分光光度检查。需要强调的是,CT检查已确诊者,腰椎穿刺不作为常规检查。只有在临床怀疑,但CT或MRI不能确诊的情况下才建议行腰椎穿刺。

3. MRI检查　可用于检查蛛网膜下腔出血引起血管痉挛继发脑梗死。在动静脉畸形引起的脑内血肿已经吸收后,MRI可提示动静脉畸形的存在。MRA无须对比剂,可以安全无创地检出动脉瘤。MRI在显示超过1周的蛛网膜下腔出血方面优于CT。对于少量蛛网膜下腔出血,CT检查可能为阴性,磁敏感成像可能提高诊断率。

4. CT血管成像(CTA)　用于筛查动脉瘤或血管畸形。优点是扫描速度快,适合急诊,缺点是需要较多对比剂,肾功能受损患者须慎重。

5. 数字减影血管造影(DSA)　DSA是确定蛛网膜下腔出血病因的主要手段,可确定出血的原因及其部位,如可确定动脉瘤的位置、大小、形态(图7-12)及其他病因,如动静脉畸形、烟雾病等。并可同时进行栓塞治疗DSA时机一般在出血3天内或3~4周后,以避开脑血管痉挛和再出血的高峰期。

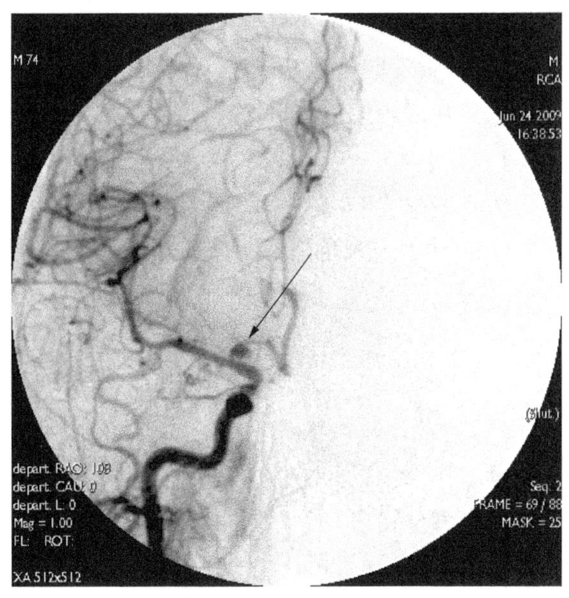

图7-12　数字减影血管造影示动脉瘤(箭头所示)

【诊断及鉴别诊断】

1. 诊断　突然头痛、恶心、呕吐、脑膜刺激征阳性的患者均须怀疑蛛网膜下腔出血。患者主诉"一生中最严重的头痛",应考虑到蛛网膜下腔出血。诊断要点:① 急骤起病,出现剧烈头痛、呕吐;② 脑膜刺激征阳性或有眼底出血;③ CT表现有脑池或脑裂处有出血性改变;④ 脑脊液呈均匀血性。

2. 鉴别诊断　① 与脑出血鉴别:见表7-4;② 各种脑膜炎:结核性脑膜炎、病毒性脑膜炎、隐球菌性脑膜炎及脑炎、脑脓肿等,也可出现头痛、呕吐、脑膜刺激征。但起病较缓慢,且伴有全身感染的征象,脑脊液呈炎性改变而非血性,容易鉴别。

【治疗】

治疗原则是预防再出血,降低颅内压,控制血压,防治并发症,去除病因。

1. 预防再出血　绝对卧床4~6周,避免一切可能引起血压和颅内压增高的诱因,如咳嗽、便秘等。头痛、烦躁者可给予止痛、镇静药物。可以使用抗纤溶剂。最常用的抗纤溶剂是6-氨基已酸,通常每天24 g,连用3天。3天后改为每天8 g,每天1次,维持3周或维持到手术前。然而,必须注意抗纤溶治疗可能会并发脑缺血,需同时联合应用钙拮抗剂。

2. 降颅压治疗　常用药物是甘露醇和甘油果糖。参见缺血性卒中。

3. 控制血压　应当管理和控制血压以平衡卒中风险、高血压相关的再出血风险和维持脑灌注压。

4. 抗血管痉挛治疗　尼莫地平可减少蛛网膜下腔出血相关的严重神经功能缺损,临床状况良好的患者应尽早给药(10~20 mg,静滴每天1 mg,连续14天),此期最易因血管痉挛导致神经功能缺损。在上述剂量下,一些患者会出现低血压,可减慢速度或减量。

5. 脑脊液置换术　蛛网膜下腔出血患者出现急性脑积水、剧烈头痛,可考虑腰椎穿刺放脑脊液,每次缓慢放液10~20 mL,每周2次,可降低颅内压,减轻头痛。但需注意诱发脑疝、颅内感染、再出血的危险性。

6. 蛛网膜下腔出血并发症的治疗

(1) 蛛网膜下腔出血引起的脑积水:在蛛网膜下腔出血后慢性脑积水的有症状患者中,进行临时或持续脑脊液分流。脑室引流术对急性蛛网膜下腔出血后脑室扩大和意识障碍的患者是有益的。

(2) 蛛网膜下腔出血引起的癫痫的治疗:不建议常规长期使用抗惊厥药,但在有危险因素的患者中,如有癫痫发作史、实质血肿、梗死或大脑中动脉动脉瘤的,可以考虑使用。

(3) 低钠血症和容量收缩的治疗:蛛网膜下腔出血后,应鉴别抗利尿激素分泌异常综合征或脑盐耗综合征,一般应避免给予大容量低张液体和静脉给予容量收缩。对最近发生蛛网膜下腔出血患者监测中心静脉压、肺毛细血管楔压、液体平衡、体重以评估容量状态,出现容量下降的趋势应补液纠正。

7. 手术和血管内治疗　蛛网膜下腔出血患者,如果动脉瘤一旦明确,应当早期进行手术夹闭或血管内弹簧圈栓塞,以降低动脉瘤性蛛网膜下腔出血后再出血的发生率。有破裂动脉瘤的患者,由经验丰富的脑血管外科和血管内治疗专家团队判定,技术上如果神经外科夹闭或血管内弹簧圈栓塞都可行的话,血管内弹簧圈栓塞更有益。然而,应当考虑患者和动脉瘤的个体特点,以决定动脉瘤修复的最佳手段。如果病因考虑为动静脉畸形者,可以考虑手术切除、血管内栓塞治疗、放射外科治疗等。

【预后】

有 10%~50%的患者死于首次发作,五年生存率为 50%~85%。动脉瘤破裂易在 2~4 周内复发。出血后 3~6 个月复发危险性明显减少。动静脉畸形比动脉瘤的预后好。多数蛛网膜下腔出血患者不留后遗症,个别患者数月至数年内可出现正常颅压脑积水。

第六节 高血压脑病

高血压脑病(hypertensive encephalopathy)是指血压骤然急剧升高引起的一种暂时性、急性全面脑功能障碍综合征。由 Oppenheimer 和 Fishberg(1928)首先报道。

【病因及发病机制】

1. *病因* 任何原因引起的血压急剧过度升高均可导致本病。① 任何类型高血压均可引起高血压脑病,临床上以急进型恶性高血压引起者最常见,尤其是并发肾功能衰竭或脑动脉硬化的患者,约占 12%;其次为急性或慢性肾小球肾炎、肾盂肾炎、子痫、原发性高血压、嗜铬细胞瘤等,原发性醛固酮增多症及主动脉狭窄也可引起,但少见;突然停用抗高血压药物,特别是可乐定(clonidine)亦可导致高血压脑病;② 有报道个别抑郁症患者服用单胺氧化酶抑制剂时可发生高血压脑病;摄入含酪胺的食物(干酪、扁豆、腌鱼、红葡萄酒、啤酒等)可诱发;③ 急性或慢性脊髓损伤患者,因膀胱充盈或胃肠潴留等过度刺激自主神经也可诱发高血压脑病,如不迅速处理可危及生命;④ 环孢霉素 A 的神经毒性可表现为高血压脑病。

2. *发病机制* 至今尚不十分清楚。① 脑血流自动调节崩溃学说:当平均动脉压在 60~180 mmHg 范围内,小动脉可随血压波动自动调节保持充足的脑血流量;当平均动脉压迅速升高到 180 mmHg 以上时,失去自动调节机制,血管由收缩变为被动扩张,脑血流量增加,血管内压超过脑间质压,使脑血管床内液体外流,迅速出现脑水肿及颅内压增高;② 小动脉痉挛学说:由于血压迅速升高,自动调节过强而致小动脉痉挛,血流量减少,血管壁缺血坏死,通透性增高,血管内液体外渗。但多数学者认为脑血流自动调节崩溃、强制性血管扩张是导致该病的主要机制。

【病理】

高血压脑病的主要病理表现是:① 脑水肿:脑重量增加,可超过正常脑的 20%~30%,脑的外观苍白,脑回变平、脑沟变浅、脑室变小;② 脑小动脉管壁纤维素样坏死(玻璃样变性):血管内皮增厚,外膜增生,血管腔变小或阻塞,导致纤维蛋白性血栓和脑实质微梗死,形成本病所特有的小动脉病(arteriolopathy);血管壁纤维素样坏死严重者可破裂而发生多数瘀点或脑内大量出血;颅内压升高或视网膜动脉压升高阻碍静脉回流,可致视网膜动脉纤维素样坏死、出血或梗死及永久性视力丧失。近年来,由于对急性肾炎、妊高症及恶性高血压等防治意识和效果的提高,本病发病率较以前有所减少。

【临床表现】

(1) 发病年龄与病因有关,平均为 40 岁左右,急性肾小球肾炎引起者多见于儿童或青年,慢性肾小球肾炎引起者则以青少年及成年人多见,子痫常见于年轻妇女,恶性高血压 30~50 岁最多见。

(2) 起病急骤,病情发展十分迅速,一般出现高血压脑病需经 12~48 小时,短则数分钟。主要临床表现为头痛、呕吐、黑蒙、烦躁、意识模糊、嗜睡、视物模糊和癫痫发作等,出现神经系统局灶体征者不多见。及时降血压治疗后所有症状在数分钟至数日内完全消失,不留后遗症;否则可导致严重损害,甚至死亡。

（3）舒张压常在 140 mmHg 以上，由于儿童、孕妇或产后妇女的初始血压较低，当血压突升至 180/120 mmHg 即可发病。眼底检查可见呈Ⅳ级高血压眼底改变，视乳头水肿，视网膜出血。

（4）头颅 CT 可见脑水肿所致弥漫性白质密度降低，脑室变小。MRI 示脑水肿比 CT 敏感，呈长 T_1 与长 T_2 信号。有人认为 CT 和 MRI 显示的顶枕叶可逆性水肿是高血压脑病的特征。脑电图可显示弥漫性慢波活动，但无特异性。

【诊断及鉴别诊断】

本病诊断可根据有原发性或继发性高血压病史，血压突然显著升高，以舒张压升高为主（>120 mmHg）；临床出现颅内压增高症状，或有短暂的神经系统局灶体征，眼底可见高血压视网膜病变，头颅 CT 或 MRI 显示特征性顶、枕叶水肿；经速效降压治疗后症状和体征在数小时内消失，不遗留任何后遗症。

高血压脑病影像学特征与可逆性后部脑病综合征（posterior reversible encephalopathy syndrome，PRES）相似。PRES 是一种可逆性的血管源性水肿，常伴癫痫发作、脑病、头痛、视觉障碍等急性神经系统症状，常见原因为高血压、肾衰竭、使用细胞毒性药物、自身免疫性疾病、子痫前期或子痫。PRES 常由急剧的血压波动或细胞因子对血管壁的直接作用导致内皮损伤，引起血脑屏障的破坏，继而出现血管源性脑水肿，常累及后循环如枕叶脑白质，但也可累及灰质、前循环，甚至有脊髓受累。头颅 MRI 典型表现为双侧顶枕叶为主的血管源性水肿，呈 T_1 低信号，T_2/FLAIR 高信号，DWI 等或低信号，ADC 高信号。通常累及皮质下白质，较少累及皮质，水肿几乎累及双侧，但不完全对称。针对 PRES 无特异性治疗，主要是对症治疗和病因治疗。例如，高血压者平稳降压治疗，癫痫发作者抗癫痫药物治疗，药物引起 PRES 者停服相关药物等。PRES 预后通常比较好，多数患者可以完全恢复。

高血压脑病还应与高血压性脑出血、脑梗死、蛛网膜下腔出血鉴别，CT 检查可见弥漫性脑水肿，而卒中则有低密度或高密度病灶的证据；高血压脑病与高血压危象都是高血压的特殊临床表现，均表现血压急剧升高，但两者发病机制及临床表现不尽相同，鉴别点如表 7－6。

表 7－6　高血压脑病与高血压危象的鉴别点

鉴别点	高血压脑病	高血压危象
发病机制	脑血流自动调节机制崩溃	全身小动脉短暂性强烈痉挛
血压升高	以舒张压为主	以收缩压为主
心率	多缓慢	多增快
脑水肿及颅内压增高	为主要症状	不明显，除非伴高血压脑病
心绞痛、心衰、肾衰	少见	多见
抽搐失语及暂时性偏瘫	较多见	少见

【治疗】

治疗原则是尽快降低血压、控制抽搐、减轻脑水肿和降低颅内压。

1. 降低过高血压　　高血压脑病发作时应在数分钟至 1 小时内使血压下降。舒张压应降至 110 mmHg 以下（原有高血压）、80 mmHg 或以下（原血压正常），并维持 1～2 周，使脑血管自动调节恢复适应性；但应注意降压不要过快、过低，以防诱发心肌梗死和脑梗死。常用药物：① 硝普钠，50 mg 加入 5%葡萄糖 500 mL 静脉滴注，滴速为每分钟 1 mL，每 2～3 分钟测 1 次血压，根据血压值调整滴速和用量，以维持适宜水平；降压迅速且恒定，通常无不良反应；本药很不稳定，须新鲜配制并在 12 小时内使用；② 硝酸甘油，25 mg 加于 5%葡萄糖 500 mL 静脉滴注，根据血压调节滴速，作用迅速且监护较硝普钠简单，副反应较少，更适宜合并冠心病、心肌供血不足和心功能不全者。

2. 减轻脑水肿,降低颅内压　可用20%甘露醇250 mL快速静脉滴注,每6~8小时1次,心肾功能不全者慎用;也可用速尿40 mg,静脉注射;地塞米松10~20 mg静脉滴注,每天1~2次,与甘露醇联合使用疗效更好;亦可选10%复方甘油或2%人血白蛋白等。

3. 控制抽搐　严重抽搐者首选地西泮10~20 mg缓慢静脉注射;苯巴比妥0.2~0.3 g肌注,以后每6~8小时重复注射0.1 g;10%水合氯醛成人可用30~40 mL灌肠;控制发作1~2天后可改用苯妥英钠或卡马西平口服,维持2~3个月以防复发。

【预后】

预后取决于病因和是否得到及时治疗。若能紧急处理,多可化险为夷,预后良好。意识障碍加重以至昏迷或频发抽搐,提示预后不良。

第七节　脑小血管病

脑小血管病(cerebral small vessel disease, CSVD)是指多种病因和病理生理改变累及脑小动脉、微动脉、毛细血管和微静脉所导致的一系列临床、影像和病理综合征,是近年来备受国内外学者关注的研究热点。

CSVD常见的病因分型包括:Ⅰ型,小动脉硬化;Ⅱ型,散发性或遗传性脑淀粉样血管病(cerebral amyloid angiopathy, CAA);Ⅲ型,遗传性CSVD;Ⅳ型,炎症或免疫介导的小血管病;Ⅴ型,静脉胶原病;Ⅵ型,其他小血管病。临床上最常见的是小动脉硬化性CSVD。年龄和高血压相关脑小血管病及淀粉样变脑小血管病是最常见的类型。

根据临床表现,CSVD分为急性发作的腔隙性脑梗死、新发皮质下小梗死和脑出血,以及隐匿起病、缓慢进展的以认知障碍、步态障碍、精神情感异常、二便障碍等为主要表现的慢性临床综合征。

一、慢性CSVD影像学标志物

现有的检查手段难以直接评价脑小血管损害,MRI是检出CSVD的重要方法,慢性CSVD影像学标志物包括:推测为血管源性的脑白质高信号、推测为血管源性的腔隙、脑微出血、扩大的血管周围间隙和脑萎缩。CSVD的发病率与年龄呈正相关。在60~70岁人群中,87%存在脑白质高信号;在80~90岁人群中,95%~100%存在脑白质高信号。下面针对慢性CSVD影像学标志物的特征进行介绍。

(一)腔隙

腔隙是指基底节或脑干梗死坏死组织被清除后残留的小腔洞,在MRI上表现为圆形或卵圆形的类似于脑脊液信号的长T_1长T_2信号,T_2FLAIR序列上为中心低、外周包绕高信号环,直径为3~15 mm。

(二)脑白质高信号

脑白质高信号表现为脑白质区域中大小不等的异常信号,在T_2WI和T_2FLAIR序列为高信号,T_1WI序列为等或低信号。脑白质高信号早期是位于额叶和/或枕角的小帽状病变,随病变加重,可延伸到皮质下白质区并发生融合。常用Fazekas量表、Scheltens量表及年龄相关脑白质改变量表进行评估。也有用自动分析软件定量脑白质病变体积。

(三)脑微出血

脑微出血(cerebral microbleeds)是T_2^*-GRE和SWI上显示小圆形或卵圆形、边界清楚、均质性的信号缺失灶，是一种出血倾向的脑小血管病，病理上是含铁血黄素沉积或吞噬有含铁血黄素的巨噬细胞。一般直径为2~10 mm。钙化、空气和脑血管畸形在SWI和T_2^* -GRE上也可呈低信号。铁或钙沉积通常通过易沉积的部位和形态，以及CT、T_1WI等序列加以鉴别。血管流空影横断面也类似于脑微出血，但血管流空影会在相邻的连续几个层面上追踪延续、出现连续移位，而脑微出血一般出现在单一层面。此外，外伤性弥漫性轴索损伤需要根据外伤病史来除外。脑微出血可发生在脑实质任何部位，通常认为，不同部位的微出血可能与不同类型的脑小血管病相关，如大脑半球深部及幕下结构的微出血通常提示高血压或高龄相关的小动脉硬化性脑小血管病，而单纯位于脑叶大脑皮层的微出血则往往与脑淀粉样变小血管病相关。

（四）血管周围间隙扩大

血管周围间隙是指穿支动脉进入脑实质后环绕在小血管壁周围的潜在间隙，正常情况下直径小于2 mm，当直径大于2 mm时称为血管周围间隙扩大（enlarged perivascular spaces，EPVS）。EPVS在MRI上表现为圆形、卵圆形（垂直血管走行时的横断面）或线状结构（平行血管走行时的血管长轴方向），与血管走行一致，边界清楚，直径一般小于3 mm，通常为双侧对称的病灶，由于扩大的血管周围间隙中充满了细胞间液，因此在MRI上表现类似于脑脊液信号，T_1低信号、T_2高信号，T_2FLAIR上周边无高信号环绕（这一点不同于腔隙）。EPVS常见于皮层下白质、基底节区或脑干。EPVS常与腔隙、脑白质高信号并存。

（五）脑萎缩

脑萎缩表现为脑体积减小，并且与脑外伤和脑梗死等损害导致的局部体积减小无关。在头颅CT或MRI上可见脑体积减小、脑室扩大，脑沟脑回增宽。不同部位脑萎缩所导致的临床症状有所差异，这主要与病变脑区的功能不同有关，如颞叶萎缩主要表现为记忆力下降，而额叶萎缩主要表现为执行功能、思维判断力等下降，运动感觉区和额顶区（与运动、视空间和认知处理速度相关的区域）的萎缩与步幅变短、双足站立时间延长有关。目前脑萎缩程度评估依赖于影像学技术测量，尚缺乏简便易行、统一的判定标准。

二、单基因遗传性CSVD

不同于散发性CSVD的临床症状和影像改变的多样性和复杂性，单基因遗传性CSVD具有明确致病基因、基因表型及临床表现。随着遗传学研究的大量开展和巨大进步，越来越多的单基因遗传性CSVD被发现。值得强调的是，即使在有传统血管危险因素的患者中，也不应排除单基因遗传性CSVD的诊断。下面简单介绍下目前已发现的明确的单基因遗传性CSVD。

（一）伴皮质下梗死和白质脑病的常染色体显性遗传性脑动脉病

伴皮质下梗死和白质脑病的常染色体显性遗传性脑动脉病（cerebral autosomal dominant arteriopathy with subcortical infarcts and leukoencephalopathy，CADASIL）是一种成年发病的遗传性CSVD，是目前已知的最常见的单基因遗传性CSVD，致病基因为位于19号染色体的*NOTCH3*基因，病理上特征性表现为微小动脉血管平滑肌基底膜处嗜锇颗粒沉积。本病以反复皮质下小梗死、先兆性偏头痛、进行性血管性认知功能障碍及情感障碍为主要临床表现。所有致病基因突变携带者在35岁以后均出现不同程度的头MRI病灶，其中外囊和颞极白质高信号被认为是CADASIL的特征性影像学改变。CADASIL患者发生急性缺血性卒中时不推荐溶栓治疗,除非同时存在其他明确病因导致大血管闭塞。血胆固醇水平正常的CADASIL患者即使在发生缺血性卒中后也不建议给予他汀类药物治疗,但若存在其他原因如冠心病需要他汀治疗时并非禁忌。

(二) 伴皮质下梗死和白质脑病的常染色体隐性遗传性脑动脉病

伴皮质下梗死和白质脑病的常染色体隐性遗传性脑动脉病(cerebral autosomal recessive arteriopathy with subcortical infarcts and leukoencephalopathy, CARASIL)是一种青年发病的罕见的遗传性CSVD,致病基因为位于10号染色体的*HTRA1*基因。*HTRA1*基因是双等位基因,纯合终止密码子突变、纯合错义或移码突变及复合杂合突变导致CARASIL。本病发病较CADASIL更早,且往往合并突出的神经系统以外的表现。临床上表现为青年起病的反复小卒中、进行性血管性认知功能障碍、步态障碍,常合并秃顶、腰椎间盘突出或脊柱后凸畸形。MRI上表现为腔梗或对称性脑白质高信号,也可出现颞极和外囊白质高信号。没有证据推荐CARASIL患者抗血小板治疗。

(三) 常染色体显性遗传HTRA1相关疾病

*HTRA1*基因杂合突变可导致常染色体显性遗传的CSVD,临床表现为腔梗、认知功能障碍和脑病。

(四) COL4A1/A2相关脑小血管病

*COL4A1*基因编码Ⅳ型胶原的α 1链,Ⅳ型胶原分布于血管平滑肌细胞周围,是血管壁基底膜的主要成分。*COL4A1*基因编码区突变患者多较年轻,无高血压病史,反复发生脑出血。也可发生腔梗、脑白质病变。脑白质病变以侧脑室后角旁深部白质容易受累,颞极和U形纤维通常不受累。患者还常常出现视网膜小动脉迂曲、白内障、青光眼等,部分患者可出现颅内动脉瘤、肌肉痛性痉挛、雷诺现象、肾损害、心律失常等系统性症状。

对于不明原因的深部脑出血或不明原因的脑白质高信号或不明原因的脑穿通畸形出血的患者,当至少有一个一级或二级亲属存在以下家族史时:脑出血、脑穿通畸形、视网膜血管迂曲、血尿、肾小球功能障碍、肾功能不全、肾囊肿、婴儿偏瘫、早期白内障、眼前节异常、多发性颅内动脉瘤、肌肉痉挛或肝囊肿,应寻找*COL4A1/A2*的突变。不建议本病患者静脉溶栓、抗凝或抗血小板治疗。*COL4A1/A2*相关脑小血管病患者应避免具有头外伤高风险的体育运动或过度锻炼。怀有*COL4A1/A2*基因编码区突变胎儿的孕妇应选择剖腹产。

桥脑常染色体显性遗传微血管病伴白质脑病(pontine autosomal dominant microangiopathy with leukoencephalopathy, PADMAL)是*COL4A1*基因非编码区突变所致,以桥脑腔隙性病变突出,无其他器官受累证据,发病年龄以45岁以前多发,头MRI上可有脑白质病变,微出血少见。

(五) 遗传性视网膜血管病伴白质脑病

遗传性视网膜血管病伴白质脑病(retinal vasculopathy with cerebral leukoencephalopathy, RVCL)是成年发病的常染色体显性遗传性疾病,致病基因是*TREX1*基因。本病累及全身血管,以中小动脉为主,特别是视网膜、肾及脑血管。脑卒中发病年龄多为40~50岁,可以有偏头痛、癫痫发作、认知功能障碍、精神性格改变。几乎所有症状的患者眼科检查都可以发现明显、进行性的视网膜血管病。部分患者出现蛋白尿、肾损害及雷诺现象。本病MRI表现比较特殊,脑白质病变呈炎性假瘤样,周边伴水肿、占位效应,病灶边缘强化;或呈点状T_2高信号伴结节状强化;伴有局灶点样钙化。目前抗血小板或免疫抑制治疗尚无充分有效证据。

（六）法布里病

法布里病（Fabry disease）是一种X连锁隐性遗传的鞘糖脂类代谢疾病，也是一种溶酶体贮积病。致病基因为α-半乳糖苷酶A（α-GAL），基因突变或缺失引起α-GAL部分或全部缺乏，导致代谢底物三聚己糖神经酰胺不能降解而蓄积在肾脏、心肌、血管壁和神经系统中。本病临床症状出现较早，受累范围广泛。弥散性躯体皮肤血管角质瘤、痛性周围神经病（自主神经小纤维受累突出，疼痛、少汗）、肾损害（蛋白尿、血尿，逐渐进展为肾功能不全）通常发生在脑卒中之前。经典型多见于男性半合子，患者体内α-GAL活性下降明显或缺乏，常常出现多系统受累。迟发型多见于女性杂合子，患者α-GAL活性部分下降，症状出现晚而轻。头MRI可表现为特征性的T_1WI上丘脑枕高信号及椎基底动脉扩张延长综合征，也可显示后循环梗死、多发微出血及脑白质病变。法布里病患者静脉溶栓和血管内治疗不是禁忌，不推荐抗栓治疗来进行脑卒中一级预防，但脑卒中二级预防推荐抗栓治疗。法布里病患者推荐进行酶替代治疗。

（七）伴卒中和白质脑病的组织蛋白酶A相关性动脉病

伴卒中和白质脑病的组织蛋白酶A相关性动脉病（cathepsin A-related arteriopathy with strokes and leukoencephalopathy, CARASAL）是一种罕见的常染色体显性遗传性CSVD，致病基因为位于20号染色体的组织蛋白酶A（CTSA）基因。*CTSA*基因突变导致组织蛋白酶活性改变，对内皮素-1降解能力下降，导致血管收缩和脑组织缺氧，临床上表现为顽固性高血压、缺血或出血性卒中及晚期认知功能下降三联征。头颅MRI显示弥漫性白质病变，主要累及额顶叶，颞叶、颞极受累少见；丘脑、脑干（尤其是脑桥和中脑红核）容易受累。

第八节 其他脑血管疾病

一、脑底异常血管网病

脑底异常血管网病是颈内动脉虹吸部及大脑前、中动脉起始部进行性狭窄或闭塞，以及颅底软脑膜、穿通动脉形成细小密集的吻合血管网为特征的脑血管疾病。脑血管造影显示密集成堆的小血管影像，酷似吸烟时吐出的烟雾，故又称烟雾病（moyamoya disease），最初在日本报道。

【病因及发病机制】

本病病因不详。好发于婴幼儿、儿童、青少年（约半数以上发病年龄不超过10岁），日本女童发生可能与3号染色体3p24.2-26、6号染色体D6s441、8号染色体8p23及17号染色体的17q25的基因异常有关，所以推测本病可能具有遗传因素。但也见于任何家族人群，或者动脉粥样硬化、镰状细胞性贫血、既往有基底脑膜炎的患者。因此目前烟雾病是指影像学表现为烟雾的一类病，而不是指临床或病理表现。

【病理】

脑底部和半球深部有许多畸形增生和扩张的血管网，管壁菲薄，偶见动脉瘤形成。在疾病各阶段均可见脑梗死、脑出血或蛛网膜下腔出血等病理改变。主要病理改变是受累动脉内膜明显增厚、内弹力纤维层高度迂曲断裂、中层萎缩变薄、外膜改变较少，通常无炎性改变，偶见淋巴细胞浸润。

【临床表现】

1）约半数病例在10岁前发病，11～40岁发病约占40%，以儿童和青年多见。短暂性脑缺血发作

(TIA)、卒中、头痛、癫痫发作和智能减退等是本病常见的临床表现,并有年龄差异。

2) 儿童患者以缺血性卒中或 TIA 为主,常见偏瘫、偏身感觉障碍和/或偏盲,主侧半球受损可有失语,非主侧半球受损多有失用或忽视。两侧肢体可交替出现轻偏瘫或反复发作,单独出现的 TIA 可为急性脑梗死的先兆,部分病例有智能减退和抽搐发作;头痛也较常见,与脑底异常血管网的血管舒缩有关。约 10%病例出现脑出血或蛛网膜下腔出血,个别病例可有不自主运动。

3) 成年患者多见出血性卒中,蛛网膜下腔出血多于脑出血;约 20%为缺血性卒中,部分病例表现为反复的晕厥发作。与囊状动脉瘤所致蛛网膜下腔出血相比,本病患者的神经系统局灶症状如偏瘫、偏身感觉障碍、视乳头水肿发生率较高;脑出血虽发病时症状较重,但大多恢复较好,有复发倾向。

【辅助检查】

头颅 CT 或 MRI 无异常表现,也可表现为脑梗死或脑出血,其梗死、出血表现易与其他脑血管疾病混淆。

TCD 很容易发现双侧颈内动脉末端和大脑中动脉 M1 段高度狭窄,基底动脉代偿性血流增快。MRA 可见颈内动脉末端狭窄和颅底烟雾状血管形成等烟雾病特征性影像学表现。MRI 可以显示 M1 段周围有新生血管流空现象。脑血管造影是烟雾病诊断的金标准,其基本表现是双侧颈内动脉末端闭塞伴颅底烟雾状血管形成,也可以在大脑后动脉出现相似改变。

【诊断】

如果儿童和青壮年患者反复出现不明原因的 TIA、急性脑梗死、脑出血和蛛网膜下腔出血,又无高血压及动脉硬化证据时,应想到本病的可能。可进一步行 CTA、MRA 或 DSA 确诊。

【治疗】

可依据患者的个体情况选择治疗方法。TIA、脑梗死、脑出血或蛛网膜下腔出血可依据一般的治疗原则和方法。外科手术方式可分为直接血管重建和间接血管重建。直接血管重建采用颅内外血管直接吻合,包括颞浅动脉-大脑中动脉血管吻合术(STA-MCA),枕动脉-大脑中动脉血管吻合术等。间接血管重建主要包括:① 脑-颞肌贴敷术(EMS);② 脑-颞肌-动脉贴敷术(EDAMS);③ 脑-硬脑膜-动脉贴敷术(EDAS);④ 颅骨钻孔术等。

二、颅内静脉窦及脑静脉血栓形成

颅内静脉窦及脑静脉血栓形成(cerebral venous thrombosis, CVT)分为静脉窦血栓形成和脑静脉血栓形成,是由于感染性或非感染性原因导致静脉系统形成血栓而引起阻塞,造成静脉回流障碍,产生脑组织瘀血、水肿及颅压增高,从而表现出一系列相关的临床症状与体征。常发生血栓形成的硬脑膜窦的部位有横窦、海绵窦和上矢状窦。较少发生血栓形成的是直窦和大脑大静脉。

【病因及发病机制】

依据病因可分为原发性和继发性两类,原发者病因不明;常见的继发性原因为外伤(如开放性或闭合性颅脑外伤)、妊娠期、产褥期、肿瘤(脑膜瘤、转移瘤)、脱水和营养不良(消耗性血栓形成)、感染(如细菌、真菌性中耳炎、乳突炎、鼻窦炎)、血液病(红细胞增多症、镰状细胞贫血、白血病、弥漫性血管内凝血及其他凝血障碍)、白塞病(Bechets disease)等。由于各种因素造成血管壁损伤、血流状态改变、凝血机制异常导致血栓形成而发病。

1. 感染性　现已少见。为局部或远隔化脓性感染所引起,常见于面部三角区感染,其他部位的感染,如筛窦、蝶窦、牙脓肿和中耳炎引起的较少见。另外脑膜炎、脑脓肿、败血症、颅脑外伤等也可引起。慢性感染中,革兰氏阴性杆菌、真菌(如曲霉菌)、寄生虫(如旋毛虫)、艾滋病病毒及巨细胞病毒等也是脑静脉系统血栓形成较常见的感染病因。

2. *非感染性原因*　与血液高凝状态、纤维蛋白溶解酶活性下降、血流淤滞及内皮损害有关。常见于各种原因引起的脱水、女性产褥期及口服避孕药、恶性肿瘤、真红细胞增多症、贫血、心力衰竭、系统性狼疮病、白塞病、抗凝血酶Ⅲ、蛋白C及蛋白S缺乏，凝血酶原基因突变，弥散性血管内凝血(disseminated intravascular coagulation, DIC)等。

【病理】

其病理所见是静脉窦内栓子富含红细胞和纤维蛋白，仅有少量血小板，故称红色血栓。随时间推移，栓子被纤维组织替代。血栓性静脉窦闭塞可引起静脉回流障碍，静脉压升高，导致脑组织瘀血、水肿和颅内压增高，脑皮质和皮质下出现点片状出血灶。硬膜窦闭塞可见严重脑水肿，脑静脉病损累及深静脉可致基底节和/或丘脑静脉性梗死。感染性者静脉窦内可见脓液，常伴有脑膜炎和脑脓肿。

【临床表现】

本组疾病的临床表现多样，与血栓形成的部位、严重程度和发生速度有关。常有头痛、呕吐等颅内压增高症状，头痛多严重而持续，呕吐多为喷射性，可有抽搐和局限性神经系统缺损症状。意识障碍常见，或表情呆滞、反应迟钝，或意识模糊、嗜睡，或为昏迷。

眼底镜检查常可以发现颅内高压表现，表现为视乳头隆起、边界不清、色红、视网膜出血等。

1. *横窦血栓形成*　横窦血栓形成常继发于中耳炎或乳突炎。婴幼儿和儿童常见。血栓可以在感染的急性期发生，也可以感染进入慢性期发生。

发病前常有感染和寒战，但不是每个患者均有发热症状。约50%的患者出现败血症，常见的为溶血性链球菌性败血症。少数患者可出现皮肤、黏膜瘀点或肺、关节和肌肉的感染性栓塞。

典型症状是发热、头痛、恶心和呕吐。后者是由于颅内高压引起，右侧横窦闭塞时更易出现。由于横窦引流脑的大部分血液，因此闭塞时更易出现颅高压症状。横窦闭塞引起的局灶性症状少见，偶可出现因浅静脉回流受阻引起的乳突区肿胀，颈部颈动脉区域的压痛。

约50%的患者可出现神乳头水肿。常见于双侧横窦闭塞，也可见于单侧闭塞。可能是由于海绵窦的不对称累及引起。婴儿患者由于颅内压增高可出现骨缝裂开或囟门突出。

少数患者可出现昏睡或昏迷。也可以发生抽搐。偏瘫后出现杰克逊氏癫痫发作可能提示感染扩散至引流半球的静脉。复视可由于颅内压增高或颞骨岩部炎症影响到第Ⅵ脑神经。第Ⅵ脑神经麻痹(外展肌麻痹)和面部疼痛(第Ⅴ脑神经受累)是岩骨尖综合征又称[格拉代尼戈综合征(Gradenigo syndrome)]综合征。颈静脉炎症如果扩散，穿过颈静脉孔，可引起第Ⅸ、Ⅹ、Ⅺ脑神经受累。

2. *海绵窦血栓形成*　海绵窦血栓形成(cavernous sinus thrombosis)常有眶部、鼻窦、上面部化脓性感染或全身感染。初期累及一侧海绵窦，之后可迅速波及对侧。一侧或两侧海绵窦血栓形成也可由其他硬脑膜窦感染扩散而来。非感染性血栓形成罕见，常因肿瘤、外伤、动静脉畸形阻塞所致。

化脓性血栓形成常突然急骤起病，伴有高热、眼部疼痛和眶部压痛，剧烈头痛、恶心、呕吐和意识障碍。眼静脉回流受阻使球结膜水肿、患眼突出、眼睑不能闭合和眼周软组织红肿；第Ⅲ、Ⅳ、Ⅵ、$Ⅴ_{1\sim2}$脑神经受累出现眼睑下垂、眼球各方向运动受限和复视，眼球固定，可发生角膜溃疡，瞳孔扩大，对光反应消失；有时因眼球突出而眼睑下垂可不明显。视神经较少受累，视力正常或中度下降，眼底可见视乳头水肿，周围有出血。可并发脑膜炎、脑脓肿。若颈内动脉海绵窦段出现炎性改变和血栓形成，可有颈动脉触痛，对侧中枢性偏瘫及偏身感觉障碍。波及垂体引起脓肿、坏死，可造成水盐代谢紊乱。如血栓形成进展快、脑深静脉或小脑静脉受累、败血性栓子、患者昏迷及年龄过小或过大等均提示预后不良。脑脊液检查白细胞增高。

3. *上矢状窦血栓形成*　上矢状窦血栓形成(superior sagittal sinus thrombosis)，多为非感染性，多见于产后1~3周的产妇、妊娠期、口服避孕药、婴幼儿或老年人严重脱水、全身消耗及恶液质等情况；感染性血栓形成少见,感染可源于头皮及鼻窦感染,或继发于上矢状窦的外伤,也可由骨髓炎、硬膜或硬膜下感染扩散引起上矢状窦血栓形成。

上矢状窦血栓形成时,使流入该窦的大脑上静脉回流受阻,也形成血栓,可导致脑皮质显著水肿,并有出血性梗死及软化灶。临床特点是急性或亚急性起病,常呈全身衰竭状态,首发症状多为头痛、恶心、呕吐、视乳头水肿、复视、外展神经麻痹、意识障碍等颅内压增高症状,可见前额水肿,而无局灶性神经系统体征。婴幼儿可见喷射性呕吐、颅缝分离、额部浅静脉怒张和迂曲,老年患者症状轻微,仅有头昏、头痛、眩晕等表现;部分患者早期可有癫痫发作,可为全身性或部分性。大静脉受累可出现皮质及皮质下白质出血,导致神经功能缺失症状,如旁中央小叶受累可引起膀胱功能障碍、双下肢瘫痪;中央前回受累引起偏瘫;中央后回受累引起偏身感觉障碍;枕叶视皮质受累引起黑蒙等。

脑脊液压力增高,白细胞及蛋白也增高。头颅 CT 示上矢状窦旁出血、脑水肿、脑室变小、小脑幕静脉扩大,增强扫描可见最具特征的上矢状窦空三角征。MRI 和 MRA 示血栓形成初期,正常的血液流空现象消失,T_1 等信号,T_2 低信号;1~2 周后,T_1、T_2 均呈高信号。但 CT 和 MRI 正常亦不能排除静脉窦血栓形成。脑血管造影最可靠,血栓形成的静脉窦和引流静脉不显影。

4. *乙状窦血栓形成* 乙状窦血栓形成(lateral sinus thrombosis)常由化脓性乳突炎或中耳炎引起,常见于急性期,以婴儿及儿童最易受累。约 50%患者是由溶血性链球菌性败血症引起,皮肤、黏膜出现瘀点、瘀斑,肺、关节、肌肉的脓毒性血栓少见。

发病时多有发热、寒战及外周血白细胞增高,血栓形成延及上矢状窦或对侧横窦时,出现进行性脑水肿和颅内压增高症状,如头痛、呕吐、复视、视乳头水肿、头皮及乳突周围静脉怒张、颈内静脉触痛、精神症状和不同程度的意识障碍,多无神经系统定位体征。婴儿可因颅内高压引起颅缝分离,嗜睡和昏迷常见,也可发生抽搐。如颈静脉孔附近受累则影响Ⅸ、Ⅹ、Ⅺ脑神经,可出现颈静脉孔综合征,表现为吞咽困难、饮水发呛、声音嘶哑和副神经受累症状。如血栓形成扩展至直窦、岩上窦、岩下窦、上矢状窦,颅内压增高更为明显,可出现昏迷、肢体瘫痪和癫痫发作。脑脊液压力明显增高,压颈试验患侧压力不升高,压健侧压力迅速升高,CSF 细胞数、蛋白均增加。

5. *其他硬脑膜窦血栓形成* 下矢状窦、直窦、大脑大静脉血栓形成很少单独发生。这些部位的血栓常继发于化脓性或非化脓性的横窦、上矢状窦或海绵窦血栓形成。下矢状窦、直窦、大脑大静脉血栓形成的症状常由于其他重要硬脑膜窦血栓形成的症状所掩盖。大脑大静脉血栓形成可引起大脑半球、基底节或侧脑室部位的脑出血。

6. *大脑静脉血栓形成* 大脑静脉血栓形成(cerebral vein thrombosis)多由于静脉窦血栓形成扩延而来。大脑皮质静脉血栓形成常见于产褥期、脱水、菌血症、血液病等,起病突然,表现发热、头痛、局限性或全身性抽搐发作、轻偏瘫及颅内压升高。深部的大脑大静脉发生血栓,则病情严重,可累及间脑和基底节,出现昏迷、高热、去脑强直和癫痫发作,患者如能存活,多会遗留手足徐动症、舞蹈症等。

【辅助检查】

脑静脉系统血栓形成的诊断主要依据神经影像学检查。

1. *MRI 及 MRV 检查* 是脑静脉系统血栓形成诊断及随访的最佳方法。如临床高度怀疑脑静脉系统血栓形成时,MRI 及 MRV 应作为一线的检查手段。

(1) MRI:① 血栓的直接征象,随时间变化:急性血栓(1 周内),T_1 等信号,T_2 低信号。亚急性血栓(2~4 周),T_1 及 T_2 均为高信号。慢性期(1 月后),为血栓的溶解期,窦壁增厚,窦腔改变。此期血栓信号变化不定,诊断困难。上矢状窦、横窦及直窦血栓形成 MRI 的这些变化最容易识别,皮质静脉血栓不明显;② 脑静脉系统血栓形成的间接征象:弥漫性脑肿胀:可为正常信号;水肿或梗死:T_1 低信号或等信号 T_2 高信号,多发生在侧脑室周围白质;出血性梗死:T_1 及 T_2 均为高信号。

（2）MRV：有血栓的血管信号缺失。

2. CT扫描

（1）脑静脉系统血栓形成的直接征象相对少见，但特异性高，有以下三种：① 空δ征（强化扫描下，在上矢状窦的后部、直窦及横窦较易看到，表现为中心低或等密度，周围高密度）；② 条索征（在皮质静脉、直窦及大脑大静脉较常见，常规扫描表现上述部位高密度）；③ 致密三角征（dense triangle sign，常规扫描时上矢状窦呈现高密度）。

（2）非特异的间接征象有三种：① 脑实质异常，如低密度提示水肿或梗死，高密度提示出血性梗死；② 裂隙样脑室；③ 大脑镰及小脑幕的强化。CT正常的病例约占30%。螺旋CT静脉造影是脑静脉系统血栓形成很有价值的检查工具，常见的异常有充盈缺损、窦壁的强化及侧支静脉引流增加等。

3. *动脉内血管造影*　曾经是脑静脉系统血栓形成的关键性诊断，现在仅用于MRI可疑脑静脉系统血栓形成的情况下。典型的征象包括部分或全部静脉窦不显影及由扩张的侧支螺旋状的血管包围的皮质静脉突然中断。目前，MRA有代替动脉内血管造影的倾向。

4. *脑脊液检查*　检查脑脊液常规、生化及颅内压数值，对于排除感染、识别蛛网膜下腔出血（提示出血性梗死）、确定颅内压的大小及指导降颅压药物的应用是有价值的。

【诊断】

具备以下四种临床综合征之一，应怀疑脑静脉系统血栓形成。

1. *局灶性神经缺损伴或不伴颅内压升高*　是最常见的一种。可出现失语、偏瘫、偏盲等。如同时伴有头痛、癫痫发作或意识状态的改变应高度怀疑脑静脉系统血栓形成。

2. *单纯高颅压型*　也是很常见的一种类型。表现为头痛、视乳头水肿及第Ⅵ对颅神经的麻痹，与良性颅内压升高相仿。

3. *亚急性脑病型*　表现为意识水平的下降，有时伴有癫痫，无明确的定位体征或可识别的颅内压升高的特点，此型易被误诊。

4. *海绵窦血栓形成*　通常发病急，慢性进展，常伴有中度疼痛及第Ⅲ或第Ⅵ对脑神经麻痹。

【治疗】

1. *一般治疗*

（1）纠正脱水、高热、心力衰竭等。

（2）改善血液高凝状态：给予低分子右旋糖酐500 mL，每天1次，静滴，降低血黏度，改善微循环。

（3）抗生素治疗：① 原发灶处理，如局部脓疮、乳突炎、副鼻窦炎等应用抗菌药物治疗或外科局部治疗；② 炎性血栓形成，根据脑脊液涂片、细菌培养、血常规、血培养等检查结果，选择适宜的抗菌素。

2. *低分子肝素*　目前主张将肝素作为一线用药用于脑静脉系统血栓形成的治疗，对于出血性梗死的患者，适当减少剂量，出血量较大时禁用。对该药过敏者、血小板减少症、与凝血障碍有关的各种出血征象、活动性消化道溃疡、脑血管出血性意外、急性细菌性心内膜炎等视为禁忌证。

3. *溶栓治疗*　在足量抗凝的条件下，血栓仍在进展，临床进一步恶化，可试用局部溶栓治疗，具体用药剂量及途径尚未肯定。

4. *病因治疗*　针对病因治疗，如白塞病需要高剂量的激素及足量的免疫抑制剂等。

（黄一宁　彭　清）

思　考　题

1. 颈内动脉系统和椎-基底动脉系统TIA及缺血性卒中的常见原因、临床表现和治疗原则有哪些？

2. 缺血性卒中急性期和恢复期如何治疗?

3. 脑出血的常见病因有哪些?不同部位脑出血的临床表现,治疗方法是什么?

4. 蛛网膜下腔出血的病因有哪些?蛛网膜下腔出血后会发生什么病理生理改变,临床如何治疗?

5. 各类型脑血管疾病的鉴别及治疗的异同点是什么?

6. 病例分析

【病史摘要】

患者,男性,64 岁,已婚。主诉右侧肢体力弱伴言语不利 8 小时。

患者晨起 8 点散步时突感右侧上下肢无力,向别人呼救时发现言语不利,3 分钟后完全恢复。未在意。半小时后再次出现右侧肢体无力,伴不能说话。他人呼叫 120,将患者送到医院。既往高血压 20 余年;血脂高;吸烟史 30 余年,每天 20~30 支。

9:30 到院,进入卒中绿色通道,指尖快速血糖 7.2 mmol/L,查体:神清,完全运动性失语,右侧中枢性面舌瘫,右侧肢体肌力 0 级,肌张力及腱反射低,右侧病理征阳性,右侧偏身感觉减退。颈无抵抗,克尼格征(-)。NIHSS 13 分。双侧桡动脉搏动对称,双上肢血压 150/90 mmHg。双颈动脉听诊区未闻及血管杂音。急诊头颅 CT 示左侧外侧裂脑沟变浅,左侧大脑中动脉高密度,其余未发现异常。联系家属知情同意后给予阿替普酶(0.9 mg/kg)静脉溶栓,DNT 45 分钟,同时行急诊头颈 CTA 溶栓多模态评估,结果显示左侧大脑中动脉(middle cerebral artery, MCA)M_1 段闭塞,左侧 MCA 供血区明显低灌注。知情同意后拟进一步行血管内治疗,DPT 110 分钟。术前 NIHSS 11 分。术中 DSA 示左侧 MCA M_1 段主干闭塞,予 solitare 支架取栓,取栓后左侧 MCA 血流恢复好。术后 NIHSS 6 分(失语 1+面瘫 1+右上肢 1+右下肢 2+感觉 1)。入院诊断:急性脑梗死,左侧大脑半球,大动脉粥样硬化型。予他汀类药物强化降脂治疗、脑保护及支持治疗。24 小时后复查头颅 CT 未见出血转化,左侧基底节、岛叶低密度灶。予阿司匹林每天 100 mg 抗血小板治疗,同时进行语言和肢体功能康复。颈部血管彩超示双侧颈动脉斑块形成。TCD 示左大脑中动脉血流速度增快伴涡流频谱,考虑血管狭窄。头颅 MRA 示左侧 MCA M_1 段中度狭窄。动态心电图、超声心动图未见明显异常。10 天后出院时右侧肢体肌力恢复至 4 级,语言表达恢复可,但仍有言语不利。出院后继续危险因素控制(戒烟、控制血压平稳),抗血小板及他汀类药物二级预防及康复治疗。

【诊断分析】

(1) 病例特点:老年男性,以突发右侧肢体无力、言语不能为主要临床表现。既往吸烟、有高血压病史、血脂高。辅助检查:头颅 CT 示左侧外侧裂脑沟变浅,左侧大脑中动脉高密度。头颈 CTA 示 LMCA M1 段闭塞。

(2) 定位诊断:依据该患者的临床体征:完全运动性失语,右侧中枢性面舌瘫,右侧肢体肌力 0 级,肌张力及腱反射低,右侧病理征阳性,右侧偏身感觉减退,定位在左侧大脑半球(累及左侧布罗卡区、左侧皮质脊髓束和皮质核束及左侧丘脑皮质束),血管定位在左侧颈内动脉(即前循环)系统中的大脑中动脉主干,头颈 CTA 及 DSA 均示左侧 MCA − M_1 段闭塞,支持临床诊断。

(3) 定性诊断:根据患者发病时神志清楚,无头痛、恶心和呕吐,脑膜刺激征阴性,血压不升高,虽在行走时发病,急诊头颅 CT 未见高密度影,可考虑脑梗死的诊断;之后行 MRI、MRA 和 DSA 检测确诊为脑梗死(大动脉粥样硬化性;左侧 MCA 闭塞)。脑梗死分型包括大动脉粥样硬化性脑梗死、心源性脑梗死、腔隙性脑梗死、其他原因脑梗死、不明原因脑梗死。此患者分型考虑为大动脉粥样硬化性脑梗死,左 MCA 闭塞是造成脑梗死的原因。危险因素包括高龄、吸烟、高血压和脂代谢异常。

(4) 急性期治疗:患者在静脉溶栓时间窗内,无禁忌证,应该给予阿替普酶静脉溶栓;患者脑梗死,考虑存在大血管病变,急诊溶栓多模态 CTA 检查证实左侧 MCA 闭塞、低灌注,有机械取栓血管内治疗适应证。血管再通治疗 24 小时后复查头颅 CT 无出血转化，开始抗血小板治疗。急性期治疗还包括他汀类药物、神经保护治疗、早期康复及对症支持治疗。

（5）二级预防治疗：抗血小板、他汀及降压治疗是二级预防的三大基石。患者存在左侧 MCA 狭窄，需要强化他汀治疗，LDL 控制在 1.8 mmol/L 以下。

参考文献

陈生弟，2005. 神经病学. 北京：科学出版社.

Caplan L R, 2009. Caplans Stroke. 4th edition. Philadelphia: Elsevier.

Mumenthaler M, Mattle H, 2004. Neurology. 4th edition. Stuttgart: Thieme.

Ropper A H, Samuels M A, 2009. Adams & Victors Principles of Neurology. 9th edition. New York: McGraw-Hill Medical.

Wilkinson I, Lennox G, 2005. Essential Neurology. 4th edition. Malden, Ma: Blackwell Pub.

第八章

中枢神经系统感染

第一节 概　述

病原微生物侵犯中枢神经系统(central nervous system, CNS)的实质、被膜及血管等引起的急性或慢性炎症性(或非炎症性)疾病即为中枢神经系统感染性疾病。这些病原微生物包括病毒、细菌、螺旋体、寄生虫、立克次氏体和朊蛋白等。

中枢神经系统感染途径包括：① 血行感染,病原体可通过昆虫叮咬、动物咬伤、输血、使用不洁注射器等进入血流,经血流进入中枢神经系统导致感染;② 直接感染,穿通性颅脑外伤、头面部及其附近的感染灶,病原体直接进入中枢神经系统;③ 神经逆行感染,如单纯疱疹病毒、狂犬病病毒可以经过嗅神经、三叉神经或脊神经的神经轴突、淋巴管或神经纤维的组织间隙逆行进入脑内。

近年来,一种具有传染性的非病毒性致病因子朊蛋白(prion protein, PrP)所致的朊蛋白病开始受到关注。人类朊蛋白病以克-雅病(Creutzfeldt-Jakob disease, CJD)最常见。朊蛋白可通过角膜、硬脑膜移植,肠道外给予人生长激素制剂和埋藏未充分消毒的脑电极而传播,引起医源性朊蛋白病。

神经系统细菌或病毒感染在组织病理方面,具有以下特殊性。① 坏死改变十分突出：中枢神经系统,尤其是大脑灰质、丘脑下部神经细胞核团,对中毒感染反应十分敏感。嗜神经病毒则引起以大脑灰质细胞变性坏死为主要改变,白质髓鞘对中毒感染、缺氧、血液循环障碍等也比较敏感,往往以髓鞘破坏为主。而神经胶质细胞,如少突胶质细胞及星形胶质细胞,对上述病变反应较晚。② 炎症渗出比较隐蔽：菲-罗间隙(Virchow-Robin space)的炎细胞浸润,俗称血管套形成,是颅内感染的标志之一。炎症组成往往是淋巴细胞、单核细胞和浆细胞,而多核白细胞仅出现在疾病早期,持续时间也较短,故镜下检查时不易被发现。③ 胶质增生比较明显：胶质增生是中枢神经对感染的重要反应,特别是小胶质细胞,在遇到颅内感染时,迅速由静止状态走向活跃状态,不仅数目增多,其形态也发生一系列改变。在急性感染时,多以吞噬细胞形式出现,由于吞噬内容不同而呈现不同的形态。慢性感染则表现为杆状或棒状细胞。当然,少突胶质细胞及星形胶质细胞的增生也十分突出。④ 修复能力差：脑组织不同于体内其他脏器,纤维结缔组织较少,对颅内感染的修复十分缓慢而薄弱。此时多依靠星形胶质细胞的增生,特别是纤维型星形胶质增生来进行修补,如脑脓肿壁的形成,多由星形胶质纤维和部分胶原纤维组成,因而其壁薄弱,对压力的抵抗能力有限,有时在脓肿灶周围又形成新的小脓肿。

传统微生物检验,诸如形态学、培养、抗原抗体及靶向核酸检测等方法在解决疑难及未知病原微生物上存在局限性。宏基因组学第二代测序(metagenomic next-generation sequencing, mNGS)可以非靶向检测临床标本中存在的细菌、真菌、病毒和寄生虫等病原体的核酸。在中枢神经系统感染性疾病的病原体诊断方面,脑脊液 mNGS 技术已逐步应用于临床,成为临床疑难和未知病原微生物检验的重要手段。利用 mNGS 技术进行病原微生物检测须经样本前处理、核酸提取、文库制备、上机测序并满足测试的质量控制要求后,采用特定算法软件与专用的病原微生物数据库进行比对,实现对病毒、细菌、真菌、寄生虫及非经典微生物等的检测。mNGS 技术不依赖培养，对常见病原微生物检验阴性、经验治疗失败、不明原因的危急重感染的病原学诊断及新发突发传染病的病原体发现具有独特价值。

第二节　病毒感染性疾病

一、单纯疱疹病毒性脑炎

脑炎（encephalitis）是由脑实质的弥漫性或者多发性炎性病变导致的神经功能障碍，其病理改变以灰质与神经元受累为主，也可累及白质和血管。脑炎病因大致分为感染性脑炎（infectious encephalitis）和非感染性脑炎。非感染性脑炎中，以自身免疫性脑炎（autoimmune encephalitis, AE）为常见。单纯疱疹病毒性脑炎（herpes simplex virus encephalitis, HSE）是由单纯疱疹病毒（herpes simplex virus, HSV）感染引起的一种急性中枢神经系统感染性疾病，是成人病毒性脑炎中最常见类型。1940 年，该病毒被首次从患者脑脊液中分离出。本病无季节性和地区性。男女患病率相近，任何年龄都可患病，有两个发病年龄高峰，20 岁以下和 50 岁以上。

【病因及发病机制】

单纯疱疹病毒为嗜神经病毒，属 DNA 病毒，有两种血清型，即单纯疱疹病毒 Ⅰ 型（HSV－1）和单纯疱疹病毒 Ⅱ 型（HSV－2），患者和健康带毒者是主要传染源。单纯疱疹病毒 Ⅰ 型，经呼吸道感染机体后，潜伏在三叉神经半月神经节内，当机体免疫功能下降时，潜伏的病毒再度活化，复制增殖，经三叉神经或其他神经轴突进入脑组织内而发生脑炎。超过 2/3 的 HSV－1 脑炎是由再活化感染所致，其余可由原发感染引起。HSV－2 脑炎大多数由原发感染所致，HSV－2 主要潜伏在骶神经节，当新生儿经母体生殖道时接触分泌物中的病毒而感染，再由血行播散产生脑炎或脑膜炎。

【病理】

病理改变主要是脑组织水肿、软化、出血、坏死，以颞叶内侧、边缘系统和额叶眶面最为明显，亦可累及枕叶。镜下可见受侵部位正常神经结构丧失，坏死灶周围有炎细胞浸润，形成血管套。胶质细胞增生，并能看到活跃的格子细胞。此外，神经细胞和胶质细胞核内可见嗜酸性包涵体，包涵体内含有疱疹病毒的颗粒和抗原。

【临床表现】

急性或亚急性起病，体温可高达 38～40℃，伴有头痛、意识障碍和人格改变，并可出现不同形式的癫痫发作。精神症状较为突出，如注意力涣散、反应迟钝、言语减少、情感淡漠、表情呆滞、行为懒散、生活不能自理，甚至木僵和缄默，或有动作增多、行为奇特及冲动行为等。患者可出现神经系统定位体征，如偏瘫、失语、颅神经损害、视野缺损、脑干症状，并可伴有脑膜刺激征。随病情加重可出现嗜睡、昏睡、昏迷或去皮质状态，部分患者在疾病早期即出现昏迷。重症患者可因广泛脑实质坏死和脑水肿引起颅内压增高，甚至脑疝形成而死亡。

【辅助检查】

1. *脑脊液检查*　压力正常或轻度增高，重症者可明显增高，白细胞数通常在 $(10\sim400)\times10^6/L$，20%在发病最初几天内脑脊液的细胞数可完全正常。红细胞可高达 $1000\times10^6/L$，提示为出血性坏死性炎症。蛋白质呈轻、中度增高，糖与氯化物正常。

脑脊液病原学检查：① 检测 HSV 特异性 IgM、IgG 抗体，病程中 2 次及 2 次以上检测抗体滴度呈 4 倍以上增加，即可确诊；② 检测脑脊液中 HSV－DNA，用 PCR 检测病毒 DNA，可早期快速诊断。

2. *脑活检*　是诊断单纯疱疹病毒性脑炎的金标准。可发现非特异性的炎性改变，细胞核内出现嗜酸性包涵体,电镜下可发现细胞内病毒颗粒。

3. 影像学检查　头颅 CT 检查大约有 50%的单纯疱疹病毒性脑炎患者在一侧或两侧颞叶和额叶发现低密度灶,部分患者在低密度灶中有点状高密度灶,提示有出血。在单纯疱疹病毒性脑炎症状出现后的最初 4~5 天内,头颅 CT 检查可能是正常的,此时头颅 MRI 对早期诊断和显示病变区域帮助较大,典型表现为在颞叶内侧、额叶眶面、岛叶皮质和扣带回出现局灶性水肿,MRI T_2 像上为高信号。

4. 脑电图检查　可见弥散或局限性高幅慢波,也可以发现周期慢波发放(2~3 Hz)。在经脑活检证实的单纯疱疹病毒性脑炎中 80%脑电图有改变。

【诊断及鉴别诊断】

根据临床表现结合辅助检查,可作出临床诊断。诊断依据包括:① 急性或亚急性起病;② 有口唇、皮肤黏膜疱疹或上呼吸道感染病史,可有感染的一般症状,如发热、头痛等;③ 有脑实质损害表现,如神经精神症状、意识障碍、癫痫发作等,可有脑膜刺激征等;④ 脑脊液压力增高或正常,白细胞数与蛋白增高或正常,有出血改变时可见红细胞,糖及氯化物正常;⑤ 脑电图以颞、额区损害为主的弥散或局限慢波或痫样放电;⑥ CT 或 MRI 检查示颞叶、额叶异常信号。若能行病原学检查,可有助于确诊。

本病应与以下疾病鉴别。

1. 自身免疫性脑炎　泛指一类由于免疫系统与脑实质相互作用而导致的急性或亚急性炎性疾病,任何年龄均可发病,无明显性别差异,可有复发。部分患者有前驱症状,临床表现多样,多数患者出现近记忆力减退、精神行为异常、意识水平下降、癫痫和局灶性神经功能缺损。亦可有不自主运动;睡眠障碍如失眠、异常睡眠活动和行为、睡眠呼吸暂停和过度睡眠;自主神经功能障碍如血压异常、心动过速和通气不足;胃肠症状如腹泻、胃瘫和便秘;周围神经兴奋性增高等症状。抗神经元抗体阳性可确诊,多数早期免疫治疗有效,预后较好。

2. 颞叶脓肿或肿物　结合病史、病程、影像学及脑脊液所见可鉴别。

3. 化脓性脑膜炎　全身感染症状重,血液白细胞数增高明显,脑脊液呈化脓性改变。

4. 急性播散性脑脊髓炎　多在感染或疫苗接种后急性起病,临床表现为脑实质弥漫性损害、脑膜受累和脊髓炎症状,脑脊液单核细胞增多,脑电图广泛中度异常、CT 或 MRI 检查示脑和脊髓内多发散在病灶。

5. 带状疱疹病毒性脑炎　临床少见,为带状疱疹病毒感染后引起的变态反应性脑损害,可有意识障碍、共济失调、局灶性脑梗死,病情较轻,预后相对较好,CT 无出血性坏死表现。血清及脑脊液可检出该病毒抗体、抗原及病毒核酸。

6. 肠道病毒性脑炎　多见于夏秋季,流行或散发,病前常有胃肠道症状,相继出现发热、神志模糊、共济障碍、癫痫发作及肢体瘫痪等,脑脊液可分离出病毒或检测到病毒抗原、抗体。

7. 巨细胞病毒性脑炎　见于免疫缺陷,如艾滋病(acquired immunodeficiency syndrome, AIDS)或长期应用免疫抑制剂的患者,呈急性、亚急性或慢性起病,表现为记忆减退、情感障碍、头痛或神志模糊。约 25%患者 MRI 有弥漫性或局灶性白质损害,脑脊液通过 PCR 可检测出该病毒。

【治疗】

早期诊断和治疗是降低本病死亡率的关键,治疗原则包括抗疱疹病毒治疗、降低颅内压、控制癫痫和对症治疗。

1. 抗病毒药物　① 阿昔洛韦(aciclovir),也称无环鸟苷,为一种鸟嘌呤衍生物,能抑制病毒 DNA 的合成,对疱疹病毒细胞内复制有明显抑制作用。10 mg/kg 溶于生理盐水 250 mL,静脉滴注,每天 3 次,连用 14~21 天。副反应有肌酐升高、局灶性静脉炎、恶心、震颤、肌阵挛、血清转氨酶暂时性升高等。对临床疑诊又无条件行脑脊液病原学检查的病例可用阿昔洛韦进行诊断性治疗。近年国内已发现对阿昔洛韦耐药的 HSV 株，这时可使用膦甲酸钠和西多福韦（cidafovir）治疗。② 更昔洛韦（ganciclovir）：抗 HSV 的疗效是阿昔洛韦的 25～100 倍，具有更广谱的抗 HSV 作用和更低的毒性。用量是每天 5～10 mg/kg，静脉滴注，每 12 小时 1 次，疗程 14～21 天。主要副反应是骨髓抑制（中性粒细胞和血小板减少）和肾功能损害，停药后多可恢复。

2. *糖皮质激素*　对糖皮质激素治疗本病尚有争议，但在伴有颅内高压和血管源性脑水肿的情况下，大剂量肾上腺皮质激素可能具有一定的治疗作用。给药方法为甲泼尼龙 500～1 000 mg 静脉滴注，每天 1 次，连续治疗 3 天改为泼尼松 30～50 mg 口服，每天 1 次，后每 3～5 天药物剂量减 5～10 mg，直至停药。

3. *降低颅内压*　单纯疱疹病毒性脑炎患者颅内压增高者，尤其是发生脑疝时，应及时脱水降颅压。可应用 20%甘露醇 250 mL，静脉滴注，每天 3～4 次。甘油果糖 250 mL，静脉滴注，每天 2 次，速度宜慢。

4. *对症治疗*　高热者给予物理降温、抗惊厥。控制癫痫，可应用卡马西平、苯妥英钠等。改善精神症状可应用奥氮平等。对重症及昏迷的患者注意维持营养及水、电解质的平衡，保持呼吸道通畅。此外，还需加强护理，预防压疮及吸入性肺炎等并发症。恢复期可进行康复治疗。

【预后】

未经治疗的单纯疱疹病毒脑炎致死率约为 70%，97%的幸存者的生活能力不能恢复到发病前的状态，有 69%～89%的患者持续存在神经精神障碍。

二、病毒性脑膜炎

病毒性脑膜炎（viral meningitis）是一组由各种病毒感染引起的以软脑膜弥漫性炎症为主要病理改变的疾病，临床以发热、头痛和脑膜刺激征为主要表现。本病大多呈良性过程。

【病因及发病机制】

绝大多数病毒性脑膜炎系肠道病毒引起，有 60 多个亚型，其中包括脊髓灰质炎病毒、柯萨奇病毒、埃可病毒等。腮腺炎病毒、淋巴细胞脉络丛脑膜炎病毒、流感病毒则少见。

肠道病毒主要经粪、口途径传播，也可以通过呼吸道分泌物传播。往往先有下消化道感染，肠道病毒与肠道细胞上的病毒受体结合，经血液产生病毒血症，再进入中枢神经系统。

【病理】

主要侵犯软膜和脑室脉络丛，可见少许淋巴细胞浸润，血管充盈，很少累及血管壁。本病软膜改变较结核性、化脓性脑膜炎轻，由于不累及血管，故很少伴有脑实质改变。

【临床表现】

肠道病毒性脑膜炎常年发生，通常发病以 5 岁以内缺乏免疫力的儿童为主，流行期主要为夏秋季，一般为散发，较少发生大流行。多急性起病，出现病毒感染的全身中毒症状如发热、头痛、畏光、肌痛、恶心、呕吐、食欲减退、腹泻和全身乏力等，以及脑膜刺激征。通常不伴有脑实质和脊髓损害症状。

【辅助检查】

脑脊液压力轻度增高，无色透明，细胞数增多，多在（10～500）$\times 10^6$/L，早期可有多形核细胞，8～48 小时后以淋巴细胞为主，蛋白可轻度增高，糖和氯化物含量正常。脑脊液分离出病毒抗体或 PCR 检测阳性，可以帮助确诊。

【诊断及鉴别诊断】

根据急性、亚急性起病，有发热、头痛、脑膜刺激征阳性，脑脊液白细胞增多，蛋白轻度增加，糖及氯化物改变不明显，病程短，预后好，可作出诊断。但须与结核性脑膜炎鉴别。

【治疗】

本病是一种自限性疾病,但抗病毒药物可明显缩短病程。脑脊液检查可确定病毒种类,针对性用药效果最为理想。抗微小核糖核酸病毒药物通过阻止病毒脱衣壳及阻断病毒与宿主细胞受体的结合,从而达到抑制病毒复制的目的。该药被许可作为普通感冒的鼻内治疗,但它在中枢神经系统中达到数倍的浓度,使其成为脑相关疾病如脑膜炎的潜在治疗方法。一些研究表明,该药在缩短症状,特别是头痛的过程中发挥了重要作用。但因为它能诱导 CYP3A 酶的活性,导致药物相互作用(如口服避孕药等),故尚未批准上市。颅压增高者可应用脱水剂。

三、进行性多灶性白质脑病

进行性多灶性白质脑病(progressive multifocal leukoencephalopathy, PML)是一种由乳头多瘤空泡病毒(John Cunningham virus, JCV)引起的罕见的亚急性致死性的脱髓鞘疾病。最早于 1952 年报道,1958 年 Astrom 及其同事首次进行病理描述,之后 Richardson 又进行了全面描述。

【病因及发病机制】

Waksman 最早提出进行性多灶性白质脑病可能是发生在免疫抑制人群的中枢神经系统病毒感染,后来此观点被证实。Zurhein 等于 1965 年通过电镜观察到进行性多灶性白质脑病病灶中带包涵体的少突胶质细胞,发现有颇似乳头多瘤空泡病毒的结晶状排列的微粒。此后,称此为 JCV 或 JCV 的人类多瘤状病毒。此病毒已从进行性多灶性白质脑病患者脑组织中分离出来,并认为是该病的致病因子。健康人群中 70%体内存在该病毒抗体,由此推断该病毒普遍存在,并长期潜伏在人体中,当机体出现免疫抑制时,该病毒被激活。虽然从患者的血、尿、肾脏中分离出病毒,但除神经系统外无其他系统损伤的临床表现。进行性多灶性白质脑病是由 JCV 感染引起的罕见疾病,几乎均见于免疫功能低下的人群。JCV 感染发展至进行性多灶性白质脑病需经过复杂的过程。此病毒进入人体的途径尚不清楚,可能通过呼吸道或消化道进入人体,首先感染肾脏上皮细胞、外周血淋巴细胞等非神经细胞,此时并不引起临床症状。但病毒的非编码调控区序列发生重排,并在免疫功能抑制的情况下被激活,感染中枢神经系统,累及神经胶质细胞,引起脱髓鞘改变。

【病理】

本病的病理特征是以大脑半球白质为主的广泛髓鞘脱失,也可侵及小脑和脑干,脊髓很少受累。镜下可见髓鞘脱失的病灶范围及程度不等,异常的神经胶质细胞,病灶内某些反应性星形胶质细胞有巨大、变形和奇异的细胞核,也可见核丝分裂,其改变颇似恶性胶质细胞瘤。病灶周边部少突胶质细胞核变大,伴有异常包涵体、血管改变缺如、炎症反应亦不明显。

【临床表现】

本病为成人罕见疾病,通常发生在肿瘤或慢性免疫功能缺陷的患者中,其中大部分患者被证实为艾滋病,后者进行性多灶性白质脑病发生率为 5%。其余主要与慢性肿瘤并发(主要为慢性淋巴细胞性白血病、霍奇金病、淋巴肉瘤、骨髓增生性疾病),少见的有非肿瘤性肉芽肿,如结核病、结节病。某些病例还可发生在接受免疫抑制剂治疗的患者中,如肾移植或其他疾病。

人格改变和智力低下可先于神经症状出现前数日至数周。神经症状可以多种多样,如轻偏瘫、四肢瘫、视野缺损、皮质盲、失语、共济失调、发音困难、痴呆、错乱状态直至昏迷。抽搐和小脑性共济失调为罕见症状。多数患者死于神经症状出现后的 3~6 个月内,若伴有艾滋病则死亡更快。

【辅助检查】

脑脊液常规、生化检查一般正常,头颅 CT 可发现白质内多灶性低密度区,无增强效应;MRI 可见 T_2

均质高信号，T_1 低信号或等信号病灶，多无强化效应。组织病理学发现脱髓鞘，怪异星形胶质细胞和增大的少突胶质细胞以及免疫组化检测到 JCV 抗原可确诊。脑脊液中 JCV－PCR 阳性也可确诊，但是 PCR 结果可能阴性，因为 JCV 拷贝数非常少而低于检测下限。

【诊断及鉴别诊断】

常发生于肿瘤或慢性免疫缺陷状态（艾滋病、白血病、淋巴瘤、骨髓增殖性疾病、慢性肉芽肿性疾病），器官移植，自身免疫性疾病或其他病因应用免疫抑制剂的患者，出现神经精神系统症状，脑脊液 JCV－PCR 阳性者临床有助于进行性多灶性白质脑病的诊断。

进行性多灶性白质脑病的确诊有赖于组织病理学证实。对于不能施行脑组织活检者，确诊进行性多灶性白质脑病需具备以下三点：① 持续存在的典型进行性多灶性白质脑病临床症状；② 脑脊液 JCV－DNA 阳性；③ 典型的进行性多灶性白质脑病影像学表现。血液或尿液 JC 病毒阳性无诊断价值。如果仅有典型进行性多灶性白质脑病的影像学及临床表现而无 JC 病毒存在证据，则只能诊断为疑似进行性多灶性白质脑病。当临床高度怀疑进行性多灶性白质脑病而多次普通 PCR 不能检测到 JCV－DNA 时，应尝试采用针对不同 *JCV* 基因的 PCR 引物（尤其是针对相对保守的 *TAg* 基因的引物）、实时定量 PCR、mNGS 乃至脑组织活检。

鉴别诊断：包括艾滋病-痴呆综合征、艾滋病并发机会性感染、多发性硬化、急性播散性脑脊髓炎、淋巴瘤、抗 NMDA 受体脑炎、肾上腺脑白质营养不良、异染性脑白质营养不良、多发性皮质下梗死、常染色体显性遗传性脑动脉病伴皮质下梗死和白质脑病及中枢神经系统血管炎等。

【治疗】

本病尚无特效治疗方法，病程通常持续数月，80%的患者于发病后 9 个月内死亡。

四、亚急性硬化性全脑炎

亚急性硬化性全脑炎（subacute sclerosing panencephalitis，SSPE）由 Dawson 于 1934 年首先描述并命名为包涵体脑炎。以后 Van Bogaert 经进一步研究命名为亚急性硬化性全脑炎。目前，该病被认为是麻疹缺陷病毒感染所致。自麻疹疫苗应用以来，本病已非常罕见，发病率为（5～10）/100 万儿童。

【发病机制】

发病机制仍不完全清楚，目前认为与宿主自身免疫存在缺陷和病毒本身的变异，特别是 M 蛋白和融合蛋白的变异有关。神经系统症状主要出现于感染后 7～11 年。

【病理】

本病侵犯两侧大脑半球灰质、白质和脑干，小脑通常无改变。神经细胞脱失，噬节现象以及小静脉周围由淋巴细胞和单核细胞组成的血管套等，提示为病毒感染。白质内可见神经纤维变性，伴有单核细胞和纤维型星形胶质细胞增生（硬化性脑炎）。特征性病理标志为神经元和胶质细胞胞质或胞核内存在嗜酸性包涵体。

【临床表现】

（1）本病主要侵及儿童和少年，18 岁以后发病者甚少。男性多于女性（3∶1）。典型病例通常在 2 岁前有过原发性麻疹感染，再经过 6～8 年无症状期而发病。

（2）隐匿起病，缓慢发展，无发热。病程可分三个阶段：① 早期，初期学习能力下降，易发脾气，人格改变，语言困难，对日常活动缺乏兴趣；② 进展期，数周或数月后逐渐出现局灶性或全身性抽搐、广泛肌阵挛、共济失调，肌强直，腱反射亢进，巴宾斯基征阳性，对外界刺激无反应。因进行性脉络膜视网膜炎而出现视力减退。可伴体温异常、多汗、不规则鼾声呼吸等自主神经失调症状；③ 终末期，则处于去皮质状态而终日卧床,最后死于合并感染或循环衰竭。

【辅助检查】

1. 脑电图检查　特征性改变为周期性(每5~8秒)同步发放每秒2~3次的高幅慢波,随后为相对平坦的波。

2. 脑脊液检查　细胞数正常或稍多,蛋白含量增高,可出现IgG寡克隆带,提示存在特异性麻疹病毒抗体。血清和脑脊液中均含有高浓度麻疹病毒中和抗体,但从患者脑组织中发现病毒还十分困难。

【诊断及鉴别诊断】

儿童及青少年发病,隐匿起病,具有典型的病程及相应的临床表现,脑电图具有典型的周期性同步放电,血清和脑脊液麻疹抗体滴度增高,可作出临床诊断。对不典型的病例,脑组织活检有助于诊断和鉴别诊断。

鉴别诊断:包括儿童和青少年痴呆性疾病,如脂质沉积病、希尔德病(Schilder disease,又称弥漫性硬化)、Lefora型进行性肌阵挛性癫痫、线粒体脑肌病等。

【治疗及预后】

目前尚无有效的治疗方法,以支持疗法和对症治疗为主,加强护理,预防并发症。患者多在1~3年内死亡,偶有持续10年以上的病例。

五、进行性风疹全脑炎

进行性风疹全脑炎(progressive rubella panencephalitis)为风疹病毒感染引起的一种罕见脑炎。患者多数为有先天性风疹感染的儿童或青少年,当全身免疫功能低下时,潜伏的病毒再次活化引起迟发性损害。少数系获得性风疹病毒感染所致。

【病理】

主要侵犯大脑白质,表现为广泛进行性亚急性全脑炎,如灰白质血管周围淋巴细胞及浆细胞浸润、胶质增生、广泛脱髓鞘等。本病病理与麻疹病毒相关的慢性脑炎之间有类似改变,但无特征性包涵体。

【临床表现】

儿童或青少年发病,至少发生在出生后2~3年。早期主要表现为迅速进展的进行性智力障碍。小脑共济失调突出,早期步行笨拙,相继出现躯干和肢体共济失调,可伴腱反射亢进、巴宾斯基征阳性等锥体束症状。视乳头苍白、眼肌麻痹、痉挛性四肢瘫痪及无动性缄默为本病晚期表现。

脑脊液淋巴细胞轻度增多,蛋白增高,丙种球蛋白比例(占总蛋白35%~52%)明显增加,并可检测到寡克隆带。脑脊液和血清中风疹抗体滴度增高。脑电图为弥漫性慢波,无周期性。CT可见脑室扩大。

【诊断及治疗】

有先天风疹感染的儿童或青少年出现上述迟发性、进行性全脑损害表现时应想到本病。获得性感染者须做病毒血清学及病原学检查辅助诊断。

无有效治疗,病程可迁延8~18年。

六、新发病毒感染性疾病

感染性疾病(infectious diseases),由病原体感染所致疾病。新发生感染性疾病(emerging infectious diseases, EID)是指新确定的和先前未知的可引起局部或世界范围内公共卫生问题的感染性疾病,多由新型病原微生物引发。重新出现的感染性疾病(reemerging infectious diseases, RID)是指那些我们已经熟知的,且其传播水平已降低到不再成为公共卫生问题的感染又重新回复到具有流行程度传播状态的疾病。其主要包括以下情况:一种新的疾病;在新的地区或人群中出现的已知旧疾病;重新传入的一种已知旧的疾病;出现特有的症状;原来很少的疾病出现了流行;原来临床表现轻微的疾病变得严重;原来可以预防或治疗的疾病失去控制或出现耐药性;或者是由于新的诊断技术的应用,一些疾病的发病率被检出增加。新发病毒感染性疾病中病毒占有重要部分。

新发病毒性脑炎(emerging viral encephalitis, EVE)是由新发现的病毒(新病毒)引起的感染性脑炎。已知的病毒(旧病毒)对人类的神经侵袭性新近才被确认,或者已知的病毒扩散到了新的地域与人群,也属于EVE的范畴。

【病因及发病机制】

在新发病原生物中数量最多的是病毒,约占全部新发病原生物的44%。可根据病毒的形态学、基因组的化学组成和复制等方式进行不同分类。病毒光镜下形态学的特征是核内包涵体[如考德里A型包涵体(Cowdry A)]或胞浆内包涵体[如内氏小体(Negri body)]。病毒电镜下可见:球型或近球形(如脊髓灰质炎病毒、流感病毒、冠状病毒等大多数人类和动物病毒);杆(丝)状(如麻疹病毒,但多见于植物病毒);蝌蚪形(如噬菌体病毒);砖形(如天花病毒、痘苗病毒);弹状病毒(如狂犬病病毒)等。按照病毒基因组化学组成和复制方式,可以分为:双链DNA病毒,如疱疹病毒科;双链RNA病毒,如呼肠孤病毒科;单负链RNA病毒,如布尼亚病毒科;单正链RNA病毒,如冠状病毒科等。已知的病毒所致的脑炎,通常是有了新的感染宿主;播散到新的地域;发病机制发生改变。导致旧病毒感染性脑炎,可能的宿主因素是人类对病原生物的易感性增加,缘于世界范围内流行的艾滋病和来自癌症化疗、器官移植受体的抗排异反应用药和自身免疫性疾病药物治疗所致的免疫抑制状态。

【临床表现】

(一) 新病毒感染所致的脑炎

1. *冠状病毒性脑炎*　人类冠状病毒(human corona virus, HCoV)是呼吸道感染的重要病因,仅有少数种类的HCoV具有神经侵袭性。体外试验发现HCoV-229E、HCoV-OC43可以持续感染人类少突胶质细胞。新近发现的冠状病毒SARS-CoV-2,它是单正链RNA病毒。在重症肺炎患者中常出现神经系统并发症,如脑炎、脑膜炎、脊髓炎、吉兰-巴雷综合征等。

2. *新型布尼亚病毒性脑炎*　新型布尼亚病毒(Bunya virus),又称发热血小板减少综合征病毒,2010年由中国疾病预防控制中心分离并确认的一种新病毒,单负链RNA病毒,属于布尼亚病毒科、白蛉病毒属,主要由蜱虫传播。临床主要表现为发热、血小板减少、乏力、肌肉酸痛、腹泻等,部分病例出血、多器官功能衰竭,合并脑炎比例为13%~19%,脑炎患者的病死率达44.7%。

3. *尼帕病毒性脑炎*　尼帕病毒(Nipah viruses)是一种新型人兽共患病毒,1995年在马来西亚养猪场首次爆发该病毒感染,1999年科学家首次从患者的脑脊液中分离出该病毒。它是RNA病毒,属于副黏病毒科,果蝠是自然宿主,病毒从感染的家猪传染给人,存在人传染人的现象。人感染该病毒后,出现的颈部、腹部痉挛是区别于其他病毒性脑炎的特征性症状,临床表现还包括发热、精神状态改变、头痛、头晕、恶心、呕吐、肌痛、呼吸功能障碍和癫痫发作,90%病例潜伏期不足2周,进展成系统性疾病者的死亡率为55%~85%。

4. *阿龙山病毒性脑炎*　2019年中国学者发现了一种新型RNA病毒,命名为阿龙山病毒,属于黄病毒科中的荆门病毒属。该病毒性脑炎主要表现为发热、头痛、精神萎靡和意识水平下降,脑脊液白细胞数正常或者升高,淋巴细胞为主,预后良好。

(二) 已知的病毒感染所致的脑炎

1. *西尼罗病毒性脑炎*　1937 年首先从乌干达分离出西尼罗病毒(West Nile virus),鸟类是主要的贮存宿主,经蚊传播,是美国最具典型性的病毒播散到新宿主的疾病,1999~2010 年美国大约有 300 万人感染了该病毒,约 1%的病例累及神经系统,病死率为 10%~30%。我国在 2004 年首次发现该病毒性脑炎,其临床表现从无症状感染到神经侵袭性疾病不等,以脑炎、脑膜炎和急性弛缓性麻痹为特征,症状包括发热、头痛、精神状态改变和运动异常,包括肌阵挛、震颤、帕金森综合征、共济失调和无力。

2. *伪狂犬病毒性脑炎*　伪狂犬病毒(pseudorabies virus,PRV),也称猪疱疹病毒Ⅰ型,双链 DNA 病毒,其对人类的致病性是在最近几年确定的。猪是主要的自然宿主和传染来源,该病毒可导致人类重症病毒性脑炎,具有较特征性的临床表现与神经影像学改变:患者主要为从事生猪产业并有病猪接触史,急性起病,发热、头痛、癫痫发作、意识障碍,可合并视网膜炎。影像学检查提示大脑灰质受累为主的坏死性脑炎,受累部位包括边缘系统、基底节与脑干等。

3. *星状病毒性脑炎*　星状病毒是单股正链 RNA 病毒,人星状病毒于 1975 年首次从腹泻婴儿粪便中分离得到。2010 年发现首例人星状病毒脑炎;患者患有 X 连锁丙种球蛋白缺乏症,在患脑炎 2 个月后死亡,脑组织高通量检测到星状病毒。目前,人星状病毒脑炎病例累计仅有 10 例左右,除了 1 例免疫功能正常的成年病例,其他病例均为免疫功能低下的患者,多数死亡。

此外还有人类细小病毒性脑炎、博尔纳病毒脑炎、庚型肝炎病毒性脑炎、蝙蝠狂犬病病毒性脑炎等。

【辅助检查】

(1) 腰穿:压力升高,白细胞数升高,淋巴细胞为主。

(2) MRI 检查:可见异常信号,在西尼罗病毒性脑炎患者中,50%病例有异常信号,常见病变部位为丘脑、基底节和脑干。

(3) 脑电图检查:脑病或脑炎的表现,部分病例可见癫痫波。

(4) 病原体检测:分离出病毒是确定病毒感染的金标准。① 电子显微镜:直接观察病毒颗粒形态。② 免疫电镜技术:将抗原抗体特异性反应和高分辨率电子显微镜结合,在超微结构水平对病毒进行定位分析。③ 血清学试验:可采用酶联免疫吸附试验(enzyme linked immunosorbent assay, ELISA)、中和试验、标记抗体技术等免疫血清学方法检测病变组织的病毒抗原。④ 分子生物学技术:近年来,宏基因组二代测序(metagenomic next-generation sequencing, mNGS)等病原体检测技术的进步,大大提高了对新发感染性疾病鉴定的能力与效率。

【诊断及治疗】

临床表现为发热、头痛、恶心呕吐、精神异常、意识障碍、癫痫等脑炎的症状,头 MRI 异常信号,血或脑脊液或脑组织可检测到病毒抗体或者分离出病毒即可诊断。脑脊液或脑组织中分离或者检测到病毒为诊断病毒感染中枢神经系统的金标准。

一般治疗:脱水降颅压、营养支持等治疗。

抗病毒治疗:抗病毒药物(阿昔洛韦)作为抗 DNA 病毒一线治疗药物使用,此外新型布尼亚病毒性脑炎和尼帕病毒性脑炎可试用利巴韦林。

【预防】

切断传染源及传播途径:避免蚊蜱等叮咬,对猪等动物定期进行检疫监测,加强体育锻炼,增强免疫力。

第三节　细菌感染性疾病

中枢神经系统细菌感染时,脑脊膜、实质、血管均可受累。由于感染及炎症反应主要限于蛛网膜、软膜及蛛网膜下腔,故又称为软脑膜炎。结核杆菌感染所致脑膜炎为亚急性脑膜炎,除结核杆菌和布鲁氏菌外,其他细菌所致脑膜炎均有化脓性改变,又称(急性)化脓性脑膜炎。本节介绍化脓性脑膜炎和结核性脑膜炎。

一、化脓性脑膜炎

【定义】

化脓性脑膜炎(purulent meningitis)系由细菌感染脑膜和蛛网膜下腔引起的炎症反应,是中枢神经系统最常见的化脓性感染,通常急性或暴发起病。常见致病菌包括:脑膜炎双球菌、流感嗜血杆菌、肺炎链球菌、B 族链球菌、单核细胞增多性李斯特菌等。

【病因及发病机制】

化脓性脑膜炎可由任何致病细菌感染引起,其病原菌与患者的年龄存在一定关系。细菌主要通过血液循环进入脑膜,然后透过血-脑屏障而引起脑膜炎。脑膜炎双球菌多在鼻咽部繁殖,肺炎球菌多通过呼吸道或中耳感染,流感嗜血杆菌则先引起呼吸道感染,局部感染的细菌侵入血液循环后先发生菌血症,重症感染者可在皮肤、黏膜上出现斑疹,直径为 1~10 mm,严重者会因并发肾上腺髓质出血和弥散性血管内凝血(DIC)而死亡。当病原菌透过血-脑屏障时即可引发化脓性脑膜炎。

肺炎链球菌是成年人脑膜炎患者最常见的病原体,约占 50%。肺炎球菌性肺炎是导致患肺炎球菌性脑膜炎的重要因素。其他危险因素包括急性或慢性鼻窦炎或中耳炎、酗酒、糖尿病、脾切除、低免疫球蛋白血症、补体缺乏及伴有颅底骨折及脑脊液鼻瘘的脑外伤等。

脑膜炎双球菌感染占全部细菌性脑膜炎病例的 25%。皮肤出现瘀点或紫癜性损害往往提示脑膜炎双球菌感染。一些患者呈暴发性起病,症状出现后几个小时内进展至死亡。

革兰氏阴性杆菌见于患有慢性或消耗性疾病,如糖尿病、肝硬化、酗酒及慢性泌尿系统感染等的患者,正逐渐成为其罹患脑膜炎的主要致病菌之一。革兰氏阴性杆菌脑膜炎也可由神经外科手术引起,尤其是颅骨切除术是常见原因。B 族链球菌是新生儿脑炎的主要因素,但已有报道称 B 族链球菌可导致 50 岁以上患者发生脑膜炎。单核细胞增多性李斯特菌正逐渐成为新生儿、孕妇、60 岁以上及存在免疫力低下人群患脑膜炎的主要病因。该种感染系摄入污染李斯特菌属的食物所致。颅脑手术后脑膜炎患者常见病原体亦包括克雷伯菌、葡萄球菌、不动杆菌和铜绿假单胞菌感染。

【病理】

感染早期可见脑膜血管充血、扩张,脑实质水肿,随后大量脓性分泌物渗出,充满蛛网膜下腔,覆盖脑表面及脑沟、脑裂。病原菌不同,脓性分泌物性状各异,脑膜炎双球菌、金黄色葡萄球菌、大肠埃希菌及变形杆菌脓液为灰黄色,肺炎链球菌呈淡绿色,肺炎假单胞菌为草绿色。炎症可侵犯脑室系统,引起室管膜和脉络丛的炎症。感染后期脑膜粘连,引起脑脊液吸收及循环障碍,形成脑积水。

镜检可见患者软脑膜充血,软脑膜及蛛网膜下腔内大量中性粒细胞渗出,有时还可见少量淋巴细胞、巨噬细胞和纤维素渗出,炎症细胞沿着皮质小血管周围的菲-罗间隙侵入脑内,并有小胶质细胞反应性增生。

【临床表现】

各种细菌感染引起的化脓性脑膜炎临床表现类似,通常急性或暴发起病。主要的临床表现有发热、寒战、头痛,以及颈项强直、克尼格征和布鲁津斯基征阳性等脑膜刺激征表现,但新生儿、老年人或昏迷患者脑膜刺激征可缺如。部分患者可表现为昏睡或昏迷等意识障碍及癫痫发作,全面性癫痫发作通常由低钠血症、脑缺氧引起。患者可伴有剧烈头痛、呕吐、意识障碍等颅内压增高表现。

大多数皮疹与脑膜炎球菌感染有关,仅有少部分患者见于肺炎球菌、葡萄球菌或流感嗜血杆菌感染时。脑膜炎双球菌脑膜炎(又称流行性脑脊髓膜炎)菌血症时出现的皮疹,开始为弥散性红色斑丘疹,迅速转变成皮肤瘀点,主要见于躯干、下肢、黏膜及结膜,偶见于手掌及足底。

细菌性脑膜炎可伴多种颅内合并症,如婴幼儿的慢性硬膜下积液、成年人的硬膜下脓肿,以及脑脓肿、脑梗死等。

【辅助检查】

1. 血常规　急性期患者血液中白细胞增多,以中性粒细胞为主,可达80%~90%,血沉加快。病变初期未经治疗时的血涂片可见病原菌,血培养大多可查到阳性结果。

2. 脑脊液检查　脑脊液压力升高;外观混浊或呈脓性,细胞明显升高,以中性粒细胞为主,通常(1 000~1 0000)×10^6/L;蛋白升高;糖含量下降,通常脑脊液糖/血清糖比值多小于0.4;氯化物降低。脑脊液涂片革兰氏染色阳性率在60%以上,细菌培养阳性率在80%以上。脑脊液培养发现病原菌的概率较高,社区获得性细菌性脑膜炎需做需氧培养,而神经外科术后脑膜炎时厌氧培养显得尤为重要。尽管脑脊液培养阳性率高且意义重大,但培养并鉴定致病菌常需48小时,故仍需其他快速的检测方法。脑脊液乳胶凝集试验可快速检测肺炎球菌、脑膜炎双球菌、流感嗜血杆菌,尤其适用于之前接受抗生素治疗、革兰氏染色及细菌培养阴性患者。乳胶凝集试验检测肺炎球菌、脑膜炎双球菌特异性为95%~100%,但敏感度相对低,因此结果阴性也不能除外感染。鲎溶解物试验有助于检测革兰氏阴性细菌脑膜炎。脑脊液PCR对于细菌性脑膜炎的诊断特异性敏感性不如病毒感染,高通量二代测序技术提高了病原学的诊断率。

3. 影像学检查　MRI诊断价值高于CT,可显示弥散性脑膜强化、脑水肿等。细菌性脑膜炎所致脑膜强化与脑膜炎感染方式和程度有关。血源性感染主要表现软膜-蛛网膜下腔型强化,而外伤或术后导致的脑膜炎则主要表现为硬脑膜-蛛网膜下腔强化,与硬膜外炎症直接累及有关。

4. 其他检查　血细菌培养;如有皮肤瘀点,应活检并行革兰氏染色。

【诊断】

根据急性起病的发热、头痛、呕吐,查体有脑膜刺激征,脑脊液压力升高、白细胞明显升高,即应考虑本病。确诊须有病原学证据,包括脑脊液细菌涂片、细菌培养等。对化脓性脑膜炎的患者要及早行腰穿检查以明确诊断,尤其是脑脊液涂片找细菌和/或脑脊液培养明确有细菌者可明确诊断;但对于老年人或婴幼儿脑膜刺激征不明显的病例,应给予高度注意,必要时需多次腰穿检查。

对于脑脊液检查结果不典型改变的患者,要结合血常规(白细胞和中性粒细胞明显升高)和既往治疗经过,以及胸片等检查综合考虑,必要时可行诊断性治疗。

【鉴别诊断】

1. 病毒性脑膜炎　脑脊液白细胞计数通常低于1 000×10^6/L,糖及氯化物一般正常或稍低,细菌涂片或细菌培养结果阴性。

2. 结核性脑膜炎　通常亚急性起病,颅神经损害常见,脑脊液检查白细胞计数升高不如化脓性脑膜炎明显,病原学检查有助于进一步鉴别。

3. 隐球菌性脑膜炎　通常隐袭起病,病程迁延,颅神经尤其是视神经受累常见,脑脊液白细胞通常低于500×10^6/L,以淋巴细胞为主,墨汁染色可见新型隐球菌,乳胶凝集试验可检测出隐球菌抗原。

【治疗】

一旦怀疑为细菌性脑膜炎,应尽可能快地给予抗菌治疗。首先要选择敏感抗生素给予足量足疗程治疗,另外治疗感染性休克、维持血压和电解质平衡、防止脑疝等对症支持治疗同样重要。发现脑膜炎球菌感染应及时上报传染病,并及时将患者转入专科医院治疗。

(一)抗菌治疗

1. *抗生素的选择*　化脓性脑膜炎属于急重症,通常在确定病原菌之前即开始试验性抗生素治疗。脑膜炎双球菌:首选青霉素,耐药者选用头孢噻肟或头孢曲松,可与氯霉素联用。对青霉素或β-内酰胺类抗生素过敏者可用氯霉素。国内流行菌株多属于对磺胺类药物敏感的A群,磺胺嘧啶或复方磺胺甲恶唑,此两药也可适用于轻型普通型病例。金黄色葡萄球菌:甲氧西林敏感株可选用萘夫西林或苯唑西林,但多高度耐药。耐甲氧西林株及表皮葡萄球菌应选用万古霉素,可考虑联合利福平。李斯特菌:可首选阿莫西林、氨苄西林或青霉素G。革兰氏阴性杆菌:对铜绿假单胞菌引起的脑膜炎应使用头孢他啶,其他革兰氏阴性杆菌脑膜炎用头孢曲松、头孢噻肟或头孢他啶均可。

美罗培南是一种碳青霉烯类抗生素,对革兰氏阴性杆菌敏感。美罗培南对单核细胞增多性李斯特菌也有很强的抗菌活性,并已证实对金黄色葡萄球菌性脑膜炎有效,对青霉素耐药的肺炎链球菌也有很好的效果。亚胺培南容易诱发癫痫发作,因此不宜使用。

2. *抗生素的使用疗程*　抗生素治疗的疗程取决于病原体。肺炎球菌脑膜炎:对青霉素敏感者可用大剂量青霉素[成人每天2 000万~2 400万U,每4小时;儿童每天40万U/kg,每4小时],因为青霉素虽不易透过血脑屏障,但在炎症时血脑屏障被破坏,通透性增加。对青霉素耐药者,可用头孢曲松[成人每天4 g,2 g每12小时;儿童每天100 mg/kg,每24小时]或头孢噻肟[成人每天12 g,3 g每4小时;儿童每天200 mg/kg,每6小时]与万古霉素[成人每天2 g,1 g每12小时;儿童每天40 mg/kg,每6小时]联合治疗。2周为一疗程,通常开始抗生素治疗后24~36小时内复查脑脊液,以评价治疗效果。对于脑膜炎双球菌,7天左右治疗;对于单核细胞增多性李斯特菌和B族链球菌,则需要14~21天抗生素治疗;对于流感嗜血杆菌,一般建议10~14天治疗;而其他革兰氏阴性杆菌,则至少需要3周以上治疗。

(二)激素治疗

激素可以抑制炎性细胞因子的释放,稳定血脑屏障。地塞米松可以减轻儿童流感嗜血杆菌、肺炎球菌脑膜炎的炎症及神经系统后遗症,对成人化脓性脑膜炎尤其是肺炎球菌脑膜炎可以降低死亡率。由于激素的免疫抑制作用,在化脓性脑膜炎治疗中是否应用尚存争议。

(三)对症支持治疗

脱水降颅压,控制癫痫发作等。

【预后】

流感嗜血杆菌脑膜炎、脑膜炎双球菌脑膜炎及B族链球菌性脑膜炎的病死率为3%~7%,单核细胞增多性李斯特菌性脑膜炎为15%,肺炎球菌脑膜炎为20%。鉴于改善细菌性脑膜炎的预后很大程度上取决于能否及时给予敏感抗菌药物治疗,故在治疗过程中应密切观察患者病情变化,特别注意患者体温波动、意识情况、血液白细胞数量等变化。经验治疗无效时,应重新评估目前诊断及应用的抗生素。

二、结核性脑膜炎

结核性脑膜炎(tuberculous meningitis, TBM)是由结核杆菌引起的脑软膜和脊髓膜的慢性纤维素性渗出性炎症,在肺外结核中有 5%~15%的患者累及神经系统,其中又以结核性脑膜炎最为常见,大约占神经系统结核的 70%。

【病因及发病机制】

结核性脑膜炎是由结核杆菌感染所致,其感染途径:① 结核杆菌经血液循环在软膜上形成结节,破溃后形成结核性脑膜炎;② 脊柱结核,病灶延及软膜,而形成结核性脑膜炎;③ 部分病例体内找不到结核灶。不过大多数结核性脑膜炎继发于肺结核,或其他部位,如淋巴腺、骨、副鼻窦、胃肠道等结核。

【病理】

结核性脑膜炎主要侵犯脑底软膜,尤其是脚间池、桥池、视交叉池等部位,有时可沿血管侵及大脑外侧面,也可向下波及软脊膜,其病变性质为慢性纤维素性渗出性炎症。被侵犯软膜增厚,并有灰白色半透明渗出物,有时与附近脑神经形成粘连。炎症也可影响血管,形成结核性血管内膜炎或全血管炎,致使管腔狭小,甚或形成脑梗死。由于中孔、侧孔堵塞或伴发颗粒性室管膜炎而呈现梗阻性脑积水,致使颅内压增高和脑室扩大,严重病例可发生天幕疝或枕大孔疝。也可因脊膜肥厚、粘连形成脊髓软化。镜下可见大脑软膜、蛛网膜下腔有纤维素性渗出性炎症、小结核结节和干酪样坏死等。

【临床表现】

1)多起病隐匿,慢性病程,也可急性或亚急性起病,常缺乏结核接触史,可有或无结核中毒症状,早期表现为发热、头痛、呕吐及脑膜刺激征,通常持续 1~2 周。如早期未能及时治疗,发病 4~8 周时常出现脑实质损害症状,如精神萎靡、淡漠、谵妄或妄想,部分性、全身性癫痫发作或癫痫持续状态,昏睡或意识模糊。肢体瘫痪如因结核性动脉炎所致,可呈卒中样发病,出现偏瘫、交叉瘫、四肢瘫和截瘫等;如由结核瘤或脑脊髓蛛网膜炎引起,表现为类似肿瘤的慢性瘫痪。

2)颅底炎性渗出物的刺激、粘连、压迫,可致脑神经损害,以动眼、外展、面和视神经最易受累,表现为视力减退、复视和面神经麻痹等。

3)颅内压增高在早期由于脑膜、脉络丛和室管膜炎性反应,脑脊液生成增多,蛛网膜颗粒吸收下降,形成交通性脑积水,颅内压多为轻、中度增高;晚期蛛网膜、脉络丛粘连,呈完全或不完全性梗阻性脑积水,颅内压多明显增高,表现头痛、呕吐和视乳头水肿。严重时出现去脑强直发作或去皮质状态。

【辅助检查】

1. 血常规　白细胞数正常或轻微增加,血沉加快,结核菌素试验多呈阳性。

2. 脑脊液检查　压力增高,外观无色透明或微黄,静置后表面可有蜘蛛网样的膜形成(称为结网),白细胞数增高,多在$(50\sim500)\times10^6$/L,以淋巴细胞为主,但疾病早期或晚期可有多核细胞,蛋白增高,糖和氯化物降低。抗酸染色或结核菌培养可发现结核杆菌,但阳性率低。此外,采用 PCR 方法检测脑脊液中结核分枝杆菌 DNA 片段是目前诊断结核性脑膜炎最快的方法,其缺点是容易出现假阳性。

3. CT 或 MRI 检查　慢性期可见梗阻性脑积水、双侧侧脑室与第三脑室扩大,而第四脑室多正常。部分病例因合并脑梗死呈现低密度灶。MRI 增强扫描可见增厚的脑膜、脑底及脑沟结节样或小的环形强化,有时可与结核瘤并存。

【诊断及鉴别诊断】

根据有结核接触史或体内结核灶,有头痛、呕吐、脑膜刺激征,脑脊液有相应改变,临床诊断不难成立。但需与下列疾病鉴别。

1. 隐球菌性脑膜炎　症状及脑脊液某些改变与结核性脑膜炎相似。最可靠的鉴别方法是脑脊液墨汁染色检查隐球菌或脑脊液霉菌培养找到新型隐球菌。

2. 囊虫性脑膜炎　脑囊虫病脑膜炎型也有相似症状。有便囊虫节片史、皮下有囊虫结节、脑脊液囊虫间凝试验及 ELISA 等可帮助鉴别。

3. *病毒性脑膜炎* 脑脊液无结网形成，糖降低不明显，乳酸及 C 反应蛋白均正常，而结核性脑膜炎后两项增高。

【治疗】

本病的治疗原则是早期给药、合理选药、联合用药及系统治疗，只要患者临床症状、体征及实验室检查高度提示本病，即使抗酸染色阴性亦应立即开始抗结核治疗。WHO 在 2017 年更新了有关药物敏感性结核性脑膜炎的治疗方案，建议 4 种药物即利福平、异烟肼、吡嗪酰胺和乙胺丁醇，以标准剂量给药至少 2 个月，然后再给予利福平和异烟肼 10 个月。对于利福平敏感但异烟肼耐药的患者，建议利福平、乙胺丁醇、吡嗪酰胺、左氧氟沙星联合治疗，不建议在治疗方案中添加链霉素。对于脑水肿引起的颅内压增高，伴有局灶性神经体征和蛛网膜下腔阻塞的重症患者，可在初始 6~8 周内应用地塞米松或泼尼松，以抑制炎症及减轻脑水肿。也可用 20%甘露醇、甘油果糖、甘油盐水等降低颅内压。此时，应注意防治水电解质失衡和肾功能继发性损害。

【预后】

如能早期诊断，尽快接受系统治疗，预后较好。90%患者可以痊愈。若治疗不彻底或病程迁延，约 25%患者可遗有癫痫发作、脑神经麻痹、肢体瘫痪、智力障碍等并发病，严重者可死于脑疝。

第四节 新型隐球菌性脑膜炎

新型隐球菌性脑膜炎（cryptococcus meningitis）是由新型隐球菌感染所引起的脑膜炎，也是中枢神经系统最常见的真菌感染。通常发生在免疫功能低下或菌群失调的患者。由于抗生素广泛使用，恶性肿瘤、艾滋病患者增加，本病似有增加趋势。

【病因及发病机制】

新型隐球菌（cryptococcus neoformans）广泛存在于自然界，常见于鸟类，特别是鸽子栖息的土壤中。因此，鸽子患新型隐球菌病高出人类多倍。一般是通过呼吸道，在肺内形成小病灶，再经血液传播至脑内。偶可经皮肤或黏膜进入体内。30%~60%发生于消耗性疾病的患者，如艾滋病、淋巴肉瘤、网质细胞瘤、白血病、霍奇金病、多发性骨髓瘤、结节病、结核病、糖尿病、肾病与红斑性狼疮等。

【病理】

本病多侵犯脑底软脑膜，还可侵犯脑沟、脑裂及大脑深部灰质。可有散在、多发、粟粒样小结节样肉芽肿和小囊肿。蛛网膜下腔有胶样渗出物，触之滑腻。淋巴细胞和单核细胞浸润，其中含有新型隐球菌。在大脑灰质或底节区可见分散或集中存在的小囊腔，呈圆形或椭圆形、内含胶冻样物质和直径 10~15 μm、带有荚膜、圆形或卵圆形的隐球菌。

【临床表现】

起病隐袭，进展缓慢。早期可有不规则低热或间歇性头痛，后持续并进行性加重；免疫功能低下的患者可呈急性发病，常以发热、头痛、恶心、呕吐为首发症状。

神经系统检查多数患者有明显的颈强直和克尼格征。少数出现精神症状如烦躁不安、人格改变、记忆衰退。大脑、小脑或脑干的较大肉芽肿引起肢体瘫痪和共济失调等局灶性体征。大多数患者出现颅内压增高症状和体征，如视乳头水肿及后期视神经萎缩，不同程度的意识障碍，脑室系统梗阻出现脑积水。由于脑底部蛛网膜下腔渗出明显，常有蛛网膜粘连而引起多数脑神经受损的症状，常累及听神经、面神经和动眼神经等。

【辅助检查】

脑脊液改变颇似结核性脑膜炎。压力增高，细胞数轻度或中度增加，通常（50~500）$\times10^6$/L，主要为淋巴细胞、蛋白质增高,糖降低。

确诊需依靠脑脊液墨汁染色或培养发现新型隐球菌,也可从患者尿、血液、痰及骨髓中找到病原体。脑脊液隐球菌抗原检查阳性率可高达90%以上。

头颅CT或MRI检查可见脑积水。影像学检查不能发现小囊腔,但可显示较大的脑内肉芽肿。约半数患者的CT检查可完全正常。脑膜强化常见于大脑基底部、小脑幕及大脑表面等部位。主要累及蛛网膜和软脑膜,严重时亦可累及全脑膜,表现为线样脑膜增厚及强化,可伴邻近脑组织水肿。

【诊断及鉴别诊断】

根据头痛、微热、脑膜刺激征和相应的脑脊液改变,近期有接受大剂量抗生素、激素治疗和慢性消耗性疾病的既往史,临床可以考虑有隐球菌性脑膜炎可能。但是,确诊须靠脑脊液涂片或培养找到新型隐球菌。在未找到隐球菌前必须与结核性脑膜炎鉴别。

【治疗】

诊断一经确定,应立即开始应用抗真菌药物。

1. 两性霉素B　乃目前药效最强的抗真菌药物,但因其不良反应多且严重,主张与5-氟胞嘧啶联合治疗,以减少其用量;成人首次用两性霉素B每天1~2 mg,加入5%葡萄糖液500 mL内静脉滴注,6小时滴完;以后每天增加剂量2~5 mg,直至每天剂量达25~40 mg,疗程一般需3~4个月,总剂量3~4 g。该药副反应较大,可引起高热、寒战、血栓性静脉炎、头痛、恶心、呕吐、血压降低、低钾血症、氮质血症等,偶可出现心律失常、癫痫发作、白细胞或血小板减少等。

2. 5-氟胞嘧啶　每天50~150 mg/kg,分3~4次口服,持续1~3个月。此药口服吸收良好,脑脊液浓度为血清浓度的64%~68%。副反应为食欲下降、恶心、白细胞与血小板减少、皮疹、肾功能损害。停药后上述症状可以恢复。此药与两性霉素B合用时具有协同作用。联合应用时可减少两性霉素B剂量。

3. 氟康唑　成人口服每天200~400 mg。副反应为恶心、腹痛、腹泻、胃肠胀气及皮疹等。

此外,还需给予相应的对症治疗。颅高压是隐球菌性脑膜炎极为常见的并发症。可行治疗性腰椎穿刺术、脑脊液引流术或采用脑脊液分流手术控制颅内压。一旦脑脊液培养阴性确定微生物清除,建议抗真菌治疗的同时应用皮质类固醇调节免疫反应。糖皮质激素剂量和维持时间应依据经验选择,可考虑泼尼松每天0.5~1.0 mg/kg或者更高剂量,维持2~6周。对于大的隐球菌瘤、脑水肿病灶,可考虑手术治疗。

【预后】

尽早接受正规治疗可使痊愈率达70%左右,但若治疗较晚或不系统治疗,可遗有后遗症甚或死亡。

第五节　朊 蛋 白 病

一、概述

朊蛋白病(prion disease)是一类由具传染性的朊蛋白所致的散发性中枢神经系统变性疾病。人朊蛋白感染疾病主要有克-雅病、格斯特曼综合征(Gerstmann syndrome, GSS)、库鲁病及致死性家族型失眠症(fatal familial insomnia, FFI)。这组疾病的共同特点是:① 除新变异型克-雅病(new variance Creutzfeldt-Jakob disease, nvCJD)外,多为中年以上发病;② 既有神经症状,如癫痫、共济失调等,又有精神症状,如记忆困难、痴呆等;③ 进展迅速,克-雅病85% 1年内发展为去皮质强直,GSS 2~3年内发展至生活不能自理;④ 预后不良,克-雅病多于1年内死亡,GSS综合征多于发病5年后死亡,FFI平均发病后13.3个月死亡；⑤ 病理改变主要是神经细胞凋亡，星形胶质细胞增生和以灰质为主的海绵状变性，严重者可累及白质，但无任何炎症反应；⑥ 实验动物可以传递该病毒，克-雅病冷藏的脑组织制成匀浆，接种于实验鼠脑内，1～2 年后动物可以发病。但具有 *PrP* 基因突变者难以传递成功，GSS 约 50%可以传递，FFI 已被传递成功。

该组疾病发现后不久，即引起医学界、农牧业方面广泛注意。牛海绵状脑病的发现，对人朊蛋白感染疾病，尤其是对克-雅病的研究起到很大的推动作用。WHO 于 1996 年要求各国成立国家克-雅病监测中心。尽管部分欧洲国家制定出一些政策和措施，可是 nvCJD 病例仍陆续增多。截至 2021 年 3 月，全球共报告 232 人因食入疯牛病的牛肉而感染 nvCJD。目前认为克-雅病可能是人畜共患的新型传染病。朊蛋白病与艾滋病已被看成是本世纪全球性的两大顽疾。

二、克-雅病

克-雅病是最常见的人类朊蛋白病，主要累及皮质、基底节和脊髓，故又称皮质-纹状体-脊髓变性（corticostriatospinal degeneration）。临床上以进行性痴呆、肌阵挛、锥体束或锥体外系症状为主要表现。本病呈全球性分布，发病率为 1/100 万。散发型克-雅病多发生于 60～70 岁，变异型克-雅病多发生于 30 岁，遗传型克-雅病发病年龄差异较大。

【病因及发病机制】

克-雅病是由一种特殊的具有感染性质的蛋白质——朊蛋白所引起。正常中枢神经组织也存在朊粒蛋白（PrP^{c}），无致病性，功能不清。其基因位于第 20 号染色体短臂。PrP^{c} 是 α -螺旋结构，具有水溶性，可被蛋白酶水解。异常朊蛋白（PrP^{sc}）空间构象近 40%为 β -片层结构，不溶于水，不能被蛋白酶水解，也不能被常规消毒法灭活。多个 PrP^{sc} 聚集，则形成直径为 10～20 nm，长度 100～200 nm 的物质，这种物质可能就是早期发现的羊瘙痒病相关原纤维（scrapic-associated-fiber，SAF）和朊蛋白质粒（prion liposome）。PrP^{sc} 大量沉积于脑内，造成大脑广泛的神经细胞凋亡、脱失、形成海绵状脑病。

PrP^{sc} 是怎样进入中枢神经系统，又是怎样从正常的 PrP^{c} 转变为异常的 PrP^{sc}，其详细途径和机制仍在研究中。不过，不同类型的克-雅病的发生机制也不尽相同。一般来说，医源性克-雅病为传递感染，即将被 PrP^{sc} 污染的组织或器械，通过脑深部电极检查、颅脑手术、硬脑膜移植，以及反复接受从垂体提取的生长激素或性激素肌内注射等，经过长达数年至数十年的复制而发病。家族性克-雅病则为 *PrP* 基因突变。变异型克-雅病则由进食了牛海绵状脑病的动物食品引起。

【病理】

大体可见脑呈海绵状变，皮质、基底节和脊髓萎缩变性；显微镜下可见神经元丢失、星形胶质细胞增生、细胞胞质中空泡形成，感染脑组织内可发现异常 PrP 淀粉样斑块，无炎症反应。变异型克-雅病的病理学改变为大脑和小脑轻微的海绵状变性，斑块形成非常明显。斑块周围组织呈现微空泡化外观，使斑块呈花斑状，丰富的花斑是该类型克-雅病的神经病理标志。

【临床表现】

克-雅病按病因可分为散发型克-雅病（sporadic CJD，sCJD）、遗传型克-雅病（genetic CJD，gCJD）、获得型克-雅病（包括医源型克-雅病及变异型克-雅病）。其中 sCJD 最为常见，约占 85%；gCJD 在同系血缘亲属中具有聚集发病现象，其确诊依赖于朊蛋白基因（prion protein gene）检测出特定致病位点突变。

临床表现大致可分为三期。

1. *初期*　主要表现为乏力、易疲劳、注意力不集中、失眠、抑郁、记忆力减退等。此期易误诊为神经症或轻度抑郁症。有时尚伴有头痛、头重、眩晕、视力模糊或共济失调等神经症状。

2. 中期　亦称痴呆-肌阵挛期。此期记忆障碍尤为突出,甚或外出找不到家门,迷路,人格改变,直至痴呆。有的伴有失语、失认、失行。四肢肌张力增高,腱反射亢进,巴宾斯基征阳性。有的出现多动或癫痫发作、轻偏瘫、视力障碍、小脑性共济失调、肌强直等。少数病例也可出现肢体肌肉萎缩。此期约2/3患者出现肌阵挛。

3. 晚期　呈现尿失禁,无动性缄默或去皮质强直。往往因褥疮或肺部感染而死亡。85%的患者于发病后1年内死亡。少数可死于发病后3周以内或长至8年以上。

变异型克-雅病被认为是牛海绵状脑病即疯牛病传播给人类所致。特点是发病较早(平均约30岁),病程较长(>1年),小脑必定受累出现共济失调,早期突出的精神异常和行为改变,痴呆发生较晚,通常无肌阵挛和特征性脑电图改变。

【辅助检查】

1. 脑脊液检查　脑脊液常规和生化检查基本正常,约40%患者脑脊液蛋白可有轻微升高。免疫荧光检测脑脊液中14-3-3蛋白可呈阳性,克-雅病脑组织大量神经元破坏可导致14-3-3蛋白释出至脑脊液,可作为临床诊断可疑克-雅病患者的重要指标;也可检测血清S100蛋白,因克-雅病患者S100蛋白随病情进展呈持续性增高。多数克-雅病患者血/或脑脊液总tau蛋白显著升高,磷酸化tau蛋白不升高或升高不明显。神经丝轻链蛋白、S100b、α-突触核蛋白、神经元特异性烯醇化酶等在克-雅病的诊断和鉴别诊断中亦有重要价值,但需进一步验证。

2. 脑电图检查　脑电图改变是临床诊断克-雅病的重要依据,疾病的不同时期,脑电改变也不尽相同。本病初期仅为广泛存在的非特异性慢波,后期则呈现特异性的周期性同步放电(periodic synchronous discharge, PSD)。表现形式为间歇性或连续性中至高波幅的尖慢波或棘慢波同步放电。持续时间为数秒至十数秒不等。目前认为PSD的出现与肌阵挛关系密切,伴有肌阵挛者79%出现PSD。

3. CT或MRI检查　急性发病或病程较短的克-雅病,头颅CT或MRI可完全正常。在病程较长的克-雅病可以发现不同程度的脑萎缩,严重者伴有脑室扩大。MRI检查显示双侧尾状核、壳核T_2WI呈对称性均质高信号,无增强效应。

4. 实时震动诱导蛋白扩增(real-time quaking-induced conversion, RT-QuIC)　RT-QuIC是一种基于实验室、具有PrP^{sc}特异性且无须脑组织的临床检查。脑脊液、皮肤RT-QuIC阳性对克-雅病的诊断和鉴别诊断具有十分重要的意义。皮肤活检术应由有经验的临床医师进行,活检部位可选择耳后、手臂内侧、大腿内侧、下背部或腹部皮肤等部位,取样深度应达到皮肤真皮层,操作过程中尽量使用一次性器械和用品。

【诊断及鉴别诊断】

在疾病早期作出诊断有很大困难。诊断可采用以下标准:① 在2年内发生的进行性痴呆;② 肌阵挛、视力障碍、小脑症状、锥体束或锥体外系症状、无动性缄默等五项中具有其中两项;③ 脑电图周期性同步放电的特征性改变。具备以上三项可诊断为很可能(probable)克-雅病;仅具备①②两项,不具备第③项诊断为可能(possible)克-雅病;如患者脑活检发现海绵状态和PrP^{sc}者,则为确诊的克-雅病。可用14-3-3蛋白检测代替脑电图特异性改变。

临床诊断克-雅病时,应与阿尔茨海默病、自身免疫性脑炎、进行性核上性麻痹、橄榄脑桥小脑萎缩、脑囊虫病、肌阵挛性癫痫等鉴别。

【防治】

本病尚无有效治疗。90%病例于病后1年内死亡,病程迁延数年者很罕见。

第六节　螺旋体感染性疾病

一、神经梅毒

神经梅毒(neurosyphilis)系由苍白密螺旋体(*treponema pallidum*)感染人体后出现的大脑、脑膜或脊髓损害的一组临床综合征,是晚期(Ⅲ期)梅毒全身性损害的重要表现。

梅毒的主要传播方式包括性接触传播、母婴传播、血源性传播及其他途径,如哺乳、接触污染的衣物、用具、马桶和浴巾等。其中梅毒传播的最主要方式为不正当的性行为,男同性恋者是神经梅毒的高发人群。约10%未经治疗的早期梅毒患者最终发展为神经梅毒。约15%的人类免疫缺陷病毒(HIV)感染者梅毒血清学检查为阳性,其中约1%患有神经梅毒。

【临床表现】

神经梅毒的临床表现可有五种:

1. *无症状性神经梅毒*　确诊完全依赖于血清学和脑脊液检查,梅毒血清反应阳性,如果脑脊液细胞数超过5×10^6/L可诊断为无症状性脑膜梅毒。MRI检查时脑膜可能出现增强效应。

2. *梅毒性脑膜炎*　通常在原发感染后1年内发病,表现为发热、不适、头痛、颈强直等,脑脊液压力增高,白细胞数增多,蛋白增高,糖轻微减少。确诊需依靠血清学检查。体征有时不明显,少数病例可伴有脑神经麻痹,如面瘫或听力丧失,若脑脊液通路受阻可引起梗阻性或交通性脑积水。

3. *脑血管梅毒*　梅毒所致的脑梗死与其他原因引起的脑梗死临床表现大致相同。确诊需依靠血液或脑脊液检查。多发生在原发感染后2~10年。发病年龄较轻,部分症状伴发脑膜梅毒,而有头痛或颈强直。瘫痪可在几天内呈进行性加重。MRI检查除可见脑内梗死灶外,脑膜可呈现增强效应。

4. *脊髓痨*(tabes dorsalis)　是实质性神经梅毒的一个类型,主要侵犯软脊膜、后根和后索。临床表现有两下肢闪电样或刀割样剧痛、进行性共济失调、膝反射及踝反射消失、深感觉丧失和尿便障碍。最主要的体征是膝反射及踝反射消失、下肢震动觉与关节位置觉消失及瞳孔异常。瞳孔异常可表现为不规整、不等大和光反射消失,部分呈现阿-罗瞳孔(瞳孔缩小、光反射消失,而调节反射正常),可伴有视神经萎缩、低张力膀胱、阳痿及神经性关节病等。

5. *麻痹性痴呆*　是实质神经梅毒另一类型。见于原发感染后10~20年,男性多于女性。主要表现为缓慢发病且逐渐进展的痴呆及精神异常。初期表现为记忆障碍、判断和计算力下降,相继出现人格改变、懒散、衣着不整、虚构、吝啬和妄想等。进行性智力衰退终至痴呆。可伴有瞳孔不规整、阿-罗瞳孔、视神经萎缩、言语含糊、瘫痪、腱反射亢进及病理反射等。

【辅助检查】

1. *血常规*　示中性粒细胞和嗜酸性粒细胞正常或增高。

2. *脑脊液检查*　淋巴细胞数显著增多$(100\sim300)\times10^6$/L,蛋白质含量增高达0.4~2 g/L,糖含量减低或正常。

3. *非特异性螺旋体检测试验*　包括性病研究实验室试验(venereal disease research laboratory test, VDRL test)、快速血浆反应素试验(rapid plasma regain test, RPR test)、梅毒螺旋体血凝试验(treponema pallidum haemagglutination assay, TPHA),如试验阳性,则提示可能为神经梅毒。特异性螺旋体血清学试验包括梅毒螺旋体制动试验(treponema pallidum immobilization test, TPI test)和荧光密螺旋体抗体吸收试验(fluorescent treponemal antibody-absorption test, FTA－ABS test),可作为神经梅毒的确诊实验,但不能用作疗效评价。

4. 病原体检测

(1) 对患者的血、尿、脑脊液采用暗黑底映光法在暗视野中直接查找钩端螺旋体,阳性即可确诊。将患者的血液或其他体液接种于动物腹腔内,如3~6天后能分离出病原体,也有诊断价值。

(2) 胎传梅毒产前诊断可采用羊膜穿刺抽取羊水,用单克隆抗体检测梅毒螺旋体。

3. 影像学检查　头颅CT或MRI可见脑梗死脑萎缩或蛛网膜下腔出血改变。脑血管造影可见脑底大动脉及椎基底动脉颅内段狭窄,附近可见异常血管网,呈烟雾样改变。

【诊断及鉴别诊断】

诊断主要依据有不洁性行为或先天梅毒感染史,神经损害临床表现(尤其是阿-罗瞳孔),脑脊液淋巴细胞及蛋白升高,血清及脑脊液梅毒诊断试验呈阳性。本病需与其他原因引起的脑膜炎、脑血管炎、痴呆、脊髓病鉴别,梅毒诊断试验在鉴别诊断上具有重要价值。

【治疗】

本病的治疗应早期开始。青霉素G为首选药物,安全有效,可预防晚期梅毒的发生,剂量为每天1 800万~2 400万U,每次300万~400万U,每4小时1次,静脉滴注,10~14天为一疗程;如果能够保证治疗的依从性,可以考虑以下替代方案:① 普鲁卡因青霉素G 240万U肌内注射,每天1次,持续10~14天,加上丙磺舒500 mg口服,每天4次,持续10~14天;② 头孢曲松钠:2 g肌内注射,每天1次,连用14天。若治疗6个月后白细胞计数仍没有下降、2年后脑脊液白细胞计数仍没有恢复正常或VDRL试验仍呈4倍增加者,应考虑重新进行治疗,可静脉注射大剂量青霉素重复治疗。

治疗过程中由于大量螺旋体死亡,可引起赫氏反应(Jarisch-Herxheimer fever reaction)。此时,患者出现高热、寒战、头痛、脉搏加快,也可呈现体温骤降、低血压甚或休克。为预防此反应,在青霉素治疗开始前一天,予以泼尼松5~10 mg,每天3次口服,连用3天。

需要动态监测血清学变化,根据梅毒阶段,在1~2年内每3~6个月进行一次非梅毒螺旋体检测。晚期梅毒抗体滴度下降较慢,因此可以选择频率较低但时间更长的监测形式。对于早期梅毒患者,血清监测可持续12个月;对于晚期梅毒患者,在重新治疗或评估神经梅毒之前,可随访24个月。尽管有一些证据表明血清非梅毒螺旋体检测滴度可作为替代,但关于是否需要重复腰椎穿刺来评估神经梅毒的治疗效果尚无共识。

二、莱姆病

莱姆病(Lyme disease)系由蜱传伯氏疏螺旋体(Borrelia burgclorferi)引起的人畜共患疾病。通过蜱叮咬皮肤而传播。1975年在美国康涅狄格州的莱姆(Lyme)地区首先发现此病,故名莱姆病。本病在世界范围内广泛分布。我国于1985年首次报道,目前经流行病学调查及病原学证实23个省(市、区)存在莱姆病自然疫源地。

本病发生于任何年龄,发病季节通常在5~11月,6~7月为发病高峰。蜱叮咬后7~10天,被叮咬处皮肤出现游走性红斑,并逐渐扩大。往往伴有肌痛、关节痛、头痛和发热。神经症状多在发疹后数周至数月后出现,偶可在数年后发生。主要表现为脑膜炎、脑炎、脑神经炎(面神经炎尤为多见),亦可出现单发或多发性神经病。可持续数月,经治疗后可完全恢复。脑脊液白细胞数轻度或中度增加,脑电图正常或出现慢波。头颅CT及MRI无改变。

根据患者先后出现皮肤、神经、心脏和关节病变,有被蜱叮咬历史,应想到莱姆病。确诊须靠抗伯氏螺旋体抗体测定或用PCR方法检测宿主血、脑脊液中的DNA。病程1个月内血清中抗伯氏螺旋体特异性IgM和IgG呈阳性,1个月后特异性IgG抗体仍为阳性。

伯氏疏螺旋体对红霉素、四环素、氨苄青霉素和头孢曲松高度敏感,可选用相关抗生素进行治疗。脑膜炎或中枢神经系统受累可用头孢曲松(每天2 g)、青霉素G(每天2 000万U,分次静脉滴注)疗程3~4周。

三、神经系统钩端螺旋体病

钩端螺旋体病(leptospirosis)简称钩体病,是由致病的钩端螺旋体引起的全身性疾病。我国除西藏外,均有发生或流行,华南地区及长江中下游地区较多。家畜和鼠类感染后,其尿液和粪便污染环境和水源,钩体经破损的皮肤或黏膜感染人体,随血液进入神经系统,并继续存活。钩体本身或释放的内毒素引起神经组织,如脑软膜、脑或脊髓的炎症和坏死,也可继发脑动脉炎引起脑梗死。

本病好发于疫区青壮年农民、野外作业人员及儿童。多流行于6~10月,但全年均可见散发病例。早期可有发热、头痛、乏力、眼结膜充血、腓肠肌压痛和浅表淋巴结肿大。神经症状可有以下四种。

(1) 脑膜脑炎:头痛、颈强直、躁动不安、嗜睡、谵妄、偏瘫、失语,严重者可出现昏迷、抽搐,并发脑疝而死亡。脑脊液压力增高,白细胞轻度或中度增高,以淋巴细胞为主,蛋白含量亦高,糖与氯化物则正常。脑电图可有弥漫性慢波。

(2) 脑动脉炎:多发生钩体病流行后2~6个月。相当一部分病例并无急性钩体病症状。患者可出现短暂性脑缺血发作(TIA)和脑梗死,部分病例表现为蛛网膜下腔出血或硬膜下血肿。头颅CT或MRI检查示大脑半球多发性或双侧梗死灶;由于大脑动脉主干闭塞和侧支循环的建立,个别病例可逐渐形成脑底异常血管网,表现为烟雾病。头颅血管造影可显示脑动脉闭塞或狭窄。

(3) 脊髓炎:可发生在钩体病早期或晚期,主要表现为截瘫,传导束性感觉障碍及二便障碍。通常运动障碍重于感觉障碍。

(4) 单发或多发性神经根神经病,有时也可表现为脑神经损害。

血、脑脊液中钩体凝集溶解试验(凝溶试验)阳性率达90%以上,发病1周左右出现,3~4周达高峰,可持续数月至数年。血清效价1∶400以上为阳性,脑脊液1∶4为阳性。通过培养及动物接种,从患者血、脑脊液中可检出钩体。

诊断主要依据流行病学资料,上述临床表现和钩体凝溶试验阳性。

疾病早期应给予青霉素治疗,疗程至少1周。对青霉素过敏者,可选用四环素或红霉素。无并发症的青年患者通常预后良好。50岁以上患者病后常有严重肝病和黄疸,病死率达50%。

第七节 脑寄生虫病

一、脑囊虫病

脑囊虫病(cerebral cysticercosis)是猪绦虫的幼虫(囊尾蚴)寄生于脑部所引起的疾病。50%~70%囊虫病患者可有中枢神经系统受累。人食用被虫卵污染的食物,或食用含囊尾蚴的食物(米猪肉)患绦虫病,绦虫节片逆行入胃释放出虫卵,虫卵在十二指肠孵化为六钩蚴,再经血液入脑及其他器官发育为囊尾蚴致病。我国东北、西北、华北地区为高发区。脑内囊虫感染以其感染部位的不同可分为脑实质型、蛛网膜型、脑室型及脊髓型四种。

1. 脑实质型　皮质的包囊引起癫痫发作,偏瘫、偏身感觉障碍、偏盲和失语等;小脑的包囊引起共济失调;极少数患者包囊的数目很多,并分布于额叶或颞叶等部位可发生痴呆。

2. 蛛网膜型　脑膜的包囊破裂或死亡可引起交通性脑积水和脑膜炎;如包囊不断扩大,亦可引起阻塞性脑积水;脊髓蛛网膜受累出现蛛网膜炎和脊髓蛛网膜下腔阻塞。

3. 脑室型　囊虫寄生于脑室系统以第四脑室最多见,病灶可单发或多发,游离或黏附于脑室壁上。室内的包囊可阻断脑脊液循环,导致阻塞性脑积水。包囊可在脑室腔内移动,产生一种活瓣作用,可突然阻塞第四脑室正中孔,导致脑压突然增高,引起眩晕、呕吐、意识障碍和跌倒,少数患者可突然死亡。

4. 脊髓型　非常罕见,可有根痛和脊髓压迫症的表现。

脑脊液除嗜酸性粒细胞增多外,囊虫免疫学检查有较高的敏感性与特异性。常用的方法有间接血细胞凝集试验、ELISA、囊虫补体结合试验等。头颅 CT 与 MRI 对脑囊虫诊断有重要价值。囊虫灶通常为直径 0.3~1.0 cm,圆形或卵圆形,CT 表现为低密度影,偶可在病灶内看到一点状高密度囊虫头结影。MRI T_1WI 示边缘清楚的低信号,而 T_2WI 为高信号,病灶内头节则相反,即 T_1 为高信号,T_2 为低信号。脑室内囊虫,特别是第四脑室囊虫则较大,直径可达 5~7 cm。而蛛网膜下腔的囊虫多呈葡萄状成堆存在。MRI 能较 CT 更准确地显示脑囊虫在脑内的位置、大小及大概数目,CT 的优点是能显示钙化影,有助于囊虫死亡的判定。

脑囊虫病治疗可选用:① 阿苯达唑(albendazole),又称丙硫咪唑,广谱抗寄生虫药,目前已成为治疗重型囊虫病的首选药物。美国传染病学会(Infectious Diseases Society of America, IDSA)和美国热带医学与卫生学会(American Society of Tropical Medicine and Hygiene, ASTMH)建议脑实质内活性脑囊虫病患者接受阿苯达唑或阿苯达唑联合吡喹酮治疗。阿苯达唑常用剂量为每天 15 mg/kg,每天 2 次,随餐服用,疗程持续 10~14 天,最大剂量不超过每天 1 200 mg。该药胃肠道反应较轻,但对高颅压者可能使颅压进一步增高。② 吡喹酮(praziquantel),每天 50 mg/kg 治疗 10~14 天 该药可使颅内压增高者的颅压更加增高,甚或促发脑疝形成。因此,需并用 20%甘露醇或地塞米松降低高颅压。初始抗寄生虫治疗后,至少每 6 个月复查颅脑 MRI,直到病灶消退。第四脑室囊虫则不宜应用吡喹酮治疗,应尽快手术摘除或行脑脊液分流术。对癫痫发作及精神症状可对症治疗。

二、脑型血吸虫病

脑型血吸虫病(cerebral schistosomiasis)是由于人体血吸虫排出的虫卵随血流沉积于脑实质和脑膜所引起的神经系统功能障碍。长江中下游及南方地区是本病的流行区。中华人民共和国成立后血吸虫病曾一度被控制,但近年发病率又有增加趋势。

血吸虫虫卵由粪便污染水源,在中间宿主钉螺内孵育成尾蚴,并浮游于水中,人接触疫水,尾蚴经皮肤或黏膜侵入人体,在门静脉系统内发育成成虫,所排出的虫卵再经血流侵入脑内,多分布于左侧顶叶与枕叶的灰质或灰质与白质交界处。特异性改变为虫卵性肉芽肿、假结核结节及瘢痕形成,急性虫卵结节也称嗜酸性脓肿。脑内中小血管可呈现内膜增生,管壁水肿,炎细胞浸润,也可继发脑内梗死灶。偶尔侵犯脊髓和周围神经。

临床表现分急性型和慢性型两种。急性型主要症状为脑膜脑炎,如发热、头痛、神志障碍、偏瘫等,而慢性型则更多见。发病于感染后数月至 4 年内不等。常见类型有以下几种。

1. 癫痫型　33.8%~62%呈现此型,可表现为各种类型癫痫发作。

2. 脑瘤型　占 18%~34.6%,临床症状与脑肿瘤相似。

3. 脑卒中型　由虫卵栓塞或脑小动脉炎症所致。多急性起病,出现偏瘫或昏迷,此型占 0.8%~3%。

此外,偶可表现为急性脊髓炎或多发性神经病等。

急性血吸虫病血液嗜酸性粒细胞增高,可达 20%~40%,但其增高程度与感染程度不成比例关系。

脑脊液中白细胞数增高，蛋白质正常或轻度增高、糖无改变。有关免疫学检查，如皮内试验、环卵沉淀试验（circum-oval precipitating test，COPT）、间接血凝试验（indirect hemagglutination test）、ELISA 等均有辅助诊断价值。其中 COPT 有较高的特异性与敏感性。头颅 CT 急性型可呈现脑水肿，慢性型则为肉芽肿等占位改变。

药物治疗首选吡喹酮，10 mg/kg，每天 3 次口服，总剂量为 120～150 mg/kg，分 4 天，12 次服完。较大的肉芽肿也可考虑手术治疗。

三、脑包虫病

脑包虫病（cerebral echinococcosis）或称脑棘球蚴病，是犬绦虫（细粒棘球绦虫）的幼虫（棘球蚴）引起的颅内感染性疾病。在脑内形成单灶或多灶性囊肿，多位于大脑中动脉供应区，也可在小脑或脑室内。本病为自然疫源性疾病，主要流行于畜牧区。我国西北地区多见，如甘肃、宁夏、青海、新疆、西藏、内蒙古和四川西部等地区。

脑包虫起病与进展均缓慢。主要表现为颅内压增高，如头痛、呕吐、颈强直及视乳头水肿等，也可呈现局灶症状，如轻偏瘫、失语、偏侧感觉障碍或癫痫发作等。血液和脑脊液嗜酸性粒细胞增加，包虫补体结合试验多呈阳性。CT 或 MRI 检查有重要的诊断价值，脑内可见有大圆形囊肿，边界清晰，周围无水肿，囊液 CT 值与脑脊液相同，占位效应明显。MRI T_1WI 为低信号，而 T_2WI 为高信号，子囊和头节在 T_1WI 为高信号。

手术摘除效果较好，对不能手术或复发者，可选用阿苯哒唑 400 mg，每天 2 次，30 天为一疗程。

四、脑型肺吸虫病

脑型肺吸虫病（cerebral paragonimiasis）是由寄生于人体的肺吸虫移行入脑所引起的疾病。人因食不熟或生的含有囊蚴的溪蟹（石蟹、蝲蛄）等而感染。此病在世界范围内分布甚广，我国云南、广东、浙江、四川、贵州、辽宁、吉林、江西、山西、广西、山东等省市均有肺吸虫病的报道，而脑型肺吸虫病占 20%～26%。

多数患者在出现脑症状前先有肺吸虫病。咳嗽、胸痛、咯血是常见的症状。肺部 X 线检查可示相应的影像学改变。神经症状发生在感染后 10 个月左右，也可迟至 36 个月。主要有以下类型。

1. *头痛型*　40%～60%为此型，具有起病急，时间短暂，反复发作及夜间较重的特点。

2. *癫痫型*　12%～30%为此型，可表现为各种类型发作，其中以部分发作最为常见。严重者也可形成癫痫持续状态。

3. *瘫痪型*　由于肺吸虫在神经系统寄生部位的不同，可表现为单瘫、偏瘫等，偶可有截瘫。

4. *脑瘤型*　除有头痛、恶心、呕吐、视乳头水肿等颅压增高症状外，也可有局灶性症状。CT 或 MRI 检查示占位性改变。

5. *脑膜炎型*　多见于疾病早期、起病急，往往有头痛、发热、呕吐及脑膜刺激征。脑脊液压力增高，以淋巴细胞为主的白细胞数增多，可有相当数量的嗜酸性粒细胞。蛋白也轻度增加。

6. *脑卒中型*　由于幼虫侵犯蛛网膜下腔血管或大脑血管，破裂后产生蛛网膜下腔出血或脑叶出血。

若患者来自肺吸虫病流行区，有食生蟹或不熟的溪蟹史，血中嗜酸性粒细胞增高，有肺和脑症状，痰或脑脊液中发现肺吸虫虫卵，结合以下实验室检查诊断可以确诊：① 肺吸虫皮内试验，阳性率 95%左右;② 补体结合试验,血清阳性率为75%~98%,脑型肺吸虫病脑脊液阳性率85%~100%;③ 后尾蚴膜反应,阳性率可达97.3%。

治疗主要应用吡喹酮,10 mg/kg,每天3次口服,总剂量为120~150 mg/kg,疗效较好。也可应用硫双二氯酚1 g,每天3次口服,10~15天为一疗程,间隔1个月后可重复治疗。巨大肉芽肿需考虑手术治疗。

五、广州管圆线虫病

广州管圆线虫最早由陈心陶于1933年在广东家鼠及褐家鼠体内发现寄生于鼠类肺部血管。偶可寄生于人体引起嗜酸性粒细胞增多性脑膜脑炎或脑膜炎。人类感染较少见,首例患者见于我国台湾1944年报道。

鼠类是广州管圆线虫的终宿主,病原虫寄生于鼠类肺部血管,发育成熟并产卵。第一期幼虫孵出后穿破肺毛细血管进入肺泡,经气管、咽部,后被吞入消化道,随粪便一起排出。随后进入中间宿主,主要是淡水螺和蛞蝓,发育为第二及第三期幼虫,具有感染性。当人生食含本虫幼虫的中间宿主后,幼虫穿过肠壁进入门脉系统,经血循环到达大脑,引起嗜酸性粒细胞增多性脑膜脑炎或脑膜炎。主要位于枕部和双颞部,临床主要表现为发热、头痛、恶心、呕吐、眼部损害、脑膜刺激征等。

诊断本病主要依据有吞食或接触含本虫的中间宿主病史,脑脊液压力升高,白细胞总数明显增多,其中嗜酸性粒细胞数亦明显增高。

本病尚无特效治疗。一般采用对症治疗。

第八节　艾滋病所致的神经系统障碍

艾滋病(AIDS)亦名获得性免疫缺陷综合征,是由人类免疫缺陷病毒(HIV)感染所引起的。10%~27%的艾滋病患者出现神经综合征。从1982年6月5日美国疾病防治中心发表第一份报告以来,20多年间在全世界范围内迅速传播,据WHO统计,截至2020年底,全球现存HIV/AIDS患者3 770万,当年约有150万人新发感染艾滋病,约68万人的死亡与艾滋病毒相关。中国1985年报告第一例艾滋病,截至2020年底,我国现存HIV/AIDS患者105.3万。

【病因及发病机制】

HIV属逆转录病毒,包括HIV-1和HIV-2两型。HIV-1能引起免疫缺陷和艾滋病,呈世界性分布;HIV-2仅在非洲西部和欧洲的非洲移民及其性伴中发生,很少引起免疫缺陷和艾滋病。HIV的传播方式主要包括性接触、血液及血制品、母婴传播。目前我国艾滋病流行以性传播为主(占97.7%)。

HIV可能通过以下途径导致神经系统损害:① HIV具有直接细胞毒性,大脑中的神经元和胶质细胞可表达CD_4分子,病毒可通过CD_4分子而感染神经系统;② 病毒在复制过程中产生gP^{41}、gP^{120}、Tat和Nef等病毒蛋白,它不仅能破坏神经细胞膜的完整性,而且还能抑制细胞间的信号传递,导致神经细胞与胶质细胞的功能紊乱;③ HIV感染脑组织巨噬细胞、星形胶质细胞,产生毒性TNF-α、TGF-β、IL-1、IL-6和内皮素-1,造成神经细胞和髓鞘的破坏;④ 自身免疫反应,针对HIV的某些抗体可能与神经细胞有交叉反应,导致神经细胞损坏。此外HIV还会使CD_4^+T细胞和巨噬细胞防御功能受损,使机体对机会感染和某些肿瘤易感性明显增加。

【病理】

神经系统任何部位均可被侵犯,包括大脑、脊髓、周围神经和脑脊膜,肌肉亦可累及。不同个体差别很大，轻者目视几乎看不到任何改变，仅在镜下才能发现轻微改变。重者神经结构有明显破坏，往往伴有感染、肿瘤和血管病等改变。某些标本可见不同程度的脑萎缩，额颞叶更为明显。镜下可见大脑神经细胞脱失，伴有明显胶质增生，白质髓鞘破坏。大脑灰质或灰质下白质可见以多核巨细胞、巨噬细胞和小胶质细胞为主的胶质结节。多核细胞可位于血管周围间隙和脑实质内，该细胞体积较大，胞质呈嗜酸性，胞核2～10个不等，有时可多达20个，位于细胞边缘部分。多核巨细胞是大脑感染HIV的一个相当敏感的标志。

【临床表现】

HIV感染多发生在青壮年，男性多于女性，临床上依据起病快慢、病程长短、病毒侵及神经系统的部位不同及是否伴有其他病原体感染可将艾滋病的神经系统感染分为以下两类。

（一）HIV引起的原发感染

1. *急性脑膜脑炎*　表现为发热、头痛、神志模糊、癫痫发作或偏瘫，也可出现颈强直及克尼格征。脑脊液细胞数及蛋白增高，糖正常。神经影像学可完全正常。经过数天或数周症状可自行消失，但可以反复发生。此期血清HIV呈阳性反应。

2. *艾滋病-痴呆综合征*　开始患者表现注意力不集中，记忆减退，逐渐发展为人格改变和行为异常，直至痴呆状态。也可伴有癫痫、四肢张力增高、病理反射、共济失调和肌阵挛发作等。脑脊液细胞数与蛋白增高，P_{24}抗原水平和β_2微球蛋白水平与认知功能严重程度呈正相关。脑电图呈弥散性慢波。颅脑CT可见脑萎缩及白质低密度，颅脑MRI于T_2WI可见深部白质呈斑片状高信号，有的互相融合，两侧基本对称。

3. *空泡性脊髓病*　可与痴呆综合征并存，也可单独发生。约有1/3的艾滋病脊髓白质有空泡形成，胸段侧索与后索尤为突出。但只有在空洞形成明显时，才出现症状。临床表现与亚急性联合变性相似。

脊髓HIV感染可能激活巨噬细胞。镜下可见病灶内巨噬细胞数量明显增加，它可释放细胞因子，如肿瘤坏死因子-α（TNF-α），对髓鞘和少突胶质细胞有毒性作用，被破坏的神经纤维被吞噬细胞运走，于是造成局部的空泡形成。应该指出，空泡性脊髓病并不是艾滋病的特征性改变，无HIV感染，也可形成此病。此外，少数HIV感染病例，脊髓病灶可见较多的多形核白细胞，称此为HIV脊髓炎。更多的病例脊髓内缺乏多形核白细胞，称此为HIV感染的空泡性脊髓病。

4. *周围神经病*　20%～80%艾滋病患者可出现周围神经症状，其表现形式不一，常见的有以下数种。

（1）急性炎症性脱髓鞘性多发性神经病：可出现在HIV感染早期，其表现与吉兰-巴雷综合征相似，四肢轻瘫，腱反射低下，感觉障碍较轻，可伴有双侧周围性面瘫。脑脊髓呈现蛋白细胞分离，有时也可有细胞数增多。电生理检查示周围神经传导速度减慢。部分患者可呈慢性病程或反复发生。

（2）远端对称性感觉性神经病（distal symmetric sensory neuropathy）：四肢远端对称性深、浅感觉障碍，由于深感觉改变较重，呈现感觉性共济失调。腱反射低下，而不伴有运动障碍。电生理检查示感觉神经传导速度减慢，神经活检可发现轴索变性和血管炎。

（3）多发性单神经病：以不对称性多发性单神经损害为特征，多累及尺神经、股神经和坐骨神经，也可累及动眼、滑车、外展及面神经。脑脊液细胞数增加，电生理检查示周围神经轴索损害，神经活检除有不同程度轴索坏变外，尚有多核细胞浸润。

（4）进行性痛性神经根病：腰骶痛为主，往往延及下肢，也可伴有尿、便障碍，脑脊液蛋白轻微增高。

（5）自主神经病（autonomic neuropathy）：艾滋病后期可有心律失常、阳痿、发汗障碍、直立性低血压、腹泻或尿潴留等。

5. 肌病　可发生于艾滋病各个阶段,四肢远端无力、肌萎缩,肌痛或伴有压痛。血清肌酶增高,肌肉活检示散在的肌纤维变性,小血管周围、肌纤维间及肌束膜可有炎细胞浸润。

(二) 继发于艾滋病的神经系统损害

1. 中枢神经系统机会感染　由于细胞免疫功能严重受损,中枢神经系统易出现各种各样的机会感染,临床常见的有如下数种。

(1) 脑弓形体病(toxoplasmosis):是艾滋病常见的机会性感染,病情缓慢进展,出现发热、意识模糊状态和局灶性或多灶性脑病症状和体征,如脑神经麻痹或轻偏瘫、癫痫发作、头痛和脑膜刺激征等。MRI可发现基底节一或多处大块病灶,有环形增强;PCR 可检出弓形体 DNA;确诊有赖于脑活检。

(2) 真菌感染:以新型隐球菌感染引起脑膜炎最常见。

(3) 病毒感染:单纯疱疹病毒、巨细胞病毒、带状疱疹病毒等引起脑膜炎、脑炎和脊髓炎,乳头多瘤空泡病毒引起进行性多灶性白质脑病。

(4) 细菌感染:分枝杆菌、李斯特菌、金黄色葡萄球菌等引起各种脑膜炎,以结核性脑膜炎较多见。

2. 中枢神经系统肿瘤　本症可并发中枢神经系统机会性肿瘤,以淋巴瘤最常见,偶见卡波西肉瘤(Kaposi sarcoma),淋巴瘤多出现在 HIV 感染晚期。瘤细胞可浸及软膜或脑内血管周围间隙。临床上可有头痛、精神障碍和局灶症状。脑脊液可见淋巴细胞增多,蛋白增高。CT 或 MRI 于脑室周围有单发或多发性结节,并呈环状增强。MRI T_1WI 呈低信号,T_2WI 为高信号,脑活检可确诊。

3. 脑血管疾病　可以因肉芽肿血管炎引起脑梗死,炎性血栓性心内膜炎引起脑栓塞,也可以因血小板减少引起脑出血或蛛网膜下腔出血。偶可见脑静脉及静脉窦血栓。

【辅助检查】

血液白细胞或淋巴细胞减少,血液 CD_4^+T 细胞亚群绝对值降低。CD_8^+T 细胞亚群数量增加,CD_4/CD_8 比值倒置(即<1)。CD_4^+ 细胞数量下降有助判断 HIV 感染状态及预后。

用 ELISA 检测 HIV 感染人的血清、尿液、脑脊液的抗体,感染后 3 个月内绝大部分可呈阳性。而 HIV 抗原(P_{24} 抗原)在血清中出现时期早于 HIV 抗体,因此 HIV 抗体阴性时,HIV 抗原可能阳性。

【诊断及鉴别诊断】

对原因不明的神经症状,遇到下列情况时,应想到艾滋病的可能:① 有吸毒、输血、不洁性接触史;② 不明原因免疫功能低下;③ 不明原因的机会感染;④ 不明原因的消瘦;⑤ 不明原因的淋巴结肿大;⑥ 反复出现带状疱疹、口腔念珠菌感染及皮肤脓疱;⑦ 高热,而白细胞数不高;⑧ 年轻人痴呆。此时宜做血液、脑脊液有关 HIV 感染的检测。

儿童艾滋病患者需与先天性免疫缺陷鉴别,前者常见腮腺炎及血清 IgA 增高,后者则少见,病史和 HIV 抗体也有助于鉴别;成人艾滋病患者需要与应用皮质激素、血液或组织细胞恶性肿瘤等引起的获得性免疫缺陷区别。

【治疗及预后】

本病治疗原则是积极抗 HIV 治疗、增强患者免疫功能和治疗机会性感染及肿瘤等神经系统并发症。

目前临床常用的抗 HIV 药物包括:① 核苷逆转录酶抑制剂,如齐多夫定、拉米夫定等;② 非核苷逆转录酶抑制剂,如奈韦拉平等;③ 蛋白酶抑制剂,如印地那韦等;④ 整合酶抑制剂,如拉替拉韦等;⑤ 融合抑制剂,如恩夫韦肽。主张用高效抗逆转录病毒疗法治疗,在患者 CD_4 细胞计数 $\leqslant 350\times10^6$/L 时开始治疗,采用"鸡尾酒疗法",各类药物通过不同的组合以增强疗效。由于抗 HIV 药物的抗病毒能力、依从性、耐药性和毒性,加之药物还不能将病毒完全从体内清除,最近有学者主张采用间断疗法。

增强和调节免疫功能常用的药物有：异丙肌苷、转移因子、干扰素及其诱生剂、IL－2、胸腺激素、甘草甜素、香菇多糖等。

治疗机会性感染的药物，如脑弓形体病用乙胺嘧啶和磺胺嘧啶，单纯疱疹病毒感染用阿昔洛韦，真菌感染用两性霉素 B。巨细胞病毒所致的神经根病的进行性疼痛可用更昔洛韦及三环类抗抑郁药如阿米替林等治疗。

部分 HIV 感染者无症状感染期可达 10 年以上，一旦进展为艾滋病，预后不良，平均存活期为 12～18 个月。

（王佳伟）

思　考　题

1. 如何诊治单纯疱疹病毒性脑炎？该病如何与自身免疫性脑炎鉴别？
2. 如何鉴别诊断结核性脑膜炎、隐球菌性脑膜炎和病毒性脑膜炎？
3. 学习朊粒蛋白的致病性有何意义？
4. 我国有哪些常见脑寄生虫疾病？如何进行诊断与鉴别诊断？
5. 为什么 HIV 患者易发生中枢神经系统机会感染？
6. 宏基因组学第二代测序技术对新发神经系统感染性疾病有什么应用价值？
7. 病例分析

【病史摘要】

患者，女性，33 岁，已婚，汉族。因“发热、头痛 5 天，伴精神行为异常 3 天”入院。患者于本次发病前 1 周有上呼吸道感染史，入院前 5 天出现发热，体温最高达 39℃，伴有头痛，呕吐，呈喷射性，3 天前出现精神行为异常，胡言乱语。既往史、个人史、家族史无殊。

体格检查：体温 38.5℃，脉搏每分钟 90 次，呼吸每分钟 22 次，血压 130/80 mmHg。烦躁，查体不合作，对答不切题，脑神经正常，颈阻可疑，四肢肌力正常，腱反射对称（++），双侧病理征阴性。

辅助检查：血常规、电解质、肝、肾功能正常。腰穿脑脊液压力 240 mmH_2O，外观无色透明，有核细胞 $60×10^6$/L，以单核为主，糖和氯化物正常，蛋白 0.8 g/L。脑电图呈弥漫性高波幅慢波。头颅 MRI 示双侧颞叶、额叶、岛叶 T_2 相呈片状高信号影。

【诊断分析】

（1）病史特点：青年女性，急性起病，有上呼吸道感染病史。有发热、精神异常和颅内压增高的临床表现。腰穿、脑电图和头颅 MRI 显示异常。

（2）定位诊断：依据患者颅内压增高的临床表现和精神行为的异常，结合脑电图和头颅 MRI 的异常，病变可定位在双侧大脑半球。

（3）定性诊断：依据青年患者，急性起病，病前有上呼吸道感染史，临床主要表现为头痛、呕吐和精神行为异常及脑电图有弥漫性高波幅慢波等双侧大脑半球损害的表现；有发热、腰穿脑脊液白细胞数增多等感染的证据，定性诊断为中枢神经系统感染性疾病。结合头颅 MRI 改变，符合单纯疱疹病毒性脑炎的初步诊断，尚需与下列疾病鉴别。

1）化脓性脑膜炎：该病全身感染症状更重，血常规检查白细胞数增高明显，脑脊液呈化脓性改变，本例患者血常规正常，脑脊液中有核细胞数仅有 $60×10^6$/L，且外观无色透明故不支持。

2）结核性脑膜炎：该病起病一般相对较病毒性脑炎缓慢，部分患者有结核病史或结核接触史，脑脊液检查糖降低。本例患者急性起病，无结核病史，脑脊液生化检查糖正常，不支持，头颅 MRI 改变亦不支持结核性脑膜炎。

3）隐球菌性脑膜炎：隐球菌性脑膜炎一般起病较缓慢，脑脊液检查糖降低，本例患者起病较急，脑脊液检查糖正常，也未检测到隐球菌故不支持。

（4）治疗经过：入院后经阿昔洛韦治疗 14 天后患者症状明显好转，复查腰穿脑脊液正常后出院。同时作为诊断性治疗，抗单纯疱疹病毒治疗有效，也可反证单纯疱疹病毒性脑炎的诊断。

参考文献

韩孟杰，陈清峰，徐鹏，等，2021. 砥砺奋进“十三五”艾滋病防控迈向新征程——我国艾滋病防治回顾与展望. 中国艾滋病性病，27(12)：1327－1331.

贾建平，2009. 神经病学. 第 6 版. 北京：人民卫生出版社：233，257.

王维治，2021. 神经病学. 第 3 版. 北京：人民卫生出版社：738－843.

王得新，2012. 神经病毒学：基础与临床. 第 2 版. 北京：人民卫生出版社：351－772.

Brant T, Caplan L R, Dichgans J, 2003. Infections and Inflammatory Disease in Neurological Disorders Course and Treatment. 2nd edition. New York: Academic Press: 529－720.

Buktea Y, Kemanoglu S, Nazaroglu H, et al., 2004. Cerebral Hydatid Disease: CT and MR Imaging Findings. Swiss Med Wkly, 134, 459－467.

Huynh J, Donovan J, Phu N H, et al., 2022. Tuberculous Meningitis: Progress and Remaining Questions. Lancet Neurol, 21(5): 450－464.

Katti M K, 2004. Pathogenesis, Diagnosis, Treatment, and Outcomeaspects of Cerebral Tuberculosis. Med Sci Monit, 10(9): RA215－229.

Major E O, Yousry T A, Clifford D B, 2018. Pathogenesis of Progressive Multifocal Leukoencephalopathy and Risks Associated with Treatments for Multiple Sclerosis: A Decade of Lessons Learned. Lancet Neurol, 17(5): 467－480.

Scheld W M, Whitley R J, Marra C M. 2004. Infections of the Central Nervous System. 3rd edition. Philadephia: Lippincott Williams & Wilkins: 57－323.

Steiner I, Budka H, Chaudhuri A, et al., 2010. Viral Meningoencephalitis: A Review of Diagnostic Methods and Guidelines for Management. Eur J Neurol, 17(8): 999－1009, e55－e57.

Tan C S, Koralnik I J, 2010. Progressive Multifocal Leukoencephalopathy and Other Disorders Caused by JC virus: Clinical Features and Pathogenesis. Lancet Neurol, 9(4): 425－437.

Watson N, Brandel J P, Green A, et al., 2021. The Importance of Ongoing International Surveillance for Creutzfeldt-Jakob Disease. Nat Rev Neurol, 171(6): 362－379.

WHO, 2017. Guidelines for Treatment of Drug-susceptible Tuberculosis and Patient Care. https://apps.who.int/iris/bitstream/handle/10665/255052/9789241550000-eng.pdf [2017－06－27].

WHO, 2019. WHO Consolidated Guidelines on Drug-resistant Tuberculosis Treatment. https://apps.who.int/iris/handle/10665/311389 [2020－09－24].

第九章

中枢神经系统脱髓鞘疾病及自身免疫性脑炎

第一节 概 述

髓鞘是神经系统保持高效、稳定神经传递的重要细胞结构。中枢神经系统的髓鞘形成于胚胎期，由少突胶质细胞(oligodendrocyte)的突起呈同心圆样包绕轴索而成。成熟的髓鞘是多层紧密包绕的双脂质生物分子层，其中的脂质成分起保护轴索和绝缘作用；而髓鞘蛋白，包括髓鞘蛋白脂蛋白(proteolipid protein, PLP)、髓鞘碱性蛋白(myelin basic protein, MBP)、髓鞘相关糖蛋白(myelin-associated glycoprotein, MAG)和髓鞘少突胶质细胞糖蛋白(myelin oligodendrocyte glyco-protein, MOG)等则主要参与免疫反应。

中枢神经系统脱髓鞘疾病(demyelinative diseases)是一类由多种原因引起的以髓鞘破坏和脱失为基本病理损害特征的疾病，可分为遗传性和获得性两大类。由遗传缺陷导致的髓鞘形成异常性疾病，如脑白质营养不良，将在神经系统遗传性疾病章节中讨论。而获得性脱髓鞘疾病又分为原发性炎性脱髓鞘和继发性脱髓鞘疾病。前者以多发性硬化和视神经脊髓炎谱系疾病为主要表型，还包括急性播散性脑脊髓炎、急性出血性白质脑炎、弥漫性硬化、同心圆硬化及抗 MOG 抗体相关疾病等，此类疾病与自身免疫反应相关，伴突出的中枢神经系统炎性反应，是本章讨论之重点；后者是由中毒、营养缺乏、代谢异常、感染、缺血、外伤、肿瘤及渗透压改变等明确病因所致脱髓鞘，本章将对髓鞘溶解症予以介绍。

自身免疫性脑炎(autoimmune encephalitis, AE)是机体免疫功能异常引起中枢神经系统功能障碍的另一类疾病，因自身抗体攻击神经元所致，本章也将予以介绍。

第二节 多发性硬化

多发性硬化(multiple sclerosis, MS)是一种以中枢神经炎性脱髓鞘病变为主要特点的免疫介导性疾病，病变主要累及白质，皮层也可受累，以时间多发、空间上分离的多灶性损害为临床特征，是青年人致残的重要疾病之一。

【流行病学】

好发于青壮年，发病年龄为20~50岁，发病高峰年龄30岁左右，男女患病比为1∶2。发病呈纬度分布趋势，高纬度地区如北欧等地发病率普遍较高。我国尚无发病率确切的流行病学调查，既往认为我国属于低发地区，近年来随着诊断技术的提高加之人口基数大，检出率逐渐增高。

【病因】

其病因尚不明确，可能由遗传因素和环境因素共同作用而致。

1. *遗传因素* 双胞胎研究发现同、异卵双生子的同病率分别是12/35和2/49；患者亲属的患病率为15%，远高于普通人群；存在患病率的种族差异。多发性硬化的遗传易感是多基因共同作用的结果，目前已发现与多发性硬化致病的相关基因有100多个,而位于6号染色体上的人类白细胞抗原(human leukocyte antigen, HLA)是与多发性硬化遗传易感性最相关的基因,其中的HLA-DRB1*15:01单体是目前已知最易导致多发性硬化易感性的单基因体,此外,IL-7Rα、IL-2Rα、CD58、TYK2、STAT3及TNFRSF1A等非HLA相关基因也是本病遗传相关的因素。

2. 环境因素　多发性硬化的发病呈纬度分布趋势,高纬度地区高发。日照时间、饮食摄入维生素D的水平与多发性硬化的发病呈负相关关系。吸烟、肥胖等均可增加发病风险。此外,病毒感染明显增加多发性硬化的发病风险,在多发性硬化患者的血清和脑脊液中可检测到多种病毒抗体的滴度升高,如EB病毒、单纯疱疹病毒、人类疱疹病毒6型、麻疹病毒、风疹病毒等,其中EB病毒是最主要的危险因素。对移民的研究发现,15岁前由高发病区移居至低发病区后,发病率降低,与低发病区相当;而15岁后移居,则发病率仍维持高水平,与移居前地区的发病率相当;提示15岁前接触的环境因素影响了以后的发病。

3. 促发因素　感染、创伤或应激会增加多发性硬化的发病或复发,原因可能是免疫功能紊乱。女性在妊娠期的发病率降低,产后则又增高。

【发病机制】

尚不明确,目前认为本病的发病机制是易感者体内免疫系统对髓鞘成分的交叉反应,细胞免疫和体液免疫均参与其中。CD_4^+T细胞介导的细胞免疫反应是多发性硬化的主要发病机制。T细胞通过受损的血脑屏障后,与抗原提呈细胞提呈的抗原结合并激活,进而攻击髓鞘上的相关成分,如MAG、MBP、PLP、磷酸二酯酶、S-100蛋白等,导致髓鞘破坏;而免疫反应又导致促炎性细胞因子如IL-12、IL-23、γ干扰素(IFN-γ)、TNF-α、自由基等生成,导致损伤进一步加重。当血脑屏障破坏,B细胞也将进入中枢神经系统,通过T细胞依赖的机制激活,从而产生抗髓鞘抗原的抗体,发挥体液免疫致病作用。多发性硬化患者脑脊液中免疫球蛋白合成增加、出现寡克隆带(oligoclonal bands, OCB)等均表明体液免疫在多发性硬化中也扮演了重要角色。

【病理】

以中枢神经系统白质多发脱髓鞘斑块为特征性病理改变。脱髓鞘病灶可位于大脑半球、脑干、小脑、视神经和脊髓,特征是累及毛细血管后小静脉周围的脱髓鞘区域,如侧脑室体部和前角的旁室管膜下静脉分布区及脊髓软脊膜静脉旁的白质。脑和脊髓冠状切面上,肉眼可见多个大小和形态不一的病灶,直径自小于1 mm至数厘米不等。急性病灶与周围正常组织分界不清,色泽粉灰;陈旧病灶则与周围正常组织分界清晰,色泽灰白。镜下可见广泛的髓鞘脱失、胶质细胞增生、不同程度的轴突损伤、T细胞和巨噬细胞浸润等,有时伴有免疫球蛋白及补体沉积。近年来研究发现,灰质及轴突损伤在多发性硬化亦常见,主要表现为轴突密度降低、轴突肿胀、扭曲、中断,或离断后远端出现沃勒变性。

【临床表现】

多发性硬化患者的神经功能缺损随病变部位及病程的不同而不同。时间上分离(反复发作和缓解)和空间上分离(多部位损害或不能用单个部位损害解释的神经功能缺损)现象是多发性硬化恒定的特点。感冒、发热、外伤、手术和应激常常是发病的诱因。主要以急性或亚急性起病,约10%则呈隐匿发病。相当数量的患者在起病前数周或数月有疲乏、无力、体重降低、肌肉关节疼痛等不典型症状,常被忽视。多发性硬化主要临床症状体征归纳如下。

1. 视力障碍　可为多发性硬化的首发症状。表现为急性视神经炎或球后视神经炎,患者出现急性起病的视力减退,单眼受累或双眼在数周内交替受累,伴眼球运动时疼痛。眼底检查示视神经盘水肿,多数在几周内有所恢复,可遗留视神经萎缩。

2. 运动障碍　表现为上运动神经元瘫痪,多见于下肢,不对称,也可为单肢瘫或偏瘫,症状呈进行性或波动性加重。常伴随其他锥体束征，如痉挛、反射亢进、巴宾斯基征等。痉挛比瘫痪常见，也是导致患者残疾的重要原因，表现为下肢伸性痉挛、痉挛步态、足跖屈内翻、关节活动度受限等。

3. *感觉障碍*　超过半数的患者有感觉异常，包括肢体针刺样痛、剧烈的深部痛、发热感或躯干束带感。客观检查多为以下肢为主的深感觉减退，很少有明确的躯干感觉平面。由于脱髓鞘的轴索对牵拉和压迫敏感，患者可出现莱尔米特征（Lhermitte sign），即颈部过屈可诱发刺痛或闪电样感觉异常，通常由颈部沿脊椎放射至下肢，少数情况可放射至上肢。莱尔米特征是颈段脊髓受累征象之一，有诊断意义，但特异性不高。

4. *脑干和小脑病变*　三叉神经受累可引起一过性面部麻木或三叉神经痛。眼球运动障碍常见，表现为眼球运动不协调。眼震见于半数患者，多为对称性水平眼震，快相向患侧。核间性眼肌麻痹是多发性硬化的重要体征之一，提示内侧纵束受累。双侧核间性眼肌麻痹高度提示多发性硬化，仅少数情况下见于其他脑干病变。约半数患者出现共济失调，累及言语、肢体活动和步态。晚期患者可出现 charcot 三联征，即眼震、意向性震颤和吟诗样语言。

5. *急性脊髓炎*　主要表现为数小时至数天内迅速进展的下肢轻瘫或截瘫、上升性感觉异常、下肢深感觉障碍、括约肌功能障碍等，可伴病理征阳性。脊髓损害多为反复的、不对称和不完全性的，感觉症状突出，少有脊髓休克，常伴有视神经炎或亚临床的视神经损害证据。

6. *自主神经功能障碍*　病程中可出现膀胱功能损害，症状时轻时重，表现为尿急、排尿无力、困难或尿潴留。性功能障碍表现为勃起功能障碍、射精障碍及性欲减退等。

7. *认知与精神症状*　认知功能障碍较为常见，主要表现为近记忆减退、注意力不集中，视觉-空间能力和信息处理障碍等。精神症状多表现为抑郁、易怒、暴躁等。

8. *其他*　患者常有与瘫痪或抑郁无关的疲劳，具有波动性，变化快。遇热环境可出现一过性新症状或原有症状加重［乌托夫征（Uhthoff sign）］，持续数分钟。少数患者出现发作的刻板性症状，如癫痫发作、痛性痉挛、感觉异常（闪痛或痒）、发作性共济失调和肌张力障碍等。

9. *临床孤立综合征（clinically isolated syndrome，CIS）*　指由单次发作的中枢神经系统炎性脱髓鞘事件组成的临床综合征。病变表现为临床上单次发作，MRI 显示 1 个或多个病灶，且临床症状持续至少 24 小时。其典型的临床表现包括单侧视神经炎、脑干或小脑综合征或者非完全的横贯性脊髓炎表现。临床孤立综合征一般作为多发性硬化的首发表现，高度提示发展为多发性硬化的可能。

10. *放射学孤立综合征（radiologically isolated syndrome，RIS）*　于 2009 年首次提出，指患者无神经系统表现或其他明确解释，MRI 上出现强烈提示多发性硬化的病灶。大约 1/3 的 RIS 患者在发病后 5 年内出现临床症状，被诊断为多发性硬化。

临床上通常使用扩展性残疾状态量表（expanded disability status scale，EDSS）量化评估多发性硬化患者神经功能残疾程度。

【临床分型】

1. *复发-缓解型多发性硬化（relapsing-remitting MS，RRMS）*　最为常见，占初次发病的 80%～85%。以多次的复发和缓解为特点，发作间期病情稳定，每次发作后均基本恢复，不留或仅留下轻微后遗症。

2. *继发进展型多发性硬化（secondary progressive MS，SPMS）*　近半数的复发缓解型患者在患病 10～15 年后疾病不再有复发缓解，呈缓慢进行性加重过程，没有明显的症状缓解。

3. *原发进展型多发性硬化（primary progressive MS，PPMS）*　约 10%的患者病程呈慢性进展，无明显复发和缓解，病程大于 1 年，多于 40 岁以后发病。

4. *其他类型多发性硬化*　根据多发性硬化发病及预后情况，有以下两种少见临床类型作为补充。

(1) 良性型多发性硬化(benign MS):少部分多发性硬化患者在发病 15 年内几乎不留任何神经系统残留症状及体征,日常生活和工作无明显影响。

(2) 恶性型多发性硬化(malignant MS):又名爆发型多发性硬化(fulminant MS)或马尔堡变异型多发性硬化(marburg variant MS),疾病呈暴发起病,短时间内迅速达到高峰,神经功能严重受损甚至死亡。

【辅助检查】

1. 脑脊液检查　怀疑脱髓鞘疾病者均应行脑脊液检查。脑脊液外观及压力一般正常,急性期约 1/3 的患者脑脊液出现轻中度细胞数升高,一般不超过 50×10^6/L,蛋白正常或轻度增高,多不超过 1 000 mg/L。2/3 的患者脑脊液中 IgG 合成增加,表现为 IgG 指数(脑脊液 IgG/血清 IgG 与脑脊液白蛋白/血清白蛋白的比)>0.7。约 90%的患者脑脊液中出现寡克隆带(OCB),如同时血中 OCB 阴性则更有诊断意义,提示寡克隆 IgG 在鞘内合成。

拓展阅读:多发性硬化脑部 MRI 标准化流程

2. MRI 检查　MRI 检查可以发现许多无临床表现的脑内病灶(80%~90%的 MRI 上新病灶与临床活动无关)和难以发现的脊髓病灶,从而提高诊断准确性和帮助鉴别诊断。典型表现为位于半卵圆区和侧脑室旁的卵圆形、长轴指向侧脑室的病灶(这种病灶垂直于脑室壁的特点,称为道森手指征,是本病相对特异的 MRI 表现),不累及脑膜,T_2WI 呈高信号(非特异性),部分在 T_1WI 上呈低信号(提示髓鞘严重损害和轴索损害),直径>3 mm,部分可以融合。病变累及脊髓时以颈髓最常受累,多为单发或散在小点状、斑块状、圆形、卵圆形或类圆形病灶,病灶长度很少超过 2 个椎体节段(图 9-1)。由于血-脑屏障的破坏,急性期新发病灶几乎都有钆增强表现,持续 4~6 周,亦可作为炎症活动的一个标志。

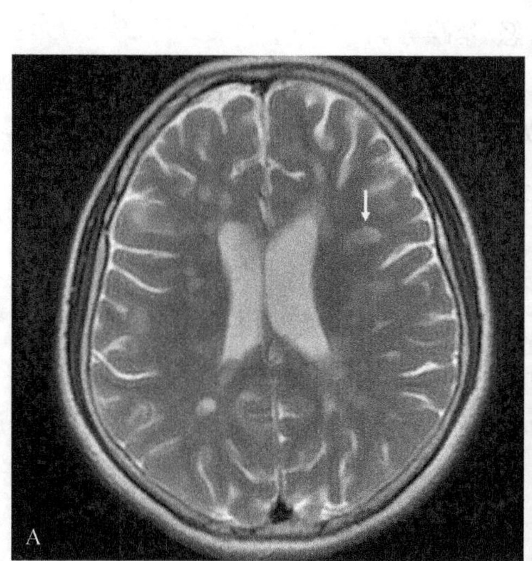

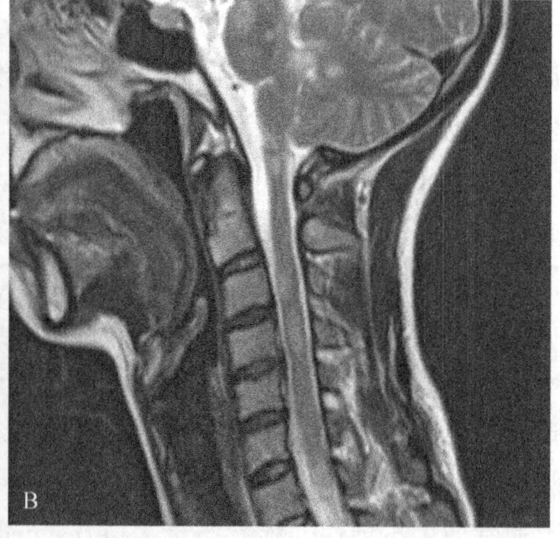

图 9-1　多发性硬化病灶在 MRI 上表现

A. T_2WI 高信号,分布于脑室旁白质,卵圆形病灶的长轴与侧脑室垂直;B. 高颈段脊髓内可见 T_2WI 高信号改变,长度不超过 2 个椎体节段

3. 神经电生理检查　神经电生理检查包括视觉诱发电位、体感诱发电位及脑干听觉诱发电位,其意义在于发现亚临床的生理学改变。以视觉诱发电位的临床应用价值最大,主要表现为 P100 潜伏期明显延长,与视神经损害相关。

【诊断】

目前国际上较为通用的是 McDonald 2017 诊断标准(表 9-1)。但不论何种诊断标准,必须满足 2 个"多发"的特点,即时间多发(dissemination of lesions in time,DIT)和空间多发(dissemination of lesions in space, DIS)。DIT 指两次及以上的临床发作,症状需持续 24 小时以上,且两次发作的时间间隔 1 月以上，或单纯MRI上存在多次复发的证据。DIS指有两个以上解剖学白质病灶的证据，可通过MRI或诱发电位等确定。

表9-1 McDonald 2017诊断标准

临床表现	诊断多发性硬化所需辅助指标
≥2次发作；有≥2个以上客观临床证据的病变	无[a]
≥2次发作；1个（并且有明确的历史证据证明以往的发作涉及特定解剖部位的一个病灶[b]）	无[a]
≥2次发作；具有1个病变的客观临床证据	通过不同中枢神经系统部位的临床发作或MRI检查证明了空间多发性
1次发作；具有≥2个病变的客观临床证据	通过额外的临床发作，或MRI检查证明了时间多发性，或具有脑脊液寡克隆带的证据[c]
有1次发作；存在1个病变的客观临床证据	通过不同中枢神经系统部位的临床发作或MRI检查证明了空间多发性，并且通过额外的临床发作，或MRI检查证明了时间多发性或具有脑脊液寡克隆带的证据[c]
提示多发性硬化的隐匿的神经功能障碍进展（原发进展型多发性硬化）	疾病进展1年（回顾性或前瞻性确定）同时具有下列3项标准的2项：① 脑病变的空间多发证据；MS特征性的病变区域（脑室周围、皮层/近皮质或幕下）内≥1个T_2病变；② 脊髓病变的空间多发证据：脊髓≥2个T_2病变；③ 脑脊液阳性（等电聚焦电泳显示寡克隆区带）

注：如果患者满足McDonald 2017诊断标准，并且临床表现没有更符合其他疾病诊断的解释，则诊断为多发性硬化；如有因临床孤立综合征怀疑为多发性硬化，但并不完全满足McDonald 2017诊断标准，则诊断为可能的多发性硬化；如果评估中出现了另一个可以更好解释临床表现的诊断，则排除多发性硬化。

a：不需要额外的检测来证明空间和时间的多发性。然而除非MRI不可用，否则所有考虑诊断为多发性硬化的患者均应该接受脑MRI检查。此外，临床证据不足而MRI提示多发性硬化，表现为典型临床孤立综合征以外表现或具有非典型特征的患者，应考虑脊髓MRI或脑脊液检查，如果完成影像学或其他检查（如脑脊液）且结果为阴性，则在做出多发性硬化诊断之前需要谨慎，并且应该考虑其他可替代的诊断。

b：基于客观的2次发作的临床发现做出诊断是最保险的。在没有记录在案的客观神经系统发现的情况下，既往1次发作的合理历史证据可以包括具有症状的历史事件，以及先前炎性脱髓鞘发作的演变特征；但至少有一次发作必须得到客观结果的支持。在没有神经系统残余客观证据的情况下，诊断需要谨慎。

c：尽管脑脊液特异性寡克隆带阳性本身并未体现出时间多发性，但可以作为这项表现的替代指标。

【鉴别诊断】

多发性硬化需与其他中枢神经系统炎性脱髓鞘疾病进行鉴别。

1. 视神经脊髓炎谱系疾病（neuromyelitis optica spectrum disorders，NMOSD） 两者临床表现有重复，鉴别有一定困难。多发性硬化复发-缓解的病史特点更为明显，发作后遗留神经症状轻，继发进展更常见，累及脊髓时病变很少超过2个椎体节段，水肿相对较轻，预后相对较好。而NMOSD病情进展快，神经功能一般不能完全恢复，复发率高，预后较差。此外，NMOSD患者血清水通道蛋白4（aquaporin-4，AQP4）-IgG抗体阳性，而多发性硬化患者脑脊液OCB阳性亦是二者鉴别的主要依据。

拓展阅读：NMODS与MS的重要鉴别点

2. 急性播散性脑脊髓炎（acute disseminated encephalomyelitis，ADEM） 儿童多见，发病急，常继发于病毒感染或疫苗接种后，伴发热、脑膜炎、意识障碍等脑病表现，这些在MS少见，可通过MRI等手段进行鉴别。

3. 抗髓鞘少突胶质细胞糖蛋白免疫球蛋白G抗体相关疾病（MOG-IgG associated disorders，MOGAD） 是不同于多发性硬化和NMOSD的独立疾病谱。该病在儿童发病率较高，且临床表现具有年龄相关性：儿童以ADEM表型多见，成人以视神经-脊髓表型多见。MOGAD相关视神经炎可累及双侧视神经，特别是视神经前段，视神经本身水肿明显，且常合并眼眶结缔组织受累；而在多发性硬化相关视神经炎中，视神经水肿轻，且极少出现眼眶结缔组织受累。MOGAD的脑部MRI不符合经典多发性硬

拓展阅读：了解MOGAD

化病变,可表现为 ADEM 样病灶,而脊髓 MRI 表现为长节段病灶,主要累及腰髓和圆锥,以上均可与多发性硬化相鉴别。此外,MOGAD 患者外周血 MOG-IgG 抗体阳性可以与多发性硬化相鉴别。

【治疗】

多发性硬化的治疗分为急性期治疗、缓解期治疗即疾病修正治疗(disease-modifying therapy,DMT)、对症及康复治疗。

1. *急性期治疗* 以减轻恶化期症状、缩短病程、改善残疾程度和防治并发症为主要目标。主要药物及用法如下。

(1) 糖皮质激素:具有抗炎和免疫调节作用,是多发性硬化急性期的一线治疗。其治疗原则为大剂量,短疗程。推荐用药方法:大剂量甲泼尼龙冲击治疗,成人静脉滴注每天 1 000 mg,3~5 天,如临床神经功能缺损明显恢复可直接停用。如临床神经功能缺损恢复不明显,可改为口服泼尼松或泼尼松龙每天 60~80 mg,逐渐减停,原则上总疗程不超过 3~4 周。若在减量的过程中病情明确再次加重或出现新的体征和/或出现新的 MRI 病变,可再次给予甲泼尼龙冲击治疗或改用二线治疗。激素长期应用的副作用包括骨质疏松、感染、水肿、电解质紊乱、体重增加、消化道溃疡,痤疮等。

(2) 血浆置换(plasma exchange, PE):二线治疗。急性重症或对激素治疗无效者可于起病 2~3 周内应用 5~7 天的血浆置换。

(3) 静脉注射免疫球蛋白(intravenous immunoglobulins, IVIg):总体疗效仍不明确,用于不能应用激素治疗的成人患者或对激素治疗无效的儿童患者。推荐用法为静脉滴注每天 0.4 g/kg,连续用 5 天为 1 个疗程。

2. *缓解期治疗* 推荐使用 DMT 药物治疗。DMT 药物通过免疫调节或抑制作用改变多发性硬化的自然病程,起到减少复发频率、减轻恶化程度、延缓疾病自然进程及改善预后的作用。近年来 DMT 治疗由广泛的免疫调节或抑制治疗向高选择性靶向治疗转化,有越来越多的新药问世。

(1) 特立氟胺:DMT 一线口服药物,通过抑制参与嘧啶从头合成的关键线粒体酶——二氢乳清酸脱氢酶的活性,阻止新生嘧啶合成,导致 DNA 合成障碍,从而抑制 T 细胞和 B 细胞的增殖。适应证为 RRMS,能有效降低疾病复发率和残疾程度。有研究显示特立氟胺还可延迟 CIS 患者进入临床确诊多发性硬化的进程。推荐剂量 7 mg 或 14 mg,每天 1 次,常见不良反应为头痛、腹泻、脱发、肝功能异常、血压增高、感觉异常、白细胞减少、感染等。

(2) 芬戈莫德和西尼莫德:芬戈莫德是淋巴细胞鞘氨醇-1 磷酸受体(S1P)受体选择性调节剂,通过与 S1P 受体结合发挥作用,抑制 T 细胞从淋巴结外移,减少 T 细胞介导的星形胶质细胞增生及对神经细胞和血脑屏障的破坏,减缓多发性硬化的病理进程。适应证为 RRMS,能有效降低疾病复发率,2018 年被美国 FDA 批准用于≥10 岁的儿童或青少年多发性硬化患者。西尼莫德是新一代 S1P 受体选择性调节剂,是首个被证实能够降低 SPMS 患者残疾进展、认知功能下降和脑萎缩的口服 DMT 药物。适应证为 CIS、RRMS 及活动性 SPMS。推荐口服,首次剂量为每天 0.25 mg,剂量逐步增加直至第 6 天每天 2 mg,要求首剂后观察 6 小时(有无症状性心动过缓)。

(3) 富马酸二甲酯:具有免疫调节特性,不会引起明显的免疫抑制,因此安全、耐受性好。其代谢物富马酸单甲酯是烟酸受体激动剂,通过激活核因子 E2-相关因子 2 通路,减少脱髓鞘的氧化应激反应;通过影响 CD_4^+T 细胞的极化,减轻炎症反应。适应证为 RRMS,能显著降低疾病复发率。推荐口服 240 mg,每天 2 次,不良反应包括面红、肝功能异常、胃肠道反应、白细胞减少、感染、过敏等。

(4) 单克隆抗体:是神经免疫性疾病治疗最前沿和活跃的研究方向之一,通过特异性作用于某一致病机制相关的靶细胞或分子而发挥作用。

那他珠单抗:人源化 IgG4 单克隆抗体,靶向作用于 T 细胞膜表面的细胞黏附分子 α4 整合素发挥作用。主要用于 RRMS 患者，能够降低残疾进展率。通过静脉注射给药，由于其严重不良反应进行性多灶性白质脑病（progressive multifocal leukoencephalopathy，PML），须在严密监测下使用。

阿仑单抗：通过靶向自然杀伤细胞、淋巴细胞、单核细胞和其他粒细胞表达的 CD52 分子发挥作用。主要用于 RRMS 及有复发的 SPMS 患者，通过静脉注射给药，但该药可导致缺血性和出血性卒中和颈动脉夹层等严重的不良反应。

奥瑞珠单抗：人源化的抗 CD20 单克隆抗体，仅与 B 细胞表面的 CD20 结合，可有效耗竭与多发性硬化中髓磷脂和轴突损伤密切相关的 B 细胞，而不与干细胞和浆细胞上的 CD20 结合。在发挥神经保护功能的同时不影响机体细胞和体液免疫系统功能。可用于 RRMS 及 PPMS 患者，是第一种在 PPMS 中显效的疾病修正药物。通过静脉注射给药，最常见的不良事件是注射相关反应和感染。

奥法妥木单抗：完全人源化的抗 CD20 单克隆抗体，可清除在细胞表面表达 CD20 阳性的 B 细胞，从而减轻多发性硬化患者的临床症状。适应证为 CIS、RRMS 及活动性 SPMS。通过皮下注射给药，每月给药 1 次。

（5）其他：IFN－β 是用于多发性硬化治疗历史最为悠久的药物，可用于 CIS、RRMS 及有复发的 SPMS 患者。克拉屈滨通过抑制 DNA 合成以抑制激活的 T 细胞、B 细胞的增殖而抑制神经功能损伤程度，用于复发型多发性硬化患者。醋酸格拉默有激活 Th 细胞和抑制反应性 T 细胞功能的作用，用于 IFN－β 治疗失败的患者。米托蒽醌为蒽环类抗肿瘤药，具有广泛的免疫抑制效应，可减少 RRMS 患者的复发率，延缓 RRMS、SPMS 患者的疾病进展，但由于其严重的心脏毒性和白血病等不良反应，目前仅为二线用药。

3. 对症及康复治疗　对症治疗的目的在于提高患者的生活质量和机体功能。

（1）一般处理：对患者和家属给予充分的支持和帮助，使之了解疾病的病因、表现和治疗，避免诱因（感染、劳累、热环境），遵从医嘱。

（2）康复治疗：进行理疗和有氧训练有助于神经功能恢复和保持，减少痉挛，减轻疲劳，提高生活质量，改善心理状态。

（3）痉挛：教育患者学会通过改变姿势而减少痉挛。常用药物有氯苯氨丁酸（小量起始，加至每天 30～80 mg）、替扎尼定（最大每天 32 mg）和地西泮，严重者行鞘内注射氯苯氨丁酸、局部注射 A 型肉毒毒素或手术治疗。

（4）疲劳：金刚烷胺（100 mg，每天 2 次）和莫达菲尼（每天 200 mg）有效。也可选用选择性 5－羟色胺选择性重摄取抑制剂（SSRI）。

（5）抑郁障碍和认知功能损害：三环抗抑郁剂或 SSRI 可以有效地控制抑郁症状。心理治疗亦有效，与药物治疗结合更好。胆碱酯酶抑制剂（多奈哌齐每天 5～10 mg）可以改善认知功能。

（6）膀胱功能异常：对膀胱刺激症状，可用溴丙胺太林或酒石酸托特罗定等抗胆碱能药物。对尿潴留者，建议定期间歇导尿，重者则要持续导尿或耻骨上造瘘。

（7）疼痛：卡马西平（100～200 mg，每天 2～3 次）对于发作性疼痛（如三叉神经痛）或痛性痉挛有效，无效者可使用加巴喷丁等其他抗癫痫药。与肌张力障碍相关的疼痛则宜使用抗痉挛的药物。慢性疼痛、感觉异常可选用阿米替林、普瑞巴林、选择性 5－羟色胺及去甲肾上腺素再摄取抑制剂（SNRI）及去甲肾上腺素能与特异性 5－羟色胺能抗抑郁药物（NaSSA）类药物治疗。

（8）其他：钾通道阻滞剂氨吡啶可以显著地改善患者的行走功能，是全球首个且目前唯一获批用于改善多发性硬化患者步行功能障碍的药物，推荐剂量为口服 10 mg，每天 2 次，间隔 12 小时（早晚各 1 片）。共济失调和震颤可试用氯硝西泮、异烟肼加维生素 B_6、普萘洛尔或加巴喷丁。对阳痿为主的性功能障碍，可选用西地那非。氯苯氨丁酸对控制眼球运动异常可能有效。SSRI 可用于治疗病理性强哭强笑。

【预后】

疾病转归不一,可逐渐稳定或恶化。大多数复发-缓解型患者随病程进展为继发进展型,神经功能逐渐恶化,导致残疾或死亡。约20%未经治疗的初诊患者在5年内无法自行行走,15~30年后该比例增至50%~80%,但总体寿命较一般人群仅轻度缩短。

第三节　视神经脊髓炎谱系疾病

视神经脊髓炎(optic neuromyelitis)是以视神经炎和急性脊髓炎为主要临床表现的神经系统炎性脱髓鞘疾病,由Devic于19世纪最先予以报道。2004年,研究发现水通道蛋白4(AQP4)-IgG抗体在视神经脊髓炎的发病中发挥重要作用,从而开启了对AQP4-IgG的深入研究。2007年,由于AQP4-IgG阳性率高且具有与视神经脊髓炎相同或类似的发病机制和临床特征,某些不能满足视神经脊髓炎诊断标准的脱髓鞘疾病被命名为视神经脊髓炎谱系疾病(neuromyelitis optica spectrum disorders, NMOSD)。而后,研究发现经典的视神经脊髓炎和NMOSD在生物学特征上无显著性差异。于是,国际视神经脊髓炎诊断小组于2015年取消了经典视神经脊髓炎的单独定义,将视神经脊髓炎整合入NMOSD的大范畴中,提出广义的NMOSD概念:即一组自身免疫介导的以视神经和脊髓受累为主的中枢神经系统炎性脱髓鞘疾病,包括经典的视神经脊髓炎、视神经炎、长节段纵向横贯性脊髓炎,可检出或未检测到AQP4-IgG的孤立脑病变等。

【病因及发病机制】

病因不明,目前认为吸烟、低维生素D水平、EB病毒感染等环境因素与遗传易感共同作用导致该病的发生。目前认为NMOSD是AQP4-IgG抗体介导的体液免疫疾病,故该病是不同于多发性硬化的独立疾病实体。AQP4是中枢神经系统主要的水通道蛋白,多见于脊髓和视神经血脑屏障处的星形胶质细胞足突上,AQP4-IgG抗体与之结合,产生一系列以补体激活为特征的免疫损害。

【病理】

病变主要累及视神经、视交叉和脊髓(颈胸段多见),病理改变为脱髓鞘和坏死(脊髓突出),累及灰质,同时可见血管周围炎性细胞浸润。

【临床表现】

各年龄均可发病,以青壮年居多,平均发病年龄约40岁。多以急性或亚急性起病,病程可为单相或复发,以复发型更为常见。临床表现以严重的视神经炎及急性脊髓炎为主。

1. *视神经炎*　急性起病,迅速达峰。多为双眼同时或相继发病,伴自发的眶区胀痛或眼球运动时疼痛,视功能受损程度多严重。眼科检查见黄斑暗点、生理盲点扩大、视野缺损、视力明显下降,严重者仅留光感甚至失明。

2. *急性脊髓炎*　在视神经炎起病前后的数天或数周内发生,基本是完全横贯性损害,有脊髓休克,常出现莱尔米特征或痛性强直痉挛等,好发于上胸段及颈段,病变侵及超过3个椎体节段,这是NMOSD与多发性硬化的重要鉴别点。少数患者的视神经炎和脊髓炎发病可间隔较长时间。

3. *其他症状*　10%~15%的患者可有眩晕、复视、面部感觉减退、构音障碍、三叉神经痛、顽固性呃逆、恶心呕吐、部分性癫痫、震颤、共济失调、听力下降、脑病等表现。

在中国视神经脊髓炎谱系疾病诊断与治疗指南(2021版)中,将NMOSD的核心临床归纳为6组症候:① 视神经炎;② 急性脊髓炎;③ 极后区综合征(不能用其他原因解释的顽固性呃逆、恶心、呕吐);④ 急性脑干综合征(头晕、复视、面部感觉障碍、共济失调);⑤ 急性间脑综合征(嗜睡、发作性睡病、体温调节异常、低钠血症等）；⑥ 大脑综合征（意识水平下降、高级皮层功能减退、头痛等）。

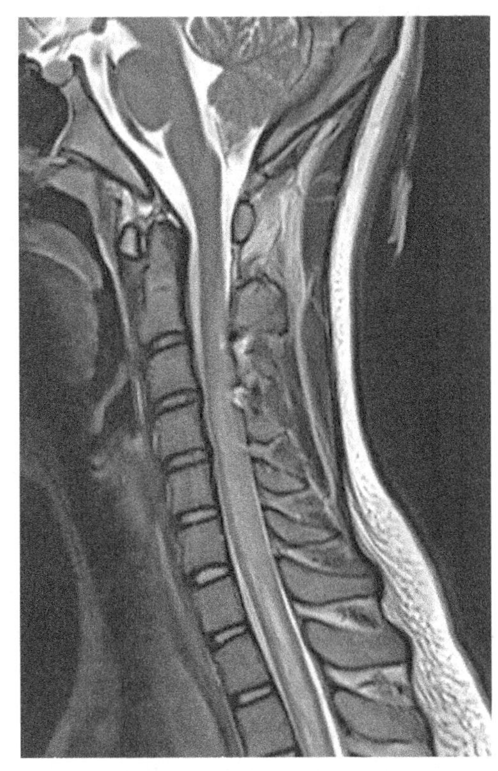

图 9－2　视神经脊髓炎谱系疾病脊髓 MRI 图像

示 T_2WI 高信号改变，病灶长度超过 3 个椎体节段

【辅助检查】

1. *脑脊液检查*　压力正常、糖、氯化物多正常。急性期白细胞多大于 $10×10^6$/L，可见中性粒细胞及嗜酸粒细胞增多。部分有蛋白增高。寡克隆带（OCB）常为阴性。

2. *血清 AQP4－IgG*　诊断 NMOSD 最有效的生物学指标，是与多发性硬化及其他炎性脱髓鞘疾病相鉴别的主要手段之一。NMOSD 中 70%～80%患者 AQP4－IgG 阳性。

3. *MRI 检查*　对有脊髓炎表现的患者，MRI 是最敏感的检测方法。急性期可见超过 3 个椎体节段的肿胀病灶（图 9－2），有强化效应；晚期病灶可形成空洞或脊髓萎缩。而早期头颅 MRI 基本正常，不同于以视神经炎为表现的多发性硬化患者的头颅 MRI。

4. *视功能检查*　视敏度检查多提示视力下降；视野检查提示各种形式的视野缺损；眼底检查发现视乳头苍白，慢性病变多有视神经萎缩；视觉诱发电位异常常见，表现为 P100 波幅降低及潜伏期延长；光学相干断层扫描（optic coherence tomography，OCT）多见较明显的视网膜神经纤维层厚度变薄。

5. *其他检查*　非器官特异性自身免疫抗体，如血清抗核抗体、抗 SSA 抗体、抗 SSB 抗体、甲状腺过氧化酶抗体（TPO）等有时亦可在 NMOSD 患者中检出，可能与共同的免疫病理机制有关。

【诊断】

诊断原则以病史、核心临床症候及影像学特征为诊断基本依据，以 AQP4－IgG 作为诊断分层，同时需排除其他疾病可能。目前国际上通用的诊断标准为 2015 年修订的 Wingerchuk NMOSD 诊断标准（表 9－2）。

表 9－2　NMOSD 诊断标准

AQP4－IgG 阳性的 NMOSD 诊断标准
（1）至少有 1 个核心临床特征
（2）用可靠的方法检测 AQP4－IgG 阳性（推荐细胞法）
（3）排除其他诊断
AQP4－IgG 阴性或 AQP4－IgG 未知状态的 NMOSD 诊断标准
（1）至少有 2 个核心临床特征，出现于 1 次或多次临床发作，并符合以下所有的必要条件：① 至少 1 个临床核心特征为视神经炎、急性长节段横贯性脊髓炎或延髓极后区综合征；② 空间多发 2 个或以上不同的临床核心特征；③ 满足 MRI 附加条件*
（2）用可靠的方法检测 AQP4－IgG 阴性或未检测
（3）排除其他诊断

*MRI 附加条件如下。

（1）急性视神经炎：需脑 MRI 有下列之一表现：① 脑 MRI 正常或仅有非特异性白质病变；② 视神经长 T_2 信号或 T_1 增强信号≥1/2 视神经长度，或病变累及视交叉。

（2）急性脊髓炎：长脊髓病变≥3 个连续椎体节段，或有脊髓炎病史的患者相应脊髓萎缩≥3 个连续椎体节段。

（3）极后区综合征：延髓背侧/极后区病变。

（4）急性脑干综合征：脑干室管膜周围病变。

【鉴别诊断】

本病需与多发性硬化(见本章第二节)、抗 MOG 抗体相关疾病、急性播散性脑脊髓炎、各种结缔组织病引起的德维克综合征、单纯球后视神经炎、缺血性视神经病变等相鉴别。

【治疗】

NMOSD 的治疗分为急性期治疗、序贯治疗(预防复发治疗)、对症治疗和康复治疗。

1. *急性期治疗* 目标是减轻急性期症状、缩短病程、改善残疾程度和防治并发症。

(1) 糖皮质激素:急性发作时的首选方案,遵循先快后慢原则,逐渐阶梯减量。常用甲泼尼龙每天 1 000 mg,静脉滴注,连用 3~5 天,剂量阶梯依次减半,后改为泼尼松每天 60 mg 口服,逐渐减量至中等剂量每天 30~40 mg 后,视序贯药物起效时间逐步放缓减量速度,最终减至小剂量长期维持或停用。

(2) 血浆置换:可用于激素冲击疗效不佳或不耐受的患者。

(3) 静脉注射免疫球蛋白(IVIg):可用于激素冲击疗效不佳、合并感染、低免疫球蛋白血症及妊娠期患者。

2. *序贯治疗* 目标是预防复发,减少神经功能残疾进展。NMOSD 患者每次复发均伴随明显的神经功能下降,故序贯治疗应尽早启动,并坚持长程治疗。治疗药物包括免疫抑制剂(如吗替麦考酚酯、硫唑嘌呤等)及单克隆抗体药物(如萨特利珠单抗、利妥昔单抗、依库利珠单抗等)。此外,用于多发性硬化的疾病修正药物如 IFN-β、醋酸格拉默、芬戈莫德等对 NMOSD 的治疗一般无效,甚至有加重症状的报道,故不主张用于本病的治疗。

3. *对症及康复治疗* 基本同多发性硬化,见本章第二节。

【预后】

总体而言,本病预后较多发性硬化差,大多数患者发作后不能完全缓解,多遗留严重的视力障碍及肢体神经功能残疾。然而,随着早期诊断和早期序贯治疗的开展,该病的预后较前已显著改善,有研究报道该病的五年生存率已达 90%以上。

第四节 急性播散性脑脊髓炎

急性播散性脑脊髓炎(acute disseminated encephalomyelitis, ADEM)是一种自身免疫性中枢神经系统急性炎症性脱髓鞘疾病,以多灶性或弥漫性脱髓鞘为其主要病理特点。本病多呈单相病程,以儿童和青壮年常见,通常发生于感染或疫苗接种后,表现为发热、头痛、脑膜刺激征、精神异常、癫痫发作及局灶性神经系统症状及体征,起病急骤,病死率高。

【病因及发病机制】

感染(70%~80%)或疫苗接种后发生,可能是 T 细胞介导的针对自身髓鞘或少突胶质细胞的免疫反应,导致广泛中枢神经系统白质破坏。

【病理】

广泛分布于脑和脊髓中的脱髓鞘改变,特征是围绕中、小静脉周围,直径自小于 1 mm 至数毫米不等,轴索损害轻;小血管周围有由小胶质细胞和单核细胞形成的血管袖套;可累及脑膜。

【临床表现】

儿童或青少年在感染(特别是麻疹、风疹、水痘等出疹性感染,也见于巨细胞病毒、EB 病毒和支原体感染)或疫苗接种后 2~3 周内发生的神经系统损害,病情危重。前驱表现有头痛、乏力、发热等,多呈单相病程。临床表现为急性起病的意识和精神障碍、头痛、发热、呕吐、脑膜刺激征、癫痫(强直阵挛发作、局灶性发作、肌阵挛发作等),也有大脑半球(偏瘫、偏盲、不自主运动)、小脑(共济失调)、脑干和脑神经

(双侧视神经炎)及脊髓(横贯性脊髓炎、脊髓前动脉综合征、骶髓炎)受损的局灶症状和体征。其中小脑性共济失调易见于水痘或支原体感染后。儿童轻型者可只为小脑损害表现和双侧锥体束征。少数患者可有复发或伴随周围神经损害的表现。

【辅助检查】

脑脊液压力增高或正常,可有淋巴细胞数和蛋白含量升高,OCB 多为阴性。脑电图呈中度以上的弥散性异常,可有痫性放电。头颅 MRI 可见广泛分布于白质的、融合的长 T_1 和长 T_2 信号病灶,性质与多发性硬化的病灶相似,可累及基底节、丘脑和脑膜,有强化效应。

【诊断及鉴别诊断】

感染或疫苗接种后急性起病的广泛神经系统损害是诊断本病的基本点,并有相应的辅助检查证据则更有助于诊断。

出现脊髓损害对于乙型脑炎、单纯疱疹性脑炎和病毒性脑膜炎的鉴别有重要价值。单相病程的广泛神经系统损害,有发热、意识障碍和脑膜刺激征则可与多发性硬化进行鉴别。此外,急性出血性白质脑炎(acute hemorrhagic leukoencephalitis)多在呼吸系统感染后急骤起病,发展迅速,病情险恶,很快出现高热、头痛、颈强直、不安、昏迷、癫痫、脑干或长束体征及去脑强直,可在数小时至数天内死亡,死亡率为10%~15%。该病也被认为是严重致死型 ADEM。

【治疗】

糖皮质激素是首选治疗方案,但不能改变 ADEM 的自然病程。多予以静脉甲泼尼龙治疗(每天1000 mg,连用 5 天),之后改为口服泼尼松每天 1~2 mg/kg 口服,持续 1~2 周,逐渐减量,直至 4~6 周停药。部分对激素治疗不敏感的患者,可试用血浆置换或静脉注射丙种球蛋白治疗。由于缺乏特效治疗,故积极的对症治疗极为重要。

【预后】

通常在发病数周后恢复,约 20%的患者可遗留有认知功能障碍、行为障碍、癫痫或局灶性神经功能损害体征,病死率约为 10%。

第五节　髓鞘溶解症

髓鞘溶解症(myelinolysis)是一种罕见的髓鞘破坏性疾病。根据受累部位分为脑桥中央髓鞘溶解症(central pontine myelinolysis, CPM)和脑桥外髓鞘溶解症(extrapontine myelinosis, EPM)。前者更为常见,以脑桥基底部对称性脱髓鞘改变为主要病理特征,后者的髓鞘脱失病变累及脑桥外结构,如基底节、丘脑、皮质、胼胝体和小脑等。

目前的研究认为,本病病因与低钠血症过快纠正有关。血钠水平改变过快导致脑组织内环境紊乱,胞外渗透压升高使细胞脱水,进而导致对渗透压变化最敏感的少突胶质细胞发生损伤,造成髓鞘破坏。此外,迅速纠正的高渗状态使得血脑屏障开放,进一步加重脱髓鞘损伤。故髓鞘溶解症又被称为渗透性脱髓鞘综合征(osmotic demyelination syndrome, ODS)。病理上除见到髓鞘破坏外,并无血管改变或炎症表现。近年来发现慢性酒精中毒、肝移植、营养不良、电解质紊乱、肝硬化、糖尿病、重度烧伤、艾滋病、肾脏透析、垂体危象、妊娠期剧烈呕吐、叶酸缺乏、卟啉病、放疗、锂中毒等亦是其病因。

患者常有低钠血症,在低钠被迅速纠正后 2~3 天内急性发病,出现四肢瘫痪、真性和假性延脑麻痹、眼球运动障碍,典型者呈闭锁综合征。脑桥外髓鞘溶解症可有多种类型的精神行为异常、视野缺损、共济失调、帕金森综合征、肌张力障碍或手足徐动舞蹈。预后差,死亡率和残疾率高。

辅助检查中 MRI 最有意义,可见不符合血管供血范围的、无占位效应的长 T_1、长 T_2 信号病灶,对称地位于脑桥中央,亦可累及脑桥外结构。

缺乏有效的治疗方法,预后差,存活者多有肌张力障碍、行为异常和认知功能损害。慎重纠正低钠血症最重要,应慎用生理盐水和限制液体入量,以24小时血钠升高不超过10 mmol/L为宜。可予脱水剂和皮质类固醇治疗。

第六节 自身免疫性脑炎

自身免疫性脑炎(autoimmune encephalitis, AE)泛指一组由自身免疫机制介导的脑炎。AE以产生各种特异性抗神经元抗体为特征,临床表现为急性或亚急性起病的认知功能障碍、癫痫发作、精神行为异常及运动障碍等,可伴发肿瘤。

最初报道的自身免疫性脑炎通常累及海马、杏仁核、岛叶及扣带回皮质等边缘结构,且与肿瘤相关,故被称为“副肿瘤性边缘性脑炎”。随后人们在这类脑炎患者体内发现了抗Hu、抗Ma2、抗Ri、抗CV2、抗GAD等抗神经元细胞内抗原抗体,因此,副肿瘤性边缘性脑炎开始被认为是一种自身免疫性疾病,且此类患者多预后不良。2007年,随着抗*N*-甲基-*D*-天冬氨酸受体(*N*-methyl-*D*-aspartate receptor, NMDAR)脑炎的首次发现,人们对自身免疫性脑炎的认识翻开了新的篇章。经过不断探索,一系列新型抗神经元细胞表面抗原抗体被陆续发现,如抗富亮氨酸胶质瘤失活基因1(leucine-rich glioma inactivated protein 1, LGI1)抗体、抗接触蛋白相关蛋白-2(contactin-associated protein-like 2, CASPR2)抗体、抗γ-氨基丁酸受体(gamma-aminobutyric acid receptor, GABAR)抗体、抗α-氨基-3-羟基-5-甲基-4-异唑丙酸受体(alpha-amino-3-hydroxy-5-methyl-4-isoxazole propionic acid receptor, AMPAR)抗体、抗二肽基肽酶样蛋白(dipeptidyl-peptidase-like protein, DPPX)抗体、抗IgLON家族蛋白5(IgLON5)抗体、抗多巴胺2型受体(dopamine2 receptor, D2R)抗体、抗甘氨酸受体(glycine receptor, GlyR)抗体、抗代谢型谷氨酸受体(metabotropic glutamate receptor 5, mGluR5)抗体等。与经典的副肿瘤性边缘性脑炎不同,这类新型AE部分不伴肿瘤,且对免疫治疗的反应良好。其中,抗NMDAR脑炎为最主要类型,约占AE患者的80%。本节将主要针对抗细胞表面抗原抗体相关AE,特别是抗NMDAR脑炎进行介绍。

【病因及发病机制】

病因及发病机制尚不清楚。研究表明除肿瘤外,感染也可诱发自身免疫性脑炎,其中最常见的病原体是单纯疱疹病毒(herpes simplex virus, HSV)。

自身免疫性脑炎主要通过体液或细胞免疫反应介导中枢神经系统损伤,其损伤机制与抗神经元抗体的类型有关。

1. 抗细胞内抗原抗体　包括抗Hu、抗Yo、抗Ri、抗Ma2、抗CV2、抗amphiphysin、抗ANNA-3、抗Tr、抗PCA-2、抗GAD等。在经典的副肿瘤性边缘性脑炎中,肿瘤组织中异位表达的神经抗原可打破机体的免疫耐受,使机体产生抗细胞内抗原抗体,介导细胞免疫反应,通过T细胞毒性引起神经元不可逆的损害,故此类患者多预后不良。

拓展阅读:抗细胞表面抗原抗体相关AE的临床表现

2. 抗细胞表面抗原抗体　又分为抗突触蛋白抗体(如抗NMDAR、抗AMPAR、抗$GABA_AR$、抗$GABA_BR$、抗mGluR5、抗D2R、抗IgLON5、抗GlyR)和抗离子通道或其他细胞表面抗原抗体(如抗LGI1、抗CASPR2、抗DPPX、抗KLHL11等)。这些自身抗体针对神经元细胞表面抗原,主要通过体液免疫机制引起相对可逆的神经元功能障碍,故此类患者预后相对良好。

【病理】

脑炎的病理改变以灰质与神经元受累为主,也可累及白质和血管。在所有类型的自身免疫性脑炎中,目前已知的病理改变包括:抗IgLON5抗体相关脑病的病理改变为tau蛋白沉积,丘脑、下丘脑、中脑、脑桥被盖部为其常见病变部位；而对抗 NMDAR 脑炎患者进行尸检发现，脑组织 B 细胞、浆细胞和一定量 T 细胞浸润，IgG 沉积，但未获得补体沉积的证据。

【临床表现】

好发于青壮年，但不同类型自身免疫性脑炎的性别和发病年龄各异：如抗 NMDAR 脑炎常见于青少年及儿童，女性多于男性；抗 $GABA_AR$ 抗体相关脑炎、抗 mGluR5 抗体相关脑炎等亦多见于青壮年；抗 D2R 抗体相关基底节脑炎好发于儿童；而抗 LGI1、AMPAR、$GABA_BR$、CASPR2 抗体相关脑炎更好发于中老年人。自身免疫性脑炎多急性或亚急性起病，其临床表现具有一定共性，但每种脑炎亦有其特征性临床表现。

1. *临床分型*　根据不同的抗神经元抗体和相应的临床综合征，AE 在临床上可分为 3 种主要类型。

（1）抗 NMDAR 脑炎：自身免疫性脑炎的最主要类型，特征性表现为症状多样且全面的弥漫性脑炎。

（2）边缘性脑炎：以精神行为异常、癫痫发作（起源于颞叶）和近记忆力障碍为主要症状，常见的边缘性脑炎有抗 LGI1 抗体、抗 $GABA_BR$ 抗体与抗 AMPAR 抗体相关脑炎等。

（3）其他类型自身免疫性脑炎：包括莫旺综合征、抗 DPPX 抗体相关脑炎、抗 D2R 抗体相关基底节脑炎、抗 IgLON5 抗体相关脑病等，这些自身免疫性脑炎或同时累及中枢神经系统与周围神经系统，或表现为特征性的临床综合征。

2. *前驱症状与前驱事件*　抗 NMDAR 脑炎常见发热、头痛等前驱症状，可发生于单纯疱疹病毒性脑炎等中枢神经系统病毒感染之后；而链球菌感染是抗 D2R 抗体相关基底节脑炎的主要诱因。

3. *主要症状*　包括癫痫发作、认知障碍、精神行为异常、言语障碍、运动障碍、意识水平下降、自主神经功能障碍，以抗 NMDAR 脑炎的症状最为多样。

（1）癫痫发作：常见于抗 NMDAR 脑炎及抗 $GABA_AR$、$GABA_BR$、LGI1 抗体相关脑炎。其中，约 75% 的成人抗 NMDAR 脑炎出现癫痫发作，以全面性强直-阵挛发作常见，而大多数抗 $GABA_AR$、$GABA_BR$ 抗体相关脑炎会出现难治性癫和癫痫持续状态。此外，面-臂肌张力障碍发作（faciobrachial dystonic seizure，FBDS）是抗 LGI1 抗体相关脑炎的特征性症状，表现为单侧手臂及面部乃至下肢的频繁、短暂的肌张力障碍样不自主动作，其发作时间短暂，一般仅数秒，发作频繁者可达每日数十次；可伴有双侧肌张力障碍样发作、感觉异常先兆、愣神、意识改变等。但目前对于面-臂肌张力障碍发作是否归于癫痫发作还是运动障碍还有所争议。

（2）认知功能障碍：包括定向力障碍、记忆缺失等，见于各种类型自身免疫性脑炎，如抗 NMDAR 脑炎、边缘性脑炎（抗 LGI1、抗 AMPAR、抗 $GABA_BR$、抗 CASPR2 抗体相关脑炎）及抗 IgLON5 抗体相关脑病等。在抗 NMDAR 脑炎主要表现为近记忆减退。

（3）精神行为异常：在抗 NMDAR 脑炎及抗 AMPAR 抗体相关脑炎中最为突出。抗 NMDAR 脑炎患者在起病 2 周内可出现焦虑、失眠、易激惹、行为异常、幻觉或错觉、偏执等精神症状，有时还可出现社交退缩和刻板行为，也可有明显的言语障碍，从自主语言至模仿语言，再到完全缄默，在此阶段大多患者有近记忆缺失。随后进入反应迟钝期，呈现类似紧张型精神分裂的症状，易激惹和紧张无动交替出现。

（4）运动障碍：抗 NMDAR 脑炎中比较常见，包括口面部的不自主运动、肢体震颤、舞蹈样动作，甚至角弓反张。抗 D2R 抗体相关基底节脑炎可出现帕金森病样的特征性表现。此外，运动障碍亦是抗 IgLON5 抗体相关脑病的主要表现，患者可出现步态不稳、共济失调、舞蹈样动作、口面部不自主运动等。

（5）自主神经功能障碍：包括窦性心动过速、窦性心动过缓、泌涎增多、低血压、中枢性发热、体温过低和中枢性低通气等，在抗 NMDAR 脑炎中也相对多见。

4. 其他症状

(1) 睡眠障碍：自身免疫性脑炎患者可有各种形式的睡眠障碍,包括失眠、快速动眼睡眠期行为异常、日间过度睡眠、嗜睡、睡眠觉醒周期紊乱,在抗 NMDAR 脑炎、LGI1 抗体相关脑炎、抗 IgLON5 抗体相关脑病中最为常见。有 90%的抗 NDMAR 脑炎患者出现失眠。抗 IgLON5 抗体相关脑病因喉阻塞伴喘鸣导致阻塞性睡眠呼吸暂停,而觉醒或睡眠期出现肢体不自主运动或周期性运动是抗 IgLON5 抗体相关脑病的典型表现。

(2) 中枢神经系统局灶性损害：抗 NMDAR 脑炎可累及脑干、小脑等,引起复视、共济失调和肢体瘫痪等。

(3) 周围神经和神经肌肉接头受累：抗 CASPR2 抗体相关莫旺综合征出现周围神经过度兴奋,表现为肌颤搐、肌强直;抗 $GABA_B$R 抗体相关边缘性脑炎可以合并肌无力综合征;抗 DPPX 抗体相关脑炎常伴发腹泻或其他胃肠道症状。

5. 复发　自身免疫性脑炎患者在症状好转或稳定 2 个月以上重新出现症状或者症状加重(改良的 Rankin 评分增加 1 分及以上)称为复发。抗 NMDAR 脑炎复发率为 12%~31.4%,可以单次复发或多次复发。

【辅助检查】

1. 脑脊液检查　压力正常或升高,脑脊液细胞学多呈淋巴细胞性炎症,白细胞数正常或轻度升高($>5\times10^6$/L),OCB 可呈阳性。

2. 神经影像学检查

(1) 头颅 MRI：边缘系统 T_2WI 或 FLAIR 异常信号,病灶为单侧或双侧,或其他区域的 T_2WI 或 FLAIR 的异常信号(除外非特异性白质改变和卒中)。抗 NMDAR 脑炎 MRI 可无异常,或仅有散在的皮质、皮质下点片状 T_2WI 和 FLAIR 高信号,部分患者可见边缘系统病灶,病灶也可超出边缘系统的范围(图 9-3)。

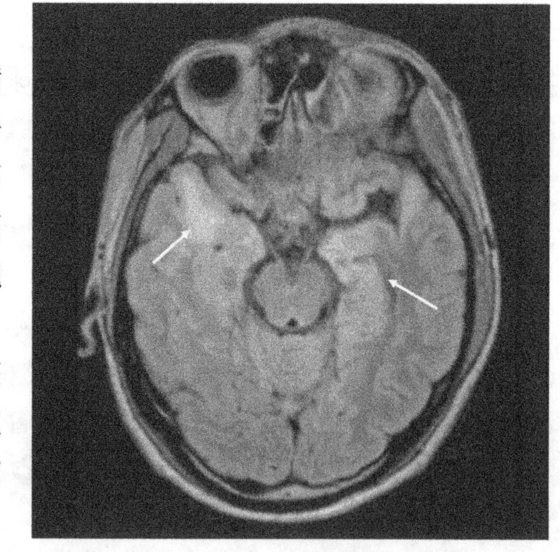

图 9-3　抗 NMDAR 脑炎头颅 MRI 图像

见双侧杏仁体、海马、岛叶及颞叶 FLAIR 高信号

(2) 头部 PET：较 MRI 更敏感,主要表现为边缘系统高代谢改变,或者多发的皮质和(或)基底节的高代谢。抗 NMDAR 脑炎可见双侧枕叶代谢明显减低,伴额叶与基底节代谢升高。

3. 脑电图检查　可表现为局灶性癫痫样放电(位于颞叶或颞叶以外)及弥漫或多灶分布的慢波节律。异常 δ 刷是抗 NMDAR 脑炎较特异性的脑电图改变,多见于重症患者。

拓展阅读：抗 NMDAR 脑炎脑电图表现

4. 与自身免疫性脑炎相关的特定类型的肿瘤筛查　如边缘性脑炎合并小细胞肺癌,抗 NMDAR 脑炎合并卵巢畸胎瘤等。

5. 确诊实验　抗神经元表面抗原的自身抗体阳性。一般采用基于细胞底物的实验(cell based assay, CBA)对脑脊液及血清标本同时进行检测。抗 NMDAR 脑炎确诊需满足脑脊液中抗 NMDAR 抗体阳性;若仅有血清阳性,还需要采用基于组织底物的实验(tissue based assay, TBA)予以验证,且低滴度的血清阳性(1∶10)往往不具有确诊意义。此外,抗 NMDAR 抗体滴度与患者预后相关,滴度越高提示预后越差,治疗后抗体滴度下降较快者的预后较好。

【诊断】

急性或亚急性起病(<3 个月),出现边缘系统症状、脑炎综合征、基底节和/或间脑/下丘脑受累表现

及精神症状患者，需考虑自身免疫性脑炎可能。进一步诊断需要综合脑脊液、神经影像学、神经电生理改变，或发现与自身免疫性脑炎相关的特定类型的肿瘤等结果，并合理地排除其他病因方可作出。特异性抗体阳性为自身免疫性脑炎确诊的主要依据。

根据 2016 年 Graus 与 Dalmau 在 *Lancet Neurolgy* 提出的自身免疫性脑炎临床诊断标准及 2017 年中国自身免疫性脑炎诊治专家共识，抗 NMDAR 脑炎的诊断标准分为拟诊和确诊（表 9－3）。

表 9－3 抗 NMDAR 脑炎的诊断标准

1. 拟诊抗 NMDAR 脑炎：须满足以下 3 项标准
（1）急性起病（病程<3 个月）并且在 6 项主要临床症状至少具备 4 项：
精神行为异常或认知功能障碍
言语功能障碍（言语急迫、言语减少、缄默症）
癫痫发作
运动障碍、僵直或姿势异常
意识水平下降
自主神经功能障碍或中枢性低通气
（2）至少有 1 项辅助检查结果异常：
异常脑电图（局部或弥漫性慢波或不规则电活动、癫痫活动、或异常 δ 刷）
脑脊液细胞数增多或出现寡克隆带
（3）需排除其他可能病因
2. 确诊抗 NMDAR 脑炎
需满足上述临床症状的 1 项或多项，且脑脊液抗 NMDAR IgG 抗体阳性（CBA 法），并排除其他可能病因

注：CBA 法为基于细胞底物的实验。

【鉴别诊断】

自身免疫性脑炎需要与多种疾病相鉴别，包括中枢神经系统感染性疾病、代谢性与中毒性脑病、颅内原发性肿瘤或转移瘤及神经系统遗传性或变性疾病相鉴别。

拓展阅读：自身免疫性脑炎的鉴别诊断

【治疗】

所有自身免疫性脑炎的治疗包括免疫治疗、对症支持治疗、抗肿瘤治疗等。

1. *免疫治疗* 一线治疗包括糖皮质激素、静脉注射免疫球蛋白、血浆置换，具体用法如下。

（1）糖皮质激素：一般采用大剂量甲泼尼龙冲击治疗，成人从每天 1 000 mg 开始，静脉滴注 3 天，后改为每天 500 mg，静脉滴注 3 天。而后可减量为甲泼尼龙每天 40～80 mg，静脉滴注 2 周；或改为口服泼尼松每天 1 mg/kg 2 周，之后每 2 周减 5 mg。口服激素总疗程为 6 个月左右。在减停激素的过程中需要评估脑炎的活动性，注意病情波动与复发。

（2）静脉注射免疫球蛋白（IVIg）：免疫球蛋白用量为每天 0.4 g/kg，静脉滴注，一般连续用 5 天为一个疗程。对于重症患者，建议与激素联合使用，可每 2～4 周重复应用 IVIg。重复或者多轮 IVIg 适用于重症及复发性自身免疫性脑炎。

（3）血浆置换：可与激素联合使用。在 IVIg 之后不宜立即进行血浆置换。血浆置换可能难以作用于鞘内自身抗体合成，故对于脑脊液抗体阳性而血清抗体阴性的病例，血浆置换疗效有待证实。

对一线免疫治疗反应不佳的患者，可采用二线免疫治疗，如利妥昔单抗与静脉用环磷酰胺。对于复发与难治性病例，可考虑应用吗替麦考酚酯或硫唑嘌呤及新型靶向药物等免疫抑制剂进行长程免疫治疗。

2. *对症支持治疗*

（1）癫痫：AE 的癫痫发作一般对于抗癫痫药物反应较差。可选用广谱抗癫痫药物，如苯二氮䓬类、丙戊酸钠、左乙拉西坦、拉莫三嗪和托吡酯等。终止癫痫持续状态的一线抗癫痫药物包括地西泮静脉推注或咪达唑仑肌肉注射。恢复期自身免疫性脑炎患者一般不需要长期维持抗癫痫药物治疗。

(2) 精神症状：药物包括奥氮平、氯硝西泮、丙戊酸钠、氟哌啶醇和喹硫平等。需要注意药物对意识水平的影响和锥体外系的不良反应等；免疫治疗起效后应及时减停抗精神病药物。

3. *抗肿瘤治疗*　自身免疫性脑炎患者如果合并恶性肿瘤，应由相关专科进行手术、化疗与放疗等综合抗肿瘤治疗，如抗 NMDAR 脑炎患者一经发现卵巢畸胎瘤应尽快予以切除。在抗肿瘤治疗期间一般需要维持对自身免疫性脑炎的免疫治疗，以一线免疫治疗为主。

【预后】

大部分自身免疫性脑炎预后良好，约 80%抗 NMDAR 脑炎患者恢复良好，少部分患者会出现复发。此外，抗 LGI1 抗体相关脑炎的病死率为 6%，抗 $GABA_BR$ 抗体相关脑炎合并小细胞肺癌者预后较差。

(秦新月　吴绮思)

思　考　题

1. 多发性硬化的诊断标准是什么？
2. 多发性硬化的主要疾病修正治疗有哪些？
3. 神经脊髓炎谱系疾病与多发性硬化的鉴别点有哪些？
4. 抗 NMDAR 脑炎的诊断标准是什么？
5. 髓鞘溶解症的主要病因是什么？
6. 病例分析

【病史摘要】

患者，女性，20 岁。1 月前于感冒后出现右眼视力下降、饮水呛咳、吞咽困难及右上肢麻木。既往史、个人史和家族史无特殊。

神经系统体格检查：神清，智能正常，欣快。右眼视力 0.5，左眼视力 1.0，粗侧视野正常，双眼底正常，双眼左侧凝视有短暂水平眼震，无面、舌瘫，饮水轻度呛咳，咽反射弱。颈软，四肢肌张力和肌力正常，腱反射(+++)，双下肢查多克征(+)。深、浅感觉正常。指鼻试验、跟-膝-胫试验和行走基本正常。

辅助检查：血常规和生化检查正常，抗中性粒细胞抗体及抗核抗体谱均为阴性，肿瘤标记物阴性。脑脊液压力和细胞数正常，蛋白为 650 mg/L，寡克隆带阳性，IgG 指数 0.87。脑电图见轻度慢波增多。视觉诱发电位检查示双侧 P100 延长；脑干听觉诱发电位和体感诱发电位检查正常。头颅 MRI 示双侧半卵圆中心、脑干多个长 T_1 和长 T_2 异常信号病灶，病灶有轻度增强。

病程：诊断为"中枢神经系统炎性脱髓鞘疾病"，予以激素(甲强龙)治疗后症状逐渐缓解。之后的 1 年中患者反复发作视力下降、复视、饮水呛咳、言语含糊、下肢无力和步态不稳 3 次，并相应出现记忆和注意能力下降、视力下降、视盘苍白、眼震、下肢肌力差、四肢腱反射亢进、双侧病理征和龙贝格征(+)等表现。辅助检查示：血清 AQP4 抗体阴性；头颅及脊髓 MRI 提示在双侧大脑半球、半卵圆中心、脑干、小脑、脊髓有多个新增的增强病灶；视觉诱发电位和体感诱发电位检查异常；每次均经甲泼尼龙治疗后缓解。后确诊为多发性硬化，此后在缓解期间予以特立氟胺治疗，随访 3 年余未再复发。

【诊断分析】

(1) 病例特点：青年，女性；以发作性、多种中枢神经系统功能障碍(视力下降、饮水呛咳、肢体无力和步态不稳等)为主要临床特点；主要的辅助检查发现为脑脊液中蛋白增高、出现寡克隆区带，血清 AQP4 抗体阴性，诱发电位检查异常，头颅及脊髓 MRI 有多个增强病灶；对皮质激素治疗反应良好。

(2) 诊断和鉴别诊断：多发性硬化的诊断的核心是存在时间和空间上独立的两个或两个以上的病灶。本例有多次神经系统功能障碍的临床发作，症状和体征涉及大脑半球、脑干、小脑、脊髓和视神经，符合时间及空间上多灶的标准。辅助检查中，多次头颅 MRI 检查发现双侧大脑半球、半卵圆中心、脑干及小脑处有多个长 T_1 和长 T_2 的病灶，脊髓 MRI 提示颈髓斑片状病灶，病灶长度未超过 2 个椎体节段，颅内及脊髓部分病灶有增强；脑脊液蛋白含量为 650 mg/L，IgG 指数>0.7，寡克隆区带阳性；血清 AQP4 抗体阴性；多次诱发电位检查异常。故临床确诊为多发性硬化。患者具有明显的发作和缓解病程，当属 RRMS。本例临床和辅助检查表现典型，不难与以下疾病鉴别。

1）急性播散性脑脊髓炎：本例没有意识障碍、头痛或癫痫等广泛神经系统损害表现，病程呈复发缓解而非单相均是鉴别要点。

2）单纯疱疹病毒性脑炎：表现为头痛、意识障碍、癫痫、长束体征和/或脑膜刺激征，脑电图呈弥漫异常，头颅 MRI 可发现主要位于颞叶的大片病灶。本例反复发作的病程和头颅 MRI 的表现与单纯疱疹病毒性脑炎不符。

3）视神经脊髓炎谱系疾病：NMOSD 病情进展快，神经功能一般不能完全恢复，复发率高，预后较差，早期头颅 MRI 检查基本正常，脑脊液 OCB 常为阴性。本例复发-缓解的病史特点更为明显，且发作后遗留神经症状轻，预后相对较好，同时本例头颅 MRI 示双侧半卵圆区多个长 T_1 和长 T_2 异常信号病灶，脊髓 MRI 提示病灶长度未超过 2 个椎体节段，脑脊液 OCB 阳性，血清 AQP4 抗体阴性，均与 NMOSD 不符。

参考文献

陈生弟，2011. 神经病学. 北京：科学出版社.

黄德晖，吴卫平，胡学强，2021. 中国视神经脊髓炎谱系疾病诊断与治疗指南（2021 版）. 中国神经免疫学和神经病学杂志，28（6）：423－436.

中国免疫学会神经免疫分会，中华医学会神经病学分会神经免疫学组，2018. 多发性硬化诊断和治疗中国专家共识（2018 版）. 中国神经免疫学和神经病学杂志，25（6）：387－394.

中华医学会神经病学分会，2017. 中国自身免疫性脑炎诊治专家共识. 中华神经科杂志，50（2）：91－98.

Greenberg D A, Aminoff M J, Simon R P, 2020. Lange Clinical Neurology. 11th edition. New York: McGraw-Hill Medical.

Ropper A H, Samuels M A, Klein J P, et al., 2019. Adams and Victor's Principles of Neurology. 11th edition. New York: McGraw-Hill Medical.

Wattjes M P, Ciccarelli O, Reich D S, et al., 2021. MAGNIMS-CMSC-NAIMS Consensus Recommendations on the Use of MRI in Patients with Multiple Sclerosis. Lancet Neurol, 20(8): 653－670.

第十章

运动障碍性疾病

第一节 概 述

运动障碍性疾病(movement disorders),以往称为锥体外系疾病(extrapyramidal diseases),是一组以随意运动迟缓、不自主运动、肌张力异常、姿势步态障碍等运动症状为主要表现的神经系统疾病,大多与基底节病变有关。

【解剖生理】

基底节是大脑皮质下一组灰质核团,由尾状核、壳核、苍白球、底丘脑核和黑质组成。在人、猴等高等动物,基底节对运动功能的调节主要通过与大脑皮质-基底节-丘脑-大脑皮质环路的联系而实现。

在这一环路中,尾状核、壳核接受大脑感觉运动皮质的投射纤维(即传入纤维),其传出纤维经直接通路和间接通路抵达基底节传出纤维的发出单位——内侧苍白球/黑质网状部。直接通路是指新纹状体→内侧苍白球/黑质网状部,间接通路是指新纹状体→外侧苍白球→底丘脑核→内侧苍白球/黑质网状部。基底节传出纤维主要投射到丘脑腹外侧核、腹前核,再由此返回到大脑感觉运动皮质,对皮质的运动功能进行调节。尾状核、壳核还接受黑质致密部发出的多巴胺能纤维的投射,此通路对基底节输出具有重要调节作用。

基底节病变常导致大脑皮质-基底节-丘脑-大脑皮质环路活动异常。例如,黑质-纹状体多巴胺能通路病变将导致基底节输出增加,皮质运动功能受到过度抑制,导致以强直-少动为主要表现的帕金森综合征;纹状体、底丘脑核病变可导致基底节输出减少,皮质运动功能受到过度易化,引起以不自主运动为主要表现的舞蹈症、投掷症和肌张力障碍。在帕金森病的外科治疗上,损毁底丘脑核或内侧苍白球,或施加电刺激作用于这两个核团,均可使帕金森病的运动症状获得改善,其原理即基于纠正异常的基底节输出。

【病因及发病机制】

运动障碍性疾病的病因及发病机制较为复杂。① 有些疾病已经基本明了:如小舞蹈病主要是由A族β溶血性链球菌感染引起的自身免疫反应所致;肝豆状核变性是由于*ATP7B*基因突变,P型铜转运ATP酶(ATP7B酶)活性部分或全部丧失,不能将多余的Cu^{2+}从肝细胞内转运出去,使过量Cu^{2+}在肝、脑、肾、角膜等组织沉积而致病;多巴反应性肌张力障碍多由于三磷酸鸟苷环水解酶-1(*GCH1*)或酪氨酸羟化酶(*TH*)基因突变,造成纹状体多巴胺合成减少而致病;② 有些疾病已有所了解:如帕金森病是由于黑质-纹状体多巴胺能神经通路变性所致;亨廷顿病是由于第4号染色体4p16.3位上的*IT15*(interesting transcript 15)基因突变,在*IT15*基因5′端编码区内的三核苷酸(CAG)重复序列拷贝数异常增多所致;③ 有些疾病还不甚了解:如原发性震颤,呈常染色体显性遗传,被认为可能是由于小脑-丘脑-皮质通路传导的下橄榄核-小脑异常振荡所致;肌张力障碍被认为可能与额叶运动皮质的兴奋抑制通路异常有关。

【病理】

运动障碍性疾病中帕金森病的主要病理改变是黑质-纹状体多巴胺能神经元变性，残留的神经元胞质内形成路易体（Lewy body），肝豆状核变性的病理改变主要累及肝、脑、肾、角膜等处，以亨廷顿病为代表的各种舞蹈症的主要病变部位在纹状体，投掷症的病变部位在底丘脑核。某些以运动障碍为主要表现的疾病，其病变部位尚未明确，如原发性震颤、肌张力障碍等。

【临床表现】

运动障碍性疾病所表现的姿势与运动异常被称作锥体外系症状，大致可分为三类，即肌张力异常（过高或过低）、运动迟缓、异常不自主运动（震颤、舞蹈症、投掷症、手足徐动症、肌张力障碍、抽动症）。一般没有瘫痪，感觉及共济运动也不受累。根据临床特点，运动障碍性疾病一般可分为：① 少动性疾病（hypokinetic disorders）：主要表现为肌张力增高-运动减少，主要见于帕金森病；② 多动性疾病（hyperkinetic disorders）：主要表现为肌张力降低-运动过多，疾病主要包括亨廷顿病、小舞蹈病、偏侧舞蹈症、偏侧投掷症、肌张力障碍、原发性震颤、抽动秽语综合征、不宁腿综合征（restless leg syndrome，RLS）和迟发性运动障碍。

【辅助检查】

运动障碍性疾病的辅助检查必须针对不同疾病选用不同的检测指标。① 血、尿、脑脊液：血清铜蓝蛋白、铜及铜氧化酶和尿铜检测主要针对性地用于诊断肝豆状核变性；血沉、C 反应蛋白（C-reactive protein，CRP）、抗链球菌溶血素“O”滴度及咽拭子 A 族溶血性链球菌检测主要针对性地用于诊断小舞蹈病；脑脊液高香草酸检测可用于诊断帕金森病，但一般不采用；② 影像学：头颅 CT 或 MRI 检测双侧豆状核区病变主要用于诊断肝豆状核变性；PET 或 SPECT ^{125}I-β-CIT 及 ^{99m}Tc-TRODAT-1 多巴胺转运体（DAT）显像、^{18}F-多巴摄取显像、^{123}I-IBZM 多巴胺受体功能影像检测可用于诊断帕金森病；^{18}F-脱氧葡萄糖影像检测可用于帕金森病与多系统萎缩（multiple system atrophy，MSA）的鉴别诊断及用于辅助诊断亨廷顿病；③ 基因检测：利用常规手段不能确诊的病例，或对症状前期患者或基因携带者筛选时，可考虑基因检测。如针对亨廷顿病的 *IT15* 基因、肝豆状核变性的 *ATP7B* 基因、扭转痉挛的 *DYT1* 基因、发作性运动诱发的运动障碍（PKD）的 *DYT9* 基因、家族性帕金森病的 *SNCA*（α-synuclein）、*PRKN*（Parkin）、*LRRK2* 等基因检测。

【诊断及鉴别诊断】

运动障碍性疾病具有明显的且特征性的运动症状，症状诊断大多不难，典型病例一望便知。例如，一个动作缓慢、面部表情缺乏、慌张步态外加静止性震颤的患者便会想到帕金森病；扭转痉挛和其他肌张力障碍所表现的广泛性或局限性姿势异常会使人过目难忘；舞蹈手足徐动症所表现的稀奇古怪的面部表情、手及头部不停地扭动，姿势变幻莫测，还有偏侧投掷症患者的粗大快速的投掷样动作均有显著特点。运动障碍性疾病早期或轻症患者有时诊断并不容易，需要通过随访或诊断性治疗而获得明确。病因诊断须依靠详细询问病史、体检和选择恰当的辅助检查，包括特殊的血生化、结构或功能影像学、电生理乃至基因检测。

对有些疾病已有较客观乃至较特异的检测指标，如针对肝豆状核变性的角膜色素环及血清铜蓝蛋白测定，针对亨廷顿病的 *IT15* 突变基因检测；有些疾病通过诊断性治疗即可做出正确的诊断，如针对多巴反应性肌张力障碍应用左旋多巴治疗可获得戏剧性改善；有些疾病在症状明显时容易诊断，但在很早期或不典型时就不容易诊断，如帕金森病，需与原发性震颤、帕金森叠加综合征鉴别。多巴胺转运体及多巴摄取功能影像学检测可以提高临床诊断的正确性。

【治疗】

运动障碍性疾病的主要治疗原则一般依据其肌张力增高-运动减少和肌张力降低-运动过多两大症候群采取两种不同的治疗方案，即对前者主要采用左旋多巴、多巴胺受体激动剂、单胺氧化酶 B 型抑制剂、儿茶酚-氧位-甲基转移酶抑制剂、金刚烷胺、抗胆碱能药等;而对后者主要采用多巴胺受体拮抗剂、多巴胺耗竭剂等。在不同的疾病中还应视其具体病因予以特殊针对性的治疗,如对肝豆状核变性患者应给予青霉胺治疗;对原发性震颤患者应给予普萘洛尔或阿罗洛尔治疗;对小舞蹈病患者应给予青霉素抗链球菌治疗。

运动障碍性疾病中很多疾病目前缺乏有效理想的治疗,因此细胞基因治疗及干细胞移植成为临床前的主要探索方向,其中针对帕金森病开展的基因治疗及干细胞移植已取得了可喜的疗效,但是临床疗效及安全性尚有待进一步研究和证实。

【预后】

不同的运动障碍性疾病,其预后不尽相同,有的尚好,甚至很好,但有的欠佳,甚至很差。属于可治愈疾病有:小舞蹈病、抽动秽语综合征等;属于不能治愈但可控制病情、缓解症状的疾病有:帕金森病、原发性震颤、肝豆状核变性、肌张力障碍等,其中多巴反应性肌张力障碍的预后良好;属于无有效治疗的疾病有:亨廷顿病、帕金森叠加综合征等。

第二节　帕 金 森 病

帕金森病(Parkinson's disease, PD),又名震颤麻痹(paralysis agitans),是一种常见于中老年的神经系统变性疾病,临床上以静止性震颤、运动迟缓、肌强直和姿势平衡障碍为主要特征。由英国医生 James Parkinson 于 1817 年首报及系统描述。我国 65 岁人群患病率为 1700/10 万,与欧美国家相似,随年龄增加而升高,男性稍高于女性。

【病因及发病机制】

主要化学病理为黑质多巴胺能神经元变性死亡,但为何会引起黑质多巴胺能神经元变性死亡尚未完全明了。

1. 环境因素　20 世纪 80 年代初发现一种嗜神经毒 1-甲基 4-苯基 1,2,3,6-四氢吡啶(MPTP)在人和灵长类均可诱发典型的帕金森综合征,其临床、病理、生化及对多巴替代治疗的反应等特点均与人类原发性帕金森病甚为相似。MPTP 在脑内经单胺氧化酶 B(MAO-B)催化转变为强毒性的 1-甲基-4-苯基-吡啶离子(MPP^+),后者被多巴胺转运体(DAT)选择性地摄入黑质多巴胺能神经元内,抑制线粒体呼吸链复合物 Ⅰ 活性,使 ATP 生成减少,并促进自由基产生和氧化应激反应,导致多巴胺能神经元变性、丢失。MPTP 在化学结构上与某些杀虫剂和除草剂相似,有学者认为环境中与该神经毒结构类似的化学物质可能是帕金森病的病因之一,并且通过类似的机制造成多巴胺能神经元变性死亡。机体内的物质包括多巴胺代谢也会产生某些氧自由基,而体内的抗氧化功能(如还原型谷胱甘肽、谷胱甘肽过氧化物酶等)可以有效地清除这些氧自由基等有害物质。可是在帕金森病患者的黑质中线粒体呼吸链复合物 Ⅰ 活性和还原型谷胱甘肽含量明显降低,以及氧化应激增强,提示抗氧化功能障碍及氧化应激增强可能与帕金森病的发病和病情进展有关。

2. 遗传因素　20 世纪 90 年代后期发现在意大利、希腊和德国的个别家族性帕金森病患者的 α 突触核蛋白(α-synuclein)基因突变,呈常染色体显性遗传,其表达产物是路易体的主要成分。到目前已经至少发现 18 个单基因(Park 1~18)为家族性帕金森病连锁的基因位点,如 *SNCA*(Park 1,4q21-23)、*PRKN*(Park 2,6q25.2-27)、UCH-L1(Park 5,4p14)、PINK1(Park 6,1p35-36)、DJ-1(Park 7,1p36)和 LRRK2(Park 8,12p11.2-q13.1)基因等。*SNCA* 和 *LRRK2* 基因突变呈常染色体显性遗传,*PRKN*、*PINK1*、*DJ-1* 基因突变呈常染色体隐性遗传。*UCHL-1* 基因突变最早报道于一个德国家庭的 2 名同胞兄妹,其遗传模式可能是常染色体显性遗传。绝大多数上述基因突变未在散发性病例中发现,只

有 *LRRK2* 基因突变见于少数（1.5%~6.1%）散发性帕金森病。基因易感性如细胞色素 $P450_2D_6$ 基因等可能是帕金森病发病的易感因素之一。目前认为约 10%的患者有家族史，绝大多数患者为散发性。

3. 神经系统老化　　帕金森病主要发生于中老年人，40 岁以前发病少见，提示神经系统老化与发病有关。有资料显示 30 岁以后，随年龄增长，黑质多巴胺能神经元始呈退行性变，多巴胺能神经元渐进性减少。尽管如此，但其程度并不足以导致发病，老年人群中患病者也只是少数，所以神经系统老化只是帕金森病的促发因素。

4. 多因素交互作用　　目前认为，帕金森病并非单因素所致，而是多因素交互作用下发病。除基因突变导致少数患者发病外，基因易感性可使患病概率增加，但并不一定发病，只有在环境因素、神经系统老化等因素的共同作用下，通过氧化应激、线粒体功能紊乱、蛋白酶体功能障碍、炎性/免疫反应、钙稳态失衡、兴奋性毒性、细胞凋亡等机制导致黑质多巴胺能神经元大量变性、丢失，才会导致发病。

【病理】

1. 基本病变　　主要有两大病理特征，其一是黑质多巴胺能神经元及其他含色素的神经元大量变性丢失，尤其是黑质致密区多巴胺能神经元丢失最严重，出现临床症状时丢失至少达 50%以上。其他部位含色素的神经元，如蓝斑、脑干的中缝核、迷走神经背核等也有较明显的丢失。其二是在残留的神经元胞质内出现嗜酸性包涵体，即路易体，是由细胞质蛋白所组成的玻璃样团块，其中央有致密的核心，周围有细丝状晕圈（filamentous halo）。α 突触核蛋白、泛素、热休克蛋白是形成路易体的重要成分，阐明这些重要成分在帕金森病发病机制中的作用已成为目前的研究热点。近年来，Braak 提出了帕金森病发病的六个病理阶段，认为帕金森病的病理改变并非由中脑黑质开始，而是始于延髓Ⅸ、Ⅹ运动神经背核、前嗅核等结构，随疾病进展，逐渐累及脑桥→中脑→新皮质。这对于进一步认识帕金森病的早期病理改变，寻找到该病的早期生物学标志物，实现对疾病的早期诊断及有效的神经保护治疗具有重要意义。

2. 生化改变　　黑质多巴胺能神经元通过黑质-纹状体通路将多巴胺输送到纹状体，参与基底节的运动调节。由于帕金森病患者的黑质多巴胺能神经元显著变性丢失，黑质-纹状体多巴胺能通路变性，纹状体多巴胺递质水平显著降低，降低 70%~80%时则出现临床症状。多巴胺递质降低的程度与患者的症状严重度呈正相关。

纹状体中多巴胺与乙酰胆碱（ACh）两大递质系统的功能相互拮抗，两者之间的平衡对基底节运动功能起着重要调节作用。纹状体多巴胺水平显著降低，造成乙酰胆碱系统功能相对亢进。这种递质失衡与皮质-基底节-丘脑-皮质环路活动紊乱和肌张力增高、动作减少等运动症状的产生密切有关。中脑-边缘系统和中脑-皮质系统的多巴胺水平的显著降低是智能减退、情感障碍等高级神经活动异常的生化基础。多巴胺替代治疗药物和抗胆碱能药物对帕金森病的治疗原理正是基于纠正这种递质失衡。

【临床表现】

发病年龄平均 55 岁，多见于 60 岁以后，40 岁以前则少见。男性略多于女性。隐匿起病，缓慢发展。

1. 运动症状　　常始于一侧上肢，逐渐累及同侧下肢，再波及对侧上肢及下肢。

（1）静止性震颤（static tremor）：常为首发症状，多始于一侧上肢远端，静止位时出现或明显，随意运动时减轻或停止，紧张或激动时加剧，入睡后消失。典型表现是拇指与屈曲的食指间呈搓丸样（pill-rolling）动作，频率为 4~6 Hz。令患者一侧肢体运动如握拳或松拳，可使另一侧肢体震颤更明显，该试验有助于发现早期轻微震颤。少数患者可不出现震颤，部分患者可合并轻度姿势性震颤（postural tremor）。

视频：静止性震颤

（2）肌强直（rigidity）：被动运动关节时阻力增高，且呈一致性，类似弯曲软铅管的感觉，故称铅管样强直（lead-pipe rigidity）；在有静止性震颤的患者中可感到在均匀的阻力中出现断续停顿，如同转动齿轮感，称为“齿轮样强直”（cogwheel rigidity）。四肢、躯干、颈部肌强直可使患者出现特殊的屈曲体姿，表现为头部前倾，躯干俯屈，肘关节屈曲，腕关节伸直，前臂内收，髋及膝关节略为弯曲。

(3) 运动迟缓(bradykinesia):随意运动减少,动作缓慢、笨拙。早期以手指精细动作如解或扣纽扣、系鞋带等动作缓慢,逐渐发展成全面性随意运动减少、迟钝,晚期因合并肌张力增高致起床、翻身均有困难。体检见面容呆板,双眼凝视,瞬目减少,酷似面具脸(masked face);口、咽、腭肌运动徐缓时,表现语速变慢,语音低调;书写字体越写越小,呈现小字征(micrographia);做快速重复性动作如拇、食指对指时表现运动速度缓慢和幅度减小。

(4) 姿势障碍(postural instability):在疾病早期,表现为走路时患侧上肢摆臂幅度减小或消失,下肢拖曳。随病情进展,步伐逐渐变小变慢,启动、转弯时步态障碍尤为明显,自坐位、卧位起立时困难。有时行走中全身僵住,不能动弹,称为冻结(freezing)现象。有时迈步后,以极小的步伐越走越快,不能及时止步,称为前冲步态(propulsion)或慌张步态(festination)。

2. 非运动症状　也是十分常见和重要的临床症状,可以早于或伴随运动症状而发生。

(1) 睡眠障碍:睡眠障碍主要包括失眠、快速眼球运动睡眠期行为障碍(rapid eye movement sleep behavior disorder, RBD)、日间过度思睡(excessive daytime sleepiness, EDS)及不宁腿综合征等。

(2) 感觉障碍:主要有嗅觉减退、疼痛或麻木等。其中嗅觉减退最常见,多发生在运动症状之前多年。40%~85%的帕金森病患者伴随疼痛。

(3) 自主神经功能障碍:临床常见,如便秘、多汗、溢脂性皮炎(油脂面)等。吞咽活动减少可导致流涎。疾病后期也可出现性功能减退、排尿障碍或体位性低血压。

(4) 认知和精神障碍:近半数患者伴有抑郁,并常伴有焦虑。15%~30%的患者在疾病晚期发生认知障碍乃至痴呆,以及幻觉,其中视幻觉多见。

【辅助检查】

1. 血常规、脑脊液检查　血常规均无异常,除非检测脑脊液中的高香草酸含量可以显示降低。

2. 影像学检查　CT、MRI检查无特征性改变,PET或SPECT检查有辅助诊断价值。以^{18}F-多巴作示踪剂行多巴摄取PET显像可显示多巴胺递质合成减少;用^{125}I-β-CIT、^{99m}Tc-TRODAT-1作示踪剂行多巴胺转运体功能显像可显示显著降低,在疾病早期甚至亚临床期即能显示降低;以^{123}I-IBZM作示踪剂行D_2多巴胺受体功能显像其活性在早期呈失神经超敏,后期低敏。

3. 其他检查　嗅觉测试可发现早期患者的嗅觉减退;心脏间碘苄胍(metaiodobenzylguanidine, MIBG)闪烁照相术可用于显示心脏交感神经元的功能,有研究提示,早期帕金森病患者总MIBG摄取量减少;经颅超声(transcranial sonography, TCS)可通过耳前的颞骨窗探测黑质回声,有观察发现帕金森病患者的黑质回声增强。这些检测尚需进一步临床验证。

【诊断及鉴别诊断】

1. 诊断　中华医学会神经病学分会帕金森病及运动障碍学组在英国UK脑库帕金森病临床诊断标准基础上,参考了国际运动障碍学会(Movement Disorder Society, MDS)2016年推出的帕金森病临床诊断新标准,结合我国的实际,制定了中国帕金森病的诊断标准。

帕金森病的诊断主要是依据中老年发病,缓慢进展性病程,其必备条件是运动迟缓,包括在启动或持续运动中肢体运动幅度减小或速度缓慢;并且至少存在肌强直或静止性震颤中的一项。此外,还有4项支持标准,9项排除标准及10项警示征象(表10-1)。帕金森病的诊断级别如下。

(1) 临床确诊的帕金森病需要具备:① 不存在绝对排除标准;② 至少存在2条支持标准;③ 没有警示征象。

(2) 临床很可能的帕金森病需要具备:① 不存在绝对排除标准;② 如果出现警示征象则需要通过支持标准来抵消:如果出现1条警示征象,必须需要至少1条支持标准抵消;如果出现2条警示征象,必须需要至少2条支持标准抵消;如果出现2条以上警示征象,则诊断不能成立。

表 10－1　中国帕金森病诊断标准

核心运动症状	支 持 标 准	排 除 标 准	警 示 征 象
1. 必备条件：行动迟缓	1. 对多巴胺能药物的治疗明确且显著有效	1. 存在明确的小脑性共济失调或者小脑性眼动异常	1. 发病后 5 年内出现快速进展的步态障碍，以至于需要经常使用轮椅
2. 至少存在下列 1 项特征：① 肌强直；② 静止性震颤	2. 出现左旋多巴诱导的异动症	2. 出现向下的垂直性核上性凝视麻痹或者向下的垂直性扫视选择性减慢	2. 运动症状或体征在发病后 5 年内或 5 年以上完全不进展，除非这种病情的稳定是与治疗相关
	3. 临床体检观察到单个肢体的静止性震颤（既往或本次检查）	3. 在发病后 5 年内，患者被诊断为高度怀疑的行为变异型额颞叶痴呆或原发性进行性失语	3. 发病后 5 年内出现延髓麻痹症状，表现为严重的发音困难、构音障碍或吞咽困难
	4. 辅助检测：嗅觉减退、黑质高回声或心脏 MIBG 阳性	4. 发病 3 年后仍局限于下肢的帕金森样症状	4. 发病后 5 年内出现吸气性呼吸功能障碍，即在白天或夜间出现吸气性喘鸣或者频繁的吸气性叹息
		5. 多巴胺受体阻滞剂或多巴胺耗竭剂治疗诱导的帕金森综合征，其剂量和时程与药物性帕金森综合征相一致	5. 发病后 5 年内出现严重的自主神经功能障碍
		6. 尽管病情为中等严重程度，但患者对高剂量（不少于 600 mg/d）左旋多巴治疗缺乏显著的治疗应答	6. 发病后 3 年内由于平衡障碍导致反复跌倒
		7. 存在明确的皮质复合感觉丧失及存在明确的肢体观念运动性失用或进行性失语	7. 发病后 10 年内出现不成比例的颈部前倾或手足挛缩
		8. 分子神经影像学检查突触前多巴胺能系统功能正常	8. 发病后 5 年内不出现任何一种常见的非运动症状
		9. 专业医师判断其可能为其他综合征，而非帕金森病	9. 出现其他原因不能解释的锥体束征
			10. 起病或病程中表现为双侧对称性的帕金森综合征症状，没有任何侧别优势，且客观体检亦未观察到明显的侧别性

2. 鉴别诊断　本病主要需与其他原因引起的帕金森综合征鉴别（表 10－2）。

表 10－2　帕金森病与帕金森综合征分类

1. 原发性
原发性帕金森病
少年型帕金森综合征
2. 继发性（后天性、症状性）帕金森综合征
感染：脑炎后、慢病毒感染
药物：神经安定剂（吩噻嗪类及丁酰苯类）、利血平、甲氧氯普胺、α－甲基多巴、锂、氟桂嗪、脑益嗪
毒物：MPTP 及其结构类似的杀虫剂和除草剂、一氧化碳、锰、汞、二硫化碳、甲醇、乙醇
血管性疾病：多发性脑梗死、低血压性休克
外伤：拳击性脑病
其他：甲状旁腺功能异常、甲状腺功能减退、肝脑变性、脑瘤、正常颅压性脑积水

续 表

3. 遗传变性性帕金森综合征 常染色体显性遗传路易体病、亨廷顿病、肝豆状核变性、哈勒沃登-施帕茨病、脊髓小脑变性、家族性基底节钙化、家族性帕金森综合征伴周围神经病、神经棘红细胞增多症
4. 多系统变性(帕金森叠加征群) 进行性核上性麻痹、多系统萎缩、帕金森综合征-痴呆-肌萎缩性侧索硬化复合征、皮质基底节变性、阿尔茨海默病、偏侧萎缩-偏侧帕金森综合征

(1) 继发性帕金森综合征:共同特点是有明确病因可寻,如感染、药物、中毒、血管性疾病、外伤等,相关病史是鉴别诊断的关键。继发于甲型脑炎(即昏睡性脑炎)后的帕金森综合征,目前已罕见。多种药物均可引起药物性帕金森综合征,一般是可逆的。拳击手中偶见头部外伤引起的帕金森综合征。老年人基底节区多发性腔隙性梗死可引起血管性帕金森综合征,患者有高血压、动脉硬化及卒中史,步态障碍较明显,震颤少见,常伴锥体束征。

(2) 伴发于其他神经变性疾病的帕金森综合征:不少神经变性疾病具有帕金森综合征表现。这些神经变性疾病各有其特点,有些有遗传性,有些为散发,除程度不一的帕金森征表现外,还有其他征象,如不自主运动、垂直性眼球凝视障碍(见于进行性核上性麻痹)、直立性低血压(多系统萎缩)、小脑性共济失调(小脑型多系统萎缩)、早且严重的痴呆(路易体痴呆)、角膜色素环(肝豆状核变性)、皮质复合感觉缺失和锥体束征(皮质基底节变性)等。另外,这些疾病所伴发的帕金森症状,常以强直、少动为主,静止性震颤很少见,对左旋多巴治疗不敏感。

(3) 其他:早期帕金森病患者尚需鉴别下列疾病。① 临床较常见的原发性震颤,1/3 有家族史,各年龄段均可发病,姿势性或动作性震颤为唯一表现,无肌强直和运动迟缓,饮酒或用普萘洛尔后震颤可显著减轻。② 抑郁症可伴有表情贫乏、言语单调、随意运动减少,但无肌强直和震颤,抗抑郁剂治疗有效。③ 早期帕金森病症状限于一侧肢体,患者常主诉一侧肢体无力或不灵活,若无震颤,易误诊为脑血管病,仔细体检易于鉴别。

【治疗】

世界不同国家已有多个帕金森病治疗指南,在参照国外治疗指南的基础上,结合我国的临床研究、经验以及国情,2020 年中华医学会神经病学分会帕金森病及运动障碍学组专家制定(本章作者执笔和牵头制定)的中国帕金森病治疗指南(第 4 版)如下。

1. *治疗原则*　帕金森病患者可以先后或同时表现出运动症状和非运动症状,对帕金森病的运动症状和非运动症状应采取全面综合治疗。治疗方法包括药物治疗、手术治疗、肉毒毒素治疗、运动疗法、心理干预、照料护理等。目前的治疗只能改善症状,不能阻止疾病发展,需要对疾病进行长期全程管理。多学科(神经内科、功能神经外科、神经心理、康复)团队医生共同参与,可以更有效地治疗和管理帕金森病患者,更好地为患者的症状改善和生活质量提高带来更大的益处。

2. *用药原则*　以达到有效改善症状、避免或降低不良反应、提高工作能力和生活质量为目标。提倡早期诊断、早期治疗,不仅可以更好地改善症状,而且可能达到延缓疾病的进展。应坚持"剂量滴定"以避免产生药物急性副作用,力求实现"尽可能以小剂量达到满意临床效果"的用药原则。治疗应遵循循证医学证据,也应强调个体化特点,不同患者的用药选择需要综合考虑患者运动症状的特征和疾病严重度、发病年龄、就业状况、有无认知障碍、有无共病、患者的意愿、经济承受能力等因素。尽可能避免、推迟或减少药物的副作用和运动并发症。

3. *早期帕金森病治疗*

(1) 疾病一旦发生将随时间推移而渐进性加重。目前主张是早期诊断、早期治疗。早期治疗可以采用非药物治疗(运动疗法等)和药物治疗。一般开始多以单药治疗,但也可小剂量两药(体现多靶点)

联用，力求疗效最佳，维持时间更长，而运动并发症发生率更低。

（2）首选药物原则：早发型不伴认知功能减退患者，根据不同患者的具体情况选择不同方案。可首选非麦角类多巴胺受体（DR）激动剂，或单胺氧化酶-B（MAO-B）抑制剂，或复方左旋多巴，或复方左旋多巴+儿茶酚-O-甲基转移酶（COMT）抑制剂（恩他卡朋双多巴）；若因经济原因使用低价药物，则可首选金刚烷胺；若伴认知功能减退，或需显著改善运动症状，则可首选复方左旋多巴或恩他卡朋双多巴；也可小剂量复方左旋多巴合用非左旋多巴方案。对于震颤明显而其他抗帕金森病药物疗效欠佳时可选用抗胆碱能药，如苯海索（benzhexol）。晚发型患者，一般首选复方左旋多巴治疗。随症状加重、疗效减退时可添加DR激动剂、MAO-B抑制剂或COMT抑制剂治疗。抗胆碱能药尽可能不用，尤其老年男性患者，因有较多副作用。

治疗药物：复方左旋多巴（多巴丝肼、卡比双多巴），是治疗本病最基本、最有效的药物，对强直、少动、震颤等均有良好疗效。初始用量50~100 mg（左旋多巴），每天2~3次，根据病情而渐增剂量至疗效满意和不出现不良反应为止，餐前1小时或餐后1个半小时服药。副作用有周围性和中枢性两类，前者为恶心、呕吐、低血压、心律失常（偶见）；后者有症状波动、异动症和精神症状等。现有证据提示早期应用小剂量左旋多巴（每天400 mg以内）并不增加异动症的产生。活动性消化道溃疡者慎用，闭角型青光眼、精神病患者禁用。

DR激动剂：DR激动剂包括麦角类和非麦角类。麦角类DR激动剂可能会导致心脏瓣膜病变和肺胸膜纤维化现已不主张使用。目前国内上市的非麦角类DR激动剂有以下几种。① 吡贝地尔缓释片（piribedil）：初始剂量25 mg，每天2次，第二周增至50 mg，每天2次，有效剂量每天150 mg，分3次口服，最大不超过每天250 mg。② 普拉克索（pramipexole）：有常释剂和缓释剂。常释剂的用法：初始剂量0.125 mg，每天3次，每周增加0.125 mg，每天3次，一般有效剂量0.5~0.75 mg，每天3次，最大不超过每天4.5 mg；缓释剂的用法：每日的剂量与常释剂相同，只需每天1次服用。③ 罗匹尼罗（ropinirole）：有常释剂和缓释剂，起始剂量2 mg，每次增加日剂量2 mg，增量间隔一周或更长。一般有效剂量每天4~8 mg，最大日剂量24 mg。④ 罗替高汀（rotigotine）：为透皮贴剂，起始剂量2 mg，每次增加日剂量2 mg，增量间隔一周或更长。一般有效剂量每天4~8 mg。

MAO-B抑制剂：目前国内有司来吉兰（selegiline）和雷沙吉兰（rasagiline）。司来吉兰的用法为2.5~5 mg，每天2次，应早、中午服用，勿在傍晚或晚上应用，以免引起失眠；雷沙吉兰的用法为1.0 mg，每日1次。胃溃疡者慎用，原则上禁与5-羟色胺再摄取抑制剂（SSRI）合用。另有双通道阻滞剂沙芬酰胺和唑尼沙胺，其中沙芬酰胺不久将在国内使用。

COMT抑制剂：主要有恩他卡朋（entacapone）和奥匹卡朋（opicapone），以及与复方左旋多巴组合的恩他卡朋双多巴。恩他卡朋须与复方左旋多巴合用，可增强后者的疗效，改善症状波动。恩他卡朋双多巴应用更便利。

金刚烷胺（amantadine）：用法50~100 mg，每天2~3次，末次应在下午4点前服用。对少动、强直、震颤均有改善作用，对改善异动症有帮助。副作用有下肢网状青斑、踝部水肿、不宁、意识模糊等，均较少见。肾功能不全、癫痫、严重胃溃疡、肝病患者慎用，哺乳期妇女禁用。

抗胆碱能药：主要有苯海索，用法1~2 mg，每天3次。主要适用于震颤明显且年轻患者，老年患者慎用，闭角型青光眼及前列腺肥大患者禁用。主要副作用有口干、视物模糊、便秘、排尿困难，影响认知，严重者有幻觉、妄想。

4. 中晚期帕金森病治疗　中晚期帕金森病，尤其是晚期帕金森病的临床表现极其复杂，其中有疾病本身的进展，也有药物副作用或运动并发症的因素参与。对中晚期帕金森病患者的治疗，一方面继续力求改善运动症状，另一方面需要妥善处理一些运动并发症和非运动症状。

(1) 运动并发症的治疗: 运动并发症(症状波动和异动症)是中晚期患者常见的症状,也是最棘手的治疗难题。

1) 症状波动(motor fluctuation): 主要有两种形式。① 疗效减退(wearing-off)或剂末现象(end of dose deterioration): 指每次用药的有效作用时间缩短,症状随血药浓度波动而发生波动;② "开-关"现象(on-off phenomenon): 指症状在突然缓解("开期")与加重("关期")之间波动,"开期"常伴异动症。通过提供持续性多巴胺能刺激(continuous dopaminergic stimulation, CDS)的药物或手段可以对运动并发症起到延缓和治疗的作用,调整服药次数、剂量或添加药物可能改善症状。对于疗效减退,可尝试: ① 不增加服用复方左旋多巴的每日总剂量,而适当增加每日服药次数,减少每次服药剂量(以仍能有效改善运动症状为前提);② 复方左旋多巴由常释剂换用缓释片以延长作用时间,更适宜在早期出现的剂末恶化,尤其发生在夜间时为较佳选择;③ 加用对纹状体产生 CDS 的长半衰期 DR 激动剂,如普拉克索和罗匹尼罗的常释片及缓释片、罗替高汀贴片;④ 加用对纹状体产生 CDS 的 COMT 抑制剂或 MAO-B 抑制剂及手术治疗如脑深部电刺激(deep brain stimulation, DBS)亦有效。对于"开-关"现象,可尝试: ① 选用长半衰期的非麦角类 DR 激动剂,其中普拉克索、罗匹尼罗、罗替高汀证据较为充分;② 采用持续皮下注射阿扑吗啡(continuous subcutaneous apomorphine infusion, CSAI)或左旋多巴肠凝胶灌注(levodopa-carbidopa intestinal gel, LCIG),以及手术治疗如 DBS。

2) 异动症(abnormal involuntary movements, AIMs): 又称为运动障碍(dyskinesia),常表现为不自主的舞蹈样、肌张力障碍样动作,可累及头面部、四肢、躯干。主要有三种形式: ① 剂峰异动症(peak-dose dyskinesia),常出现在血药浓度高峰期(用药 1~2 小时),与用药过量或多巴胺受体超敏有关;② 双相异动症(biphasic dyskinesia),发生于剂初和剂末;③ 肌张力障碍(dystonia),表现为足或小腿痛性肌痉挛,多发生于清晨服药之前,也有发生在"关"期或"开"期的肌张力障碍。对剂峰异动症的处理方法为: ① 减少每次复方左旋多巴的剂量,若伴有剂末现象可增加每日次数;② 若患者是单用复方左旋多巴,可适当减少剂量,同时加用 DR 激动剂或加用 COMT 抑制剂;③ 加用金刚烷胺或金刚烷胺缓释片,后一剂型是目前唯一获批用于治疗左旋多巴相关异动症的口服药物;④ 加用非经典型抗精神病药如氯氮平;⑤ 若在使用复方左旋多巴缓释片,则应换用常释剂,避免缓释片的累积效应。对双相异动症(包括剂初异动症和剂末异动症)的处理方法为: ① 若在使用复方左旋多巴缓释片应换用常释剂,最好换用水溶剂,可以有效缓解剂初异动症;② 加用长半衰期的 DR 激动剂或加用延长左旋多巴血浆清除半衰期的 COMT 抑制剂,可以缓解剂末异动症,也可能有助于改善剂初异动症。对清晨肌张力障碍的处理方法为: ① 睡前加用复方左旋多巴缓释片或 DR 激动剂;② 也可在起床前服用复方左旋多巴水溶剂或常释剂。对"关期"肌张力障碍的处理方法为: ① 增加复方左旋多巴的剂量或次数;② 加用 DR 激动剂、COMT 抑制剂或 MAO-B 抑制剂。对"开期"肌张力障碍的处理方法与剂峰异动症的处理方法基本相同。

(2) 非运动症状的治疗

1) 睡眠障碍: 睡眠障碍主要包括失眠、快速眼球运动睡眠期行为障碍(RBD)、日间过度思睡(EDS)及不宁腿综合征(RLS)等。伴 RBD 患者的处理首先是防护,发作频繁可在睡前给予氯硝西泮或褪黑素,氯硝西泮有增加跌倒的风险,一般不作为首选。失眠和睡眠片段化是最常见的睡眠障碍,首先要排除可能影响夜间睡眠的抗帕金森病药物,如司来吉兰和金刚烷胺都可能导致失眠,尤其在傍晚服用者,首先需纠正服药时间,司来吉兰需在早、中午服用,金刚烷胺需在下午 4 点前服用,若无改善,则需减量甚至停药。若与药物无关则多数与帕金森病夜间运动症状有关,也可能是原发性疾病所致。若与患者的夜间运动症状有关,主要是多巴胺能药物的夜间血药浓度过低,因此加用 DR 激动剂(尤其是缓释片)、复方左旋多巴缓释片、COMT 抑制剂能够改善患者的睡眠质量。若是 EDS 要考虑是否存在夜间的睡眠障碍,RBD、失眠患者常常合并 EDS,此外也与抗帕金森病药物 DR 激动剂或左旋多巴应用有关,如果患者在每次服药后出现嗜睡，提示药物过量，适当减小剂量有助于改善 EDS；如果不能改善，可以换用另一种 DR 激动剂或者可将左旋多巴缓释片替代常释剂，可能得到改善；也可尝试使用司来吉兰。对顽固性 EDS 患者可以使用精神兴奋剂莫达菲尼。帕金森病患者也常伴有 RLS，治疗优先推荐 DR 激动剂，在入睡前 2 小时内选用 DR 激动剂如普拉克索、罗匹尼罗和罗替高汀治疗十分有效，或用复方左旋多巴也可奏效。

2）感觉障碍：主要有嗅觉减退、疼痛或麻木等。其中嗅觉减退最常见，多发生在运动症状之前多年。目前尚缺乏有效措施能够改善嗅觉障碍。疼痛的临床表现和潜在病因各不相同，其中肌肉骨骼疼痛被认为是最常见的，疼痛可以是疾病本身引起，也可以是伴随骨关节病变所致。疼痛治疗的第一步是优化多巴胺能药物。特别是症状波动性的疼痛，如果抗帕金森病药物治疗“开期”疼痛或麻木减轻或消失，“关期”复现，则提示由帕金森病所致，可以调整多巴胺能药物治疗以延长“开期”，约 30%患者经多巴胺能药物治疗后可缓解疼痛。反之则由其他共病或原因引起，可予以相应的治疗，如非阿片类（对乙酰氨基酚和非甾体类抗炎药）和阿片类镇痛剂（羟考酮）、抗惊厥药（普瑞巴林和加巴喷丁）和抗抑郁药（度洛西汀）。通常采用非阿片类和阿片类镇痛剂治疗肌肉骨骼疼痛，抗惊厥药和抗抑郁药治疗神经痛。

3）自主神经功能障碍：最常见有便秘，其次有泌尿障碍和体位性低血压等。对于便秘，摄入足够的液体、水果、蔬菜、纤维素或其他温和的导泻药，如乳果糖、龙荟丸、大黄片等能改善便秘，也可加用胃蠕动药，如多潘立酮、莫沙必利等，以及增加运动。需要停用抗胆碱能药。对泌尿障碍中的尿频、尿急和急迫性尿失禁的治疗，可采用外周抗胆碱能药，如奥昔布宁（oxybutynin）、溴丙胺太林（propantheline）、托特罗定（tolterodine）和莨菪碱（hyoscyamine）等；而对逼尿肌无反射者则给予胆碱能制剂（但需慎用，因会加重帕金森病的运动症状）；若出现尿潴留，应采取间歇性清洁导尿，若由前列腺增生肥大引起，严重者必要时可行手术治疗。体位性低血压患者应增加盐和水的摄入量；睡眠时抬高头位，不要平卧；可穿弹力裤；不要快速地从卧位或坐位起立；首选 α-肾上腺素能激动剂米多君（midodrine）治疗，且最有效；也可使用屈昔多巴和选择性外周多巴胺受体拮抗剂。

4）认知和精神障碍：病程中可伴认知减退和痴呆。精神障碍表现形式多种多样，如生动的梦境、抑郁、焦虑、错觉、幻觉、欣快、轻躁狂、精神错乱。对于认知功能减退，临床上首先需排除可能影响认知的抗帕金森病药物，如抗胆碱能药物苯海索。若排除了药物诱发因素后可应用胆碱酯酶抑制剂，其中利伐斯的明（rivastigmine）证据充分，临床有用；多奈哌齐（donepezil）和加兰他敏（galantamine）由于证据有限，被认为临床可能有用，目前还没有充分的证据证明美金刚有效。除此之外，对于帕金森病伴随轻度认知障碍（MCI）的患者也缺乏有效的药物证据，可以应用胆碱酯酶抑制剂治疗。对于帕金森病伴抑郁，DR 激动剂中的普拉克索和 5-羟色胺去甲肾上腺素再摄取抑制剂（SNRI）药物文拉法辛证据较充分；三环类抗抑郁药（TCAs）药物中的去甲替林和地昔帕明改善抑郁症状证据其次，但需要注意的是 TCAs 药物存在抗胆碱能副作用和心律失常的副作用，不建议用于认知受损的老年患者；其他 SSRI 和 SNRI 类药物如西酞普兰、帕罗西汀、舍曲林、氟西汀和 TCAs 药物阿米替林临床疗效结果不一。目前关于帕金森病伴焦虑的研究较少，常见的治疗方式包括抗抑郁药物、心理治疗等；对于帕金森病伴淡漠的治疗也缺乏证据充分的药物，DR 激动剂中吡贝地尔、胆碱酯酶抑制剂利伐斯的明可能有用。对于帕金森病伴幻觉、妄想，首先要排除可能诱发精神症状的抗帕金森病药物，尤其是抗胆碱能药物、金刚烷胺、DR 激动剂及 MAO-B 抑制剂。若排除了药物诱发因素后，可能是疾病本身导致，则可给予对症治疗，多推荐选用氯氮平或喹硫平，前者的作用稍强于后者，证据更加充分，但是氯氮平会有 1%~2%的概率导致粒细胞缺乏症，故须监测血细胞计数，因此临床常用喹硫平。

5. *手术及干细胞治疗*　服用复方左旋多巴在开期仍有良好疗效，但出现明显的症状波动或异动症,影响生活质量的患者,可考虑手术治疗。需强调的是目前手术仅是改善症状,而不能根治疾病,术后仍需应用药物治疗,但可酌情减少用药剂量或减少用药种类。手术须严格掌握适应证,非原发性帕金森病,如帕金森叠加综合征是手术的禁忌证。手术对震颤、肌强直、运动迟缓、异动症均有较好疗效,但对中轴运动症状如语言、吞咽、平衡障碍、步态障碍如冻结步态无明显疗效。手术方法主要有神经核毁损术和 DBS,后者因其非损毁、相对微创、安全和可调控性而逐渐成为当前的主要手术选择。主要手术靶点包括苍白球内侧部和底丘脑核。底丘脑核曾因其核团小、耗电少而成为首选靶点,但随着可充电电池逐渐普及,耗电不再成为主要的经济负担,苍白球内侧部也越来越被认同。对于疗效,两者没有显著的差异。总体认为,底丘脑核对震颤的效果似乎更好,它可以更大程度地减少用药。而苍白球内侧部的优越性主要体现在对异动症的更佳控制,以及对中轴运动症状的长期副作用更小,对认知和情感影响更小。

有临床试验显示,将异体胚胎中脑黑质细胞移植到患者的纹状体,可纠正多巴胺递质缺乏,改善帕金森病的运动症状,但此项技术存在供体来源有限及伦理问题。正在兴起的干细胞(包括诱导型多能干细胞、胚胎干细胞、神经干细胞、骨髓基质干细胞)移植结合神经营养因子基因治疗等有望克服这一障碍,是正在探索中的一种较有前景的新疗法。

6. 中医、康复及心理治疗　中药或针灸和康复(运动)治疗作为辅助手段对改善症状也可起到一定的作用。对患者进行语言、吞咽、走路及各种日常生活训练和指导,日常生活帮助如设在房间和卫生间的扶手、防滑橡胶桌垫、大把手餐具等,可改善患者的生活质量。教育与心理疏导也是不容忽视的重要辅助措施。

【预后】

本病是一种慢性进展性疾病,无法治愈。在临床上常采用 Hoehn-Yahr 分级法(分 5 级)记录病情轻重。患者运动功能障碍的程度及对治疗的评判常采用 MDS 统一帕金森病评分量表(MDS - UPDRS)。多数患者在疾病的前几年可继续工作,但数年后逐渐丧失工作能力。至疾病晚期,由于全身僵硬、活动困难,终至生活不能自理,最后常死于肺炎等各种并发症。

第三节　亨廷顿病

视频:亨廷顿病

亨廷顿病(Huntington disease, HD)又称亨廷顿舞蹈病(Huntington chorea)、慢性进行性舞蹈病(chronic progressive chorea)、遗传性舞蹈病(hereditary chorea),于 1842 年由 Waters 首次报道,1872 年由美国医生 George Huntington 系统描述而得名,是一种常染色体显性遗传的基底节和大脑皮质变性疾病,临床上以隐匿起病、缓慢进展的舞蹈症、精神异常和痴呆为特征。本病呈完全外显率,受累个体的后代一半发病,可发生于所有人种,白种人发病率最高,我国较少见。

【病因及发病机制】

本病的致病基因 *IT15*(interesting transcript 15)位于第 4 号染色体 4p16.3,基因的表达产物为约含 3 144 个氨基酸的多肽,命名为 huntingtin,在 *IT15* 基因 5′端编码区内的三核苷酸(CAG)重复序列拷贝数异常增多。拷贝数越多,发病年龄越早,临床症状越重。在 huntingtin 内,$(CAG)_n$ 重复编码一段长的多聚谷氨酰胺功能区,故认为本病可能由于一种毒性的功能获得(gain of function)所致。

【病理及生化改变】

病理变化主要位于纹状体和大脑皮质,黑质、视丘、视丘下核、齿状核亦可轻度受累。大脑皮质突出的变化为皮质萎缩,特别是第 3、5、6 层神经节细胞丧失,合并胶质细胞增生。尾状核、壳核神经元大量变性、丢失。投射至外侧苍白球的纹状体传出神经元(含 γ-氨基丁酸与脑啡肽,参与间接通路)较早受累，是引起舞蹈症的基础；随疾病进展，投射至内侧苍白球的纹状体传出神经元（含 γ-氨基丁酸与 P 物质，参与直接通路）也遭殃及，是导致肌强直及肌张力障碍的原因。

生化改变是纹状体传出神经元中 γ-氨基丁酸、乙酰胆碱及其合成酶明显减少，多巴胺浓度正常或略增加；与 γ-氨基丁酸共存的神经调质脑啡肽、P 物质亦减少，生长抑素和神经肽 Y 增加。

【临床表现】

本病多见于 30~50 岁，5%~10%的患者发病于儿童和青少年，10%在老年。患者的连续后代中有发病提前倾向，称之为早发现象（anticipation），父系遗传（paternal descent）的早发现象更明显。绝大多数有阳性家族史。隐匿起病，缓慢进展。无性别差异。

1. *锥体外系症状* 以舞蹈样不自主运动最常见、最具特征性，通常为全身性，程度轻重不一，典型表现为手指弹钢琴样动作和面部怪异表情，累及躯干可产生舞蹈样步态，可合并手足徐动及投掷症。随着病情进展，舞蹈样不自主运动可逐渐减轻，而肌张力障碍及动作迟缓、肌强直、姿势不稳等帕金森综合征渐趋明显。

2. *精神障碍及痴呆* 精神障碍可表现为情感、性格、人格改变及行为异常，如抑郁、激惹、幻觉、妄想、暴躁、冲动、反社会行为等。患者常表现出注意力减退、记忆力降低、认知障碍及智能减退，呈进行性加重。

3. *其他* 快速眼球运动（扫视）常受损。可伴癫痫发作，舞蹈样不自主运动大量消耗能量可使体重明显下降，睡眠和/或性功能障碍常见。晚期出现构音障碍和吞咽困难。

【辅助检查】

1. *基因检测* CAG 重复序列拷贝数增加，大于 40 具有诊断价值。该检测若结合临床特异性高、价值大，几乎所有的病例可通过该方法确诊。

2. *电生理及影像学检查* 脑电图呈弥漫性异常，无特异性。CT 及 MRI 显示大脑皮质和尾状核萎缩，脑室扩大。MRI T_2WI 示壳核信号增强。MR 波谱（MRS）示大脑皮质及基底节乳酸水平增高。^{18}F-脱氧葡萄糖 PET 检测显示尾状核、壳核代谢明显降低。

【诊断及鉴别诊断】

根据发病年龄，慢性进行性舞蹈样动作、精神症状和痴呆，结合家族史可诊断本病，基因检测可确诊，还可发现临床前期患者。

本病应与小舞蹈病、良性遗传性舞蹈病、发作性舞蹈手足徐动症、老年性舞蹈病、棘状红细胞增多症、肝豆状核变性、迟发性运动障碍鉴别。

【治疗】

目前尚无有效治疗措施。对舞蹈症状可选用：① 多巴胺受体阻滞剂，氟哌啶醇 1~4 mg，每天 3 次；氯丙嗪 12.5~50 mg，每天 3 次；奋乃静 2~4 mg，每天 3 次；硫必利 100~200 mg，每天 3 次；以及哌咪清等。均应从小剂量开始，逐渐增加剂量，用药过程中应注意锥体外系副反应。② 中枢多巴胺耗竭剂，丁苯那嗪 25 mg，每天 3 次；氘丁苯那嗪起始 6 mg，每天 1 次，隔周增量 6 mg，最大剂量 24 mg，每天 2 次。③ 补充中枢 γ-氨基丁酸或乙酰胆碱药物，一般疗效不佳。

【预后及预防】

本病病程 10~25 年，平均约 19 年。最后常因吞咽困难、营养不良、活动障碍、卧床不起，发生并发症而死亡。

对确诊患者的家族应给予必要的遗传咨询，注意发掘临床下病例，应劝告其不要生育，避免产出患儿。

第四节　原发性震颤

原发性震颤(essential tremor, ET)又称特发性震颤,是一种常见的运动障碍性疾病。原发性震颤在人群中的患病率约为0.9%,并随着年龄的增长而升高,65岁以上老年人群的患病率约为4.6%。

【病因、发病机制及病理改变】

30%~70%的原发性震颤患者有家族史,多呈常染色体显性遗传。传统观点认为原发性震颤是良性、家族遗传性、单症状性疾病;目前认为原发性震颤是缓慢进展的、可能与家族遗传相关的复杂性疾病。目前发现三个明确与原发性震颤相关的基因,分别位于16p11.2(*FUS*, ETM4),11q14.1(*TENM4*, ETM5)及1q21.2(*NOTCH2NLC*, ETM6)。位于3q13.31上的*DRD3*基因(ETM1)可能与原发性震颤发病相关;与原发性震颤相关的另外2个基因区间为2p25 - p22(ETM2)和6p23(ETM3),致病基因尚未被克隆。

发病机制不明,认为震颤可能是起源于下橄榄核的自发性放电,驱动小脑及其传出通路,通过丘脑到皮层再到脊髓;也有认为可能起源于小脑而不是下橄榄核。这些证据表明震颤主要与小脑传出通路的病变有关。

病理学研究发现,少数患者存在小脑浦肯野细胞数量减少、树突肿胀及齿状核退变。也有报道在脑干(主要是蓝斑)存在路易体,但未能重复。

视频：动作性震颤

【临床表现】

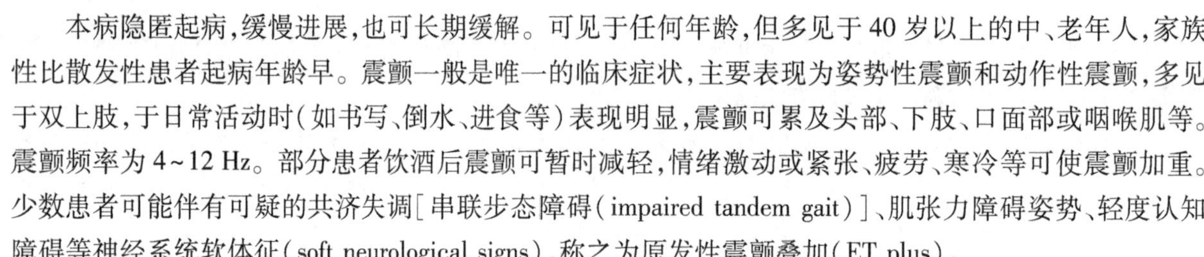

本病隐匿起病,缓慢进展,也可长期缓解。可见于任何年龄,但多见于40岁以上的中、老年人,家族性比散发性患者起病年龄早。震颤一般是唯一的临床症状,主要表现为姿势性震颤和动作性震颤,多见于双上肢,于日常活动时(如书写、倒水、进食等)表现明显,震颤可累及头部、下肢、口面部或咽喉肌等。震颤频率为4~12 Hz。部分患者饮酒后震颤可暂时减轻,情绪激动或紧张、疲劳、寒冷等可使震颤加重。少数患者可能伴有可疑的共济失调[串联步态障碍(impaired tandem gait)]、肌张力障碍姿势、轻度认知障碍等神经系统软体征(soft neurological signs),称之为原发性震颤叠加(ET plus)。

【辅助检查】

主要用于排除其他原因引起的震颤,可根据需要选择相关辅助检查进行排除诊断。

1. 实验室检查　肝肾功能、电解质、血糖、甲状腺功能和血清铜蓝蛋白检查等以排除其他因素引起的震颤。

2. 神经影像学检查　头颅MRI主要用于排除颅内病灶及与小脑疾病或创伤后事件相关的震颤;多巴胺转运体PET/SPECT显像评估黑质纹状体多巴胺能通路的功能,排除多巴胺能神经元变性相关疾病,如帕金森病。

3. 神经电生理检查　肌电图可记录震颤的存在,测量震颤的频率并评估肌电爆发模式,在震颤的电生理评估中被广泛应用;加速度计结合肌电图进行震颤分析可鉴别其他原因导致的震颤。

4. 基因检测　基因检测若发现与原发性震颤明确相关的16p11.2(*FUS*, ETM4),11q14.1(*TENM4*, ETM5)及1q21.2(*NOTCH2NLC*, ETM6)基因异常,结合临床特征可以确诊。

【诊断及鉴别诊断】

原发性震颤的诊断标准是:① 双上肢动作性震颤,伴或不伴其他部位的震颤(如下肢,头部,口面部或声音);② 不伴有其他神经系统体征,如肌张力障碍、共济失调、帕金森综合征等;③ 病程超过3年。诊断原发性震颤叠加的条件是:除具有以上原发性震颤的震颤特征外,还具有不确定临床意义的其他神经系统体征,如可疑的轻度共济失调、肌张力障碍姿势或轻度认知障碍等。

本病需要与引起震颤的其他疾病相鉴别，如帕金森病、肝豆状核变性、甲状腺功能亢进、心因性震颤等。

【治疗】

1. 治疗原则　原发性震颤的治疗分为药物（口服药物及 A 型肉毒毒素）和手术治疗。其治疗原则为：① 轻度的、不影响日常生活或引起心理困扰的 1 级震颤无须治疗，只需进行宣教和安慰；② 2 级震颤患者由于工作或社交需要，可选择事前半小时服药以间歇性减轻症状；③ 影响日常生活和工作的 2~4 级震颤患者，需要药物治疗；④ 药物难治性重症震颤患者可考虑手术治疗；⑤ 头部或声音震颤患者可选择 A 型肉毒毒素注射治疗。

2. 药物和手术治疗　原发性震颤的治疗分为药物（口服药物及 A 型肉毒毒素）和手术治疗。

（1）口服药物：分为一线、二线和三线推荐用药。

1）一线推荐用药：主要有普萘洛尔、阿罗洛尔和扑米酮。① 普萘洛尔：是非选择性肾上腺素 β 受体阻滞剂，从小剂量开始（10 mg/次，每天 2 次），逐渐加量（5 mg/次）至每天 30~60 mg 即可有效改善症状，标准片每天口服 3 次，控释片每天 1 次，早晨服药；② 阿罗洛尔：具有 α 及 β 受体阻断作用（作用比约为 1∶8），从 10 mg，每天 1 次开始，如疗效不充分，可加量至每天 2 次，10 mg/次，最高剂量不超过每天 30 mg。两药主要常见副作用为心率减缓和血压降低，用药期间应密切观察心率和血压变化。不稳定性心功能不全、高度房室传导阻滞、哮喘、胰岛素依赖型糖尿病为普萘洛尔的相对禁忌证；③ 扑米酮：是常用的抗痫药，与普萘洛尔或阿罗洛尔合用疗效更佳。一般每晚 25 mg 开始，逐渐加量 25 mg/次，有效剂量在每天 50~500 mg，每天 2~3 次，一般每天 250 mg 疗效佳且耐受性好。用药早期相对容易产生急性副作用（包括眩晕、恶心、呕吐、步态不稳、嗜睡等），多数 1~ 4 天后逐渐减弱或达到耐受。

2）二线推荐用药：主要有加巴喷丁、托吡酯、苯二氮䓬类药、β 受体阻滞剂。① 加巴喷丁：起始剂量每天 300 mg，有效剂量为每天 1 200~3 600 mg，分 3 次服用；② 托吡酯：起始剂量每天 25 mg，以每周 25 mg 的递增速度缓慢加量，分 2 次口服，常规治疗剂量为每天 200~400 mg；③ 苯二氮䓬类药：包括阿普唑仑和氯硝西泮。前者起始剂量每天 0.3 mg，每天 3 次，有效治疗剂量为每天 0.6~1.2 mg；后者起始剂量 0.5 mg；平均每天 1.5~2.0 mg。不良反应有镇静、乏力等；④ β 受体阻滞剂：包括阿替洛尔和索他洛尔。前者用法每天 50~150 mg，后者用法每天 80~240 mg。

3）三线推荐用药：非选择性 β 受体阻滞剂纳多洛尔每天 120~240 mg 或钙离子拮抗剂尼莫地平每天 120 mg 对改善肢体震颤可能有效。

（2）A 型肉毒毒素：对药物治疗头部和语音震颤无效者可选用 A 型肉毒毒素注射治疗可能有效。通常 1 次注射疗效持续 3~6 个月，需重复注射以维持疗效。

（3）手术治疗：对于药物难治性原发性震颤可以选用手术治疗，手术方法包括脑深部电刺激（DBS）及 MRI 引导下的聚焦超声（MRIgFUS）丘脑切开术。① DBS：丘脑腹侧中间核（VIM）靶点能有效减轻肢体震颤，单侧丘脑腹侧中间核的 DBS 能减轻对侧肢体 60%~90%的震颤幅度（C 级推荐）。双侧丘脑腹侧中间核的 DBS 对头部及语音震颤的疗效优于单侧 DBS（C 级推荐）。该法也会造成一定副作用，如构音障碍、感觉异常、肌张力障碍等，通过调整刺激参数可以减少或消除这些副作用，双侧 DBS 手术较单侧更易发生不良反应；② MRIgFUS：MRIgFUS 丘脑切开术作为一种新型的微创治疗方法能减轻 47%的震颤幅度，其临床疗效与手术部位高度相关，最佳治疗区位于丘脑腹侧中间核的后部。对于上肢震颤的患者，单侧 MRIgFUS 丘脑切开术可能有效，并且较安全。不良反应与手术部位及手术范围有关，最常见的不良事件是术后感觉异常、步态障碍等，当手术范围>170 mm^3 时，其不良反应的发生风险明显增加。

【预后及预防】

本病主要产生肢体震颤，一般不伴有其他运动症状，而且疾病进展非常缓慢，因此总体预后良好。

第五节　肝豆状核变性

肝豆状核变性(hepatolenticular degeneration, HLD)又称威尔逊病(Wilson's disease, WD),于1912年由Samuel A. K. Wilson首先描述,是一种遗传性铜代谢障碍所致的肝硬化和以基底节为主的脑部变性疾病。临床特征为进行性加重的锥体外系症状、精神症状、肝硬化、肾功能损害及角膜色素环。

本病的患病率各国报道不一,一般在(0.5~3)/10万,欧美国家罕见,但在意大利南部和西西里岛、罗马尼亚某些地区、日本的某些小岛、东欧犹太人及我国的患病率较高。

【病因及发病机制】

本病的病因和发病机制非常复杂,先后有六种发病学说,即胃肠道对铜的吸收增多、铜蓝蛋白异常、异常蛋白质的存在、胆道排铜障碍、溶酶体缺陷、控制基因突变,这些均未能满意解释而逐渐被否定。1985年,本病基因被精确定位于13q14.3,1993年,本病基因被克隆。本病是基因突变导致的遗传病,其基因突变的数目众多,已达295种,而且突变的类型相当复杂,纯合突变较少而复合杂合突变(携带两个不同突变)多见。目前证实*ATP7B*基因突变是本病的主要原因,*ATP7B*基因主要在肝脏表达,表达产物P型铜转运ATP酶(ATP7B酶)位于肝细胞高尔基体,负责肝细胞内的铜转运。由于其功能部分或全部丧失,不能将多余的铜离子从细胞内转运出去,使过量铜离子在肝、脑、肾、角膜等组织沉积而致病。然而ATP7B酶如何改变导致发病至今仍未阐明。此外尚有数十种蛋白如"伴侣蛋白"与本病的发病相关,它们对本病的发病究竟起什么作用,目前尚不清楚。

【病理】

病理改变主要累及肝、脑、肾、角膜等处。① 肝脏外表及切面均可见大小不等的结节或假小叶,病变明显者像坏死性肝硬变,肝细胞常有脂肪变性,并含铜颗粒。电镜下可见肝细胞内线粒体变致密,线粒体嵴消失,糙面内质网;② 脑部以壳核最明显,其次为苍白球及尾状核,大脑皮质亦可受侵。壳核最早发生变性,然后病变范围逐渐扩大到上述诸结构。壳核萎缩,岛叶皮质内陷,壳核及尾状核色素沉着加深,严重者可形成空洞。镜检可见壳核内神经元和髓鞘纤维显著减少或完全消失,胶质细胞增生。其他受累部位镜下可见类似变化;③ 在角膜边缘后弹力层及内皮细胞质内,有棕黄色的细小铜颗粒沉积。

【临床表现】

多见于5~35岁,少数可迟至成年期,男稍多于女。以肝脏症状起病者平均年龄约11岁,以神经症状起病者平均年龄约19岁。

1. *神经症状*　主要是锥体外系病征,表现为肢体舞蹈样及手足徐动样动作,肌张力障碍,怪异表情,静止性、意向性或姿势性震颤,肌强直,运动迟缓,构音障碍,吞咽困难,屈曲姿势及慌张步态等。20岁之前起病常以肌张力障碍、帕金森综合征为主,年龄更大者多表现震颤、舞蹈样或投掷样动作。小脑损害导致共济失调和语言障碍,锥体系损害出现腱反射亢进、病理反射和假性延脑麻痹等,下丘脑损害产生肥胖、持续高热及高血压,少数患者可有癫痫发作。病情常缓慢发展,可有阶段性缓解或加重,亦有进展迅速者,特别是年轻患者。

2. *精神症状*　主要表现为情感障碍和动作、行为异常,如淡漠、抑郁、欣快、兴奋躁动、动作幼稚或怪异、攻击行为、生活懒散等,少数可有各种幻觉、妄想、人格改变、自杀等。

3. *肝脏症状*　约80%患者发生肝脏受损的征象。大多数表现非特异性慢性肝病症状群,如倦怠、无力、食欲不振、肝区疼痛、肝肿大或缩小、脾肿大及脾功能亢进、黄疸、腹水、蜘蛛痣、食道静脉曲张破裂出血及肝昏迷等。10%~30%的患者发生慢性活动性肝炎,少数患者呈现无症状性肝、脾肿大或仅转氨酶持续升高。因肝损害还可使体内激素代谢异常,导致内分泌紊乱,出现青春期延迟、月经不调或闭经,男性乳房发育等。极少数患者以急性肝衰竭和急性溶血性贫血起病,多于短期内死亡。

4. 眼部异常 角膜色素环是本病最重要的体征,见于95%~98%患者,绝大多数双眼,个别为单眼。大多在出现神经系统受损征象时就可发现此环,位于角膜与巩膜交界处,在角膜的内表面上,呈绿褐色或金褐色,宽约1.3 mm,光线斜照角膜时看得最清楚,但早期常需用裂隙灯检查方可发现。少数患者可出现晶体浑浊、暗适应下降及瞳孔对光反应迟钝等。

5. 其他 大部分患者有皮肤色素沉着,尤以面部及双小腿伸侧明显。Cu^{2+}在近端肾小管和肾小球沉积,造成肾小管重吸收障碍,出现肾性糖尿、蛋白尿、氨基酸尿等;少数患者可发生肾小管性酸中毒。尚有肌无力、肌萎缩、骨质疏松、骨和软骨变性等。

【辅助检查】

1. 血清铜蓝蛋白及铜氧化酶活性 正常人铜蓝蛋白值为0.26~0.36 g/L,肝豆状核变性患者显著降低,甚至为零。血清铜蓝蛋白值降低是重要的诊断依据之一,但血清铜蓝蛋白值与病情、病程及驱铜治疗效果无关。应注意正常儿童血清铜蓝蛋白水平随年龄改变有特殊变化,新生儿只有成人的1/5,以后迅速升高,在2~3个月时达到成人水平。12岁前儿童血清铜蓝蛋白的矫正公式为:矫正后铜蓝蛋白值=血清铜蓝蛋白测定值×[(12-年龄)×1.7]。血清铜氧化酶活性强弱与血清铜蓝蛋白含量成正比,故测定铜氧化酶活性可间接反映血清铜蓝蛋白含量,其意义与直接测定血清铜蓝蛋白相同。应注意血清铜蓝蛋白降低还可见于肾病综合征、慢性活动性肝炎、原发性胆汁性肝硬化、某些吸收不良综合征、蛋白质-热量不足性营养不良等。

2. 人体微量铜测定 ① 血清铜:正常人血清铜为(14.7~20.5)μmol/L,90%本病患者的血清铜降低。血清铜与病情、治疗效果无关;② 尿铜:大多数患者24小时尿铜含量显著增加,未经治疗时增高数倍至数十倍,服用排铜药物后尿铜进一步增高,待体内蓄积铜大量排出后,尿铜量又渐降低,这些变化可作为临床排铜药物剂量调整的参考指标。正常人尿铜排泄量少于100 μg,未经治疗患者多为24小时(200~400)μg,个别高达24小时1 200 μg。对一些尿铜改变不明显的可疑患者可采用青霉胺负荷试验。口服青霉胺后正常人和未经治疗的患者尿铜均明显增高,但患者比正常人更显著,可作为一种辅助诊断方法;③ 肝铜量:被认为是诊断肝豆状核变性的金标准之一。经体检及生化检查未确诊的病例测定肝铜量是必要的。绝大多数患者肝铜含量在250 μg/g干重以上(正常50 μg/g干重)。

3. 肝肾功能检查 以肝损害为主要表现者可出现不同程度的肝功能异常,如血清总蛋白降低、γ-球蛋白增高等;以肾功能损害为主者可出现尿素氮、肌酐增高及蛋白尿等。

4. 影像学检查 CT显示双侧豆状核区低密度灶,MRI显示T_1WI为低信号、T_2WI为高信号(图10-1);大脑皮质萎缩。约96%患者的骨关节X线平片可见骨质疏松、骨关节炎或骨软化等,最常见于手部。

5. 离体皮肤成纤维细胞培养 经高浓度铜培养液传代孵育的患者皮肤成纤维细胞,其胞质内铜/蛋白比值远高于杂合子及对照组。

6. 基因检测 肝豆状核变性具有高度的遗传异质性,致病基因突变位点和突变方式复杂,故尚不能取代常规筛查手段。利用常规手段不能确诊的病例,或对症状前期患者或基因携带者筛选时,可考虑基因检测。

【诊断及鉴别诊断】

临床诊断主要根据4条标准:① 肝病史或肝病征和/或锥体外系病征;② 血清铜蓝蛋白值显著降低或/及肝铜量增高;③ 角膜色素环;④ 阳性家族史。符合①②③或①②④可确诊肝豆状核变性;符合①③④很可能为典型肝豆状核变性;符合②③④很可能为症状前肝豆状核变性;如具有4条中的2条则为可能肝豆状核变性。

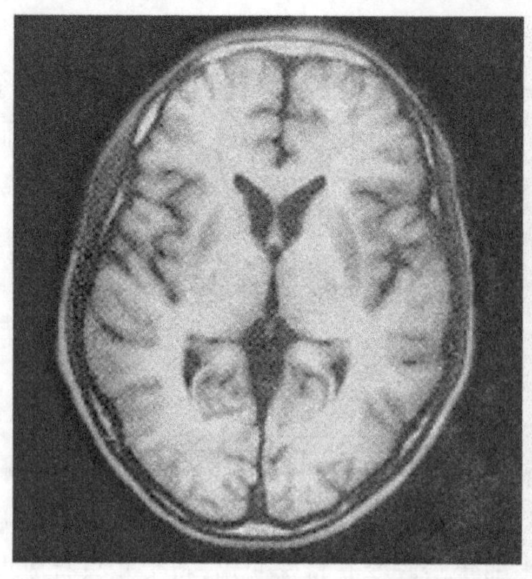
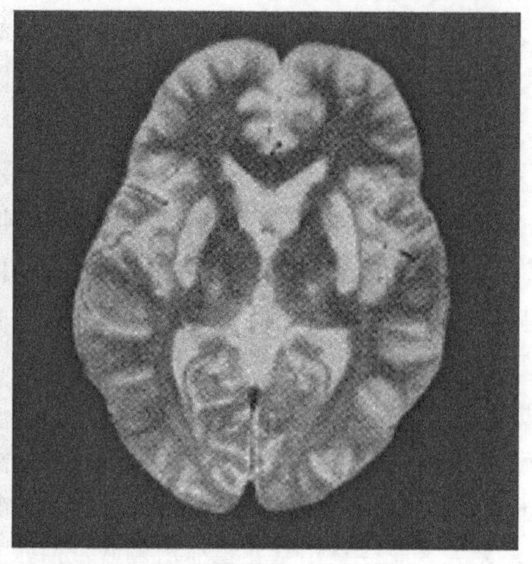

图 10-1 MRI 示双侧豆状核对称性分布异常信号影

T_1WI 为低信号,T_2WI 为高信号

本病临床表现复杂多样,鉴别诊断上应从肝脏及神经系统两个方面的主要征象考虑,需重点鉴别的疾病有急(慢)性肝炎、肝硬化、小舞蹈病、亨廷顿病、原发性肌张力障碍、帕金森病和精神病(如精神分裂症、躁狂症、抑郁症)等。

【治疗】

治疗的基本原则是低铜饮食、用药物减少铜的吸收和增加铜的排出;治疗越早越好,对症状前期患者也需及早进行治疗。

1. 低铜饮食　应尽量避免食用含铜多的食物,如坚果类、巧克力、豌豆、蚕豆、玉米、香菇、贝壳类、螺类和蜜糖、各种动物肝和血等。此外,高氨基酸、高蛋白饮食能促进尿铜的排泄。

2. 阻止铜吸收

(1) 锌剂:能竞争性抑制铜在肠道吸收,促进粪铜排泄。尿铜排泄也有一定增加。锌剂可能增加肠细胞与肝细胞合成金属硫蛋白而减弱游离铜的毒性。常用为硫酸锌 200 mg,每天 3 次;醋酸锌 50 mg,每天 3 次;葡萄糖酸锌 70 mg,每天 3 次,以及甘草锌等。副反应轻,偶有恶心、呕吐等消化道症状。

(2) 四巯钼酸胺(tetrathiomolybdate, TM):在肠黏膜中形成铜与白蛋白的复合物,后者不能被肠吸收而随粪便排出;另能限制肠黏膜对铜的吸收。剂量 20~60 mg,每天 6 次(3 次在就餐时,另 3 次在两餐之间服用)。由于过量的钼可能滞留在肝、脾及骨髓内,故不能用作维持治疗。副反应较少,主要是消化道症状。

3. 促进排铜　各种驱铜药物均为铜络合剂,通过与血液及组织中的铜形成无毒的复合物从尿排出。

(1) D-青霉胺(D-penicillamine):是治疗肝豆状核变性病的首选药物,药理作用不仅在于络合血液及组织中的过量游离铜从尿中排出,而且能与铜在肝中形成无毒的复合物而消除铜在游离状态下的毒性。动物实验还证明,青霉胺能诱导肝细胞合成金属铜硫蛋白(copper metallothionein),也有去铜毒的作用。首次使用应做青霉素皮试,成人量为每天 1~1.5 g,儿童为每天 20 mg/kg,分 3 次口服,需终生用药。有时需数月方起效,可动态观察血清铜代谢指标及裂隙灯检查角膜色素环监测疗效。少数患者可引起发热、药疹、白细胞减少、肌无力、震颤(暂时加重)等,极少数可发生骨髓抑制、狼疮样综合征、肾病综合征等严重毒副反应。

(2) 三乙基四胺(trietyl tetramine):也是一种络合剂,其疗效和药理作用与 D-青霉胺基本相同。成人用量为每天 1.2 g。副反应小,可用于青霉胺出现毒性反应的患者。

(3) 二巯基丁二酸钠(Na－DMS): 是含有双巯基的低毒高效重金属络合剂,能与血中游离铜、组织中已与酶系统结合的 Cu^{2+} 结合,形成解离及毒性低的硫醇化合物从尿排出。溶于10%葡萄糖液 40 mL 中缓慢静注,每次 1 g,每天 1~2 次,5~7 天为 1 疗程,可间断使用数个疗程。排铜效果优于二巯基丙醇(BAL),副反应较轻,牙龈出血和鼻衄较多,可有口臭、头痛、恶心、乏力、四肢酸痛等。

(4) 其他: 如二巯基丙醇、二巯丙磺酸(DMPS)、依地酸钙钠(EDTA Na－Ca)也有治疗作用,但现较少用。

4. *中药治疗*　大黄、黄连、姜黄、鱼腥草、泽泻、莪术等由于具有利尿及排铜作用而对肝豆状核变性有效,少数患者服药早期出现腹泻、腹痛,其他不良反应少。但须强调的是单独使用中药治疗肝豆状核变性,效果常不满意,中西医结合治疗效果会更好。推荐用于症状前患者、早期或轻症患者、儿童患者及长期维持治疗。

5. *对症治疗*　如有肌强直及震颤者可用金刚烷胺和/或苯海索,症状明显者可用复方左旋多巴。依据精神症状酌情选用抗精神病药、抗抑郁药、促智药(智力减退者)。无论有无肝损害均需护肝治疗,可选用肝泰乐肌苷、维生素 C 等。

6. *手术治疗*　包括脾切除和肝移植。脾切除适用于: 严重脾功能亢进患者,因长期白细胞和血小板显著减少,经常出血和/或感染; 又因青霉胺也有降低白细胞和血小板的副反应,患者不能用青霉胺或仅能用小剂量,达不到疗效。经各种治疗无效的严重病例可考虑肝移植。

第六节　肌 张 力 障 碍

肌张力障碍(dystonia) 是一种运动障碍,其特征是持续性或间歇性肌肉收缩引起的异常运动或/和姿势,常常重复出现。肌张力障碍性运动一般为模式化的扭曲动作,可以合并震颤。肌张力障碍常常因随意动作诱发或加重,伴有溢出的肌肉激活。

依据病因可分为原发性和继发性。依据肌张力障碍的发生部位,可分为: ① 局灶型(focal dystonia),即单一部位肌群受累,如眼睑痉挛、书写痉挛、痉挛性构音障碍、痉挛性斜颈等;② 节段型(segmental dystonia),两个或两个以上相邻部位肌群受累,如眼、口和下颌(梅热综合征),一侧上肢加颈部,双侧下肢等; ③ 多灶型(multifocal dystonia),两个以上非相邻部位肌群受累; ④ 偏身型(hemidystonia),半侧身体受累,一般都是继发性肌张力障碍,常为对侧半球,尤其是基底节损害所致; ⑤ 全身型(generalized dystonia),下肢与其他任何节段型肌张力障碍的组合,如扭转痉挛。

【病因及发病机制】

原发性肌张力障碍多为散发,少数有家族史,呈常染色体显性或隐性遗传,或 X 染色体连锁遗传,多见于 7~15 岁儿童或少年。常染色体显性遗传的原发性扭转痉挛绝大部分是由于 *DYT1* 基因突变所致,该基因定位在 9q32~34,外显率为 30%~50%。多巴反应性肌张力障碍多为常染色体显性遗传,为三磷酸鸟苷环水解酶-1(*GCH－1*)基因突变,或常染色体隐性遗传,为酪氨酸羟化酶(*TH*)基因突变所致。在菲律宾班乃岛,有一种肌张力障碍-帕金森综合征,呈 X 连锁隐性遗传。家族性局灶性肌张力障碍,通常为常染色体显性遗传,外显不完全。

继发性(症状性)肌张力障碍指有明确病因的肌张力障碍,病变部位包括纹状体、丘脑、蓝斑、脑干网状结构等处,见于感染(脑炎后)、变性病(肝豆状核变性、苍白球黑质红核色素变性、进行性核上性麻痹、家族性基底节钙化)、中毒(一氧化碳等)、代谢障碍(大脑类脂质沉积、核黄疸、甲状旁腺功能低下)、脑血管病、外伤、肿瘤、药物(吩噻嗪类及丁酰苯类神经安定剂、左旋多巴、甲氧氯普胺)等。

发病机制不明。曾报道脑内某些部位的去甲肾上腺素、多巴胺和 5－羟色胺等递质浓度异常。可能存在额叶运动皮质的兴奋抑制通路异常,而导致皮质感觉运动整合功能障碍。

【病理】

原发性扭转痉挛可见非特异性的病理改变,包括壳核、丘脑及尾状核的小神经元变性死亡,基底节的脂质及脂色素增多。继发性扭转痉挛的病理学特征随原发病不同而异。痉挛性斜颈、梅热综合征、书写痉挛和职业性痉挛等局灶性肌张力障碍病理上无特异性改变。

【临床表现】

视频:足部痉挛

1. *扭转痉挛*(torsion spasm)　于1911年由Oppenheim H首先命名,是指全身性扭转性肌张力障碍(torsion dystonia),又称畸形性肌张力障碍(dystonia musculorum deformans),临床上以四肢、躯干甚至全身的剧烈而不随意的扭转运动和姿势异常为特征。按病因可分为原发性和继发性两型。

各种年龄均可发病。儿童期起病者多有阳性家族史,症状常从一侧或两侧下肢开始,逐渐进展至广泛的不自主的扭转运动和姿势异常,导致严重的功能障碍。成年起病者多为散发,症状常从上肢或躯干开始,大约20%的患者最终可发展为全身性肌张力障碍,一般不会严重致残。

早期表现为一侧或两侧下肢的轻度运动障碍,足呈内翻跖屈,行走时足跟不能着地,随后躯干和四肢发生不自主的扭转运动。最具特征性的是以躯干为轴的扭转或螺旋样运动。常引起脊柱前凸、侧凸和骨盆倾斜。颈肌受累则出现痉挛性斜颈。面肌受累时则出现挤眉弄眼、牵嘴歪舌、舌伸缩扭动等。肌张力在扭转运动时增高,扭转运动停止后则转为正常或减低。自主运动或精神紧张时扭转痉挛加重,睡眠时完全消失。

常染色体显性遗传者的家族成员中,可有多个同病成员或有多种顿挫型局限性症状,如眼睑痉挛、斜颈、书写痉挛、脊柱侧弯等症状,并且多自上肢开始,可长期局限于起病部位,即使进展成全身型,症状亦较轻微。

2. *梅热综合征*(Meige syndrome)　于1910年由法国医生Henry Meige首先描述,主要表现为眼睑痉挛(blepharospasm)和口-下颌肌张力障碍(oromandibular dystonia),可分为三型:① Ⅰ型,眼睑痉挛;② Ⅱ型,眼睑痉挛合并口-下颌肌张力障碍;③ Ⅲ型,口-下颌肌张力障碍。Ⅱ型为梅热综合征的完全型;Ⅰ、Ⅲ型为不完全型。临床上主要累及眼肌和口、下颌部肌肉。眼肌受累者表现为眼睑刺激感、眼干、羞明和瞬目频繁,后发展成不自主眼睑闭合,痉挛可持续数秒至数分钟。多数为双眼,少数由单眼起病,渐及双眼,影响读书、行走,甚至导致功能性"失明"。眼睑痉挛常在精神紧张、强光照射、阅读、注视时加重,在讲话、唱歌、张口、咀嚼、笑时减轻,睡眠时消失。口、下颌肌受累者表现为张口闭口、撇嘴、咧嘴、缩唇、伸舌扭舌、龇牙、咬牙等。严重者可使下颌脱臼,牙齿磨损以至脱落,撕裂牙龈,咬掉舌和下唇,影响发声和吞咽。痉挛常由讲话、咀嚼触发,触摸下巴、压迫颏下部等可获减轻,睡眠时消失。

视频:痉挛性斜颈

3. *痉挛性斜颈*(spasmodic torticollis)　于1652年由荷兰医生Tulpius首先提出,多见于30~50岁,也可发生于儿童或老年人,男女比例为1∶2。因以胸锁乳突肌、斜方肌为主的颈部肌群阵发性不自主收缩,引起头向一侧扭转或阵挛性倾斜。早期表现为周期性头向一侧转动或前倾、后仰,后期头常固定于某一异常姿势。受累肌肉常有痛感,亦可见肌肉肥大,可因情绪激动而加重,手托下颌、面部或枕部时减轻,睡眠时消失。

4. *手足徐动症*(athetosis)　又称指划症或易变性痉挛(mobile spasm),是肢体远端为主的缓慢弯曲的蠕动样不自主运动,极缓慢的手足徐动导致姿势异常颇与扭转痉挛相似,后者主要侵犯肢体近端、颈肌和躯干肌,典型表现以躯干为轴扭转。

5. *书写痉挛*(writer's cramp)*和其他职业性痉挛*　指在执行书写、弹钢琴、打字等职业动作时手和前臂出现的肌张力障碍和异常姿势,患者常不得不用另一只手替代,而做与此无关的其他动作时则为正常。患者书写时手臂僵硬,握笔如握匕首,肘部不自主地向外弓形抬起,腕和手弯曲,手掌面向侧面,笔和纸几乎呈平行。

6. *多巴反应性肌张力障碍*(dopa-responsive dystonia,DRD) 又称伴有明显昼间波动的遗传性肌张力障碍(hereditary progressive dystonia with marked diurnal fluctuation,HPD)或称 Segawa 病,由 Segawa 于 1976 年首先报道。本病多于儿童期发病,女性多见,男:女之比 1:(2~4)。缓慢起病,通常首发于下肢,表现为上肢或下肢的肌张力障碍和异常姿势或步态,步态表现为腿僵直、足屈曲或外翻,严重者可累及颈部。肌张力障碍亦可合并运动迟缓、齿轮样肌强直、姿势反射障碍等帕金森综合征之表现。症状具有昼间波动,一般在早晨或午后症状轻微,运动后或晚间加重。此种现象随年龄增大会变得不明显,一般在起病后 20 年内病情进展明显,20~30 年趋于缓和,至 40 年病情几乎稳定。对小剂量左旋多巴有戏剧性和持久性反应是其显著的临床特征。长期服用左旋多巴无须增加剂量,且不会出现左旋多巴的运动并发症。

7. *发作性运动障碍*(paroxysmal dyskinesias) 表现为突然出现且反复发作的运动障碍(可有肌张力障碍型或舞蹈手足徐动症型),发作间期正常。详见本章第七节。

【诊断及鉴别诊断】

根据病史、不自主运动和/或异常姿势的特征性表现和部位等,症状诊断通常不难。在明确肌张力障碍诊断后要尽量寻找病因。原发性肌张力障碍除可伴有震颤外,一般无其他阳性神经症状和体征。若在起病时即为偏侧肌张力障碍、较早出现持续的姿势异常、语言功能早期受累、起病突然、进展迅速提示为继发性,应积极寻找病因。若伴有其他神经系统症状和体征,如肌阵挛、痴呆、小脑症状、视网膜改变、肌萎缩、感觉症状等,也提示继发性肌张力障碍。

肌张力障碍需与其他类似不自主运动症状鉴别,主要有以下几种。

1) 扭转痉挛应与舞蹈症、僵人综合征(stiff-person syndrome)鉴别。扭转痉挛与舞蹈症的鉴别要点是舞蹈症的不自主运动速度快、运动模式变幻莫测、无持续性姿势异常,并伴肌张力降低,而扭转痉挛的不自主运动速度慢、运动模式相对固定、有持续性姿势异常,并伴肌张力增高。僵人综合征表现为发作性或持续性躯干肌(颈肌、脊旁肌和腹肌)和四肢近端肌紧张、僵硬和强直,而面肌和肢体远端肌常不受累,僵硬可明显限制患者的主动运动,并且常伴疼痛,肌电图检查在休息和肌肉放松时均可出现持续运动单位电活动,易与扭转痉挛区别。

2) 痉挛性斜颈应与颈部骨骼肌先天性异常所致的先天性斜颈(克利佩尔-费尔畸形、胸锁乳突肌血肿后纤维化)、局部疼痛刺激所引起的症状性斜颈鉴别。症状性斜颈除有相应的病因外,斜颈姿势常固定不变,感觉性刺激不能使其减轻,运动也不会使其加重,同时能检出相应的体征,这些都与肌张力障碍不同。

3) 梅热综合征应与颞下关节综合征、下颌错位咬合、面肌痉挛、神经症相鉴别。面肌痉挛亦好发于老年女性,表现为一侧面肌和眼睑的抽搐样表现,不伴有口-下颏的不随意运动。

【辅助检查】

对疑患继发性肌张力障碍者可予以如下辅助检查:头颅 CT 或 MRI(排除脑部器质性损害),颈部 MRI(排除脊髓病变所致颈部肌张力障碍)、血细胞涂片(排除神经-棘红细胞增多症)、代谢筛查(排除遗传性代谢疾病)、铜代谢测定及裂隙灯检查(排除肝豆状核变性)。对儿童期起病的扭转痉挛可行 *DYT1* 基因突变检测。

【治疗】

治疗措施有药物、局部注射 A 型肉毒毒素和外科治疗。对局灶型或节段型肌张力障碍首选局部注射 A 型肉毒毒素,对全身性肌张力障碍宜采用口服药物加选择性局部注射 A 型肉毒毒素。药物或 A 型肉毒毒素治疗无效的严重病例可考虑外科治疗。对继发性肌张力障碍的患者需同时治疗原发病。

1. *药物治疗* ① 抗胆碱能药:给予可耐受的最大剂量苯海索每天 20~30 mg,分 3~4 次口服,可能控制症状;② 地西泮 2.5~5 mg、硝西泮 5~7.5 mg 或氯硝西泮 1~2 mg,每天 3 次,部分病例有效;③ 氟哌啶醇、吩噻嗪类或丁苯那嗪可能有效,但达到有效剂量时有可能诱发轻度帕金森综合征;④ 左旋多巴:对多巴反应性肌张力障碍有戏剧性效果;⑤ 巴氯芬和卡马西平也可能有效。

2. *A 型肉毒毒素*　局部注射疗效较佳,注射部位选择痉挛最严重的肌肉或肌电图显示明显异常放电的肌群,如痉挛性斜颈可选择胸锁乳突肌、颈夹肌、斜方肌等肌肉作多点注射;眼睑痉挛和口-下颌肌张力障碍分别选择眼裂周围皮下和口轮匝肌多点注射;书写痉挛注射受累肌肉有时会有帮助。剂量应个体化,疗效可维持 3~6 个月,重复注射有效。

3. *手术*　对严重痉挛性斜颈患者可行副神经和上颈段神经根切断术,部分病例可缓解症状,但可复发。丘脑损毁术或脑深部电刺激术对某些偏身及全身性肌张力障碍可能有效。

第七节　其他运动障碍性疾病

一、小舞蹈病

小舞蹈病(sydenham chorea)又称风湿性舞蹈病,于 1686 年由 Thomas Sydenham 首先描述,是风湿热在神经系统的常见表现。早在 1780 年 Slott 即已提出本病与风湿病有关,现已证实本病是由 A 组 β 溶血性链球菌感染引起的自身免疫反应所致。

病理改变主要为黑质、纹状体、底丘脑核、小脑齿状核及大脑皮质充血、水肿、炎性细胞浸润及神经细胞弥漫性变性。尸解病例中 90%发现有风湿性心脏病。

多见于 5~15 岁,男女之比约为 1∶3。无季节、种族差异。病前常有上呼吸道炎、咽喉炎等 A 组 β 溶血性链球菌感染史。多为亚急性起病,少数可急性起病。主要临床症状包括:① 舞蹈症,主要累及面部和肢体远端,表现为挤眉、弄眼、噘嘴、吐舌、扮鬼脸,上肢各关节交替伸屈、内收,下肢步态颠簸,精神紧张时加重,睡眠时消失。舞蹈样动作可干扰随意运动,导致步态笨拙、持物跌落、动作不稳、暴发性言语。常在发病 2~4 周内加重,3~6 个月内自发缓解。约 20%的患儿会复发。② 肌张力低下和肌无力,当患儿举臂过头时,手掌旋前(旋前肌征)。检查者请患儿紧握检查者的第二、三手指时能感到患儿手的紧握程度不恒定,时紧时松(挤奶妇手法或盈亏征)。有时肌无力可以是本病的突出征象,以致患儿在急性期不得不卧床。③ 精神障碍,患儿常伴某些精神症状,如焦虑、抑郁、情绪不稳、激惹、注意缺陷多动障碍(attention deficit and hyperactive disorder, ADHD)、偏执-强迫行为(obsessive-compulsive behavior)等。有时精神症状先于舞蹈症出现。④ 其他,约 1/3 患儿可伴其他急性风湿热表现,如低热、关节炎、心瓣膜炎、风湿结节等。

血清学检查可见白细胞增多,血沉加快,C 反应蛋白效价升高,以及可有抗链球菌溶血素“O”滴度增加。由于本病多发生在链球菌感染后 2~3 个月,甚至 6~8 个月,故不少患儿发生舞蹈样动作时链球菌检查常为阴性。喉拭子培养可检出 A 组溶血型链球菌。脑电图可显示轻度弥漫性慢活动;头颅 CT 可显示尾状核区低密度灶及水肿,MRI 显示尾状核、壳核、苍白球增大,T_2WI 信号增强,随症状好转而消退。

本病诊断主要依据儿童或青少年起病、有风湿热或链球菌感染史、亚急性或急性起病的舞蹈症,伴肌张力低下、肌无力或/和精神症状应考虑本病。合并其他风湿热表现及自限性病程可进一步支持诊断。对无风湿热或链球菌感染史的小舞蹈病需与其他原因引起的舞蹈症鉴别,如少年型亨廷顿病、神经棘红细胞增多症、肝豆状核变性、各种原因(药物、感染、脑缺氧、核黄疸)引起的症状性舞蹈病。还需与抽动秽语综合征、扭转痉挛鉴别。

治疗主要包括:① 对症治疗,对舞蹈症可选用多巴胺受体拮抗剂,如口服氯丙嗪、氟哌啶醇、奋乃静或硫必利。前三种药物易诱发锥体外系副作用,需注意观察,一旦发生,需减少剂量。也可选用多巴胺耗竭剂,如丁苯那嗪或氘丁苯那嗪口服。或可选用增加 GABA 含量的药物,如丙戊酸钠口服。加用苯二氮䓬类药,如地西泮、氯硝西泮或硝西泮可更有效地控制舞蹈症。② 病因治疗,在确诊本病后,无论病症轻重,均需应用抗链球菌治疗,目的在于最大限度地防止或减少小舞蹈病复发及避免心肌炎、心瓣膜病的发生。一般应用青霉素或长效青霉素肌注。不能使用青霉素者,可改用其他链球菌敏感的抗生素,如头孢类抗生素。③ 免疫疗法,免疫治疗可能有效。可应用糖皮质激素,也有报道用血浆置换、静脉注射免疫球蛋白(IVIg)治疗本病,可缩短病程及减轻症状。

本病为自限性,即使不经治疗,3~6 个月后也可自行缓解;适当治疗可缩短病程。约 1/4 患儿可复发。

二、抽动秽语综合征

抽动秽语综合征(multiple tics-coprolalia syndrome)又称日勒德拉图雷综合征(Gilles de la Tourette syndrome)、图雷综合征(Tourette syndrome, TS),Itard 于 1825 年首先报道,法国医生 Georges Gilles de la Tourette 于 1885 年对此进行了详细描述。遗传因素可能是其病因。发病机制不明,应用多巴胺受体拮抗剂或多巴胺耗竭剂及选择性 5-羟色胺再摄取抑制剂(SSRI)能够有效控制抽动症状,提示纹状体多巴胺能活动过度、5-羟色胺能活动异常或多巴胺受体超敏可能与其有关。

本病多在 2~15 岁起病,男女之比为(3~4):1。临床特征是由表情肌、颈肌或上肢肌肉迅速、反复、不规则抽动起病,表现为挤眼、噘嘴、皱眉、摇头、仰颈、提肩等;以后症状加重,出现肢体及躯干的爆发性不自主运动,如躯干扭转、投掷运动、踢腿等。抽动发作频繁,少则一天十几次,多则可达数百次。有 30%~40%的患儿因口喉部肌肉抽动而发出重复性暴发性无意义的单调怪声,似如犬吠声、喉鸣声、咳嗽声等,半数有秽亵言语。85%的患儿有轻至中度行为异常,表现为注意力不集中、焦躁不安、强迫行为、秽亵行为或破坏行为。约有半数患儿可能同时伴注意缺陷多动障碍。抽动在精神紧张时加重,精神松弛时减轻,入睡后消失。患儿的智力不受影响。神经系统检查除不自主运动外一般无其他阳性体征。

脑电图检查可表现为高幅慢波、棘波、棘慢综合波等,动态脑电图异常率可达 50%,但对诊断无特异性。PET 和 SPECT 检查可显示颞、额、基底节区糖代谢及脑灌注量降低。

本病诊断可参照美国精神病学会的精神疾病诊断与统计手册(第 4 版)(DSM-Ⅳ)的诊断标准:① 18 岁前发病;② 在疾病期间有时存在多发性的运动和一或多种发声抽动;③ 抽动一天内发作许多次(通常是一阵阵),几乎是每天或一年多期间间歇性地发作,在此期间从未有连续超过 3 个月的无抽动发作;④ 疾病造成患者很大的痛苦或严重影响患者的社交、学习和其他重要功能;⑤ 疾病不是由于兴奋剂或其他疾病(如亨廷顿病或病毒性脑炎)的直接生理性反应所致。

本病需与小舞蹈病和习惯性痉挛鉴别。

药物治疗联合心理疏导是治疗本病的有效措施。主要药物有氟哌啶醇、舒必利、硫必利或利培酮,应从小剂量开始,逐渐增加至有效剂量,症状控制后,应逐渐减量,并维持一段时间(3 个月或更长),可使许多患儿恢复正常。其他药物有哌咪清、可乐定、丁苯那嗪、氘丁苯那嗪、氯硝西泮、托吡酯及三环类抗抑郁药或 SSRI 等。国外报道对个别药物不能有效控制的严重患儿可试用脑深部电刺激(DBS)治疗。

三、迟发性运动障碍

迟发性运动障碍(tardive dyskinesia, TD)又称迟发性多动症,于 1968 年由 Crane 首先报道,是抗精神病药物诱发持久的刻板重复的不自主运动,常见于长期(1年以上)应用抗精神病药(多巴胺受体拮抗剂)治疗的精神病患者,减量或停服后最易发生。一般认为在长期阻断纹状体多巴胺能受体后,后者反应超敏所致。也可能与基底节γ-氨基丁酸功能受损有关。

本病多发生于老年患者,尤其女性,临床特征是节律性刻板重复的舞蹈-手足徐动样不自主运动,可见于口、面部、躯干或四肢,也可有颈或腰部肌张力障碍,或动作不宁。老年人口部运动具有特征性,年轻患者肢体受累常见,儿童口面部症状较突出。不自主运动常在用药数月至数年后出现,症状大多不呈进行性加重,但可能持久不愈,治疗困难。无用药史时与亨廷顿病不易区别。

本病重在预防,使用抗精神病药物应有明确指征,精神病患者亦宜更换药物。治疗时必须先停服致病药物,对症治疗可选用硫必利、舒必利、利血平、丁苯那嗪、氘丁苯那嗪等,对控制症状有所帮助。需继续治疗精神病的患者可用非经典抗精神病药氯氮平、利培酮、奥氮平、喹硫平等替代经典抗精神病药。

四、发作性运动障碍

发作性运动障碍(paroxysmal dyskinesias, PxDs)是一种少见的运动障碍性疾病,临床表现为突然出现且反复发作的运动障碍(可有肌张力障碍型或舞蹈手足徐动症型),一般历时短暂,发作间期正常。

1995年,Demirkiran根据病因、诱发因素、临床症状、发作时间将发作性运动障碍分成4类:① 发作性运动诱发性运动障碍(paroxysmal kinesigenic dyskinesia, PKD),是PxDs中最常见的一种亚型,目前报道的PKD绝大多数为原发性,其中,家族性病例最常见的致病基因为*PRRT2*;少数病例可继发于多发性硬化、头部外伤、围产期缺氧性脑病、甲状旁腺功能减退等。症状多由突然从静止到运动或改变运动形式诱发,持续数秒至5分钟;发作形式包括肌张力障碍、舞蹈样动作、投掷样动作或混合发作,多为偏侧受累,亦可双侧或双侧交替发作。部分患者发作时累及面部肌肉,出现挤眉弄眼和构音障碍等,通常不伴有意识改变。原发性PKD的脑电图和头颅CT正常,对多种抗痫药有效。② 发作性过度运动诱发性运动障碍(paroxysmal exertion-induced dyskinesia, PED),由长时间持续性运动诱发,如跑步、游泳等,持续5分钟~2小时,发作局限于长时间运动后的肢体,多为下肢受累。此外可伴有癫痫、偏头痛、交替性偏瘫、认知功能障碍等。缓解因素包括休息和生酮饮食等,服用抗痫药通常无效。③ 发作性非运动诱发性运动障碍(paroxysmal nonkinesigenic dyskinesia, PNKD),由摄入茶、咖啡或酒精、精神压力、饥饿、疲劳等非运动因素诱发,也可于安静状态下自发,持续时间数分钟至1小时,表现为肌张力障碍,伴或不伴舞蹈样动作。患者对抗痫药不敏感,服用氯硝西泮可能有效,日常应以避免诱因为主。④ 睡眠诱发性发作性运动障碍(paroxysmal hypnogenic dyskinesia, PHD),在睡眠中发生,发作形式包括阵发性觉醒、阵发性肌张力障碍和梦游样行为等。可伴有噩梦、言语、惊醒、哭喊、呼吸不规则及心动过速等。部分患者可有非特异性先兆,如肢体麻木、头晕、坠落感或牵拉感。发作期间意识清晰,发作后无意识模糊并可重新入睡,醒后能够清晰回忆。持续时间数秒至5分钟。发作时脑电图可见尖波或棘波,发作间期睡眠脑电图可见低频痫样波。目前PHD已被归为夜间额叶癫痫(nocturnal frontal lobe epilepsy, NFLE)。

(陈生弟)

思考题

1. 运动障碍性疾病临床上分为哪两种类型?举例简述各自的临床特征?
2. 帕金森病的生化病理基础是什么?有哪些主要的临床特征?
3. 帕金森病的治疗原则是什么?常用的药物治疗有哪些?

4. 肝豆状核变性主要的临床特征是什么？常用的药物治疗有哪些？

5. 什么是肌张力障碍？临床上有哪几种类型？扭转性肌张力障碍有哪些主要的临床表现？

6. 简述原发性震颤的临床表现及治疗。

7. 病例分析

【病史摘要】

患者，男性，68 岁，退休工人。因右手不自主抖动伴动作缓慢 2 年于 2002 年 2 月 21 日收住入院。

患者于 2000 年初出现右手不自主抖动，静止时明显，持物、活动时减轻，情绪激动或紧张时加重，入睡后消失。2002 年初，右下肢也出现抖动。自 2000 年秋季起自觉右上肢无力，有紧缩感，伴动作减慢，同时发觉字写得弯弯曲曲，越写越小；系鞋带、纽衣扣等精细动作完成困难。家属发现其面无笑容，言语减少，声音变轻。于 2000 年 10 月始用多巴丝肼 125 mg，每天 3 次，餐前 30 分钟服用，3 周后症状明显好转，震颤减轻，活动便利，动作加快。2001 年夏天起从沙发起立时发生困难，需人搀扶，同时常出现开步困难，行走时步伐变小，一旦开步则越走越快，不能立即止步，有时跌倒。多巴丝肼增量至 250 mg，每天 3 次，但症状无明显改善。有嗅觉减退病史 5 年，便秘 2 年。否认夜间大喊大叫、拳打脚踢等快速眼球运动睡眠期行为障碍的表现。否认有特殊用药、锰等重金属接触、一氧化碳中毒等病史，家族成员中无类似病史。

神经系统体格检查：神清，双瞳孔等大 0.35 cm，光反应存在，眼球活动好，无眼震，鼻唇沟对称，伸舌居中。表情呆板，眉心征（+）。颈项及四肢肌张力轻度增高，右侧为甚，右上肢呈齿轮样强直，静止时见右侧上下肢震颤，动作时不明显。右手快复轮替动作笨拙。四肢腱反射对称（++），肌力 5 级。行走时身体轻度前倾前屈，步距小，右上肢协同摆动动作消失，右下肢稍有拖曳，转身动作减慢。共济运动正常，病理征（-），浅、深感觉正常。卧立位血压无改变。头颅 MRI 未见明显异常。入院后多巴丝肼剂量减为 187.5 mg，每天 4 次，同时加用普拉克索 0.125 mg，每天 3 次，逐渐增至 0.25 mg，每天 3 次。患者自觉右手抖动有所缓解，开步困难明显好转，行动较前明显增快。

【诊断分析】

（1）病例特点：① 68 岁男性，隐匿起病，病史 2 年，缓慢发展；② 锥体外系症状和体征，如表情呆板，眉心征（+），静止性震颤，动作缓慢，"小字征"，起步慢，步距小，慌张步态，肌张力增高；③ 偏侧起病，症状及体征不对称性；④ 有嗅觉减退及便秘非运动症状；⑤ 无其他神经系统受累病征；⑥ 多巴丝肼、普拉克索治疗有效。

（2）定位诊断：根据患者的静止性震颤、运动迟缓、动作减少、齿轮样肌强直和姿势步态异常，无其他神经系统阳性体征，提示病变主要累及锥体外系，而且以右侧肢体起病和症状为严重，故定位于基底节，病变源于左侧，并波及右侧。

（3）定性诊断：根据该患者的起病隐匿，进展缓慢，2 年病程，符合神经变性疾病的特点，不考虑其他原因，如血管性、炎症性、肿瘤性等。依据老年患者，突出临床表现为锥体外系受累，单侧起病，对多巴丝肼、多巴胺受体激动剂治疗敏感，故诊断为原发性帕金森病。由于本例患者否认有特殊用药、锰等重金属接触、一氧化碳中毒、脑卒中、脑炎等病史，无其他神经系统损害征象，头颅 MRI 未见异常，可以排除继发性帕金森综合征、遗传变性帕金森综合征和帕金森叠加征群，也可以排除特发性震颤，因后者不应该有肌张力增高、运动迟缓、姿势步态异常。

参考文献

陈生弟，2011. 神经病学. 北京：科学出版社：146－163.

贾建平，陈生弟，2018. 神经病学. 北京：人民卫生出版社：328－348.

刘军,2016. 中华医学会神经病学分会帕金森病及运动障碍学组. 中国帕金森病的诊断标准(2016 版). 中华神经科杂志,493(4):268-271.

王维治, 2021. 神经病学. 第 3 版. 北京: 人民卫生出版社.

中华医学会神经病学分会帕金森病及运动障碍学组,中国医师协会神经内科医师分会帕金森病及运动障碍学组,2020. 中国帕金森病治疗指南(第 4 版). 中华神经科杂志,53(12):973-986.

Jankovic J, Fahn S,1998. Dystonic Disorders//Jankovic J, Tolosa E. Parkinsons Disease and Movement Disorders. 3rd edition. Philadelphia: Lippincott Williams & Wilkins.

Victor M, Ropper A H, 2001. Adams and Victor's Principles of Neurology. 7th edition. New York: McGraw-Hill Medical.

Watts R L, Koller W C, 2004. Movement Disorders: Neurologic Principles & Practice. 2nd edition. New York: McGraw-Hill Medical.

第十一章

癫　痫

第一节　概　　述

癫痫发作(epileptic seizure)是指脑神经元异常过度放电导致单次临床症状。由于放电起源及电活动传播累及脑部位的不同,癫痫发作可以引起一过性运动、感觉、意识、精神、行为和自主神经等障碍。反复癫痫发作的慢性脑部疾病称为癫痫(epilepsy),是一组由不同病因引起大脑神经元异常放电所致的临床综合征,虽临床表现具有一定异质性,但其共同特征为发作性、短暂性、重复性及刻板性特征。

脑部神经元异常放电是癫痫发作的根本原因。但并不是脑部神经元异常放电引起的发作都是癫痫发作,脑部神经元的异常放电还可引起发作性神经痛等。国际抗癫痫联盟认为只有大脑、丘脑-皮质系统及中脑上部神经元的异常放电才会引起癫痫发作,而且这种异常放电的特征为神经元高度同步化活动。

癫痫是一种常见病和多发病,流行病学调查提示其发病率为0.5%,国内癫痫患者有600万~700万,可见于各年龄组,青少年和老年是癫痫发病的两个高峰年龄段。

一、病因

癫痫都是有病因的,不仅中枢神经系统的疾病可引起癫痫发作,代谢或系统性疾病也可引起癫痫的发生。有些病因人类已知,有些则在探索中。前者称为症状性或继发性癫痫,后者称为特发性癫痫。临床表现提示为症状性癫痫,但尚不能明确病因者则称为隐源性癫痫。

1. 症状性癫痫的病因

(1) 皮质发育障碍:脑发育时期的任何异常都可能引起癫痫,而皮质发育障碍引起癫痫最常见的原因是神经元移行障碍和局灶性皮质发育异常。前者是神经元迁移过程中由于多种原因受阻,使神经元不能到达正常部位,因而不能形成正常功能所必需的突触联系,反而在局部形成异常神经网络引起癫痫的发生,受阻神经元的形态是正常的。而皮质发育障碍往往有皮质结构和细胞学的异常,无脑回、脑裂、多脑回、巨脑回畸形等都常引起癫痫发作。

(2) 肿瘤:无论是原发性还是继发性,无论是良性还是恶性脑肿瘤都可能引起癫痫发作。流行病学调查显示,癫痫患者中有4%系肿瘤所致。脑瘤患者中癫痫的发病率为35%,慢性耐药性癫痫行手术治疗的患者中,17%是肿瘤所致,肿瘤中少突神经胶质细胞瘤癫痫发生率最高,为92%,星形胶质细胞瘤和脑膜瘤癫痫发生率为70%,成胶质细胞瘤癫痫发生率为35%。所以,肿瘤是中年后出现癫痫发作患者最常见的病因之一。

(3) 颅脑损伤:颅脑损伤是癫痫常见病因之一。颅脑损伤后癫痫的发生率一般为2%~5%,重症闭合性颅脑损伤伴有颅内血肿者可达25%~30%,开放性颅脑损伤的患者发病率更高,颅脑损伤中伴有颅内血肿、脑挫裂伤、凹陷性骨折者癫痫的发生率可达到40%。

脑部手术也可导致癫痫的发生。临床报道,胶质瘤切除术、颅内出血开颅术及脑膜瘤切除术后癫痫出现的概率分别为19%、21%和22%,而后交通动脉瘤开颅术后出现癫痫发作的风险高达20%。婴幼儿的癫痫发作常与产伤有关。

(4) 脑血管病:脑血管病是癫痫的常见病因。国内流行病学资料显示,脑血管病中20%左右有癫痫发作。在老年性癫痫中,32%是由卒中引起。随着脑血管病患者存活期延长,卒中后癫痫的患病率也逐渐增加。能量供应障碍、血液对脑组织的机械和化学刺激、缺血引起癫痫发作阈值的降低和脑血管畸形导致的血液异常分流都可能引起癫痫的发生。

(5) 中枢神经系统感染:结核和多种细菌性脑膜炎、病毒性脑炎和脑膜炎、中枢内的真菌感染都可引起癫痫。人类免疫缺陷病毒感染可通过感染性脑病、中枢内脱髓鞘、代谢障碍等机制引起癫痫发作。

(6) 寄生虫:长江上游主要为脑型肺吸虫,中下游以血吸虫为主,北方以猪囊虫寄生引起癫痫多见。寄生在中枢神经系统的囊虫以皮质运动区为多。囊虫变性坏死或钙化后则可引起癫痫。

(7) 遗传代谢性疾病:许多神经系统遗传代谢疾病中有癫痫发作。脑内表皮囊肿、婴儿蜡样脂褐质累积病、Ⅱ型唾液酸苷酶累积病、溶酶体贮积病、黑蒙性痴呆(amaurotic idiocy)等都常引起癫痫发生。

(8) 神经变性疾病:发生在中枢神经系统的多种变性疾病是症状性癫痫的另一常见病因,包括阿尔茨海默病、帕金森病、运动神经元病等患者在病程中可能有癫痫发作。

(9) 其他:8%~20%的系统性红斑性狼疮患者可出现癫痫发作;除有低血钙引起的手足搐搦外,甲状旁腺功能低下出现癫痫发作的比例可达30%~50%,主要表现为全身强直-阵挛性发作、局灶性发作、失神发作,部分患者出现癫痫持续状态;糖尿病和低血糖也可引起癫痫,其中有相当部分癫痫发作是低血糖或糖尿病患者早期唯一或突出的表现,因而对原因不明的癫痫,尤其是连续部分性癫痫状态,常规检查血糖是必要的。

2. 特发性癫痫的病因　特发性癫痫应是病因不清楚的癫痫,一旦明确病因就应归于继发性癫痫中,但目前临床上更倾向于将由基因突变和某些先天因素所致,有明显遗传倾向,需用分子生物学方法才能发现病因的癫痫仍称为特发性癫痫。

常染色体显性遗传夜间额叶癫痫(autosomal dominant nocturnal frontal lobe epilepsy)的突变基因是第20号染色体长臂上的*CHRNA4*基因;良性家族性新生儿惊厥(benign familial neonatal convulsion)的突变基因是第20号染色体长臂20q13.3的*KCNQ2*和*KCNQ3*基因,在8号染色体长臂8q24上有其异质基因表达;全面性癫痫伴热性发作重叠综合征(generalized epilepsy with febrile seizures plus)系编码电压门控钠离子通道β亚单位基因突变所致。

二、发病机制

1. 癫痫的神经遗传学机制　近年来已克隆多个家族性遗传性癫痫基因或候选基因,并寻找到与癫痫相关的千余种基因突变,其中不少与离子通道有关,被称为离子通道病(ion channelopathy)。如全面性癫痫伴热性惊厥附加症(generalized epilepsy with febrile seizures plus, GEFS +)——患者家族中常存在新生儿或婴儿早期即起病的多种癫痫发作及热性惊厥——可由钠通道基因*SCN1A*、*SCN1B*突变导致钠通道功能异常所致。而同一基因突变,亦可造成不同的癫痫综合征,如*SCN1A*突变也可造成婴儿严重肌阵挛癫痫(severe myoclonic epilepsy of infancy, SMEI),又称德拉韦综合征(Dravet syndrome)。

2. 癫痫的神经生理学机制　癫痫发生机制复杂。临床上通过脑电图所检测到的痫性波(epileptiform discharge)如棘波(spike wave)、尖波(sharp wave)、棘-慢复合波(spike and slow wave)或尖-慢复合波(sharp and slow wave)等,推测为异常神经元集合体的高度同步化电活动的结果。癫痫动物模型研究显示，病灶中一些神经元有较恒定的短间隙放电，且放电在发作前频率明显增高，发作中明显同步化并导致周围神经元同步化活动，被认为是癫痫放电的起源。而这种高频率的放电与神经元静息膜电位的延长去极化漂移(prolonged depolarizing shift, PDS)有关。同时，神经元细胞膜上还有很多其他离子通道及调节机制与膜的电活动密切相关。

3. *癫痫的神经化学机制* 中枢神经系统中主要的兴奋性和抑制性神经递质分别是谷氨酸和γ-氨基丁酸(GABA)。目前广泛认为，癫痫是由谷氨酸能传递介导的兴奋与GABA能传递介导的抑制之间的不平衡引起的。但是，其他神经递质(如天冬氨酸和甘氨酸)仍然具有兴奋性和抑制性氨基酸的作用。此外，乙酰胆碱、5-羟色胺和儿茶酚胺(多巴胺和去甲肾上腺素)在癫痫中也可能发挥作用的作用。这些神经递质也是抗癫痫药物的主要标靶，特别是对GABA系统的激活。苯巴比妥、丙戊酸钠等都被报道过可增强GABA作用。

第二节 癫痫发作的分类

尽管最近几年国际抗癫痫联盟发表过多种不同的癫痫分类方法，但目前应用最广泛的分类仍是国际抗癫痫联盟1981年和1989年分别提出的癫痫发作和癫痫综合征的分类。2016年国际抗癫痫联盟提出了新版癫痫发作分类。

一、癫痫发作的国际分类

1981年癫痫发作的国际分类是参照2个标准来进行：① 发作起源于一侧或双侧脑部；② 发作时有无意识丧失。依据是脑电图检查结果和临床表现。脑电图和发作的最初症状学提示发作起于一侧，没有意识丧失称为部分性发作，起于双侧，伴有意识丧失称为全身性发作(图11-1)。

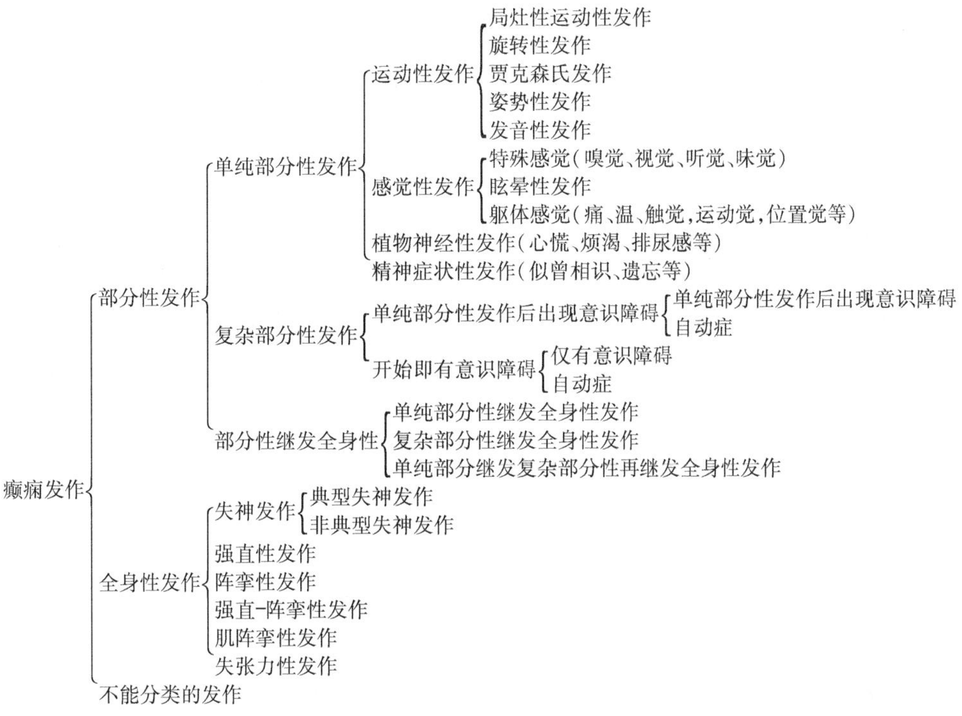

图11-1 癫痫发作的国际分类(1981年)

二、癫痫发作的临床表现

癫痫发作存在共性和个性：① 共性，是所有癫痫发作都有的共同特征，即发作性、短暂性、重复性、刻板性。发作性指癫痫发生很突然，持续一段时间后很快恢复，发作间歇期正常；短暂性指患者发作持续的时间都非常短，数秒、数分钟，除癫痫持续状态外，很少超过 5 分钟；重复性指癫痫都有反复发作的特征；刻板性指就某一患者而言，发作的临床表现几乎一致。② 个性，即不同类型癫痫所具有的特征。是一种类型的癫痫区别于另一种类型的主要依据。

（一）全面性发作

最初的症状学和脑电图提示发作起源于双侧脑部称为全面性发作(generalized seizure)，这种类型的发作多在发作初期就有意识丧失。

视频：强直-阵挛性发作

1. 全身强直-阵挛性发作(generalized tonic-clonic seizure)　意识丧失、全身强直后紧跟有阵挛的序列活动是全身强直-阵挛性发作的主要临床特征。可由部分性发作演变而来，也可一起病即表现为全身强直-阵挛性发作。早期出现意识丧失、跌倒。随后的发作可分为三期：① 强直期，主要表现为全身骨骼肌强直性收缩。这种骨骼肌强直性收缩可出现 5 种特异性症状：提上眼睑肌收缩出现眼睑上牵；眼球运动肌肉收缩出现两眼上翻或双目凝视；咀嚼肌收缩先出现口强张，随后猛烈闭合，可能引起舌咬伤；喉肌和呼吸肌强直性收缩使空气强行通过狭窄的声门致患者尖叫一声，呼吸停止；咽喉肌收缩使唾液不能内吐而排出口外出现口吐白沫；头颈部和躯干先屈曲，后反张，上肢由上举后旋转为内收前旋，下肢先屈曲后伸直，持续 10~20 秒后进入阵挛期。② 阵挛期，此期患者从强直转成阵挛，每次阵挛后都有一短暂的间歇，阵挛频率逐渐变慢，间歇期延长，在一次剧烈的阵挛后，发作停止，进入发作后期。以上两期均伴有呼吸停止、血压升高、瞳孔扩大、唾液和其他分泌物增多。③ 发作后期，此期尚有短暂的阵挛，可引起牙关紧闭和大小便失禁。随后呼吸恢复，瞳孔、血压、心率渐至正常，意识逐渐恢复。从发作到意识恢复历 1~5 分钟。醒后患者感头痛、全身酸痛、嗜睡，部分患者有意识模糊，此时强行约束患者可能发生伤人和自伤。

2. 强直性发作(tonic seizure)　表现为与强直-阵挛性发作中强直期相似的全身骨骼肌强直性收缩，常伴有明显的植物神经症状，如面色苍白等。

3. 阵挛性发作(clonic seizure)　类似全身强直-阵挛性发作中阵挛期的表现。

4. 失神发作(absence seizure)　突然发生和迅速终止的意识丧失是失神发作的特征。典型失神发作表现为活动突然停止，发呆、呼之不应，手中物体落地，部分患者可机械重复原有的简单动作，每次发作持续数秒，每天可发作数十、上百次。发作后立即清醒，无明显不适，可继续先前的活动。醒后不能回忆。伴有典型的每秒 3 Hz 尖慢波的脑电图改变(图 11－2)。

不典型失神发作(atypical absences)的起始和终止均较典型失神缓慢，除意识丧失外，常伴肌张力降低，偶有肌阵挛。

视频：肌阵挛性发作

5. 肌阵挛性发作(myoclonic seizure)　表现为快速、短暂、触电样肌肉收缩，可遍及全身，也可限于某个肌群，常成簇发生。

6. 失张力发作(atonic seizure)　表现为肌张力突然丧失，可致患者跌倒，局限性肌张力丧失可仅引起患者头或肢体下垂。

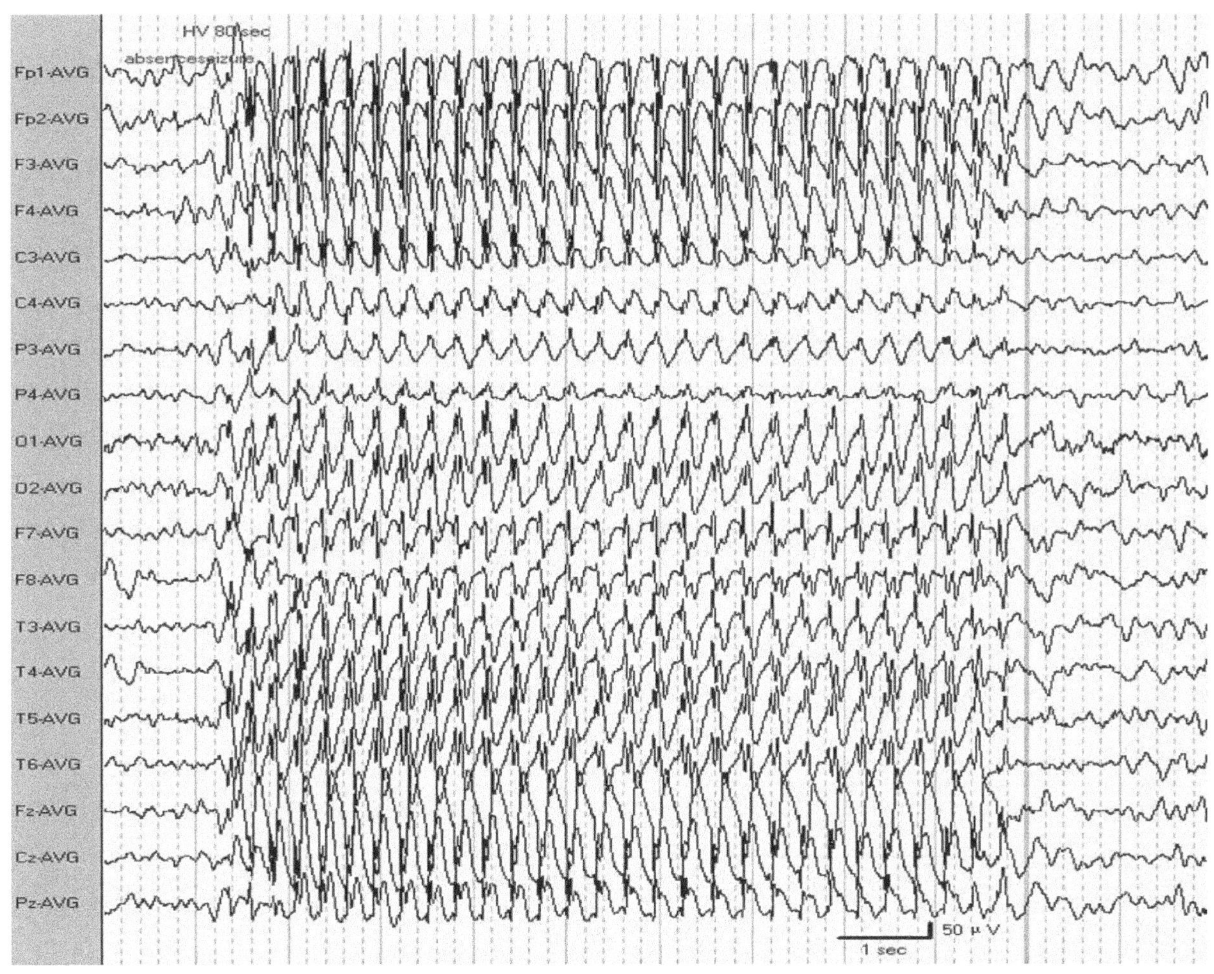

图 11-2 失神发作的脑电图

（二）部分性发作

部分性发作(partial seizure)包括单纯部分性、复杂部分性、部分继发全身性发作三类。后者系神经元异常放电从局部扩展到全脑时出现的发作。

1. 单纯部分性发作(simple partial seizure, SPS) 除具有癫痫的共性外，发作时意识始终存在，发作后能复述发作的生动细节是单纯部分性发作的主要特征。

(1) 运动性发作：① 局灶性运动性发作，表现为身体的某一局部发生不自主的抽动。大多见于一侧眼睑、口角、手或足趾，也可涉及一侧面部或肢体。严重者发作后可留下短暂性肢体瘫痪，称为托德瘫痪(Todd paralysis)。局部抽搐偶可持续数小时或更长，称为持续性部分性癫痫；② 旋转性发作，表现为双眼突然向一侧偏斜，继之头部不自主地同向转动，并伴有身体的扭转，但很少超过 180°，部分患者过度的旋转可引起跌倒，出现继发性全身性发作；③ 杰克森(Jackson)发作，异常运动从局部开始，沿皮层功能区移动，如从手指—腕部—前臂—肘—肩—口角—面部逐渐发展，称为杰克森发作；④ 姿势性发作，发作性一侧上肢外展，肘部屈曲，头向同侧扭转，眼睛注视着同侧；⑤ 发音性发作，不自主重复发作前的单音或单词，偶可有语言抑制。

(2) 感觉性发作：表现为一侧面部、肢体或躯干的感受异常，包括眩晕、虚幻的肢体运动感等，也可表现为由味、嗅、听、视幻觉等组成的特殊感觉性癫痫发作。

(3) 自主神经性发作：表现为上腹部不适、恶心、呕吐、面色苍白、出汗、竖毛、瞳孔散大等。

(4) 精神症状性发作：可表现为各种类型的遗忘症(如似曾相识、似不相识、强迫思维、快速回顾往事)、情感异常(恐惧、忧郁、欣快、愤怒)、错觉(视物变形、变大、变小,声音变强或变弱)、复杂幻觉等。

视频：复杂部分性发作

2. 复杂部分性发作(complex partial seizure, CPS)　主要特征是有意识障碍,发作时患者对外界刺激没有反应或仅有部分反应,发作后不能或部分不能复述发作的细节。

临床表现可分为4种类型：① 自动症(automatism),看起来有目的,但实际上没有目的的发作性行为异常称为自动症。患者可表现为反复咂嘴、噘嘴、咀嚼、舔舌、磨牙或吞咽(口消化道自动症)或反复搓手、抚面,不断地穿衣、脱衣、解衣扣、摸索衣裳(手足自动症),也可表现为游走、奔跑、无目的地开门、关门、乘车上船;还可出现自言自语、叫喊、唱歌(语言性自动症)或机械重复原来的动作。发作后患者意识模糊,常有头昏,不能回忆发作中的情况。② 仅有意识障碍,此时需与失神发作鉴别。③ 先有单纯部分性发作,继之出现意识障碍。④ 先有单纯部分性发作,后出现自动症。

3. 部分继发全身性发作(secondarily generalized tonic-clonic seizure, SGTC)　先出现上述部分性发作,随之出现全身性发作(图11-3)。

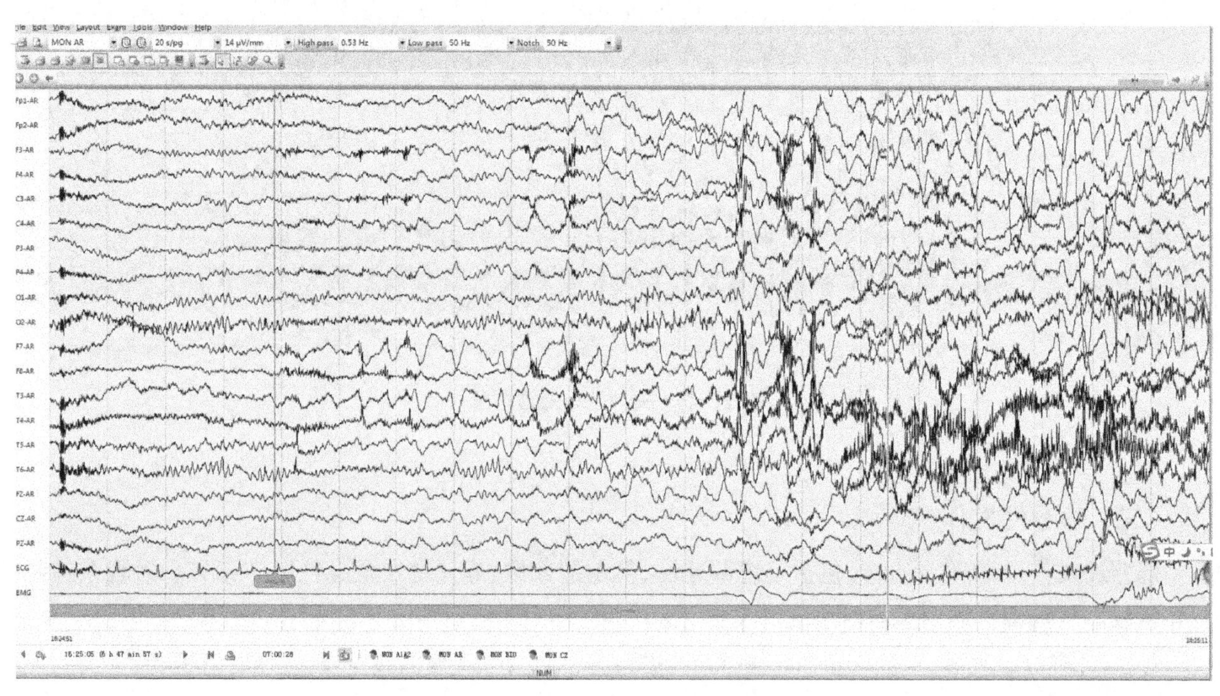

图11-3　部分继发全身性发作的脑电图改变

三、癫痫发作分类新进展

2016版癫痫发作分类分别评估知觉状态和发作症状学表现,再依据脑电图、影像等辅助检查证据分为局灶性起源、全面性起源和未知起源发作。局灶性起源指癫痫发作起始于单侧大脑,全面性起源指起始于双侧。未知起源指不能根据现有信息决定癫痫发作的起源,但是确定是癫痫发作,且患者的临床表现能被术语进行描述。2016版癫痫发作分类框架见图11-4。旨在进一步建立、规范发作和癫痫分类术语及概念的国际共识,反映术语与分类的基本关系,以指导临床实践,尤其是指导制订更合适的治疗方案。

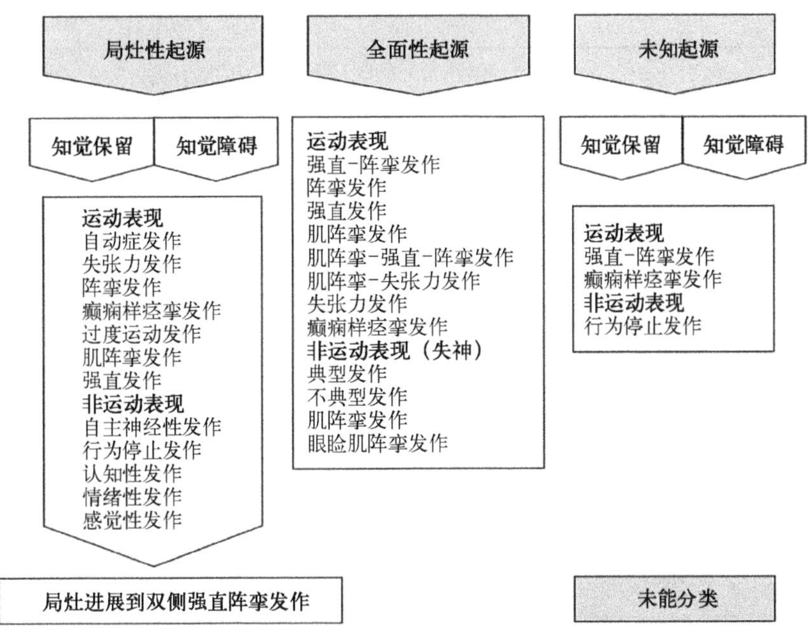

图 11-4　2016 版癫痫发作分类框架

第三节　癫痫及癫痫综合征的分类

一、癫痫及癫痫综合征的分类经典框架

癫痫综合征(epilepsy syndrome)是将一组与癫痫相关的资料，包括病因、可能的发病机制、病变部位、好发年龄、临床表现、脑电图特征、治疗、预后转归等放在一起进行的综合描述。

1989 年，癫痫及癫痫综合征分类可从两个思路进行分类。首先，按照发作类型可分为 4 类：部位相关性(局灶性、局限性、部分性)癫痫及综合征、全面性癫痫及综合征、不能确定为局灶性或全面性的癫痫及综合征、特殊综合征。部位相关性(局灶性、局限性、部分性)癫痫及综合征指发作症状学或辅助检查提示发作起始于一个特定部位；全面性癫痫及综合征指以全面性发作为表现的癫痫，临床表现早期即累及双侧大脑半球，或脑电图提示双侧放电。不能确定为局灶性或全面性的癫痫及综合征为患者既有全面性发作又有部分性(局灶性)发作的表现，或未能有证据提示患者的发作起始于全面或部分(局灶)(表 11-1)。

另外，按照病因学，又可将癫痫及癫痫综合征分为 3 种类型：① 特发性癫痫及综合征(idiopathic epilepsy)，除了可能的遗传易感性之外，没有其他潜在的病因。除了癫痫发作之外，没有结构性脑部病变和其他神经系统症状或体征。通常存在年龄依赖性。例如，儿童失神癫痫、青少年肌阵挛癫痫。② 症状性癫痫及综合征，癫痫发作是由一个或多个可辨认的结构性脑部病变引起。例如，海马硬化引起的内侧颞叶癫痫、局灶性皮质发育不良引起的额叶癫痫。③ 隐源性癫痫及综合征，即病因不明确，推测癫痫为症状性的，但以目前检查手段无法明确病因；也常与年龄相关，但通常该类患者没有明确的脑电-临床特征。

表 11-1　1989 年国际抗癫痫联盟(ILAE)癫痫及癫痫综合征分类框架

1. 部位相关性(局灶性、局限性、部分性)癫痫及综合征
(1) 特发性(起病与年龄有关)：良性儿童癫痫伴中央颞区棘波的、儿童癫痫伴枕叶暴发、原发性阅读性癫痫
(2) 症状性：儿童慢性进行性部分性癫痫持续状态(Kojewnikow 综合征)、以特殊形式诱发发作为特征的综合征、颞叶癫痫、额叶癫痫、顶叶癫痫、枕叶癫痫
(3) 隐源性

续 表

2. 全面性癫痫及综合征 (1) 特发性(按起病年龄次序):良性家族性新生儿惊厥、良性新生儿惊厥、良性婴儿肌阵挛癫痫、儿童失神癫痫、青少年失神癫痫、青少年肌阵挛癫痫、觉醒时大发作的癫痫、其他全面性特发性癫痫、以特殊状态诱发发作的癫痫 (2) 症状性:非特异性病因引起、早期肌阵挛性脑病、婴儿早期伴有暴发抑制脑电图的癫痫性脑病、其他症状性全面性癫痫、特殊综合征、合并于其他疾病的癫痫发作(包括有发作及以发作为主要症状的疾病) (3) 隐源性:婴儿痉挛症(韦斯特综合征)、伦诺克斯-加斯托综合征、肌阵挛站立不能性癫痫、肌阵挛失神癫痫
3. 不能确定为局灶性或全面性的癫痫及综合征 (1) 兼有全面性和局灶性发作的癫痫:新生儿发作、婴儿严重肌阵挛性癫痫、慢波睡眠中持续性棘慢波癫痫、获得性癫痫性失语症(兰道-克勒夫纳综合征)、其他不能确定的癫痫 (2) 没有明确的全面性或局灶性特征的癫痫
4. 特殊综合征 (1) 热性惊厥(febrile convulsion) (2) 孤立稀少的发作或孤立的癫痫状态 (3) 仅由于急性代谢性或中毒性事件的发作,如酒精、药物、子痫、非酮性高血糖等因素而引起的发作

二、临床常见的癫痫及癫痫综合征介绍

1. 颞叶癫痫(temporal lobe epilepsies)　常以简单部分性发作、复杂部分性发作和部分继发全面性发作或以上的不同组合为表现。患者常发病于儿童或成年早期,常有高热惊厥史或家族史,并可出现记忆力障碍。脑电图上常见单侧或双侧颞区棘波。

较强的提示诊断的表现:① 简单部分性发作以自主神经性和/或精神性、嗅觉或听觉类型的感觉(包含幻觉)。最常见的表现之一为胃气上升感。② 复杂部分性发作常以动作突然停止继发口咽自动症为表现,常常时间>1 分钟。发作后的意识模糊状态通常持续时间较长,并且患者常遗忘发作过程,逐渐恢复基线状态。根据发作起源位置可分为杏仁核-海马(内侧颞叶癫痫)和外侧颞叶癫痫。

2. 额叶癫痫(frontal lobe epilepsies)　常以简单部分性、复杂部分性、部分继发全面性发作为主或者是以上发作形式的任意组合。常常一天数次发作,并且最常见于睡眠中。额叶性的部分发作有时可被误认为是心因性发作。癫痫持续状态是额叶癫痫的一个常见并发症。

提示诊断的特征:① 通常发作时间短,起止突然;② 来源于额叶的复杂部分性发作常常很少或无发作后的意识模糊;③ 常快速继发全面发作(继发全面发作较颞叶癫痫更常见);④ 以运动表现为主,常为强直性或姿势性的;⑤ 发作时常见复杂的姿态性自动症;⑥ 当放电为双侧来源时,频繁发作性倒地。

额叶癫痫可包含来自不同区域的癫痫发作,不同区域的表现因脑区功能差异而相异;可有来自辅助运动区、扣带回、前额极区、眶额叶、背外侧部、运动皮质等的发作。

3. 顶叶癫痫(parietal lobe epilepsies)　常以简单部分性、部分继发全面性发作为主,但是也可因为电活动扩散到顶叶之外出现复杂部分性发作。来自顶叶癫痫的发作以不同的感觉性表现为主,如出现麻刺样或者电击样感觉,并且可以杰克森发作样模式逐渐累及肢体的不同部分。患者可能会有想要活动部分身体,或感觉部分身体被活动的感觉,也可以出现肌张力的减弱或消失,在脑表面面积越大的身体区域越易被累及(如手、上肢和面部)。除上述感觉外,还可出现爬行感、僵硬感或者冷觉;也可出现腹腔内的沉降感、恶心等,尤其是在下部或者外侧枕叶被累及时。另外还可出现多样的以变形为主的视幻觉。在罕见情况下,顶叶癫痫可表现为疼痛感,如烧灼感。

4. 枕叶癫痫(occipital lobe epilepsies)　也常以简单部分性和部分继发全面性发作为主要特点。

临床表现常以视觉表现为特点，但并不是每一例都有。常见枕叶累及的视觉表现有：闪现性的缺失性症状如盲点、偏盲、黑蒙；闪现性的阳性症状如闪光或光幻觉。这样的感觉可出现在放电皮质的对侧视野，亦可传导至整个视皮层。也可出现物体的变形感，如大小的改变、物体距离的改变等。

5. 儿童良性癫痫伴中央颞区棘波（benign childhood epilepsy with centrotemporal spikes）　以简短、简单、部分性的半侧面部的运动发作为特征，常有趋势继发全面强直-阵挛发作，并且发作与睡眠有关。该综合征常发生于3~13岁的儿童（9~10岁达峰），并且15~16岁恢复。脑电图上以睡眠诱发的、高电压且较钝的中央颞区棘波为表现，常后面跟随慢波，可出现不同侧之间的扩散和移动。

6. 特发性全面性癫痫（idiopathic generalized epilepsies）　所有发作表现均为全面性发作，脑电上显示双侧各导同步且对称放电，常因起病年龄不同而表现不同（年龄相关性）。总体来说，间期的脑电也显示出正常背景活动和全面性的棘波、多棘波、≥3 Hz 的棘慢波、多棘慢波表现。这种放电可在非快速眼球运动睡眠（又称慢波睡眠）期增多。患者常在发作间期表现正常，神经查体和神经影像学表现正常。

7. 儿童失神癫痫（childhood absence epilepsy）　是特发性全面性癫痫的一种，常见于学龄儿童（峰值年龄6~7年），以非常频繁的失神表现为特征（每日数次到多次）。脑电图上显示为双侧、同步对称的3 Hz 棘慢波，并且背景活动正常（图11-2）。通常在青春期时，逐渐开始表现为全面强直阵挛发作。

8. 青少年肌阵挛癫痫（juvenile myocloinc epilepsy）　亦是特发性全面性癫痫的一种，常出现于青春期，以单侧或双侧、反复性出现的无节律、不规则性、上肢为主的肌阵挛（肌阵挛发作）表现为特征。肌阵挛可能导致患者出现摔倒，但并不会观察到患者有意识状态的中断。除了肌阵挛发作外，患者常有全面强直-阵挛发作，或者在较不常见的情况下出现失神发作。发作常出现于醒来不久，并且常与睡眠剥夺有关。间期和发作期的脑电图以快速、全面性的、通常不规则的棘慢波和多棘慢波为表现（图11-5），并且脑电图的棘波和肌阵挛并无紧密关系。患者还同时有光诱发发作的特征，通常对抗癫痫药物的反应较好。

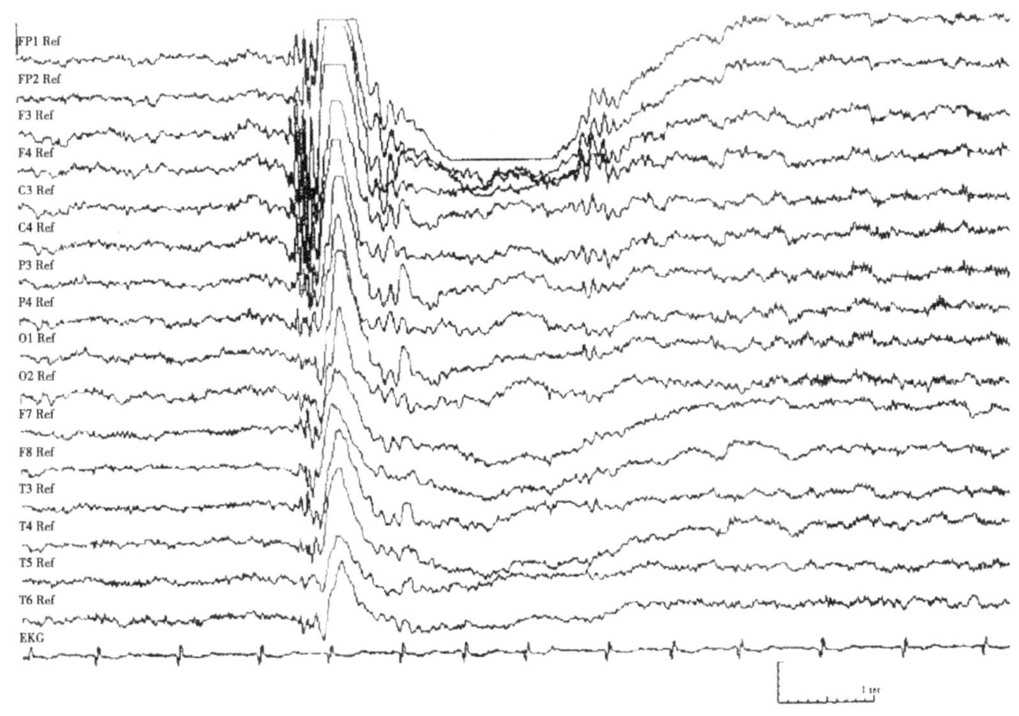

图11-5　肌阵挛发作的广泛性多棘慢波爆发

9. 婴儿痉挛症(infantile spasm)　通常情况下,婴儿痉挛症以三联征为表现:婴儿痉挛、精神运动发育停滞和脑电高度节律失调;也可为其中两个要素为主要表现。痉挛常表现为屈肌性、伸肌性、闪电样或点头样,但是最常见的是以上述几种表现形式混合出现。发病高峰年龄为 4~7 月龄,并且大多在 1 岁之前。该综合征的预后非常差,常需要在疾病早期给予促肾上腺皮质激素或者类固醇进行治疗。

10. 伦诺克斯-加斯托综合征(Lennox-Gastaut syndrome)　常于 1~8 岁的儿童发病,但以学龄儿童为主。该综合征最常见的表现为全面强直性、失张力和失神发作,但也可出现肌阵挛性、全面强直阵挛或部分性发作。发作频率通常很高,并且持续状态常见。脑电图以不正常的背景活动伴<3 Hz 的棘慢波及多灶性异常为主。在睡眠时,可出现爆发性快节律(约 10 Hz)。总体来说,患儿常伴有发育迟滞。发作难以控制,使用抗癫痫药物的效果不佳。

三、癫痫及癫痫综合征的分类新进展

ILAE 在 1989 年癫痫和癫痫综合征的分类基础上,于 2017 年提出新版的癫痫和癫痫综合征分类(图 11-6)。新分类主要优化了癫痫发作类型到癫痫类型的过渡流程,提出了癫痫发作类型到癫痫类型再到癫痫综合征的诊断模式,使癫痫发作类型到癫痫类型的过程具有延续性。同时,新分类强调了从结构、基因、感染、代谢和免疫等方面寻找病因,以及关注患者共病,如焦虑、抑郁等。并且将“良性”(benign)更替为自限性(self-limited)和药物反应性(pharmacoresponsive),并且提出在合适时应用“发育和癫痫性脑病”(developmental and epileptic encephalopathies)的术语。

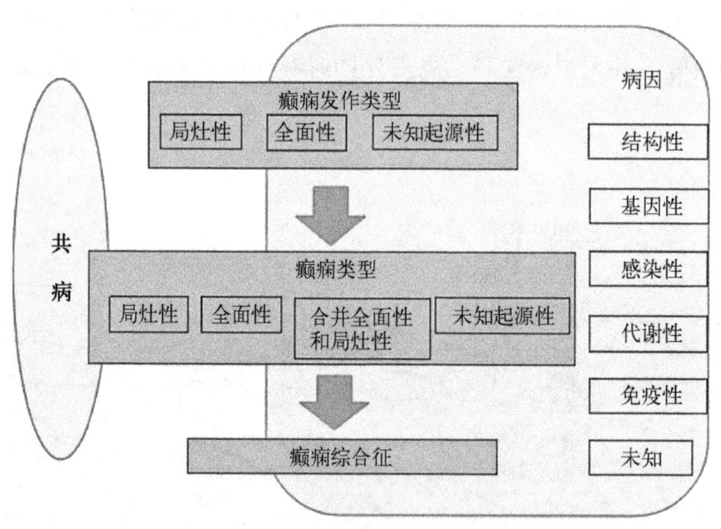

图 11-6　2017 版癫痫和癫痫综合征分类及诊断思路图

越来越多的研究表明,共病对患者生活的影响,而“良性”这个词不能反映这样的情况。如儿童良性癫痫伴中央颞区棘波的患儿可有短期或长期的认知损害,儿童失神癫痫也可有一些心理社会性的影响。因此,自限性能够更好地反映这种随着年龄可能逐渐缓解的情况,药物反应性能够体现药物治疗效果较好,相比“良性”含义更加清楚、具体。

发育和癫痫性脑病是指除了已有病理学因素(如皮层发育畸形),癫痫性活动本身导致了严重的认知和行为损害。该术语不仅应该被应用于婴儿和儿童发病的癫痫,也可应用于一些单基因异常导致的癫痫,甚至一些成人起病的癫痫。

另外,值得提出的是,在病因分析中,“基因性”(genetic)一词的解释。有时,“基因性”被错误地认为和"遗传性"（inherited）同义。越来越多的证据表明，在良性或严重的癫痫中，均存在一些新生突变（de novo mutations），因此这类患者并不具备家族史。该类患者有可能将突变传递给下一代，但其下一代也不一定出现癫痫，因为突变基因是否出现症状还取决于该突变的外显率。

第四节　癫痫的诊断与鉴别诊断

【癫痫的诊断步骤】

癫痫诊疗指南提倡将癫痫诊断分 5 个步骤。

（1）判断发作性事件是否为癫痫发作。

（2）确定癫痫发作的类型。

（3）确定癫痫及癫痫综合征的类型。

（4）确定病因。

（5）确定残障和共患病。

【诊断方法】

1. *病史*　由于癫痫发作形式表现多样且就诊时常无发作，患者及目击者提供的详细病史是癫痫诊断的主要依据。详细的病史应包括：现病史（重点是发作史及发作时的表现）、出生史、既往史、家族史、疾病的社会心理影响等。

2. *体格检查*　体格检查包括一般情况检查和神经系统检查。一般情况查体注意观察头颅形状和大小、外貌、身体畸形、发育情况及排查某些神经皮肤综合征。神经系统检查重点关注意识状态、精神状态、智力水平、局灶体征（偏瘫、偏盲等）、各种反射及病理征等。

3. *辅助检查*　辅助检查的目的除了明确是否是癫痫发作（如脑电图检查发现癫痫波可协助此诊断），更主要是要进一步明确癫痫发病原因；对于药物难治性癫痫患者，还需要结合辅助检查尽可能地查找颅内致痫灶，从而为进一步手术治疗做术前评估准备。

（1）脑电图检查：脑电图是判断是否癫痫发作及区分癫痫发作类型和癫痫综合征的重要辅助检查。但值得注意的是，脑电图发作间期正常并不能排除癫痫诊断；正常人群中约 1%也可检测到癫痫样放电。因此脑电图的结果必须与临床表现相结合，才能进行正确判断。脑电图检查包括非侵入性脑电图 、侵入性脑电图。

非侵入性脑电图：头皮脑电图是癫痫诊断中最重要且最基本的检查，因其对癫痫的分类及定位定侧具有重要意义，且不具有侵入性，故在临床应用广泛。常规头皮脑电图通常记录 15 分钟左右，由于记录时间短，往往难以捕捉到癫痫样放电。长程视频头皮脑电图通过在延长记录时间的同时与患者的临床症状相结合，更有助于癫痫的诊断、分类和病灶的定位。

侵入性脑电图：① 硬膜下电极（subdural electrode，SDE），SDE 植入作为一种侵入性脑电图，是癫痫术前评估和癫痫致痫灶定位的重要手段之一。SDE 通过骨瓣开颅和颅骨钻孔在硬膜下分别放置栅格电极和条状电极，实现对广泛的皮质区域以最佳覆盖率进行采样，并进行长程的视频脑电监测。但是，SDE 不能覆盖脑沟中的灰质和许多深层结构，此时常应用深部电极作为补充实现对海马及岛叶等进行覆盖。然而，约 10%的患者在电极放置过程中存在严重临床并发症风险，如脑脊液漏、出血、感染等。② 立体定向脑电图（stereoelectroencephalography，SEEG），是基于立体定向技术放置的穿透式电极，相比 SDE，SEEG 很容易实现电极的双侧对称性植入，更好地对癫痫网络进行采样，并对深部皮质区域进行采样，但因覆盖面积有限，SEEG 对表面积较大的皮质区域的采样受到限制。安置 SEEG 中的电极无须开颅手术，损伤小。研究表明，SEEG 的严重临床并发症发生率比 SDE 少 2/3。

(2) 神经影像学检查：神经影像学检查是明确癫痫病因的重要手段。头颅 MRI 检查是癫痫患者的首选影像学检查,对于发现大脑结构性异常具有很高的诊断价值。但针对钙化性或出血性病变时,如结节性硬化等,可首选头颅 CT 检查。fMRI、PET 及磁共振波谱(MRS)等影像学检查不作为常规检查,可辅助用于癫痫灶的定位。

(3) 基因检测：随着高通量二代测序技术(next-generation sequencing, NGS)及基于 NGS 技术的疾病靶向序列测序技术的发展及应用,越来越多的癫痫致病基因被发现。基因检测已经成为癫痫的重要诊断手段之一,但不作为常规病因筛查手段,仅在临床怀疑某种疾病时进行。遗传异常导致或影响超过70%的儿童癫痫综合征,因此,基因检测已成为小儿癫痫检查重要的一部分。目前癫痫相关基因套餐检测可对常见的癫痫综合征如婴儿痉挛症(*KCNQ2*、*STXBP1* 等)、大田原综合征(*KCNQ2* 等)、德拉韦综合征(*SCN1A* 等)、伦诺克斯-加斯托综合征(*SYNGSP1* 等)等相关基因进行检测,诊断率约为 30%。

(4) 其他检查：可根据患者的具体情况进行选择。如临床上怀疑中毒时,应进行毒物筛查;丙酮酸、乳酸等的检测可用于遗传代谢病的筛查;心电图可以帮忙发现易误诊为癫痫的某些心源性发作。

【鉴别诊断】

癫痫需与其他非癫痫发作性疾病相鉴别。

(1) 假性发作(pseudoseizures)：假性发作是一种非痫性的发作性疾病,是由心理机制而非脑电紊乱引起的脑部功能异常。假性发作极易误诊为癫痫的原因是其临床表现与癫痫相似,难以区分。发作时脑电图上无相应的痫性放电和抗癫痫药治疗无效是与癫痫鉴别的关键,尤其是在下列情况下更要考虑假性发作的可能：① 视频脑电图记录到在发作中有意识改变和双侧肢体运动或感觉表现,而脑电图无异常者;② 发作没有阵发性和刻板性,运动表现为非典型癫痫样抽动、持续脑电图记录在不同生理条件下都无异常。但应注意,10%假性发作的患者可同存有真正的癫痫,10%～20%癫痫患者中伴有假性发作。

(2) 晕厥：为弥漫性脑部短暂性缺血、缺氧所致。常有意识丧失、跌倒,部分患者可出现肢体的强直或阵挛,需与癫痫全身性发作鉴别。下列几点支持晕厥的诊断：① 由焦虑、疼痛、见血、过分寒冷、高热所诱发;② 站立或坐位时出现的发作;③ 伴有面色苍白、大汗者。除此之外还需注意：① 晕厥与癫痫强直-阵挛性发作的主要区别是前者系脑供血不足所引起的短暂性、弥漫性缺血,因而其“缺失”症状多于刺激症状,肢体的无力、肌张力低下较强直、阵挛多见;② 晕厥与失神发作的鉴别是前者常有跌倒,发生和恢复都较后者慢,有明显的发作后状态;③ 原发病的存在也有利于晕厥的诊断。心源性晕厥患者有心律失常和心脏病的体征;脑源性晕厥有动脉硬化的佐证;原发性直立性低血压晕厥患者立卧位收缩压相差超过 20 mmHg,还可伴有阳痿、括约肌障碍等其他自主神经受损表现;排尿和咳嗽性晕厥有排尿和剧烈咳嗽后晕厥的病史;低血糖引起的晕厥可查到低血糖的存在;④ 晕厥患者的脑电图多数正常或仅有慢波,而癫痫患者脑电图可见到棘波、尖波、棘慢或尖慢复合波。

(3) 偏头痛：偏头痛与癫痫的鉴别要点有以下几点。① 癫痫头痛较轻,出现在发作前后,偏头痛则以偏侧或双侧剧烈头痛为主要症状;② 癫痫脑电图为阵发性棘波或棘慢复合波,偏头痛主要表现为局灶性慢波;③ 简单视幻觉两者均有,但复杂视幻觉以癫痫常见;④ 癫痫的意识障碍发生突然,很快终止,程度重,基底动脉型偏头痛的意识障碍发生较缓慢,易唤醒。

(4) 短暂性脑缺血发作(TIA)：TIA 与癫痫的鉴别可从以下几方面入手。① TIA 多见于老年人,常有动脉硬化、冠心病、高血压、糖尿病等病史,持续时间从数分钟到数小时不等,而癫痫见于任何年龄,以青少年为多,前述的危险因素不突出,发作的时间多为数分钟,极少超过半小时;② TIA 的临床症状多为缺失而非刺激,因而感觉丧失或减退比感觉异常多,肢体的瘫痪比抽搐多;③ TIA 患者的肢体抽动从表面上看类似癫痫,但多数患者没有癫痫家族史,肢体的抽动不规则,也无头部和颈部的转动;④ TIA 的短暂性全面遗忘征是无先兆而突然发生的记忆障碍,多见于60岁以上的老年人,症状常持续15分钟到数小时,复发的可能性不到15%,脑电图上无明显的痫性放电。癫痫性健忘发作持续时间更短,常反复发作,脑电图上多有痫性放电。癫痫的诊断还需考虑脑电图检查的结果。

(5) 其他:发作性睡病、运动诱发性肌张力障碍等发作性或一过性神经系统功能障碍也应与癫痫鉴别。低血糖、低血钙性可导致抽搐和意识模糊,但发作时血糖降低和血钙减低有助于鉴别。

第五节　癫痫的治疗

【癫痫治疗的目标】

癫痫治疗的三大目标包括:消除发作或最大程度减少发作的频率;避免长期治疗相关的副作用;帮助患者维持或恢复正常社会心理及职业相关调整。

【治疗原则】

癫痫是一种多因素导致的、临床表现复杂的慢性脑功能障碍疾病,在临床治疗中既要强调遵循治疗原则,又要充分考虑个体性差异,即有原则的个体化的治疗。治疗的基本原则包括以下几点。

1. *病因治疗*　明确癫痫病因诊断是治疗前提,有明确病因者应先考虑行病因治疗:如外科切除性手术治疗、免疫治疗、抗寄生虫感染等。

2. *合理选择治疗方案*　目前癫痫治疗方法多样,包括抗癫痫药物治疗、外科切除性治疗、外科姑息性治疗、生酮饮食治疗、免疫治疗等,选择治疗方案时,应充分考虑患者癫痫相关(病因、发作/综合征分类等)的特点、共患病情况及个人、社会因素,进行有原则的个体化综合治疗,并在诊疗过程中长期随访修正,必要时个体化应用多种治疗手段序贯或联合治疗。

3. *长期治疗*　癫痫的治疗应当坚持长期足疗程的原则,根据不同的癫痫病因、综合征类型及发作类型,以及患者的实际情况选择合适的疗程。

4. *明确治疗的目标*　癫痫治疗以控制癫痫发作为首要目标,同时应兼顾提高患者生活质量。对于伴有癫痫相关共患疾病的患者,还应进行针对性躯体、精神心理方面的康复治疗,降低致残程度,提高心理调节能力,掌握必要的工作、生活技能,尽可能促进其获得正常的社会及家庭生活。对于儿童期患者应强调通过全面的智力精神运动康复,在控制癫痫的同时促进其正常发育。

5. *健康生活方式教育*　癫痫患者应保持健康、规律性生活,尤应注意避免睡眠不足、暴饮暴食及过度劳累,如有发作诱因,应尽量祛除或者避免。

【癫痫的药物治疗】

抗癫痫药物通常是首选治疗手段。

1. *发作期的治疗*　癫痫发作具有自限性,多数患者不需要特殊医学处理。发作期最重要的是防止外伤,如移开身边的危险物(如热水、玻璃制品等),或将患者移至安全的地方,必要时可扶助患者卧倒防止跌伤或伤人。衣领、腰带可解开,以利呼吸顺畅。发生抽搐时,在关节部分垫上软物,可防止发作时的擦伤,不可强压患者的肢体,以免引起骨折或脱臼。发作停止后,可将患者的头部转向一侧,让分泌物流出,防止窒息。对伴有自动症的患者,在保证安全的前提下,不强行约束患者,防止伤人及自伤。

患者如果有连续发作的倾向则需进一步处理,可口服1~2 mg氯硝西泮,或可肌注苯巴比妥钠0.2 g,如果无效则准备按癫痫持续状态处理,详情可见本章第六节。如果为第一次发作情况不明,须及时检查以排除颅内感染、出血等其他神经系统异常。

2. *癫痫发作间期的治疗*　发作间期的药物治疗应遵循以下基本原则。

(1) 正确选择用药的时间:传统认为癫痫首次发作不需用药,第二次发作以后才开始用药。但自从国际抗癫痫联盟提出癫痫新定义以来,学者们主张癫痫诊断一旦明确,除一些良性的癫痫综合征以外,都应立即开始治疗。发作次数稀少者,如半年以上发作1次者,可在告知抗癫痫药可能的副反应和不治疗可能导致的后果的情况下,根据患者及家属的意愿,酌情选择用或不用抗癫痫药。

(2) 正确选择抗癫痫药:临床上常将抗癫痫药按上市时间分为老的和新的抗癫痫药。丙戊酸及以前上市的药物称为老的或传统的抗癫痫药,以后上市的则称为新型抗癫痫药。近几年的临床实践发现,新、老抗癫痫药间总的疗效并没有明显差异,但新抗癫痫药总体安全性较好。

抗癫痫药的选择需依据癫痫发作类型、副反应大小、药物来源、价格、患者年龄、性别等多种因素来决定。很多药物如卡马西平、丙戊酸钠、苯妥英钠等均有较广泛的抗癫痫谱,但不同药物对不同发作类型的作用有明显的差异,因此,抗癫痫药选择最主要的依据是癫痫发作类型。一般情况下可参考表11-2选药, 某些抗癫痫药有加重某种发作或癫痫类型的作用,选药不当,不仅治疗无效,而且可能加重癫痫发作(表11-3)。由于抗癫痫药需要较长时间用药,因而,所选择的药物要有稳定的来源。一些癫痫综合征治疗有其特殊性,如婴儿痉挛症需同时使用促肾上腺皮质激素治疗。

表11-2 按发作类型选用抗癫痫药

癫痫发作类型	一线用药	二线用药
局灶性发作(单纯部分发作、复杂部分发作,部分继发全面发作)	卡马西平、奥卡西平、拉莫三嗪、丙戊酸、左乙拉西坦	托吡酯、氯硝安定
全面强直-阵挛发作	丙戊酸、卡马西平、苯妥英、苯巴比妥、左乙拉西坦	氯硝安定、拉莫三嗪、加巴喷丁
强直性发作	丙戊酸	氯硝安定、拉莫三嗪
阵挛性发作	卡马西平、苯妥英、苯巴比妥	丙戊酸、氯硝安定
典型失神和非典型失神发作	丙戊酸、氯硝安定	苯妥英、苯巴比妥、拉莫三嗪、加巴喷丁、
肌阵挛发作	丙戊酸、氯硝安定	苯妥英、苯巴比妥

表11-3 已报道能增加癫痫发作的抗癫痫药

抗癫痫药	增加的癫痫发作类型
卡马西平、苯巴比妥、苯妥英钠、氨己烯酸、加巴喷丁	失神发作
卡马西平、氨己烯酸、加巴喷丁、拉莫三嗪	肌阵挛性发作
氨己烯酸	自动症
卡马西平	强直-失张力性发作

(3) 从小剂量开始用药:从小剂量开始,逐渐增加,达到既能控制癫痫发作,又无明显副反应时为止。如不能达此目的,宁可满足部分控制,不要出现副反应。在有条件的单位可选用血药浓度监测的方法来指导用药,减少用药过程中的盲目性。

(4) 单用或联合用药:单一药物治疗是应遵守的基本原则,如治疗无效,可换用另一种单药,但换药期间应有5~7天的过渡期。大部分患者单药治疗均可取得疗效。单药应由小剂量开始使用,逐渐增大至能控制癫痫发作的最小有效剂量。在两种单药规范使用后仍不能获得充分的癫痫控制的患者,可以使用多药联合治疗;合理的多药治疗对难治性癫痫是适宜的。实践表明,联合用药可使50%以上患者的发作明显减少。在联合用药时应考虑到药物之间的相互作用,有些药物联用可能加重副作用,如卡马西平与奥卡西平联用加重神经毒性,而拉莫三嗪与丙戊酸合用,因为药物作用靶点不同,则可达到互补的作用。

（5）坚持长期规律治疗：癫痫治疗是个长期的过程，特发性癫痫在除去病因后需要1～2年完全控制后停药，非特发性癫痫完全控制3年以上可考虑评估停药，部分患者需要终身服药。根据药物性质可将每日的剂量分次服用。半衰期长的药物可每天1～2次，如苯妥英、苯巴比妥等；半衰期短的药物可每天服3次。避免不适当断药引起癫痫发作加重。

（6）观察副反应：多数抗癫痫药都有不同程度的副反应，因而，除常规体检，用药前需查肝、肾功能，血、尿常规外，用药后还需每月复查血、尿常规，每季度复查肝、肾功能，至少持续半年。苯妥英钠用药后引起的恶心、呕吐、厌食、齿龈和毛发增生、体重减少，对治疗无明显影响也可以不处理；眼震、呐吃、共济失调往往是中枢神经系统过量的表现，减量可好转。如出现严重的皮疹或肝、肾功能，血液系统损伤，则需停药，换其他药物进行治疗。

（7）正确选择停药时机：多数患者无须终身服药。一般说来，全身强直-阵挛性发作、强直性发作、阵挛性发作完全控制2～3年后，失神发作停止半年后可考虑停药。但停药前应有一个缓慢减量的过程，这个时期一般不应少于1～1.5年。

3. *难治性癫痫的治疗*　癫痫患者总体预后良好，用目前的治疗方法，人类能够控制60%～70%的癫痫发作。通过3～5年的努力，多数患者停药或减量以后可以终生不再发病，但仍有30%左右的癫痫患者对目前的治疗无效，这部分癫痫称为难治性癫痫。国际抗癫痫联盟对难治性癫痫的定义是规范应用两种抗癫痫药（单药或联合用药），仍未能达到持续无发作的癫痫，为难治性癫痫，其病情转归和呈现良性经过的癫痫不同。

难治性癫痫对一线抗癫痫药耐药，传统治疗方法疗效不佳。对这类患者应考虑选用多种抗癫痫药联合治疗，并及时考虑外科手术治疗的评估，对符合手术标准的患者行切除性手术或姑息性手术治疗。部分患者也可考虑其他治疗方式，如生酮饮食治疗、神经调控治疗等。同时应积极处理难治性癫痫患者可能出现的并发症和药物不良反应。

4. *常用的抗癫痫药简介*

（1）卡马西平：部分性发作的首选用药，对部分性发作、部分继发全面发作均有明确作用，但对失神发作及肌阵挛发作有加重作用。常用剂量为每天10～20 mg/kg，分3次服用。其主要的副作用是头昏、共济失调、偶发皮疹或剥脱性皮炎。对成人的部分性发作具有A级循证医学证据。

（2）丙戊酸：是一种广谱的抗癫痫药物，是全面发作的首选药物，也可使用于部分发作。常规剂量成人每天600～1 500 mg，儿童每天20～50 mg/kg，有可能出现对肝功能的影响，少见副作用为血小板减少，其对成人的部分性发作具有B级循证医学证据。

（3）左乙拉西坦：是近年研发的，具有乙酰吡咯烷结构的新型抗癫痫药，其是通过与脑内突触囊泡SV蛋白的亚基SV2A结合，调控囊泡功能而发挥抗癫痫作用。已广泛用于成人及儿童难治性癫痫的添加治疗，具有A级循证医学证据。

（4）奥卡西平：新型抗癫痫药物，卡马西平的10-酮衍化物。适用范围同卡马西平，儿童使用副作用较少，产生皮疹等不良反应概率小于卡马西平。其中对儿童的部分性发作具有A级循证医学证据。

（5）拉莫三嗪：新型抗癫痫药物，对部分性癫痫发作、部分继发全面发作、全面发作等均有作用。常规剂量成人每天12.5 mg起始，缓慢逐渐加量为每天150～300 mg，儿童每天2 mg起始，缓慢逐渐加量到每天5～15 mg，与丙戊酸钠合用可使拉莫三嗪的药物浓度增倍，故与丙戊酸钠合用时需要减半使用。副作用较少，有皮疹及出现剥脱性皮炎的风险。其中对老年人的部分性发作具有A级循证医学证据。

（6）托吡酯：新型抗癫痫药物，对部分性癫痫发作、部分继发全面发作、全面发作等均有作用。常规剂量成人每天75～200 mg，儿童每天3～6 mg/kg，无严重不良反应，可有厌食、体重下降、认知功能障碍等副作用,多与剂量相关。

(7) 苯妥英:对全面强直-阵挛发作、部分性发作、部分继发全面发作均有作用,但对失神发作及肌阵挛发作有加重作用。不良反应有皮疹、齿龈增生、毛发增生等,对成人的部分性发作具有 A 级循证医学证据。

(8) 苯巴比妥:对全面及部分发作均有作用。常规剂量成人每天 60~150 mg,儿童每天<3 mg/kg,常见不良反应有镇静、多动及认知障碍等。现使用已较少,多用于肌内注射。

【癫痫的手术治疗及术前评估】

癫痫治疗的主要目的是完全控制癫痫发作并提高患者生活质量。抗癫痫药通常是首选治疗手段。然而,并不是所有患者都能经抗癫痫药治疗完全控制发作,20%~30%的患者经过足量、足疗程的抗癫痫药治疗后仍有反复的癫痫发作,其中一部分适合外科手术治疗。

1. *手术治疗的历史溯源与当前现状* 癫痫的手术治疗可以追溯到 19 世纪,Jackson 首先进行了具有里程碑式的尝试,希望以手术来控制抽搐。在他的推动下,于 1886 年,Victor Horsley 进行了他的第一例癫痫外科手术,在全麻下切除额上回后部的脑瘢痕及其周围组织。术后患者的抽搐得到了有效的控制,心理状态也有了明显的改善。

在过去的数十年中,随着术前的评估及外科手术技巧的不断改进,特别是显微外科技术的应用,使癫痫的外科治疗越来越安全有效,癫痫手术逐渐被接受。控制癫痫是手术的主要目的,癫痫手术需要对患者进行全面的术前评估,明确致痫灶是术前评估主要核心。

癫痫手术适应证至今没有统一标准,需通过严格的术前评估方可手术,总体而言需满足:无精神疾病,无进行性神经系统疾病(如恶性脑肿瘤、脑血管炎、多发性硬化等)及严重的内科疾病;明确为耐药性即药物难治性癫痫,即使用两种或两种以上足量、足疗程合理选用的抗癫痫药疗效不佳或无效;病程至少在 2 年以上,有明确的癫痫灶,并且术后不引起重要的神经功能缺损;癫痫频繁发作而影响正常生活及工作,属致残性发作。

2. *手术方式* 对于癫痫患者,目前最广泛应用的手术方式为病灶切除术和功能损毁术,前者适用于脑内有局限性癫痫病灶,经评估后部位相对恒定且可以手术切除,后者则适用于无恒定癫痫病灶,通过功能损毁后切断癫痫异常放电的扩散途径。

(1) 海马硬化及其他病灶切除术

1) 颞叶手术治疗:成人颞叶癫痫在应用两种抗癫痫药物 2 年内仍然没有控制者即可考虑手术治疗。颞叶切除后约有 15%的患者出现认知功能障碍、语言障碍,25%的患者出现视野缺损,这些并发症在一定程度上也影响着颞叶手术的开展。还有一部分患者尽管进行了手术治疗,但是癫痫发作仍然不能得到控制,这主要与致痫灶切除不完全有关,包括双侧颞叶病变,病灶超出了标准颞叶切除术式的范围,以及部分源于岛叶的癫痫。

前颞叶内侧切除术:该手术切除海马、杏仁核和海马旁回,海马的切除范围直到位于中脑后缘的海马尾,颞叶外侧新皮层的切除限制在距颞叶极 3.5 cm 的范围内,并且保留颞上回。这种手术的优点是切除的新皮层较少,并发症少,一般不会引起视野障碍。

选择性杏仁核海马切除术:该手术适用于一侧颞叶内侧基底部结构起源的癫痫发作,并有典型的临床先兆或症状;癫痫发作起源于常规手术不能切除的部位(韦尼克区),而且癫痫放电迅速扩散至同侧半球的颞叶内侧基底部的边缘结构;颞叶内侧基底部的边缘结构有形态学病变存在,有典型的内侧基底部边缘叶癫痫发作,可记录到癫痫放电。Wieser 和 Yasargil 采用经外侧裂的手术入路,可切除全部的杏仁核、海马,并且在某种程度上可切除海马旁回,从而达到切除全部海马的目的,并报道了这种手术入路有很好地控制癫痫的作用,但是对于这种手术所致的神经心理学的影响,还没有在大量的患者中进行研究。

2）其他病灶切除术：此类手术包括肿瘤、血管性及感染性及其他病变所致癫痫的手术治疗。在很多情况下，原发灶不仅具有致痫性及其他风险，还不同程度地影响药物及手术治疗效果，需要考虑病灶部位、患者年龄、其他疗法及自然病史等。随着神经影像学技术的发展，癫痫患者颅内病变的检出率逐步提升。但是长期研究及经验显示，神经科检查、电生理、抗癫痫药疗效都不能准确预测病灶病理性质。如可以确定难治性癫痫与可切除性病灶之间的关系，则手术能治愈癫痫，提高患者生存质量。如肿块无增长趋势、位于重要功能区或大脑深部，手术可引起死亡率增加等情况则应慎重考虑手术。

（2）大范围切除术

1）脑皮质切除术：是目前手术治疗局灶性癫痫最基本的方法，手术疗效与致痫灶的精确定位及切除范围密切相关。根据术前确定的致痫灶位置设计手术入路，并在术中进行电生理学检查验证，以皮质脑电图记录并寻找致痫灶，最终确定手术切除皮质的范围。

2）大脑半球切除术：首先由 Walter Dandy 于 1923 年用于治疗非优势半球弥漫性生长的胶质瘤。大脑半球切除术是指通过不同的方法，切除一侧半球，或者使患侧半球失去功能联系。因此该手术是一种生理上的去功能手术，包括解剖性半球切除术、改良的解剖性半球切除术、半球皮质切除术、功能性半球切除术、半球皮层切开术。大脑半球切除术适用于有单侧全半球的损害，此半球没有功能或仅有残余的极少功能，患侧半球的损伤导致难治性癫痫、偏瘫、偏盲和颞叶破坏而致记忆和语言改变的患者。该手术有相对较少但较严重的并发症，如脑组织移位和脑疝、大脑表面含铁血黄素沉着症、脑积水。

3）多脑叶切除术：即完全或功能性大脑半球切除术。这种广泛的扩大皮质切除术主要在患有畸形错构瘤或因缺氧缺血性脑病而遗留脑软化的儿童患者中进行。

（3）功能性手术

1）胼胝体切开术：是一种姑息性手术，其目的是切断两侧大脑半球的联系而阻断大脑半球间痫性放电的扩散。对于很多发作不易控制，而癫痫灶不能定位，不能行切除性手术的患者，胼胝体切开术可以取得较好的效果。频发性失张力性发作患者可考虑此种手术治疗。胼胝体切断术可以很大程度上减少全身强直-阵挛性发作、跌倒发作、强烈痉挛性发作的次数，并且致残率和治疗费用较低。

2）软膜下多重横切术（multiple subpial transection，MST）：是一种治疗癫痫灶位于脑主要功能区的外科方法。该手术为 Morrell 及其同事于 1989 年首次采用。该术横向切断正切性皮质内纤维，阻止癫痫灶放电的扩散，而又不导致严重的功能障碍，达到停止或减弱发作的目的。软膜下多重横切术可单独使用，也可与脑叶切除术联合应用。在该术治疗后，少数患者出现了永久性的神经功能障碍，此外，由于该术的历史不长，仍有很多问题尚待解决。

3）立体定向手术：对癫痫的放射治疗包括直线加速器和伽马刀（gamma knife，GM），通过毁损不同脑深部结构来实现抗癫痫的作用，包括双侧扣带回毁损术、双侧杏仁核毁损术及丘脑、福雷尔 H 区毁损术等。伽马刀适用于致痫灶位于不宜手术的部位或者是开放手术将带来严重并发症的患者。立体定向介导的放射治疗减少了侵袭性技术的应用及其危害性，促进了癫痫手术的推广。由于立体定向手术治疗癫痫中毁损的靶结构和采用的手段不同、人脑解剖差异、立体定向仪的误差及疗效评价标准不统一等原因，目前对该手术临床效果的评价尚有一定困难。一些研究显示，立体定向手术后患者短期效果较好，但复发率很高。

4）迷走神经刺激术（vagus nerve stimulation，VNS）：是一种将脉冲发射器植入患者胸前皮下组织内，其电极与迷走神经相连，进行间歇性迷走神经刺激以控制癫痫发作的一种手段。1938 年，Bailey 和 Bremer 发现，强烈刺激猫的迷走神经引起脑电图的改变。1988 年，波蒙格利医学院（Bowman Gray School of Medicine)的 Penry 和 Dean 置入迷走神经刺激器治疗第一例患者,并且取得了良好的效果。1997 年,由休斯敦公司生产刺激器 NCP 治疗 12 岁以上的部分性癫痫患者得到美国 FDA 批准。迷走神经刺激术的不良反应以刺激期患者声音的改变最为常见,其次为咽部感觉异常、咳嗽、流涎、气短。迷走神经刺激术并不是难治性癫痫的首选方法,该方法只适用于多种治疗无效的患者。

3. 术前评估　癫痫切除手术的目的是切除癫痫起源组织,为了达到这种目的,需要尽可能精确定位。如果不能够精确定位,那么应当采用其他选择性手术方式,包括破坏联系纤维的手术,如胼胝体切开术和软膜下多重横切术,也可选择迷走神经刺激术。

只有难治性癫痫患者才考虑手术治疗,术前应明确以下几点:① 癫痫发生灶的位置和范围;② 患者的认知功能及情感状态;③ 手术的时机、疗效和风险;④ 手术对患者社会功能状况的可能影响。其中对患者认知及社会功能的评估是目前不容忽视的。

(1) 癫痫发生灶的位置和范围:癫痫发作是大规模广泛的神经元网络、环路同步或近乎同步活动的结果,因此临床手术中的“癫痫灶”的概念不能完全简单化,原则上应是先采取非侵袭性的评估再采取侵袭性的评估。前者包括脑电图(EEG)、脑磁图(MEG)、脑结构成像(MRI)、功能磁共振(fMRI)、单光子发射计算机断层扫描(SPECT)及正电子发射计算机断层扫描(PET)。如果非侵袭性评估不能确定癫痫灶,就需要行侵袭性脑电图来确定癫痫灶。

(2) 认知功能及情感状态的评估:选择手术的患者精神及智能状况应当良好,有手术治疗的意愿且依从性好,能够在术前、术中和术后的检查治疗中很好地合作。应仔细了解过去的治疗情况,进行详细的神经系统检查和神经心理测试(记忆、学习功能、运动、语言、注意力、言语流利与否、视觉功能等),术前及术后应用常用公认的精神量表仔细评价患者的精神状态,如癫痫患者生活质量评定量表(QOLIE-31)、癫痫抑郁量表(NDDI-E)、汉密尔顿抑郁量表(HAMD)、简易精神状态检查量表(MMSE)、蒙特利尔认知评估量表(MoCA)、Boston 命名测验、语音语义流畅性测验等。

如果癫痫灶与大脑重要功能区相重叠时,可进行瓦达试验(Wada test),即从一侧颈内动脉注入短效麻醉剂(如异戊巴比妥或丙泊酚),测定在一侧大脑半球麻醉的情况下对侧大脑半球的语言、运动和记忆等功能,由此判定优势侧半球及单侧大脑功能状况,避免术后因大脑功能区损毁而出现的严重并发症。

(3) 手术的时机、疗效和风险:癫痫手术目的是减少癫痫发作对患者日常生活及工作的影响,减少源于癫痫发作的残障或死亡,预防癫痫发作的意外伤害和可能的智力行为下降,减轻癫痫对患者的心理影响,若经过足量、足疗程的抗癫痫药治疗后控制欠佳,即诊断为耐药性癫痫,病情严重影响工作、生活,经结构或功能影像评估后有明确的致痫灶,应尽早选择手术治疗。而癫痫手术的疗效取决于癫痫的类型、严重程度、内在结构性和生理性改变。风险评估取决于所拟采取术式的特性、拟切除脑组织的范围和位置。其中患者的年龄和耐受性也是影响手术疗效、风险不可忽视的因素。在评估后,手术风险和预测疗效都应该书面呈现给患者及家属,以便其有充分的时间考虑,并有机会讨论和咨询商讨。

(4) 社会功能状况的可能影响:癫痫外科治疗的目的是使患者免受癫痫之苦,但由于重要的大脑功能区被切除而影响患者的社会功能状况是值得我们深思的。目前的医疗手段可以很好地预测手术对神经功能及认知功能的影响,如上面提到瓦达试验及相关认知情感状态的评分量表。大部分患者尽管癫痫发作很好地被控制,但术后生活质量仍有可能没有得到改善,特别是对于术前有人格障碍或者阳性精神症状的患者而言尤其明显。在医学评估的同时进行精神社会状态评估尤其重要的,术前或术后康复计划的制订应采取个体化原则。没有这些措施,则不能帮助患者提高精神社会状况,即使成功的外科治疗也是无意义。

【其他治疗方式】

生酮饮食(ketogenic diet)疗法利用高脂、低碳水化合物饮食结构改变癫痫患者脑代谢模式，降低神经兴奋性达到抗癫痫效果，主要用于儿童难治性癫痫患者。生酮饮食始于20世纪20年代初期，当时抗癫痫药数量很少，副作用也明显，因而希望用生酮饮食控制难治性癫痫的发作。20世纪40～50年代，因多种原因，生酮饮食疗法逐渐被放弃。20世纪70年代，中链甘油三酯以更方便、更可口、更好产生酮症的优势在当时抗癫痫药治疗难治性癫痫受挫的情况下，再次引起人们的关注，许多癫痫中心重新将其用于难治性癫痫。研究表明，生酮饮食还能增加难治性癫痫儿童的快动眼睡眠，改善睡眠质量。

【癫痫相关共患病治疗】

共患病增加了癫痫诊疗难度，严重影响癫痫患者生活质量，甚至可能增加患者的死亡率，是每一位癫痫专业医生临床工作中不容忽视的问题。认识共患病可以更好地识别可防范的危险因素，更全面准确地进行疾病诊断和治疗，更有效地改善癫痫患者及其照料者的生活质量。建议癫痫专业医生进行癫痫共患病诊疗中应遵循以下基本原则。

(1) 明确癫痫共患病诊断：全面评估病史、临床表现、体检异常及辅助检查，评价影响患者疾病和整体功能状态的因素，进一步明确共患病表现与癫痫的关联。

(2) 评价癫痫治疗与共患病的关系，必要时调整抗癫痫药物治疗。

(3) 评估共患病是否需要治疗：症状轻微对患者生活不造成影响者可暂不处理；症状明显并且对生活造成较大影响者需要采取针对性治疗措施。

(4) 确定共患病治疗管理策略：由癫痫专业医生和相关专业医生共同制定治疗策略。注重知识宣教，加强风险防范，兼顾远期疗效，改善生活质量。

【预后】

未经治疗的癫痫患者，5年自发缓解率在25%以上，最终缓解率约为39%。80%左右的患者用目前抗癫痫药能完全控制发作，正规减量后，50%以上患者终生不再发病。特发性全身性癫痫复发的机会较少。青年期失神发作发展成全面性强直-阵挛性发作的可能性较大，青年期肌阵挛癫痫易被丙戊酸控制，但停药后易复发。

附表　常用抗癫痫药中英文名称及缩写对照表

中文名	英文名	缩写
丙戊酸	valproic acid	VPA
左乙拉西坦	levetiracetam	LEV
奥卡西平	oxcarbazepine	OXC
卡马西平	carbamazepine	CBZ
拉莫三嗪	lamotrigine	LTG
托吡酯	topiramate	TPM
苯妥因	phenytoin	PHT
苯巴比妥	phenobarbital	PB
氯硝西泮	clonazepam	CZP
地西泮	diazepam	DZP
加巴喷丁	gabapentin	GBP
拉科酰胺	lacosamide	LCM
普瑞巴林	pregabalin	PGB
劳拉西泮	lorazepam	LZP

续表

中文名	英文名	缩写
乙琥胺	ethosuximide	ESM
替加宾	tiagabine	TGB
唑尼沙胺	zonisamide	ZNS

第六节 癫痫持续状态

传统的癫痫持续状态(status epilepticus, SE)的定义为：单次癫痫发作持续30分钟以上，或反复多次发作持续大于30分钟，且发作间期意识不恢复至发作前的基线状态。30分钟是根据发作可能导致永久性神经损伤的时间界定的，但基于癫痫持续状态早期临床控制和对脑的保护，目前国内、外临床上更为实用的定义为：癫痫局灶或全面性发作在短时间内频繁发生，全面性惊厥性发作持续时间超过5分钟，或非惊厥性发作或局灶性发作持续超过15分钟，或单次发作超过这种发作类型大多数患者平均持续时间，或在两次发作之间神经功能没有恢复到正常基线水平者，即为癫痫持续状态。癫痫持续状态尤其是全面性惊厥性癫痫持续(generalized convulsive status epilepticus, GCSE)状态是严重的神经科急症，具有潜在致死性，采取有效手段迅速终止临床发作和脑电图的痫样放电是降低死亡率和改善预后的关键。

【病因及发病机制】

癫痫持续状态多发生于癫痫患者中，其病因很多，抗癫痫药的不适当停用是慢性癫痫出现持续状态的最常见原因，或由服药不当、感染、中风、代谢性疾病、喝酒、过度疲劳等诱发。也可能发生在急性脑病或其他有关的疾病中，如颅脑外伤、中枢神经系统感染、脑血管病、颅内肿瘤等，滥用药物、酒精及HIV病毒感染所致的癫痫持续状态的发病率近年也逐渐增高。

癫痫持续状态不同于其他类型癫痫发作的主要特征是普通类型的癫痫发作持续时间较短，有自行缓解倾向，发作过程中可激活多种内源性抗痫机制，如Ca^{2+}依赖的K^{+}电流、Mg^{2+}对NMDA通道的阻断、抑制性神经递质的释放等，及时终止发作。而癫痫持续状态发作过程可能存在内源性抑制机制的障碍，如脑内GABA介导的抑制性突触传递减弱、谷氨酸受体激活、神经肽含量改变、组胺能神经系统的调节等，或神经元因各种原因如颅脑外伤、感染等引起兴奋性增高，进而导致了系列神经元的发动并维持异常放电。

目前认为癫痫持续状态的发生与脑内致痫灶兴奋及周围抑制失调有关，致痫灶周围区域可抑制癫痫发作，使其持续一定时间后停止，当周围区域抑制减弱，痫性活动在皮质突触环内长期运转，可导致部分性持续发作；痫性活动由皮质通过下行纤维投射至丘脑及中脑网状结构，可引起意识丧失，再由弥散性丘脑系统传布到整个大脑皮质，引起全面性强直-阵挛发作。

【病理】

癫痫持续状态的病理生理改变主要是持续和反复惊厥发作导致不可逆性脑及其他系统损害，继而发生多脏器功能衰竭。在代偿期(癫痫持续状态发生的30分钟内)内通常没有脑组织的缺氧或代谢损伤，主要生理表现为脑血流增加、自主神经活动增强。但在失代偿期(癫痫持续状态开始30分钟后)，代偿性反应机制开始衰竭，导致缺氧及代谢模式改变、持续性自主神经活动改变和心血管系统不能维持机体内环境的稳定，出现呼吸及代谢性酸中毒、电解质紊乱、心律失常、血压下降、骨骼肌溶解等全身性表现,以及神经元和轴突水肿死亡等脑损伤表现。

【临床表现及分类】

(一) 按照发作类型分类

1. 全面性发作持续状态

(1) 全面强直-阵挛性发作持续状态(generalized tonic-clonic status epilepticus):临床上最常见,也是最危险的一种癫痫持续状态。表现为强直-阵挛性发作的反复发生,意识障碍(昏迷)及伴随的自主神经、生命体征及有关代谢改变,如高热、代谢性酸中毒、低血糖、休克、电解质紊乱、肌红蛋白尿等,继而发生脑、心、肝、肺多脏器功能衰竭。

(2) 强直性发作持续状态(tonic status epilepticus):多见于伦诺克斯-加斯托综合征的患儿。以不同程度的意识障碍为主,间有强直性发作,表现为短暂性、频繁的肢体强直性收缩,常伴有眼球凝视,面肌、喉肌的收缩和下肢的外展,或伴其他类型的发作,如非典型失神、失张力发作等,脑电图出现持续性较慢的棘慢或尖慢复合波发放。

(3) 阵挛性发作持续状态(clonic status epilepticus):占儿童癫痫持续状态的50%~80%,常合并发热。临床表现为反复、发作性的双侧阵挛,可以不对称或非节律性。阵挛性发作持续时间较长时可出现意识模糊,甚至昏迷,脑电图表现为双侧同步的棘波,可出现爆发性尖波。

(4) 肌阵挛发作持续状态(myoclonic status epilepticus):特发性(良性)肌阵挛发作的患者一般少有持续状态。较常见于严重器质性脑病的晚期,如亚急性硬化性全脑炎、家族性进行性肌阵挛癫痫等。肌阵挛多为局灶或多灶的,脑电图则表现为泛化性放电。

(5) 失神发作持续状态(absence status epilepticus):主要表现为意识水平的降低,程度较轻,甚至只表现为反应性下降、学习成绩变差,临床上要注意识别。脑电图多有持续性棘慢复合波发放,但频率偏慢(<3 Hz),多由治疗不当、停药等原因诱发。

2. 局灶性发作持续状态

(1) Kojevnikov 部分性持续性癫痫(epilepsia partialis continua of Kojevnikov):表现为持续的局灶起源知觉保留性癫痫发作。病情的演变取决于病变的性质,部分隐源性的患者治愈后可能不再发生;有些病变为非进行性器质性病变,后期可伴同侧肌阵挛,但脑电图背景正常;拉斯马森综合征(Rasmussen syndrome)中则早期出现肌阵挛及其他形式的发作,并有进行性弥漫性神经系统损害表现。

(2) 持续性先兆(aura continua):指感觉性的先兆,可为较简单的感觉,也可为较复杂的经历性的感觉。临床上较少见。

(3) 边缘叶性癫痫持续状态(limbic status epilepticus):常表现为意识障碍(模糊)和精神症状,故又称精神运动性持续状态(psychomotor status),常见于颞叶癫痫,要注意与其他原因而致的精神异常鉴别。

(4) 偏侧抽搐状态伴偏侧轻瘫(hemiconvulsive status with hemiparesis):多发生于低龄儿童,表现为一侧的抽搐,并伴有发作后的一过性或永久性的同侧肢体瘫痪。

(二) 按照是否出现惊厥分类

1. 惊厥性癫痫持续状态(convulsive SE, CSE)　根据惊厥发作类型进一步分为全面性及局灶性。

2. 非惊厥性癫痫持续状态(non-convulsive SE, NCSE)　是指持续性脑电发作导致的非惊厥性临床症状,通常定义为>15~30 分钟。诊断 NCSE 必须结合临床和脑电图,需满足:① 明确的和持久的行为、意识状态或感知觉改变;② 通过临床或神经心理检查证实上述改变;③ 脑电图持续或接近持续的阵发性放电;④ 不伴持续性的惊厥症状如肌肉强直、阵挛等。

(三)按照发作持续时间及对治疗的反应,可以对 GCSE 进行分类

1. 早期癫痫持续状态　癫痫发作>5 分钟。

2. 确定性癫痫持续状态(established SE)　癫痫发作>30 分钟。

3. 难治性癫痫持续状态(refractory SE, RSE)　对二线治疗(见本节治疗部分)无效,需全身麻醉治疗,通常发作持续>60 分钟。

4. 超难治性癫痫持续状态(super RSE)　全身麻醉治疗 24 小时仍不终止发作,其中包括减停麻醉药过程中复发。

【辅助检查】

1. 脑电图检查　脑电图是癫痫持续状态诊断、分类及治疗监测的重要工具。大多数 GCSE 根据临床表现即可做出诊断,但在一些病例或非惊厥性癫痫持续状态,常与代谢或中毒性脑病、痴呆及精神疾病等混淆,临床诊断常存在困难,需借助脑电图进行区分。癫痫持续状态有多种类型,加之不同的病因及癫痫持续时间不同,其脑电图存在多种不同类型,如 GCSE 以反复的 GTCS 伴有意识损害为特征,两次发作间期脑电图显示弥漫性无序的减慢活动,电压衰减,间期可出现全面性癫痫样发放;阵挛性癫痫持续状态的脑电图显示双侧节律性高幅慢活动混有棘波及多棘波、爆发性棘波和多棘波,与阵挛抽动同步发生;典型失神的脑电图表现为频繁反复发生的或持续不中断普遍性 3 Hz 的棘慢复合波发放,额中线显著,额部导联常混杂多棘波等。

2. 实验室检查　血清催乳素的升高有助于与非癫痫发作性疾病鉴别,血中催乳素超过 700 μU/mL 往往提示癫痫,但对于边缘叶癫痫持续状态的鉴别价值有限。脑脊液中神经元烯醇化酶常在癫痫发作后 24 小时内明显升高,72 小时后逐渐恢复正常,可辅助癫痫持续状态的诊断、评估神经损伤。确诊的癫痫持续状态患者应监测血气、血糖、电解质变化,若伴有发热需行血常规、脑脊液检查,同时完善肌酶、凝血功能、肝肾功能等检查。如临床怀疑相关疾病,可行血和/或尿毒物检测、遗传代谢相关检查,既往癫痫病史的癫痫持续状态患者可行血药浓度检查,帮助明确病因。

3. 神经影像学检查　MRI 检查因分辨率远远高于头颅 CT,在癫痫持续状态的临床和科研工作中受到广泛应用,主要在于:① 鉴别水肿,脑水肿是癫痫持续状态最为常见的脑损伤,在 T_1WI 图像上水肿区呈较低信号,而在 T_2WI 图像上呈明显的高信号;② 寻找病因,脑血管病、脑肿瘤、炎性病灶是癫痫持续状态常见的病因,MRI 在不同疾病及不同时期有其特殊表现,有助于帮助寻找癫痫持续状态的病因;③ 其他,有助于对海马硬化、皮质发育不良、灰质异位等病变提供诊断的重要信息。

【诊断及鉴别诊断】

1. 诊断　癫痫持续状态的诊断需结合患者的病史、临床状态、辅助检查结果等做出综合的判断。大多数 GCSE 根据临床即可做出诊断,但应用肌肉阻滞剂患者及不能区分 GCSE 是癫痫性还是精神源性时,脑电图是明确诊断的重要方法。NCSE 常常不被认识和诊断,所有不明原因的意识障碍患者均应行脑电图检查或监测。

2. 鉴别诊断　癫痫持续状态需与代谢或中毒性脑病、精神疾病等进行鉴别。代谢或中毒性脑病常有相关的病史或实验室检查阳性发现。NCSE 与精神疾病的鉴别主要依靠反复的发作性精神行为异常、辅助检查发现脑电图上痫样放电及对抗癫痫药物有效等。持续时间较长的假性发作(或称心因性非癫痫发作)与癫痫持续状态有时难以区分,脑电图检查是鉴别诊断的重要手段。若诊断不正确可导致不恰当地应用全身麻醉和机械通气,因此如果发作临床表现不典型且最初的治疗失败,应在全身麻醉前实施脑电图检查,以明确诊断。在十分类似 NCSE 的假性发作持续状态者,脑电图背景活动通常是正常的。在全面性假性发作持续状态,肌电活动和伪迹干扰可能掩盖脑电图信息。通常在 GTCS 后,脑电图常显示

发作后慢活动,因此若脑电图显示惊厥发作停止后 α 节律立即出现,可作为假性发作持续状态的有力证据。

【治疗】

（一）治疗原则

1. *对症治疗*　一旦考虑为癫痫持续状态,应遵循癫痫持续状态处理流程,采取措施快速终止其发作,减少发作对脑部神经元的损害。

2. *对因治疗*　积极寻找癫痫持续状态的病因,尽可能根除病因及诱因。

3. *支持治疗*　维持患者呼吸、循环及水电解质平衡,保持稳定的生命体征,处理并发症。

（二）处理流程

1. *CSE 处理流程*　参见图 11－7。

（1）院前治疗：有效的院前(通常无静脉通路)治疗可以显著缩短癫痫持续状态的持续时间。院前治疗的选择为：咪达唑仑(鼻腔/口腔/肌注)或地西泮(直肠给药)。目前国内尚无咪达唑仑鼻腔黏膜用药剂型及地西泮直肠用剂型,院前急救和无静脉通路时,优先选择肌注 10 mg 咪达唑仑。

（2）院内治疗：① 维持稳定的生命体征,首先要保持呼吸道通畅,吸氧,必要时做气管插管或切开,尽可能对患者进行心电、血压、呼吸、脑电的监测,定时进行血气、血化学分析,以保持患者稳定的生命体征。② 控制发作、终止发作是治疗的关键,可酌情选用以下方法。a. 一线治疗药物(针对早期癫痫持续状态)：通常在发作开始后 5~20 分钟内实施,以苯二氮䓬类药物为主,对 CSE 成人患者的初始治疗,肌内注射咪达唑仑、静脉注射劳拉西泮、静脉注射地西泮和静脉注射苯巴比妥均能有效终止发作,静脉注射地西泮和静脉注射劳拉西泮的有效性相当。未建立静脉通路情况下,肌内注射咪达唑仑的有效性优于静脉注射劳拉西泮。当发作持续时间大于 10 分钟时,静脉注射劳拉西泮的有效性优于静脉注射苯妥英钠。由于国内尚无劳拉西泮注射剂,苯妥英钠注射剂也获取困难。一线治疗首选静脉注射 10 mg 地西泮(每分钟 2~5 mg),10~20 分钟内可酌情重复一次,或肌内注射 10 mg 咪达唑仑。b. 二线治疗药物(针对确定性癫痫持续状态)：在发作起始后 20~40 分钟内,当苯二氮䓬类药物初始治疗失败后,可选择抗癫痫药物治疗。常用药物及剂量是丙戊酸钠 15~ 45 mg/kg(每分钟<6 mg/kg)静脉推注后续每小时 1~2 mg/kg 静脉泵注,或苯巴比妥 15~20 mg/kg(每分钟 50~100 mg)静脉注射,或苯妥英钠 18 mg/kg(每分钟<50 mg)或左乙拉西坦 1 000~3 000 mg 静脉注射。c. 三线治疗药物(针对难治性癫痫持续状态)：发作起始后 40~60 分钟仍未控制,需转入重症监护病房,立即静脉输注麻醉药物,以持续脑电图监测呈现爆发-抑制模式或电静息为目标。同时应予以必要的生命支持与器官保护,防止因惊厥时间过长导致不可逆的脑损伤和重要脏器功能损伤。主要治疗方案为静脉注射咪达唑仑、静脉注射异丙酚和静脉注射戊巴比妥。咪达唑仑(0.2 mg/kg 负荷量静脉注射,后持续静脉泵注每小时 0.05~0.40 mg/kg),或者丙泊酚(2 mg/kg 负荷量静脉注射,追加 1~2 mg/kg 直至发作控制,后续持续静脉泵注每小时 1~10 mg/kg)。d. 超难治性癫痫持续状态的治疗：目前对于超难治性癫痫持续状态尚缺乏有效的治疗手段,应积极寻找病因,争取对因治疗。可能有效的手段包括：氯胺酮麻醉、吸入性麻醉剂、电休克、免疫治疗、生酮饮食治疗、低温治疗、外科治疗等。

（3）寻找病因和处理并发症：发作停止后,还需积极寻找癫痫持续状态的原因予以处理。对同存的并发症也要给予相应的治疗。

2. *NCSE 处理流程*　持续 VEEG 监测对于 NCSE 患者的判断及治疗是必需的。针对导致 NCSE 的病因治疗是至关重要的。是否需要积极治疗 NCSE 取决于患者的预后及治疗是否可以改善预后。

（1）失神性癫持续状态和肌阵挛性癫痫持续状态：首先按病因治疗。酒精中毒、苯二氮䓬类戒断引

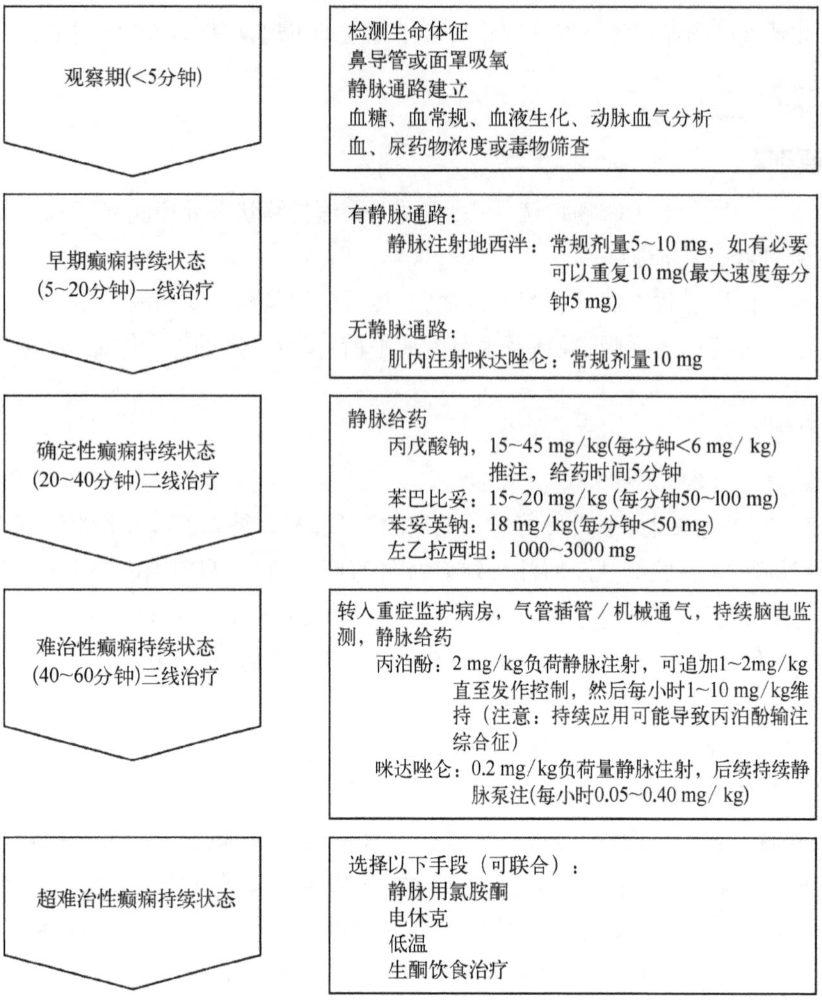

观察期(<5分钟)	检测生命体征 鼻导管或面罩吸氧 静脉通路建立 血糖、血常规、血液生化、动脉血气分析 血、尿药物浓度或毒物筛查
早期癫痫持续状态 (5~20分钟)一线治疗	有静脉通路： 静脉注射地西泮：常规剂量5~10 mg，如有必要可以重复10 mg(最大速度每分钟5 mg) 无静脉通路： 肌内注射咪达唑仑：常规剂量10 mg
确定性癫痫持续状态 (20~40分钟)二线治疗	静脉给药 丙戊酸钠，15~45 mg/kg(每分钟<6 mg/ kg)推注，给药时间5分钟 苯巴比妥：15~20 mg/kg (每分钟50~100 mg) 苯妥英钠：18 mg/kg(每分钟<50 mg) 左乙拉西坦：1000~3000 mg
难治性癫痫持续状态 (40~60分钟)三线治疗	转入重症监护病房，气管插管／机械通气，持续脑电监测，静脉给药 丙泊酚：2 mg/kg负荷静脉注射，可追加1~2mg/kg直至发作控制，然后每小时1~10 mg/kg维持（注意：持续应用可能导致丙泊酚输注综合征） 咪达唑仑：0.2 mg/kg负荷量静脉注射，后续持续静脉泵注(每小时0.05~0.40 mg/ kg)
超难治性癫痫持续状态	选择以下手段（可联合）： 静脉用氯胺酮 电休克 低温 生酮饮食治疗

图 11－7　成人惊厥性癫痫持续状态处理流程图

资料来源：中国医师协会神经内科分会癫痫专委会,2018. 成人全面性惊厥性癫痫持续状态治疗中国专家共识. 国际神经病学神经外科学杂志,45(1)：3.

起者可选用地西泮;抗癫痫药不足者可补足药物;服用过量抗精神病药物引起者可适当减量。

终止发作首选地西泮或氯硝西泮静脉注射,也可考虑用丙戊酸静脉滴注。无效者,可进一步选用氯巴占。防止其复发以丙戊酸为首选。如用上述方法不能终止发作,可考虑按难治性癫痫状态处理。

(2) 局灶性癫痫状态：80%以上的局灶性发作能被地西泮、咪唑唑仑及劳拉西泮所控制,因而这些药物可作为治疗的首选。苯妥英钠及丙戊酸注射剂也可能有效。劳拉西泮作用时间短,如果必要的话可以长时间滴注。在伴有暴发抑制的婴儿癫痫性脑病或伴有皮质发育不全的重症持续性部分性发作的患者,维生素 B_6 治疗可能有效。

【药物常见不良反应】

治疗癫痫持续状态常用药物及不良反应见表 11－4。

表 11－4　治疗癫痫持续状态常用药物及不良反应

药　　物	不 良 反 应
地西泮	呼吸抑制
劳拉西泮	呼吸抑制

续　表

药　　物	不　良　反　应
咪达唑仑	呼吸抑制，血压下降
苯妥英	心血管不良反应，监测血药浓度
苯巴比妥	低血压，呼吸抑制
丙戊酸	肝功能损害，怀疑遗传代谢病慎用
左乙拉西坦	精神行为异常
戊巴比妥	低血压，心脏呼吸抑制，胰腺及肝毒性，蓄积毒性
丙泊酚	输注>6 小时警惕丙泊酚输注综合征，表现为肌酸激酶>2 000 U/L，甘油三酯>500 mg/dL，进行性乳酸酸中毒（>2.5 mmol/L）、HCO_3^-<20 mmol/L；输注部位疼痛；可诱发不自主运动
利多卡因	心血管不良反应
氯胺酮	可诱发不自主运动，呼吸抑制相对轻，增加心肌收缩力，唾液等分泌物增多

【预后】

癫痫持续状态是神经科急症，预后除与病因有关外还与成功治疗的时间有关。如发作超过 1 小时，体内环境的稳定被破坏，将引发中枢神经系统许多不可逆损害，因而难治性癫痫持续状态治疗的首要任务就是要迅速终止发作。

（洪　桢）

思　考　题

1. 癫痫、癫痫发作的定义是什么？
2. 何谓癫痫发作的共性？不同类型癫痫发作的临床特点是什么？
3. 癫痫发作间期药物治疗的基本原则是什么？
4. 什么叫癫痫持续状态？如何治疗？
5. 什么部位的神经元异常放电才会引起癫痫发作？
6. 病例分析

【病史摘要】

患者，女性，18 岁。10 年前在学校上课期间，突然感到口中有一股异味，难以描述，随之意识丧失、跌倒，双目上视，牙关紧咬，四肢抽动，持续 2 分钟后自行恢复，事后除发作嗅觉外，患者不能回忆发作的详细过程，发作后觉头痛，全身乏力，发作间期自觉无异常。以后反复发作多次，初每年 1 次，后每年 3~4 次，每次发作的症状相似，到当地医院就诊，做脑电图发现多个导联有局限性尖波，并可见阵发性慢波，神经系统体检无阳性发现，头颅 MRI 检查也无异常。否认家族史，其母亲述其生产时有窒息史。8 年前开始服用卡马西平，发作停止，5 年前自行停用卡马西平，7 天后出现频繁发作，每天 10 次，急送医院就诊，在医院急诊过程中发作 4 次，医生发现在二次发作间期，呼之不应。随后静脉注射地西泮，发作停止，改用静脉滴注 80 mg 地西泮，每天 1 次，3 天后患者恢复正常。以后一直坚持用卡马西平治疗，未再发作。

【诊断分析】

（1）患者临床表现为发作性疾病，发作间期一如常人，每次发作持续时间 2 分钟左右，反复多次发作，症状相似，具备了癫痫的共性，即发作性、重复性、刻板性、短暂性。发作时意识丧失，跌倒，四肢抽动，符合癫痫全身强直-阵挛性发作的个性，应考虑癫痫的存在，脑电图提示尖波和阵发性慢波，支持癫痫的诊断。患者发作前有异常嗅觉,事后能回忆,提示系部分性发作,随之意识丧失,跌倒,四肢抽动,是全身强直-阵挛性发作,因此,本例患者的发作类型是单纯部分继发全身强直-阵挛性发作。

(2) 患者在8岁时发病,无阳性家族史,神经系统体检无阳性发现,头颅MRI也无异常,母亲提供其生产时有窒息史,因而首先要考虑症状性癫痫的可能,其原因可能与产伤有关。

(3) 发病之初未用药是考虑到患者每年仅发作1次,故没有用药,以后发作次数增多,始用卡马西平,用药符合癫痫发作间期药物治疗原则。

(4) 患者表现为部分继发全身强直-阵挛性发作,此种类型的发作停止4~5年后才能减量,患者自行停药,并且停药前没有一个逐渐减量的过程,违背了癫痫发作间期药物治疗原则,随后出现的癫痫发作是不规则用药的结果。

(5) 患者在1天内发作10次,医生发现其发作间期意识不恢复,符合癫痫状态的定义,选用静脉注射地西泮终止发作是合理的。

(6) 在癫痫状态纠正后,改用卡马西平治疗,可以重新控制发作。患者目前发作已停止5年,可考虑减量,并逐渐停药。

参考文献

陈生弟,2005. 神经病学. 北京:科学出版社.

王学峰,2007. 解读国际抗癫痫联盟和癫痫局癫痫新定义. 中华医学杂志,87(29):2023－2024.

王学峰,肖波,洪震,2010. 癫痫持续状态的诊断和治疗. 北京:人民卫生出版社.

吴江,2005. 神经病学. 北京:人民卫生出版社.

Panayiotopoulos C P, 2005. The Epilepsies, Seizures, Syndromes and Management. Oxford: Bladon Medical Publishing.

第十二章

头　　痛

第一节　概　　述

头痛(headache)系指头颅上半部即从眉弓至枕部发际连线以上的区域内疼痛,是临床上最常见的症状之一。病因与发病机制非常复杂,慢性和复发性头痛多为预后良好的疾病,突发的头痛很可能是全身性疾病或者严重的颅内疾病的主要症状,因此必须掌握头痛的诊治方法,以免延误诊断和治疗。

大多数头痛系因颅内外组织结构中的痛觉感受器受到某种物理的、化学的刺激,产生异常神经冲动,经感觉神经通过相应的神经通路传递到大脑皮质,进行分析整合,产生痛觉。颅内对疼痛敏感的组织是硬脑膜、血管及部分的脑神经。硬脑膜对疼痛的敏感程度因部位而不同,颅底的硬脑膜对疼痛敏感,颅顶的硬脑膜只有硬膜动脉两旁 5 mm 以内的部分和静脉窦边缘部分对疼痛敏感,其余的部分对痛觉较迟钝。颅内血管包括颈内动脉的颅内段,脑底动脉环,大脑前、中、后动脉的近端,硬膜动脉、椎动脉和基底动脉主干,上矢状窦、直窦、乙状窦等均属痛觉敏感组织。脑神经包括三叉神经、面神经、舌咽神经及迷走神经的根和颅内分支及 $C_{1\sim3}$ 脊神经分支。颅前和中凹结构感受的疼痛通过三叉神经投射于头部的前三分之二区域,颅后凹感受的疼痛通过上部颈神经投射于头的后部与颈部。颅外的组织结构如头皮、皮下组织、肌肉、帽状腱膜、动静脉、骨膜、末梢神经及副鼻窦黏膜、外耳、中耳、牙髓等对刺激均可产生疼痛反应,其中以动脉、肌肉及末梢神经最为敏感。头痛的病理生理机制主要涉及脑膜或颅周组织特异性炎症与非特异性炎症,三叉神经、$C_{1\sim3}$ 脊神经等外周神经疼痛致敏,中枢传入通路调控紊乱,大脑皮质相关结构与功能异常等几个重要环节。头痛的信号传递除通过典型通路外,还可以激活非典型通路和其他脑组织,如脑干的上行网状激活系统、脑干的特殊感觉系统、下行疼痛调控系统等。少数头痛系因参与疼痛感知的各大脑皮层的相互联系紊乱而发生。因此,头痛会伴有各种相关的并发症和共病。

根据 2018 年国际头痛协会发表的头痛障碍分类(第 3 版),头痛分为三大类:即原发性头痛、继发性头痛和其他类型头面痛。原发性头痛又分为偏头痛、紧张型头痛、三叉自主神经发作性头痛与其他原发性头痛。继发性头痛系具有明确病因的头痛症候群,如不及时诊断与治疗,可能会危及患者生命或发生致残、致盲等严重后果。临床中常按病因与急性、亚急性和慢性长期发作分类(表 12 - 1)。

表 12 - 1　头痛的病因分类

	急性发作	亚急性发作	慢性长期发作
常见病因	蛛网膜下腔出血 其他脑血管病 脑膜炎或脑炎	颞动脉炎 颅内占位病变 良性颅内压增高症 疱疹后神经痛	偏头痛 紧张型头痛 丛集性头痛 慢性每日头痛(含药物过度使用性头痛)

续 表

	急性发作	亚急性发作	慢性长期发作
少见病因	低颅压性头痛 高血压性脑病		

头痛的诊断过程包括详细询问病史、体格检查、鉴别诊断三个步骤。病史的询问需注意以下几个方面。① 头痛发生的方式与经过：是急性、亚急性还是慢性发生，其过程为波动性、持续进展、周期发作或慢性。② 头痛的部位：是单侧或双侧、头的前部或后部、局部或弥漫。③ 头痛出现时间与持续时间。④ 头痛的性质与程度：被激惹的组织结构不同，头痛性质和程度也不同；临床常用 10 分自评法来评估疼痛程度，1~3 分为轻度疼痛，4~6 分为中度疼痛，7~9 分为重度疼痛，10 分为极严重疼痛。⑤ 加重、减轻或诱发头痛的因素以及伴随症状。⑥ 必要时建议患者使用头痛日记记录疼痛发作，并定期随访。全面的体格检查包括神经系统检查，需注意颅周激痛点的部位。鉴别诊断时，应有选择性地使用头颅 CT、MRI，以及腰椎穿刺脑脊液检查。

头痛程度不一、发作频次不一，对患者的影响程度也不同，轻度疼痛对生活、工作、学习干扰较小，中重度疼痛或频繁发作的疼痛严重影响患者的身心健康。头痛的防治原则包括病因治疗、对症治疗（尤其是紧急止痛）和预防性治疗。对病因明确者应尽早祛除病因，对急性发作的头痛治疗，要迅速减轻或终止头痛的发作，对头痛的伴随症状如恶心、呕吐、眩晕等给予适当的对症治疗，对慢性反复发作的头痛，应给予预防性治疗。

第二节 偏 头 痛

偏头痛（migraine）是一种反复发作的脑神经血管紊乱性疾病，表现为发作性的偏侧或两侧搏动性头痛，伴有恶心、呕吐及畏光，在安静、黑暗环境或睡眠后头痛可缓解，间歇期正常。

【病因及发病机制】

病因尚不清楚，有 50%~60%患者的双亲有偏头痛史，多数属多基因遗传，极少数特殊亚型为常染色体显性遗传。很多患者的自主神经系统呈不稳定状态，尤其在环境变化、外界刺激、躯体及精神疲劳、睡眠不足、月经周期变化等情况下更易诱发偏头痛。女性偏头痛患者常在月经来潮前发作，多数人在妊娠期发作减少或消失。

某些食物如奶酪、熏鱼、巧克力、柑橘及酒精类饮料等可诱发发作。

发病机制已从过去的血管源性、神经源性及三叉神经血管系统激活等学说，发展到现在的偏头痛的易感机制和头痛机制。

偏头痛的易感机制：是指当患者易感因素，如多基因遗传、性激素、某些药物和环境发生变化时，导致脑干、下丘脑、丘脑和相关皮层兴奋性失调——激活和敏化，一方面，激活三叉颈复合体、中脑导水管周围灰质、丘脑和感觉皮层，释放降钙素基因相关肽（CGRP）、垂体腺苷环化酶激肽（PACAP）、NO、ATP 等，导致偏头痛发生。另一方面，出现畏声畏光、头皮触痛、恶心呕吐、头晕、乏力、颈痛、哈欠、多尿等前驱症状和头痛伴随症状。

如果患者大脑皮层先出现皮层扩散性抑制、胶质细胞激活波和血供障碍，造成血脑屏障渗透增加，产生视觉、感觉、认知和运动先兆症状，同时通过上面两个途径分别激活脑干、下丘脑、丘脑、感觉皮层和痛觉通路，产生前驱症状和头痛症状。

偏头痛的头痛机制：前颅凹底硬脑膜和颅顶硬脑膜血管周围由三叉神经第一支（眼支）分布，中颅凹底部硬脑膜和颅顶部硬脑膜血管周围由三叉神经第二、三支分布，后颅凹底部硬脑膜和颅顶脑膜血管周围由颈髓 C_1、C_2、C_3 感觉支分布，传递痛觉信号的中枢支在颈髓 $C_{1\sim3}$ 后角与三叉神经脊束核形成突触联系，分别构成三叉血管系统和三叉颈复合体。当三叉神经被激活，末梢释放 CGRP、PACAP 等介质，通过扩张硬脑膜血管，增加渗透，激活肥大细胞释放炎症介质，产生局部炎症，激惹三叉神经末梢上痛觉感受器形成痛觉信号，沿痛觉通路传递中枢，发生头痛症状。这个过程受存在于三叉神经末梢 $5-HT_{1B}$、血管壁和肥大细胞上 $5-HT_{1D}$、三叉神经脊束核突触前膜上 $5-HT_{1F}$ 受体的调控，激动这些受体可以减少神经介质的释放、减轻血管的扩张、减少肥大细胞炎症介质的释放和抑制疼痛信号的传递。

总之，偏头痛的发病机制非常复杂，还需要不断深入的研究。

【临床表现】

女性多于男性，约为 3∶1，多在青春期起病，部分患者有家族史。年患病率在我国为 9.3%。病初可每年发作 1 至数次，以后有的每月发作 1 至数次，少数患者可每周发作数次。根据临床表现主要分为三种类型：先兆性偏头痛、无先兆偏头痛、特殊类型偏头痛。

1. 先兆性偏头痛（migraine with aura） 约占偏头痛发作的 20%，可分为 4 个时期。

（1）前驱期：约有 60%患者在偏头痛发作前数小时至数天出现前驱症状，可表现为精神症状如抑郁、乏力、懒散、倦睡、情绪激动、易激惹、欣快等，也可表现自主神经症状如面色苍白、厌食或明显饥饿感、口渴、尿频、尿少、腹痛、腹泻、心慌、气短等。不同患者前驱期症状有很大的差异，但同一患者每次发作前驱期症状相对稳定。

（2）先兆期：先兆多为局灶神经症状，偶为全面性神经功能障碍。典型的先兆常重复出现，逐渐发展，持续约 5 分钟至 1 小时以内，随后出现头痛。最常见的先兆为视觉性症状，如闪光、暗点、视物变形、视野缺损、单眼或双眼黑蒙，其次为躯体感觉性症状，如一侧肢体感觉异常或面部麻木等，运动性先兆较少见，可出现肢体轻偏瘫及言语障碍。如果先兆症状以脑干损害为主，称脑干先兆。如果以单眼视觉障碍为主，称视网膜先兆。先兆可不伴头痛出现，称为偏头痛等位症，多见于儿童偏头痛，先兆可为主要临床表现而头痛很轻或无头痛，也可与头痛发作交替出现。如果先兆症状每天发生，持续 1 周以上，称先兆持续状态。

（3）头痛期：先兆期症状末期或消失后，很快产生头痛，多始于一侧眼眶部或额颞部，逐渐加剧，可扩展至半侧或整个头部。头痛呈搏动或胀痛，并伴有恶心、呕吐、畏光、怕声、面色苍白、精神萎靡、厌食，少有球结膜和鼻黏膜充血和分泌物，也可伴有尿频、排尿障碍、便秘或腹泻、高血压或低血压、心慌，甚至出现心律失常等自主神经功能障碍。日常活动如上下楼梯可加重头痛，故患者多躲至较暗的安静处休息。头痛发作数小时，有的达 1～3 天。一次偏头痛发作持续时间超过 3 天以上者，称为偏头痛持续状态。

（4）缓解期：服止痛剂或睡眠后头痛明显缓解。缓解数小时至数日之内，仍可出现后续症状，如疲倦乏力、昏昏欲睡、肌肉酸痛、情绪低落、烦躁、易怒、注意力不集中等。

2. 无先兆偏头痛（migraine without aura） 是偏头痛中最常见类型，约占 80%，无先兆症状，其他 3 期表现同先兆性偏头痛。如每月头痛天数 15 天以上，其中偏头痛发作天数 8 天以上，连续三个月，称慢性偏头痛。

3. 特殊类型偏头痛

（1）偏瘫型偏头痛（hemiplegic migraine）：多在儿童期发病，可分为两类，一类为阳性家族史，多呈常染色体显性遗传，半数病例与第 19 号染色体连锁，亦与 P/Q 型钙通道突变有关；另一类为散发型，与有或无先兆偏头痛交替发作。表现为轻偏瘫和/或偏侧麻木、有时伴失语。数十分钟后发生同侧或对侧头痛,轻偏瘫可持续数十分钟至数日不等。

(2) 脑干型偏头痛(migraine with brainstem aura):多发生于少年或青年女性,发作与月经有明显的关系,家族成员较多有同病或其他类型偏头痛。先兆症状以脑干症状,如眩晕、眼震、眼动障碍、耳鸣、构音障碍、共济障碍、双侧肢体麻木、无力或口周感觉异常等为主,也可出现意识模糊和跌倒发作。先兆症状持续 20~30 分钟后出现搏动性头痛,多位于枕后部,常伴有恶心、呕吐,在头痛高峰期部分患者可有短暂意识障碍。头痛可持续数小时,发作后恢复正常,间歇期一切正常。

(3) 视网膜型偏头痛(retinal migraine):表现为反复发作偏头痛伴有同侧的视网膜循环障碍,出现头痛前或同时单侧眼的闪光、黑蒙、暗点,甚至失明。如果反复发作可伴发中心视网膜动脉及其分支的血栓形成或视神经萎缩。

【辅助检查】

首次发作的偏头样头痛或伴有先兆症状的头痛患者,应行头颅 CT、头颅 MRI 等检查,以便排除颅内外其他疾病。

【诊断及鉴别诊断】

根据年轻人好发,女性多见,长期多次发作的头痛史,每次发作性质类似,同时还具有下述的特点:偏侧搏动性痛或胀痛,日常活动会加重的中至重度疼痛,伴恶心呕吐、畏光或畏声,每次疼痛持续数小时但多数不超过 3 天,发作间歇期正常,常有家族史,神经系统检查无异常发现,偏头痛的诊断不难。若伴有先兆还应有:至少有 1 次完整的发作,症状持续 5~60 分钟,随后头痛发作。但对出现严重的先兆症状或先兆时间延长者,以及近期出现严重的头痛者应进行颅脑 CT、MRI、MRA 或 DSA 等影像学检查。

有先兆或无先兆偏头痛诊断多无困难,但其他特殊类型的偏头痛诊断应十分慎重,首先要排除引起头痛的常见病。

1. *丛集性头痛*　头痛位于一侧眶部周围,重者波及全头部,发作无先兆,非常剧烈,呈钻痛或爆裂样痛,发作迅速并可突然停止。发作时伴有头痛侧鼻黏膜、球结膜充血、流泪、鼻塞,少数出现上睑下垂,每日发作一至数次,可在睡眠中发作,每次发作数十分钟至 3 小时,亦可连续数日数周,缓解期可长达数月至数年之久。发作具有密集性和规律性的特点。

2. *血管源性头痛*　由于某些患者脑血管本身具有动脉粥样硬化、血管畸形及动脉瘤等病理改变,加之伴有高血压,在血流冲击下,血管易极度扩张,刺激血管感觉神经末梢,引起血管扩张性头痛类似偏头痛,但常无典型偏头痛发作过程,颅内动脉瘤破裂和动静脉畸形可出现相应的神经功能缺损症状或癫痫发作,神经影像学检查可显示病变。

3. *巨细胞动脉炎*　又称颞动脉炎,见于60岁以上的患者,以一侧头痛为主,持续性,常剧烈发作,伴同侧颞下颌关节疼痛无力,可见头痛部位颞动脉粗大,触痛明显,严重时显著影响睡眠、咀嚼和进食。血沉和 C 反应蛋白明显升高,颞动脉活检可确诊。

4. *青光眼*　早期眼痛和同侧头痛为间歇性或晨起为重,多随病情发展为持续性,常伴恶心、呕吐,可见头痛侧眼球结膜充血、角膜混浊、视力下降、瞳孔扩大等,眼球测压检查有助于鉴别。

【治疗及预防】

偏头痛为反复发作性的疾病,在发作时要及时解除或减轻头痛症状,同时要预防和减少头痛的复发。偏头痛的治疗和预防应掌握个体化的原则。

1. *头痛发作期治疗*　目的是快速止痛。应使患者保持安静,消除精神上恐惧感,安置在稍暗的房间里,避免焦虑和紧张,让患者保持适度的睡眠。

(1) 轻、中度头痛:服用一般解热镇痛剂或非类固醇性消炎药物即可显效。常用药物如阿司匹林、布洛芬、芬必得、萘普生、双氯芬酸钠等。恶心、呕吐可应用甲氧氯普胺。

(2) 重度头痛：宜首选麦角衍生物类药物，常用麦角胺咖啡因片（每片含咖啡因 100 mg，酒石酸麦角胺 1 mg），在偏头痛发作开始时即服 1~2 片，必要时隔数小时或 12 小时再加服 1 片，可重复 2 次，直至头痛消失为止，每次发作用量不超过 5 片，一周总量不超过 10 片。如有剧烈呕吐不能口服药物时，可皮下或肌肉注射酒石酸麦角胺 0.25~0.5 mg。麦角碱药物的不良反应较大，现多选用作用迅速、副反应小的曲普坦类药物（$5-HT_{1B/1D/1F}$ 受体激动剂），如舒马曲普坦 25~50 mg 口服，24 小时内不宜超过 300 mg，或 6 mg 皮下注射，1 小时后可重复，24 小时内不宜超过 12 mg；亦可用佐米曲普坦 2.5~5 mg 口服，2 小时后可重复，每天不宜超过 10 mg。还可使用利扎曲普坦 5~10 mg 口服，每次用药的时间间隔至少为 2 小时，每天最高剂量不得超过 30 mg。有冠心病和高血压病史的患者不能使用曲普坦类药物。

新型的降钙素基因相关肽受体抗体或拮抗剂已显示出更好地控制偏头痛疗效，但尚需长期使用的安全性观察。

2. *偏头痛预防性治疗*　目的是减少发作次数，减轻头痛程度，增强急性期止痛药物效果。服用预防治疗药物至少 3 个月为 1 个疗程。① β 肾上腺素能受体阻滞剂：普萘洛尔 10~40 mg，每天 2~4 次；② 钙拮抗剂：氟桂利嗪 5~10 mg，睡前服用；③ 抗抑郁药：如阿米替林、度洛西汀等；④ 抗惊厥药：如丙戊酸钠、托吡酯、加巴喷丁等。过去常用的苯噻啶、噻庚啶、苯乙肼、可乐定、非类固醇性消炎药（萘普生、双氯芬酸钠等），可酌情选用。

3. *患者教育与其他治疗*　教育患者正确认识偏头痛，寻找诱因，避免诱发。部分患者积极治疗共病，同时采用一些物理和局部介入治疗方法，也可显著缓解头痛。

【预后】

大约三分之二的偏头痛患者在更年期后，头痛逐渐消失或显著减轻，还有部分演变为慢性头痛，极少数为顽固性头痛。

第三节　从集性头痛

从集性头痛（cluster headache）是一种少见的原发性头痛，表现为一侧眼眶部和/或额颞部剧烈疼痛，伴同侧副交感神经激活症状，在丛集期内，以规律的密集性发作为其特征，为三叉自主神经性头痛中具有代表性的头痛。

【病因及发病机制】

迄今尚不明了。目前认为，下丘脑视交叉上核的功能障碍与丛集性头痛发作的昼夜和季节节律性有关，其纤维投射到摄食系统，可以影响进食、睡眠-觉醒周期，投射到由三叉神经脊束核和 C_1、C_2 的背角组成的三叉颈复合体，上调疼痛传导功能。当三叉神经血管系统被激活，三叉神经第一支末梢释放血管活性肽，如降钙素基因相关肽、P 物质、神经肽 A 等，导致局部硬脑膜和血管炎症，激惹痛敏感受器，疼痛信号经三叉颈复合体投射到下丘脑、丘脑和皮层，并投射和激活涎上核，其副交感神经传出神经经面神经与膝状神经节、蝶腭神经节形成突触连接，分布局部相应的血管和皮肤汗腺、泪腺、鼻腔黏膜的末梢纤维释放血管活性肠肽，加剧血管扩张，出现自主神经症状和严重的头痛。

因此，凡具有一侧三叉神经自主反射异常，患者表现不同形式的发作性偏侧头痛，伴有局部副交感神经症状的原发性头痛，统称为三叉自主神经性头痛（trigeminal autonomic cephalgia）。

【临床表现】

多在 20~50 岁发病，男女之比约为 4∶1，可有家族遗传史。常在夜间入睡后突然发作，使患者痛醒,也可在一天中某个时间段固定发作。头痛先表现为一侧眼球后牵拉或压迫感,在数分钟内发展为眼眶周围剧烈疼痛,钻痛性或搏动性,扩散到同侧额颞部或上颌部,也可扩散到颈枕部或颈部,站立后头痛可减轻,因此患者常表现特有的来回踱步,常用拳捶打头部或以头撞墙。痛侧常伴有鼻黏膜、球结膜充血、流泪、流涕、鼻塞、颜面潮红。约有25%患者在头痛同侧出现颈交感神经麻痹综合征(霍纳综合征),可出现畏光,不伴恶心、呕吐。每次发作持续15分钟至3小时,常隔日发作或一天数次发作,连续数日或数周,然后头痛停止。间隔数月或数年后复发,春季和/或秋季易于发作。丛集发作期间,饮酒或使用血管扩张药可诱发头痛发作。

【辅助检查】

从集性头痛患者无颅内结构性异常。但垂体和下丘脑以及相邻病变会导致类似丛集性头痛发作,因此需查头颅MRI,以排除上述部位的疾病。

【诊断及鉴别诊断】

主要根据病史、临床表现、体格检查及必要检查排除其他器质性头痛,诊断多无困难。

从集性头痛诊断必须符合: 至少发作5次;固定偏侧眼眶、眶上或颞部疼痛,持续15~180分钟(若不治疗);伴有至少1项自主神经症状,如结膜充血、流泪、鼻塞、流涕、前额及面部出汗少、瞳孔缩小、眼裂变窄、眼睑水肿;丛集期时,可以隔日1次至每日8次发作。

鉴别诊断中需与其他三叉自主神经性头痛区别。

1. 阵发性偏侧头痛　严格的单侧头痛,局限于单侧眶部、眶上或颞部,头痛剧烈,每次发作的持续时间为2~30分钟,每天超过5次发作,平均10~15次发作,持续7天到1年左右,发作时至少有一个自主神经特征: 如流泪、鼻塞、结膜充血和流涕,也可有面部发红、耳部充盈感或耳部肿胀。对吲哚美辛治疗有效。

2. 伴有结膜充血及流泪的单侧短暂持续性神经痛样头痛/伴有颅自主神经症状的单侧短暂持续性神经痛样头痛(SUNCT/SUNA)　头痛部位和自主神经症状同丛集性头痛,每天发作几十次到上百次,头痛持续时间从2秒至10分钟,平均1分钟,尚没有特效药物。

【治疗】

从集性头痛治疗包括急性止痛治疗、过渡性治疗和维持性治疗。急性止痛治疗包括采用面罩吸入纯氧(每分钟7~15 L),多数患者在15分钟内头痛缓解,还可以皮下注射舒马曲普坦;过渡性治疗是指急性止痛后使用的药物能够继续缓解头痛直至维持性治疗药物发挥作用,包括短期静脉滴注皮质类固醇、2%利多卡因溶液滴鼻、枕大神经封闭等,同时开始选择使用如维拉帕米、碳酸锂、氟桂利嗪、丙戊酸钠、托吡酯等维持性治疗药物,头痛丛集期终止1周后才可以停药。治疗期间要避免饮酒,减少诱发。

【预后】

多数患者停止发作,少数仍有发作,个别人进展成慢性丛集性头痛。

第四节　紧张型头痛

紧张型头痛(tension-type headache)是原发性头痛中最常见的一种,发病率高于偏头痛。以往曾称之紧张性头痛或肌收缩性头痛,表现为头部束带样、全头部紧缩性或压迫性头痛。

【病因及发病机制】

尚未完全明确,可能与多种因素有关。由于长时的特殊头位,或由于精神因素、疲劳等应激因素所致的头颈部肌肉或肌筋膜结构持久的收缩,肌肉血循环的障碍,肌细胞内、外钾离子转运障碍,导致部分神经肌接头处炎症水肿，激活局部痛觉感受器，形成“激痛点”，这种慢性肌痛信号传递中枢神经系统，通过三叉颈复合体，产生头部牵涉痛。

最近有人对紧张型头痛患者进行痛阈研究，发现不论是偶发型、频发型还是慢性型，对疼痛敏感均显著高于正常人，说明患者可能具有周围性和中枢性疼痛敏感增强的现象。

【临床表现】

发病年龄多在20~40岁，女性多于男性，病前多有工作或生活应激情况，疼痛持续时间从30分钟到7天不等。头痛位于双侧顶、颞、额及枕部或全头部，闷痛或钝痛，轻到中度，不因体力活动而加重，部分患者觉头顶压迫或头部束带箍紧感，伴有枕颈部紧缩僵硬，一般不伴恶心、呕吐，无畏光或畏声等症状。多数患者伴有头昏、失眠、焦虑或抑郁等症状。

神经系统检查多无阳性体征，有些患者颅周肌肉如颞肌、颈枕部肌肉、额肌有压痛，又称激痛点，揉捏这些肌肉反觉轻松和舒适。

临床上根据头痛的发作频率和持续时间，分成偶发（1月不到1次）、频发（1月内少于15天发作）和慢性（1个月内发作≥15天，连续3个月以上）三型，多数频发和慢性型患者因头痛程度严重而去医院诊治。

【辅助检查】

多不需要辅助检查。个别早期颅内占位的患者可以表现为紧张性头痛的症状，故需要头颅CT或MRI检查，以排除颅内占位病变。

【诊断及鉴别诊断】

1. 诊断　根据患者的多次相同临床表现，头部对称性闷痛、钝痛、压迫性痛等，轻至中等程度疼痛，持续30分钟至7天，部分患者除颅周肌轻压痛外，一般体检及神经系统检查无异常发现，神经影像学检查无异常发现，诊断不难。在明确紧张型头痛诊断同时最好还要根据发作频率和持续时间标准进行分型。

2. 鉴别诊断　紧张型头痛患者若头痛病程较短，应注意与颅内各类器质性疾病相鉴别。

（1）颈源性头痛：由于颈部组织损伤，以一侧枕部为主的头痛，可波及同侧头部，抽痛、胀痛为主要表现，严重时疼痛剧烈，颈部活动受限，针对病因治疗可以显著缓解头痛。

（2）颅内慢性感染：有感染史，常有颅内压增高和脑膜刺激征，腰穿脑脊液检查有异常。

（3）颅内占位性病变：早期头痛可为间歇性或晨起为重，随病情发展多成为持续性头痛，尚有颅内压增高表现：头痛、恶心、呕吐、视神经乳头水肿，并可出现局灶性症状与体征，头颅CT和MRI检查可有助于鉴别。

（4）低颅压性头痛：患者均以直立性头痛为突出表现，卧位时减轻，详细的神经系统检查、腰穿脑脊液压力<60 mmH_2O 及颅脑MRI检查特征性表现有助鉴别。

【治疗】

紧张型头痛包括疼痛的发作性和迁延慢性化，故治疗上也包括急性期止痛和预防性治疗。在急性期可使用非类固醇性抗炎药物，如布洛芬、芬必得、萘普生、双氯芬酸钠等；也可应用普通的镇静剂，如地西泮、劳拉西泮、硝西泮等；部分肌松剂，如乙哌立松、替扎尼定等常具有治疗作用。预防治疗中可以使用抗焦虑、抑郁剂，如阿米替林、氟西汀、舍曲林等。

消除各种应激因素可以明显改善头痛。也可用物理疗法，包括松弛锻炼、生物反馈治疗、理疗、按摩、针灸等，使头痛症状得到改善。

【预后】

约半数患者在3~4年内逐渐好转，头痛消失，近三分之一者会演变成慢性紧张型头痛。

第五节　其他头痛

一、痛性眼肌麻痹综合征

痛性眼肌麻痹综合征(painful ophthalmoplegia syndrome)是一种少见的疾病,表现为单侧严重的眶后或眶周疼痛,伴有同侧眼动障碍。

【病因及发病机制】

多继发于动眼神经走行上的各种病变,常见海绵窦/眶上裂、颈动脉海绵窦周围及海绵窦区域的硬脑膜非特异性肉芽肿,少见海绵窦和眼上静脉血栓形成以及海绵窦软组织肿块,亦可见于海绵窦区动静脉瘘,个别继发于鞍旁肿瘤。

如因海绵窦及附近的非特异性炎症导致的痛性眼肌麻痹,又叫托洛萨-亨特综合征(Tolosa-Hunt syndrome)。

上述病变激惹相应硬脑膜、第三、四、六颅神经和三叉神经第一支、大的血管壁上的痛觉感受器,产生疼痛。同时导致第三、四、六颅神经功能障碍,出现眼动障碍。

【临床表现】

男女均可发病,成年人多见,急性或亚急性起病,无季节好发因素,偶有病前感冒史。多单发,极少见复发。

以一侧眼眶和前额部疼痛为主,胀痛、跳痛或抽痛,可剧烈发作,也可持续性,伴有复视,少有眼裂、瞳孔的改变和视力下降。患侧头部三叉神经第一支分布区痛觉过敏或减退,一侧动眼神经最常受累,亦可滑车及外展神经麻痹。恶心呕吐少见。

【辅助检查】

实验室检查十分重要,可根据头颅 MRI 结果做进一步检查,包括炎症指标、免疫系列,必要时手术活检,组织病理检查。

【诊断及鉴别诊断】

1. 诊断　单侧的眼眶和附近部位的疼痛,伴有第三、四、六单支或多支颅神经的麻痹,可以伴有眼的副交感神经或交感神经麻痹。据此常易诊断。

痛性眼肌麻痹可继发于各种问题,包括眶尖综合征、眶上裂综合征、海绵窦综合征、鞍旁综合征等,需要结合症状和体征进行定位诊断。

2. 鉴别诊断　包括偏头痛、动脉瘤、胶原血管疾病、特殊感染、黏液囊肿、肿瘤和不明原因的良性肉芽肿等疾病。

【治疗】

1. 病因治疗　是主要治疗方法。

2. 对症治疗　控制疼痛可以选择非类固醇消炎药和加巴喷丁。对于托洛萨-亨特综合征,可选糖皮质激素治疗,10 天疗程的中等剂量强的松静脉滴注常能取得疗效;如果 72 小时后仍无反应,则必须重新评估诊断。

【预后】

多数患者预后良好,罕见复发者。

二、低颅压性头痛

低颅压性头痛(intracranial hypotension headache)是指由于各种原因引起脑脊液漏,腰穿脑脊液压力<60 mmH_2O,头颅 MRI 具有特征性表现,以直立性头痛为主要表现的疾病。

【病因及发病机制】

结缔组织病中的埃勒斯-丹洛斯综合征Ⅱ型、马方综合征和常染色体显性多囊肾病患者的硬脊膜常有缺陷,如扩张性硬膜囊、脊膜憩室和神经根套扩张等,轻微创伤,如咳嗽或提重物可引起硬膜撕裂,发生脑脊液漏。椎管棘突和椎间盘突出也可能引起硬膜撕裂。大多数病例是由自发性脑脊液漏引起的,少数由手术或外伤导致。硬膜漏口常发生在脊柱的颈胸交界处或胸椎区域,颅底偶会发生。

由于颅内脑组织、脑脊液和血液的体积之和是相对恒定的,发生脑脊液漏后,脑组织会移位,硬膜下积液,代偿性颅内血液增多,导致硬脑膜和垂体充血。极严重者可出现急性硬膜下出血。

直立性头痛可能与地心引力引起的颅内压降低加重有关,也可能与直立时脑组织下垂移位和痛敏结构的激惹有关。颅神经缺损,包括前庭耳蜗功能障碍,被认为与脑干水平的对应神经的牵引和压迫有关,内耳外淋巴管压力的改变也可能是听力改变和耳鸣的原因。

【临床表现】

本病可发生于各种年龄,男女均可罹患。多见于成年人。

主要表现直立性头痛,平卧后头痛减轻或消失,常为霹雳性头痛,最常见是枕部或枕骨下区域。当咳嗽、打喷嚏、摇头、用力时可使头痛加重。可伴有头晕、耳鸣、恶心、呕吐、视物模糊等症状。神经系统检查多无异常。

严重者可发生急性硬膜下出血,出现局灶体征,甚至危及患者生命。

【辅助检查】

1. 脑脊液检查　腰椎穿刺脑脊液压力低于 60 mmH_2O,部分患者由于压力太低或测不出,放不出脑脊液。少数病例脑脊液可见白细胞或红细胞轻度增多,或蛋白轻度增加,糖和氯化物正常。

2. 影像学检查　头颅 MRI 可见典型的脑组织垂直下移,脑桥基底部扁平依在斜坡上,鞍上池消失,增强扫描可见全脑硬脑膜弥漫性强化和垂体充血,早期颈、胸椎水成像可检出脑脊液漏出部位。

【诊断及鉴别诊断】

1. 诊断　根据临床表现,头痛与体位的特殊关系,腰穿脑脊液压力低,典型头颅 MRI 表现,易于诊断。

2. 鉴别诊断　需与高颅压性头痛鉴别,患者头痛常伴有颅内压增高征,眼底视乳头水肿,卧位时头痛不减轻,使用高渗脱水治疗后头痛可缓解。

【治疗】

1. 对症治疗　应卧床休息,大量饮水,每日口服 3 000~4 000 mL 生理盐水,或每日静脉滴注低渗液或林格液 1 000~2 000 mL。可以使用各种镇痛药、茶碱和皮质类固醇如泼尼松、甲基强的松、氟氢可的松和地塞米松。

2. 对因治疗　早期应用硬膜漏口处硬膜外自体血修补法,压迫硬膜囊,阻塞脑脊液漏出口,增加脑脊液压力,及时消除头痛。也可盲补法,采用自体血 25~50 mL 缓慢注入腰部脊柱硬膜外腔,部分患者有疗效。此法副反应有感染并发蛛网膜炎、脊神经炎、下肢感觉异常和背痛等。个别患者需要手术修补。

【预后】

绝大多数患者经治疗预后良好。

三、慢性每日头痛

慢性每日头痛(chronic daily headaches)是一类头痛的症候群,是指每月头痛天数累积等于或大于15天,持续3个月或以上。这类患者的生活质量显著下降,严重影响心身健康、社会和职业功能。

【病因及发病机制】

多由各种原发性头痛和继发性头痛没能及时正确治疗演变而来,如偏头痛、紧张型头痛、丛集性头痛、持续性偏侧头痛和颈源性头痛等,许多患者长期频繁使用止痛药也可导致药物过量使用性头痛。

发生机制仍不清楚。头痛属于感觉神经系统性疾病,疼痛系主要症状,涉及周围和中枢疼痛感觉神经的敏化,包括上行传导和下行调控系统,以及大脑的感知觉皮层和相关的重要结构,如睡眠觉醒中枢、情感中枢等。当上述不同神经结构被激活时,除原有疾病的头痛特点外,头痛性质、头痛程度、持续时间都发生变化,甚至伴有睡眠障碍和情感障碍等共病。患者痛阈明显下降,诱因增多,甚至气温轻微变化都会诱发头痛持续发生。

【临床表现】

男女均可罹患,女性多见。多数患者有偏头痛、紧张型头痛等病史,多无规范性诊断和治疗,病程可长达数年到数十年,每月头痛天数累计超过15天,连续3个月以上,头痛程度以中重度为主,可以局限于一侧,也可全头部,可以表现抽痛、胀痛、锐痛、刺痛、压迫性痛、束带性痛等。严重影响社会和生活功能。

长期头痛病史,每周至少3天甚至每天依赖使用止痛药物,连续3个月以上,中止服用止痛药物期间,头痛明显改善者称药物过量使用性头痛。

如具有明确头痛开始日期,每天疼痛性质几乎一致,程度轻度波动,连续3个月以上,称新发每日持续性头痛。

以一侧眼眶及周围开始疼痛,持续性,疼痛程度可以一天内多次波动,伴局限流泪、流涕或眼球结膜充血等,病程3个月以上,吲哚美辛有特效,称持续性偏侧头痛。

这类头痛患者多伴有不同程度焦虑、抑郁和睡眠障碍等共病。

原发性慢性头痛多有头皮、毛发触摸痛和颅周肌激痛点体征,继发性慢性头痛患者多有神经系统局灶体征或脑膜刺激征。

【辅助检查】

辅助检查是非常重要的,包括神经影像学、实验室检查和腰穿脑脊液检查。必要时还要进行心理量表测定,帮助判断并发症和共病情况。

【诊断及鉴别诊断】

1. *诊断*　依靠头痛为主的临床表现,每月头痛至少15天,连续3个月以上,如有病前典型的原发性头痛病史,易于诊断。

2. *鉴别诊断*　有些继发性慢性头痛,如颞动脉炎、颈源性头痛等,可以无颅内影像学改变,需注意鉴别。还需与其他慢性头痛,尤其是颅内感染、颅内肿瘤等相鉴别。

【治疗】

1. *治疗原则*　慢性每日性头痛系难治性和顽固性疾患,这类患者常对止痛药物耐受,因此,治疗的主要原则是减少诱因,提高痛阈,消除周围和中枢痛觉神经的敏化,减少头痛天数,减轻疼痛程度。

2. *药物治疗*　可采用药物预防治疗或药物加头部肉毒毒素注射治疗等方法。药物治疗可以选择:托吡酯,每次25 mg,每天2次服用,逐渐增加到每天100 mg,连续使用3个月到半年;阿米替林,

25 mg,初次使用从每天 25 mg 开始,逐渐增加到每天 75 mg,每天 2 次服用。还可选择丙戊酸钠、加巴喷丁、度洛西汀、奥氮平等药物。部分患者加用肌松药乙哌立松,可以增加疗效。

A 型肉毒毒素的头部注射治疗是一种重要的方法,沿头部皮下多点注射小剂量肉毒毒素,每 3 个月治疗一次,3~5 次治疗后头痛常显著改善。

药物过量使用性头痛患者,需停止使用止痛药物,经上述治疗,多数可以获得明显疗效。持续性偏侧头痛患者对吲哚美辛有特效,每次 25 mg,每天 2 次口服,逐渐加量到每天 100 mg。新发每日性头痛可试用氟哌啶醇、二氢麦角胺,加用枕大神经封闭术。

3. 其他　介入性和物理性治疗,可有选择使用。

【预后】

多数患者经过长期治疗,头痛会明显改善。少数复发或无效。

（万　琪）

思考题

1. 头痛患者采集病史时应该注意哪几个方面?
2. 先兆性偏头痛的主要临床表现有哪些?先兆症状的特点有哪些?
3. 如何进行丛集性头痛的鉴别诊断?
4. 低颅压性头痛的主要症状与体征有哪些?如何治疗?
5. 慢性每日头痛的临床特点?治疗计划应包括几个方面?
6. 病例分析

【病史摘要】

女性,38 岁,反复发作性头痛 18 年。

患者于 20 岁时开始出现交替性偏侧头痛,每次发作持续半天左右,跳动性,伴恶心、呕吐,疼痛剧烈,行走会加重头痛,服用消炎止痛药物或睡眠可以消除头痛,发作间歇期间如常人。病初,每年发作 5~6 次,3 年后开始逐渐次数增多,现平均每月 2~3 次,每次 1 天左右,睡眠后好转或消失,增加消炎止痛药物用量效果不佳。遇失眠、劳累、受凉均会诱发头痛,曾行多次头颅 CT 或头颅 MRI 检查均无异常发现。既往体健,其母有"头痛"病史。

体格检查:体温 37.1℃,呼吸每分钟 20 次,心率每分钟 70 次,血压 120/70 mmHg。神志清楚,心肺腹无异常发现,头颅外观无异常,颈软,四肢肌力、肌张力均正常,腱反射对称,未引出病理反射。

辅助检查:血常规、尿常规、粪常规正常。血电解质正常,肝功能、肾功能检查无异常。

【诊断分析】

(1) 病例特点:① 年轻女性;② 急性起病,缓慢发展,病程 18 年;③ 以长期反复发作性头痛为主要临床表现,发作形式比较固定,偏侧性,搏动性,发作间歇期同常人,符合原发性头痛的特点;④ 头颅影像学检查无异常发现。

(2) 诊断:无先兆性偏头痛。依据有:年轻女性,长病程,偏侧头痛,搏动性,持续 1 天,发作频繁,伴恶心呕吐,形式刻板,有遗传倾向,可以自动好转,体力活动会加重头痛。曾行头颅 CT 和头颅 MRI 无异常发现,符合国际头痛协会无先兆偏头痛诊断标准。

(3) 鉴别诊断

1) 紧张型头痛:患者表现全头痛,程度较轻,不伴呕吐,对工作和生活无明显影响,疼痛多表现为紧缩性或紧箍性,有时为压迫性,半数有颞肌等颅周肌肉的压痛。

2）丛集性头痛：患者头痛发作具有丛集期和非丛集期特点，在丛集期发作时，头痛集中于一侧眼眶周围，疼痛极其剧烈，每次发作1～3小时，突发突止，伴眼眶周围皮肤、球结膜充血水肿，患侧流涕和流泪，非丛集期时，可以数月或数年无发作。

3）颅内占位病变：患者头痛逐渐加重，伴有颅内压逐渐升高的症状，频繁恶心呕吐，反射性血压升高和视乳头水肿，出现局灶性神经系统损伤的体征，头颅CT或MRI有典型变化。

参考文献

贾建平，陈生弟，2018. 神经病学. 第8版. 北京：人民卫生出版社.

Ferrari M, Haan J, Charles A, et al. ,2020. Oxford Textbook of Headache Syndrome. Oxford: Oxford University Press.

Headache Classification Committee of the International Headache Society, 2018. The International Classification of Headache Disorders (3rd edition). Cephalalgia, 38(1): 1-211.

Leone M, May A, 2020. Cluster Headache and Other Trigeminal Autonomic Cephalgia. Berlin: Springer.

第十三章

神经系统变性疾病

第一节　概　　述

神经系统变性疾病是指由于遗传性或尚未明确的因素引起的中枢神经系统和周围神经系统的神经细胞变性，以及继发性的脱髓鞘变化为主要病理特征的一组慢性进行性疾病。许多变性疾病可能是神经组织在衍化、发育、成熟、衰老等过程中出现一系列复杂的分子生物学障碍，从而表现出结构和功能等方面的变化。由于分子影像、分子病理、分子诊断和神经生物学的发展，使我们对许多变性疾病的病因和发展有了新的认识。在当前社会老龄化加速的过程中，神经变性疾病已成为一个备受关注的热点领域。

神经变性疾病常具有下列临床特征：① 多选择性损害特定的解剖结构和特定的神经元，如肌萎缩侧索硬化主要累及皮质脑干脊髓的运动神经元，表现为上运动神经元和下运动神经元损害的症状和体征；② 起病相对隐袭，缓慢进行性加重。在疾病早期有较长的无症状期，当出现临床症状时多无缓解过程；③ 多具有家族聚集性，可分为家族性和散发性，如阿尔茨海默病分为散发性和家族性；④ 治疗相对困难，多无对因治疗药物。

神经变性疾病有许多共同的病理特点：① 变性过程累及神经系统内某个或某些特定的神经元细胞体，主要是神经元的脱失；② 除神经元破坏外，尚可出现继发性脱髓鞘变化；③ 无明显的特异性的组织反应和炎性细胞；④ 同一类型的异常细胞和结构有时可见于不同疾病的组织中。如路易体主要出现在路易体病中，也可以在帕金森病、阿尔茨海默病和肌萎缩侧索硬化中发现。以 Aβ 沉积为主要病理特征的阿尔茨海默病将近一半的病例伴有其他病理损害，如路易体及脑血管病变。类似地，以路易体为主要病理特征的路易体病可伴不同程度的阿尔茨海默病病理改变，不同类型的蛋白沉积病理常有不同程度的重叠。

许多变性疾病选择性地损害一定的解剖部位和特定功能的同一系统的神经元，如肌萎缩侧索硬化主要累及皮质-脑干-脊髓的运动神经元和皮质脊髓束；某些遗传性共济失调主要累及小脑的浦肯野细胞。有时也失去专一选择性损害某一系统的特性，而同时或先后选择性地损害多个系统的神经元，如多系统萎缩，某些类型遗传性共济失调常可同时累及小脑、脊髓、大脑、周围神经等。

中枢神经系统变性疾病大部分起病隐袭，缓慢进行性发展，病程较长。少数患者有家族遗传史。神经系统变性疾病的病变部位和临床表现多样，病种繁多，常有重叠，有时分类困难。常常可以单独成为一个疾病，也可以合并出现于一个患者身上。如帕金森病可单独发生，也可与痴呆、肌萎缩侧索硬化合并发病称之为帕金森-痴呆-肌萎缩侧索硬化重叠征（Parkinson-dementia-ALS complex）。

目前尚无有效的办法阻止变性疾病的发展，所有的治疗仅能对症治疗，暂时缓解和减轻症状。但是目前对于神经变性疾病的药物临床试验已成为一个热点研究领域，分为对症治疗和病因修饰治疗，可能在将来有许多具备疾病修饰作用的新药物问世。

第二节 阿尔茨海默病

痴呆是一种以获得性认知功能损害为核心,并导致患者记忆、日常生活能力、学习能力、工作能力、社会交往能力明显减退和精神行为异常的综合征。患者的认知功能损害涉及记忆、学习、定向、理解、判断、计算、语言、视空间功能、分析及解决问题等能力,在病程某一阶段常伴有精神、行为和人格异常。因此,对此类患者的评估通常包括认知功能(cognition)、社会及日常生活能力(daily activity)、精神行为症状(behavior),可以概括为“ABC”。其中,认知功能评估又涉及上述的多个认知域。在美国精神病学会精神疾病诊断与统计手册(第5版)[*Diagnostic and Statistical Manual of Mental Disorders* (5th Edition), DSM-Ⅴ]中痴呆被描述为“神经认知障碍”。WHO的疾病和有关健康问题的国际统计分类(第10次修订本)[*International Statistical Classification of Diseases and Related Health Problems*(ICD) (10th Revision), ICD-10]中痴呆的诊断需根据病史询问及神经心理检查证实智能衰退。痴呆分类方法很多,如按发病年龄可分为早老性痴呆(presenile dementia)和老年性痴呆(senile dementia);按遗传特点可分为遗传性(家族性)和散发性;按是否可治可分为可治性痴呆和难治性痴呆;按临床特点分为皮质性痴呆和皮质下性痴呆,这些分类方法都存在一些缺陷。目前常用的痴呆分类是按引起痴呆的原因将痴呆分为两大类:变性病性痴呆和非变性病性痴呆,前者主要包括阿尔茨海默病(Alzheimer's disease, AD)、路易体痴呆、额颞痴呆(包括皮克病)等;后者包括血管性痴呆、感染性痴呆、代谢性或中毒性脑病等。

阿尔茨海默病是老年人最常见的神经系统变性疾病,主要侵犯大脑皮质尤其是海马和前脑基底核,以进行性痴呆、精神行为异常和生活能力下降为特征性的临床表现。该病于1907年首先由Alois Alzheimer描述。其患病率随年龄增长而增加,女性多于男性(3∶1)。依据有无家族遗传史可分为家族性阿尔茨海默病(familiar Alzheimer's disease, FAD)和散发性阿尔茨海默病(sporadic Alzheimer's disease, SAD),前者不足10%,为常染色体显性遗传,且多早期发病。

【病因及发病机制】

本病的病因及发病机制不明,学说众多,包括β淀粉样蛋白级联假说、胆碱能递质假说、神经炎症假说、突触功能障碍假说、基因突变假说、金属离子中毒假说等,这些假说并不一定互相冲突,只是从不同侧面解释阿尔茨海默病的发病机制,其中β淀粉样蛋白级联假说是目前的主流学说。

1. 病因

(1) 遗传因素:家族性阿尔茨海默病最为常见的基因突变位点是位于21号染色体的淀粉样前体蛋白(amyloid precursor protein, *APP*)基因、14号染色体的早老素1(presenilin 1, *PSEN-1*)基因和1号染色体的早老素2(presenilin 2, *PSEN-2*)基因。散发型阿尔茨海默病的发病风险基因包括载脂蛋白E(apolipoprotein E, *ApoE*)基因、簇集蛋白(clusterin, *CLU*)基因、补体受体1(complement receptor-1, *CR1*)基因、髓样蛋白触发受体2(*TREM2*)基因等,其中*ApoE ε4*等位基因携带者是散发性阿尔茨海默病最为明确的高危人群。

(2) 环境及其他因素:病毒感染、重金属(铝、铁、锌、硒、锰等)接触史、脑外伤、脑血管疾病等因素也可能与AD的发病有关,可能是阿尔茨海默病病理损伤的促进因素。

2. 发病机制

(1) β淀粉样蛋白级联假说:该假说强调脑内Aβ聚集是阿尔茨海默病患者的原发性改变,其他病理过程均由Aβ产生和清除失衡所致。Aβ沉积及β淀粉样斑块形成是阿尔茨海默病的主要病理特征。Aβ由淀粉样蛋白前体(β-amyloid protein precurser, APP)经β、γ分泌酶顺序酶切的产物,家族性阿尔茨海默病中由于基因突变导致Aβ生成增加,散发性阿尔茨海默病中Aβ清除障碍均可引起

Aβ 聚集增加，进而引发 tau 蛋白过度磷酸化，从而引起细胞损伤和神经突触功能障碍等下游级联事件。

（2）神经递质障碍假说：中枢胆碱能系统与学习、记忆密切相关，胆碱能系统的缺损与痴呆程度呈正相关。阿尔茨海默病患者前脑基底核（迈纳特基底核）内 70%～80% 的胆碱能神经元丢失；脑脊液和脑组织中胆碱乙酰转移酶（ChAT）和乙酰胆碱酯酶（AchE）的活性及乙酰胆碱（Ach）的含量均有下降。上述改变在阿尔茨海默病的早期即有发现。神经递质障碍假说是目前临床一线药物治疗的重要机制基础。

（3）神经炎症假说：越来越多的研究关注脑内的神经炎症在阿尔茨海默病的病理生理中的作用。小胶质细胞是脑内主要的固有免疫细胞，参与介导脑内炎症、清除 Aβ 及凋亡神经元等，阿尔茨海默病中小胶质细胞功能失调，诸如 *TREM2* 等多个小胶质细胞表达基因为阿尔茨海默病风险基因，提示固有免疫与阿尔茨海默病病理生理息息相关。新近研究也提示适应性免疫参与阿尔茨海默病发病。

（4）蛋白稳态失衡假说：在衰老过程中蛋白质稳态失衡凸显，表现为错误折叠的蛋白质增多、错误定位的蛋白质聚集，引发下游细胞损伤、死亡的级联反应，这在神经退行性疾病中愈受关注。帮助蛋白质正确折叠的分子伴侣活性下降、清除受损细胞器或蛋白质的自噬功能蛋白质失调，都促进过度磷酸化的 tau 蛋白、Aβ 形成。

【病理】

阿尔茨海默病患者的脑重量减轻，脑回变窄，脑沟变宽，尤以额、颞和顶叶为著。病理特征包括神经炎性斑、神经元纤维缠结、神经元减少、颗粒空泡变性和淀粉样血管病变（amyloid angiopathy）。

（1）神经炎性斑（neuritic plaque，NP）：位于神经元之外。典型的斑块以 Aβ 为中心，周围为聚集的蛋白和膨大的嗜银的神经元突起（图 13－1），淀粉样物质的主要蛋白质成分为 Aβ。神经炎性斑附近可见免疫炎性反应，包括大量星形细胞的增生和小胶质细胞的激活。

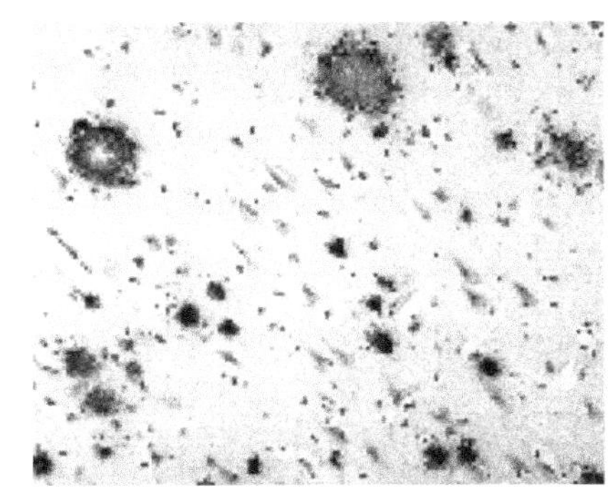

图 13－1　神经炎性斑

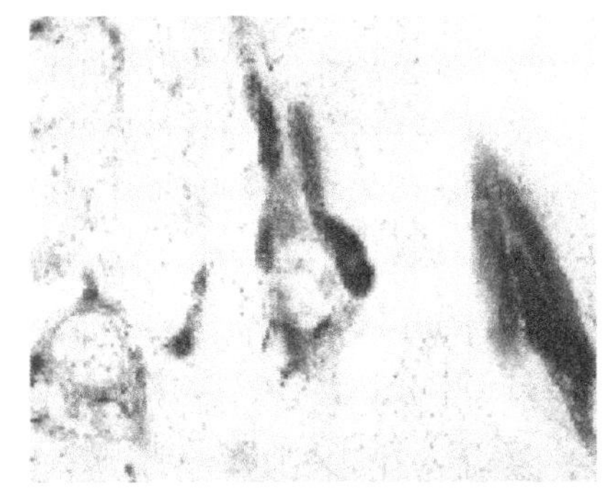

图 13－2　神经原纤维缠结

（2）神经原纤维缠结（neurofibrillary tangle，NFT）：NFT 主要在神经元胞体内（图 13－2），电镜下主要由成对螺旋细丝（paired helical filaments，PHFs）组成，PHFs 主要由过度磷酸化的 tau 蛋白集合而成。NFT 也见于正常老年人和其他神经系统变性病中，但在阿尔茨海默病中 NFT 不仅在数量上多于正常老年人，且遍及整个大脑。NFT 随阿尔茨海默病的发展而增多，并与痴呆程度相关。

（3）胆碱能神经元丢失：本病的神经元丢失不是均匀一致的，而是存在区域和细胞类型的差别。所有的研究都发现本病前脑基底核的胆碱能神经元丢失。神经元和突触的丢失与临床症状的关系密切。

（4）颗粒空泡变性：高度选择性地存在于阿尔茨海默病患者海马的锥体细胞，表现为神经元细胞质内存在空泡,每个空泡的中心均存在与抗微管蛋白、tau 蛋白、泛素的抗体呈阳性反应的颗粒。

(5) 淀粉样血管病变：患者脑膜和皮质的血管内皮细胞也有淀粉样物质的沉积,其成分与神经炎性斑中的核心相同,均为 Aβ,称为淀粉样血管病变。沉积的程度和范围变化很大,严重者可有继发性血管病变,如血管阻塞、血管周围轻微出血或侧支灌流腔隙等。

【临床表现】

本病大多在 65 岁以后发病,少数在中青年发病。临床特征为隐袭起病、持续进行性的智能衰退。患者症状严重到被家属发现时,只能推测不确切的发病时间,甚至可推测至 2~3 年前。老年前期发病的起病相对较快。目前研究认为,阿尔茨海默病是由临床前阶段、轻度认知障碍期、痴呆期所组成的连续疾病谱系。临床前阶段体内已出现病理生理改变,而无明显临床症状,最早可追溯至临床症状出现前数十年。轻度认知障碍期患者可出现轻微认知损害,但并未影响其生活学习。而痴呆期则表现为认知下降、神经精神行为异常和生活自理能力下降等典型症状。

(1) 认知下降：早期以近记忆下降为主,表现为刚发生的事不能记忆,刚做过的事或说过的话不能回忆,熟悉的人名记不起来,时常忘记物品放置何处,忘记约会,常感“记得不如忘得快”。疾病后期远记忆也受累及,日常生活受到影响。此外患者可出现学习新知识困难,工作主动性下降,承担新任务常无法胜任,并随时间的推移而逐渐加重。

(2) 精神障碍：常有敏感、多疑、易激惹、易伤感等精神症状,部分患者则表现有明显的焦虑、抑郁情绪;有的患者终日忙碌,重复无意义的动作,无目的地徘徊,半夜起床活动或吵闹不休等;有的终日无所事事,寡言少动;也有的忽略进食或贪食;少数患者出现性行为异常。

(3) 生活自理能力下降：随着病程进展,阿尔茨海默病患者可逐渐出现基本生活能力和应用工具能力下降,甚至完全不能生活自理。

(4) 早期患者查体常无特殊发现,晚期患者可出现有吸吮反射、握持反射、碎小步态等体征;5%患者可出现癫痫发作和帕金森综合征。

【辅助检查】

1. 神经心理学检查　神经心理学检查有助于明确是否痴呆、痴呆的严重程度和痴呆的类型。可供使用的量表有：简易精神状态检查量表(MMSE)、蒙特利尔认知评估量表(MoCA)、临床痴呆评定量表(clinical dementia rating, CDR)、阿尔茨海默病评定量表—认知部分(Alzheimer's disease assessment scale-cognitive section, ADAS-cog)、Rey 听觉言语学习测试(Rey auditory verbal learning test, RAVLT)、快速词汇分类测验(rapid verbal retrieve, RVR)、Boston 命名测验(Boston naming test, BNT)、数字广度测试(digital span test, DST)、画钟测试(CDT)、连线测验(trail making test, TMT)、日常生活能力量表(activity of daily living scale, ADL)、神经精神问卷(neuropsychiatric inventory, NPI)和 Hachinski 缺血积分(Hachinski ischemic scale, HIS)等。它们的用途不尽相同,临床工作中可依据实际情况加以使用。

2. 实验室检查　血常规、生化、甲状腺功能、传染病筛查等常规实验室检查常无异常发现,而脑脊液或血液中可发现 Aβ-42 降低、总 tau、磷酸化 tau 蛋白(p-tau)181、p-tau217、p-tau231 升高、神经丝蛋白轻链(neurofilament light chains, NfL)升高。

3. 神经影像学　CT 和 MRI 是阿尔茨海默病在临床鉴别诊断上最主要的工具,其中 MRI 明显优于 CT,可显示阿尔茨海默病患者存在广泛性脑萎缩,为脑皮质及髓质均萎缩,尤以内侧颞叶海马萎缩更明显。CT 和 MRI 可有助于排除临床上与阿尔茨海默病相似的其他伴有痴呆的疾病,如慢性硬膜下血肿、脑积水、脑梗死和脑肿瘤。PET 和 SPECT 检查可显示额、颞、顶叶脑区葡萄糖代谢率或脑血流量降低,并且上述指标的降低程度与痴呆的严重度有关。标记 Aβ、tau 蛋白的 PET 显像分别能够发现阿尔茨海默病患者脑内 Aβ 和 tau 蛋白的聚集,为临床诊断阿尔茨海默病提供了很大的帮助。

4. 神经电生理　脑电图检查在阿尔茨海默病早期可正常或 α 波慢化，晚期出现 δ 波活动增加，以额、颞区明显。事件相关电位（ERP）中的 P_{300} 潜伏期可延长和波幅降低。

5. 基因检测　有明确家族史的患者可检测三种基因 *APP*、*PS-1* 或 *PS-2*，若发现基因突变则有助于确诊。

【诊断及鉴别诊断】

1. 诊断　阿尔茨海默病的诊断主要依据其特殊的临床演变过程。首先应根据临床症状和神经心理学检查确定是否有痴呆（表 13-1），然后再明确是否为阿尔茨海默病。虽然一般认为，只有病理学检查才能肯定阿尔茨海默病的诊断，但详细的临床过程及有关检查排除引起痴呆的其他器质性疾病，仍可从临床做出诊断。目前临床应用较为广泛的阿尔茨海默病诊断标准为 2011 年美国国立老化研究所和阿尔兹海默协会（National Institute of Aging and Alzheimer's Association，NIA-AA）诊断标准（表 13-2）。此外，ATN 标准作为阿尔茨海默病研究标准框架由美国国家老年研究所（National Institute of Aging，NIA）和阿尔茨海默病协会（Alzheimer's Association，AA）于 2018 年提出，这是对近 20 年来，阿尔茨海默病的生物标志物组合指导阿尔茨海默病临床早期干预标准化的重要突破。ATN 标准中的生物标志物包括：Aβ（A）；病理性 tau，包括总 tau 和磷酸化 tau（T）和神经变性（N）（表 13-3）。

表 13-1　痴呆诊断标准

Ⅰ 日常工作及一般生活能力受损
Ⅱ 无法用谵妄或精神障碍解释
Ⅲ 至少存在以下 2 个认知或行为功能受损的情况：
① 学习和记忆能力；② 推理和判断能力；③ 视空间功能；④ 语言功能（说、读、写）；⑤执行能力和处理复杂任务的能力；⑥人格、行为改变

表 13-2　2011 NIA-AA 诊断标准

阿尔茨海默病源性痴呆的临床诊断标准

Ⅰ. 很可能的阿尔茨海默病源性痴呆。

（1）核心临床标准：① 符合痴呆诊断标准；② 隐匿起病，进展缓慢，长达数月至数年；③ 有明确的认知功能损害病史；④ 认知功能损害表现为：a. 遗忘综合征，为阿尔茨海默病最常见症状，即学习和记忆功能受损，以及至少一项其他认知损害的表现；b. 非遗忘综合征，表现为语言、视空间、执行功能三者之一损害，以及至少一项其他认知损害的表现。

（2）排除标准：① 伴发与认知障碍发生或恶化相关的脑卒中病史，或存在多发或严重的脑梗死，或存在严重的白质病变；② 有路易体痴呆的核心症状；③ 有额颞叶痴呆的行为变异的显著特征；④ 有原发性进行性失语的显著特征；⑤ 有其他引起记忆和认知功能损害的神经系统疾病，或非神经系统并发症，或药物滥用产生的认知损害证据。

（3）支持标准：① 基于知情人提供和正式的神经心理学评价或标准的精神状态测试的连续性评价证实有认知功能的进行性下降；② 携带阿尔茨海默病致病性基因突变（*APP*、*PSEN1* 或 *PSEN2*）的证据。

Ⅱ. 可能的阿尔茨海默病痴呆：符合痴呆诊断标准，有以下任一情况时，即可诊断。

（1）非典型病程：符合很可能的阿尔茨海默病痴呆核心临床标准中的①和④，但认知损害时突然发生，或者病史不详细，或者缺乏客观的认知功能进行性下降的证据。

（2）混合性病因痴呆的临床表现：符合很可能阿尔茨海默病痴呆的所有核心临床标准，但具有以下特点：① 伴发与认知障碍发生或恶化相关的脑卒中病史，或存在多发或严重的脑梗死，或存在严重的白质病变；② 有其他疾病引起的痴呆特征或痴呆可用其他疾病和原因解释，如路易体痴呆、额颞叶痴呆、原发性进行性失语的显著特征；或其他可以引起记忆和认知功能损害的神经系统疾病，或非神经系统并发症，或药物滥用产生的认知损害证据。

阿尔茨海默病源性轻度认知功能障碍的临床诊断标准

（1）符合轻度认知功能障碍的临床表现：① 患者主诉、知情者提供或有经验的医生发现的认知功能受损；② 一个或多个的认知区域受损的临床表现，尤其是学习和记忆能力受损；③ 日常生活能力基本正常，会出现效率低下、错误率多的情况；④ 未达到痴呆的诊断标准。

（2）符合阿尔茨海默病的病理生理过程：① 排除血管性、创伤性、医源性引起的认知功能损害；② 认知功能进行性下降的客观随访证据；③ 有与阿尔茨海默病遗传因素相关的病史。

表 13-3　ATN 标准(2018 年)

A-T-N 生物标志物	是否为阿尔茨海默病
A-T-(N)-	正常
A+T-(N)-	阿尔茨海默病疾病谱系
A+T+(N)-	阿尔茨海默病疾病谱系
A+T+(N)+	阿尔茨海默病疾病谱系
A+T-(N)+	阿尔茨海默病疾病谱系
A-T+(N)-	阿尔茨海默病疾病谱系
A-T-(N)+	非阿尔茨海默病病理改变
A-T+(N)+	非阿尔茨海默病病理改变

2. 鉴别诊断

(1) 抑郁症: 老年期抑郁症常伴有轻度认知障碍的特点,甚至表现为假性痴呆,起病较快,对认知障碍主诉较多且详尽,伴强烈痛苦感,近、远期记忆损害程度同样严重,行为表现与认知障碍程度不相符。既往有精神创伤史或精神疾病家族史,抑郁心境突出,睡眠障碍,认知测试不费力。抗抑郁药治疗有效。

(2) 血管性痴呆(vascular dementia, VD): 往往突然起病,呈波动性进展,部分(皮质下小血管性痴呆)相对隐匿,进展缓慢。认知障碍表现为执行功能受损显著。常见头痛、眩晕、肢体麻木等自觉症状,人格相对保留。多数有偏瘫等局灶性神经系统定位体征。CT/MRI 提示脑梗死或出血灶。Hachinski 缺血积分≥7 分提示血管性痴呆,≤4 分提示阿尔茨海默病。早期治疗认知功能可部分恢复。

(3) 其他疾病导致的痴呆: 如路易体痴呆、额颞痴呆等详见下述。

【治疗】

目前阿尔茨海默病治疗总体以对症治疗为主,疾病修饰治疗初见曙光,临床治疗可分为药物治疗和非药物治疗两大类。

1. 药物治疗

(1) 胆碱酯酶抑制剂(cholinesterase inhibitors, AchE-Ⅰ): AchE-Ⅰ能抑制乙酰胆碱(Ach)降解以提高其活性,改善递质传递功能,是目前用于阿尔茨海默病治疗中的一线药物。目前临床上常用的药物有: ① 多奈哌齐(donepezil): 选择性抑制 AchE。开始剂量 5 mg,每天 1 次,1 月后增至 10 mg,每天 1 次口服;② 重酒石酸卡巴拉汀(rivastigmine): 是脑内 AchE 和丁酰胆碱酯酶(BuchE)双重抑制剂。起始剂量 1.5 mg,每天 2 次,1 个月后增至 3 mg,每天 2 次,最大剂量 6 mg,每天 2 次口服;③ 加兰他敏(galantamine): 抑制 Ach 降解和调节烟碱受体的双重作用。起始剂量 4 mg,每天 2 次,1 个月后增至 8 mg,每天 2 次,最大剂量 12 mg,每天 2 次口服;④ 石杉碱甲(huperzine A): 是我国从中草药千层塔中提取的 AchE 抑制剂。应用剂量为 100 μg,每天 2 次口服。

(2) 美金刚(memantine): *N*-甲基-*D*-门冬氨酸(NMDA)受体拮抗剂,可抑制谷氨酸的过度释放,减轻因谷氨酸过度释放、Ca^{2+} 过多所致的神经元损伤,以改善痴呆患者的认知障碍等症状。起始剂量 5 mg,每天 1 次,后以 5 mg 的剂量递增,最短间隔时间为 1 周,治疗剂量为 10 mg,每天 2 次。

(3) 疾病修饰治疗: 目前美国 FDA 已批准 Aducanumab 单抗用于阿尔茨海默病源性轻度认知功能障碍和轻度阿尔茨海默病患者的治疗,该单抗可靶向清除 Aβ。

拓展阅读: 甘露特纳胶囊

(4) 其他机制药物: 脑血流减少和代谢降低是阿尔茨海默病重要的病理生理改变,使用吡咯烷酮衍生物(如吡拉西坦、茴拉西坦、奥拉西坦等)、银杏叶提取物制剂等可能有改善认知障碍等症状或延缓疾病进展的作用。

(5) 对症治疗: 阿尔茨海默病患者在病程中常有精神行为异常、癫痫发作和失眠等,应综合考虑各方面的因素，予以相应的对症治疗。

2. *非药物治疗*　早期应鼓励患者尽量参加各种社会活动，加强家庭和社会对患者的照顾、帮助和训练，推荐地中海饮食等饮食延缓认知下降，结合实际利用经颅磁刺激、虚拟现实等技术开展认知刺激、认知训练和认知康复。晚期患者应注意防走失、加强护理，防治压疮、肺部感染、进食障碍等并发症。

【预后】

阿尔茨海默病确诊后病程常为 5~12 年，患者多死于继发感染。

第三节　额颞叶痴呆

额颞叶痴呆(frontotemporal dementia, FTD)是一种以局限性额叶和颞叶前部萎缩为特征的非阿尔茨海默病痴呆综合征，病情呈缓慢进展，临床主要表现为进行性精神行为异常、语言障碍和认知功能障碍，有时伴运动神经元病或帕金森病的征象。

该综合征在历史上曾有皮克病、非阿尔茨海默病额叶痴呆、额叶型痴呆等多种名称。目前采用额颞叶变性(frontotemporal lobar degeneration, FTLD)描述其病理诊断，而使用额颞叶痴呆作为临床诊断描述。同时，根据临床症候群表现不同，额颞叶痴呆可细分为行为变异型额颞叶痴呆(behavioral variant frontotemporal dementia, bvFTD)、原发性进行性失语(primary progressive aphasia, PPA)中的语义变异型(semantic-variant PPA, svPPA)和非流利变异型(non-fluent-variant PPA, nfvPPA)三种主要亚型。

额颞叶痴呆是早发性认知障碍的第二种常见病因，约占所有神经退行性认知障碍疾病的 10%。由于其诊断困难，FTD 发病率及患病率在世界范围内被低估，我国目前尚无详细的流行病学数据。

【病因及发病机制】

迄今未明。近年来的研究显示，该病与遗传因素有关，约 40%的患者有遗传家族史。目前最常见的三个可导致家族性额颞痴呆的基因突变为微管相关蛋白 tau 基因(microtubule-associated protein tau, MAPT)、颗粒体蛋白基因(progranulin, PGRN)和 9 号染色体第 72 开放阅读框基因(chromosome 9 open reading frame 72, C9orf72)。除上述常见基因突变外，含缬酪肽蛋白(valosin-containing protein, VCP)、位于第 3 号染色体的染色质修饰蛋白 2B(chromatin modifying protein 2B, CHMP2B)基因等亦被报道。

【病理】

大体病理表现为以额叶或颞叶以前部为主的局限性脑萎缩，皮质下白质萎缩。可累及尾状核、壳核、丘脑、黑质等皮质下结构。组织病理异质性强，除神经元脱失、微空泡变性、胶质增生等非特异性改变外，通过银染色和免疫组化染色技术可发现不同特征的包涵体。以往病理分型包括皮克病型、非特异型和运动神经元病型三类，近年根据免疫组化特征将额颞叶痴呆分为 tau 阳性和阴性两大类，每类又分多种亚型。

【临床表现】

发病多见于 45~65 岁，也可发生于 30 岁以前。女性多于男性。约半数患者有家族史。起病隐袭，进展缓慢，临床以明显的人格、行为和情感改变及认知障碍为特征。以下将从主要的临床分型进行详述。

1. *行为变异型额颞叶痴呆*　为额颞叶痴呆最常见的临床亚型，占总患者数的 50%以上。主要表现为性格改变与行为异常，早期就出现脱抑制、冷漠、刻板行为及饮食偏好及饮食行为的改变(强烈的碳水化合物及蔗糖偏好行为)、同情心下降及执行功能异常。晚期可出现以行为、判断及语言能力明显障碍为主要表现的认知障碍，但记忆损伤较轻，空间定向保存完好。

2. *原发性进行性失语*　表现为孤立的进行性语言障碍。语义变异型主要表现为命名障碍及单词理解缺陷。左侧前颞叶萎缩主要表现为单词理解和物体命名障碍，右侧前颞叶萎缩则表现为物体和面孔的非语言识别障碍。非流利变异型又称语法错乱变异型原发性进行性失语，临床特征是语言的流畅性障碍和语法错误,复述受损较小。

【辅助检查】

头颅 CT 和 MRI 显示特征性的局限性额叶和(或)前颞叶萎缩,多为不对称改变,但少数也可对称。疾病早期可以正常,至疾病晚期,脑萎缩仍以额叶和前颞叶为主,中颞叶很少被累及。脑电图检查早期多正常,晚期可有异常改变,表现为波幅减少,有低幅或中幅不规则 θ 波,α 波极少或无。SPECT 和 PET 检查可帮助了解脑特定部位的血流和代谢,两者均较 MRI 更为敏感,有助于早期诊断。遗传学检查可能发现基因突变。

【诊断】

《中华神经科杂志》2014 年发表的额颞叶变性专家共识提出行为变异型额颞叶痴呆诊断标准见表 13-4,以及原发性进行性失语诊断标准。

表 13-4 行为变异型额颞叶痴呆诊断标准

Ⅰ 神经系统退行性病变:
必须存在行为和/或认知功能进行性恶化才符合行为变异型额颞叶痴呆的标准
Ⅱ 疑似行为变异型额颞叶痴呆:
必须存在以下行为/认知表现(A~F)中的至少 3 项,且为持续性或复发性,而非单一或罕见事件:
A 早期脱抑制行为[至少存在下列症状(A1~A3)中的 1 个]*:
A1:不恰当的社会行为
A2:缺乏礼仪或社会尊严感缺失
A3:冲动鲁莽或粗心大意
B 早期出现冷漠和/或迟钝[a]
C 早期出现缺乏同情/移情[至少存在下列症状(C1~C2)中的 1 个]*:
C1:对他人的需求和感觉缺乏反应
C2:缺乏兴趣、人际关系或个人情感
D 早期出现持续性/强迫性/刻板性行为[至少存在下列症状(D1~D3)中的 1 个]*:
D1:简单重复的动作
D2:复杂强迫性/刻板性行为
D3:刻板语言
E 口欲亢进和饮食习惯改变[至少存在下列症状(E1~E3)中的 1 个]:
E1:饮食好恶改变
E2:饮食过量,烟酒摄入量增加
E3:异食癖
F 神经心理表现:执行障碍合并相对较轻的记忆及视觉功能障碍[至少存在下列症状(F1~F3)中的 1 个]:
F1:执行功能障碍
F2:相对较轻的情景记忆障碍
F3:相对较轻的视觉功能障碍
Ⅲ 可能为行为变异型额颞叶痴呆:
必须存在下列所有症状(A~C)才符合标准:
A 符合疑似行为变异型额颞叶痴呆的标准
B 生活或社会功能受损(照料者证据,或临床痴呆评定量表或功能性活动问卷评分的证据)
C 影像学表现符合行为变异型额颞叶痴呆[至少存在下列(C1~C2)中的 1 个]:
C1:CT 或 MRI 显示额叶和/或前颞叶萎缩;
C2:PET 或 SPECT 显示额叶和/或前颞叶低灌注或低代谢
Ⅳ 病理确诊为行为变异型额颞叶痴呆:
必须存在下列 A 标准和 B 或 C 标准的 1 项:
A 符合疑似行为变异型额颞叶痴呆或可能的行为变异型额颞叶痴呆
B 活体组织检查或尸体组织检查有额颞叶变性的组织病理学证据
C 存在已知的致病基因突变
Ⅴ 行为变异型额颞叶痴呆的排除标准:
诊断行为变异型额颞叶痴呆时 A、B、C 均必须为否定;疑似行为变异型额颞叶痴呆诊断时,C 可为肯定
A 症状更有可能是由其他神经系统非退行性疾病或内科疾病引起
B 行为异常更符合精神病学诊断
C 生物标记物强烈提示阿尔茨海默病或其他神经退行性病变

* 作为一般指南;行为变异型额颞叶痴呆;“早期”指症状出现后的 3 年内。

以下3项为原发性进行性失语诊断必备：① 最突出的临床表现为语言障碍；② 出现由语言障碍引起的相关日常生活功能受损；③ 失语症是症状出现时以及疾病早期最显著的认知障碍。且以下4项均为否定：① 其他非神经系统变性或内科疾病可更好地解释认知障碍；② 精神疾病可更好地解释认知障碍；③ 疾病早期显著的情景记忆、视觉记忆或视觉知觉障碍；④ 疾病早期显著的行为障碍。

【鉴别诊断】

（1）精神分裂症：额颞叶变性临床表现与精神分裂症有相似之处，尤其是行为变异型额颞叶痴呆，但患者常出现饮食习惯的改变高度提示行为变异型额颞叶痴呆，且行为变异型额颞叶痴呆的社会行为能力受损较精神分裂症更为严重。通过MRI等影像学检查行为变异型额颞叶痴呆患者可出现明显脑萎缩，而腰椎穿刺检查行为变异型额颞叶痴呆患者亦可出现脑脊液tau蛋白，NfL等病理标志物升高可协助鉴别。

（2）阿尔茨海默病：本病主要应与阿尔茨海默病鉴别，尤其是额叶型不典型阿尔茨海默病。两者临床上有许多相似之处，最具鉴别价值的临床特征是症状在病程中出现的先后次序。阿尔茨海默病患者通常早期出现记忆减退，社交技能和个人礼节相对保留；额颞叶变性患者早期表现为明显的人格、情感和行为改变以及言语障碍，空间定向力和记忆力保存较好。CT、MRI有助于两者的鉴别，额颞叶变性表现为额和/或颞叶萎缩，阿尔茨海默病则为广泛脑萎缩及海马萎缩。同时，阿尔茨海默病腰穿中$A\beta_{42}$、P－Tau等病理标志物改变尤为明显，可作鉴别。

【治疗】

目前尚没有批准用于额颞叶变性治疗的药物，主要是对症治疗、生活护理、心理支持治疗和康复训练等。对有攻击行为、易激惹和好斗等行为障碍者可审慎使用小剂量苯二氮䓬类、选择性5-羟色胺再摄取抑制剂等药物治疗。美金刚的安全性和耐受性较好，可以缓解部分精神行为症状，对改善语言功能障碍可能有效。

【预后】

预后较差，病程2~20年，多死于肺部感染、泌尿道感染和压疮等并发症。

第四节　路易体痴呆

路易体痴呆（dementia with Lewy body, DLB）是一种以波动性认知障碍、反复出现的视幻觉和帕金森样症状和快速眼球运动睡眠期行为障碍（RBD）为特征的变性病性痴呆，病理特征为大脑皮质及皮质下核团弥散分布的路易体。本病占所有痴呆的3.2%~7.1%，在变性病性痴呆中占第2位，仅次于阿尔茨海默病。发病年龄与阿尔茨海默病类似，但性别分布上男性多于女性（1.5∶1~2∶1）。

【病因及发病机制】

病因迄今未明。病理提示路易体主要由α突触核蛋白和泛素（ubiquitin）组成，因此α突触核蛋白的异常沉积及泛素-蛋白酶降解系统功能异常可能与路易体痴呆的发病机制有关，但其具体的沉积机制仍在探索中。与阿尔茨海默病类似，路易体痴呆患者中*ApoE*等位基因比例显著增高，且与路易体痴呆的进展密切相关。近年来，*SNCA*、*GABA*、*BCL7C/STX1B*和*GABRB3*等基因也逐渐被认为可能是路易体痴呆的易感基因。

【病理】

本病患者的大脑皮质萎缩不明显，可见轻度枕叶萎缩，其最重要的病理特征为皮质和皮质下大量路易体存在。路易体是神经元胞质内球形、嗜酸性的小体，主要由异常聚集的α突触核蛋白、泛素等组成，但没有tau蛋白和类淀粉样蛋白。α突触核蛋白免疫组化可能是最特异和敏感的技术。含有路易体的细胞明显肿胀变性，病程越长、病情越严重的患者路易体的数量越多，体积越大，形态越典型。分布于脑干的路易体较典型，大脑皮质的路易体则不规则且无明显的致密颗粒核心。皮质路易体主要分布在大脑边缘系统、杏仁核及旁海马区等。近年来发现，路易体也存在于部分具有典型阿尔茨海默病病理特征的痴呆患者脑中。

路易体痴呆患者脑内也可存在老年斑(senile plaques, SPs)、神经原纤维缠结、神经细胞脱失及海绵状改变等，病变程度因人而异。因此，路易体痴呆病理变化介于帕金森病和阿尔茨海默病之间，有些病例在病理上甚至难以区分。

【临床表现】

本病多见于50~85岁，男性稍多于女性，痴呆(即波动性认知功能下降)为本病的核心。

1. 核心临床特征(前3条可能早期出现且持续存在于整个疾病的病程中)

(1) 波动性认知功能障碍：路易体痴呆最主要的特征，表现为突发且短暂的认知障碍，持续时间不等，伴有注意力和警觉性显著减退。

(2) 反复出现的视幻觉：常在晚上发生，多为详细且生动的痛苦景象。

(3) RBD：是一种由反复出现的睡眠障碍引起的行为异常表现，表现为反复的噩梦和行为，从说梦话、肢体舞动到更复杂的运动，如拳打脚踢，以至于伤害自己和家属。RBD可能在认知功能下降之前数年出现，临床易被忽视。

(4) 帕金森综合征核心症状的一种或多种：运动迟缓、静止性震颤或肌强直。其中，平衡障碍和跌倒在路易体痴呆患者中很常见，震颤不明显。

2. 提示性临床特征　对抗精神病药高度敏感、姿势不稳、反复摔倒、晕厥或其他短暂性意识丧失、严重自主神经功能障碍(包括便秘、直立性低血压、尿失禁)、嗜睡、嗅觉减退、幻觉、妄想、淡漠、焦虑和抑郁。

【辅助检查】

神经心理学检查可用于临床检测痴呆。但应注意，波动性认知障碍可能会影响量表测试的结果。

1. 提示性生物标志物　① 通过SPECT/PET显示的基底节多巴胺转运体摄取下降；② ^{123}I-MIBG(123-间位碘代苄胍心肌显像)心肌扫描成像异常(摄取减低)；③ 多导睡眠图证实快速眼球运动(REM)睡眠期肌肉失张力消失。

2. 支持性生物标志　① CT/MRI扫描显示内侧颞叶结构相对保留；② SPECT/PET灌注成像/代谢扫描显示普遍低灌注或低代谢，FDG-PET成像显示枕叶活性下降，伴或不伴有扣带回岛征(指后扣带回活性异常增高)；③ 脑电图出现显著的后部慢波，且出现前α波和θ波之间周期性波动。

【诊断及鉴别诊断】

1. 诊断　根据中国路易体痴呆诊断与治疗指南(2021版)，诊断标准介绍如下。

(1) 很可能的路易体痴呆诊断标准：有下列之一者可以诊断为很可能的路易体痴呆。① 出现两项或两项以上的核心临床特征，伴或不伴有提示性生物标志物阳性；② 仅出现一项路易体痴呆核心临床特征，但伴有一项或一项以上的提示性生物标志物阳性，仅仅基于生物标志物并不能诊断为很可能的路易体痴呆。

(2) 可能的路易体痴呆诊断标准：有下列之一者可以诊断为可能的路易体痴呆。① 仅出现一项路易体痴呆的核心临床特征，无提示性生物标志物的证据；② 出现一项或多项提示性生物标志物，但缺乏核心的临床特征。

2. 鉴别诊断　本病应与下列疾病鉴别。

(1) 帕金森病痴呆(Parkinson's disease with dementia, PDD)：与路易体痴呆在临床表现、神经心理检查、神经影像等均相似，早期难以区分。通常采用1年原则(如果痴呆先于锥体外系症状出现，或者痴呆在锥体外系症状出现后 1 年以内即发生，则倾向于 DLB。如果痴呆在锥体外系症状出现后 1 年以上才发生，则倾向于 PDD）。近年来，对于既符合路易体痴呆诊断标准，又符合帕金森病诊断标准的小部分患者的诊断上，学界存在分歧。PD－DLB 亚型到底是帕金森病还是路易体痴呆，或是重叠的一种状态，仍需进一步病理生理学机制等的研究。

（2）阿尔茨海默病：多无波动性认知障碍，叙述的幻觉常含糊不清，而路易体痴呆患者的视幻觉则详细生动；影像学检查有助于鉴别；病理学检查阿尔茨海默病无路易体。

【治疗】

目前尚无有效治疗方法，关键是早期诊断、综合管理。

1. 药物治疗　① 认知功能：胆碱酯酶抑制剂（ChEI）如多奈哌齐、卡巴拉汀可改善路易体痴呆患者的认知功能和日常活动，美金刚在注意力和延迟记忆方面改善明显，加兰他敏有效性证据不足；② 精神行为症状：除非典型抗精神病药如奥氮平、喹硫平外，多奈哌齐、卡巴拉汀和美金刚亦有效；③ 帕金森样症状：左旋多巴可改善部分患者的运动症状，尽量避免使用苯海索等可能加重认知功能的抗胆碱能药物；④ RBD：氯硝西泮和褪黑素可能有效。

2. 非药物治疗　物理和作业疗法、认知疗法、行为疗法等。

【预后】

本病预后差，病程 5～10 年，最终死因多为营养不良、肺炎、骨折、压疮等并发症。

第五节　运动神经元病

运动神经元病（motor neuron disease, MND）是指累及脊髓和脑部的上、下运动神经元的一组慢性进行性神经系统变性疾病。临床上表现为上、下运动神经元损害的肌无力、肌萎缩、延髓麻痹及锥体束征的不同组合，感觉和括约肌功能通常无损害。本病发病率每年约为 1.62/10 万。

【病因及发病机制】

本病病因和发病机制尚不清楚。可能与遗传因素、氧化应激、兴奋性毒性等因素有关。

1. 遗传因素　本病大多为散发，有 5%～10%的病例有家族史，表现为常染色体显性遗传。亚洲人群中最常见的致病基因是铜/锌超氧化物歧化酶（SOD1）基因，其次是 *FUS* 基因、*TARDBP* 基因等。而欧美人群最常见的致病基因为 *C9orf 72* 基因。

2. 兴奋性氨基酸　近年来的研究认为，患者的细胞外和脑脊液中的谷氨酸浓度异常，细胞外谷氨酸的聚集，可对运动神经元产生兴奋性毒性作用，导致运动神经元缓慢变性。

3. 蛋白错误折叠、聚集　肌萎缩侧索硬化患者发现 SOD1 蛋白（约占 2%）、FUS 蛋白（约占 1%）、TAR－DNA 结合蛋白（TAR DNA binding protein, TDP－43）蛋白的聚集（约占 97%）3 种主要的错误折叠蛋白聚集导致细胞氧化应激损伤及兴奋性氨基酸毒性增加、运动神经元凋亡。

4. RNA 加工异常　*TARDBP*、*FUS* 等致病基因参与编码 DNA/RNA 结合蛋白，影响正常的转录翻译。*C9orf72* 基因导致核苷酸重复序列增加，无效 RNA 转录体增多。最终引起神经元退行性变。

5. 自身免疫异常　近年研究表明，肌萎缩侧索硬化不仅与体液免疫有关，而且还与细胞免疫有关。肌萎缩侧索硬化脊髓病理研究中发现有免疫反应 T 细胞，肌肉活检中有 T 细胞及巨噬细胞的浸润。免疫功能测定曾发现肌萎缩侧索硬化患者脑脊液免疫球蛋白升高，血中 T 细胞数目和功能异常，免疫复合物形成。部分肌萎缩侧索硬化患者血清存在抗神经节苷脂（GM）的 IgM 循环多克隆抗体。运动神经元病可能是一种非传统的自身免疫性疾病。

6. 环境因素　微量元素缺乏或堆积，摄入过多的铝、锰、铜、硅等元素可能与发病有关。

【病理】

肉眼可见大脑额上回轻度萎缩。脊髓较正常略小,切面见前角变小,前根变细。肌萎缩侧索硬化患者的神经元胞质内有一种泛素化包涵体,其主要成分为 TDP－43,是肌萎缩侧索硬化的特征性病理改变。肌肉呈现神经源性萎缩,在正常肌纤维之间存在成簇的萎缩肌纤维,在亚急性与慢性病例中可见到肌肉内有神经纤维再生的萌芽,可能为神经再生的证据。

【临床表现】

运动神经元病通常起病隐袭,缓慢进展,偶见亚急性进展者。根据累及上和(或)下运动神经元的不同,可分为 4 种临床类型。

1. *肌萎缩侧索硬化*　本病是最常见的类型。大多数为散发性,少数为家族性。发病年龄多在 40~50 岁之间,多数在 45 岁以后发病,男性多于女性。① 脊髓前角和锥体束受累表现:症状自肢体远端开始,呈非对称性,常见首发症状为一侧或双侧手指活动笨拙、无力,手部肌肉萎缩,以大、小鱼际肌、骨间肌、蚓状肌为明显,向上逐渐延及前臂、上臂和肩胛带肌群,扩展至下肢、躯干和颈部,最后累及咽喉肌和面肌。受累部位常有明显肌束颤动。眼外肌一般不受累。双上肢肌萎缩,肌张力不高,但腱反射亢进,霍夫曼征阳性;双下肢痉挛性瘫痪,肌张力高,腱反射亢进,巴宾斯基征阳性,呈典型的上、下运动神经元同时受累的临床特征。② 脑干运动核受累表现:疾病晚期出现延髓麻痹症状,在少数病例可为首发症状,患者可出现构音不清、吞咽困难、饮水呛咳、咀嚼无力等。可出现强哭、强笑、下颌反射亢进等假性延髓麻痹表现。患者意识始终保持清醒。一般无客观的感觉障碍,但常有主观感觉症状,如麻木等。括约肌功能正常。

2. *进行性肌萎缩(progressive muscular atrophy)*　发病年龄 20~50 岁,多在 30 岁左右,男性较多。大多为遗传性。大多数患者均先侵犯脊髓颈膨大的前角细胞,首发症状常为一手或双手小肌肉无力、萎缩,逐渐累及前臂、上臂及肩胛带肌群。少数病例从下肢开始。受累肌肉萎缩明显,肌张力降低,可见肌束颤动,腱反射减弱或消失,病理反射阴性。感觉和括约肌功能一般无障碍。

3. *进行性延髓麻痹(progressive bulbar palsy)*　临床较少见,发病年龄较晚,多在 40~50 岁以后起病。病变主要侵及延髓的运动神经核。临床表现为进行性发音不清、咀嚼无力、吞咽困难、饮水呛咳等。舌肌明显萎缩并伴有肌束颤动,软腭抬举无力,咽反射消失。此型进展较快,预后不良,通常在 1~2 年内因呼吸肌麻痹死于肺部感染。

4. *原发性侧索硬化(primary lateral sclerosis)*　临床上罕见。起病隐袭,多在中年以后起病,平均发病年龄 50 岁。首发症状为双下肢对称性肌张力增高、无力,行走呈痉挛步态,病情缓慢进展,逐渐累及双上肢。四肢肌张力呈痉挛性增高,腱反射亢进,病理反射阳性。痉挛较无力明显为其特征。病情进展缓慢,起病 4 年或更长时间没有明显进行性下运动神经元退行性病变。

其他特殊类型如下:

连枷臂综合征(flail arm syndrome, FAS)和连枷腿综合征(flail leg syndrome, FLS):2009 年 Wijesekera 提出的诊断标准:FAS 表现为双上肢下运动神经元损害,表现为近端无力和萎缩,症状进行性发展,可伴有上肢的病理性反射阳性(如霍夫曼征);FLS 表现为双下肢下运动神经元损害,主要表现为远端无力和萎缩,症状进行性发展,可伴有下肢的病理性反射阳性(如巴宾斯基征)。FAS 和 FLS 症状需要局限在上肢或下肢持续 12 个月以上。

肌萎缩侧索硬化叠加综合征:运动神经元病患者合并有锥体外系症状、感觉异常、膀胱直肠功能障碍等称为肌萎缩侧索硬化叠加综合征。

ALS－FTD 谱系病:少数运动神经元病患者伴有不同程度认知功能障碍,甚至发展成额颞叶痴呆(FTD),基于遗传因素、病理学的诊断将肌萎缩侧索硬化和额颞叶痴呆构成 ALS－FTD 谱系病。

【辅助检查】

1. 肌电图检查　有诊断价值。肌萎缩侧索硬化患者往往在延髓、颈、胸与腰骶不同节段神经支配的2块或3块以上的肌肉出现失神经支配现象。主要表现为病变处肌肉插入电位延长，静止时出现典型的不规则纤维颤电位，动作电位时限增宽、波幅增高、混合相或单纯相为主，可见巨大电位。运动神经传导速度可能下降或正常，而感觉神经传导速度正常。

2. 脑脊液检查　腰穿压力正常或偏低，脑脊液检查正常或蛋白有轻度增高，免疫球蛋白可能增高。

3. CT和MRI检查　脊髓变细（腰膨大和颈膨大处较明显）。弥散张量成像可以显示皮质脊髓束受累。

4. 肌肉活检　有助于诊断，但特异性不强，呈现去神经源性肌萎缩的病理表现。

5. 其他检查　一般血常规检查正常。血清肌酸磷酸激酶轻度增高而其同工酶不高。免疫功能检查可能出现异常。

【诊断及鉴别诊断】

1. 诊断　主要根据中年以后隐袭起病，慢性进行性加重的病程；不同组合的上、下运动神经元损害，临床上表现为肌无力、肌萎缩、延髓麻痹及锥体束征；无感觉障碍；肌电图呈神经源性损害，有巨大电位、明显纤颤波等提示前角细胞损害的表现，周围神经的运动传导速度正常；血、脑脊液和影像学无异常，一般不难做出诊断。但必须注意与其他疾病鉴别。

国际临床神经生理学联盟（International Federation of Clinical Neurophysiology，IFCN）、世界神经病学联合会（World Federation of Neurology，WFN）、肌萎缩侧索硬化协会和运动神经元病协会于2019年9月在澳大利亚黄金海岸发起会议，提出一套诊断肌萎缩侧索硬化的"黄金海岸诊断标准"（表13-5）。

表13-5　肌萎缩侧索硬化诊断标准

诊断标准
1. 进行性运动损害，通过病史或反复临床评估加以证实，此前的运动功能正常，以及
2. 存在UMN和LMN功能障碍，累及至少一个身体区域（如果仅累及一个身体区域，则必须特别提到是同一身体区域的UMN和LMN功能障碍）或至少两个身体区域的LMN功能障碍，以及
3. 通过各种检查排除了其他疾病过程

注：（1）UMN功能障碍是指出现下列表现中的至少一种。① 腱反射增强，包括临床上力弱和萎缩的肌肉可引出反射，或扩展到邻近的肌肉；② 存在病理反射，包括霍夫曼征、巴宾斯基征、交叉内收肌反射或噘嘴反射；③ 速度依赖性肌张力增加（痉挛状态）；④ 随意运动缓慢、不协调，不是LMN性力弱所致或不呈帕金森性表现。

（2）具体肌肉的LMN功能障碍，必须具备如下条件：有临床检查显示肌肉力弱及肌肉萎缩的证据或有肌电图异常，且肌电图异常必须包括如下方面：既有慢性神经源性改变的证据，定义为时限增宽和/或波幅增高的大运动单位电位，伴多相波和运动单位不稳定（视为支持性而不是强制性证据），又有活动性失神经支配证据，包括纤颤电位、正锐波和/或束颤电位。

（3）身体区域定义为球区、颈区、胸区和腰骶区。关于LMN受累的区域，必须是通过临床检查或通过肌电图检测显示的、不同神经根和神经干支配的两块肢体肌肉的异常，或延髓支配的一块肌肉的异常，或胸神经支配的一块肌肉的异常。

（4）适当的检查取决于临床表现，可能包括神经传导检测和针肌电图、MRI或其他成像技术、血液或脑脊液检查，或临床需要的其他检查手段。

（5）上运动神经元：upper motor neurons，UMN；下运动神经元：lower moter meurons，LMN。

2. 鉴别诊断　肌萎缩侧索硬化须与以下疾病鉴别。

（1）颈椎病：可以有上肢无力肌萎缩，但肌萎缩只限于$C_{5\sim7}$神经根支配的肌群。这与运动神经元病广泛脊髓前角损害不同。颈椎病常伴上肢或肩部疼痛，有根性分布的感觉障碍。

（2）脊髓性肌萎缩症：由*SMN1*基因的缺失和突变引起常染色体隐性遗传的神经元疾病。以进行性对称性近端肌无力萎缩为主要表现，选择性累及下运动神经元，没有上运动神经元受累。其中，最严重的类型为脊髓性肌萎缩症，多发病在婴儿期（婴儿型进行性脊肌萎缩症），大部分在2岁内死亡。起病于儿童、青少年或成人的脊髓性肌萎缩症大部分发展较慢，预后较肌萎缩侧索硬化好。

(3) 延髓或脊髓空洞症：多有节段性感觉分离不难鉴别,MRI 可见空洞形成。

(4) 平山病：又称为青少年上肢远端肌萎缩症或良性单肢肌萎缩症。青年早期隐袭起病,男性多见;局限于上肢远端,手指及腕无力,伴手和前臂远端肌群萎缩;可出现震颤;多为单侧或以一侧明显为主;无感觉异常、脑神经损害及括约肌功能异常;病后数年病情进行性加重,但 85%的患者病情在 5 年内停止发展,是一种良性自限性疾病。

(5) 多灶性运动神经病：也可表现为慢性进行性肢体肌肉无力、萎缩,可伴有肌束颤动,感觉受累很轻,临床酷似肌萎缩侧索硬化。但多灶性运动神经病的肌无力、萎缩为不对称性,肌电图有周围神经节段性多灶性传导阻滞节,F 波异常,血中抗 GM1 体阳性,免疫抑制剂或免疫球蛋白有效,可与之鉴别。

(6) 肯尼迪病：X 染色体上的雄激素受体(androgen receptor, AR)基因 CAG 出现重复扩增导致发病。起病年龄多为 20~60 岁,缓慢进行性肌无力和萎缩,主要累及面部、球部和肢体肌肉。一般无上运动神经元受累的表现。由于是 X 连锁隐性遗传疾病,还有男性乳房女性化、精子生成缺陷和阳痿等表现。多伴有肌酸磷酸激酶增高。

【治疗】

目前对本组疾病尚无有效的治疗措施。针对运动神经元病的治疗包括疾病修饰治疗、对症治疗及保持足够营养、改善全身状况的支持治疗。

目前疾病修饰治疗药物有利鲁唑和依达拉奉。谷氨酸抑制剂力鲁唑(riluzole)是目前的最有效药物,可延缓本病的进程及延长存活期,但未证明可改善运动功能。成人剂量每次 50 mg,每日 2 次,餐前 1 小时或餐后 2 小时服用。可连续服用 12~18 个月。适用于轻、中度患者。目前有循证证据指出病程 2 年内且未出现呼吸功能障碍的肌萎缩侧索硬化患者静脉滴注依达拉奉治疗可延缓疾病进展。目前针对 *SOD1*、*C9orf 72*、*FUS* 基因突变的治疗是肌萎缩侧索硬化治疗的重要进展。

对症治疗包括针对并发症和伴随症状的治疗。吞咽困难者必要时应给予鼻饲以保证营养,半固体的食物较之固体或液体食物更适宜。肋间肌无力时,肺部感染可以迅速发生急性呼吸障碍,应及早控制肺部感染。有呼吸障碍者可行气管切开并机械通气(增加无创呼吸机支持治疗)。

第六节　多系统萎缩

多系统萎缩(multiple system atrophy, MSA)是中枢神经系统一组散发性、进行性的主要累及自主神经系统、锥体外系、锥体系和小脑等多部位的变性疾病。临床表现为不同程度的自主神经功能障碍、对左旋多巴类药物反应不良的帕金森综合征、小脑性共济失调和锥体束征等症状。由于在起病时累及三个系统的先后不同,造成的临床表现各不相同,随着疾病的发展,最终出现这三大系统全部损害的临床症状和体征。

【病因及发病机制】

病因不清。病理研究的结果显示,多系统萎缩存在神经胶质细胞(特别是少突胶质细胞)胞质内包涵体及神经元包涵体,因此考虑此包涵体是多系统萎缩的主要病因。目前认为和少突胶质细胞包涵体、病毒感染、谷氨酸脱氢酶缺陷、线粒体 DNA 异常、神经元凋亡、环境因素等有关。

【病理】

多系统萎缩病变部位广泛,中枢及周围神经系统均可累及,但病变主要累及纹状体-黑质系统、橄榄-脑桥-小脑系统和脊髓的中间内、外侧细胞柱和 Onuf 核。

多系统萎缩的病理改变主要为弥漫性神经元萎缩、变性、消失,反应性胶质细胞增生。病理学标志是在神经少突胶质细胞质内发现嗜酸性包涵体，其他特征性病理学发现还有壳核胶质细胞增生、小脑浦肯野细胞丧失和神经元丧失。多系统萎缩包涵体的核心成分为α突触核蛋白，也可见于帕金森病、路易体痴呆、唐氏综合征、哈勒沃登-施帕茨病（Hallervorden-Spatz disease），因此这些疾病一起被归为突触核蛋白病。

【临床表现】

成年期发病，50~60岁发病多见，男性发病率稍高，缓慢起病，逐渐进展。首发症状可以表现为自主神经功能不全、帕金森综合征和小脑性共济失调三组症状。由于病理变化部位及严重程度存在差异，临床表现某一系统的症状出现较早或者受累严重，其他系统的症状出现较晚或者受累程度相对较轻。各种临床表现互相重叠和组合，但随着病程最终都表现为锥体外系、小脑和自主神经三大系统损害的症状和体征，但仍以首发症状为主要表现。临床上将多系统萎缩分为以帕金森症状为突出表现的MSA－P亚型和以小脑性共济失调症状为突出表现的MSA－C亚型。

1. 自主神经功能障碍　往往是首发症状，也是最常见的症状之一。常见的临床表现有：尿失禁、尿频、尿急和尿潴留，男性勃起功能障碍、体位性低血压、吞咽困难、瞳孔大小不等和霍纳综合征、哮喘、呼吸暂停和呼吸困难，严重时需气管切开。斑纹和手凉是自主神经功能障碍所致，有特征性。男性最早出现症状是勃起功能障碍，女性为尿失禁。

2. 帕金森综合征　是MSA－P亚型的突出症状，也是其他亚型的常见症状之一、MSA帕金森综合征的特点主要表现为运动迟缓，肌强直和震颤，双侧同时受累，但可轻重不同。抗胆碱药可缓解部分症状，多数对左旋多巴治疗不佳，1/3患者有效，但维持时间不长，且易出现异动症等不良反应。

3. 小脑性共济失调　是MSA－C亚型的突出症状，也是其他多系统萎缩亚型常见症状之一。临床表现为进行性步态和肢体共济失调，从下肢开始，以下肢的表现突出，并有明显的构音障碍和眼球震颤等小脑性共济失调。检查可发现下肢受累较重的小脑病损体征。当合并皮质脊髓束和锥体外系症状时常掩盖小脑体征的发现。

4. 其他　① 20%的患者出现轻度认知功能损害；② 常见吞咽困难、构音障碍等症状；③ 睡眠障碍，包括睡眠呼吸暂停、睡眠异常和快速眼球运动睡眠期行为障碍（RBD）等；④ 其他锥体外系症状：部分患者可伴有姿势异常，如脊柱弯曲、严重的颈部前屈、手足肌张力障碍等；⑤ 部分患者出现肌肉萎缩，后期出现肌张力增高、腱反射亢进和巴宾斯基征，视神经萎缩。

【辅助检查】

1. 自主神经检查　包括心血管方面（动态血压监测、卧立位血压检查）；电子喉镜（有助于发现声带麻痹）和多导睡眠监测；排尿（尿动力、泌尿系超声）；胃肠道（吞咽造影、肛门括约肌肌电图）等，可根据需要进行选择。其中卧立位血压检查：卧立位试验/直立倾斜试验3分钟或10分钟内收缩压下降≥20 mmHg，伴或不伴舒张压下降≥10 mmHg，舒张压变化不作为必要条件。由于舒张压下降≥10 mmHg诊断体位性低血压特异性较差，因而仅舒张压下降≥10 mmHg不能作为体位性低血压的诊断依据。评估期间避免使用影响心率的药物（如β受体阻滞剂等）。

2. 血液生化检查　血浆去甲肾上腺素含量、24小时尿儿茶酚胺含量可明显降低。

3. 肌电图检查　可出现纤颤电位。

4. 脑电图检查　背景多为慢波节律。

5. MRI检查　典型MRI特征：① 脑桥萎缩，出现"十字征"；② 壳核裂隙征；③ 小脑萎缩。

6. 基因检测　目前本病尚无明确的致病基因，但研究发现*SNCA*基因、*COQ2*基因变异位点可增加本病的发病风险。*FMR*－基因、*SCA1*、2、3、6、7、17等基因的筛查有助于本病的鉴别诊断。

【诊断及鉴别诊断】

1. 诊断　中年隐匿起病，无家族史，进展缓慢的小脑性共济失调、自主神经功能不全和帕金森综合征等表现,应考虑本病。但应排除可以导致类似症状的其他疾病。目前多系统萎缩的诊断主要参考2022年国际运动障碍协会(MDS)提出的诊断标准和多系统萎缩诊断标准中国专家共识(2022),将MSA根据诊断准确度分为神经病理确诊的、临床系统确诊的、临床很可能的和前驱可能的MSA(表13-6)。

(1)神经病理确诊的MSA:相当于之前诊断标准中确诊的(definite)MSA,尸检病理显示中枢神经系统大量胶质细胞胞浆内含有α-突触核蛋白阳性的包涵体(glial cytoplasmic inclusions, GCIs),并存在纹状体黑质或橄榄桥脑小脑结构的神经退行性改变。

(2)临床确诊的MSA:需要满足散发、进展性、成年起病(>30岁)的基本特征,同时具有核心临床表现,至少存在两项支持性临床表现,至少存在一项MRI标志,不存在排除性的临床表现。

(3)临床很可能的MSA:需要满足散发、进展性、成年起病(>30岁)的基本特征,同时具有核心临床表现,至少存在一项支持性临床表现,不要求MRI标志,不存在排除性的临床表现。

表13-6 临床确诊的和临床很可能的MSA诊断标准

<table>
<tr><th></th><th>散发、进展性、
成年起病(>30岁)</th><th>核心临床表现</th><th>支持临床表现</th><th>MRI标志</th><th>排除性的临床表现</th></tr>
<tr><td>临床确诊的MSA</td><td>√</td><td>√</td><td>≥2</td><td>≥1</td><td>×</td></tr>
<tr><td>临床很可能的MSA</td><td>√</td><td>√</td><td>≥1</td><td>不要求</td><td>×</td></tr>
<tr><td></td><td colspan="3">临床确诊的MSA[a]</td><td colspan="2">临床很可能的MSA[a]</td></tr>
<tr><td>核心临床表现</td><td colspan="3">1. 至少包括以下一项:
(1) 左旋多巴反应不良的帕金森症
(2) 小脑综合征(至少包括步态共济失调、肢体共济失调、小脑性构音障碍、小脑性眼动障碍中的两项)
2. 自主神经功能障碍,至少包括以下一项:
(1) 无法解释的排尿困难,残余尿≥100 mL
(2) 无法解释的急迫性尿失禁
(3) 站立/直立倾斜实验3分钟内出现神经源性体位性低血压(血压下降≥20/10 mmHg)</td><td colspan="2">至少包括以下两项:
1. 帕金森症
2. 小脑综合征(至少包括步态共济失调、肢体共济失调、小脑性构音障碍、小脑性眼动障碍中的一项)
3. 自主神经功能障碍,至少包括以下一项:
(1) 无法解释的排尿困难,伴残余尿
(2) 无法解释的急迫性尿失禁
(3) 站立/直立倾斜实验10分钟内出现神经源性体位性低血压(血压下降≥20/10 mmHg)</td></tr>
<tr><td></td><td colspan="3">运动症状</td><td colspan="2">非运动症状</td></tr>
<tr><td>支持性临床表现[b]</td><td colspan="3">1. 运动症状在出现后3年内迅速进展
2. 运动症状出现后3年内中度到重度的姿势障碍
3. 在没有明显肢体异动的情况下,存在左旋多巴诱发或加重的头颈部肌张力障碍
4. 运动症状出现后3年内重度言语障碍
5. 运动症状出现后3年内重度吞咽困难
6. 无法解释的巴宾斯基征
7. 肌阵挛样姿势性或动作性震颤
8. 姿势畸形</td><td colspan="2">1. 喘鸣
2. 吸气性叹息
3. 手足冰冷苍白
4. 勃起障碍[c](对于临床很可能的MSA要求<60岁)
5. 强哭强笑</td></tr>
<tr><td></td><td colspan="3">对于MSA-P</td><td colspan="2">对于MSA-C</td></tr>
<tr><td>MRI标志[d]</td><td colspan="3">1. 脑区萎缩
(1) 壳核(磁敏感序列上信号可降低)
(2) 小脑中脚
(3) 脑桥
(4) 小脑[e]
2. 十字征
3. 脑区弥散系数增加
(1) 壳核
(2) 小脑中脚[f]</td><td colspan="2">1. 脑区萎缩
(1) 壳核(磁敏感序列上信号可降低)
(2) 幕下结构(脑桥和小脑中脚)
2. 十字征
3. 脑区弥散系数增加
(1) 壳核</td></tr>
</table>

续　表

	对于 MSA－P	对于 MSA－C
排除性临床表现	1. 多巴胺药物显著并持续有效 2. 嗅觉测试时无法解释的嗅觉减退 3. 认知波动伴注意力和警觉性的明显变化,早期出现视觉感知能力减退 4. 起病后3年内非药物诱发的反复视幻觉 5. 起病后3年内符合DSM－V诊断的痴呆 6. 下视性核上性麻痹或垂直扫视变慢 7. MRI提示其他诊断(如进行性核上性麻痹、多发性硬化、血管性帕金森症、症状性小脑疾病等) 8. 记录显示存在其他导致自主神经功能障碍、共济失调或帕金森症的原因(MSA相似疾病,包括遗传性或症状性共济失调和帕金森症),与患者的症状相似	

a. 根据首发运动症状和/或运动症状严重程度分为MSA－P和MSA－C型。
b. 临床确诊的MSA至少存在下述两项,临床很可能的MSA至少存在下述一项。
c. 勃起障碍不能单独作为支持性临床表现。
d. 一处脑区萎缩,或弥散系数增加,或该脑区同时存在萎缩和弥散系数增加均为一个MRI标志。
e. 小脑萎缩不能单独作为MSA－C临床确诊的MRI标志。
f. 小脑中脚弥散系数增加不能单独作为MSA－C临床确诊的MRI标志。

2. 鉴别诊断　MSA－P应与下列疾病鉴别。

(1) 血管性帕金森症状(vascular Parkinsonism, VP):双下肢症状突出的帕金森综合征,表现为步态紊乱,并有锥体束征和假性延髓麻痹。

(2) 进行性核上性麻痹:特征性表现有垂直性核上性凝视麻痹,特别是下视麻痹;姿势不稳,容易跌倒;中轴性肌强直或多巴抵抗的帕金森症;早期的吞咽困难或构音障碍;存在额叶认知功能障碍、冻结步态、非流利性失语或假性球麻痹等。头颅MRI T_1像正中矢状位可见中脑背盖上缘平坦及蜂鸟征。

(3) 皮质基底节变性(corticobasal degeneration, CBD):有异己手(肢)综合征(alien hand syndrome)、失用、皮质感觉障碍,不对称性肌强直、肢体肌张力障碍、刺激敏感的肌阵挛等有鉴别价值的临床表现。

(4) 路易体痴呆:肌强直较运动迟缓和震颤更严重,较早出现的认知功能障碍,特别是注意力和警觉性波动最突出,自发性幻觉、对抗精神药物过度敏感,极易出现锥体外系不良反应。

MSA－C应与多种遗传性或非遗传性小脑性共济失调相鉴别。

【治疗】

目前尚无特异性治疗方法,主要是针对自主神经障碍和帕金森综合征进行对症治疗。

【预后】

诊断为多系统萎缩的患者多数预后不良。从首发症状进展到运动症状(锥体系、锥体外系和小脑性运动障碍)和自主神经系统功能障碍的平均时间为2年(1~10年);从发病到需要协助行走、轮椅、卧床不起和死亡的平均间隔时间各自为3年、5年、8年和9年。研究显示,多系统萎缩对自主神经系统的损害越重,对黑质纹状体系统的损害越轻,患者预后越差。

(陈晓春　蔡国恩)

思　考　题

1. 试述痴呆的定义与病因分类。
2. 阿尔茨海默病的病理特征有哪些?
3. 试述阿尔茨海默病、额颞痴呆、路易体痴呆的临床特点及诊断要点。
4. 试述血管性痴呆的临床表现及诊断要点。

5. 病例分析

【病史摘要】

患者,男,63 岁,中学教师,大专学历,因“记忆力下降 5 年”入院。

5 年前无明显诱因出现近事记忆下降,对刚说过的话记不清,经常找不到钥匙、杯子;做事“丢三落四”;进卧室老忘记换拖鞋,提醒后下一次还是反复出现;常重复同样的问话,但还能给学生上课。日常活动无明显受限,无言语障碍、性格改变,无幻觉,无肢体僵硬、行动迟缓,无步态不稳、二便失禁。4 年前开始忘记熟悉的电话号码,会把物品的位置放错,需要家人帮忙才能找到;并逐渐开始忘记以前的事情;已无法胜任教师工作,回答学生的提问逐渐出现困难,常常难以记住学生的问题是什么,注意力容易分散。且患者的同事觉得他越发易怒、健忘。2 年前就诊外院,头颅 MRI 示“脑萎缩”,MMSE 26 分,MoCA 22 分,ADL 23 分,考虑“痴呆”,予“安理申每天 5 mg 1 次”治疗,3 个月后,自觉症状无明显改善,自行停药。1 年前外出购物时出现走失,开始忘记某些常用字的写法,没有时间概念,易激惹。既往史、个人史、家族史无殊。

体格检查:发育正常,营养中等,体温:36.3℃,脉搏:每分钟 77 次,呼吸:每分钟 21 次,血压:130/86 mmHg。全身皮肤及黏膜无黄染,未见出血点及瘀斑。心肺及腹部无异常,肝脾未触及。

神经系统体格检查:神志清楚,右利手,语速较快、流利、言语清晰、强迫语言、赘述,读表正常。颅神经阴性。四肢肌力Ⅴ级,四肢肌张力正常,未见不自主运动,双侧深浅感觉对称。四肢腱反射对称存在,双侧病理征阴性,共济可,脑膜刺激征阴性。

辅助检查:具体见下述内容。

(1) 实验室检查:血常规,尿常规,粪常规,肝肾功能,血脂,血糖,电解质,糖化血红蛋白,贫血四项,甲状腺功能,梅毒抗体、HIV 抗体、自身免疫性脑炎相关抗体均无异常。

(2) 神经心理学检查:MMSE 20 分/30 分;MoCA(北京版)16 分/30 分。记忆评估:RAVLT-瞬时 19 分,RAVLT-延迟 0 分。语言评估:RVR 26 分,BNT 21 分。注意力、执行功能评估:DST 8 分。视空间:CDT 3 分。睡眠评估:匹兹堡睡眠质量指数(PSQI)3 分。精神行为评估:NPI 48 分,老年抑郁量表 4 分。生活能力评估:ADL 30 分/80 分。总体认知评估:ADAS-cog 35 分,CDR 2 分,照料者负担量表 58 分。

(3) 影像学检查:头颅 MRI 提示双侧额颞叶萎缩,海马萎缩(MTA 分级 2 级),脑沟弥漫性增宽。

(4) 血浆标志物检测(Simoa 法):Aβ42:3.10 pg/mL,Aβ40:60.74 pg/mL,Aβ42/Aβ40:0.051,P-tau181:4.48 pg/mL。

(5) 基因检测:*APOE* 基因:ε3/ε4 阳性(+)。

【诊断分析】

(1) 病史特点:① 中年男性,隐袭起病,慢性进展;② 明确的认知下降病史,情景记忆障碍突出,病程中出现性格行为改变,影响工作生活;③ 多项认知评分异常:MMSE 20 分、MoCA 16 分,ADAS-cog 35 分等;④ 血浆标志物检测:Aβ42 和 Aβ42/Aβ40 比值均降低,P-tau181 升高;*APOE* 风险基因为 ε3/ε4 阳性;实验室其他血液检查无明显异常;影像学检查:头颅 MRI 提示双侧额颞叶萎缩,海马萎缩(MTA 分级 2 级),脑沟弥漫性增宽。

(2) 定位诊断:根据病史,患者出现记忆力下降、性格及行为异常,查体可见无明显阳性体征,有强迫语言、计算力下降、即刻和延迟回忆下降、执行功能减退,结合影像学结果,考虑定位于高级皮层(边缘系统、颞叶海马、额颞叶皮层)。

(3) 定性诊断:中年男性,慢性进行性病程,明确的认知下降病史,情景记忆障碍突出,后期伴性格行为改变,影响工作生活,结合神经心理评估结果等支持痴呆综合征的诊断。在明确存在痴呆综合征后,依据本例患者起病缓慢,认知功能进行性减退等病史,结合血浆标志物检测结果和 *APOE* 风险基因

阳性以及头颅 *MRI* 提示大脑皮层、颞叶及海马萎缩。诊断为阿尔茨海默病。临床诊断：本例患者符合阿尔茨海默病的 2011 NIA－AA 诊断标准，诊断为阿尔茨海默病，中期，中度。

（4）治疗建议：予多奈哌齐 5 mg 每晚 1 次（逐渐加量至 10 mg 每晚 1 次）联合美金刚 5 mg 每天 1 次（逐渐加量至 10 mg 每天 1 次）治疗，非药物治疗方面；予低盐低脂饮食，适当多摄取核桃等坚果、蔬菜及深海鱼类；鼓励患者在照料者陪同下进行户外运动，参与部分能力范围内的家务劳动，建议患者每日阅读后，记忆感兴趣内容，听收音机，半年后再次评估。

参考文献

陈生弟，2005. 神经病学. 北京：科学出版社.

方雯婷，陈晓春，2021. 重视痴呆防治刻不容缓. 中华神经科杂志，54(3)：179－183.

贾建平，2009. 神经病学. 第 6 版. 北京：人民卫生出版社.

贾建平，王荫华，李焰生，等，2011. 中国痴呆与认知障碍诊治指南（二）：痴呆分型及诊断标准. 中华医学杂志，91(10)：651－655.

贾建平，李妍，2020. 中国痴呆的现状和未来. 中华神经科杂志，53(2)：81－84.

刘军，唐北沙，中华医学会神经病学分会及运动障碍学组，等，2023. 多系统萎缩诊断标准中国专家共识(2022). 中华神经科杂志，56(1)：15－29.

Arvanitakis Z, 2010. Update on Frontotemporal Dementia. Neurologist, 16(1): 16－22.

Beal M F, Lang A E, Luddph A C, 2005. Neurodegenerative Disease: Neurobiology, Pathogenesis and Therapeutics. Cambridge: Cambridge University Press.

Jia L, Quan M, Fu Y, et al., 2020. Dementia in China: Epidemiology, Clinical Management, and Research Advances. Lancet Neurol, 19(1): 81－92.

Livingston G, Huntley J, Sommerlad A, et al., 2020. Dementia Prevention, Intervention, and Care: 2020 Report of the Lancet Commission. Lancet, 396(10248): 413－446.

Querfurth H W, LaFerla F M, 2010. Alzheimers Disease. N Engl J Med, 362(4): 329－344.

第十四章

神经系统发育异常性疾病

第一节 概 述

神经系统发育异常性疾病(developmental diseases of nervous system)也称神经系统先天性疾病。传统的概念是指由于胚胎期特别是妊娠初3个月胎儿神经系统发育处在旺盛期时,受到母体内外环境各种有害因素的侵袭,造成不同程度的发育障碍,导致出生后神经组织及其覆盖的被膜、颅骨、脊柱的各种畸形和功能异常。但不能将神经系统先天性疾病与神经系统遗传性疾病截然分开,据WHO统计,部分神经系统先天性疾病为遗传因素所致。

【病因及发病机制】

病因及发病机制尚未十分清楚。大多数由于先天性因素不容易与后天性因素截然分开,如分娩时的产伤、窒息及新生儿期的代谢紊乱等;且已有先天性缺陷的胎儿也更易受到围产期和产后期不良环境因素的影响,故本组疾病的病因及发病机制非常复杂。致病因素包括以下几个方面。

1. 环境因素　① 感染因素:细菌、病毒、原虫或螺旋体等病原体经过胎盘导致胎儿先天性感染致畸,如风疹病毒、巨细胞病毒、弓形体等可导致先天性心脏病、先天性脑积水等多种先天性畸形;② 物理因素:a. 电离辐射,不仅可诱发生殖细胞发生畸形,还可直接作用于胎儿致畸,以小头畸形最多见;b. 机械因素,子宫内某些机械压迫致使胎儿活动受限,导致先天畸形或变形;c. 缺氧,母亲休克、妊娠初期的全身麻醉、蜕膜不全、高龄初产妇的子宫退行性变可导致胎儿缺氧致畸;d. 其他,温度过高或过低、微波辐射、噪声等对胎儿也可能有致畸作用;③ 药物因素:现已明确对胚胎有致畸作用的药物包括抗癌制剂、抗癫痫药、抗甲状腺药、四环素类及氨基甙类抗生素等;④ 化学因素:包括各种重金属、化工产品及农药可导致胎儿神经系统损伤,出生后表现为智力减退或行为异常;⑤ 其他因素:孕妇自身一些因素,如营养不良、不良嗜好(如抽烟、酗酒)等也可能影响胎儿的正常发育。

2. 遗传因素　最新研究表明遗传因素也是神经系统先天性疾病的重要因素,包括基因与染色体异常,这类异常也可以来自父母遗传变异,也可以是由于放射线或化学物质作用于精子或卵细胞而产生基因或染色体变异。

3. 原因未明　约占60%,推测可能为环境因素与遗传因素的相互作用,如神经管缺陷(neural tube defects, NTD; MIM: 182940),易感基因有*VANGL1*、*VANGL2*、*TBXT*、*CCL2*、*FUZ*基因等。

【分类及临床表现】

神经系统先天性疾病有许多不同的分类方法,如以发病原因或受累组织器官的不同进行分类,但因本组多数疾病病因不明而使分类缺乏系统性。目前,国际上多采用WHO的国际疾病分类法,分为三类:器官形成障碍、组织发生障碍、细胞发生障碍。

1. 器官形成障碍　① 神经管闭合障碍:包括脑膨出、脑膜膨出、无脑畸形、胼胝体发育不良、小脑扁桃体下疝畸形、丹迪-沃克综合征(Dandy-Walker syndrome)、艾卡尔迪综合征(Aicard syndrome)、畸胎瘤等；② 脑憩室和脑分裂障碍：包括视隔发育不良、前脑无裂畸形，前脑无叶无裂畸形、无脑室等；③ 脑沟及脑移行部障碍：包括无脑回、多小脑回畸形、脑裂畸形、脑沟回错乱畸形等；④ 体积发育异常：包括小头畸形、巨头畸形等；⑤ 破坏性病变：包括脑积水性无脑畸形、脑穿通畸形、缺氧、中毒、炎性病变等。

2. *组织发生障碍*　① 神经皮肤综合征：结节性硬化、神经纤维瘤病、脑面血管瘤病、脑视网膜血管瘤病；② 血管性病变；③ 肿瘤性病变。

3. *细胞发生障碍*　① 先天性代谢异常：氨基酸尿症、黏多糖贮积症、脂质沉积病；② 脑白质营养不良；③ 神经元变性；④ 轴索营养不良。

【诊断及鉴别诊断】

根据各种畸形的临床表现和体征，结合生化检查、X线、CT、MRI或病理检查可做出诊断。由于神经系统先天性疾病的临床表现，如脑性瘫痪、脑积水、胼胝体发育不良等，可能是某些神经遗传病或综合征的表型，因此相关基因诊断必须完成。

【治疗】

目前，大多数神经系统先天性疾病尚无有效的治疗，预防及进行产前诊断甚为重要。

第二节　颅颈区畸形

颅颈区畸形（malformation of the craniocervical region）系颅底、枕骨大孔和上段颈椎及此区的脑、脊髓先天性畸形。在胚胎发生学上，神经管在此处闭合最晚，所以易在此区发生先天性畸形，包括颅底凹陷症（basilar invagination）、扁平颅底（platybasia）、小脑扁桃体下疝畸形、寰枕融合、颈椎分节不全、寰枢椎脱位等。以上先天性畸形可单独发生，也可合并存在。

一、颅底凹陷症

颅底凹陷症又称颅底压迹（basilar impression；MIM：109500），是最常见的颅颈区畸形，其特点是颅底骨组织及上段颈椎发育畸形，向颅腔内陷入，导致脑干下部、后组脑神经、颈神经受压或受牵拉而产生的一系列症状。

【病因及发病机制】

根据病因可分两类。① 原发性：为先天性发育异常，如小脑扁桃体下疝畸形、脊髓空洞症（syringomyelia；MIM：186700）、先天性脑积水等；② 继发性：多见于佝偻病、畸形性骨炎（paget disease；MIM：167250）等。这两类疾病除与环境因素有关外，还与遗传因素相关。

【病理】

病理改变表现为寰椎向颅内陷入、枢椎的齿状突高于正常水平而进入枕大孔，枕大孔的前后径缩短，后颅凹及颈椎管上部空间相对狭窄。此外，枕大孔附近的筋膜、韧带和硬脑膜增厚粘连，呈束带状压迫或牵拉神经组织及血管。

【临床表现】

颅底凹陷症多起病于青少年或成年期，隐袭起病，缓慢进展，可因头部突然用力等外部因素诱发症状。神经系统症状体征依受累部位而异：① 后组脑神经，因脑干移位牵拉或蛛网膜粘连，出现声音嘶哑、吞咽困难、舌肌萎缩等后组脑神经受损的症状；② 延髓及上颈髓，髓内长传导束受损则可表现四肢无力或瘫痪、感觉障碍、括约肌功能障碍等；③ 颈神经根，由于畸形骨质的刺激和压迫，可出现颈部疼痛及活动受限，一侧或双侧上肢麻木、无力、肌萎缩;④ 小脑,可表现为眼球震颤、共济失调;⑤ 椎-基底动脉,如受压可有供血障碍,表现头晕、视物旋转、恶心、呕吐等。同时,此类患者常有短颈、后发际低等特殊外貌表现。

【辅助检查】

头颅 X 线侧位摄片、张口正位 X 线摄片测量枢椎齿状突上移是诊断本病的重要依据,常用的测量方法有:① 硬腭-枕大孔线(chamberlain line),在头颅侧位片上,若齿状突高于硬腭后缘至枕骨大孔后缘的连线上 3 mm,即可诊断颅底凹陷症;② 硬腭-枕骨线(Mc Gregor line),在头颅侧位片上,若齿状突高于硬腭后缘至枕骨最低点的连线上 9 mm,即可诊断颅底凹陷症。CT 和 MRI 也能发现颅底凹陷征象及脑积水等异常征象,特别是后者为重要的辅助检查。

【诊断及鉴别诊断】

根据临床表现及体征,头颅 X 线、MRI 检查可明确诊断。本病需与后颅窝、枕骨大孔区、上颈段脊髓占位性病变、肌萎缩侧索硬化、颈椎病等鉴别。

【治疗】

手术治疗为唯一选择。适应证为临床症状明显且进行性加重,出现脑脊液循环通路受阻、颅内压增高、X 线摄片提示合并寰枢关节脱位者。如患者症状轻微或无神经症状,即便影像学检查畸形明显也无须治疗,但应嘱患者注意防止外伤以免诱发或加重病情。

二、扁平颅底

扁平颅底是颅前凹、颅中凹及颅后凹的颅底部,特别是鞍背至枕大孔前缘处向颅腔内上凸,使颅底成为扁平,蝶骨体长轴与枕骨斜坡构成的颅底角度变大。单纯的扁平颅底可无临床症状,或仅有短颈、蹼状颈等外貌,诊断主要根据头颅 X 线侧位摄片检查,正常颅底角(鼻根至蝶鞍中心连线与蝶鞍中心至枕大孔前缘连线所成夹角)为 109°~145°,平均 132°,大于 145°有诊断意义。须注意是否并发颅底凹陷症、小脑扁桃体下疝畸形、延髓或(和)脊髓空洞症、颈椎畸形等。单纯扁平颅底无须治疗。

三、小脑扁桃体下疝畸形

小脑扁桃体下疝畸形,又称阿-基二氏畸形(Arnold-Chiari malformation),主要为后颅凹中线结构在胚胎期发育异常,常并发其他颅颈区畸形。

【病因及发病机制】

一般认为畸形发生于胚胎期 3~5 周或妊娠初 3 个月内,后颅凹中线结构原始神经组织过度生长,导致了后颅凹结构下疝,而伴随的枕骨发育不全致后颅凹容积变小,使畸形进一步加重。小脑扁桃体向下异常延伸,疝入枕骨大孔及椎管内,延髓、第四脑室也有不同程度下移,脑干和颈髓上段受压,由于压迫和粘连,可导致梗阻性脑积水;多伴颅底凹陷症、骈胝体发育不良等畸形。生长激素受体(growth hormone receptor, GHR)功能缺陷可能与小脑扁桃体下疝畸形相关。

【临床表现】

本病于婴幼儿期至成年期均可发病,临床表现包括:① 脑神经及颈神经受累症状,表现为面部麻木、声音嘶哑、吞咽困难、颈部疼痛等;② 延髓及上颈髓受压症状,表现为偏侧或四肢运动障碍、感觉障碍、自主神经功能障碍、呼吸困难等;③ 小脑症状,表现为步态不稳、共济失调、眼球震颤等;④ 颅高压症状,表现为头痛、呕吐、视力模糊,眼底检查示视乳头水肿。

依畸形形式及轻重程度,将其分为四型。Ⅰ型(MIM: 118420):小脑扁桃体疝入椎管内,延髓与第四脑室位置正常，偶有延髓轻度下移，不并发脊髓脊膜膨出和中央管发育异常；Ⅱ型（MIM：207950）：小脑扁桃体、下蚓部、延髓、第四脑室疝入椎管内，合并脊髓脊膜膨出，此型最常见；Ⅲ型：表现为Ⅱ型伴有低枕部或高颈部的脊髓脊膜膨出，此型最重；Ⅳ型：仅有严重小脑发育不良，此型罕见。

【辅助检查】

头颅X线片可见后颅凹变小，枕骨大孔扩大，也可显示伴有其他颅颈区畸形；CT、MRI检查常显示脑积水，表现为第四脑室或中脑导水管以上部分的脑室扩张；MRI可清晰显示小脑扁桃体下疝畸形，是诊断本病首选检查方法。

【诊断及鉴别诊断】

根据患者的临床症状和体征，结合头颅X线、CT、MRI等检查，可明确诊断。本病应与颈静脉瘤、小脑肿瘤、颈椎病等疾病鉴别。

【治疗】

对诊断明确、神经系统症状体征进行性加重、梗阻性脑积水、颅压增高者应进行手术治疗，以解除脑疝，缓解对小脑、脑干及颈髓的压迫，重建脑脊液循环通路。

第三节　脑性瘫痪

脑性瘫痪（cerebral palsy，CP），简称脑瘫，是多种原因引起的非进行性运动功能障碍及姿势异常的疾病或综合征。脑瘫是儿童主要致残性疾病之一，我国患病率为（180～400）/10万，国外为（150～250）/10万；临床主要表现为肢体瘫痪和姿势异常。

【病因及发病机制】

本病确切的病因并不清楚，通常为多因素所致，产前、围生期和产后等不同时期各种因素均与脑性瘫痪有关。① 产前因素：包括母亲自身的因素、妊娠期间的外来因素，母亲自身的因素包括患有甲状腺疾病、精神发育迟滞和癫痫等疾病，及曾有流产、生产低体重儿和精神发育迟滞患儿等病史；妊娠期间的外部因素包括感染、出血、外伤、放射线照射等；② 遗传因素：近年来研究发现有20余种神经遗传性疾病致病基因与脑瘫表型相关；③ 围生期因素：早产，出生过程中产伤、出血、缺氧等因素；④ 出生后因素：核黄疸、感染、外伤、颅内出血及脑缺氧等。

【病理】

根据病因的不同，脑性瘫痪主要有四种病理改变。① 早产儿基质（室管膜下）出血：多见于胎龄不足32周的早产儿，位于室管膜下细胞生发基质中，由于胚胎期基质血管壁较薄，又缺乏相应的支持组织，血管较脆弱，脑部发育不完善，调节脑血流量能力较差，因此易造成基质出血；② 脑室旁白质软化：这是发生在皮质支与深穿支分水岭区的白质柱状坏死，它们位于侧脑室的外侧面，并累及视辐射和感觉运动纤维，1/3的基质出血者合并有脑室旁白质软化；③ 缺氧-缺血性损害：由于脑缺氧-缺血性改变所引起神经细胞的损害，从而引起脑缺血和脑坏死，病变多弥漫发生，可见脑白质软化，脑皮质及皮质下萎缩；④ 其他病理改变：包括核黄疸、脑穿通畸形、脑裂畸形等改变。

【临床表现】

脑性瘫痪多在婴幼儿期发病，临床表现多种多样，主要表现为中枢性瘫痪和姿势异常，并常伴有不自主运动，多数患儿有不同程度的精神行为发育迟滞和癫痫发作。根据病因和运动功能异常的性质，脑性瘫痪可分为以下几种类型。

1. 脑性痉挛性双侧瘫痪（cerebral spastic diplegia）　表现为双侧瘫痪，下肢的运动障碍较上肢重，在爬行时婴儿双臂呈正常相互交替姿势向前，但髋部内收，双腿则被拖拉前进；患儿行走延迟，用双侧足尖着地，伴有内收痉挛，呈剪刀步态和马蹄内翻足；体格检查可见双下肢肌张力增高，腱反射亢进和病理征阳性,智力和言语一般不受累。

2. *婴儿偏瘫、截瘫和四肢瘫* 包括以下几种类型: ① 婴儿偏瘫,出生后发病或 4~6 个月以后发病,表现为瘫痪肢体自发运动减少,1 岁前即可发现患侧运动功能异常,行走延迟,患侧肢体缩短,腱反射亢进,可有病理征,1/3~1/2 的患儿在 1~2 岁时有惊厥发作,通常表现为患侧肢体的部分性发作,也可发展为全身性发作,少数有智力障碍;② 痉挛性四肢瘫,脑瘫伴痉挛性四肢瘫(cerebral palsy spastic quadriplegic, CPSQ),包括 CPSQ1、2、3、4、5、6,临床表现通常上肢比下肢重,部分患儿可见严重的肢体痉挛而颈部肌张力减退,通常不能走路,常伴有中至重度智力障碍,婴儿期即可发现患儿运动功能明显落后于正常同龄儿童;③ 痉挛性截瘫。

3. *运动障碍型* 出现不自主的动作,表现为手足徐动、舞蹈症、肌强直、震颤和颤搐等,均为双侧性,紧张时加重,睡眠时消失;通常无锥体束征,惊厥较多见;症状一般在 1 岁后逐渐出现,早期肌张力降低,随年龄增长肌张力逐渐增高;患儿智力障碍一般不严重。

4. *其他* 还有共济失调型、弛缓性瘫痪、先天性延髓麻痹和混合型等表现。

【诊断及鉴别诊断】

根据国内外相关指南与专家共识,脑性瘫痪的诊断主要依据病史和体格检查,缺乏特异性诊断指标。主要依据是: 婴幼儿期出现的中枢性瘫痪;病情稳定,非进行性;可伴有智力减退、言语障碍和不自主运动等异常表现;头颅 CT、MRI 有助于发现脑结构的异常。注意与以下疾病鉴别: ① 遗传性痉挛性截瘫,该病多有家族史,病情缓慢或逐渐进展,故可与脑性瘫痪鉴别;② 先天性肌张力不全,该病无智力障碍,腱反射消失,没有锥体束征可资鉴别。基因诊断有助于诊断与鉴别诊断。

【治疗】

目前尚无治愈办法,提倡早期诊断早期治疗。目前采用的方法主要有: ① 康复治疗,综合采用运动训练、语言吞咽训练、康复物理治疗、矫形支具等多种方法可提高患儿的运动功能、语言功能,改善步态和姿势及生活自理能力;② 药物治疗,根据用药目的可分为营养神经和解除痉挛两类: 营养神经可应用促进脑发育和脑代谢类药物,缓解肌痉挛可口服苯二氮䓬类或巴氯芬等,也可注射 A 型肉毒毒素及巴氯酚鞘注射;另外,合并癫痫者应给予抗癫痫治疗;③ 手术治疗,如选择性脊神经后跟切除术、周围神经选择性部分切断术、颈动脉鞘交感神经网剥脱术等,对关节畸形及肢体痉挛,可行骨关节与肌肉肌腱矫形术。

第四节 先天性脑积水

先天性脑积水(congenital hydrocephalus, CH)也称婴儿脑积水,是指由于脑脊液分泌过多,循环障碍或吸收障碍,导致脑脊液在脑室系统和蛛网膜下腔过多积聚,造成颅内压增高、脑实质萎缩的综合征;患病率为(4~10)/10 万。

【病因及发病机制】

根据脑脊液流通情况,将脑积水分为交通性脑积水(communicating hydrocephalus)和梗阻性脑积水(obstructive hydrocephalus)两类。① 交通性脑积水: 脑室系统和蛛网膜下腔畅通,由于脑脊液分泌过多或吸收障碍引起;② 梗阻性脑积水: 由于脑室系统内的循环通路阻塞引起。

本病的原因很多,脑脊液循环通路障碍引起的梗阻性脑积水最多见,常见原因为: ① 先天性畸形: 中脑导水管狭窄(hydrocephalus due to stenosis of the aqueduct of sylvius, HSAS)、分叉及隔膜形成(丹迪-沃克综合征等)引起的第四脑室正中孔及侧孔闭锁等,多与遗传因素相关;② 炎症粘连: 脑室内炎症、脑膜炎、脑室出血及蛛网膜下腔出血等各种原因引起的蛛网膜粘连,造成导水管和第四脑室出口阻塞;③ 脑室内或邻近部位占位病变: 如肿瘤、血肿、寄生虫等阻塞脑脊液循环通路。

【病理】

本病的病理特征有脑积水、脑水肿、脑血管数量和管径的减少、轴索和传导通路的损害、胶质增生、神经元凋亡等。

【临床表现】

本病多在出生后6个月内出现，最突出的体征是婴儿头颅进行性迅速增大，与全身的发育不成比例。伴骨缝分离，前囟扩大且饱满，头皮静脉怒张，颅骨变薄，叩诊出现“破罐声”（麦克尤恩征）。双眼球向下旋转，而上部巩膜外露，使眼球下半部落到下眼睑下方，称之为“日落征”（setting-sun sign），是先天性脑积水特有的体征。

患儿多有头痛、呕吐、烦躁不安、嗜睡等表现；常有外展神经麻痹，严重患儿可发生视神经乳头水肿及视神经萎缩。四肢常呈痉挛状态、腱反射亢进，以下肢明显，重者可出现去脑强直。

【辅助检查】

1. 头围测量　① 周径：自眉间至枕骨粗隆间；② 前后径：自眉间沿矢状线至枕外粗隆连线的长度；③ 横径：两耳孔经前囟连线。脑积水患儿的上述数值显著增加。

2. 影像学检查　头颅平片示颅腔扩大，颅骨变薄，颅缝分离，前后囟扩大；头颅 CT、MRI 示脑室系统扩大，可伴有颅内先天畸形等。

【诊断及鉴别诊断】

头颅 CT 和 MRI 检查可发现脑室扩大，并可发现颅内先天畸形和脑室系统梗阻部位。根据患儿头颅快速增大、特殊头型、破罐声和日落征等，并结合头颅 CT 或 MRI 检查，即可诊断。应注意与下列疾病鉴别：① 佝偻病，头颅不规则，头颅增大以额部和枕部突出，呈“方颅”，而无颅内压增高的表现；② 巨脑畸形，虽有头颅增大，但无颅高压症状，脑室系统正常。基因诊断有助于诊断与鉴别诊断。

【治疗】

先天性脑积水以手术治疗为主，祛除病因如大脑导水管成形术等；减少脑脊液形成如侧脑室脉络丛切除术；或重建脑脊液循环通路如侧脑室颈内静脉分流术、侧脑室腹腔分流术等。

药物治疗的主要目的是减少脑脊液的总量，减轻症状。首选乙酰唑胺，作用机制是抑制脑脊液分泌。还可选用利尿药如甘露醇、呋塞米等，降低颅内压，减轻症状。

第五节　胼胝体发育不良

胼胝体发育不良（agenesis or dysgenisis of the corpus callosum, AgCC）是胚胎期背部中线发育不良的一种形式，主要包括胼胝体完全缺如、胼胝体部分缺如及胼胝体变薄。根据其发病原因，将其分为原发性胼胝体发育不良和继发性胼胝体发育不良。在新生儿中原发性胼胝体发育不良发病率为 0.3%~0.5%，而在神经系统发育畸形的患儿中约占 2.3%。原发性胼胝体发育不良的发病率具有种族异质性，黑种人群的发病率最高，其次是白种人群，亚洲人群发病率最低。遗传因素是原发性胼胝体发育不良的主要原因。

【病因及发病机制】

胼胝体发育不良的病因尚未完全明确，与多种因素有关：① 遗传因素，胼胝体发育不良是某些遗传性神经系统综合征的表现之一，如安德曼综合征（Andermann syndrome）、梅克尔-格鲁贝尔综合征（Meckel-Gruber syndrome）、门克斯综合征（Menkes syndrome）、阿佩尔综合征（Apert syndrome）、遗传性痉挛性截瘫 11 型（SPG11）等；② 胚胎期缺血、感染等原因：在胎儿第 12~20 周胼胝体由前向后发育，此期间病变如宫内感染、缺血等原因可导致胼胝体部分不发育甚至完全不发育。在胼胝体发育障碍时，许多重要的脑结构发育也存在异常，所以胼胝体发育不良往往伴发其他中枢神经系统畸形，如胼胝体脂肪瘤、丹迪-沃克综合征、艾卡尔迪综合征等。

【临床表现】

胼胝体发育不良多在儿童期发病,临床表现多样,一般单纯胼胝体发育不良没有症状,当合并其他颅脑畸形时才出现症状体征,主要表现为精神发育迟滞、智力减退、癫痫发作、痉挛状态、共济失调等;其他症状和体征包括头痛、颅内压增高、头颅增大、言语障碍、步态不稳等。

【诊断及鉴别诊断】

胼胝体发育不良单靠症状和体征难以诊断,头颅 MRI 是目前诊断胼胝体发育不良的首选方法,主要可见下列异常表现:① 胼胝体部分或完全缺如、变薄,压部失去正常球茎状轮廓;② 侧脑室前角向两侧分离,侧脑室体扩大;③ 第三脑室扩大上移,并向前延伸可达大脑纵裂。基因诊断有助于诊断与鉴别诊断。

【治疗】

目前尚无特殊治疗方法,有症状者可行对症处理,有脑积水者可行分流术。对于继发性胼胝体发育不良,解除继发因素的作用可能会缓解其临床症状;围产期保健、遗传咨询能降低原发性胼胝体发育不良的发病率。

(唐北沙)

思　考　题

1. 神经系统发育异常疾病的概念是什么?其常见病因有哪些?
2. 颅颈区畸形包括哪些畸形?它们的临床表现是什么?
3. 针对脑性瘫痪的病因及发病机制,其防治措施是什么?
4. 先天性脑积水的临床表现有哪些特征?
5. 胼胝体发育不良的临床表现有哪些特征?头颅 MRI 表现有哪些特征?
6. 病例分析

【病史摘要】

患者,女性,38 岁。头痛头晕 5 年,上肢麻木乏力 1 年。患者近 5 年来无明显诱因出现头晕头痛,以头晕为主,偶有视物旋转,耳鸣,感恶心,当地医院诊断“紧张性头痛”,予相应治疗后无明显缓解;近 1 年来出现声音嘶哑,吞咽困难,双上肢麻木乏力,步态不稳,为进一步诊治入住神经内科。

既往史、个人史、家族史无特殊。

神经系统体查:神清,语利,智力正常;颈短,后发际低;眼球活动可,见水平眼球震颤,眼底无异常,声音嘶哑,吞咽困难,舌肌无萎缩;四肢肌力 5 级,肌张力正常,腱反射适中,病理征阴性,龙贝格征闭眼不稳,一字步不稳;双侧 C_2 ~ T_4 皮区痛温觉减退。头颅侧位片示颅底凹陷症,头颅 MRI 示小脑扁桃体下疝畸形(Chiari Ⅰ型)并脊髓空洞症。临床诊断:① 颅底凹陷症;② 小脑扁桃体下疝畸形(Ⅰ型)。经神经外科行枕骨部分切除术及寰椎后弓切除减压术治疗,患者康复出院。

【诊断分析】

(1) 病史特点:成年女性,以头痛头晕、声音嘶哑、吞咽困难、上肢麻木为主要临床特征,伴有共济失调体征,头颅 X 线侧位片示颅底凹陷症,头颅 MRI 示小脑扁桃体下疝畸形(Ⅰ型)并脊髓空洞症,予枕骨部分切除术及寰椎后弓切除减压术后痊愈出院。

(2) 诊断分析:小脑扁桃体下疝畸形又称阿诺德-基亚里畸形,是一种常与颅底凹陷畸形伴发的中枢神经系统发育异常疾病,可于婴幼儿期至成年期间发病,表现后组脑神经及上颈部神经根受累症状体征。该患者表现为头痛头晕,声音嘶哑,吞咽困难,上肢麻木,共济失调;体查可见颈短、后发际低,水平眼球震颤，吞咽困难，龙贝格征闭眼不稳，一字步不稳，双侧 $C_2 \sim T_4$ 皮区痛温觉减退；头颅侧位片示颅底凹陷症，头颅 MRI 示小脑扁桃体下疝畸形（Ⅰ型）并脊髓空洞症；所以颅底凹陷症、小脑扁桃体下疝畸形（Ⅰ型）诊断成立。该患者以头痛头晕起病，症状不典型，易误诊；但如果医师体查时能注意到颈短、后发际低，应能考虑到“小脑扁桃体下疝畸形（Ⅰ型）”可能，可避免误诊为“紧张性头痛”。

参考文献

Arthur M. Mandel, 2021. Pediaric neurology//Louis E D. Merritt's Neurology. 14th edition. Philadelphia: Lippincott Williams & Wilkins.

Golden J A, Bonnemann C G, 2007. Developmental Structural Disorders//Goetz C G. Textbook of Clinical Neurology. 3rd edition. Philadelphia: Elsevier.

Kotagal S, Bicknese A R, Eswara M, et al., 2019. Developmental Disorders//Rosenberg R N. Atlas of Clinical Neurology. 4th editon. Berlin: Springer.

Ropper A H, Samuels M A, Klein J P, et al., 2019. Developmental Diseases of the Nervous System//Ropper A H, Samuels M A, Klein J P, et al. Adams and Victor's Principles of Neurology. 11th edition. New York: McGraw-Hill Medical.

Stephen L, Kinsman and Michael V Johnson. 2019. The Nervous System//Kliegman R M, Geme J S. Nelson Textbook of Pediatrics. 21th. Orlando, Fla: Harcourt.

第十五章

神经系统遗传性疾病

第一节 概 述

遗传性疾病或遗传病(genetic disease)是人的遗传物质在数量、结构或功能上发生改变,干扰了正常的生命活动过程而引起的疾病,也是一类能够通过生殖细胞传递给后代的疾病。遗传性疾病不同于某些先天性疾病(congenital disease)或先天性畸形(congenital malformation),后者是由于胎儿在母亲怀孕期间受到体内外某些物理、化学或生物等致畸因素的影响而引起的疾病。人类遗传学家和医学遗传学家根据遗传物质改变及影响的类型不同,将遗传性疾病分为单基因遗传病(monogenic disorder)、多基因遗传病(polygenic disorder)、染色体病(chromosomal disorder)、线粒体遗传病(mitochondrial disorder)及体细胞遗传病(somatic cell genetic disorder);按孟德尔遗传方式,单基因遗传病可呈常染色体显性遗传(autosomal dominant inheritance, AD)、常染色体隐性遗传(autosomal recessive inheritance, AR)、X连锁显性遗传(X-linked dominant inheritance, XD)、X连锁隐性遗传(X-linked recessive inheritance, XR)及Y连锁遗传(Y-linked inheritance)。在临床工作中,临床医学遗传学家常常将遗传病按主要受累部位所在系统分类,如神经系统遗传性疾病、心血管系统遗传病、消化系统遗传病、血液系统遗传病等。

依据在线人类孟德尔遗传(Online Mendelian Inheritance in Man, OMIM)的信息统计,人类单基因遗传病表型约有6 000余种,涉及4 000余个致病基因;其中,累及到神经系统表型的单基因遗传病或综合征约占60%,以神经系统受累为主要临床表现而归为神经系统遗传性疾病或综合征的单基因遗传病或综合征占10%~15%。神经系统遗传性疾病致残率、致死率高,有害性极大。

【病因及发病机制】

与其他遗传病一样,神经系统遗传性疾病的基因致病突变(gene mutation)形式多种多样,最常见的是单核苷酸变异(single nucleotide variation, SNV),如错义突变(missense mutation)、无义突变(nonsense mutation)、剪接位点突变(splice site mutation)、移码突变(frame-shift mutation),以及缺失突变(deletion)、插入突变(insertion)、重复突变(duplication)、短串联重复变异(short tandem repeat variant)或动态突变(dynamic mutation)等。基因致病突变不仅发生于基因的编码序列中,也可能发生于基因启动子区、UTR区、剪接部位及内含子区等。基因致病突变通过对致病基因一种功能获得(gain-of-function)或功能丧失(loss-of-function)机制或显性负性(dominant-negative)效应而导致疾病的发生;如*FXN*基因编码的共济蛋白定位于线粒体,参与调控线粒体内铁的水平,*FXN*基因致病突变引起共济蛋白功能异常,铁在线粒体内聚集,破坏线粒体功能,导致弗里德赖希共济失调(Friedreich ataxia, FA);遗传性脊髓小脑性共济失调(spinocerebellar ataxia, SCA)部分亚型是由于致病基因编码区内CAG重复序列异常扩增导致编码蛋白内形成异常扩展的多聚谷氨酰胺肽链(polyglutamine, PolyQ),引起编码蛋白的错误折叠,在中枢神经系统和小脑等部位的神经元内形成核内包涵体(intranuclear inclusions, NIs),并且产生选择性细胞毒性作用而引起。在这些SCA亚型的家系中,常出现发病年龄逐代提前,症状逐代加重的现象,称作遗传早现(genetic anticipation),是SCA临床表现特征之一,与CAG重复序列异常扩增的动态突变相关。尽管如此,神经系统遗传性疾病的具体发病机制并不清楚,遗传异质性强。人类基因组全序列测定的完成,标志着现代医学的发展已经进入基因组医学时代(era of genomic medicine),功能基因组学(functional genomics)或后基因组学(post-genomics)、蛋白质组学(proteomics)研究,将为揭示神经系统遗传性疾病的发病机制奠定基础。

【临床表现】

神经系统遗传性疾病可以在新生儿期、婴儿期、儿童期及成年期发病,临床表现异质性明显,但总体包括神经系统的症状体征和神经系统以外的症状体征:① 神经系统症状体征,包括智力发育障碍、痴呆、行为异常、语言障碍、癫痫发作、眼球震颤、肢体瘫痪、运动障碍、共济失调、感觉异常、肌肉萎缩、视觉及听觉障碍等;② 神经系统以外症状体征,包括骨骼畸形、心脏病变、肝脾肿大、皮肤毛发异常、内分泌失调等;③ 特征性症状体征,如肝豆状核变性的角膜色素环、毛细血管扩张性共济失调综合征(ataxia telangiectasia syndrome, ATS)的结膜毛细血管扩张、结节性硬化症的面部血管纤维瘤等。

【诊断及鉴别诊断】

神经系统遗传性疾病的诊断依赖于病史询问、症状体征、辅助检查、影像学检查、系谱分析及特殊的遗传学检查等。系谱分析对神经系统遗传性疾病的诊断是非常重要的,可帮助确定遗传方式,有助于区分单基因遗传病与多基因遗传病,有助于计算遗传咨询个体的患病风险。染色体检查可检出染色体数目异常或结构畸变;基因诊断是利用分子生物学技术方法在DNA或RNA水平对某一基因进行分析,从而对神经系统遗传性疾病进行诊断。

【治疗】

随着现代医学遗传学的迅速发展,神经系统遗传性疾病的发病机制将逐渐被人们所认识。目前,神经系统遗传性疾病的治疗除对症治疗、支持治疗、药物治疗、饮食疗法、康复锻炼、照料护理等外,酶替代治疗、靶向药物治疗、细胞治疗、基因治疗等也逐步进入到临床视野中。遗传咨询、基因诊断、产前诊断对预防神经系统遗传性疾病也是十分重要的。

第二节　遗传性共济失调

遗传性共济失调(hereditary ataxia, HA)是一类以共济运动障碍、辨距不良为突出表现的神经系统遗传变性病,占神经系统遗传性疾病的10%~15%。遗传性共济失调发病年龄可从婴幼儿期到成年期,但以青少年期或成年期多见;遗传形式主要呈常染色体显性遗传,也可呈常染色体隐性遗传、X连锁遗传,散发病例也不少见;临床表现主要有共济失调、辨距不良、构音障碍、眼球震颤、锥体束征、锥体外系征等,还包含非神经系统表现,如骨骼畸形、皮肤改变、心脏受累等;病变主要累及小脑、脑干、脊髓,其他如大脑皮质、基底核、脑神经、脊神经等均可受累。遗传性共济失调的病因和发病机制尚未完全阐明,致病基因突变导致生化缺陷、线粒体功能障碍、DNA修复功能缺陷、蛋白酶体功能障碍等与发病有关。遗传性共济失调类型众多,各类型之间存在交叉重叠和过渡,同一家系中的患者可表现不同表型,不同家系中的患者又可表现同一表型,具有明显的遗传异质性和临床异质性;因此,遗传性共济失调分类分型较困难,Harding分类结合基因型分型被大多数学者接受。

一、脊髓小脑性共济失调

脊髓小脑性共济失调(spinocerebellar ataxia, SCA)是一组最常见的遗传性共济失调,有明显的遗传异质性和临床异质性。本病患病率为(5~7)/10万,多于青少年期和成年期发病,大多数呈常染色体显性遗传,极少数呈常染色体隐性遗传或X连锁遗传,可见散发病例。根据相关研究,本病目前至少可分为80余种基因型,SCA3/马查多-约瑟夫病(Machado-Joseph disease, MJD)是最常见类型,约占50%。本病病因和发病机制尚未阐明,三核苷酸重复序列异常扩增突变与多种基因型相关;病理改变主要在小脑、脑干、脊髓、基底核和大脑皮质等处;临床表现除共济失调外,可伴有眼球运动障碍、锥体束征、锥体外系征、周围神经病和痴呆等。

【分类】

Harding将遗传性共济失调定义一类为常染色体显性遗传小脑性共济失调(autosomal dominant cerebellar ataxia, ADCA):并分为ADCA Ⅰ型,小脑性共济失调伴其他神经系统症状;ADCA Ⅱ型,小脑性共济失调伴视网膜色素变性;ADCA Ⅲ型,"单纯"晚发型小脑性共济失调;另一类为常染色体隐性遗传小脑性共济失调(autosomal recessive cerebellar ataxia, ARCA)。基因诊断有助于脊髓小脑性共济失调基因型分型。

【病因及发病机制】

自1993年Orr等克隆了SCA1型致病基因以来,迄今已有80余种脊髓小脑性共济失调亚型的致病基因被克隆,其中至少有15种脊髓小脑性共济失调亚型与多核苷酸重复序列异常扩增突变相关;如由异常扩展的多聚谷氨酰胺肽链(PolyQ肽链)聚集,引起编码蛋白的错误折叠,在中枢神经系统神经元内形成泛素阳性的细胞核内包涵体,产生选择性细胞毒性作用而致病;这也称为多聚谷氨酰胺疾病,PolyQ病。

【病理】

小脑半球和蚓部萎缩;脑干萎缩,以脑桥及下橄榄核明显;脊髓的颈段和上胸段明显萎缩。镜下可见小脑浦肯野细胞和颗粒细胞数量明显减少,齿状核细胞也可受累;脑桥核、下橄榄核、基底核及脑神经运动核细胞变性脱失;脊髓克拉克(Clarke)柱、脊髓前角细胞和后柱细胞均可受累;小脑白质及三对小脑脚纤维脱髓鞘,橄榄小脑束、桥小脑束、橄榄脊髓束、皮质脊髓束及脊髓小脑束纤维脱髓鞘或轴索变性;神经元胞质内和(或)核内包涵体形成,包涵体呈泛素和异常多聚谷氨酰胺肽链染色阳性。

【临床表现】

多为青少年和成年起病,隐匿起病,进行性加重,直至延髓功能衰竭,最终死于反复肺部感染或延髓功能障碍所致的中枢性呼吸衰竭。有明显的遗传早现现象。首发症状多为进行性步态不稳和/或口齿不清,如共济失调步态、共济失调语言、意向性震颤、眼球震颤、眼肌麻痹、慢眼活动、腱反射亢进、巴宾斯基征阳性、痉挛状态等;可伴有肌萎缩、周围神经病、锥体外系症状、视网膜色素变性和痴呆等。常染色体隐性遗传脊髓小脑性共济失调还可伴有骨骼畸形、心肌受累等非神经系统症状体征。临床上出现慢眼活动、腱反射减弱、帕金森样表现或痴呆常提示为SCA2型;面舌肌搐颤、突眼、严重的痉挛状态或显著的周围神经病常见于SCA3/MJD型;SCA6型则表现为单一的小脑综合征,发病年龄较晚;SCA7型有视网膜色素变性;常染色体隐性遗传脊髓小脑性共济失调1型(SCAR1)/共济失调伴眼动失用症2型(AOA2)有眼球运动障碍;常染色体隐性遗传痉挛性共济失调(ARSACS)有痉挛性共济失调。

【辅助检查】

头颅CT和MRI可发现小脑和(或)脑干萎缩。SPECT或PET检查可提示局部脑缺血改变和氧代谢变化,如小脑、脑干、颞顶叶等区域。肌电图、诱发电位、眼震电图检查可确认病变损害部位及程度。国际协作共济失调评定量表(international cooperative ataxia rating scale, ICARS)和共济失调等级量表(scale for assessment and rating of ataxia, SARA)等评分量表检查能较客观地评价患者的病情严重程度。

【诊断及鉴别诊断】

根据国内外相关指南与专家共识,依据阳性家族史、临床表现、头颅CT或MRI检查可做出临床诊断。基因突变检测有助于诊断和分型。SCA 基因型分型。

【治疗】

目前,本病病因治疗有待研发。除对症、支持治疗外,常用药物有毒扁豆碱、胞二磷胆碱、辅酶 Q_{10}、5-羟色氨酸、组蛋白去乙酰化酶抑制剂、左旋多巴、巴氯芬等;扩张脑血管药物治疗可有短暂的疗效。除药物治疗外,高压氧、康复治疗、照料护理等可使症状体征减轻或减缓病情进展或增强日常生活自理能力,如按摩、针灸、理疗等,及言语、吞咽、步态训练等。靶向药物治疗、细胞治疗及基因治疗有望进入临床。

拓展阅读:遗传性共济失调(HA)的遗传方式致病基因

二、弗里德赖希共济失调

弗里德赖希共济失调(Friedreich ataxia, FRDA; MIM: 229300),也称少年脊髓型共济失调,是国外最常见的遗传性共济失调之一,国内罕见;患病率为(2~4)/10 万,呈常染色体隐性遗传,隶属常染色体隐性遗传小脑性共济失调。本病多于少年期发病,病情呈进行性发展;主要临床特征包括进行性姿势和步态的共济失调、构音障碍、腱反射消失、深感觉丧失等神经系统症状体征,及心脏受累、骨骼畸形等非神经系统症状体征。病理改变主要累及脊髓后索、侧索、小脑和大脑。

【病因及发病机制】

Campuzano 等(1996 年)克隆了本病的致病基因——*FXN* 基因,该基因编码共济蛋白,是一种线粒体蛋白,能调节线粒体铁的内流和外流,使线粒体内铁和自由基的浓度维持在较低的水平,防止氧化应激。*FXN* 基因的 GAA 三核苷酸重复序列异常扩增突变干扰了转录和转录后的加工,导致共济蛋白的量减少,铁不能被有效地运输或利用,迅速发生氧化损伤,线粒体受损,使细胞发生凋亡。

【病理】

脊髓萎缩以颈段明显,也可见小脑萎缩。镜检发现轴索变性、髓鞘脱失、胶质细胞增生的改变主要在脊髓后索中的薄束、楔束及侧索中的皮质脊髓束、脊髓小脑束、脊神经节、后根及脊神经;克拉克柱细胞消失,脊髓前角细胞基本完好。神经系统组织以外可见心肌肥厚、结缔组织增生、心肌细胞内铁沉积、骨骼畸形等改变。

【临床表现】

多于儿童期或青少年期发病,隐袭起病,逐渐进展。首发症状为行走及站立不稳、易于跌倒,继而出现上肢运动不协调、动作笨拙、意向性震颤、爆发性言语或视听力减退等。神经系统检查可见眼球震颤,眼球运动障碍,肢体肌张力低,膝、踝反射消失,振动觉和位置觉减退或消失,指鼻试验、跟-膝-胫试验和龙贝格征阳性;后期可出现锥体束征,肢体肌肉萎缩和感觉异常。60%~80%患者伴有脊柱侧弯、弓形足等骨骼畸形,50%~75%患者有心肌肥厚、心脏杂音等,10%患者可伴有糖耐量异常或糖尿病。

【辅助检查】

约 2/3 患者心电图异常,常见 T 波倒置,也可见心律失常。超声心动图检查多见左心室肥厚。约 1/10 患者血糖或糖耐量异常。几乎所有患者体感诱发电位检查可见中枢和周围神经传导异常;脑干诱发电位、视觉诱发电位也可见异常改变。MRI 检查可见脊髓萎缩,以颈段明显;还可见小脑萎缩。

【诊断及鉴别诊断】

临床诊断依据: ① 青春期发病,一般多在 30 岁前发病;② 进行性躯干及四肢共济失调;③ 膝、踝反射消失;④ 晚期逐渐出现锥体束征、振动觉及关节位置觉减退等;⑤ 可伴有脊柱侧凸、弓形足等骨骼畸形,肥厚性心肌病及糖尿病等;⑥ 可出现远端肌萎缩、视神经萎缩、白内障等。基因诊断是金标准,GAA 三核苷酸重复序列异常扩增次数大于 66 次可诊断弗里德赖希共济失调。需与伴维生素 E 缺乏性共济失调、遗传性运动感觉神经病等疾病鉴别。

【治疗】

本病治疗包括对症治疗、支持治疗、康复理疗、照料护理等。胞二磷胆碱、毒扁豆碱、磷脂酰胆碱、血管扩张药等药物可能有一定疗效。对骨骼畸形患者可考虑手术治疗。伴有糖尿病患者,可给予胰岛素等降糖药物治疗。骨化三醇已初步被证实可用于缓解患者的神经系统症状。靶向药物治疗,如伐替苯醌有望进入临床。

三、毛细血管扩张性共济失调综合征

毛细血管扩张性共济失调综合征(ataxia-telangiectasia, AT; MIM: 208900)又称路易斯-巴尔综合征,呈常染色体隐性遗传,发病率为(0.25~0.3)/10 万。本病是一种累及神经、血管、皮肤、单核巨噬细胞系统和内分泌系统的原发性免疫缺陷病;临床表现为婴幼儿期发病的共济失调,眼球结膜和面部皮肤毛细血管扩张,反复发作肺部感染,对射线极其敏感,易患癌症等。

【病因及发病机制】

本病发病与 DNA 损伤/断裂的异常过程、细胞周期关卡缺陷、应激-应答通路激活缺陷、淋巴细胞丝裂原应答缺陷等相关,这些缺陷可造成遗传不稳定性、细胞免疫障碍、易患癌症和对射线损伤的 DNA 修复能力下降等。Schiloh 及 Savitsky(1995 年)克隆了本病致病基因——*ATM* 基因,该基因编码磷脂酰肌醇 3-激酶(phosphatidylinositol 3-kinase, PI3K),参与 DNA 损伤修复,能阻止细胞凋亡,控制免疫细胞对抗原的反应等。*ATM* 基因致病突变可导致 DNA 损伤修复等相关功能障碍而致病。

【病理】

小脑弥漫性萎缩。镜下可见浦肯野细胞、齿状核细胞、星形细胞和篮状细胞脱失,小脑白质轴突减少;脊髓后索和脊髓小脑束严重脱髓鞘,后柱细胞轴突消失。可伴胸腺缺失或发育不良,缺乏哈索尔小体,皮髓质分界不清,淋巴细胞数量减少,上皮样细胞增多。

【临床表现】

1. 神经系统症状　首发症状为婴儿期出现的进行性共济失调,肌张力低下,指鼻试验不准,快速轮替试验笨拙,龙贝格征阳性;伴舞蹈样动作、手足徐动、肌张力障碍;约 1/3 患儿出现智力发育障碍、身体发育迟滞。

2. 皮肤症状　毛细血管扩张是另一突出的特征,多发生于 3~6 岁,最先出现于球结膜;皮肤和毛发的早老性改变亦很明显,如皮下脂肪减少或消失,皮肤菲薄、干燥等。

3. 呼吸道感染　患儿极易发生不同程度的呼吸道感染,如反复发作的慢性鼻炎、副鼻窦炎、气管炎和肺炎,感染迁延不愈,抗生素疗效较差。

4. 伴发肿瘤倾向　约 1/2 患儿伴发肿瘤,最多见为恶性淋巴瘤,其次为淋巴细胞性白血病,颅内胶质瘤也常见;*ATM* 基因杂合子携带者也易患癌症。

5. 其他　可见身高体重发育迟缓(可呈侏儒症)、性腺、胸腺发育不良等。

【辅助检查】

血清 AFP 明显升高,是本病的特征之一;低丙种球蛋白血症,血清 IgA、IgE、IgG 减少,淋巴细胞数量减少及功能异常,血清糖耐量试验异常;染色体检查可见易位、倒位、断裂等异常;头颅 CT 或 MRI 显示小脑萎缩。

【诊断及鉴别诊断】

根据临床表现特征和辅助检查可诊断本病,基因诊断有助于临床诊断并可发现携带者。需与弗里德赖希共济失调、脑视网膜血管瘤病、哈特纳普病等疾病鉴别。

【治疗】

目前暂无病因特效治疗，主要是对症治疗，改善机体免疫状态，增加抗感染能力，积极控制感染，避免接触放射性物质及强阳光刺激等。提高机体免疫力可采用胸腺肽、转移因子、新鲜成分血、免疫球蛋白等。

第三节　遗传性痉挛性截瘫

遗传性痉挛性截瘫(hereditary spastic paraplegia, HSP 或 SPG)是一组具有明显临床和遗传异质性的神经系统遗传性疾病，患病率为(2~9.6)/10 万，临床主要表现为进行性双下肢痉挛性无力、剪刀步态，病理改变表现为双侧皮质脊髓束的轴索变性和(或)脱髓鞘。按遗传方式不同又可分为常染色体显性遗传、常染色体隐性遗传和 X 连锁隐性遗传。

【病因及发病机制】

已发现本病有 80 余个致病基因和相关位点。研究发现，如 atlastin 蛋白是 GTP 酶家族成员，在囊泡转运中有重要作用；spastin 蛋白是 AAA 蛋白家族成员，在蛋白复合物装配、分解和功能上起分子伴侣作用；paraplegin 蛋白位于线粒体内，参与线粒体正常功能。

【病理】

病理特征是皮质脊髓束和后索的轴索变性，以胸段为主；脊髓小脑束和脊髓丘脑束损害较轻，脊髓前角细胞、巨锥体细胞、基底节、脑干、小脑、视神经等也可受累。

【临床表现】

多于儿童期或青少年期发病，临床主要表现为缓慢进展的双下肢痉挛性无力伴僵硬，行走困难，易摔跤；可伴有精神发育迟滞、共济失调、锥体外系症状、周围神经病损、视神经萎缩、视网膜色素变性等症状；双下肢肌张力增高，腱反射活跃、亢进，膝、踝阵挛阳性，巴宾斯基征阳性，剪刀步态。根据 Harding 标准，本病可分为单纯型和复杂型。单纯型仅表现为进行性双下肢痉挛性无力，按发病年龄可分为Ⅰ型和Ⅱ型，Ⅰ型于 35 岁前发病，肌张力增高明显，行走困难严重；Ⅱ型于 35 岁后发病，感觉障碍和括约肌障碍明显。复杂型除痉挛性截瘫外，常合并脊髓外受损症状体征。

【辅助检查】

胸段脊髓 MRI 可见脊髓萎缩，头颅 MRI 可有胼胝体发育不良或大脑半球白质病变。痉挛性截瘫评分量表(the spastic paraplegia rating scale, SPRS)有助于痉挛状态的评估。

【诊断及鉴别诊断】

根据国内外指南与专家共识，依据进行性双下肢肌张力增高和无力、阳性家族史、头颅与胸髓 MRI 检查，可做出诊断；基因诊断为金标准。需与运动神经元病、脊髓压迫症、视神经脊髓炎谱系疾病、脑瘫等相鉴别。SPG 基因型分型。

拓展阅读：遗传性痉挛性截瘫（HSP）的遗传方式、致病基因

【治疗】

目前本病病因治疗有待进一步研究，抗肢体痉挛状态治疗可选用巴氯芬、乙哌立松、奥昔布宁、地西泮、氯硝西泮等。肌腱松解术、理疗、针灸等方法也可以减轻肌肉痉挛，改善行走困难。

第四节　腓骨肌萎缩症

腓骨肌萎缩症(Charcot-Marie-Tooth disease, CMT)，又称遗传性运动感觉性神经病(hereditary motorsensory neuropathy, HMSN)，是遗传性周围神经病中最常见的类型之一，患病率约为 40/10 万，多呈常染色体显性遗传，少数呈常染色体隐性遗传或 X 连锁遗传。CMT 多于儿童期或青少年期起病，主要表

现为进行性四肢远端肌萎缩、肌无力和腱反射减退或消失。依据病理和电生理特点可分为三型：脱髓鞘型(CMT1 型)，神经传导速度显著减慢(正中神经运动传导速度<每秒 38 m)，神经活检示广泛的节段性脱髓鞘和髓鞘增生形成洋葱球样结构；轴突型(CMT2 型)，神经传导速度正常或轻度减慢(正中神经运动传导速度>每秒 38 m)，神经病理示轴突变性；中间型(ICMT 型)，节段性脱髓鞘及轴索变性共存(正中神经运动传导速度在每秒 25～45 m)。

【病因及发病机制】

发病机制尚不十分清楚。主要致病基因包括 *PMP22* 基因、*MPZ* 基因、*SORD* 基因、*GJB1* 基因等，有 70 余种基因型。已明确的致病基因与轴索、髓鞘的结构和功能维持有关，如 *PMP22* 基因编码的周围神经髓鞘蛋白 22－PMP22 蛋白与维持髓鞘结构的完整性、调节细胞周期等细胞功能相关；*MPZ* 基因编码的周围神经髓鞘蛋白 MPZ 蛋白，是一种跨膜黏附蛋白，与髓鞘板层相连保持髓磷脂的稳定相关；*SORD* 基因编码山梨糖醇脱氢酶，与葡萄糖和鞘脂类代谢相关；*GJB1* 基因编码髓鞘间隙连接蛋白，与髓鞘的结构和功能相关。

【病理】

周围神经对称的节段性脱髓鞘和(或)轴索变性；伴周围神经髓鞘再生，施万细胞增生与修复，形成“洋葱球样”改变；肌纤维束萎缩，间质胶原纤维增生伴玻璃样变。

【临床表现】

常于儿童期或青少年期发病，隐袭起病，逐渐进展。CMT1 型发病年龄较早，CMT2 型发病年龄较晚。临床最初表现为双下肢无力，足背伸、趾屈活动无力，行走呈跨阈步态；数年后发展至上肢。体查见双下肢远端肌萎缩，肌萎缩多止于大腿下 1/3 处，呈倒香槟酒瓶状，或称“鹤腿”；上肢表现手部骨间肌和大小鱼际肌无力和萎缩，出现爪型手或猿手畸形，肌萎缩一般不超过肘关节；腱反射减弱或消失，特别是踝反射通常消失；可出现末梢型感觉障碍及自主神经功能障碍；多伴有弓形足、马蹄内翻足畸形。

【辅助检查】

神经传导速度检查：CMT1 型患者的神经传导速度显著减慢(正中神经运动传导速度<每秒 38 m)，CMT2 型神经传导速度减慢不明显(正中神经运动传导速度>每秒 38 m)。CMT1 型患者神经活检示广泛的节段性脱髓鞘和髓鞘增生形成“洋葱球样”改变；CMT2 型神经活检示轴突变性。部分患者的脑干诱发电位和视觉诱发电位异常，头颅 MRI 有白质病变。

【诊断及鉴别诊断】

根据国内外指南与专家共识，依据临床表现、阳性家族史、电生理检查、神经活检等，可做出诊断。基因诊断为金标准。需与远端型肌营养不良、慢性进行性远端型脊肌萎缩症和慢性炎症性脱髓鞘性多发性神经病(chronic inflammatory demyelinating polyradiculoneuropathy，CIDP)等相鉴别。CMT 基因型分型。

【治疗】

目前暂无病因特效治疗，主要是对症治疗、支持治疗、康复锻炼、照料护理等。“鸡尾酒”疗法，如补充大量 B 族维生素、给予周围血管扩张剂等，可能有一定作用。靶向治疗药物，如 PXT3003 可望进入临床。足畸形者行矫形术可改善症状。

第五节　神经皮肤综合征

神经皮肤综合征(neurocutaneous syndrome，NCS)又称斑痣性错构瘤(phakomatoses)，是一类源于外胚层的组织和器官发育异常的疾病。该类疾病可同时累及皮肤和神经系统，也可累及心、肺、骨骼等器官，表现为多系统、多器官的形态和功能异常。皮肤改变是诊断神经皮肤综合征的重要线索，其特征性的皮肤损害有助于早期诊断。神经系统症状多表现为智力发育异常、癫痫、偏瘫和共济失调等，结合皮肤损害有助于临床诊断。目前已发现的神经皮肤综合征有40余种，本节主要介绍神经纤维瘤病、结节性硬化、脑面血管瘤病和脑视网膜血管瘤病等。

一、神经纤维瘤病

神经纤维瘤病(neurofibromatosis, NF)是一种神经遗传病，呈常染色体显性遗传，患病率为(4~30)/10万。本病主要表现为多发性神经纤维瘤、皮肤异常色素斑等。根据临床表现和致病基因位点的不同，可分为NF Ⅰ型(MIM：162200)、NF Ⅱ型(MIM：101000)和神经鞘瘤病(schwannomatosis, SWNTS; MIM：162091、615670)。NF Ⅰ型在临床上较为常见，多表现为皮肤咖啡牛奶斑和周围神经纤维瘤等，约占NF的90%。而NF Ⅱ型相对较少见，表现为中枢神经纤维瘤或听神经纤维瘤。神经鞘瘤病，也称NF Ⅲ型，是周围神经多发性神经鞘瘤，为良性肿瘤。

【病因及发病机制】

NF Ⅰ型致病基因是一种肿瘤抑制基因，编码神经纤维肽(neurofibromin)，与鸟苷三磷酸酶激活蛋白有高度的同源性，具有调控细胞增殖与分化的功能；若*NF1*基因致病突变会导致细胞增殖、分化异常而发病。NF Ⅱ型致病基因亦是一种肿瘤抑制基因，编码施万膜蛋白参与多种细胞活动，具有调节细胞生长的功能；*NF2*基因致病突变会使得细胞分化、生长失控而发病。神经鞘瘤病致病基因为*SMARCB1*基因和*LZTR1*基因；*SMARCB1*基因致病突变多数是新生突变，*SMARCB1*基因位于*NF2*基因的着丝粒端，两者关系密切，常发现其肿瘤中有*NF2*基因致病突变或杂合性丢失；*LZTR1*基因致病突变可导致泛素-蛋白酶体途径障碍，并可能与细胞自噬有关。

【病理】

病理特点为分布于脊神经、脑神经、皮肤及皮下神经的多发性神经纤维瘤，以及表皮基底细胞层内黑色素沉积而致的皮肤色素斑。神经纤维瘤由梭形细胞排列组成，肿瘤大小不一，与神经鞘膜紧密连接。

【临床表现】

发病年龄多在儿童期、青少年期或成年期，前者以NF Ⅰ型多见，而后者以NF Ⅱ型多见。

1. *神经系统症状*　表现有以认知功能缺陷为特征的智力损害；约50%患者由于周围或中枢神经系统肿瘤压迫而引起疼痛或肢体活动障碍，也可引起颅高压、癫痫及脊髓压迫等症状；颅内肿瘤以一侧或双侧听神经瘤最为常见，多见于NF Ⅱ型；视神经受累多见于NF Ⅰ型；椎管内肿瘤可表现为单个或多个神经纤维瘤、脑脊膜瘤等，而周围神经系统肿瘤以马尾好发，多无明显症状，一旦发生恶变，可引起剧烈疼痛；部分患者还可合并有脑脊膜膨出、脊髓空洞症等。

2. *皮肤症状*　几乎所有患者在出生时均可出现皮肤咖啡牛奶斑，形状及大小不一，边缘不规则，不高出皮肤平面，好发于躯干非暴露部位，在青春前期有6个或6个以上直径>5 mm的咖啡牛奶斑(青春期后直径>15 mm)应高度怀疑本病；部分患者在腋窝、躯干部、腹股沟等处可出现雀斑，对该病也有诊断价值；皮肤或皮下神经纤维瘤分布于躯干部，数目不定，大小不等，质软，常沿神经分布；纤维软瘤常固定或有蒂，质地柔软且有弹性，浅表神经纤维瘤扪之有结节感，可伴有压痛及放射性痛或感觉异常；由于神经干及其分支的弥漫性神经纤维瘤形成丛状纤维瘤，常伴有局部皮肤和皮下组织的大量增生而称为神经纤维性象皮病。

3. *眼部症状*　眼睑可见软瘤或丛状神经纤维瘤，眼眶可扪及肿块，裂隙灯下可见虹膜有粟粒状橙黄色圆形小结节，称Lisch结节，是一种错构瘤，随着年龄的增长而数目有所增加，在20岁以上患者均可出现,为 NF Ⅰ型所特有。

4. 其他症状　部分患者合并有先天发育异常或肿瘤压迫而引起的器官病变,如脊柱畸形、颅骨畸形和颅底凹陷等;少数患者合并内脏神经纤维瘤如心、肺、肾上腺及腹膜后多发性神经纤维瘤。

【辅助检查】

X 线检查有助于发现各种骨骼畸形,CT、MRI 检查可发现中枢神经系统肿瘤。脑干诱发电位对听神经瘤有较高诊断价值。皮肤或皮下结节神经系统肿瘤活检有助于明确诊断。

【诊断及鉴别诊断】

根据国内外相关指南与专家共识,依据皮肤下神经纤维瘤、皮肤咖啡牛奶斑、阳性家族史、CT 或 MRI 检查、脑干诱发电位等可做出临床诊断。组织病理活检、基因检测可明确诊断与分型。需与结节性硬化、脊髓空洞症等相鉴别。

【治疗】

治疗原则:对症治疗、手术治疗、支持治疗、康复锻炼、疾病管理。加强疾病管理,通过早期识别和干预措施来减少或缓解并发症。通过教育培训、行为矫正、心理治疗和药物治疗等改善认知功能障碍。对于中枢或周围神经纤维瘤引起的症状可以实施手术治疗。靶向药物治疗,如依维莫司、贝美替尼等。

二、结节性硬化症

结节性硬化症(tuberous sclerosis, TS),又称布尔尼维利(Bourneville)病,呈常染色体显性遗传,患病率为(0.5~10)/10 万,可导致多器官、多系统受损,故亦称结节性硬化症候群(tuberous sclerosis complex, TSC)。典型临床表现为面部血管纤维瘤、癫痫和智力发育障碍。

【病因及发病机制】

根据致病基因可分为两型:TSC1(MIM:191100)、TSC2(MIM:613254)。*TSC1* 基因和 *TSC2* 基因均为肿瘤抑制基因,分别编码错构瘤蛋白和结节蛋白。结节蛋白与鸟苷三磷酸酶激活蛋白高度同源,并且与错构瘤蛋白相互作用,共同参与调节细胞增殖。*TSC1* 基因和 *TSC2* 基因致病突变可导致细胞分化与增殖功能障碍。

【病理】

脑部的病理改变主要表现为神经胶质增生性硬化结节,呈灰白色、质硬,常位于侧脑室前角室管膜下,也见于大脑皮质、基底核、小脑、脑干和脊髓中。镜下可见结节内结构紊乱、神经胶质细胞增生,伴有钙化沉着。面部血管纤维瘤由增生的结缔组织和血管组成。

【临床表现】

多见于儿童期发病。

1. 神经系统症状　表现有癫痫样发作和智力发育障碍。80%~90%患者有癫痫样发作,发作形式多样,初始表现为婴儿痉挛样发作,后转为复杂部分性或全身性强直-阵挛性发作;部分患者伴有违拗、固执、呆滞等性格改变及智力发育障碍;少数患者可伴有肌张力障碍、肢体瘫痪、共济失调等。

2. 皮肤症状　面部血管纤维瘤为本病所特有的体征,是由血管和结缔组织组成,颜色呈红褐色或与皮肤色泽一致,隆起于皮肤,呈丘疹状或融合成小斑块状,表面光滑,无渗出或分泌物,遍布于鼻唇沟周围,呈"蝴蝶状",见于 80%~90%患者。另外,约 90%患者出生时即可出现皮肤色素脱失斑(又称桉树叶斑);20%~50%的患者可出现鲨鱼皮样斑,见于躯干或背部;约 20%的儿童患者有多发性指(趾)甲纤维瘤,约 88%的成年患者可见多发性指(趾)甲纤维瘤。

3. 其他症状 30%～60%的患者有视网膜和视神经胶质瘤；可伴有其他内脏损害，常见肾肿瘤和囊肿，其次为心脏横纹肌瘤、肺癌或甲状腺癌。

【辅助检查】

CT或MRI检查可发现侧脑室、大脑皮质、小脑结节和钙化，及肾脏等器官组织出现实质性病变。

【诊断及鉴别诊断】

根据国内外相关指南与专家共识，依据典型临床表现、阳性家族史、CT或MRI检查可做出临床诊断。需与脑囊虫病、脑面血管瘤病等相鉴别。

【治疗】

治疗原则：对症治疗、手术治疗、支持治疗、康复锻炼、疾病管理。对症治疗包括抗癫痫、降颅压、心理治疗等；抗癫痫药物治疗无效时，手术切除大脑皮质和皮质下结节可使部分患者暂时缓解抽搐症状；面部血管纤维瘤可采用液氮冷冻或激光等治疗方法。靶向药物治疗，如依维莫司和西罗莫司。

三、脑面血管瘤病

脑面血管瘤病（encephalo facial angiomatosis），又称斯德奇-韦伯综合征（Sturge-Weber syndrome；MIM：185300），多为散发病例，部分呈常染色体显性或隐性遗传。临床主要表现面部三叉神经分布区域内有不规则血管斑痣、癫痫样发作、偏瘫、智力发育障碍、青光眼等。

【病因及发病机制】

致病基因为*GNAQ*基因，编码鸟嘌呤核苷酸结合蛋白，脑面血管瘤病可能由*GNAQ*基因体细胞嵌合突变导致，其累及部位取决于受累胚胎发育的阶段。脑面血管瘤病发生在胚胎发育的不同阶段，外胚层及中胚层结构有不同程度的发育障碍，导致皮肤、软脑膜、硬脑膜及颅骨的血管系统发育异常；表现为：① 面部血管瘤，为毛细血管扩张；② 软脑膜的血管瘤，通常发生于面部血管瘤同侧的顶枕区，病变部位脑膜增厚，血管瘤下的脑皮质萎缩、钙化、胶质增生。

【临床表现】

1. 神经系统症状 约90%患者有癫痫样发作，多为面部血管瘤对侧肢体部分性发作，全身性发作较少见，偶有复杂部分性发作；30%～50%的患者有对侧肢体轻瘫；部分患者有智力发育障碍，如精神不集中、记忆减退、语言障碍、行为改变等。

2. 皮肤症状 皮肤血管瘤一般出生后即可出现，呈红葡萄酒色或紫红色扁平血管痣，压之不褪色，多为单侧，也可双侧，常沿三叉神经第Ⅰ支范围分布，偶可累及Ⅱ、Ⅲ支分布区；严重者可累及面、颈部及躯干，少数可累及口腔黏膜，其分布不随年龄增长而改变。

3. 眼部症状 36%～70%的患者可出现眼部疾患，如青光眼、偏盲、角膜血管翳、晶状体混浊、视网膜血管瘤等。

【辅助检查】

CT、MRI检查可显示皮质萎缩及钙化，可见软脑膜血管瘤。

【诊断】

根据典型的临床表现、CT或MRI检查，可做出临床诊断。基因诊断为金标准。

【治疗】

治疗主要为对症治疗，包括控制癫痫发作、治疗青光眼、预防血管出血等；面部血管瘤可行整容手术或激光治疗。靶向药物如西罗莫司有望进入临床。

四、脑视网膜血管瘤病

脑视网膜血管瘤病(retino-cerebellar angiomatosis),又称冯希佩尔-林道(Von Hippel-Lindau)综合征(Von Hippel-Lindau syndrome; MIM: 193300),是一种以小脑的血管母细胞瘤伴发视网膜血管瘤为特征的神经遗传病。

【病因及发病机制】

本病呈常染色体显性遗传,致病基因为 *VHL* 基因,是一种肿瘤抑制基因,该基因杂合突变引起视网膜小脑血管瘤病。研究表明,*CCND1* 基因也可能与本病发病相关。50%~70%患者有视网膜血管瘤,常伴有小脑、延脑、脊髓血管瘤,小脑血管瘤通常位于一侧小脑半球,多数位于小脑蚓部或第四脑室底部,幕上者罕见。也可伴有肝、肾、胰囊肿或肿瘤,肿瘤可出现炎症、出血、钙化等病理改变。

【临床表现】

发病年龄为 20~30 岁。常见症状有眩晕、呕吐、头痛、视乳头水肿等颅高压症状,伴眼球震颤、共济失调等;视网膜血管瘤常位于视网膜周边部,多为单发,1/3 患者双眼发病,表现为视力下降、视网膜出血,甚至失明;部分患者有皮肤色素痣、咖啡牛奶斑等,少数可伴有肝、肾、胰囊肿或肿瘤。

【诊断】

CT、MRI 可显示小脑实质囊性病灶伴壁结节强化,结合临床表现可做出诊断。基因诊断是金标准。

【治疗】

对症支持治疗,可行外科手术切除小脑血管瘤,早期手术治疗预后较好。

第六节　脑白质营养不良

脑白质营养不良(leukodystrophies)是一组神经遗传病,主要累及中枢和周围神经系统,呈进行性发展,共同的发病基础是遗传缺陷导致脂质代谢及髓鞘成分异常。

一、肾上腺脑白质营养不良

肾上腺脑白质营养不良(adrenoleukodystrophy, ALD; MIM: 300100)是一种常见的过氧化物酶体病,呈 X 连锁隐性遗传。男性发病率为 5/10 万,临床主要表现为认知功能障碍、精神行为异常、痉挛性瘫痪、共济失调等。

【病因及发病机制】

本病的致病基因为位于 Xq28 上的 *ABCD1* 基因(ATP -结合盒的亚族 D1),编码过氧化物酶体浆膜上的运输蛋白——肾上腺脑白质营养不良蛋白(adrenomyeloneuropathy protein, ALDP)。*ABCD1* 基因缺陷导致 ALDP 功能异常,过氧化物酶体对极长链脂肪酸(very long chain fatty acids, VLCFA)的过氧化出现障碍,引起 VLCFA 在脑、肾上腺皮质和其他部位异常沉积。

【病理】

病理特点为脱髓鞘病灶内存在气球样巨噬细胞形成、血管周围单核细胞浸润及钙沉积。电镜下可见巨噬细胞、胶质细胞内存在特异性的板层状胞浆包涵体。

【临床表现】

本病临床表现多样，可分为儿童脑型、青少年脑型、成人脑型、肾上腺脊髓神经病型、艾迪生(Addison)型、无症状型和杂合子型等。儿童脑型主要见于4~10岁的儿童，早期表现为行为异常、学习成绩下降，随病情进展逐渐出现痉挛性瘫痪、构音障碍和吞咽障碍、皮质盲、共济失调和艾迪生综合征(呕吐、嗜盐、皮肤色素沉着)等临床表现。青少年脑型、成人脑型也表现上述临床症状。肾上腺脊髓神经病型主要见于青少年和成人，较脑型多见，表现为痉挛性步态、尿失禁、周围神经病，大部分患者有肾上腺皮质功能不全。少数患者仅表现为单纯的艾迪生综合征。约20%女性携带者在30岁可出现临床或亚临床的表现。

【辅助检查】

患者血浆和皮肤成纤维细胞中VLCFA水平增高；脑脊液中蛋白含量增高。头颅MRI检查可见以顶、枕叶为主的白质长T_1WI序列、长T_2WI序列信号改变，呈“蝶形”分布，无占位效应，增强扫描后病灶可有增强。神经电生理检查示周围神经传导速度减慢。

【诊断及鉴别诊断】

根据国内外相关指南与专家共识，依据患者临床表现，血中VLCFA水平异常升高，头颅MRI表现等可做出临床诊断。*ABCD1*基因检测可确诊。需与其他类型脑白质营养不良鉴别。

【治疗】

拓展阅读：脑蛋白质营养不良的遗传方式、致病基因

对症治疗可改善肌张力、缓解肢体痉挛、改善精神症状等，加强锻炼与照护可提高患者生活质量。对有肾上腺功能减退者应补充皮质类固醇，但对神经系统症状无改善。服用甘油三芥酸油和甘油三油酸油可降低患者血液中VLCFA水平，降低发病风险。造血干细胞移植治疗对早期轻症患者可能有效。

二、异染性脑白质营养不良

异染性脑白质营养不良症(metachromatic leukodystrophy, MLD; MIM: 250100)是一组硫脂酶缺乏引起的溶酶体沉积病，呈常染色体隐性遗传，因神经组织中含异染的脑硫脂颗粒而得名。主要临床表现为智力发育障碍、运动障碍、精神行为异常等。

【病因及发病机制】

本病是由位于22号染色体长臂(22q13.33)上的芳基硫酸酯酶A(arylsulfatase A, ARSA)基因或位于10号染色体长臂(10q22.1)上的神经鞘脂激活蛋白原(prosaposin, PSAP)基因病理性突变导致。*ARSA*基因病理性突变可导致ARSA合成不足、酶活性降低，从而影响溶酶体中脑硫脂的水解；*PSAP*基因病理性突变可导致脑硫脂激活蛋白(saposin, SAP)结构改变、稳定性降低、功能丧失，从而影响脑硫脂与其结合形成可溶性底物被ARSA水解。当脑硫脂不能被正常水解，过多的脑硫脂将沉积在神经系统及其他内脏系统中，引起脑白质及周围神经脱髓鞘病变等。

【病理】

病理特征是在神经胶质细胞、脊髓灰质和脑干、小脑、丘脑核团中有嗜酸性过氧化物酶阳性的球状沉积物沉积。

【临床表现】

多在6个月至2岁起病，表现为进行性运动障碍、痉挛步态、言语减少、精神行为异常、智力发育迟滞，多有周围神经损害、视觉减退、眼震、共济失调和延髓麻痹，起病早者有明显的语言发育障碍。个别在青少年期或成年期起病，精神障碍和智力减退突出，易误诊为精神分裂症。

【辅助检查】

外周血白细胞或皮肤成纤维细胞中硫脂酶水平、尿中硫脂水平异常升高。头颅 MRI 检查可见广泛的、以后部和皮质下为主的损害,呈"虎斑纹"样改变。脑脊液中蛋白含量增高。神经电生理示神经传导速度减慢。

【诊断及鉴别诊断】

根据国内外相关指南与专家共识,依据患者临床表现,外周血白细胞或皮肤成纤维细胞中硫脂酶水平、尿中硫脂水平异常升高,头颅 MRI 检查可做出临床诊断。*ARSA* 基因、*PSAP* 基因检测可确诊。需与其他类型脑白质营养不良相鉴别。

【治疗】

对症治疗可改善肌张力、缓解肢体痉挛、改善精神症状等,加强锻炼与照护可提高患者生活质量。目前尚缺乏有效的治疗方法,骨髓移植治疗、酶替代治疗可能有效。

三、球型细胞脑白质营养不良

球型细胞脑白质营养不良(globoid cell leukodystrophy, GLD; MIM: 245200)又称克拉伯病,是一种半乳糖脑苷脂酶缺乏症,呈常染色体隐性遗传。半乳糖脑苷脂沉积于血管周围的巨噬细胞中使其呈球样。临床主要表现为广泛性僵直、发育迟滞、视神经萎缩等。

【病因及发病机制】

本病的致病基因为位于 14q31 上的 *GALC* 基因,编码 β-半乳糖脑苷酯酶(galactosylceramide beta hydrolase, GALC)。*GALC* 基因突变可引起 β-半乳糖脑苷酯酶活性降低或丧失,致髓鞘代谢更新期间半乳糖脑苷脂的降解受损,过多的半乳糖脑苷脂可引起髓鞘代谢更新障碍,致神经系统出现脱髓鞘改变,脑白质内出现大量含有沉积物的球形细胞。

【病理】

病理改变为白质脱髓鞘、少突胶质细胞丢失,高碘酸-希夫(periodic acid-Schiff, PAS)染色可见典型的多核球形细胞。

【临床表现】

患者 90%为 3 个月至 3 岁起病,广泛性僵直、频繁呕吐和受刺激后全身痉挛是其特点,可伴有发育迟滞、视神经和周围神经受累,起病 1~2 年后死亡。少数患者为青少年或成人起病,突出表现为痴呆和视神经萎缩。

【辅助检查】

白细胞和皮肤成纤维细胞的半乳糖脑苷脂酶水平异常升高。脑脊液中蛋白水平高。头颅 MRI 可见位于内囊和基底节对称性的 T_2WI 序列高信号灶,后期病变扩散到整个大脑半球和脑干。神经电生理示神经传导速度减慢。

【诊断及鉴别诊断】

根据国内外相关指南与专家共识,依据患者临床表现,白细胞和皮肤成纤维细胞的半乳糖脑苷脂酶水平异常升高,头颅 MRI 检查,可做出临床诊断。*GALC* 基因检测可确诊。需与其他类型脑白质营养不良相鉴别。

【治疗】

目前本病缺乏有效的治疗方法。主要为对症治疗、支持治疗、康复治疗、照料护理等,酶替代治疗、细胞治疗和基因治疗尚在研究中。

(唐北沙)

思　考　题

1. 遗传性脊髓小脑性共济失调的临床特点和基因诊断流程是什么？

2. 遗传性痉挛性截瘫的临床特点和基因诊断流程是什么？

3. 腓骨肌萎缩症的临床特点和基因诊断流程是什么？

4. 什么是遗传早现现象？其病理机制是什么？

5. 神经皮肤综合征主要分几类？相关致病基因的发病机制是什么？

6. 脑白质营养不良的临床特点和基因诊断流程是什么？

7. 神经系统遗传性疾病治疗的发展方向是什么？简述神经系统遗传性疾病酶替代治疗、靶向药物治疗的现况。

8. 病例分析

【病史摘要】

患者，女性，39 岁，进行性步态不稳 5 年，口齿不清 2 年入院。患者 5 年前无明显诱因渐起步态不稳、易摔倒，特别是走小路或不平坦的路明显，逐渐加重，发展到走平路也易摔倒。近 2 年出现口齿不清。既往史、个人史无特殊；其父亲、祖父、伯父、堂兄有类似病史。

神经系统体格检查：神清，吟诗样语言，智能正常；双眼水平震颤，四肢肌力 5 级，双上肢肌张力正常，双下肢肌张力增高，双膝、踝反射亢进，病理征阴性。双侧指鼻试验、跟-膝-胫试验阳性，双侧轮替运动差；步态蹒跚，一字路不能。龙贝格征睁眼、闭眼均阳性。

辅助检查：血糖、血脂、血铜蓝蛋白正常；裂隙灯下眼底检查未见角膜色素环；头颅 MRI 示小脑、脑干萎缩。基因检测：SCA3/MJD（CAG）n 突变检测发现 1 个等位基因 CAG 重复数为 70 次，超出正常范围（12~40 次），基因诊断为 SCA3/MJD 型患者。

【诊断分析】

（1）病例特点：中年女性，隐袭起病，缓慢进展；以进行性共济运动障碍为主要临床特点；呈常染色体显性遗传；头颅 MRI 显示小脑、脑干萎缩。

（2）诊断及鉴别诊断：遗传性脊髓小脑型共济失调（SCA）呈常染色体显性遗传，成年后发病、缓慢进展、共济运动障碍为主要临床表现，头颅 CT 或 MRI 显示小脑和（或）脑干萎缩。基因突变检测和基因分型有助于本病的诊断和分型。本例为中年发病，起病隐匿，进展缓慢，以进行性小脑性共济失调为主要临床表现；患者的父亲、伯父、祖父、堂兄均有类似病史，说明为常染色体显性遗传；头颅 MRI 示小脑、脑干萎缩，进一步支持 SCA 的诊断。由于 SCA 存在明显的临床和遗传异质性，必须借助于基因突变检测确诊及分型。

SCA3/MJD 型需与常染色体显性遗传性共济失调的其他类型鉴别。① SCA1 型基因定位于 6p23，主要临床表现与 SCA3/MJD 型类似，临床表现常常难以区分，但面舌肌搐颤、突眼、锥体外系症状、严重的痉挛状态更常见于 SCA3/MJD 型，本例在追踪随访中出现了面舌肌搐颤和锥体外系症状高度提示为 SCA3/MJD 型；② SCA2 型基因定位于 12q24，主要临床表现也与 SCA3/MJD 型类似，但 SCA2 型常出现慢眼活动、腱反射减弱或痴呆，本例腱反射亢进与之不符；③ SCA7 型基因定位于 3p11~12，除小脑性共济失调外，突出的特征为视网膜色素变性，本例眼底检查正常与之不符。

本例患者经过基因检测诊断为 SCA3/MJD 型。

参考文献

唐北沙,李延峰,2021. 神经变性病学. 北京：人民卫生出版社.

Ashrafi M R, Amanat M, Garshasbi M, et al., 2020. An Update on Clinical, Pathological, Diagnostic, and Therapeutic Perspectives of Childhood Leukodystrophies. Expert Rev Neurother, 20(1): 65-84.

Beaudin M, Manto M, Schmahmann J D, et al., 2022. Recessive Cerebellar and Afferent Ataxias-clinical Challenges and Future Directions. Nat Rev Neurol, 18(5): 257-272.

Gutmann D H, Ferner R E, Listernick R H, et al., 2017. Neurofibromatosis Type 1. Nat Rev Dis Primers, 3: 17004.

Henske E P, Jóźwiak S, Kingswood J C, et al., 2016. Tuberous Sclerosis Complex. Nat Rev Dis Primers, 26; 2: 16035.

Klockgether T, Mariotti C, Paulson H L, 2019. Spinocerebellar Ataxia. Nat Rev Dis Primers, 5(1): 24.

Meyyazhagan A, Orlacchio A, 2022. Hereditary Spastic Paraplegia: An Update. Int J Mol Sci, 23(3): 1697.

Xie Y, Lin Z, Liu L, et al., 2021. Genotype and Phenotype Distribution of 435 Patients with Charcot-Marie-Tooth Disease from Central South China. Eur J Neurol, 28(11): 3774-3783.

第十六章

脊 髓 疾 病

第一节 概 述

一些神经系统的疾病可以局限于脊髓，并产生许多表现独特的综合征，这与脊髓的解剖特点有关。粗略估计至少有30种以上的脊髓疾病。熟悉脊髓神经解剖的特点对脊髓疾病的认识和管理十分重要。

【脊髓解剖】

1. 脊髓的外部形态

（1）脊髓的组成和位置：脊髓属于中枢神经系统的低级中枢，由含有神经细胞的灰质和上下传导束组成的白质构成，呈前后稍扁的圆柱体，位于椎管内。上端在枕骨大孔水平与延髓相连，下端形成脊髓圆锥，终止于第一腰椎下缘，是脑干向下延伸的部分，全长42~45 cm。

（2）脊髓的重要结构：脊髓表面有6条纵沟，前面正中的沟较深称前正中裂，后面正中的沟较浅称为后正中沟。前后正中两条纵沟把脊髓分为对称的两半。在前正中裂和后正中沟的两侧，分别有成对的前外侧沟和后外侧沟。在前后外侧沟内有成排的脊神经根丝出入，出前外侧沟的根丝形成由运动神经纤维形成的前根，入后外侧沟的根丝形成由感觉神经形成的后根（图16-1）。前、后根在椎间孔处汇合成一条脊神经由椎间孔出椎管。脊神经为混合纤维，一般含有躯体感觉纤维、躯体运动纤维、内脏传入纤维和内脏运动纤维4种成分。脊髓自上而下共发出31对脊神经分布到四肢和躯干，包括颈神经8对、胸神经12对、腰神经5对、骶神经5对、尾神经1对。每一条脊神经借前根和后根分别与脊髓相连，相应的脊髓成为一个节段。因此脊髓分为31个节段：8个颈段（C_1 ~ C_8），12个胸段（T_1 ~ T_{12}），5个腰段（L_1 ~ L_5），5个骶段（S_1 ~ S_5）和1个尾段（C_0）。脊髓全长粗细不等，有两个膨大部分，上方的称颈膨大（C_5 ~ T_2），发出支配上肢的神经根；下方的为腰膨大，由L_1 ~ S_2脊髓组成，发出支配下肢的神经根。此外，脊髓自腰膨大向下逐渐变细，形成脊髓圆锥（S_3 ~ S_5+尾节），终止于第一腰椎下缘，圆锥末端伸出一根终丝，终止于第一尾椎骨膜的背侧。3个月大的胎儿，脊髓和椎管的长度大致相等，此后脊髓的生长速度比脊柱慢，造成脊髓短于椎

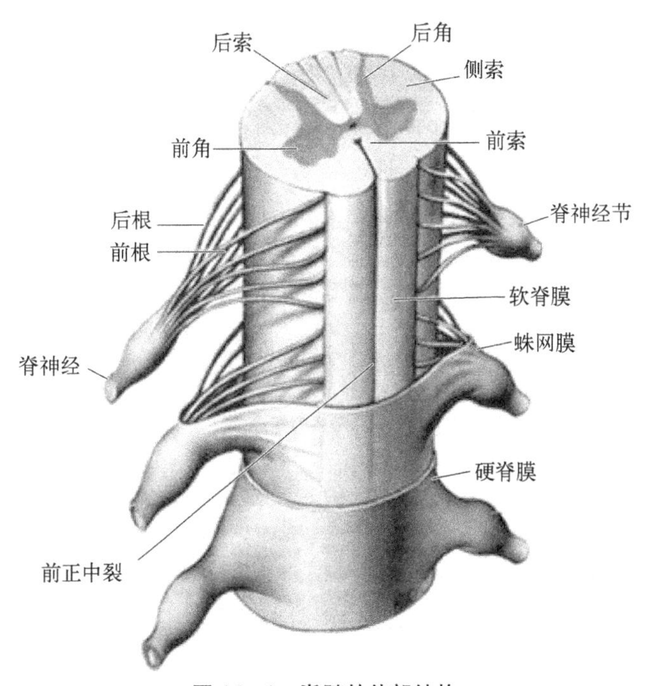

图16-1 脊髓的外部结构

脊髓与脊柱长度不等，但脊神经根均由相对应的椎间孔离开椎管，因而越是下段脊髓神经根向下偏斜越明显，腰髓周围的神经根几乎垂直下降，形成马尾

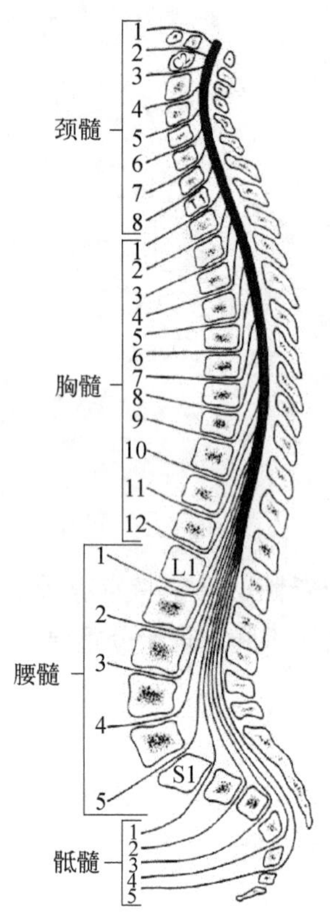

图 16-2　脊髓、脊神经节段与脊柱的关系

管。这使得神经根由相应椎间孔穿出椎管时,越下位脊髓节段的神经根越向下倾斜,腰骶尾段在椎管内垂直下行,最终围绕终丝形成马尾。

(3) 成年人脊髓节段和脊柱椎骨的对应关系:颈髓上部($C_{1\sim4}$),大致与同序数椎骨相对;颈髓下部($C_{5\sim8}$)和胸髓上部($T_{1\sim4}$),比相应颈、胸椎高出一个椎骨;胸髓中部($T_{5\sim8}$),比相应胸椎高出两个椎骨;胸髓下部($T_{9\sim12}$),比相应胸椎高出三个椎骨;整个腰髓节段,相当于第 10~11 胸椎;整个骶髓和尾髓,相当于 T_{12} 和 L_1(图 16-2)。

2. 脊髓的内部结构　脊髓由灰质和白质构成,位于脊髓中央的灰质含有大量的神经细胞团,呈蝴蝶形或"H"形,中央管穿行其中,中央管内充满脑脊液,与第四脑室相通。

(1) 灰质:灰质分为前角、后角和中间带三个部分,在 $C_8\sim L_2$ 及 $S_{2\sim4}$ 尚有侧角。在灰质周围呈亮白色、内含密集有髓纤维的部分称为白质。

前角有下运动神经元聚集,后角有浅感觉的第二级感觉神经元聚集,$C_8\sim L_2$ 节段侧角含交感神经节前神经元,$S_{2\sim4}$ 节段侧角含副交感节前神经元。

(2) 白质:白质主要由纵行的神经纤维组成,形成传导束,是脊髓与脑之间信息传递的通路。下行传导束包括皮质脊髓束、前庭脊髓束、顶盖脊髓束、红核脊髓束、网状脊髓束和内侧纵束等。上行传导束包括薄束、楔束、脊髓小脑前束、脊髓小脑后束、脊髓丘脑侧束和脊髓丘脑前束。

3. 脊髓的血液供应　脊髓的血液主要由脊髓前动脉、脊髓后动脉和根动脉供应。脊髓前动脉与根前动脉主要供应脊髓灰质前角、中央管周围和后角的前半部、白质前索、前连合及侧索的深部;脊髓后动脉、根后动脉与冠状动脉主要供应灰质后角的表浅部分、白质后索和白质侧索的表浅部分(图 16-3)。

(1) 脊髓前动脉:起源于两侧椎动脉的颅内部分,在延脑腹侧合并成一支,沿脊髓前正中裂下行,其分支供应脊髓横断面前 2/3 区域。脊髓前动脉粗细不均,在两支根动脉相邻的供血区,血液供应最差,如 T_4 与 L_1 处是临床上最易发生脊髓缺血性病变的部位。

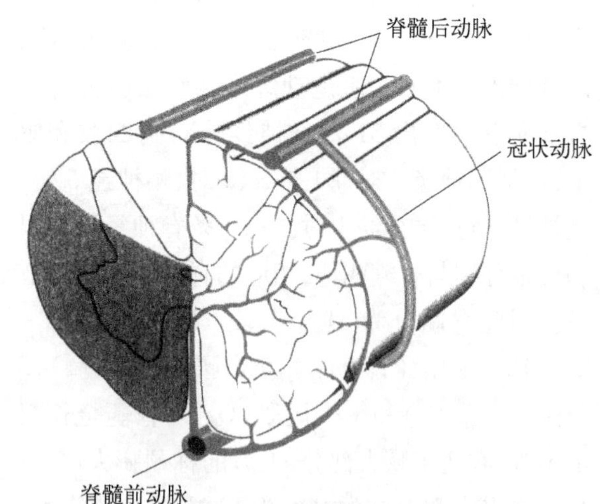

图 16-3　脊髓的血液供应

(2) 脊髓后动脉:起源于同侧椎动脉的颅内部分,左右各一根,沿脊髓后外侧沟下行,其分支供应脊髓横断面后 1/3 区域。脊髓后动脉不是一条完整连续的血管,在其下行的过程中,不断有根动脉加入,其分支间吻合较好,极少发生血液供应障碍。

(3) 根动脉:在颈段发自椎动脉即颈升动脉,胸段发自肋间动脉,腰段发自腰动脉,骶段发自骶动脉。这些动脉的分支均沿脊神经根进入椎管,故统称为根动脉。进入椎间孔后分为两支,即根前动脉和根后动脉。分别与脊髓前后动脉吻合,构成围绕脊髓的冠状动脉环,供应脊髓实质外周部分。

脊髓的静脉主要由脊髓前静脉和脊髓后静脉引流至椎静脉丛,后者向上与延髓静脉相通,在胸段与胸内奇静脉即上腔静脉相通,在腹部与下腔静脉、门静脉即盆腔静脉多处相通。椎静脉丛内压力很低,没有静脉瓣,血流方向常因胸、腹腔压力变化(如举重、咳嗽、大笑、用力排便等)而改变,是感染和恶性肿瘤转移入颅的可能途径。

【脊髓损害的临床表现】

脊髓病变后主要表现为深、浅感觉障碍，运动功能障碍和自主神经功能障碍。

1. *感觉障碍*　脊神经后根、传导束的刺激性或破坏性病变可引起疼痛、感觉过敏、感觉减退、感觉缺失、感觉分离和感觉异常等各种感觉障碍。

脊神经后根的刺激性病灶可引起根痛，表现为受累神经后根分布区域内难以忍受的疼痛，呈电击样、刀割样、撕裂样、牵扯样和针刺样。开始为间歇性，每次发作持续数秒至数分钟，用力、咳嗽、打喷嚏、排便等导致胸、腹腔压力突然增加的动作可触发或加剧疼痛。间歇期无异常或在疼痛部位出现麻木、蚁走感、虫爬感、寒冷、针刺感、发痒等感觉异常。病变进一步发展，疼痛可呈持续性，程度更重，范围更大。

脊髓丘脑束、薄束和楔束损害可引起传导束型感觉障碍。脊髓丘脑束损害后病灶对侧肢体痛、温觉丧失，触觉保留。薄束和楔束损害后病灶同侧关节运动觉和振动觉等深感觉丧失，触觉保留。脊髓丘脑束、薄束和楔束同时损害，在损害平面以下，所有感觉减退或丧失。在感觉减退或消失平面的上方常有一条感觉减退较轻区域，再上方常有一条狭窄的感觉过敏带，感觉减退较轻区与感觉过敏带之间的界线多代表脊髓受损节段的上缘。

2. *运动功能障碍*　累及前根、前角及皮质脊髓束的病变都会产生运动障碍。前根和前角的病变表现为肌无力、肌张力降低、肌萎缩、肌束颤动和深反射消失等下运动神经元瘫痪的特征。一侧皮质脊髓束病变表现为肌无力、肌张力增高、深反射亢进、浅反射消失和出现病理反射等上运动神经元瘫痪的特征。如两侧皮质脊髓束出现病变，则出现截瘫或四肢瘫痪。

3. *自主神经功能障碍*　脊髓内存在调节血管收缩、排尿、排便和性功能的低级中枢，这些低级中枢受损或与高级中枢的联系中断时，会出现多汗、少汗、无汗、血管收缩和立毛反射异常等改变，常伴有瘫痪肢体的水肿。大小便功能受损的早期表现为尿急和排尿困难，后期出现尿潴留、顽固性便秘，最终大小便失禁。脊髓圆锥部位的病变括约肌功能障碍出现较早。

由于自主神经功能障碍，瘫痪肢体皮肤干燥、变薄、失去弹性、易脱屑，皮下组织松弛，指(趾)甲失去光泽、增厚和脱落，易发生压疮等营养性障碍。

【脊髓病变的定位诊断】

临床上主要根据神经根痛、感觉障碍的节段和平面、反射改变、肌肉瘫痪的节段和自主神经功能障碍的特点来进行脊髓病变的定位诊断。

1. *皮肤感觉神经的节段性分布*　脊髓病变的定位上，人体皮肤感觉神经的节段性分布有十分重要的诊断意义，每一个皮节形成一个环绕的束带，环绕颈部和躯干。除 C_1 无皮肤分布外，其他节段都有相应的分布区(图 16－4)。

2. *脊髓不同部位病变的临床症候*

(1) 后根型感觉障碍：指脊神经后根受损，表现为其分布节段内所有感觉丧失，常有根痛。

(2) 后角型感觉障碍：指后角受损，表现为其分布范围内的痛、温觉障碍，触觉和深感觉保留。

(3) 脊髓型感觉障碍：又称传导束型感觉障碍，指受损平面以下该传导束传导的感觉减退或丧失，有明显的感觉平面。

(4) 前根型运动障碍：前根受损后，出现节段性运动障碍，即该前根支配肌肉的下运动神经元瘫痪。

(5) 前角型运动障碍：前角型运动障碍与前根型运动障碍相似，也表现为节段性运动障碍。慢性起病者多伴有肌束颤动(fasciculation)，肉眼可见到患病肌肉的肌纤维束跳动，即“肉跳”。

(6) 脊髓型运动障碍：皮质脊髓束病变引起截瘫、四肢瘫痪。

3. *脊髓主要节段损害的症候*

(1) 高颈段($C_{1\sim4}$)：四肢上运动神经元瘫痪，损伤平面以下深、浅感觉障碍，大小便功能障碍。根痛

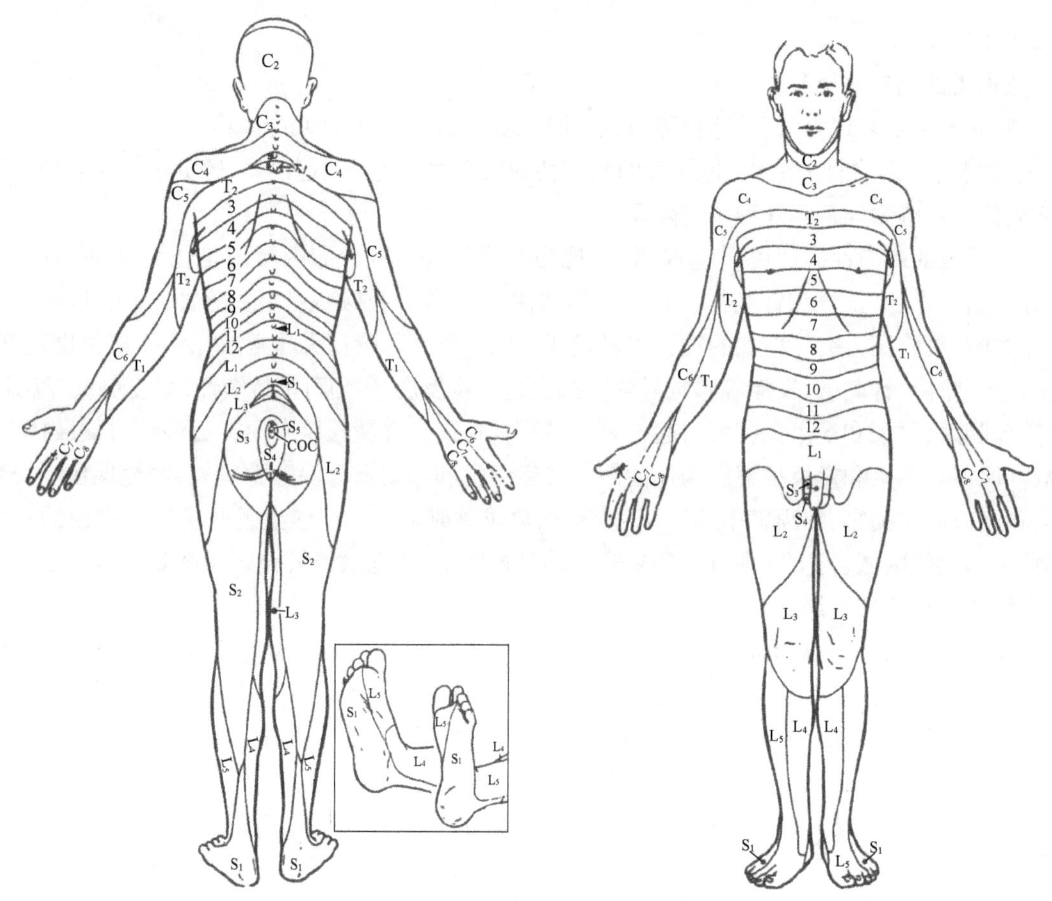

图 16-4 皮肤感觉神经的节段性分布

位于枕部及颈后部。如 $C_{3\sim5}$ 损害可引起膈肌瘫痪,出现呼吸困难。

(2) 颈膨大($C_5\sim T_1$):双上肢下运动神经元瘫痪,双下肢上运动神经元瘫痪,病变平面以下深、浅感觉障碍,括约肌功能障碍。上肢有节段性感觉减退或消失,可有向肩部及上肢放射的神经根痛。$C_8\sim T_1$ 侧角受损可出现同侧霍纳征,表现瞳孔缩小、眼球内陷、眼裂变小及面部出汗减少。上肢的深反射可帮助确定病变的节段,如肱二头肌反射减弱或消失而肱三头肌反射亢进提示病变在 C_5 或 C_6,肱二头肌反射正常而肱三头肌反射减弱或消失提示病变在 C_7。

(3) 胸髓($T_{2\sim12}$):双上肢正常,双下肢上运动神经元瘫痪,病变平面以下深、浅感觉障碍,大小便功能障碍。病灶相应部位根痛或束带感。可根据皮节来判断病灶的部位,也可根据腹壁反射来判断病灶的部位,如上腹壁反射消失提示病变在 $T_{7\sim8}$,中腹壁反射消失提示病变在 $T_{9\sim10}$,下腹壁反射消失提示病变在 $T_{11\sim12}$。比弗征是判断下胸段病灶部位的一个有用的体征,患者仰卧,检查者手按压患者头部,令患者用力抬头,脐孔被上半部腹肌牵拉而向上移动提示上半部腹直肌正常,下半部腹直肌无力。

(4) 腰膨大($L_1\sim S_2$):双下肢下运动神经元瘫痪,双下肢及会阴部深、浅感觉障碍,大小便功能障碍。腰膨大上段受损时神经根痛在腹股沟或下背部,下段受损时根痛表现为坐骨神经痛。膝反射消失提示 $L_{2\sim4}$ 受损,踝反射消失提示 $S_{1\sim2}$ 受损,阳痿提示 $S_{1\sim3}$ 受损。

(5) 脊髓圆锥($S_{3\sim5}$ 和尾节):无肢体瘫痪及锥体束征,肛门周围及会阴部皮肤感觉丧失,呈鞍状分布,髓内病变可有分离性感觉障碍,肛门反射消失和性功能障碍。

(6) 马尾:临床表现与脊髓圆锥病变相似,但症状和体征多为单侧或不对称,大小便功能障碍常不明显或出现较晚,根痛重,多位于会阴部、股部或小腿,下肢可有下运动神经元瘫痪。

(7) 脊髓半切综合征：主要特征是病变同侧损害节段以下上运动神经元瘫痪和深感觉障碍，病变对侧损害节段以下痛、温觉减退或丧失，而触觉正常。

(8) 脊髓横贯性损害：表现为受损节段以下双侧感觉、运动障碍、大小便障碍及自主神经功能障碍。早期表现为脊髓休克，以后逐渐出现锥体束征，表现为肌张力增高、深反射亢进、病理征阳性和反射性排尿等。

第二节　急性脊髓炎

在19世纪，几乎所有的脊髓疾病都被称为脊髓炎，随着神经病理学的进步，一些可确定具体病因的脊髓病变如外伤性脊髓炎、脊髓灰质炎等陆续从脊髓炎分类中移出。本节所述的急性脊髓炎(acute myelitis)是指感染后或非感染性炎症所导致、累及脊髓一个或邻近几个节段的非特异性急性脊髓损伤(炎性脊髓病，inflammatory myelopathies)，它不是一种疾病，而是一个症候群。脊髓横贯性的炎症称横贯性脊髓炎(transverse myelitis)。

【病因和发病机制】

直接病因尚不明确，约半数患者发病前有呼吸道、胃肠道病毒感染的病史，包括流感、麻疹、水痘、风疹、支原体、流行性腮腺炎及EB病毒、巨细胞病毒、脊髓灰质炎病毒、柯萨奇病毒、埃可病毒、单纯疱疹病毒、带状疱疹病毒、人类嗜T淋巴细胞病毒等许多感染因子都可能与本病有关，但其脑脊液未检出病毒抗体，脊髓和脑脊液中未分离出病毒，推测可能与病毒感染所诱发的自身免疫反应有关。部分患者于疫苗接种后发病，可能为疫苗接种引起的异常免疫反应。那些能确定其病原体的脊髓炎，则归类于专属的疾病分类，不再属于本病范畴。

【病理】

胸段脊髓受累最常见，其次为颈段和腰段，骶段脊髓罕见。肉眼见病变段肿胀、质地变软、软脊膜充血，有炎性渗出物，病灶常可累及脊髓几个节段。切面见受累节段脊髓灰、白质分界不清、边缘不整，部分软化，可以是部分脊髓受累，也可以是整个脊髓受累。镜下可见软脊膜和脊髓内血管扩张、充血，血管周围炎性细胞浸润，以淋巴细胞和浆细胞为主。灰质内神经细胞肿胀、碎裂、消失，尼氏体溶解。白质中髓鞘脱失、轴突变性，病灶中可见胶质细胞增生。

【临床表现】

任何年龄均可发病，但以青壮年多见，男女发病率相近，可发生在任何季节，但以冬末春初多见。发病前数天多有上呼吸道感染史或胃肠道症状，部分患者有疫苗接种史。急性起病，先可出现下肢麻木或刺痛感，背痛并放射至下肢或围绕躯干的束带感，1~2天后出现脊髓横贯性损害症状。

神经系统症状与脊髓受损节段有关。胸段脊髓受损最常见，表现为两下肢瘫，早期常呈脊髓休克(spinal shock)，表现为肌张力降低，深反射、腹壁反射及提睾反射消失，病理反射引不出。如脊髓受损不严重，数日或数周后深反射逐渐活跃、亢进，肌张力增高，出现病理反射，表现为典型的痉挛性截瘫，肢体肌力逐渐恢复。如脊髓受损严重，脊髓休克期较长，肢体肌力恢复困难。早期的感觉障碍表现为肢体麻木，以后出现病变节段以下传导束型感觉障碍，在感觉消失平面上缘可有一感觉过敏区或束带样感觉异常区，随病情恢复感觉平面逐步下降，但较运动功能恢复慢。同时可出现自主神经功能障碍，大、小便潴留或失禁，瘫痪肢体水肿、少汗或无汗，阴茎异常勃起等。

颈段脊髓受损表现为双上肢弛缓性瘫痪，双下肢痉挛性瘫痪。高位颈段脊髓受损则表现为四肢痉挛性瘫痪，并可出现吞咽困难、构音障碍。感觉障碍和自主神经功能障碍与胸段脊髓炎相似。

如急骤起病，脊髓症状在1~2天甚至数小时内上升至延脑，迅速引起延脑支配肌群的瘫痪，并可出现呼吸麻痹,称为上升性脊髓炎(ascending myelitis)。

【辅助检查】

1. 外周血象　急性期白细胞正常或轻度增高。

2. 脑脊液检查　压力一般正常,外观无色透明,细胞数可正常或稍高,主要是淋巴细胞增高,蛋白可轻度增高,糖及氯化物正常。部分患者脑脊液完全正常。压颈试验通畅,脊髓水肿严重时,少数患者压颈试验可显示脊髓蛛网膜下腔不完全梗阻。

3. 电生理检查　下肢体感诱发电位波幅明显减低,也可正常,运动诱发电位异常。肌电图呈失神经改变。

4. 影像学检查　CT 可观察到脊髓内斑片状或弥散性低密度区,脊髓造影可显示脊髓增粗,但 CT 往往难以显示脊髓的病理改变。MRI 是发现急性脊髓炎的一项重要影像学检查手段,主要表现为:① 急性期受累脊髓节段增粗(图 16－5);② 受累脊髓内斑片状长 T_2 异常信号(图 16－6);③ 急性期病灶可有强化反应,注射 Gd－DTPA 后在 T_1 像上呈斑片状短 T_1 高信号;④ 晚期可出现脊髓萎缩。

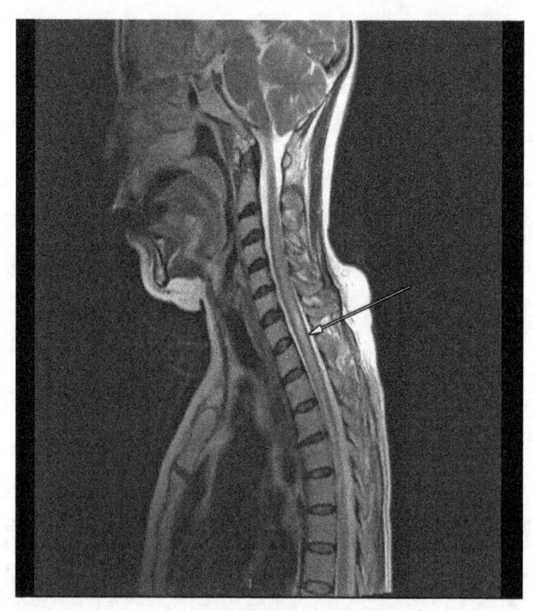

图 16－5　急性脊髓炎 CT 表现 1

C_1～T_6 段脊髓内见长条状、斑片状长 T_2 信号影,边界较清晰,以 C_7～T_6 段为著,向上脑干局部见细线状长 T_2 信号影,相应节段脊髓稍肿胀增粗

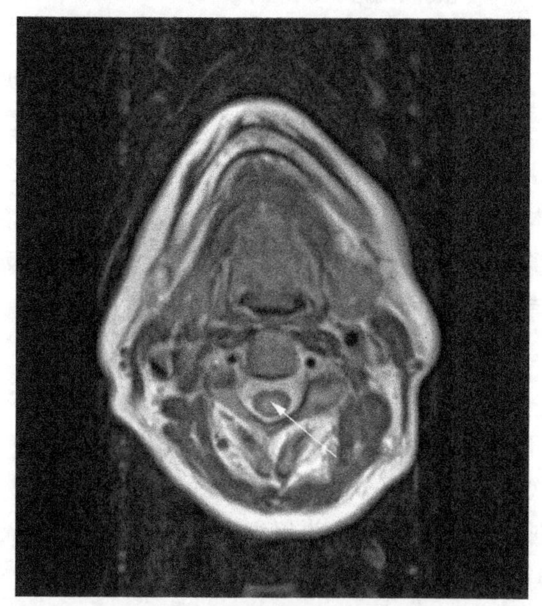

图 16－6　急性脊髓炎 CT 表现 2

横断面可见脊髓实质长 T_2 信号

【诊断及鉴别诊断】

1. 诊断　根据急性起病、病前感染史和迅速出现的脊髓横贯性损害,结合脑脊液、影像学检查,诊断并不困难。但需注意急性脊髓炎的警示征象:① 卒中样起病(疾病起病小于 4 小时);② 慢性进行性病程;③ 老年发病;④ 创伤、疼痛和/或脊椎前病变提示脊髓损伤;⑤ 血管性手术(特别是主动脉和心脏手术),或在发病前有增加腹内压的动作(如举重或拉伸动作),可能涉及脊髓梗死;⑥ 发病前减肥手术、吸收不良综合征、节食、营养不良、使用锌补充剂、酗酒、药物/毒物暴露,可能涉及代谢或中毒病因;⑦ 发病前有放射性治疗史;⑧ 免疫低下状态(HIV/AIDS 患者或接受免疫抑制剂治疗);⑨ 明显的感染症状,发热、皮疹、白细胞增多、脑膜炎、烧灼性皮肤痛;⑩ 瘫痪伴随分离性感觉障碍(针刺痛、温觉丧失,但触觉功能保留)表明脊髓前动脉梗死;⑪ 剧烈的脊髓性疼痛并卧床不起,提示恶性肿瘤;⑫ 亚急性坏死性脊髓炎(Fix-Ajououina)综合征(充血性静脉性脊髓病),以运动时脊髓症状加重,休息后缓解为特征。如

果存在上述警示征象，诊断急性脊髓炎需要谨慎。

2. 鉴别诊断

（1）原发性脱髓鞘性疾病：多发性硬化和视神经脊髓炎谱系疾病（NMOSD）也可以急性横贯性脊髓炎为首发表现。多发性硬化是一种慢性炎性脱髓鞘疾病，具有时间和空间多发性，常见部位为颈胸髓，病灶长轴与脊髓长轴一致，长度通常少于2个椎体节段，横轴位显示病灶多位于脊髓的周边。MRI常发现脑内有特征性的脱髓鞘病灶。NMOSD病灶常超过3个椎体节段，主要累及中央灰质，急性期常见中央斑片状强化和脊髓肿胀。NMOSD脑内异常不同于多发性硬化，常分布在AQP4高表达区域，如下丘脑，第三、四脑室周围和脑干等。血清中NMO-IgG抗体具有较高的特异性。

（2）脊髓血管病：脊髓前动脉闭塞综合征容易与急性脊髓炎相混淆。急性起病，病变水平相应部位出现根痛，短时间内发生截瘫，痛、温觉缺失，尿便障碍，但深感觉保留，即脊髓前动脉综合征，MRI表现为脊髓前索及中央灰质的T_2高信号影（"猫头鹰眼"征）。脊髓出血临床少见，多由外伤或脊髓血管畸形（vascular malformations of spinal cord）引起，起病急骤伴有剧烈背痛，肢体瘫痪和尿便潴留。可呈血性脑脊液，MRI检查有助于诊断。

（3）脊髓内肿瘤：髓内肿瘤生长缓慢，脊髓增粗明显，常出现囊变，增强扫描可有显著强化，而急性脊髓炎起病急、病史短，多有前驱感染史，抗感染免疫治疗有效。

（4）脊髓硬脊膜动静脉瘘：中老年男性多见，缓慢进行性加重的双下肢无力、锥体束征阳性。病变平面以下感觉减退，逐渐加重会出现完全性截瘫、尿便障碍，肌萎缩十分明显，肌张力低下、腱射减弱或消失。脊髓MRA可见多发血管流空影，增强后可见迂曲的血管影。

（5）代谢性脊髓病：常因维生素B_{12}、叶酸、维生素E、铜长期缺乏或代谢障碍所致，因其与急性脊髓炎在MRI上有类似表现而需鉴别。以维生素B_{12}缺乏所致亚急性联合变性最为常见，无前驱感染史，亚急性起病，主要累及脊髓后索、侧索及周围神经等，表现为双下肢深感觉缺失、感觉性共济失调、痉挛性瘫痪及周围性神经病变等，常伴有贫血的临床征象，MRI表现为长节段的累及脊髓后索的T_2高信号（"倒V"或"反兔耳"征），补充维生素B_{12}治疗有效。

（6）系统性疾病相关性脊髓病变：系统性疾病（系统性红斑狼疮、干燥综合征、抗磷脂综合征）可导致长节段性脊髓病变。皮疹、关节炎、口腔干燥等临床表现提示相关系统疾病，血清学检查可发现相关异常，如抗核抗体、SSA抗体、SSB抗体、抗dsDNA抗体等。因脱髓鞘疾病如多发性硬化或NMOSD常和系统性疾病共存，诊断此病前需排除系统性疾病相关脱髓鞘疾病。

（7）急性脊髓压迫症：脊柱结核的病变椎体发生塌陷，或椎旁寒性脓肿形成，可压迫脊髓，出现急性横贯性脊髓损害。但患者常有结核毒性症状，脊柱可见后凸成角畸形，并有叩痛，脊柱X线可见椎体破坏、椎间隙变窄、椎体寒性脓肿等改变，有助鉴别。转移癌除脊柱X线照相外可做全身骨扫描。

（8）急性硬脊膜外脓肿：可造成急性脊髓横贯性损害，有时会忽略原发感染病灶，病原菌经血行或邻近组织蔓延至硬膜外形成脓肿，可突然起病，发热无力，常伴有根痛、脊柱痛和脊膜刺激症状。外周血白细胞增高，脑脊液细胞、蛋白含量明显增加。CT、MRI有助于诊断。

（9）吉兰-巴雷综合征：因其发病前常有前驱感染史，可出现四肢运动感觉，甚至膀胱直肠功能障碍，需与急性脊髓炎相鉴别，但前者多无病理反射，有腱反射减弱/消失，脑脊液可见蛋白细胞分离，神经电生理检测可见远端运动或感觉潜伏期延长、传导速度减慢，F波或H反射延迟或消失，若累及轴突，则显示为复合肌肉动作电位（compound muscle action potential，CMAP）或感觉神经动作电位（sensory nerve action potential，SNAP）波幅减低或消失。脊髓MRI无明显病灶，可予鉴别。

（10）副肿瘤性脊髓病：部分副肿瘤综合征可导致脊髓损害，表现类似急性脊髓炎，但其常选择性累及某一传导束，伴多灶性神经功能损害。常可发现原发肿瘤，相应神经元自身抗体有助于诊断。如

Collapsin 反应调节蛋白 5(CRMP5－IgG)阳性提示小细胞肺癌,其综合征可表现为视神经炎,合并脊髓损害甚至横贯性脊髓炎。Amphiphysin IgG 阳性见于乳腺癌患者,长节段横贯性脊髓炎常见。

(11) 人类嗜 T 淋巴细胞病毒－1(HTLV－1)相关脊髓病(HTLV－1 associated myelopathy, HAM):是与 HTLV－1 感染所致免疫异常相关的脊髓病变,以缓慢进行性痉挛性截瘫为临床特征,伴有腱反射活跃和巴宾斯基征。括约肌控制障碍通常是早期表现,HTLV－1 抗体阳性有助于鉴别。

【治疗】

急性脊髓炎没有特异性的治疗方法,临床上以对症治疗为主,防治继发感染和各种并发症。循证医学认为,除以急性脊髓炎为首发症状的多发性硬化外,用皮质类固醇治疗无效。但因为存在免疫应答异常,临床上常用糖皮质激素或免疫球蛋白,具体方案参见第九章。

急性脊髓炎常伴有膀胱功能障碍,患者无尿意或尿失禁。此时应留置导尿管,3~4 小时定时排放 1 次尿液,让膀胱保持定期充盈,防止脊髓功能恢复时发展为痉挛性小膀胱,同时进行膀胱冲洗,保持尿液酸化,预防感染。

压疮是急性脊髓炎的常见并发症,由于患者长期卧床,局部组织受压,加上神经营养障碍,在骨隆起的部位,如臀部、踝部和肩胛等处易发生压疮。预防是关键,保持床面平整清洁和皮肤清洁干燥,防止拖拉造成瘫痪肢体皮肤破损。防止骨隆起部位长期受压,在臀部、踝部和肩胛等处加用气圈或使用气垫床,经常按摩受压处的皮肤,定时翻身,变换体位。加强营养,进食高蛋白、高热量、高维生素饮食,增强全身抵抗力。如发生皮肤受压变红且压之不褪色(一期压疮),应增加翻身频率避免发红皮肤继续受压,可使用泡沫敷料、气垫床等减压措施。已发生压疮应局部换药,促进愈合,忌用热水袋以防烫伤。

急性脊髓炎患者的抵抗力下降,加之大剂量激素的应用,易出现泌尿道和/或肺部感染,一旦并发感染应根据细菌学检查及药敏试验结果选择敏感抗生素,尽快控制感染。

恢复期的治疗以肢体的康复、功能锻炼和预防并发症为主。

【预后】

不同患者的预后差异大,一般来说,脊髓休克期时间越长预后越差。上升性脊髓炎预后极差,可在短期内死于呼吸循环衰竭。若无并发症大多数患者在 3~6 个月后可恢复到生活基本自理。

第三节　脊 髓 压 迫 症

脊髓压迫症(compressive myelopathy)是由于椎管内占位性病变压迫脊髓而引起的一组疾病,由于病变呈进行性发展,会不同程度地累及到脊神经根、脊髓血管和脊髓,出现受压平面以下的运动、反射、感觉及括约肌功能障碍。

【病因】

以肿瘤最为常见,其次是炎症,少见病因包括脊柱损伤、脊柱退行性变、颅底凹陷症,以及脊髓血管畸形所致硬膜外和硬膜下血肿。

1. *肿瘤*　常见,约占 1/3 以上,绝大多数起源于脊髓组织及邻近结构,神经鞘膜瘤约占 47%,其次为脊髓肿瘤,多为星形细胞瘤、室管膜瘤,髓内恶性胶质瘤占 10.87%左右。转移癌多见于硬膜外,多为肺癌、乳腺癌、黑色素瘤、甲状腺癌及绒毛膜癌的转移。脊柱恶性肿瘤可沿椎管周围静脉丛侵犯脊髓。

2. *炎症*　脊髓非特异性炎症、椎管内反复注药、反复手术和脊髓麻醉可导致脊髓蛛网膜炎或粘连可影响血液供应,引起脊髓、神经根受累;脊柱结核、梅毒、伤寒等可形成慢性肉芽肿;脊柱化脓性骨髓炎或其他部位化脓性炎症经血行播散可引起急性硬膜外或硬膜下脓肿。

3. *脊柱病变*　脊柱外伤、结核、脱位、椎间盘脱出、后纵韧带骨化和黄韧带肥厚钙化均可导致椎管狭窄,脊柱裂、脊膜膨出等,也能损伤脊髓。

4. *先天畸形*　颅底凹陷、寰椎枕化、颈椎融合畸形等。

5. *其他*　如血液疾病,血小板减少症、凝血机制障碍、脊髓血管畸形、应用抗凝剂等所致髓内或髓外血肿,也是急性脊髓压迫的常见原因。

【发病机制】

病因不同,脊髓受压的程度和病情进展的速度不同,病理变化也各异。临床上可将脊髓压迫症大致分为急性和慢性两种。

急性压迫症多由脊髓损伤、急性硬膜外脓肿、椎管内出血、转移瘤等引起。在发病 1~3 天内,占位性病灶压迫脊髓的回流静脉,使受压部位水肿,神经细胞和胶质细胞肿胀,体积增大,更进一步加剧脊髓压迫,导致动脉供血障碍。神经细胞缺血、缺氧,受压脊髓逐渐萎缩,功能丧失。如能在早期解除压迫,脊髓功能可望恢复。如在脊髓轴突断离后再解除压迫,脊髓功能难以恢复。

慢性压迫多由椎管内肿瘤如神经鞘瘤、脊膜瘤、脂肪瘤、良性畸胎瘤、囊肿、脊柱结核及一些先天性脊柱畸形引起。由于病灶发展缓慢,早期可通过向病灶对侧移位、减少脑脊液空间及血液循环的代偿来保证神经传导功能正常。但一段时间后,代偿逐渐不完全,会出现脊髓受压的临床症状。后期可通过骨质吸收来扩大局部椎管进行代偿,但代偿不完全,脊髓损害严重,临床上多有明显的神经系统症状与体征。

【临床表现】

急性脊髓压迫症常见于脊柱骨折、脊髓血管畸形出血。多出现脊髓休克,表现病变平面以下弛缓性瘫痪、各种感觉和反射消失、尿潴留等。亚急性脊髓压迫症见于脊髓肿瘤、硬膜外脓肿或血肿。出现持续性神经根痛,侧索受压出现锥体束征、感觉障碍,后索受压出现感觉性共济失调。慢性脊髓压迫症的临床症状很典型,可分为神经根刺激期、部分脊髓受压期和脊髓完全受压期三个阶段。

1. *神经根刺激期*　病变尚未累及脊髓,仅造成神经根及脊膜的刺激症状。临床上表现为根痛,疼痛部位固定,局限于受累神经后根分布的皮节区域,呈电击样、刀割样、撕裂样、牵扯样或针刺样痛。间歇性发作,每次发作持续数秒至数分钟,咳嗽、打喷嚏等突然增加腹压时可触发或加剧疼痛。间歇期可完全正常或在疼痛部位出现麻木、蚁走感、虫爬感、寒冷、针刺感等感觉异常。病变进一步发展,疼痛范围扩大,且变为持续性。神经根受压到一定程度时,神经传导功能逐渐降低甚至丧失,根痛消失,出现相应节段的感觉减退或消失。

2. *部分脊髓受压期*　病变在椎管内进一步发展,脊髓开始受压,表现为受压平面以下肢体的感觉、运动和自主神经功能障碍。运动障碍往往先出现,因为锥体束纤维粗,对压迫和缺血的耐受力比感觉传导束差。以后会先后出现脊髓丘脑束、后索受压的症状和体征,表现为病灶对侧肢体痛、温觉障碍,病灶同侧肢体关节运动觉、位置觉、振动觉等深感觉障碍。

3. *脊髓完全受压期*　脊髓压迫症的晚期,整个脊髓横断面的功能已大部分或完全丧失,受压平面以下的运动、感觉和膀胱、直肠功能障碍。

上述分期在临床上并非绝对,常有重叠和交叉,髓外的慢性脊髓压迫性病变临床分期最典型。

【辅助检查】

1. *脑脊液检查*　脑脊液动力学改变、常规、生化分析对判定脊髓压迫症及受压程度很有价值。椎管严重梗阻时脑脊液蛋白-细胞分离,细胞数正常,蛋白含量增高,当蛋白含量超过 10 g/L 时,黄色的脑脊液流出后自动凝结称为弗洛因综合征(Froin syndrome)。通常梗阻愈完全,时间愈长,梗阻平面愈低,蛋白含量也就愈高。奎氏试验(Queckenstedt test)有助于判断有无椎管梗阻,但试验正常不能排除梗阻。

如压颈试验时压力上升较快而解除压力后下降较慢,或上升慢下降更慢,提示为不完全梗阻。在梗阻平面以下行腰椎穿刺术和压颈试验有造成占位性病变移位而使症状加重的风险,临床上需注意。怀疑硬脊膜外脓肿时切忌在脊柱压痛处行腰穿术,以防感染扩散。

2. 脊柱X线检查　可发现脊柱骨折、脱位、错位、结核、骨质破坏及椎管狭窄、椎弓根变形或间距增宽、椎间孔扩大、椎体后缘凹陷等改变。方法简单快速,适用于脊柱外伤、骨肿瘤、结核、脊椎退行性变及发育畸形等。

3. 脊髓造影　可使用碘水造影来显示脊髓梗阻界面,椎管完全梗阻时上行造影只显示压迫性病变下界,下行造影可显示病变上界。髓内病变脊髓呈梭形膨大,椎管梗阻不完全。随着CT和MRI的普及,目前此方法的应用已越来越少。

4. CT及MRI检查　MRI是脊髓压迫症最具有诊断价值的检查手段,能清晰显示椎管内病变的部位及范围,病变的大小、形状及其与周围结构的关系,并推测病变的性质(图16-7~图16-9)。操作简单、无创伤,临床应用广泛。

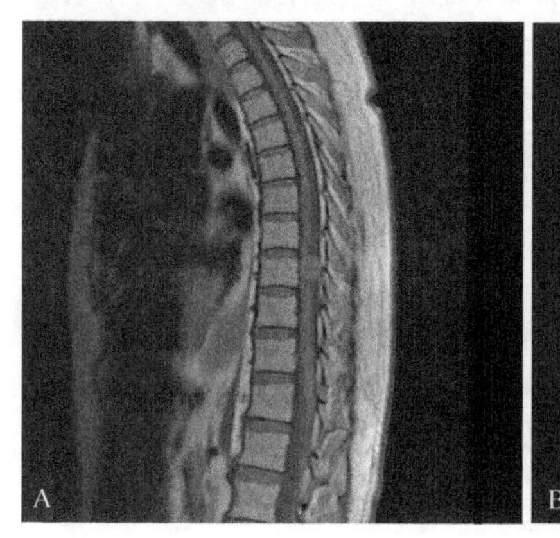

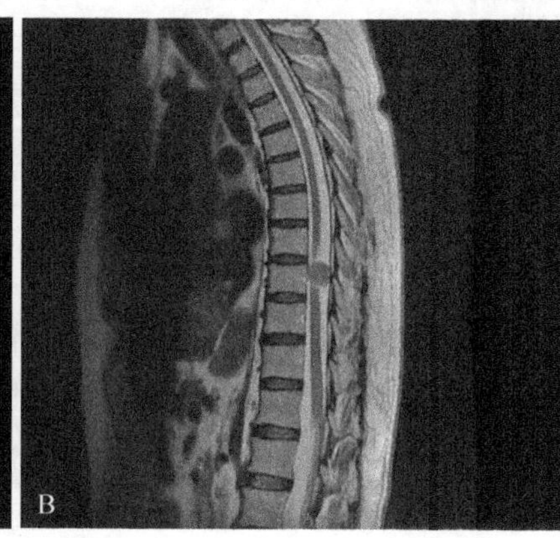

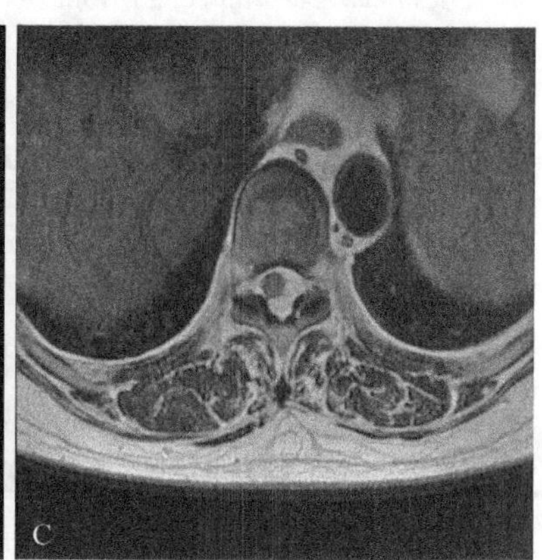

图16-7　脊髓髓外占位的MRI图像

A. T_1WI;B. T_2WI;C. 水平位T_2WI

T_9水平椎管内髓外左侧见类圆形等T_1、等T_2信号结节影,边界清晰,约1.1 cm×1.5 cm×1.0 cm(前后径×上下径×左右径),相应水平脊髓呈受压推移改变、蛛网膜下腔增宽

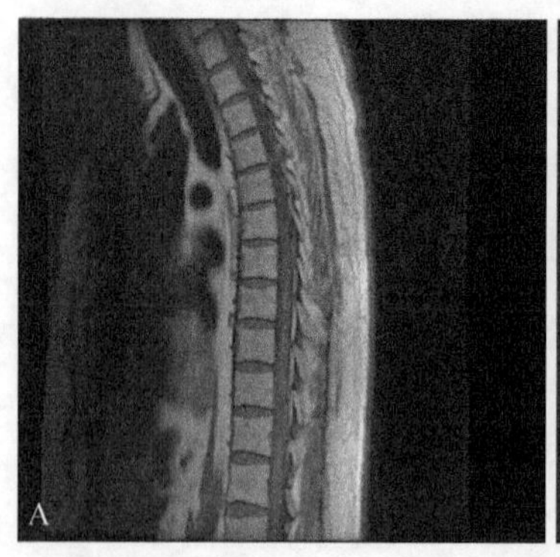

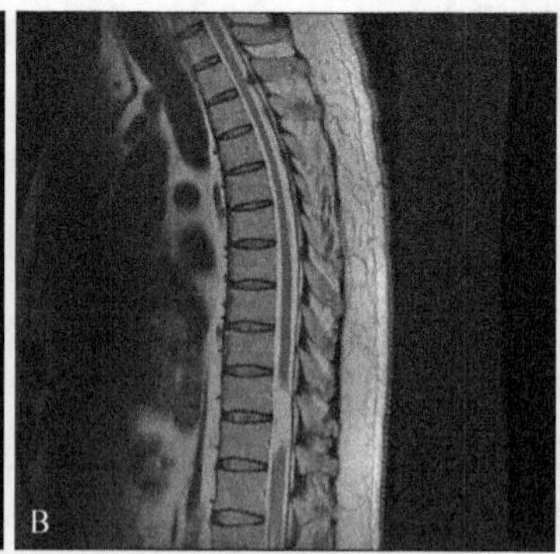

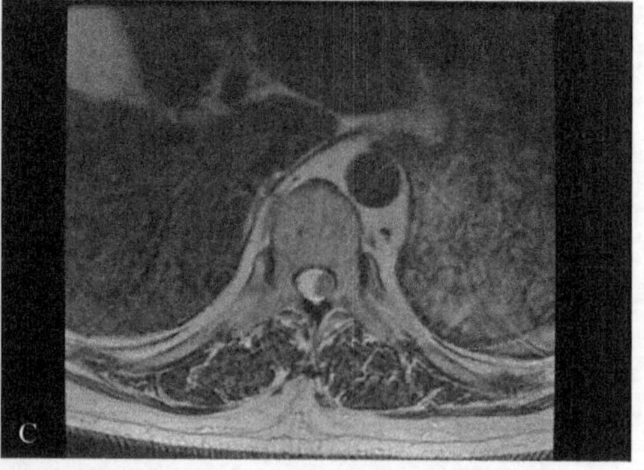

图16-8　脊髓髓外硬膜下占位的MRI图像

A. T_1WI;B. T_2WI;C. 水平位T_2WI

$T_{10\sim11}$椎管右后髓外硬膜下可见长T_1、长T_2信号影,大小约1.2 mm×1.1 mm×3.8 mm(横径×前后径×上下径),椎管变窄,脊髓受压变窄向左侧移位

5. 脊髓血管造影　怀疑为脊髓血管病变时应做脊髓血管造影,它可显示脊髓病理性血管及其供血动脉和引流静脉情况。

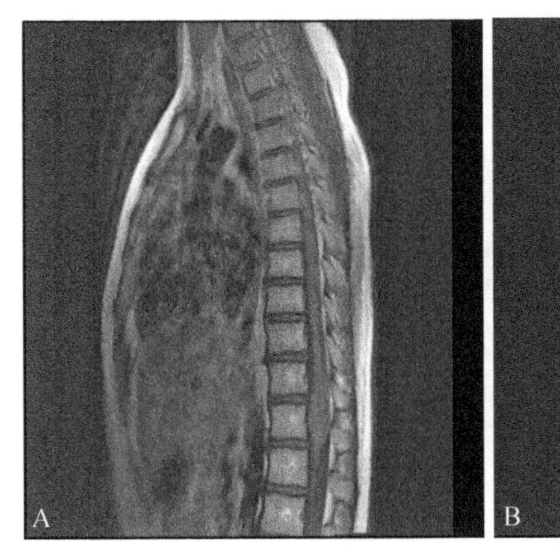

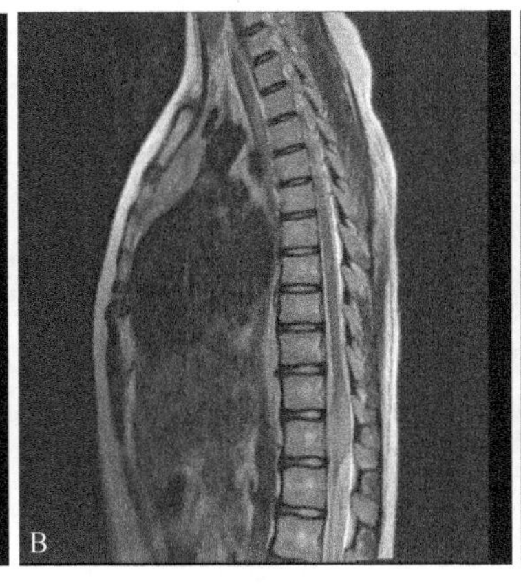

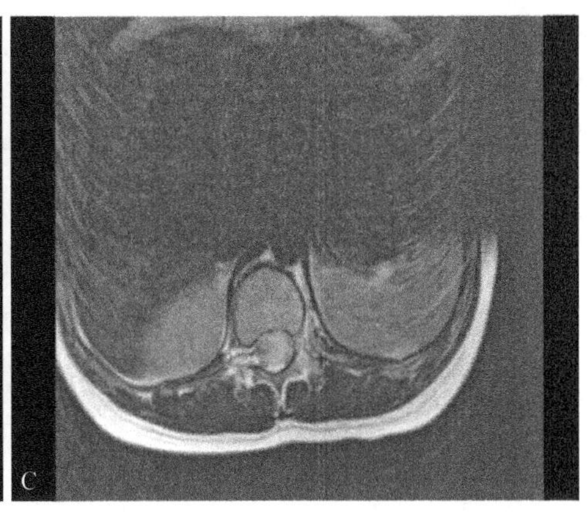

图 16-9 脊髓髓内占位的 MRI 图像

A. T_1WI;B. T_2WI;C. 水平位 T_2WI

$T_{11\sim12}$ 水平脊髓呈梭形膨大,呈等 T_1 稍长 T_2 信号影,边界欠清,大小约 3.6 cm×1.2 cm,增强扫描未见明显强化,考虑髓内占位性病变

【诊断及鉴别诊断】

1. 诊断 首先明确脊髓损害为压迫性或非压迫性,再确定脊髓受压部位及平面。进而分析病变是位于髓内、髓外硬膜内还是硬膜外,以及病变压迫的程度。最后明确病变的病因及性质。

(1) 脊髓损害是否为压迫性:根据前述脊髓压迫症的常见病因及典型的临床表现,判断脊髓损害是否为椎管内占位性病变或脊柱脊髓病变引起的脊髓受压,并区分病变为急性脊髓压迫症还是慢性脊髓压迫症。

(2) 脊髓受压部位及平面:也就是脊髓病变的纵向定位,确定病变位于脊髓的节段。早期节段性症状如根痛、感觉减退区、腱反射改变和肌萎缩,棘突压痛及叩击痛,均有助于定位诊断,尤以感觉障碍平面最具有定位意义。

(3) 分析病变是位于髓内、髓外硬膜内还是硬膜外:也就是脊髓病变的横向定位(表 16-1)。患者的症状、体征及发展顺序对于横向定位很有帮助:若感觉运动障碍自压迫水平向远端发展,同时存在感觉分离现象,较早出现括约肌功能障碍等,表明压迫位于髓内可能性大(图 16-10A);若早期有根痛,且出现脊髓半切综合征,则压迫位于髓外硬膜内可能大(图 16-10B);若是急性压迫,根痛明显且有棘突叩痛,压迫常位于硬膜外(图 16-10C)。

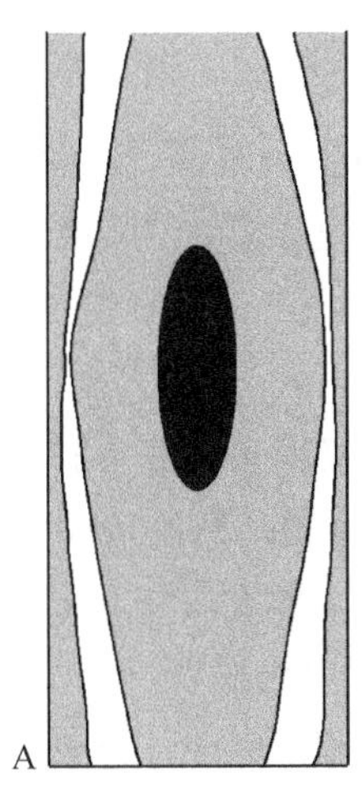

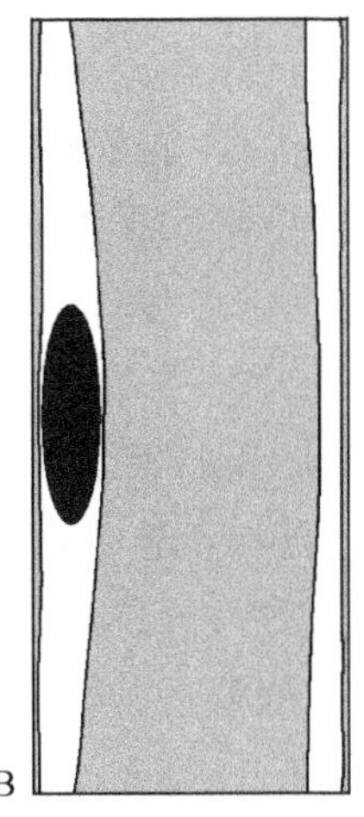

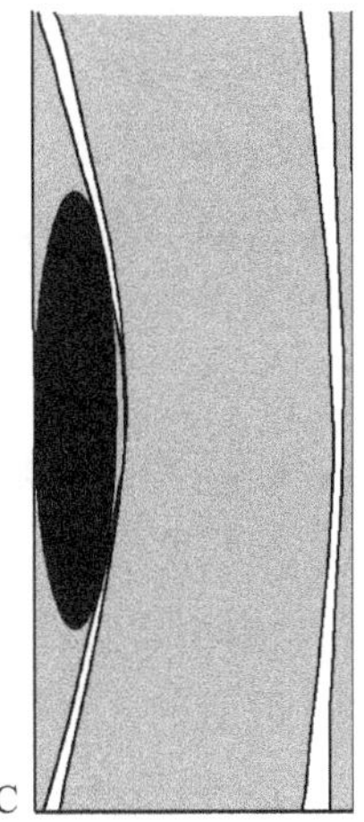

图 16-10 脊髓压迫症示意图

A. 髓内病变;B. 髓外硬膜内病变;C. 硬膜外病变

表 16-1　脊髓压迫症的横向定位诊断

	髓内病变	髓外硬膜内病变	硬膜外病变
早期症状	多为双侧	一侧进展为双侧	多一侧开始
根痛	少见	早期剧烈,部位明显	早期可有
感觉障碍	分离性	传导束性,一侧开始	多为双侧传导束性
痛温觉障碍	自上向下发展	自下向上发展	双侧自下向上发展
节段性肌无力和萎缩	早期出现明显	少见局限	少见
锥体束征	不明显	早期出现一侧开始	较早出现,多为双侧
括约肌功能障碍	早期出现	晚期出现	较晚期出现
棘突压痛/叩痛	无	较常见	常见
椎管梗阻	晚期出现	早期出现	较早期出现
脑脊液蛋白增高	不明显	明显	较明显
脊柱 X 线平片改变	无	可有	明显
脊髓造影完全缺损	脊髓梭形膨大	杯口状	锯齿状
MRI 检查	梭形膨大	髓外占位,脊髓移位	硬膜外占位,脊髓移位

(4)明确病变的病因及性质:也就是脊髓损伤的定性诊断。髓内外肿瘤最常见,髓内肿瘤多为胶质瘤,髓外硬脊膜下肿瘤多为神经纤维瘤,髓外硬膜外多为转移癌。脊髓蛛网膜炎导致病损不对称,时轻时重,感觉障碍多呈根性、节段性或斑片状不规则分布,压颈试验可有梗阻,蛋白含量增高,椎管造影显示造影剂呈点滴状或串珠状分布。硬膜外病变多为转移癌或椎间盘脱出,转移癌进展较快,根痛及骨质破坏明显。急性压迫多为外伤性硬膜外血肿,进展迅速。硬膜外脓肿起病呈急性或亚急性,常有感染特征。

2. 鉴别诊断

(1)急性脊髓炎:急性起病,常有感染病史,呈横贯性脊髓损伤,数小时至 2~3 天达到高峰,MRI 可见相应节段病变,脑脊液常见白细胞增多,以单核细胞和淋巴细胞为主,蛋白含量正常或轻度增高,抗炎治疗可有应答。

(2)脊髓空洞症:起病隐袭,病程较长,病变常位于脊髓下颈段或上胸段。典型特征为节段性分离性感觉障碍,病变节段支配区可有肌无力、肌萎缩、皮肤关节营养障碍,神经根痛少见,MRI 可鉴别。

(3)亚急性联合变性:起病隐匿,缓慢进展,因缺乏维生素 B_{12} 而出现脊髓后索、侧索及周围神经损害体征。周围血象如有巨幼细胞性贫血有提示意义。血清维生素 B_{12} 常降低,MRI 可见脊髓后索长 T_1 长 T_2 病灶,补充维生素 B_{12} 治疗有效。

(4)脊髓蛛网膜炎:起病缓慢,症状时起时伏,亦可有根痛,但多不对称,缓解期内症状可明显减轻甚至完全消失,椎管常呈部分或完全性阻塞,脑脊液淋巴细胞数接近正常而蛋白含量显著增高,椎管造影及 MRI 可予鉴别。

【治疗】

治疗原则为尽快祛除病因,解除脊髓受压,可行手术者应尽早实施。急性脊髓压迫力求 6 小时内减压,如切除椎管内占位性病变、椎板减压术及硬脊膜囊切开术。硬脊膜外脓肿应急诊手术并给予足量抗生素。脊柱结核在进行根治术时,同时给予抗结核治疗。良性肿瘤一般经手术可彻底根除,恶性肿瘤或转移癌可酌情行手术,后期结合放疗或化疗。脊髓血管畸形所致脊髓出血者,可行手术或介入治疗。此外,还需引导患者调整心态,树立战胜疾病的信心,进食高营养易消化的食物,刺激肠蠕动。尽早开展康复治疗和功能训练。长期卧床者应防治肺部感染、泌尿系感染、深静脉血栓形成、肢体挛缩和压疮等并发症。尿潴留可留置导尿,便秘可予缓泻剂,肢体瘫痪者需加强护理,定期翻身拍背,防止压疮。

【预后】

影响预后的因素很多，如病变性质，脊髓受损的程度、解除压迫的时机和程度等。通常压迫解除越及时，脊髓功能损害越小，预后也就越好。急性脊髓压迫常因不能充分发挥代偿功能，神经元发生坏死，即使去除病因亦难以完全恢复。髓外硬膜内肿瘤多为良性，手术彻底切除预后良好；髓内肿瘤一般难以完全切除，效果较差，预后不佳。病变部位越高，预后较差；合并尿路感染、下肢静脉血栓等并发症者常常预后不好。

第四节　脊髓空洞症

脊髓空洞症（syringomyelia）是慢性进行性脊髓变性或发育障碍，是多种原因形成的脊髓内管状空腔。典型临床表现为节段性分离性感觉障碍、病变节段支配区肌萎缩及营养障碍。如累及延脑，称为延脑髓洞症（syringobulbia）。

【病因及发病机制】

确切病因及发病机制仍不清楚。多数学者认为，脊（延）髓空洞症并非单独病因引起的独立疾病，而是多种致病因素所致的综合征。

1. *先天发育异常*　本病常合并小脑扁桃体下疝畸形、先天性短颈综合征、扁平颅底、脑积水、脊柱侧凸、脊柱裂、颈肋和弓形足等畸形，故认为脊髓空洞症是脊髓先天性发育异常。也有学者认为，本病是胚胎时期脊髓神经管闭合不全或脊髓先天性神经胶质增生，导致脊髓中央变性所致。

2. *脑脊液动力学异常*　颈枕区及第四脑室流出口先天性异常，如小脑扁桃体下疝畸形影响了正常的脑脊液循环，脑脊液从第四脑室流向蛛网膜下腔受阻，受心脏收缩影响的脉络丛可引起脑脊液压力波动，搏动波向下冲击脊髓中央管，使之扩张，并冲破中央管壁形成空洞。此外，硬脊膜囊肿、局限性蛛网膜炎、小脑囊肿、脊髓肿瘤囊性变等也可造成非交通性脑脊液梗阻，最终继发脊髓空洞症。

3. *血液循环异常*　脊髓血管畸形、脊髓梗死软化、髓内出血、脊髓损伤、脊髓栓系、脊髓炎伴中央管软化扩张、放射性脊髓病及蛛网膜炎等病变可引起脊髓血液循环异常，产生脊髓缺血、坏死、液化形成空洞。

【病理】

空洞部位脊髓外形呈梭形膨大，病程长者也可见脊髓萎缩。基本病变是空洞形成和胶质增生，空洞壁不规则，由环行排列的星形胶质细胞和纤维组成。陈旧性空洞周围胶质增生形成 1～2 mm 厚致密囊壁，可见管壁透明变性的血管。空洞充满清亮透明的液体，成分与脑脊液相似，蛋白含量较低，但部分充满黄色液体者则提示蛋白含量增高。

空洞病变通常先累及灰质前连合，对称或不对称地向后角和前角扩展呈 U 形分布，最终波及脊髓侧索和后索。延髓空洞多呈单侧纵裂状，有些甚至可深入脑桥，通常邻近三叉神经下行传导束，累及内侧丘系交叉纤维、舌下神经核及迷走神经核。

【临床分型】

根据 Barnett 分型，临床上可将脊髓空洞症分为四型（表 16－2）。

表 16－2　脊髓空洞症的 Barnett 分型

分　类	病 理 改 变
Ⅰ型	脊髓空洞症伴枕骨大孔梗阻和中央管扩张（发育型）
Ⅰ－A 型	伴小脑扁桃体下疝畸形

续 表

分　类	病 理 改 变
Ⅰ-B 型	伴其他类型的枕骨大孔梗阻型病变
Ⅱ型	脊髓空洞症不伴枕骨大孔梗阻(自发型)
Ⅲ型	脊髓空洞症伴脊髓其他疾病(获得型)
Ⅲ-A 型	伴脊髓肿瘤(通常是髓内的,特别是血管膜细胞瘤)
Ⅲ-B 型	伴外伤性脊髓病
Ⅲ-C 型	伴脊髓蛛网膜炎和硬脊膜炎
Ⅲ-D 型	伴脊髓压迫(肿瘤、椎关节强直)、梗死、出血继发脊髓软化
Ⅳ型	单纯的脊髓积水,通常伴脑积水

【临床表现】

多在 20~30 岁发病,儿童和成年以后少见。多为散发病例,男女之比约为 3∶1。隐匿起病,进展缓慢,病程数月至数十年不等。因空洞累及部位、横截面范围及纵向长度的不同,其临床表现不尽相同,最常见于颈段及上胸段的脊髓内。主要症状如下。

1. *感觉症状*　以感觉障碍为首发症状者居多。早期症状常为相应支配区自发性疼痛,咳嗽、打喷嚏或弯腰可加剧疼痛。继而出现节段性分离性感觉障碍,表现为单侧或双侧的手部、臂部、尺侧或一部分颈胸部的痛、温觉丧失,而触觉及深感觉相对正常,典型者呈"短上衣样"分布。如向上累及三叉神经脊束核,可造成面部分离性感觉障碍。晚期脊髓侧索即脊髓丘脑侧束受累,导致空洞水平以下各种传导束性感觉障碍。

2. *运动症状*　颈胸段空洞扩大累及前角细胞,出现一侧或两侧上肢弛缓性瘫痪,表现为肌无力、肌萎缩、肌束颤动、肌张力减低、腱反射减弱或消失。两手的鱼际肌、骨间肌萎缩尤为明显,严重者呈"鹰爪"样。病变晚期累及锥体束,可表现为痉挛性瘫痪,出现巴宾斯基征。伴小脑扁桃体下疝畸形者上肢腱反射亢进,提示颈膨大以上受累。空洞内发生出血时病情可突然恶化。

3. *神经营养障碍和其他症状*　皮肤营养障碍可见皮肤变薄、苍白、指甲粗糙变脆。痛觉消失区的表皮常有烫伤,可造成顽固性溃疡及瘢痕形成,甚至指、趾末端无痛性坏死脱落,称为 Morvan 征,是本病的特征之一。关节痛、温觉缺失可引起关节磨损、萎缩、畸形、关节肿大、活动度增加,运动时有摩擦感而无痛觉,即沙尔科关节(Charcot joint),也是本病的重要特征。如病变累及 $C_8 \sim T_2$ 侧角出现霍纳征,相应节段肢体与躯干可有皮肤分泌异常,表现为多汗或少汗症。少汗症可局限于身体的一侧,称为"半侧少汗症",更多见于一侧的上半身,或一侧上肢或半侧面部。角膜反射亦可减弱或消失,因神经营养性角膜炎可导致双侧角膜穿孔。晚期可有神经源性膀胱和小便失禁。常合并脊柱侧弯或后突畸形(常见于先天性短颈综合征,表现为短颈、低发际、头颈部异常姿势、颈椎融合或缺失)、隐形脊柱裂、颈枕区畸形、小脑扁桃体下疝畸形、颈肋和弓形足等先天畸形。

延髓空洞症很少单独发生,常为脊髓空洞症的延伸,多不对称,故症状和体征常为单侧性。三叉神经脊束核受损可出现面部痛、温觉减退或缺失,呈洋葱皮样分布,由外侧向鼻唇部发展,伴咀嚼肌力弱。面神经核受损出现周围性面瘫。舌下神经核受损出现伸舌偏向患侧,同侧舌肌颤动和萎缩。疑核受累出现吞咽困难、饮水呛咳等球麻痹症状。前庭小脑束受累,可表现为眩晕、眼震、恶心、平衡障碍即步态不稳。

【辅助检查】

1. *脑脊液检查*　无特征性改变,空洞较大时可引起椎管部分梗阻和脑脊液蛋白含量增高。

2. 影像学检查

（1）X 线检查：有助于发现骨骼畸形，如脊柱侧突、隐形脊柱裂、颈枕区畸形和沙尔科关节等。

（2）延迟脊髓 CT 扫描（DMCT）：在蛛网膜下腔注入水溶性造影剂，注射后 6 小时、12 小时、18 小时、24 小时后分别进行脊髓 CT 检查，可清晰显示高密度的空洞影像。

（3）MRI 检查：是确诊本病的首选方法。普通矢状位图像可清晰显示空洞的位置、大小、范围、与脊髓的对应关系，以及是否合并小脑扁桃体下疝畸形，MR3D 稳态构成干扰序列（MR3D－CISS 序列）效果更佳（图 16－11）。四维相位对比 MRI（4D PC－MRI）可以显示颅颈交界区和颈胸椎区脑脊液循环的复杂动力学模式，以鉴别空洞是原发性还是继发性，有助于选择手术适应证和设计手术方案。

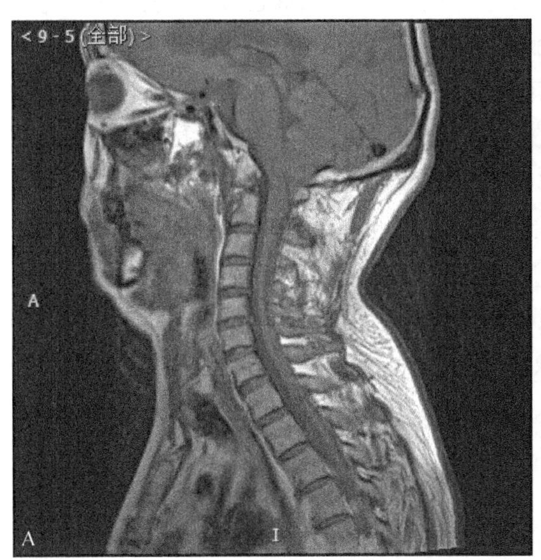

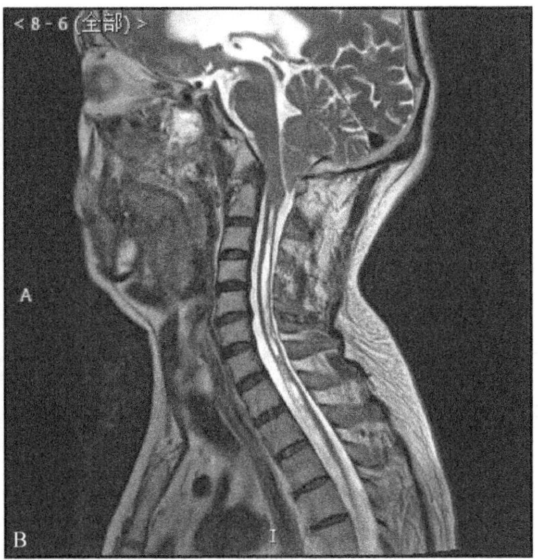

图 16－11 脊髓空洞症的 MRI 图像

A. T_1WI；B. T_2WI

双侧侧脑室、三脑室扩张，中脑导水管通畅，小脑扁桃体变尖并向下疝，位于钱式线下约 0.8 cm，延髓轻度下移，$C_2 \sim T_5$ 水平脊髓内可见一条索状、串珠状长 T_1 长 T_2 信号影，局部偏于脊髓一侧，局部与中央管交通，符合小脑扁桃体下疝畸形并幕上脑积水及脊髓空洞 MRI 改变

【诊断及鉴别诊断】

根据青壮年隐匿起病，缓慢进展的病程，常合并其他先天畸形，特征性的节段性分离性感觉障碍、肌无力和肌萎缩，以及皮肤和关节营养障碍等，多能做出诊断，结合 MRI 或 DMCT 检查发现空洞可确诊。

本病须与下列疾病相鉴别。

1. 脊髓肿瘤　　髓内肿瘤进展较快，累及脊髓节段短，括约肌功能障碍出现早，锥体束征常为双侧，可进展为横贯性损害，神经营养障碍少见，脊髓腔梗阻时脑脊液蛋白含量可增高。MRI 检查未见脊柱畸形，增强扫描见占位性病变则有助于鉴别。

2. 颈椎病　　多见于中老年，早期根痛症状明显，感觉障碍多呈根性分布，可出现颈部活动受限或后仰时疼痛，手及上肢可有轻度肌无力及肌萎缩。颈椎 CT 或 MRI 可资鉴别。

3. 肌萎缩侧索硬化　　多在中年起病，上下运动神经元均受累，首发症状常为一侧或双侧手指活动笨拙、无力，随后出现手部小肌肉萎缩，以大、小鱼际肌、骨间肌、蚓状肌为明显。但无感觉异常，无神经营养障碍。颈髓 MRI 常无特异性改变。

4. 脑干肿瘤　　脑桥下部肿瘤进展快，早期常表现为颅神经损伤，以展神经、面神经麻痹多见，MRI 有助于与延髓空洞症相鉴别。

5. *其他*　脊髓空洞症所致沙尔科关节肿胀,关节软骨及软骨下骨病变需与其他关节病,如类风湿性关节炎、骨关节炎、关节结核鉴别。关节肿胀及骨软骨破坏,而相对不痛为本病特点。MRI 发现相应节段脊髓空洞可予鉴别。

【治疗】

本病进展缓慢,可迁延数十年,尚无特效治疗方法。目前认为,持续的中央管存在可能是一种正常的解剖变异,无须处理。对无症状性脊髓空洞症,可定期复查。对空洞不断延伸扩大者,特别是向延髓、低位脑干延伸者则需干预治疗。

1. *对症处理*　采用神经营养药物、B 族维生素、ATP、辅酶 A、肌苷等。疼痛者可给予镇痛剂。注意患者情绪变化,必要时给予抗抑郁药物。痛觉缺失者应防止外伤、烫伤或冻伤;防止关节挛缩,进行辅助被动运动、按摩及针刺治疗等。需注意预防压疮、肺部及尿路感染。

2. *放射治疗*　可试用放射性核素^{131}I 疗法,口服或椎管内注射,但疗效不确定,目前已很少应用。

3. *手术治疗*　鉴于脊髓空洞症为慢性进展性疾病,药物治疗效果不理想,手术便成为主要选择。常用方法有后颅窝减压术和脊髓空洞引流术。手术目的是改善脑脊液的动力学,减轻对脊髓的压迫。较大空洞伴椎管梗阻可行上段颈椎板切除减压术,合并颈枕区畸形及小脑扁桃体下疝可行枕骨大孔减压术,手术矫治颅骨及神经组织畸形。继发于创伤、感染的脊髓空洞及张力性空洞可行空洞-蛛网膜下腔分流术。合并小脑扁桃体下疝畸形的患者应先考虑脑脊液分流,部分患者术后症状可有缓解。脊髓内肿瘤所致空洞可行肿瘤切除术。囊性空洞行减压术后压力可暂时解除,但常见复发。此外,除术后感染和血肿等常见并发症,脊髓周围的瘢痕形成、脑脊液的伤口渗漏和分流阻塞也是手术后的突出问题。

第五节　脊髓亚急性联合变性

亚急性联合变性(subacute combined degeneration, SCD)是由于各种因素导致体内维生素 B_{12} 缺乏而引起的中枢和周围神经系统变性疾病,可以累及脊髓、大脑、视神经和周围神经,由于脊髓常常首先受累,也是主要的损害部位,因此又名脊髓亚急性联合变性。亚急性联合变性常常与恶性贫血相伴发,是最常见的代谢性脊髓病。

拓展阅读:代谢性和中毒性脊髓疾病

【病因及发病机制】

现已明确本病与维生素 B_{12} 缺乏有密切关系。维生素 B_{12} 是脱氧核糖核酸和核糖核酸合成必需的辅助因子,神经细胞胞质中的核糖核酸是神经细胞不断向轴突供应的营养物质。维生素 B_{12} 缺乏时,核糖核酸合成不足,神经轴突,特别是脊髓后索、侧索出现变性。维生素 B_{12} 也是髓鞘合成的一种必需辅助因子,维生素 B_{12} 缺乏时,髓鞘合成障碍。

维生素 B_{12} 贮存于肝脏,贮存量约 3 000~5 000 μg,正常人日需求量仅 1~2 μg。从食物摄取的游离维生素 B_{12} 必须与胃底壁细胞分泌的内因子结合方能不被肠道细菌利用,进而在回肠远端与黏膜受体结合。维生素 B_{12} 摄取、吸收、结合及转运任意一环节出现障碍均可引起维生素 B_{12} 缺乏。严重营养不良、恶病质及素食者等可导致维生素 B_{12} 摄入不足;自身免疫性胃炎伴内因子抗体、先天性内因子分泌缺陷、大量酗酒伴萎缩性胃炎、胃大部分切除术等因素导致内因子缺乏或不足;乳糜泻、回肠切除术、局限性肠炎影响维生素 B_{12} 的吸收;血液中运钴胺蛋白缺乏等均可导致维生素 B_{12} 代谢障碍。质子泵抑制剂、H_2 受体阻滞剂和二甲双胍降低酸度也可能干扰其吸收。维生素 B_{12} 选择性吸收障碍综合征(Imerslund-Grasbeck syndrome)则是由于先天基因突变,使得附着于回肠黏膜受体的维生素 B_{12} 内因子复合物不能转运通过上皮细胞所致。近来,有报道滥用氧化亚氮(N_2O,俗称笑气)可导致维生素 B_{12} 钴原子产生不可逆氧化反应，加重维生素 B_{12} 缺乏。此外，叶酸代谢和维生素 B_{12} 的代谢密切相关，两者均参与血红蛋白的合成，影响造血功能，叶酸缺乏可导致骨髓和胃肠细胞不能进行正常细胞分裂，可发生贫血、胃酸缺乏和舌炎。60%的恶性贫血患者存在胃壁细胞抗体，影响内因子与维生素 B_{12} 的结合。本病在白种人中常与恶性贫血并发，而我国相对少见。

钴胺传递蛋白-2 缺乏导致 B_{12} 不能进入细胞内，可引起功能性 B_{12} 缺乏，患者血清 B_{12} 水平正常，也没有恶性贫血的征象，但同型半胱氨酸高。

【病理】

脑和脊髓的白质、视神经和周围神经都有不同程度的病变，但以脊髓后索和锥体束为重。病程早期脊髓肿胀，晚期脊髓萎缩，基质变硬，后索最明显。切面色泽较正常淡，软脊膜增厚。显微镜下见后索和侧索髓鞘肿胀、轴索变性、板层分离及空泡形成，融合海绵状坏死灶，病程长者有星形胶质细胞增生。

【临床表现】

（1）多在中年后（40~60 岁）起病，无明显性别差异，呈亚急性或慢性病程，缓慢进展。

（2）多数患者在出现神经症状之前可有贫血史，合并胃肠道疾病时常表现为倦怠、无力、心慌、头昏、腹泻及舌炎等症状，伴血清维生素 B_{12} 缺乏。

（3）神经系统早期症状常表现为手指和足趾的感觉异常，如刺痛、麻木及灼烧感，呈持续性，下肢较重。常累及颈胸髓，脊髓后索受损表现为易跌倒、步基宽、走路踩棉花感、黑暗中行走困难。查体可见四肢远端手套-袜套样感觉减退，双下肢音叉振动觉及关节位置觉减退或消失、龙贝格征阳性。部分患者屈颈时出现由脊背向下肢足底放射性的触电感（莱尔米特征）。运动障碍通常较感觉障碍出现晚，锥体束受损逐渐出现双下肢无力、僵硬及动作笨拙，查体可见肌力减退、肌张力增高、腱反射亢进及巴宾斯基征阳性。如周围神经病变较重时，则表现为肌张力减低、腱反射减弱，但巴宾斯基征常为阳性。括约肌功能障碍较少见或出现较晚。

（4）少数患者可有视神经损伤，表现为视神经萎缩及双侧中心暗点，视野缩小，视力减退或失明。如大脑白质广泛受累，患者可出现淡漠、嗜睡、易激惹、抑郁等精神症状，严重时出现精神错乱、谵妄、幻觉，甚至认知功能减退及科尔萨科夫综合征（Korsakoff syndrome）等改变，最后可发展为全面性痴呆。

【辅助检查】

1．血清学检查

（1）外周血象及骨髓涂片提示巨细胞低色素性贫血，血网织红细胞数减少，严重患者可见全血细胞减少。

（2）血清维生素 B_{12} 含量降低，低于 100 μg/L 就可考虑维生素 B_{12} 缺乏症。但目前认为血清维生素 B_{12} 水平并不能准确反映机体是否真正缺乏维生素 B_{12}。因为在维生素 B_{12} 存在转运和代谢障碍的情况下，即使血清维生素 B_{12} 水平正常，仍有亚急性联合变性发生的风险。如注射维生素 B_{12}，1 000 μg/d，10 天后出现显著的网织红细胞增多，则有助于亚急性联合变性的临床诊断。血清甲基丙二酸和同型半胱氨酸水平增高能间接反映细胞内维生素 B_{12} 水平。

（3）血清维生素 B_{12} 含量正常者可行希林试验（Schilling test），口服放射性核素 ^{57}Co 标记的维生素 B_{12}，测定其在尿液、大便中的排泄量。正常人吸收量为 62%~82%，尿液排出量为 7%~10%。维生素 B_{12} 吸收缺陷者，粪便排泄量明显增多而尿排泄量明显减少。但由于此试验使用放射性物质及操作繁琐等原因，目前已较少应用。

（4）血清抗内因子抗体阳性有助于诊断。高达 90%的维生素 B_{12} 缺乏患者可发现胃壁细胞抗体。

2．胃液分析　注射组胺做胃液分析，可发现抗组胺性胃酸缺乏。

3．脑脊液检查　多正常，少数病例可有轻度蛋白升高。

4. MRI 检查　可见累及脊髓中央区和侧索的长节段的长 T_1 长 T_2 病灶,可见强化效应。累及脊髓后索的 T_2 高信号呈“倒 V”或“反兔耳”征,有诊断价值。病变多位于后索,后、侧索同时受累者相对少见,一般无单纯侧索受累(图 16-12)。维生素 B_{12} 治疗后 MRI 异常信号可减弱或消失,但轴索变性所致信号异常则会一直存在。脑 MRI 在 T_2 和 FLAIR 序列可显示大脑白质和第四脑室周围高信号病变,常常累及皮质脊髓束。

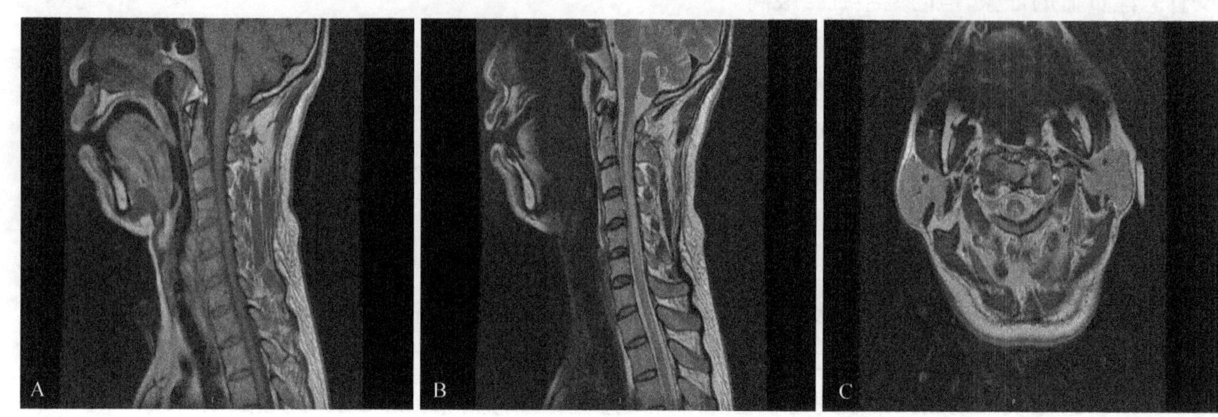

图 16-12　脊髓亚急性联合变性的 MRI 图像

A. T_1WI;B. T_2WI;C. 水平位 T_2WI

MRI 示 $C_1 \sim T_2$ 平面上份脊髓见条状长 T_1 长 T_2 信号影,轴位病灶位于脊髓后索,呈“倒 V”征

5. 电生理检查　患者的肌电图可有异常。典型表现为运动感觉神经传导速度减慢,肌肉复合动作电位和感觉神经动作电位波幅降低,可见失神经电位。体感诱发电位异常提示损害主要在后索,运动诱发电位异常提示皮质脊髓束受累,视觉诱发电位可见 P100 延长。这些表现可在临床症状出现前或在疾病早期出现,对诊断具有较高的敏感性。

【诊断及鉴别诊断】

根据中年起病,呈亚急性或慢性发病,逐渐进展,临床有脊髓后索、锥体束和周围神经损害的症状和体征,结合实验室检查,不难做出诊断。但应与下列疾病鉴别。

1. 铜缺乏性脊髓病　为铜缺乏所致脊髓损害,可累及脊髓后索和侧索,临床表现与亚急性联合变性十分相似,需注意鉴别。实验室检查主要特点为血清铜、铜蓝蛋白降低,可伴有贫血及粒细胞减少。脊髓 MRI 颈胸髓后索 T_2 高信号。补铜治疗后症状可能有部分改善。

2. 脊髓压迫症　病灶常自脊髓一侧开始,早期多有神经根刺激症状,有确切的感觉障碍平面,并且为传导束性感觉障碍,逐渐出现脊髓半切至横贯性损害症状,可伴尿便障碍。腰椎穿刺提示椎管梗阻,脑脊液蛋白增高,脊髓 MRI 可供鉴别。

3. 脱髓鞘性疾病　急性或亚急性起病,表现为横贯性或播散性脊髓损伤。病灶以下感觉、运动、括约肌障碍,可伴视神经改变。症状体征常不对称,无对称性周围神经损害,无血清维生素 B_{12} 缺乏。诱发电位、MRI 检查及脑脊液检查有助于鉴别,激素治疗有效。

4. 脊髓痨　多在梅毒螺旋体感染 10~20 年后出现。表现为后索及后根受损症状,如深感觉消失,感觉性共济失调,腱反射减弱或消失,肌张力减低,但无锥体束征。部分患者可有阿-罗瞳孔及内脏危象。脑脊液蛋白正常或轻度增高,梅毒血清学检查阳性可确诊。

5. 周围神经病　多种原因可导致对称性四肢远端感觉及运动障碍,无恶性贫血及维生素 B_{12} 缺乏证据,也无脊髓侧索及后索损害体征。

6. 运动神经元病　隐匿起病,可累及脊髓前角、锥体束及脑干运动神经核。无周围神经病变,无感觉障碍，较容易鉴别。

【治疗】

疾病确诊后首先纠正导致维生素 B_{12} 缺乏的原发病。改善膳食结构，给予含维生素 B 族的食物，如粗食、蔬菜和动物肝脏，并严格戒酒。

1. 药物治疗

(1) 维生素 B_{12}：及早给予大剂量维生素 B_{12} 治疗，否则会发生不可逆性神经损伤。维生素 B_{12} 每天 0.5~1 mg 肌肉注射，连续 4 周或病情不再进展；然后可调整为每次 1 mg，每周 2~3 次；2~3 个月后改为口服，每次 0.5 mg，每天 2 次，总疗程 6 个月。吸收障碍者需终生用药，合用维生素 B_1 和维生素 B_6 等效果更佳。

(2) 叶酸：叶酸参与氨基酸与核酸的合成，与维生素 B_{12} 合用能共同促进红细胞的生成和成熟，对有恶性贫血的患者应与维生素 B_{12} 合用，每次 5~10 mg，每天 3 次。单独应用叶酸会使症状加重，一定要与维生素 B_{12} 合用。贫血患者的红细胞计数逐步增长时，应辅以铁剂。常用硫酸亚铁每次 0.3~0.6 g，每天口服 3 次；10% 枸橼酸铁胺溶液，每次 10 mL，每天 3 次；或右旋糖酐铁注射液，每次 50~100 mg，隔 1~3 天肌内注射 1 次。

(3) 增加胃酸：缺乏游离胃酸者，可服用胃蛋白酶合剂或饭前服稀盐酸合剂 15~20 滴，以减少因胃酸缺乏引起的消化道症状。

2. 康复治疗　加强瘫痪肢体的功能锻炼，辅以针灸、理疗及康复疗法，促进肢体功能恢复。

【预后】

早期诊断并及时治疗是改善预后的关键，如能在起病 3 个月内积极治疗，多数可完全恢复。若充分治疗 6 个月至 1 年仍有神经功能障碍，则再恢复的可能性不大。本病不经治疗，可在发病 2~3 年后死亡。

第六节　脊髓血管性疾病

脊髓血管性疾病（vascular diseases of the spinal cord）系由供应脊髓的血管阻塞或破裂引起脊髓功能障碍的一组疾病，可分为缺血性、出血性及血管畸形三大类。本节分别阐述缺血性脊髓病和出血性脊髓病病，根据血管畸形的出血或缺血倾向将其归入前两类疾病中介绍。脊髓体积较小，侧支循环丰富，并且脊髓对于缺血缺氧的耐受性强于脑组织，故脊髓血管病的发病远少于脑血管病，但因脊髓内部结构紧密，较小的血管损害就可以出现明显的症状。脊髓血管病的确切发病率仍不清楚，约占急性卒中的 1.2%。

一、缺血性脊髓病

【病因与病理】

动脉粥样硬化、动脉炎、主动脉夹层和主动脉手术、动脉瘤、栓塞、蛛网膜粘连、严重的低血压、红细胞增多症等均可导致缺血性脊髓病。脊髓对缺血耐受较强，轻度缺血不会造成脊髓明显损害，完全缺血 15 分钟以上可造成脊髓不可逆损伤。脊髓前动脉血栓形成常见于胸段，此段是血供的薄弱区。脊髓后动脉左、右各一，其血栓形成非常少见。肉眼可见脊髓动脉颜色变浅，节段性狭窄或闭塞。脊髓梗死可导致神经细胞变性、坏死，组织疏松，充满脂粒细胞，血管周围淋巴细胞浸润，晚期血栓机化被纤维组织取代，并有血管再通。镜下可见软化灶中心坏死、神经细胞变性、髓鞘崩解及周围胶质细胞增生。

【临床表现】

1. 脊髓前动脉梗死　又称脊髓前动脉综合征（spinal anterior artery syndrome），也称贝克综合征，以中胸段或下胸段多见。脊髓前动脉主要负责前索、侧索和脊髓灰质的血供,即脊髓前 2/3 区域的血供,其闭塞或低灌注可导致皮质脊髓束和脊髓丘脑束的破坏,而后索相对保留。可发生于任何年龄,呈卒中样起病,症状在数分钟至数小时之内达到高峰。首发症状常为突然出现病变水平相应部位的根性疼痛或弛缓性瘫痪,甚至出现类似于心绞痛或心肌梗死的表现,需注意鉴别。脊髓休克期过后转为痉挛性瘫痪,伴分离性感觉障碍,即痛、温觉消失而深感觉存在。大小便障碍较明显,早期尿潴留,后期尿失禁。最常见于主动脉瘤和夹层手术后。

2. 脊髓后动脉梗死　又称脊髓后动脉综合征(posterior spinal artery syndrome)。脊髓后动脉极少闭塞,即使发生也因其良好侧支循环而症状较轻且恢复较快。表现为急性神经根痛,病变水平以下深感觉消失或束带感,出现感觉性共济失调,温觉保存,若累及后角可出现节段性浅感觉障碍。括约肌功能不常受累,因锥体束为脊髓前、后动脉供血的分水岭区,有时可出现锥体束受损所致的轻度上运动神经元性瘫。

3. 中央动脉综合征(sulcal artery syndrome, SAS)　解剖学上指沟连合动脉闭塞,为终末支。常表现为完全或不完全性脊髓半切综合征,病变水平相应节段的下运动神经元瘫痪、肌张力减低、肌萎缩,多无感觉障碍和锥体束损伤。

4. 脊髓血管栓塞　少见,与脑栓塞病因相同。表现为根痛、下肢单瘫或截瘫、括约肌功能障碍等。除动脉粥样硬化栓子、心房颤动栓子、癌栓、反常静脉栓子和感染性心内膜炎的炎性栓子外,潜水减压病的气体栓子和外伤后的纤维软骨栓子也是脊髓血管栓塞的重要原因。转移癌所致的脊髓血管栓塞,由于伴发脊髓和椎管内广泛转移,病程进展较迅速。

5. 脊髓动静脉瘘(spina dural arteriovenous fistula)　指供应脊髓或神经根的细小动脉在椎间孔处穿过硬脊膜时与脊髓引流静脉出现了相互交通,导致了静脉高压。多位于下段胸髓、腰髓或圆锥,表现为进行性加重的脊髓缺血性病变。多见于中老年男性,常渐进性起病,逐渐出现双下肢无力、感觉障碍,常伴有括约肌功能障碍,症状在活动或改变姿势后加重。部分患者的脊髓症状可呈亚急性或跳跃性进展,可能是脊髓静脉充血波动性变化所致。一些可增加静脉压的活动如瓦氏动作(Valsalva maneuver)、锻炼等可导致症状短暂性加重甚至引起不可逆性、阶梯型恶化。

【辅助检查】

1. 脑脊液检查　脊髓梗死无特殊改变。部分患者的脑脊液蛋白可有轻微增高。

2. CT 和 MRI 检查　CT 检查对梗死性脊髓病显示不清。对脊髓血管畸形,CT 可显示脊髓局部增粗,增强后可发现血管畸形。MRI 检查对脊髓梗死具有重要诊断价值。起病数日后,脊髓 MRI 可发现以前角为中心的长 T_1 长 T_2 信号,轴位可见"H"征、"猫头鹰眼"征或"蛇眼"征(图 16－13),DWI 可见弥散受限,病灶可有轻度强化。脊髓后动脉梗死时,在脊髓背侧可见长 T_1 长 T_2 信号。值得注意的是,发病数小时或 1 天内 MRI 检查往往正常,数周后病灶软化,脊髓变细。对脊髓动静脉瘘,MRI 可见病变部位邻近一个或几个脊髓的肿胀、T_2 高信号及脊髓周围多个血管流空影。

3. 脊髓血管造影　脊髓 MRA 和 CTA 检查简便易行,能初步判断脊髓血管畸形的供血动脉和引流静脉。DSA 不仅可显示受累脊髓前动脉的节段性、区域性狭窄或闭塞,也是诊断脊髓动静脉瘘等脊髓血管畸形最有价值的工具。

【诊断与鉴别诊断】

根据发病突然、脊髓损伤的临床特点,结合脑脊液和脊髓影像学可初步做出临床诊断。需与下列疾病鉴别。

1. 其他原因所致间歇性跛行　主要包括:① 血管性间歇性跛行,系下肢动脉脉管炎或微栓子反复栓塞所致。下肢间歇性疼痛、无力、苍白、皮肤温度降低、足背动脉搏动减弱或消失。超声多普勒检查

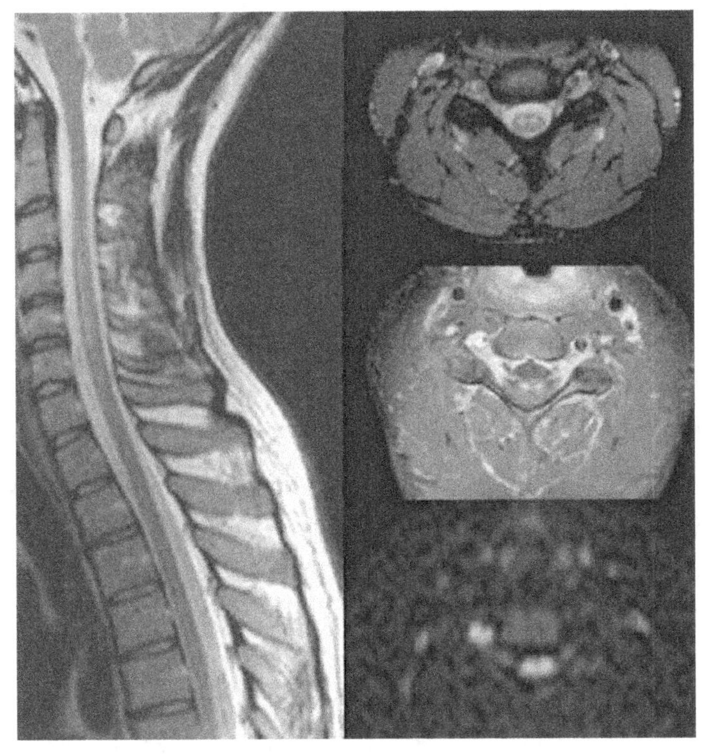

图 16-13　脊髓前动脉梗死 MRI 图像

T_2 矢状面(左)见颈髓前部一条状、边界不清的稍高异常信号，T_2 冠状面、T_1 增强和 DWI 像见脊髓前角处“猫头鹰眼”

有助于诊断。② 马尾性间歇性跛行，系腰椎管狭窄所致。常有腰骶区疼痛，行走后症状加重，休息后减轻或消失，腰前屈时症状可减轻，后仰时则加重，感觉症状比运动症状重。

2. *急性脊髓炎*　病前多有感染或疫苗接种史，起病不如血管病快，无急性疼痛或根性疼痛等首发症状，脑脊液细胞数可增高，激素治疗有一定效果，预后相对较好。

3. *多发性硬化*　一种慢性炎性脱髓鞘疾病，常见于颈胸髓，病灶长轴与脊髓长轴一致，延伸长度多小于 2 个椎体节段，横轴位显示病灶多位于脊髓的周边白质。大约 90%的病例 MRI 可发现脑内有特征性的脱髓鞘病灶。临床上，患者的症状通常具有复发缓解的特点。

4. *亚急性坏死性脊髓炎*(subacute necrotic myelitis)　是一种脊髓的血栓性静脉炎，以成人男性多见。表现为缓慢进行性加重的双下肢乏力伴有肌萎缩、腱反射亢进、锥体束征阳性、损害平面以下感觉障碍。病情加重则可呈完全性截瘫、大小便障碍、肌萎缩明显、肌张力降低、腱反射减弱。腰骶段最易受累，胸段少见。脑脊液内仅蛋白含量增多，椎管造影可见脊髓表面有扩张血管。

【治疗】

缺血性脊髓病治疗原则与缺血性脑血管病相似，但由于脊髓血管病发病率低，早期难以明确诊断，时间窗内的溶栓治疗也就难以实行。体循环低血压者应纠正低血压状态，可应用血管活性药及促进神经功能恢复的药物，疼痛时给予镇静止痛药。

二、出血性脊髓病

【病因】

脊髓的出血性疾病包括髓内和髓外的出血，较脑出血少见。脊髓出血的主要原因有外伤、血管畸形

(如动静脉畸形、海绵状血管瘤)、出血性疾病(如凝血障碍或使用抗凝药物)等。脊髓血管畸形导致的出血,较少破入脊髓实质,更多进入硬脊膜外或硬脊膜下。

【临床表现】

髓内出血的特点为急性剧烈背痛、数分钟或数小时后迅速出现损害水平以下的运动感觉障碍和括约肌功能障碍。脊髓的硬膜下和硬膜外出血,均可突然出现剧烈的背痛,因血肿占位效应压迫脊髓,可快速出现截瘫、病变水平以下感觉缺失、括约肌功能障碍,甚至进展为急性横贯性脊髓损伤。脊髓蛛网膜下腔出血以病变水平和颈背部突然剧烈疼痛为特征,严重时可快速出现截瘫或四肢瘫、感觉及大小便障碍。如仅为脊髓表面血管破裂可能只有背痛而无脊髓受压表现。

脊髓血管畸形是先天性脊髓血管发育异常性疾病。脊髓血管畸形大多为动静脉畸形,包括:① 硬脊膜动静脉瘘,参见缺血性脊髓病。② 髓内动静脉畸形,多发于胸腰段背面,多在 45 岁前起病,男女比例为 3∶1。以突然发病和症状反复出现为特点。多数患者以急性疼痛为首发症状,有不同程度的截瘫、根性或传导束性分布的感觉障碍及大小便障碍,少数以脊髓蛛网膜下腔出血为首发症状。动静脉畸形症状的周期性加剧与妊娠有关,可能是妊娠期内分泌改变使静脉压增高所致。③ 青少年型脊髓血管畸形,即科布综合征,是一种较罕见的先天性非遗传性复杂血管畸形,累及脊髓、硬膜外腔、椎体、椎旁软组织、肌肉、皮下组织及皮肤。病变位于同一脊髓节段,又称为节段性血管瘤病。多见于儿童或青少年时期,脊髓症状表现为蛛网膜下腔出血及神经根刺激症状,系椎体、脊髓血管畸形及扩张的硬膜外静脉丛压迫脊髓所致。④ 髓周动静脉瘘,为脊髓前后动脉与静脉在脊髓周围形成直接交通,圆锥和马尾居多,静脉引流呈团状或蚓状。多发于 14~42 岁,无性别差异。起始症状为脊髓间歇性跛行,为畸形血管盗血所致,进展缓慢。有时呈卒中样起病,系血管栓塞形成或引流静脉出血所致。⑤ 脊髓海绵状血管瘤,较少见,由高度扩张薄壁血管样组织构成,呈海绵状或蜂窝状,易反复出血。多发生于中青年女性,胸髓多见,临床表现为进行性脊髓功能障碍,常引起进行性或节段性感觉运动障碍。主要由于脊髓受压或畸形血管反复少量出血所致。⑥ 脊髓血管母细胞瘤,是一种高度血管分化的良性肿瘤,表现为脊髓压迫症状,但无特异性,常伴发视网膜血管瘤、皮肤血管瘤或其他先天性病变。

【辅助检查】

1. *脑脊液检查*　椎管内出血可导致脑脊液压力增高。蛛网膜下腔出血则脑脊液呈均匀血性。血肿形成可造成椎管内不同程度阻塞,使脑脊液蛋白增高,压力降低。

2. *CT 和 MRI 检查*　对出血性脊髓血管病,CT 可显示出血部位的高密度影。对脊髓血管畸形,CT 可显示脊髓局部增粗,增强后可发现血管畸形。脊髓 MRI 还可以发现椎管内血管畸形、海绵状血管瘤及复合性动静脉畸形。脊髓血管畸形常表现为迂曲或团块状血管流空影(图 16－14)。海绵状血管瘤表现为局部脊髓膨大,内有高低混杂信号(图 16－15)。

3. *脊髓血管造影*　脊髓 MRA 和 CTA 检查简便易行,能初步判断脊髓血管畸形的供血动脉和引流静脉。DSA 对诊断脊髓血管畸形最有价值,可明确显示畸形血管的大小、范围、类型与脊髓的关系,有助于治疗方法的选择。海绵状血管瘤 DSA 常正常(图 16－16)。

【诊断与鉴别诊断】

出血性脊髓病,无论是脊髓内还是脊髓外,均有剧烈背痛和脑膜/脊膜刺激征,脊髓内出血尚有迅速进展的运动、感觉和自主神经功能障碍等表现,容易做出判断,CT 和 MRI 可提供重要信息,诊断不难。

未破裂的脊髓血管畸形,临床表现依部位和血管畸形的种类,疾病和个体间的变异较大,可参阅本章第三节脊髓压迫症的诊断与鉴别。诊断有困难的病例,选择合适的影像手段极为重要。海绵状血管瘤在常用的 MRI 序列上即可显示,动静脉畸形和动静脉瘘的确诊需要脊髓血管造影。MRI 平扫对脊髓动静脉瘘的定位价值有限,对病变区域的根动脉逐一造影很重要,以免遗漏。

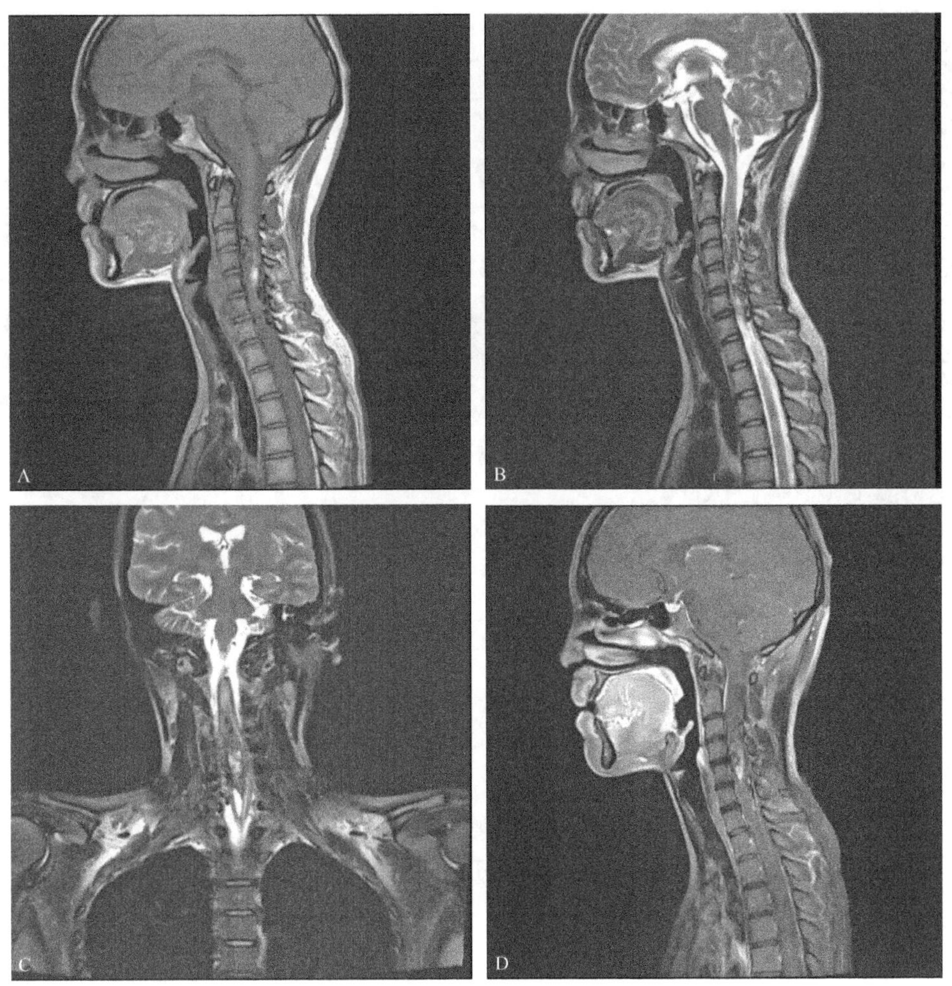

图 16－14　脊髓血管畸形的 MRI 图像

A. T_1WI;B. T_2WI;C. 冠状位 T_2WI;D. 增强成像

颈髓-胸髓上段广泛增粗,$C_{3\sim6}$ 水平脊髓见条片状混杂信号影,以等长 T_1 等短 T_2 信号为主,其中间可见斑片状短 T_1 长 T_2 信号影,其内见多发迂曲血管流空影,并部分流空血管影向上沿着颈段脊髓前缘走行达延髓前缘水平,增强扫描可见病灶强化不明显,部分流空血管影可见强化。考虑为颈髓内血管畸形并 $C_{3\sim6}$ 髓内新旧出血灶

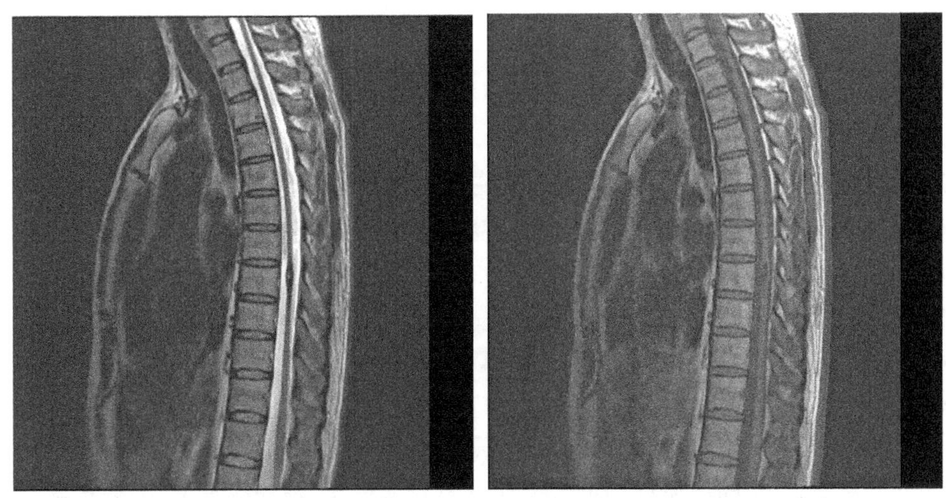

图 16－15　脊髓内海绵状血管瘤的 MRI 图像

T_8 椎体后方脊髓局限性增粗,其内见类圆形长 T_1、稍长 T_2 异常信号影,周边环绕短 T_2 信号,增强扫描病灶内见可疑少许条片样强化,病灶大小约 1.2 cm×0.4 cm(上下×前后),系髓内海绵状血管瘤并出血

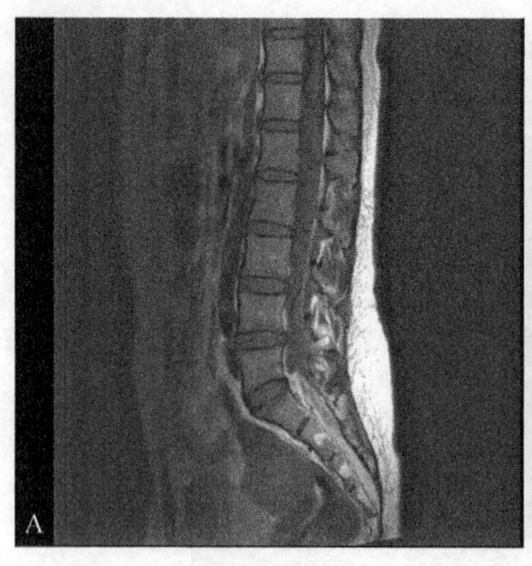

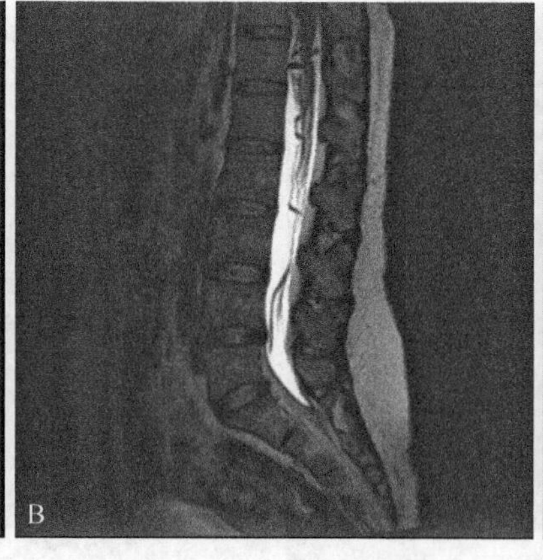

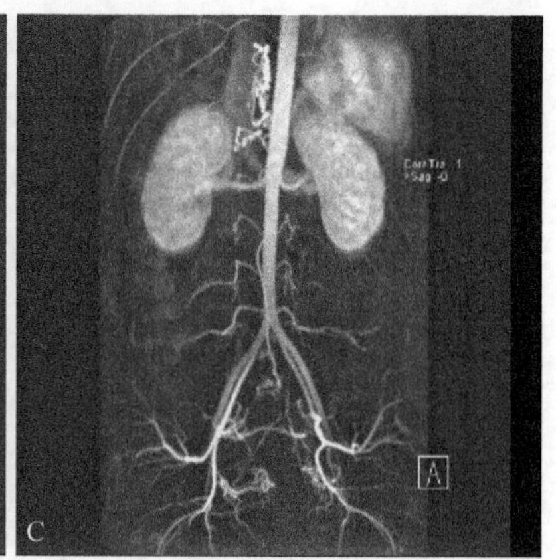

图 16－16　脊髓 DSA 图像

A. T_1WI；B. T_2WI；C. 磁共振脊髓血管成像

T_{10}～L_3 水平髓外硬膜下间隙及脊髓-马尾神经表面可见多发迂曲不规则血管流空影，病灶包绕脊髓圆锥、马尾神经，其中以 $T_{10\sim12}$ 水平为著，部分流空血管影累及 T_{12} 右侧椎间孔并沿椎间孔右上走行。胸髓血管造影显示上述团块状流空血管影明显强化并迂曲增多，可见 T_{10} 水平参与供血的脊髓前动脉，T_{12} 右侧肋间动脉增粗参与病灶供血，$T_{10\sim12}$ 双侧椎间孔区域神经根髓质动静脉迂曲增粗及肋间静脉增粗

【治疗】

硬膜外或硬膜下血肿，如同脊髓脓肿一样，是神经科的急症，需要紧急手术清除血肿，解除对脊髓的压迫。畸形血管可采用显微手术切除，随着血管介入技术的发展，栓塞术变得简单易行，并且可以在造影诊断的同时进行，可作为首选方法。脊髓动静脉瘘的治疗也以介入治疗为主。脊髓蛛网膜下腔出血治疗与脑蛛网膜下腔出血相同。病情稳定后需尽早开始康复锻炼。截瘫患者应避免压疮和尿路感染。

拓展阅读：脊髓血管疾病

【预后】

多数脊髓血管畸形经血管介入治疗后可获缓解，通常数周或数月后神经缺损可部分恢复。脊髓出血患者的预后与脊髓压迫解除速度有关，越早解除压迫，功能恢复越好。压迫解除不及时、脊髓不可逆性损伤者，预后较差。

（王　涛）

思　考　题

1. 颈膨大处右侧脊髓半切后会出现哪些临床症状和体征？请从脊髓解剖的角度来阐明为什么会出现这些临床症状和体征。

2. 请简述髓内病变、髓外硬膜下及硬膜外病变三者之间的鉴别要点？

3. 如何鉴别急性脊髓炎与以脊髓病变为首发症状的多发性硬化？

4. 慢性脊髓压迫症的临床特点有哪些？

5. 脊髓前动脉综合征的特点是什么？

6. 病例分析

【病史摘要】

患者，男性，45 岁，因“进行性左下肢麻木 2 天，双下肢无力伴小便障碍 1 天”入院。

患者于入院前 2 天在上楼时无明显诱因突感左小腿麻木乏力，但还能行走，未予重视。第 2 天早上起床时右下肢亦有乏力感，仍然坚持上班，下午觉双下肢无力加重，即请假回家休息，当晚睡眠很好。第 3 天早上起床时感小便排出困难，大便未解，双下肢不能站立，送来医院。

发病前 10 天左右曾患"感冒",伴有鼻塞,服"感冒片"后很快好转。个人史及家族史均无特殊。

体格检查:发育正常,营养中等,体温 36.5℃,脉搏每分钟 70 次,呼吸每分钟 20 次,血压 120/80 mmHg。全身皮肤及黏膜无黄染,未见出血点及瘀斑。心肺及腹部正常,肝脾未触及。

神经系统体格检查:神志清楚,语言流利,记忆力、时空间定向力、计算力正常,右利手。脑神经(-)。双上肢肌力 5 级,肌张力正常,腱反射对称(+),双侧霍夫曼征、掌颌反射(-)。双下肢肌张力低,双侧膝、跟腱反射未叩出,右下肢肌力 1 级,左下肢肌力 0 级,双侧中、下腹壁及提睾反射消失,双侧上腹壁反射存在,双侧巴宾斯基征可疑。T_{10} 以下痛觉减退,T_{12} 以下音叉振动觉减退,肛周痛、温觉减退。大、小便潴留。

辅助检查:血尿常规、肝肾功能正常,心电图、胸片正常。入院当天下午腰穿:脑脊液无色清亮,白细胞 6×10^6/L,红细胞 0×10^6/L,蛋白 0.42 g/L,糖 2.7 mmol/L,氯 123 mmol/L。脑脊液涂片找结核杆菌(-),墨汁染色找隐球菌(-),细菌培养(-),寡克隆区带(-)。胸部 MRI 示 $T_{7\sim11}$ 脊髓稍增粗,脊髓内呈稍长 T_1、长 T_2 信号,边缘模糊,增强扫描示上述病灶有增强。

【诊断分析】

(1) 病史特点:① 中年男性;② 急性起病,快速进展的双下肢无力、大小便潴留,双侧巴宾斯基征可疑,提示双下肢上运动神经元瘫,而双侧膝、跟腱反射未叩出提示为脊髓休克;③ 脑脊液检查正常;④ 胸椎 MRI 示 $T_{7\sim11}$ 脊髓增粗。

(2) 定位诊断:患者双下肢瘫,脑神经及双上肢正常,病灶应在脊髓或下肢的周围神经或肌肉。因有 T_{10} 以下痛觉减退,T_{12} 以下音叉振动觉减退,肛周痛、温觉减退,大、小便潴留,双侧巴宾斯基征可疑,可排除下肢的周围神经或肌肉病变,病灶应在脊髓。患者双侧中、下腹壁反射消失,双侧上腹壁反射可引出,感觉平面在 T_{10},定位应在 T_{10} 以上,颈膨大以下。这与胸部 MRI 的改变相符,定位在 T_7。

(3) 定性诊断:患者急性起病,在 2 天内快速进展为双下肢无力、大小便潴留,病前 10 天左右有"感冒"史,脑脊液检查正常,MRI 示 $T_{7\sim11}$ 脊髓增粗,未见占位性改变,定性应考虑炎症,疾病诊断考虑为急性脊髓炎。

本例应与以下疾病鉴别:① 脊髓型多发性硬化,起病急,病前可有感染史,但本患者脑脊液寡克隆区带(-),无明显缓解复发病史、无视力受损表现,目前不支持脊髓型多发性硬化的诊断。如今后有复发,又有新的症状和体征,并且有影像学和脑脊液的改变,则需要考虑多发性硬化的可能。② 髓内肿瘤,可出现双下肢上运动神经元瘫痪,大、小便潴留,MRI 见脊髓增粗,髓内信号混杂,但髓内肿瘤起病缓慢,呈进行性加重,大小便障碍出现早,这与本病不符,可以排除。③ 脊髓血管病,脊髓血管病有出血和缺血两种,多有脊髓血管畸形的基础病。起病应较本例更急,迅速出现双下肢瘫痪和两便功能障碍,胸部 MRI 也不支持,故可排除脊髓血管病。④ 急性硬脊膜外脓肿,起病较急,伴高热和全身中毒症状,身体其他部位常有化脓性感染灶。病灶相应部位疼痛剧烈,外周血液白细胞增高。本例无高热和全身中毒症状,也未发现有化脓性感染灶,病灶相应部位无剧烈疼痛,血常规正常,MRI 示 $T_{7\sim11}$ 脊髓增粗,不支持急性硬脊膜外脓肿的诊断。

参考文献

De Girolami U, Bale T A, 2018. Chapter 29: Spinal Cord//Handbook of Clinical Neurology. Amsterdam: Elsevier.

Ropper A H, Samuels M A, Klein J P, et al., 2019. Adams and Victor's Principles of Neurology. 11th edition. New York: Mcgraw-Hill Medical.

Srinivasan J, Chaves C J, Scott B J, et al., 2020. Netter's Neurology. 3rd edition. Amsterdam: Elsevier.

第十七章

周围神经疾病

第一节　概　　述

一、解剖生理概要

周围神经系统是相对于中枢神经系统即脑和脊髓而言的、神经系统的外周部分，是指附着于脑干和脊髓软膜之外的所有神经结构。

神经系统的主要结构为神经细胞（又称神经元）和神经胶质细胞。神经元由细胞体及其延伸部分即细胞突起构成。胞体位于脑、脊髓和神经节，细胞突起分为树突和轴突（或称轴索）。周围神经系统的神经胶质细胞是施万细胞（Schwann cell），又称神经膜细胞；施万细胞的胞浆和胞膜突起（形成髓鞘或神经膜）卷绕轴突，由此构成神经纤维（nerve fiber）。周围神经系统的神经纤维聚集，构成所谓周围神经（peripheral nerve）。

周围神经病（peripheral neuropathy）定义为周围神经系统解剖受损或生理功能障碍所致的一组症状和体征。

1. *周围神经分类*　与脑相连的称为脑神经，按出入脑部位的前后顺序以罗马字母表示（图 2－1），其中嗅神经和视神经是脑的特殊延伸，不属于周围神经（见第二章）。与脊髓相连的称为脊神经。

解剖上，分布于体表、骨、关节和骨骼肌的周围神经，称为躯体神经；分布于内脏器官、血管、平滑肌和腺体的周围神经，称为内脏神经。

功能上，将神经冲动由感受器传向中枢神经系统的周围神经，称为传入神经；将神经冲动由中枢神经系统传向外周效应器的周围神经，称为传出神经。

脑神经、脊神经和内脏神经一般都含有感觉（传入）和运动（传出）两种成分。内脏神经的传出成分因为不受随意控制，又称为自主神经。根据形态、功能和药理特点，自主神经又分为交感和副交感神经（见第十八章）。交感节前纤维，即白交通支（有髓鞘故呈白色），始于 $C_8 \sim L_2$ 脊髓侧角，在交感干神经节换元后发出节后纤维，即灰交通支（无髓鞘故色灰暗）。副交感节前纤维始于脑干神经核以及 $S_{2 \sim 4}$ 脊髓侧角，在所支配脏器附近的神经节换元后发出节后纤维。

脑神经和脊神经内均含有躯体和内脏神经（因为躯体、内脏神经均需经脑神经或脊神经与中枢神经系统相连），因此，周围神经通常是含有感觉、运动和自主神经纤维的混合神经。

2. *脊神经和神经节*　每对脊神经借前根和后根连于一个脊髓节段（图 16－1，图 16－2）。前根为运动性，由位于脊髓前角和侧角运动神经元的轴突组成。后根为感觉性，由脊神经节内假单极神经元的中枢突组成。前根和后根在椎管内区域、紧靠椎间孔近侧汇合而成脊神经（图 17－1A）。脊神经为一短干，出椎间孔即分为前支和后支，随后有脊膜支和交通支加入（图 17－1B）。

脊神经节，也称背（后）根神经节，有特殊临床意义。神经节远侧的周围神经受损时（节后病变），神经传导检测的感觉神经动作电位(sensory nerve action potential, SNAP)往往异常;而节前病变时(神经根或前角细胞病变),SNAP 正常,因为感觉纤维与节内细胞体的连续性仍存在,周围感觉纤维保持完好(图 17-1C)。

脊神经前支粗大,胸段脊神经呈明显节段性分布(图 2-43~图 2-45),颈、腰、骶段前支交织成丛,分别组成颈、臂、腰和骶丛,各神经丛发出分支分布于躯干前外侧和肢体。后支细小,按节段分布于项、背、腰和骶尾部。脊膜支细小,经椎间孔返回椎管,分布于脊髓被膜和脊柱韧带。交通支为连于脊神经前支与交感干之间的细支。

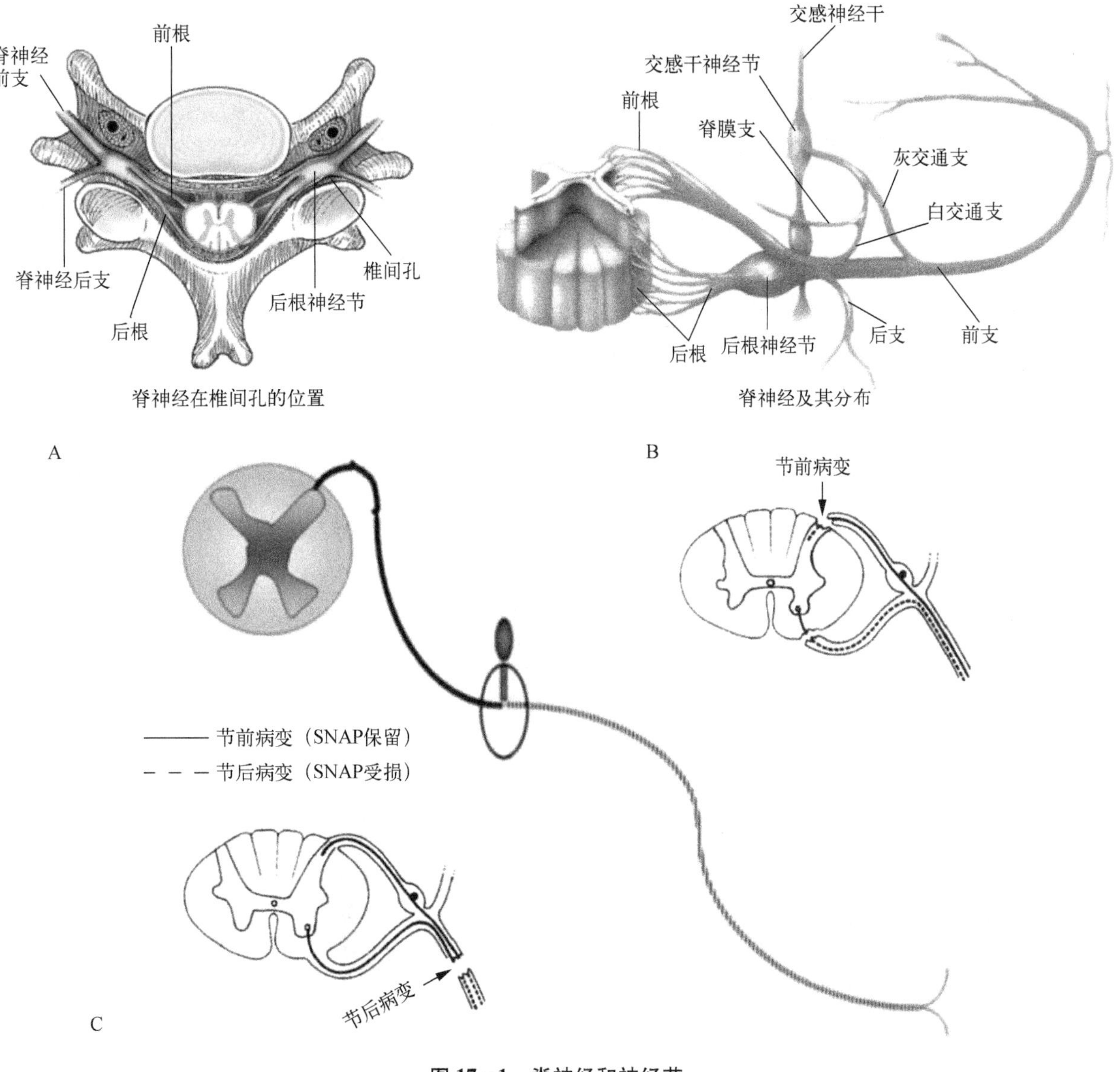

图 17-1　脊神经和神经节

3. 神经纤维　有髓纤维是指轴突有施万细胞的髓鞘呈节段性包裹。各节段之间即两个施万细胞的相邻处,称为郎飞结(node of Ranvier),此处轴突裸露、无髓鞘。两个郎飞结之间,称为结间(internode)。这种结构有利于动作电位从一个郎飞结到另一个郎飞结的跳跃式传导,这也是有髓纤维传导速度要快得多的主要原因。无髓纤维是指数个轴突被一个施万细胞的突起包绕,但未卷绕成层,不形成有板层结构的髓鞘(称为神经膜)。无髓纤维的兴奋传导是沿着神经纤维连续依次进行。粗大的有髓纤维及细小的薄髓或无髓纤维,其功能各不相同(图 17－2)。

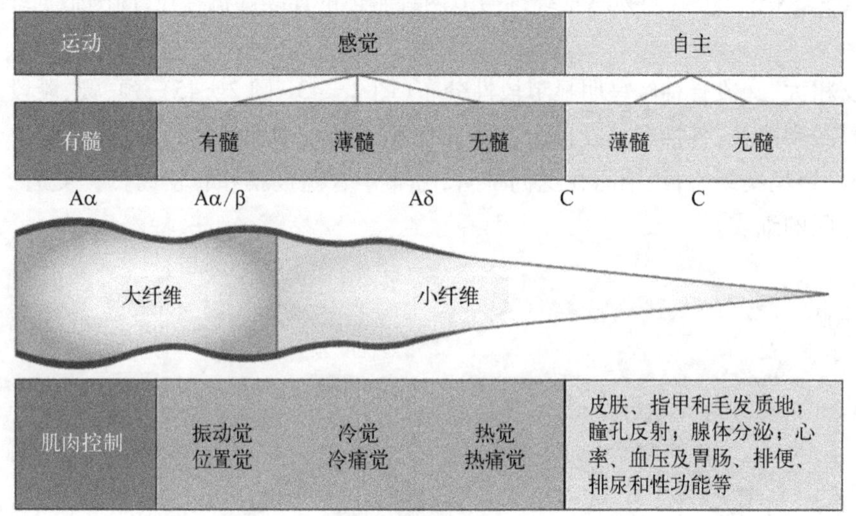

图 17－2　神经纤维分类及其功能

4. 支持结构　众多神经纤维集合形成神经束,外周包绕较细密的一层结缔组织膜,称为神经束膜。粗细不等的神经束集合构成周围神经干,其外周包绕的一层疏松结缔组织膜,称为神经外膜。神经束膜进入神经束内各神经纤维之间,成为神经内膜。神经束膜和神经外膜之内有淋巴网,经过与动脉伴行的淋巴管引流至局部淋巴结。周围神经的血管,包括局部营养血管和神经外膜血管(外来系统),以及在神经内膜纵向走行的微血管网(内在系统),两个系统间有丰富的吻合。血-神经屏障存在于神经内膜毛细血管壁水平,在神经节和周围神经远侧,血-神经屏障不完善,因此易发生病变(图 17－3)。

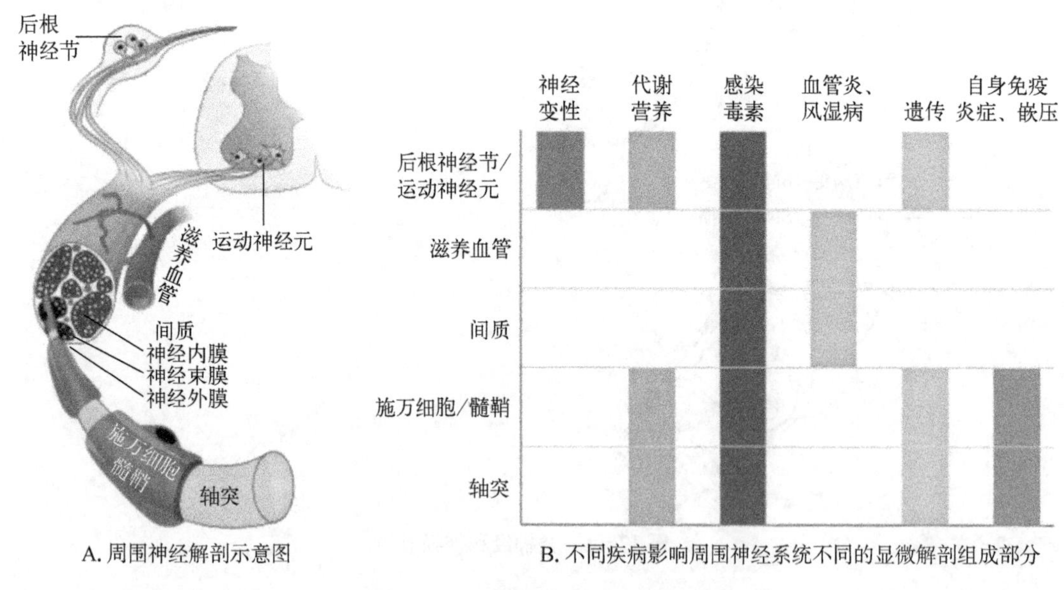

图 17－3　周围神经病的病理生理

二、病理生理和病理

每一种疾病类型均可在周围神经系统中表现出来。不同疾病可影响周围神经系统不同的显微解剖组成部分(图 17－3)——神经细胞体(位于脊髓、脑干核和神经节内);施万细胞/髓鞘和轴突;间质组织(神经外膜、束膜和内膜);神经血管。周围神经受损后主要有四种病理变化(图 17－4)。

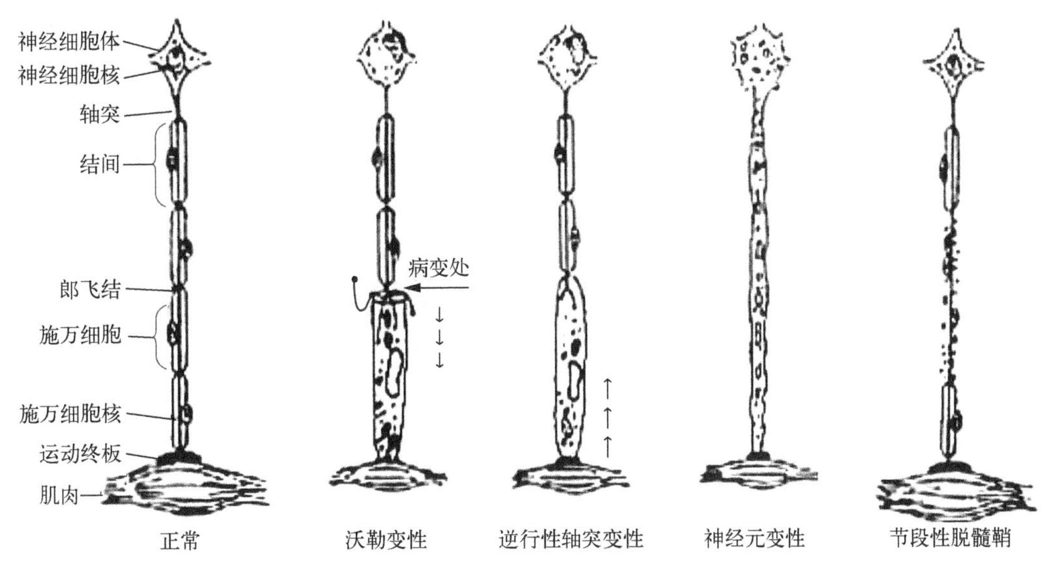

图 17－4　周围神经病的基本病理变化

1. *轴突病*　① 沃勒变性,轴突病变后,受损部位以远的轴突和髓鞘变性,如神经外伤、神经根受压。② 逆行性死亡(dying back),从轴突最远端开始发生变性伴髓鞘崩解,如糖尿病和中毒性神经病、腓骨肌萎缩症(CMT)2 型。

2. *神经元病*　发生于神经细胞胞体水平,导致其周围突和中枢突变性。由于是细胞体水平损伤,恢复往往不完全,如感觉神经元病(或感觉神经节病)。

3. *髓鞘病*　① 节段性脱髓鞘(segmental demyelination),周围神经纤维一部分结间的髓鞘破坏,其他结间的髓鞘正常(髓鞘异常呈斑片状或节段性),而轴突相对不受损,如吉兰-巴雷综合征(GBS)、慢性炎症性脱髓鞘性多发性神经根神经病(chronic inflammatory demyelinating polyradicul oneuropathy, CIDP)。② 髓鞘发育不良(dysmyelination),基因突变所致,影响发育过程中的髓鞘形成,髓鞘异常多为弥漫性,如 CMT－1A 型、遗传性压力易感性神经病(hereditary neuropathy with liability to pressure palsies, HNPP)。

三、病因和分类

引起周围神经疾病的原因众多,包括遗传性和获得性。后天获得性周围神经病,涉及营养/代谢、中毒、自身免疫/炎症、感染/肉芽肿、肿瘤/副肿瘤、嵌压、外伤、缺血,20%～25%不能明确病因(所谓特发性)。

拓展阅读:周围神经病的病因和分类

从不同角度分类有助于诊断,尤其根据神经受损的分布模式进行的分类(图 17－5,表 17－1)。① 单神经病(mononeuropathy)是指单一周围神经的局灶性病变,常见原因包括嵌压、局部压迫、缺血、外伤或炎症。② 多发性单神经病,也称多数性单神经病(mononeuropathy multiplex),是指若干条神经受损,其受损分布呈随机性、不相邻。代表性疾病有多灶性运动神经病(multifocal motor neuropathy, MMN)、血管炎性神经病(vasculitic neuropathy)。③ 多发性神经病(polyneuropathy)是指同时有许多神经同时受累,分布广泛,对称或不对称。但需注意,许多疾病在其不同阶段或在不同的患者,可呈现多种分布模式,如糖尿病、艾滋病、血管炎、结缔组织病。

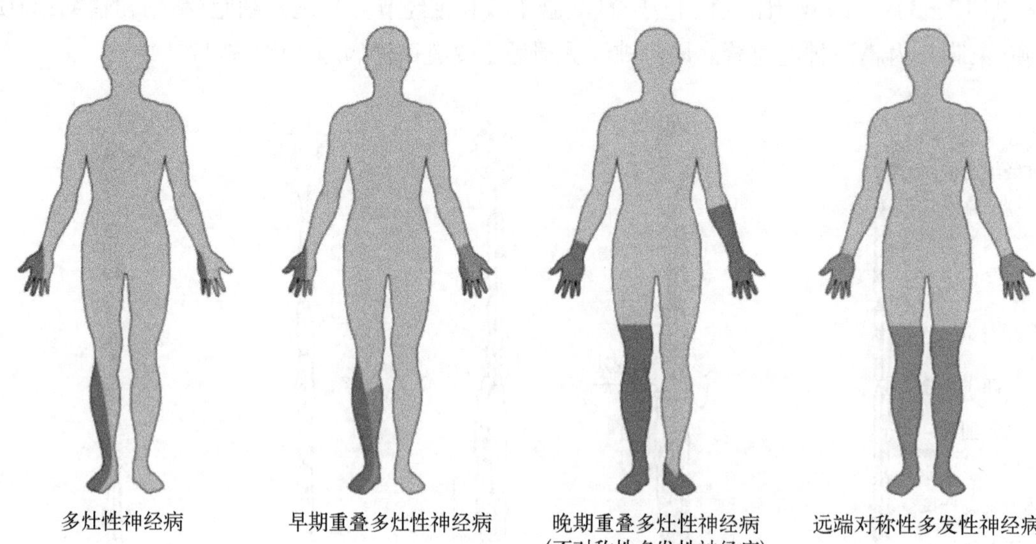

图 17-5　周围神经病中神经受损的分布模式

表 17-1　周围神经病分类

类　别	亚　类	代表性疾病举例/说明
分布	单神经病	三叉神经痛、特发性面神经麻痹、嵌压性神经病、神经根/丛病
	多发性单神经病	MMN、血管炎性神经病、HNPP
	多发性神经病	糖尿病神经病、中毒性神经病、GBS、CIDP
受累纤维	纯运动或运动为主	GBS、MMN、纯运动性 CIDP、白喉感染、铅中毒
	纯感觉或感觉为主	糖尿病、中毒、淀粉样变、血管炎、法布里病、特发性
	自主神经	糖尿病、淀粉样变性、卟啉病、淋巴瘤
病理生理	髓鞘病	GBS、CIDP、MMN、CMT-1A 型
	轴突病	糖尿病、营养/中毒性神经病、CMT-2 型、特发性
	神经元病	感觉神经元/节病(副肿瘤、干燥综合征、维生素 B_6 毒性、铂中毒)
病程	突发或快速	缺血(如糖尿病动眼神经麻痹)、外伤
	急性	特发性面神经麻痹、痛性肌萎缩、GBS、血管炎、白喉感染、铊中毒
	亚急性	维生素 B_{12} 缺乏、有毒物质或药物暴露、副肿瘤性神经病
	慢性或隐匿性	糖尿病、酒精中毒、嵌压、CIDP、MMN、CMT
	复发-缓解	CIDP、HNPP、卟啉病
病因	遗传性	CMT
	获得性	详见本章后文

注:某些疾病在其不同阶段或在不同的患者可表现为上述分类中多种形式。

四、临床表现

主要临床特征为感觉、运动和自主神经障碍的不同组合(图 17-2)。

1. 感觉　薄髓或无髓小纤维受累时,出现麻木、疼痛、针刺觉和温度觉减退或消失,并伴自主神经障碍表现;有髓大纤维受累时,振动觉或关节位置觉减退或消失,腱反射减弱或消失。

2. 运动　肌力减退、肌肉萎缩、束颤，腱反射减弱或消失。

3. 自主神经　体位性低血压、排汗、胃肠、尿便和性功能障碍(图 17-2)。

4. 其他　可触及周围神经干增粗(麻风、淀粉样变性、CMT、CIDP、肢端肥大症)；弓形足(CMT)。

五、诊疗原则

1. 诊断　有赖于病史、体格检查、电生理和必要的实验室检查(图 17-6)。神经传导和肌电图检测是必不可少的评估手段，可发现尚未出现症状或体征的早期病变，也是判断疗效和预后的客观指标。神经活检一般用于临床和其他辅助检查难以定性者。基因检查有助于遗传性周围神经病的诊断。但任何一项单独的辅助检查，都不能作为诊断的金标准。周围神经病的诊断，明确病因很重要。

拓展阅读：周围神经病的辅助检查

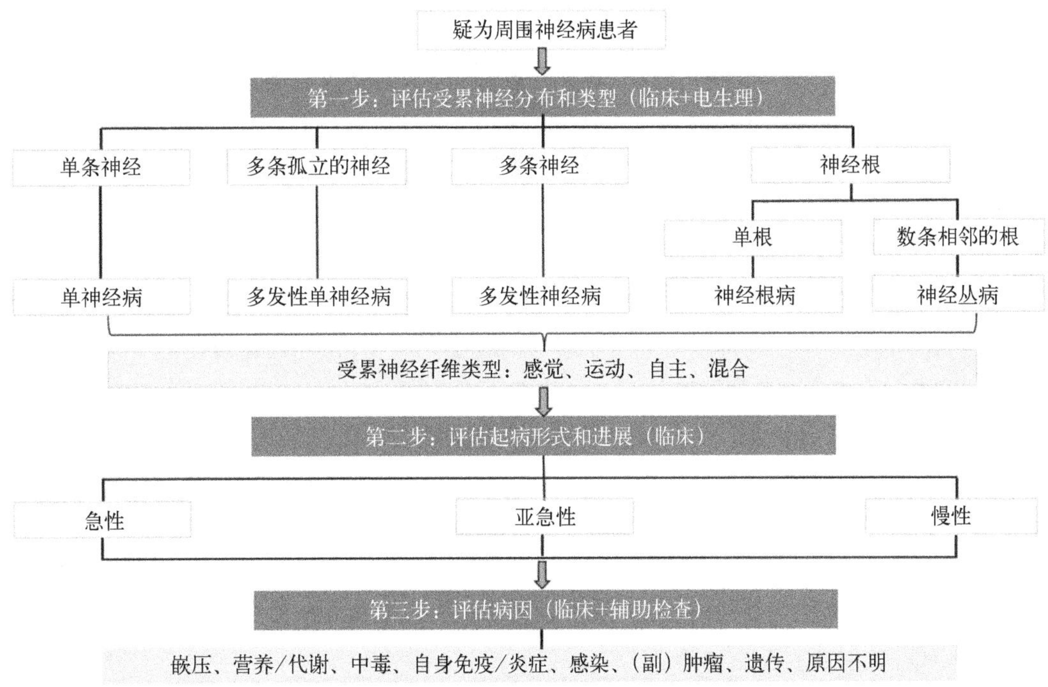

图 17-6　周围神经病诊断流程

2. 治疗

(1) 病因治疗：取决于具体病因(详见本章后文)，如血糖管理及免疫治疗[糖皮质激素、静脉注射免疫球蛋白(IVIg)、血浆置换、硫唑嘌呤、环磷酰胺等]。

(2) 对症治疗：如疼痛管理，包括抗惊厥剂(普瑞巴林、加巴喷丁和卡马西平)；抗抑郁剂(度洛西汀、阿米替林)；阿片类(曲马多)；局部用药(辣椒素贴片、利多卡因贴剂)。

(3) 营养支持：如维生素 B_1、维生素 B_{12}、鼠神经生长因子等促进神经功能恢复药物。

(4) 物理和康复治疗：有助于预防肌肉挛缩和关节畸形。

(5) 其他：如在糖尿病周围神经病可考虑使用的一些治疗方法，包括抗氧化应激(α-硫辛酸)；抑制醛糖还原酶活性(依帕司他)；改善循环(前列腺素及前列腺素类似物、己酮可可碱、胰激肽原酶、巴曲酶)；改善细胞能量代谢(乙酰左卡尼汀)。

第二节 脑神经疾病

一、三叉神经痛

三叉神经痛(trigeminal neuralgia),一种慢性神经病理性疼痛性疾病,特征是面部区域的自发和诱发性电击样痛或刺痛。分为经典、继发和特发性三类。

【病因和发病机制】

1. 经典三叉神经痛　最常见,是颅内血管压迫邻近的三叉神经根所致。三叉神经感觉部分在其靠近脑桥腹侧的根入口区(root entry zone, REZ),受到相邻的基底动脉小分支(最常见是小脑上动脉)的压迫,导致神经根移位、扭曲、变扁平或萎缩。颅内微血管减压术(microvascular decompression, MVD)可逆转三叉神经根入口区的这些异常。但神经与血管结构之间的简单接触,似乎不足以引起或解释这种病变。

三叉神经(与所有周围神经一样)在进入脑桥根入口区失去施万细胞髓鞘,由少突胶质细胞形成的中枢性髓鞘替代。这个过渡区易受损,尤其是脱髓鞘。血管压迫是三叉神经进入脑桥前引起其脱髓鞘的常见原因。髓鞘变得很薄时,轴突中的离子得以跨膜通过,则轴突无法迅速将钠离子泵出。由此产生的去极化使轴突过度兴奋,导致异位冲动产生伴高频放电,并产生神经纤维之间的串扰,所谓旁触传递(ephaptic transmission)。

2. 继发性三叉神经痛　约占15%。在典型疼痛发作患者,三叉神经痛是多发性硬化或脑桥小脑角良性肿瘤所致。

(1) 多发性硬化:与普通人群相比,多发性硬化患者出现三叉神经痛的风险增加20倍。多发性硬化相关的三叉神经痛,归因于三叉神经束穿过脑桥处的脱髓鞘斑块,脱髓鞘斑块使三叉神经根入口区发生改变。多发性硬化是三叉神经进入脑桥后引起其脱髓鞘的典型原因。Aβ纤维(粗大的非伤害性纤维)是脱髓鞘最常累及的神经纤维。大纤维最容易因机械损伤或多发性硬化而脱髓鞘。源于Aβ初级传入纤维脱髓鞘部位的高频放电,可被脑干神经元重新定向,从而被感知到突发性疼痛(paroxysmal pain)。神经影像学研究显示,神经血管压迫与多发性硬化相关的三叉神经痛之间存在关联,这表明两者可能共存,并且相加。这种双重机制的频率尚不清楚,但有治疗意义。对于多发性硬化患者三叉神经痛的疼痛,药物治疗具有挑战性(因为药物的副作用及疲劳和共济失调等多发性硬化症状恶化),而且颅内微血管减压术往往不如经典三叉神经痛有效。

(2) 压迫和浸润性病变:肿瘤作为病因者占8%。脑桥小脑角肿瘤(听神经瘤、脑膜瘤、表皮样囊肿和胆脂瘤)压迫三叉神经根,并可引起三叉神经痛。肿瘤使三叉神经在其颅外行程中受压,导致三叉神经根局灶性脱髓鞘,触发裸露的轴突产生(与血管压迫神经同样的)高频放电。浸润性恶性肿瘤还可引起轴突变性,出现面部区域感觉减退和持续疼痛。

(3) 其他原因:创伤和风湿性疾病(如系统性红斑狼疮和硬皮病)引起的三叉神经病变,可表现为类似三叉神经痛的阵发性疼痛,但不常见;另外,最初可能表现为单侧阵发性疼痛,但很快在进行性面部疼痛的区域出现双侧感觉丧失,这称为三叉神经炎。面部创伤、牙科手术或颌面外科手术可能损伤三叉神经分支,导致突发性抽痛、电击样痛或灼痛,但其疼痛发作的持续时间比三叉神经痛发作更长,并且大多数患者还有重度、进行性疼痛而无感觉触发区。

3. 特发性三叉神经痛　是指未发现显而易见的、引起神经功能紊乱的原因,约占10%。

【临床表现】

女性多见,发病率随着年龄的增长而增加。三叉神经痛的疼痛最常影响三叉神经上颌支(第二支)

或下颌支(第三支)的分布区(图 2－15),右侧面部比左侧更常受累。双侧三叉神经痛罕见,但由此应关注潜在神经疾病或累及颅骨的非神经疾病引起的面部神经痛(facial neuralgia)。

三叉神经痛的疼痛,可因日常生活活动[说话、洗脸、咀嚼、刷牙、擦面、吃东西、喝水、剃须、化妆、梳头、洗头(按照发生频率)],以及某些常见姿势或动作(轻触面部、吞咽、擤鼻涕、下颌或头部动作、打哈欠、躯干前屈、发唇音、提高声音、发笑、眼动、舌动)而触发,称之为“触发点”或“扳机点”。这些触发因素在较小的感受区就可触发疼痛,如餐巾纸触及上唇,甚至微风吹过面部敏感区。疼痛位置并不总是与感觉触发点一致。极少患者无触发因素。病程初期发作较少,间歇期较长。随病程进展,间歇期逐渐缩短。

体格检查通常无阳性发现,但部分患者报告有轻度感觉减退区域。在疼痛自发发作时,可能会观察到患者未意识到的眨眼或口部小动作。疼痛发作期间,可能出现面部肌肉的强烈收缩,称为“痛性抽搐”,但不常见。

【辅助检查】

三种类型的三叉神经痛在临床上有时无法区分,一般需要行增强 MRI 检查,以排除多发性硬化和脑桥小脑角肿瘤,必要时行三维重建血管成像检查。三叉神经反射测定(如瞬目反射),可用于评估三叉神经损伤,对于不能行 MRI 检查和类似于三叉神经痛的周围神经病患者有其价值。

【诊断和鉴别诊断】

经典三叉神经痛为纯粹的临床诊断,基于三个主要标准:① 疼痛局限于三叉神经的一个或多个分支区域;② 突然、剧烈、短暂(<1 秒~2 分钟,通常几秒)的疼痛发作,呈“电击样”;③ 疼痛因面部或口内三叉神经区域的非伤害刺激而触发;触发性阵发性疼痛是特有的症状,90%以上的患者如此,这可作为三叉神经痛特有疾病征象。

本病需与以下疾病进行鉴别。

1. *继发性三叉神经痛*　有时与经典三叉神经痛的临床表现类似,但继发性三叉神经痛患者更年轻,可有患侧面部感觉减退,双侧疼痛更多。

2. *三叉神经痛伴持续性疼痛*(trigeminal neuralgia with continuous pain)　虽然阵发性面部疼痛是三叉神经痛特有的表现,但部分患者报告在阵发性疼痛发作间隙有连续性或长期疼痛。背景波动性疼痛的分布与阵发性疼痛的分布一致,被描述为灼痛、抽痛或隐痛。应用钠通道阻滞剂或微血管减压术后持续性疼痛缓解的程度低于阵发性疼痛,表明两者的机制不同。

3. *非典型面痛或痛性三叉神经病*　是与三叉神经痛不同的疾病实体。头皮后三分之一、外耳(耳屏除外)和下颌角的皮肤,不受三叉神经支配,也不是三叉神经痛引起的疼痛部位,是其他疾病所致。

4. *牙痛*　易与三叉神经痛混淆,常为持续性钝痛,局限于牙龈部,可因进冷、热液体或食物时诱发或加剧。牙齿局部检查和 X 线摄片有助于鉴别。

5. *舌咽神经痛*　多见于年轻女性。疼痛局限于舌咽神经分布区的发作性疼痛,位于扁桃体、舌根、咽及耳道深部,性质类似于三叉神经痛,常在吞咽、哈欠、咳嗽时诱发。咽喉、舌根扁桃体窝局部喷涂丁卡因可暂时阻止发作。

【治疗】

1. *药物治疗*　一线药物为卡马西平(每天 200~1 200 mg)和奥卡西平(每天 600~1 800 mg),分次服用。在经典三叉神经痛的疗效确切,尤其是初发患者。自然恢复几乎不可能,因此,鼓励患者根据发作频率调整药物剂量。但是,药物的疗效常被其不良反应所抵消。卡马西平有剥脱性皮炎的风险,若出现皮疹、眩晕、步态不稳、白细胞减少等不良反应需停药。奥卡西平的不良反应主要是抑郁和低钠血症。加巴喷丁或普瑞巴林单独使用疗效不佳,可作为添加治疗。

2. 手术治疗

(1) 微血管减压术：在经典三叉神经痛诊断明确、药物疗效减退或副反应无法耐受、其他方法无效的患者,可尽早考虑。微血管减压术术后复发者,也可再次手术。微血管减压术可达到术后即刻、完全无痛(70%~80%),术后10~20年仍无痛(60%~70%)。青少年起病、药物的副作用明显和不耐受者,可作为一线治疗。微血管减压术的疗效和并发症发生率,与病情复杂程度及医生的操作水平密切相关。

(2) 经皮半月神经节射频热凝、球囊压迫和甘油注射：① 高龄、全身情况差、不愿接受开颅术;② 带状疱疹后遗症;③ 继发性三叉神经痛。射频热凝和球囊压迫类似于微血管减压术,但疗效的持续时间稍短,治疗后出现面部感觉迟钝、缺失和麻木等。甘油注射目前应用较少。

(3) 伽马刀(立体定向放射外科)：适应证和并发症基本同上。

二、特发性面神经麻痹

特发性面神经麻痹,或称面神经炎或贝尔麻痹(Bell's palsy),系面神经管内面神经非特异性炎症所致的周围性面神经麻痹。确切病因未明,可能与病毒感染或炎性反应等有关。

【临床表现】

1. 年龄和性别　见于任何年龄,男性略多。

2. 病程　急性起病,多在3天左右达到高峰。呈自限性,但早期合理治疗可加快恢复,减少并发症。

3. 常见表现　绝大多数为一侧性,双侧甚少。面瘫之前常先有或伴随有同侧耳周或乳突区疼痛。可能为患侧面部所有表情肌均瘫痪(完全性麻痹),或不同肌肉不同程度的无力(不全性麻痹)。体格检查显示额纹消失、皱额/蹙眉不能;眼裂变大,闭合不能或不全;闭目时眼球向上外方转动,显露白色巩膜(贝尔现象);鼻唇沟变浅,口角下垂,示齿时口角牵向健侧;鼓腮和吹口哨漏气;食物滞留于病侧齿颊之间。

4. 特殊表现　在面神经茎乳孔以上(近侧)水平损害时,除了上述周围性面瘫表现外,鼓索神经受累,出现舌前2/3味觉障碍;镫骨肌分支受累,出现听觉过敏;膝状神经节病变时,除有面瘫、听觉过敏和舌前2/3味觉障碍外,还可有耳郭和外耳道感觉迟钝、外耳道和鼓膜上出现疱疹,称亨特综合征,系带状疱疹病毒感染所致。

【辅助检查】

一般无须进行辅助检查,除非临床表现提示存在继发原因。为评估面神经功能状况和损害的严重程度,可进行面神经传导和瞬目反射检测。

【诊断和鉴别诊断】

根据起病形式和典型临床特点,诊断不难。需与以下情况鉴别：① 可引起弥漫性周围神经病伴面瘫的疾病(莱姆病、麻风、HIV、糖尿病、结节病、干燥综合征、梅毒、淋巴瘤、白血病、淀粉样变性、GBS变异型);② 解剖部位邻近面神经的疾病(腮腺炎或肿瘤、颌后化脓性淋巴结炎、中耳炎、脑桥小脑角肿瘤、颅底脑膜炎、脑膜癌病);③ 中枢性面瘫(图2-19)。

【治疗】

治疗原则为减轻面神经水肿,缓解神经受压,促进面神经功能的恢复。除了激素外,其他治疗均无确切的循证医学证据。

1. 激素　根据指南,年龄在16岁以上、无禁忌证者,72小时内予以泼尼松(每天30~60 mg,晨顿服,5天后每天减10 mg至停用),患者达到完全恢复的概率显著增加。

2. 抗病毒　严重或完全性面瘫者，急性期可考虑激素联合抗病毒药物，阿昔洛韦（0.2~0.4 g，每天 3~5 次）或伐昔洛韦（0.5~1 g，每天 2~3 次），口服，7~10 天。不建议单用抗病毒治疗。

3. 针灸　在我国，针灸治疗较普遍（尽管证据不充分）。若考虑，建议于 1 周后、症状无明显好转时进行。

4. 物理治疗　包括按摩瘫痪面肌、茎乳突附近热敷、红外线照射或短波透热疗法。

5. 保护角膜　保护暴露的角膜免于损伤或感染很重要，可采用眼罩、滴眼药水、涂眼药膏等。

6. 手术治疗　面神经减压手术对部分患者有效。对长期不愈者可考虑面-舌下神经、面-副神经吻合术，但疗效不肯定。

【预后】

大多数患者不经治疗也可完全恢复，但恢复的时间不一，有些病例需数天，而另一些则需数月。起病时即有严重疼痛，以及初诊时即完全性麻痹，提示预后不良。即使恢复不完全，出现永久性面容损害或某些其他并发症也仅见于 10%的患者。

三、面肌痉挛

面肌痉挛是以面部肌肉阵发性抽动为特点，无神经系统其他阳性体征的周围神经病。偏侧面肌痉挛（hemifacial spasm, HFS）定义为一侧面神经支配肌肉的不随意、不规则、阵挛性或强直性运动，包括特发性和继发性。主要介绍特发性偏侧面肌痉挛。

【病因及发病机制】

1. 特发性偏侧面肌痉挛　① 颅后窝血管异常压迫同侧面神经根入口/出口区，包括小脑下前动脉、小脑下后动脉、小脑上动脉及静脉血管，这是最主要的发病机制假说。② 非血管压迫机制。

2. 继发性面肌痉挛　特发性面神经麻痹后遗症、面神经外伤、多发性硬化、桥小脑角区的肉芽肿、肿瘤和囊肿。

3. 其他可能的机制　① 面运动神经元过度兴奋——在偏侧面肌痉挛，无论有否血管压迫，均显示神经元过度兴奋的临床和电生理表现；② 高血压；③ 延髓腹外侧受压；④ 遗传易感性，因为有家族性偏侧面肌痉挛的报道。

【临床表现】

1. 年龄和性别　多见于中老年人，女性多发。

2. 特征性症状　在经典的特发性偏侧面肌痉挛患者，症状始于一侧上半面部（90%为眼轮匝肌），表现为眼轮匝肌的短促、重复性收缩（抽动），从而导致突然、不随意闭眼，往往伴有眉毛上抬，所谓“另类巴宾斯基征”。抽动可逐渐向颊肌、口角提肌、颈阔肌甚至整个面肌扩展。最初抽动短暂，随后变得较持续。在继发性偏侧面肌痉挛，更多是上、下半面肌同时受累。

3. 其他表现　面部肌肉随意收缩可诱发痉挛，情绪激动或精神紧张、疲劳和随意运动时加重，睡眠时消失。少数患者出现耳内抽动样杂音和听力减退。可自发缓解的患者不到 10%。

【诊断和鉴别诊断】

根据病史及面肌阵发性抽动特点，诊断不难。症状不典型者，可进行电生理检查协助诊断。电刺激面神经某一分支时，若记录其他分支所支配肌肉的电活动（异常肌反应），或瞬目反射检查时，刺激眶上神经而记录到眼轮匝肌之外的面肌电活动（泛化），支持偏侧面肌痉挛诊断。

本病需与以下疾病进行鉴别。

1. 继发性面肌痉挛　脑桥小脑角肿瘤和炎症、脑干脑炎、特发性面神经麻痹后遗症等。

2. 面部抽动症(tics)　突发、短暂、多变的面部动作,表现为挤眉、眨眼、吸鼻、噘嘴、做怪相。常见于儿童及青少年。

3. 眼睑痉挛　反复不随意闭眼,往往双侧同时起病,常表现为睁眼困难和眼泪减少。病情严重者,可导致功能性盲。当累及下面部、颌、舌、咽喉和颈部时,称睑痉挛-口下颌肌张力障碍(又称梅热综合征),可出现说话、咀嚼、吞咽甚至呼吸困难。绝大多数患者报告有感觉诡计(sensory trick)。多见于老年女性。

4. 面部肌阵挛　局灶性运动性癫痫发作期间,出现阵挛性面肌收缩时,可类似于偏侧面肌痉挛表现。脑电图检查可资鉴别。

5. 心因性偏侧面肌痉挛　强度多变、无固定模式的面部动作。

【治疗】

1. 肉毒毒素局部注射　一般3~5天起效,可持续3~6个月,疗效明显。不良反应为短期睑下垂、视物模糊等,数日后可消失。应采取个体化原则,少量、多点注射,以达到最佳疗效。重复注射的间隔时间不少于3个月。

2. 口服药物　卡马西平(每天0.3 g)或氯硝西泮(每天0.5~3 mg),缓慢增量,需注意副反应(如头晕、共济失调等)。常用于发病初期、不能耐受或拒绝手术者,可减轻部分患者的部分症状。

3. 微血管减压术　手术适应证包括:① 特发性偏侧面肌痉挛诊断明确,经影像学检查排除继发性病因;② 口服药物或肉毒毒素注射的疗效差、过敏或不耐受不良反应;③ 手术意愿强烈。

【预后】

特发性偏侧面肌痉挛为良性过程。除了恼人的症状或面临社交窘境之外,即使不采取任何治疗措施,也不会产生严重危害。

四、多发性脑神经损害

多发性脑神经损害是指脑干表面或颅底的单侧或双侧多组脑神经损害,其特点是相邻脑神经的相继损害;病因主要是肿瘤、血管病、感染或外伤(表17-2)。

表17-2　多脑神经损害综合征

	病变部位	受累的脑神经	临床表现	病因
海绵窦综合征	海绵窦	Ⅲ、Ⅳ、Ⅵ、V_1(病变偏后可累及V_2和V_3)	病侧上睑下垂、瞳孔散大和眼球运动障碍(复视);面部感觉障碍、角膜反射消失;眼结膜充血、水肿	海绵窦的炎症、外伤、血栓性静脉炎;颈内动脉海绵窦瘘;海绵窦内动脉瘤;海绵窦内或邻近部位肿瘤
眶上裂综合征	眶上裂附近	Ⅲ、Ⅳ、Ⅴ、Ⅵ	全眼肌麻痹(外展麻痹出现早);面部感觉障碍、角膜反射迟钝或消失;可出现同侧霍纳征	肿瘤(鼻咽癌、垂体瘤等);血管性病变(动脉瘤、血管炎);感染(局限性硬脑膜炎、眶上部骨膜炎);蝶骨小翼附近骨折或出血
眶尖综合征	眶尖及其附近区域	Ⅱ、Ⅲ、Ⅳ、Ⅴ、Ⅵ	视力下降、视神经萎缩、周边视野缺损;眼球活动受限(复视)、上睑下垂;面部感觉障碍	肿瘤;血管病;外伤;感染
岩尖综合征	颞骨岩部尖端	Ⅴ、Ⅵ	病侧V_1区疼痛、畏光、角膜感觉减退;眼球外展受限(内斜视和复视)	炎症(如急性中耳炎);肿瘤(如表皮样瘤、脑膜瘤等);外伤;骨折;出血

续　表

	病变部位	受累的脑神经	临床表现	病　因
桥小脑角综合征	脑桥小脑角	Ⅴ、Ⅶ、Ⅷ,有时伴Ⅵ、Ⅸ、Ⅹ	面部感觉减退、疼痛、角膜反射减退或消失;轻度周围性面瘫;同侧进行性神经性耳聋伴前庭功能障碍;同侧眼内斜;后组脑神经麻痹症状或体征;同侧小脑性共济失调;可有颅高压表现	肿瘤(听神经鞘瘤最常见、脑膜瘤次之);上皮样囊肿;蛛网膜炎;血管畸形
迷走-舌下神经综合征	颅外咽旁间隙	Ⅹ、Ⅻ	构音障碍、吞咽困难;病侧舌肌无力伴萎缩;可合并同侧霍纳征	颅骨骨折;寰椎脱位;颈动脉瘤;肿瘤
迷走-副-舌下神经综合征	延髓下部或颈静脉孔附近	Ⅹ、Ⅺ、Ⅻ	构音障碍、吞咽困难、心动过速;病侧胸锁乳突肌和斜方肌全部或部分瘫痪;病侧舌肌无力伴萎缩	原发(如颈静脉孔神经鞘瘤)或转移性肿瘤;颅底骨折、动脉瘤;后咽腔脓肿
半侧颅底综合征	半侧颅底(弥漫性)	一侧广泛的脑神经损害(Ⅰ~Ⅻ)	广泛性一侧脑神经损害的症状或体征,一般无脑实质损害的表现	转移瘤;颅底骨折或血肿;脑干脑炎
枕髁-颈静脉孔综合征	颈静脉孔和枕骨髁周围	Ⅸ、Ⅹ、Ⅺ、Ⅻ	构音障碍、吞咽困难;胸锁乳突肌和斜方肌无力;舌肌无力萎缩、伸舌向病侧偏斜	肿瘤(如上咽部肿瘤、网状细胞肉瘤、恶性淋巴瘤等);外伤;血管病变;感染
腮腺后间隙综合征	颅外咽后区	Ⅸ、Ⅹ、Ⅺ、Ⅻ(有时伴颈交感神经干受累)	病侧舌后1/3味觉消失、软腭和咽喉部感觉缺失、声带和软腭麻痹;胸锁乳突肌和斜方肌麻痹和萎缩;舌肌麻痹及萎缩;可伴霍纳征	肿瘤(如腮腺瘤、鼻咽部肿瘤);外伤;感染
颈静脉孔综合征	颈静脉孔附近	Ⅸ、Ⅹ、Ⅺ	病侧软腭和咽喉部感觉障碍、舌后1/3味觉缺失、声带和软腭麻痹、病侧咽反射消失;病侧胸锁乳突肌和斜方肌麻痹和萎缩	外伤;感染;肿瘤
枕大孔区综合征	枕大孔区	Ⅸ、Ⅹ、Ⅺ、Ⅻ	构音障碍、吞咽困难;可伴颈神经根受损表现和脑膜刺激征;可伴颈髓、延髓和小脑受损的表现	肿瘤(如神经鞘瘤);颅底凹陷;寰椎枕化

第三节　脊神经疾病

一、嵌压性单神经病

某些周围神经在一些部位对机械性损伤特别敏感。所谓嵌压性神经病(entrapment neuropathy),是指神经受到邻近解剖结构的挤压、牵拉或成角,达到某种程度时出现功能障碍。临床上最初的或最显著的主诉为感觉异常或疼痛。

(一)正中神经

1. 腕管综合征　　最常见的嵌压性神经病,是腕管内压力增高而致正中神经受到挤压、缺血所致。

在我国,中年劳动女性多发,绝经期前后尤其如此。在1/3的患者,与妊娠、柯莱斯骨折、甲状腺功能减退(黏液性水肿)、糖尿病、淀粉样变性或肢端肥大症相关联。手、腕的用力重复性活动也可引起;从事食品加工、制造、伐木和建筑等行业及牙科医生、理发师等职业者为高危人群。

特征性表现是手指麻木或/和疼痛,常在夜间或清晨特别明显,可能使患者从睡眠中醒来(所谓“夜麻”或“夜痛”)。

早期的症状为疼痛和感觉异常,局限于手部正中神经分布区(桡侧三个半手指见图 17－7A)。可能出现前臂疼痛,偶有上臂、肩/颈部疼痛。冬季多发,甩手缓解。随着神经病变的进展,最终可能出现鱼际肌无力和萎缩。

神经传导检测,有助于证实存在正中神经病变及其严重程度,并决定治疗方式。超声检查,有助于了解正中神经周围的解剖毗邻关系。

对于大多数腕管综合征患者,最初可采取非手术治疗,包括夜间腕部夹板、类固醇腕管内注射、非甾体类抗炎药及口服类固醇和 B 族维生素。腕部夹板制动可防止腕关节屈曲,有助于减轻症状,夜间特别有用,但不能防止病情进展。若非手术治疗无效或传导检测提示重度受损害或肌电图显示失神经电位,可考虑手术(神经松解/减压术)。

2. 其他　　正中神经单神经病的其他原因少见。

(1) 旋前圆肌综合征:正中神经从旋前圆肌下方通过之前,穿行于旋前圆肌的两个头,此处的创伤、骨折和变异的纤维束带可压迫正中神经,引起旋前圆肌综合征。临床表现为旋前圆肌疼痛和触痛、拇短屈肌和拇短展肌无力,但前臂旋前功能保留。大鱼际皮肤的感觉正常,有助于与腕管综合征的鉴别。正中神经近侧(前臂段)传导减慢,而远侧(腕部)正常。类固醇注射入旋前圆肌疼痛缓解,有助于诊断。

(2) 前骨间神经综合征:嵌压部位在正中神经通过旋前肌之后稍远侧。嘱患者以拇指和食指作"OK"手势时,会成为三角形而非圆形。在肘部刺激正中神经、旋前方肌记录的潜伏期延长,肌电图选择性显示拇长屈肌、指深屈肌和旋前方肌失神经依据。可自行恢复。

(3) 锐器损伤:严重者导致明显的手功能障碍和神经支配区感觉缺失。

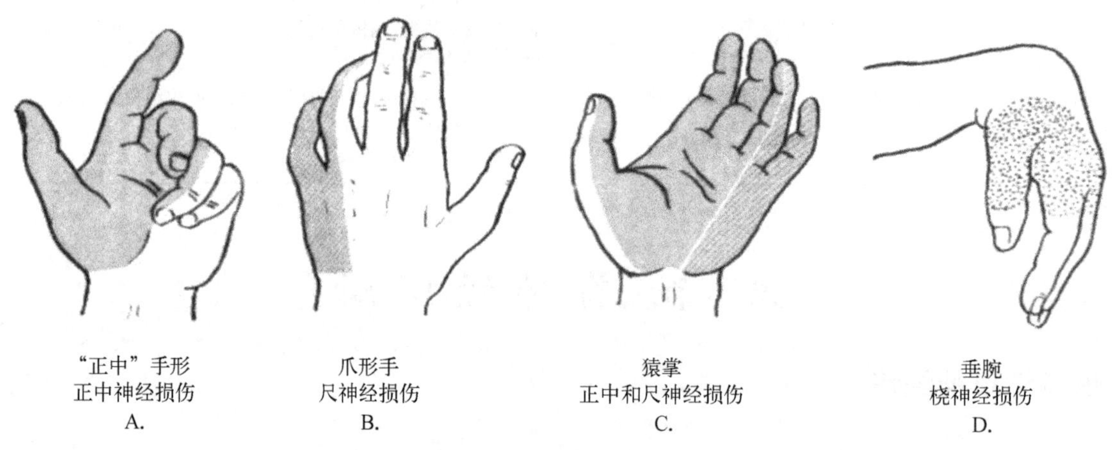

图 17－7　上肢神经损伤的手形和皮肤感觉障碍区域

(二) 尺神经

1. 肘部　　病因包括肘部反复性创伤、外科手术过程中上臂长时间制动、自发性神经内出血和痛风等。所谓迟发性尺神经麻痹(tardy ulnar palsy),最初是指既往有创伤性关节畸形或反复性半脱位时出现的尺神经病变,现一般以该术语来描述尺神经在肘部的嵌压(即使无创伤性病史)。肘部挤压性病变可累及不同的神经束,最常见的是终末指神经和支配手肌的纤维(远比支配前臂肌肉的纤维多见)。尺神经在更近端(Erb 点或上臂水平)受累,也可出现肘部尺神经病变的典型症状。

肘部尺神经病变中,肘管综合征(cubital tunnel syndrome)最常见,可无关节畸形或创伤病史。在连接尺侧腕屈肌两个头的腱膜下方,许多因素可导致尺神经受到嵌压,此处尺神经的直径最粗大,于尺神经沟可触摸到肿胀,且在外科手术可见有充血。在肘部处于屈曲位、频繁地使用手工作时,可使肘管变窄,且使症状加重。表现为两侧受累的患者,应考虑到先天性易患此症。最早的临床表现,包括整个小指和环指尺侧半感觉障碍,第一背侧骨间肌、第三和第四蚓状肌无力和萎缩,出现“爪形手”(图 17－7B)。

电生理有助于病变定位。神经传导检测显示跨肘的运动或感觉传导减慢(病变近侧或远侧的传导相对正常),复合肌肉动作电位波幅减低(更常见,显示受压部位传导阻滞)——短节段测定可更准确反映传导异常。肌电图显示的失神经分布,可进一步确定受损部位,因为在肘管综合征,一般仅累及指深屈肌尺侧半,而尺侧腕屈肌不受累。尺神经任何水平的病变,一般都会累及第一背侧骨间肌。

治疗取决于病因。避免肘部受压或反复屈、伸。夹板将肘部固定于伸展位,有助于阻止病情进展。尺神经移位、单纯减压或束间神经松解等手术治疗,可能有效。若手术及时,可有某种程度的功能恢复。一旦出现中度运动障碍,部分患者即使术后症状也仍然存在。

2. *腕部*　尺神经经过腕尺管进入手部,此处受到挤压损伤,可出现与迟发性尺神经麻痹相似的临床表现。尺神经在居永管的嵌压,最常见的原因是腱鞘囊肿,其次为创伤或类风湿关节炎。可有尺神经支配的手固有肌无力和萎缩(肌电图显示失神经支配),而尺侧腕屈肌和第三、四指深屈肌相对正常。手背(由起自腕近侧的背皮支供应)的感觉无障碍,是特征性表现。小指和环指 SNAP 波幅减低或记录不到,可提示有浅表感觉分支受累,而腕至肘段的传导正常。

3. *掌支*　在腕以远,尺神经的深部运动分支可因外部创伤或压迫而受损。受压迫的因素包括腕关节的腱鞘囊肿、拇收肌腱弓、肿瘤、常持拐杖在掌根部用力、长时间骑自行车、用手掌击打窗户底缘试图关窗或升起窗户、电子游戏麻痹(video-game palsy)和披萨刀麻痹(pizza cutter's palsy)。掌支病变时,通常不累及近侧支配小鱼际肌的运动分支;一般不引起感觉异常,但在损伤严重的自行车麻痹(cyclist's palsy)患者也可累及支配小指和环指皮肤的浅表分支。

(三) 桡神经

1. *近侧和远侧的挤压*　桡神经在其行程中的不同部位易遭受挤压,从而出现相应的运动和感觉功能障碍(图 17－7D)。病损部位不同,临床表现不同。电生理检测可显示神经损伤的类型和分布。通常情况下,桡神经的压迫性神经病变,可望在 6~8 周后恢复,但若有相当数目的轴突丧失则需要很长时间。

(1) 腋部:使用拐杖不当,导致桡神经在腋部受压最常见,表现为上肢诸伸肌皆瘫痪及肱三头肌反射消失。

(2) 肱骨中 1/3 水平:① 螺旋沟(也称桡神经沟)处的外部创伤,伴或不伴肱骨髁上骨折;② 不正确使用步行器和轮椅;③ 持续、重复性上臂运动而致肱三头肌外侧头嵌压桡神经;④“星期六夜间麻痹”(Saturday night palsy),即醉酒后沉睡,上臂紧紧斜靠或悬挂于坚硬物体表面而致桡神经受压(各种原因导致昏迷或极度疲劳后沉睡,出现类似的身体姿势也可如此)。受损时,肱三头肌功能完好,余诸伸肌均受累。

(3) 肱骨下段或前臂上 1/3 水平:外上髁返支受到反复性挤压,可出现肘部疼痛,通常同时伴有桡神经深支的嵌压。这种综合征称为“网球肘”,诱因是大力旋后动作而致神经反复的间接创伤。肘外侧局部疼痛和触痛,症状类似于外上髁炎,这是另一种被称为网球肘的情况。然而,在这种嵌压综合征,出现其他功能障碍就表明有桡神经受累。

(4) 桡骨水平(前臂中 1/3 下):① 桡骨头骨折、半脱位;② 腕或前臂的挤压或扭伤;③ 职业原因而致反复旋前、旋后动作。受损时,仅伸指功能丧失而无垂腕。

(5) 腕部:① 手表带过紧(桡浅神经);② 手铐相关的挤压性损伤,可伴或不伴腕部尺和正中神经损伤。在此水平桡神经的各运动支均已发出,受损时不产生运动症状。神经传导检测时,应与同侧前臂外侧皮神经和对侧桡浅神经进行比较。

2. *后骨间神经综合征*　后骨间神经是桡神经在前臂的终末运动分支,穿旋后肌进入前臂,在旋后肌两个头之间受到嵌压,称为后骨间神经综合征。主要原因包括:① 自发性;② 肘部闭合性损伤;③ 前臂长时间处于旋后位(如小提琴演奏者,但症状短暂)。典型症状是腕和手指的伸肌群无力,而旋后肌幸免。可出现肘外侧疼痛,但无感觉障碍。在该综合征中,桡侧腕长、短伸肌正常(由桡神经主干支配),而尺侧腕伸肌无力,所以,腕背屈时出现特征性的(腕)向桡侧偏斜,需与伸肌腱断裂相鉴别。神经松解术通常疗效良好。

(四) 腓总神经

腓总神经到达膝外侧时变得浅表,各种因素可导致其易受损。主要原因包括:① 习惯性交叉腿动作,大多累及腓深神经分支;② 腓小头处腱鞘囊肿,可选择性损及腓浅神经(罕见);③ 职业的原因,如木匠及长时间处于蹲位,可使腓神经受到股二头肌腱、腓肠肌外侧头或腓小头的挤压;④ 刻意减肥过程中,若速度太快,可能出现单侧腓神经麻痹。

深支受损时,出现足趾和足的背屈无力和第一、二趾间皮肤感觉障碍。浅支的病变,则足外翻受损和足背大部感觉障碍。出现足下垂,若踝反射和足内翻功能正常,一般应考虑腓神经麻痹(而非坐骨神经病变)。神经传导检测时,根据腓小头上、下复合肌肉动作电位波幅的变化,有助于病变定位。若趾短伸肌萎缩,在胫骨前肌记录,可提高对膝上、下传导检测的准确性。胫骨后肌(L_4 和 L_5 根经胫神经支配)肌电图检测,有助于鉴别腓神经麻痹与 L_5 神经根病变。去除病因症状可得到缓解,必要时可行神经松解。

(五) 胫神经

跖管综合征或跗管综合征(tarsal tunnel syndrome)最常见,是胫神经在内踝后方通过屈肌支持带时受到嵌压;原因多为创伤、腱鞘炎、静脉淤滞或距跟关节腱鞘囊肿;临床表现为足趾和足底的触物感痛和感觉障碍、足固有肌无力。

屈肌支持带远侧的病变可引起胫神经分支足底内、外侧神经损害,表现为足跖面(不包括足跟)疼痛和感觉障碍。

所谓痛性趾或莫顿神经瘤(Morton neuroma),是趾神经终末分支在跖骨头下方受到挤压。

趾间神经综合征的原因包括穿高跟鞋时足趾过伸(使韧带受到机械性激惹)、踇外翻畸形、先天性畸形、类风湿关节炎等,表现为行走时受累的足趾疼痛加重,也可出现夜间自发性不适。

去除病因症状可得到缓解,必要时可行神经松解。

(六) 股外侧皮神经炎

股外侧皮神经炎也称感觉异常性股痛(meralgia paraesthesia),是纯感觉神经的嵌压。受损部位通常出现于髂前上棘处,是邻近的解剖结构使神经过度成角或受压。主要原因是各种情况尤其是妊娠等导致的过度腰椎前凸。勒紧裤带、围腰或安全带时,可加重对神经的挤压。也可无明显原因。临床表现为股外侧皮肤表面疼痛和感觉异常。神经传导检测显示跨越挤压部位的传导减慢。在 L_3 或 L_4 椎间盘突出者,也可表现为沿大腿外侧缘的放射性疼痛,但一般会伴有运动受损的临床和肌电图表现。常呈自限性,但少数病例可表现为股外侧片状、持久的无痛性麻木。可对症治疗。

二、枕神经痛和肋间神经痛

枕神经痛是枕大、枕小和耳大神经分布区疼痛的总称。呼吸道感染或扁桃体炎是常见病因,也可能病因不明。临床表现多为起源于颈部的一侧性持续性钝痛,向头顶(颈大神经)、乳突部(颈小神经)或外耳(耳大神经)放射,可阵发性加剧,头颈活动、咳嗽时加重,可伴局部肌肉紧张或痉挛。检查枕外隆突下可有压痛。呈自限性。局部热疗、口服非甾体类消炎药可缓解症状。

肋间神经痛是指肋间神经支配区的疼痛综合征。多因带状疱疹、胸膜炎、肺炎、胸椎或肋骨外伤等引起。疼痛沿一个或几个肋间分布,呈持续性刺痛、灼痛,呼吸、咳嗽、喷嚏时加重。若是带状疱疹感染,相应肋间可见疱疹,疼痛出现于疱疹前,疱疹消失后疼痛可持续一段时间。

三、神经根病和神经丛病

脊柱退行性改变和椎间盘脱出(disk herniation)是神经根病变最常见的原因。长时间压迫产生局部缺血和炎症,进一步加剧神经损伤。神经根由于封闭在椎间孔紧密的硬脊膜袖套之内,对长期压迫和水肿很敏感。除压迫外,神经根损伤的其他机制包括浸润、缺血、感染、炎症、辐射损伤、撕脱伤和钝性创伤。

臂丛/腰骶丛是支配上/下肢复杂的周围神经系统结构。神经丛支配肢体不是直接源于神经元,但含有神经元的轴突,这些轴突源于前角细胞、神经节和感觉感受器。神经丛内的神经可单独受累或作为周围神经系统较弥漫性病变的一部分。累及神经丛的病变,比神经根病或单神经病等其他局灶性周围神经系统疾病少见得多,但临床表现有相似之处。因此,对出现上肢或下肢神经病变症状的任何患者,均需考虑到神经丛病可能。神经丛病的诊断有一定难度,既要将症状定位到神经丛,又要确定病因。许多类型的疾病均可能累及臂丛和腰骶丛,包括直接的穿通伤或压迫、免疫介导、炎症或代谢紊乱,以及癌症或其治疗措施(化疗、放疗)的直接或间接影响。除了临床评估之外,电生理和各种辅助检查可作为补充,这样有助于确定病因。

四、特发性臂丛神经病(痛性肌萎缩)

特发性臂丛神经病也称痛性肌萎缩(nenralgic atrophy)或帕森纳吉-特纳综合征(Parsonage-Turner syndrome),是一种独特的痛性周围神经病,可出现多灶性麻痹和感觉缺失,呈臂丛神经分布,同时累及周围神经系统其他结构(例如腰骶丛或膈神经),包括遗传性和特发性。特征性表现为肩臂部急性疼痛,随后出现肩胛带和上肢肌肉萎缩和无力。

【病因和机制】

尚不完全明确。在遗传性痛性肌萎缩,部分受累家族与染色体 17q25 上 *SEPT9* 基因点突变或重复有关。在特发性,一般认为是复合、多因素的相互作用,包括个体易感性(潜在的遗传倾向);环境因素,如轻度全身性感染、疫苗接种、轻度外伤后,可能与免疫或自身免疫性触发有关;机械因素(重复或剧烈运动),臂丛对机械损伤的易感性,可能代表了神经外膜的血-神经屏障异常。

【临床表现】

无论是特发性,还是遗传性,经典临床过程分为疼痛、肌肉萎缩和恢复期三个连续阶段。一般先有肩周剧痛(平均持续 4 周),随之出现上肢无力/肌萎缩、反射改变和感觉障碍,特别是 $C_{5\sim6}$ 节段。运动功能障碍呈臂丛神经分布,或符合各不同单一神经的支配区域,尤其是胸长神经和/或肩胛上神经(最常见)、腋神经、桡神经,但也可能同时累及腰骶丛或膈神经。受累肌肉萎缩明显,常呈不规则斑片状。感觉受累很常见,但相对于疼痛和瘫痪而言对患者的影响不大。症状和体征通常为单侧,但也可为双侧。遗传性者比特发性者发病更早、发作次数更多、更常累及臂丛之外的神经,并且程度更严重。

【诊断和鉴别诊断】

属于纯粹的临床诊断。大多数患者的临床表现都非常独特且典型,通常仅从病史就容易识别。需注意不典型的表现,如无痛、累及下臂丛或其他周围神经。对于病变范围和严重程度的确定及病变定位,电生理检测很重要。

鉴别诊断主要是其他原因所致的臂丛神经病变,如颈神经根病、胸出口综合征、肺上沟瘤、臂丛的肿瘤浸润或作为放疗的并发症、胸骨或胸廓切开术后、血管炎神经病、HNPP。

【治疗和预后】

尚没有随机试验的证据,主要是经验性治疗。若无禁忌,在急性(疼痛)期口服泼尼松(1 mg/kg,1 周后逐渐减量,第 2 周后停用),可有效缓解疼痛,且可能有助于功能恢复。多学科康复治疗对于功能恢复很重要。通常在 1~2 年中缓慢恢复,但总体恢复情况不理想。部分患者可有复发。尚无特殊预防措施。

五、坐骨神经痛和坐骨神经病

坐骨神经痛(sciatica),定义为从臀部沿坐骨神经行程向下放射的疼痛,但该术语已被不加区别地用于各种腰腿部症状。坐骨神经病(sciatic neuropathy),即坐骨神经的单神经病,是指坐骨神经干的损害。这是两个不同的概念,两者的病因和临床表现部分相同,但前者在电生理上显示为运动和感觉神经传导基本正常。

(一)坐骨神经痛

坐骨神经行程的任何病变均可引起坐骨神经痛,但最常见的区域是椎间盘破裂和骨关节炎改变的部位——L_{4-5}、L_5~S_1 及 L_{3-4}(发生率低些)神经根水平——通常是相应椎间盘下方的神经根受压,所谓根性坐骨神经痛,主要是腰椎间盘脱出所致,累及 L_5 和 S_1 神经根者占 95%。所谓干性坐骨神经痛,是神经干行程中各种原因所致,主要部位包括盆腔下部、臀部、臀沟和股二头肌近端。

引起坐骨神经痛的原因,主要是椎间盘破裂、突破其周围结缔组织环,导致椎间盘物质(髓核)压迫 L_4、L_5 或 S_1 神经根。其他脊椎原因包括:腰椎滑脱、椎间孔或腰椎管狭窄所致骨关节炎侵犯神经根;关节突关节滑膜囊肿;蛛网膜囊肿或炎症;脊柱肿瘤;腰骶神经根神经纤维瘤。

非脊椎原因包括:盆腔及妇科疾病,如子宫内膜异位所致周期性坐骨神经痛;梨状肌综合征、臀部口袋综合征;妊娠、分娩、长时间截石位;无疹性带状疱疹;糖尿病神经根病;臀肌注射部位损伤;腰神经丛炎;臀下动脉假性动脉瘤侵犯;髋部骨折、脱位或移位;广泛性骨盆骨折;股二头肌血肿、扭伤和撕裂;青年人的特发性原因。

40~50 岁男性多见,通常是单侧。可急性或慢性起病。疼痛沿坐骨神经行程由腰、臀向股后、小腿后外侧和足外侧放射。疼痛为持续性钝痛、电击、刀割或烧灼样疼痛,行走和牵拉时疼痛明显。根性痛在咳嗽、喷嚏或用力时加剧。在椎间盘脱出患者,直腿抬高试验(Lasègue 征)同侧的敏感性高(接近 90%)但不具特异性,交叉的直腿抬高试验特异性高(达 90%)但不敏感。椎管狭窄患者 Lasègue 征常阴性。在干性坐骨神经痛,可有 L_{4-5} 棘突旁、股后、小腿后、踝、足底压痛。

根据疼痛分布、诱发或加剧疼痛的因素及 Lasègue 征阳性,诊断一般不难。治疗取决于病因。椎间盘病变所致坐骨神经痛,绝大多数(90%)患者无须特殊处理可自行缓解。因为临床试验的结果显示,对于疼痛或功能预后,保持活动状态与卧床休息相比无差异。主要是止痛及物理康复治疗。应严格掌握手术适应证,避免不必要的手术。

(二)坐骨神经病

坐骨神经病变常见的原因,包括生殖泌尿道或直肠肿瘤的直接扩散,坐骨神经本身的神经鞘瘤,盆腔脓肿，妊娠子宫的压力，骨盆骨、髋骨或股骨骨折，主动脉闭塞所致的缺血。

坐骨神经不常见的压迫性病变，包括坐骨神经孤立性原发性淋巴瘤、腘动脉瘤、节段性神经纤维瘤病、异常突出的小转子、髋臼骨折。坐骨的子宫内膜异位症，可引起周期性坐骨痛和感觉运动性单神经病。错误的臀内注射，可能损伤坐骨神经、臀下神经、股后皮神经或阴部神经。穿透伤、髋关节手术或植入假体，也可能对坐骨神经造成创伤。滑膜液渗入半膜肌形成的腘窝囊肿，可压迫坐骨神经、腓神经、胫神经或/和腓肠神经，尤其是伸膝时。长时间蹲坐，如产妇临产时及患有法洛四联症的儿童，可压迫坐骨结节与大转子之间或大收肌与腘绳肌之间走行的坐骨神经。双侧后筋膜间室综合征（posterior compartment syndrome）可能导致坐骨神经损伤，这是坐位手术的并发症。

儿童的孤立性坐骨神经病变，除压迫性损伤外，还包括手术中牵拉损伤、臀位分娩时牵引损伤、穿刺伤、淋巴瘤、嗜酸性血管炎、纤维血管束压迫、脐血管置管并发症、臀肌注射和宫内压迫性损伤。

所谓梨状肌综合征（pyriformis syndrome），是指梨状肌通过坐骨切迹离开骨盆时对坐骨神经的嵌压。可能的原因包括坐位手术的并发症、臀下动脉假性动脉瘤或梨状肌动静脉畸形压迫坐骨神经。与坐骨神经在更近侧的病变不同，梨状肌综合征的临床和肌电图均表现为臀大肌选择性受累（臀中肌、臀小肌、阔筋膜张肌和棘旁肌不受累）。

坐骨神经总干的创伤，常表现为腓神经成分受损的概率比胫神经大得多，确切原因不明。对损伤的反应，可能取决于神经纤维束的多少和排列方式。腓神经之所以比胫神经更易受到臀部注射的损伤，可能的原因包括：腓神经干的结缔组织少，其神经纤维束少但更长；腓神经的表面分布更靠外、靠后。坐骨神经近侧损伤，可能引起远侧投射性感觉症状，类似于跗管综合征。

出现足下垂，可能是腓骨颈远侧腓神经的病变，也可能是更近端坐骨神经水平的损害所致。肌电图检测有助于鉴别——若股二头肌短头（坐骨神经中腓神经成分支配）或胫骨后肌（胫神经成分）存在失神经依据，则更近侧水平损害的可能性更大。H 反射和 F 波测定、针电极直接在根水平或坐骨切迹刺激坐骨神经，也可能显示传导异常。

治疗取决于病因。

六、多发性神经病

多发性神经病中，以远端对称性多发性神经病（distal symmetrical polyneuropathy, DSP）最常见，临床表现为四肢远端对称性感觉、运动和自主神经功能障碍。在多发性神经病中，神经纤维受累呈长度依赖。所谓长度，是指与神经细胞母体（后根神经节的感觉神经元或前角的运动神经元）的距离。因此，足趾和足底首先受累。

多发性神经病常见原因为全身性、代谢性疾病及药物和外源性毒素。纯粹小纤维受累即所谓小纤维神经病（small fiber neuropathy），也可呈现远端、对称性的多发性神经病模式，但腱反射无异常。

糖尿病是引起多发性神经病最常见的原因之一，周围神经病是糖尿病的严重并发症，即所谓糖尿病神经病（diabetic peripheral neuropathy）。以糖尿病神经病为多发性神经病的代表作重点介绍。

（一）糖尿病神经病

【病因和机制】

糖尿病患者糖代谢增加，多元醇、己糖胺和蛋白激酶 C 途径过度激活，导致糖基化终产物形成和/或其受体激活。在 1 型糖尿病（胰岛素缺乏），胰岛素信号传导减少；而在 2 型糖尿病（胰岛素抵抗），

PI3K-AKT 信号传导减少。血脂异常和高血糖进一步诱导促炎细胞因子和趋化因子释放,产生炎症介导和免疫介导的神经毒性。微血管功能障碍和下游 DNA 降解、内质网应激和线粒体功能障碍,最终导致神经细胞死亡。

支配足部的周围神经元是身体最长的细胞,需有功能充分的血管供应、线粒体、葡萄糖和脂质代谢,而在糖尿病所有这些均受干扰。在糖尿病神经病中,其周围神经损伤模式与临床表现相匹配,感觉神经纤维的远侧终端首先受累,但最终累及整个周围神经系统,包括细胞质(核周质)、有髓和无髓轴突、神经血管系统和胶质细胞。

【分类及其临床表现】

糖尿病对周围神经系统的损伤可呈不同模式,其临床表现可单独出现,也可以任何组合的形式出现。

1. 对称性和弥漫性

(1) 多发性神经病:最常见。主要从病史着手进行评估。常隐匿起病、缓慢进展,以感觉症状为主。与糖尿病病程、高血糖暴露程度及是否有视网膜病变和肾病等并发症密切相关。可能伴有自主神经功能障碍的表现。电生理通常显示远端轴突病。

(2) 自主神经病和小纤维神经病:损伤模式与多发性神经病相同,但查体和电生理表现不同。发生率随年龄、糖尿病病程和血糖控制不佳而增加。

(3) 治疗诱发的糖尿病神经病:部分患者在快速降血糖时发生。表现为小纤维神经病症状,通常在 8 周内血糖明显下降时出现严重疼痛和/或自主神经功能障碍。体位性晕厥和晕厥前状态,是最常见的自主神经症状。

2. 不对称性和局灶性

(1) 糖尿病性腰骶神经根神经丛神经病:急性起病,表现为下背或腰、臀和股近端剧烈疼痛(为首发症状,这与 DSP 的隐匿性起病不同)。数天或数周内出现臀和大腿近端肌肉无力和萎缩,有时累及小腿下部和踝部。可有体重明显减轻,有些患者自主神经也受累。免疫治疗后症状常有所改善,但恢复往往不完全。疼痛可能持续存在,许多患者遗留持续的足下垂。

(2) 单神经病:与普通人群相比,糖尿病患者压迫性单神经病的发生频率较高。腕管综合征最常见。可出现Ⅲ、Ⅳ、Ⅵ或Ⅶ脑神经损害。动眼神经病变最常见,通常是非压迫性、呈神经束分布——所谓神经梗死(与糖尿病微血管病变相关),表现为眼外肌受累,而瞳孔对光反射保留,可伴眶后痛。

【诊断】

国际公认的诊断标准,见表 17-3。需排除其他原因引起的周围神经病。

表 17-3 糖尿病感觉运动周围神经病的最低诊断标准

诊断级别	诊断标准
可能	有糖尿病神经病的症状或体征
拟诊	有如下两种或两种以上糖尿病神经病的症状和体征:① 神经病变症状;② 远端感觉减退;③ 踝反射异常
确诊	神经传导检测异常和/或检测小纤维神经病的指标异常(如皮肤活检或热觉阈值)+糖尿病神经病症状和/或体征
亚临床	在无症状或体征的患者,神经传导检测异常或检测小纤维神经病的指标异常

【预防和管理】

1. 降低糖尿病神经病风险　优化血糖控制，改变生活方式，处理心血管病危险因素。

2. 糖尿病神经病管理　旨在减缓糖尿病神经病进展——针对发病机制的治疗，如抗氧化剂（α-硫辛酸）；神经营养修复（B 族维生素）；疼痛管理；预防糖尿病足并发症（详见本章第一节中的“诊疗原则”）。

（二）其他多发性神经病

其他多发性神经病原因众多，表 17-4 所列为主要的急性和慢性多发性神经病。

表 17-4　主要的急性和慢性多发性神经病

急性多发性神经病	慢性多发性神经病
吉兰-巴雷综合征	代谢、营养性
急性起病的 CIDP	糖尿病对称性远端（轴突）多发性神经病
危重病性多发性神经病	尿毒症、甲状腺功能减退、腹腔疾病
感染（如白喉）	维生素（B_1、B_6、B_{12}、E）和铜缺乏
药物急性中毒	中毒性（药物和外源性毒素）
呋喃妥因	慢性酒精中毒
长春新碱	药物：化疗；笑气（N_2O）、抗生素（结核/病毒/寄生虫）；抗癫药；心血管药；其他
顺铂	维生素 B_6 毒性（感觉为主）
逆转录酶抑制剂	重金属（铊、砷、锌）
麻痹性贝类中毒	无机或有机化合物（二硫化碳、丙烯酰胺、有机磷）
血管炎性神经病	免疫介导：CIDP、MMN、抗髓鞘相关糖蛋白神经病
副肿瘤性神经病	副蛋白血症：MGUS、POEMS 综合征*
急性间歇性卟啉病	结缔组织病：干燥综合征、系统性红斑狼疮、类风湿关节炎、系统性硬化
	副肿瘤综合征
	感染和肉芽肿：莱姆病、艾滋病、麻风、布鲁菌病；结节病
	遗传性：CMT、法布里病、淀粉样变
	隐源性（特发性）

*MGUS 为意义不明单克隆丙种球蛋白病。POEMS = 多发性神经病、器官肿大、内分泌病、单克隆丙种球蛋白病、皮肤变化。

第四节　吉兰-巴雷综合征

吉兰-巴雷综合征（Guillain-Barré syndrome，GBS）为周围神经系统的急性炎性疾病，是免疫介导的多发性神经根神经病，也是引起急性迟缓性瘫痪最常见的原因。

【病因及发病机制】

根据靶抗原的位置，吉兰-巴雷综合征可大致分为急性炎性脱髓鞘性多发性神经根神经病（acute inflammatory demyelinating polyradiculoneuropathy，AIDP）和急性运动轴突性神经病（acute motor axonal neuropathy，AMAN）。这种分类，加上抗糖脂抗体的发现，扩展了对吉兰-巴雷综合征发病机制的理解。

AIDP 的发病机制主要是 T 细胞和巨噬细胞炎性浸润，巨噬细胞参与髓鞘剥离。在施万细胞中也可检测到一些抗体和膜攻击复合物。节段性脱髓鞘和随后髓鞘再生，导致进行性传导减慢和异常时间离散。

而 AMAN 的发病机制主要是抗体介导——IgG 和活化的补体蛋白沉积在郎飞结和郎飞结间轴膜。

巨噬细胞侵入轴突与髓鞘之间的轴突周围间隙,导致轴突损伤(结旁髓鞘分离、郎飞结变长)。抗体也可干扰神经再生。组织病理显示为原发性轴突损伤,无实质性 T 细胞炎症或脱髓鞘。轴突受累根据其损伤程度,可出现两种情况:① 轴突变性,电生理显示复合肌肉动作电位波幅逐渐降低;② 可逆性传导衰竭(reversible conduction failure),即传导不能和郎飞结异常延长的快速恢复,电生理则显示传导减慢或传导阻滞快速恢复正常。

两者发病机制不同,临床和电生理恢复模式也不同。AIDP 的恢复取决于再髓鞘化过程和继发性轴突变性的程度。AMAN 的恢复取决于抗体沉积所致轴突改变的程度。由于轴突芽生侧枝上的抗体结合阻止轴突再生,这一过程变得更加复杂。在小部分 AMAN 患者中,若自身抗体介导的传导阻滞消失,则恢复很快。

【亚型分类和临床表现】

任何年龄均有发病,但有增龄性趋势。大多数患者病前 1~3 周内有前驱事件,其中主要是上呼吸道(AIDP)或胃肠道(空肠弯曲菌,AMAN)感染症状,其他少见前驱事件包括病毒或支原体等感染、疫苗接种、大手术、外伤、心理创伤、应激、急性脑血管病、免疫检查点抑制剂治疗等。

典型表现是急性起病、快速进展的对称性四肢弛缓性无力,伴腱反射减弱/消失。呈单相病程。绝大多数患者 2 周达到高峰。严重病例可致呼吸肌麻痹,危及生命。

多数患者脑脊液蛋白增高而细胞数正常或接近正常,称为蛋白细胞分离现象,病后第 3 周最明显。电生理检测结果取决于吉兰-巴雷综合征亚型。在脱髓鞘亚型,可见远端运动或感觉潜伏期延长、传导速度减慢、F 波或 H 反射延迟或消失、传导阻滞、异常波形离散等;在轴突亚型,则显示为复合肌肉动作电位或感觉神经动作电位波幅减低或消失、失神经电位。部分患者可检测到 GM1 抗体。

但不同的患者在起病特征、脑神经受累、感觉症状、无力、共济失调、疼痛、自主神经功能障碍,以及电生理、抗体等方面存在差异,这很大程度上取决于临床亚型(表 17-5)。

表 17-5 吉兰-巴雷综合征亚型及其相关抗神经节苷脂抗体

吉兰-巴雷综合征亚型及其亚型变异	IgG 抗体
急性炎性脱髓鞘性多发性神经病(AIDP)	—
面部变异:双侧面瘫及感觉异常	—
急性运动轴突性神经病(AMAN)	GM1、GD1a、GalNAc-GD1a
急性运动传导阻滞神经病(AMCBN)	GM1、GD1a
急性运动感觉轴突性神经病(AMSAN)	GM1、GD1a
咽-颈-臂无力(PCB)	GT1a>GQ1b>>GD1a
米-费综合征(MFS)	GQ1b、GT1a
急性眼肌麻痹(无共济失调)	GQ1b、GT1a
急性共济失调神经病(无眼肌麻痹)	GQ1b、GT1a
中枢神经系统变异:Bickerstaff 脑干脑炎	GQ1b、GT1a
急性全自主神经功能不全	—
急性感觉神经元病	—
MFS / GBS 重叠综合征	—

【诊断和鉴别诊断】

国际公认且广泛采用的吉兰-巴雷综合征诊断标准,见表 17-6。需与其他急性多发性神经病(见表 17-4),尤其是危重病患者和急性起病的 CIDP(acute-onset CIDP, A-CIDP)(见本章第五节),以及导致急性瘫痪的其他疾病相鉴别,包括脊髓灰质炎、急性脊髓炎、周期性瘫痪、重症肌无力。

表 17-6　吉兰-巴雷综合征诊断标准

A 诊断所必须的表现
双侧上、下肢均进行性无力(病初有时可能仅从双下肢无力开始);无力肢体的腱反射消失或减弱
B 高度支持诊断的表现
症状在数天至4周中进展;症状相对对称;轻度感觉症状或体征(AMAN 中不存在);脑神经受累(尤其是双侧面肌无力);自主神经功能障碍;疼痛(常常出现);脑脊液蛋白含量高;典型的电生理表现
C 对诊断应提出怀疑的表现
脑脊液单核细胞数增多(>50×10^6/L)或脑脊液出现多形核细胞;起病时发热;起病时肺功能障碍严重而肢体无力较轻;起病时感觉体征严重而无力较轻;起病时膀胱或直肠功能障碍;持续的膀胱或直肠功能障碍;明确的感觉平面;无力显著、持续,呈不对称性;无力进展缓慢且无呼吸受累

【治疗】

1. *免疫治疗*　① 静脉注射免疫球蛋白(IVIg)主要用于 AIDP 和 AMAN,其他亚型的疗效证据不充分。对于不能行走者,应尽早应用。成人按每天 0.4 g/kg,连用 5 天。② 血浆置换,每次交换血浆量按 40 mL/kg 体重计算,1~2 周内 3~5 次。不推荐 IVIg 与血浆置换联合应用。③ 激素,国外指南均不推荐。在我国,对于没有条件接受 IVIg 或血浆置换治疗者,可考虑短疗程(2周左右)使用。

2. *综合管理*　① 累及呼吸肌者,应入住重症监护病房。当肺活量下降、血氧饱和度降低、动脉氧分压低于 70 mmHg 时,应考虑插管或气管切开,呼吸机辅助呼吸。② 营养支持(B 族维生素等)。③ 其他对症处理,如留置尿管、疼痛治疗、抗感染、抗抑郁治疗等。④ 病情稳定后应尽早开始康复治疗。

【预后】

吉兰-巴雷综合征为自限性,绝大多数患者在发病后 4 周内停止进展,数周或数月可改善。5%死亡,通常因呼吸衰竭所致。

第五节　慢性炎性脱髓鞘性多发性神经根神经病

慢性炎性脱髓鞘性多发性神经根神经病(chronic inflammatory demyelinating polyradiculoneuropathy, CIDP),一种免疫介导的、具有临床和免疫异质性的、致残性、慢性炎性周围神经病,呈进行性或复发性病程,具有周围神经脱髓鞘的电生理或病理学证据,免疫抑制或免疫调节治疗有效。分为经典 CIDP 和 CIDP 变异型。

【病因与发病机制】

病因不明。自身免疫为主要发病机制。炎性浸润神经外膜血管或邻近的有髓纤维,巨噬细胞介导炎性脱髓鞘。病程早期以节段性脱髓鞘为主,随着时间的推移和持续性脱髓鞘,形成洋葱球样结构,由此神经增厚。另外,诊断为 CIDP 的患者,大约 10%为不典型临床表型且对常规治疗反应差,是针对郎飞结和结旁蛋白的自身抗体(IgG4 亚型为主)所致。这些抗体具有致病性,是针对郎飞结或其附近的各种细胞黏附蛋白,包括郎飞结处的神经束蛋白亚型 140(NF-140)和 NF-186,以及结旁的 NF-155、接触蛋白-1(CNTN1)和接触蛋白相关蛋白-1(CASPR1)。

【临床表现】

1. *经典 CIDP*　占所有 CIDP 的 50%。最常见的症状从感觉异常、远端肢体无力及行走困难开始。症状持续 8 周以上,但可复发或缓解。脑神经受累较少,极少累及呼吸或自主神经。男性更常见。任何年龄(包括婴儿和儿童)可发病,但 40~60 岁最常见。

所谓 A－CIDP,是指表现为急性起病,症状在 4 周内迅速进展的 CIDP,占 CIDP 患者的 13%～16%。A－CIDP 最初可能诊断为吉兰-巴雷综合征。但与吉兰-巴雷综合征相比,A－CIDP 患者发病 8 周后持续恶化,或最初改善后至少复发三次;通常仍能独立行走,面部无力、呼吸或自主神经受累很少,并且有感觉体征。尽管如此,在急性期两者的鉴别很困难。

2. CIDP 变异型

(1) 远端 CIDP：也称远端获得性脱髓鞘对称性神经病(distal acquired demyelinating symmetric neuropathy, DADS)。该表型中 2/3 为 IgM 副蛋白血症神经病,常伴髓鞘相关糖蛋白(myelin-associated glycoprotein, MAG)抗体。IgM 副蛋白血症远端神经病和抗 MAG 神经病,不属于 CIDP 的范畴。部分患者 NF－155 抗体阳性,静脉注射免疫球蛋白(IVIg)疗效差。

(2) 多灶 CIDP：也称 Lewis-Summer 综合征和多灶获得性脱髓鞘感觉运动神经病(multifocal acquired demyelinating sensory and motor neuropathy, MADSAM)。通常上肢首先受累,下肢受累晚。脑神经(Ⅲ、Ⅴ、Ⅶ、Ⅹ、Ⅻ)受累较其他类型更常见。

(3) 局灶 CIDP：通常累及臂丛或腰骶丛,但也可累及一条或多条周围神经。

(4) 运动 CIDP：近端和远端相对对称。需与经典 CIDP(有感觉异常表现)和 MMN(无力不对称、主要累及上肢)鉴别。如果感觉传导异常,诊断为运动为主的 CIDP。激素治疗可能恶化。

(5) 感觉 CIDP：通常是步态共济失调、振动觉-位置觉障碍和皮肤感觉变化。若存在运动传导减慢或传导阻滞,诊断为感觉为主的 CIDP。感觉 CIDP 常为短暂的临床阶段,70%会进展而出现明显无力症状。

3. IgG4 抗体表型 CIDP　部分经典和变异型 CIDP 患者可检测到结区或结旁区 IgG4 抗体,临床表现和对治疗的反应有其特殊之处(表 17－7)。若抗体阳性,则诊断为自身免疫性郎飞结病(autoimmune nodopathy)。

表 17－7　IgG4 抗体表型 CIDP

	郎飞结区	结	旁	区
	NF－140 和 NF－186	NF－155	CNTN1*	CASPR1
发生频率	2%～5%	4%～18%	1%～7%	1%～3%
年龄	—	低龄	—	—
亚急性起病	是	是	是	是
症状/体征				
运动/感觉	运动+感觉	运动>感觉	运动>感觉	运动>感觉
症状分布	—	远端	近端+远端	远端
神经病理性疼痛	—	—	—	严重
感觉性共济失调	有	有	有	—
低频震颤	—	显著	有	—
脑神经受累	有	有	—	—
对治疗的反应				
IVIg	部分	差	差	差
血浆置换	—	良好	—	—
激素	部分	部分	部分	—
利妥昔单抗	良好	良好	良好	良好

注：—表示不明确或无统计数据。

* 迅速进展,常误诊为吉兰-巴雷综合征,发病早期即有轴突受累。

【诊断和鉴别诊断】

早期且准确的诊断,对于启动治疗和防止进一步神经损伤(轴突损害)和永久性残疾非常重要。但缺乏明确的诊断性生物标志物。神经传导检测是确定诊断的必要条件,但检测方法不完善及对检测结果的错误解释往往导致误诊。对治疗的反应、脑脊液检查、神经超声/MRI 和神经活检为诊断 CIDP 的四项支持性证据,尤其是不符合电生理诊断标准的患者。在部分患者,可检测到郎飞结和结旁抗体。

CIDP 虽然不常见,但需与诸多其他慢性脱髓鞘多发性神经病鉴别,主要包括 CMT－1A(见第十五章第四节)、副蛋白血症神经病、POEMS 综合征、多灶性运动神经病和糖尿病神经病合并 CIDP。

1. *临床诊断标准*　最新国际诊断标准(2021 年),见表 17－8。

2. *运动神经传导标准*　一条以上神经符合脱髓鞘表现的其中至少 1 项:① 远端运动潜伏期延长;② 运动传导速度减慢;③ F 波潜伏期延长;④ F 波消失;⑤ 运动传导阻滞;⑥ 异常时间离散;⑦ 远端复合肌肉动作电位时限延长。

3. *感觉神经传导标准*　两条神经的感觉传导异常,显示为远端潜伏期延长或 SNAP 波幅减低或感觉传导速度减慢超出正常范围。

表 17－8　CIDP 国际诊断标准(2021 年)

经典 CIDP——符合下列所有条件:
① 上肢和下肢进行性或复发性、对称性、近端和远端无力,并且至少两个肢体感觉受累
② 疾病的发生(病程)至少 8 周
③ 所有肢体腱反射减弱或消失
CIDP 变异型——有下列表现之一,但其他方面同经典 CIDP(未受累肢体腱反射可正常):
远端 CIDP:主要是下肢远端感觉缺失和肌肉无力(DADS)
多灶 CIDP:一个以上肢体多灶模式的感觉缺失和肌肉无力,通常不对称,上肢为主
局灶 CIDP:仅一个肢体感觉缺失和肌肉无力
运动 CIDP:运动症状和体征、无感觉受累
感觉 CIDP:感觉症状和体征、无运动受累

【治疗】

皮质类固醇(激素)、静脉注射免疫球蛋白(IVIg)或血浆置换均是有效的特异性治疗方法,但通常需要多年的维持治疗。治疗方案需仔细和定期调整,以避免治疗不足或过度。营养、支持、对症和康复治疗,与他周围神经病相同(见本章第一节)。

1. *激素*　首选药物。口服方案最常用,泼尼松 1 mg/(kg・d)或每日 60 mg 口服开始,维持 4 周,之后每 2～4 周减 5～10 mg。疗效判断通常需 3 个月。指南推荐冲击治疗方案——口服地塞米松片 40 mg/d 或静脉甲强龙 500 mg/d(连用 4 天,每月 1 次,共 6 个月)。与前述的方案比较,冲击疗法起效更快、维持症状缓解的时间更长、副作用更少,但对于减轻残疾程度二者无区别。

2. *IVIg 或血浆置换*　治疗方法同吉兰-巴雷综合征,但可长期间断使用。应考虑短期和长期有效性、风险、是否易于实施及成本。存在激素使用禁忌证者,IVIg 可作为首选。NF－155 结旁抗体阳性首选血浆置换。

3. *免疫抑制剂*　在经证实有效的上述治疗失败或产生激素依赖或激素无法耐受者,可选用或作为添加治疗,主要包括硫唑嘌呤、环磷酰胺、环孢素、麦考酚和利妥昔单抗。但均只有非常低的确定性证据。

【预后】

复发-缓解型较慢性进展型预后相对良好。约 90%的患者对初次治疗反应良好,70%对复发后的治疗反应良好,少部分对治疗无反应。

(卢祖能)

思考题

1. 周围神经病的常见临床表现有哪些？按何种分类最有临床意义？主要包括哪三类？

2. 三叉神经痛的特征性临床表现是什么？首选治疗药物是什么？微血管减压术的最佳适应证有哪些？

3. 特发性面神经麻痹和中枢性面神经麻痹临床如何鉴别？

4. 引起周围神经病最常见的原因是什么？糖尿病神经病如何进行分类？

5. 吉兰-巴雷综合征的主要亚型有哪两种？核心临床诊断标准是什么？

6. CIDP 有哪两种临床表型？临床诊断标准有哪些？

7. 病例分析

【病史摘要】

患者，男性，62 岁，农民。因“急起肢体麻木、疼痛、无力 7 天，无力加重 2 天”急诊入院。

患者 7 天前出现四肢酸软，手足端麻木，并觉肩臂部和腰腿部疼痛。4 天前开始出现步态不稳，2 天前从椅子上站起困难，1 天前不能独立行走，并且穿衣、夹菜等费劲，伴流口水、吐词不清但无吞咽困难。无心慌、憋气、腹泻等。病前 10 天有过发热、流涕、咳嗽等。既往健康，否认特殊病史。

体格检查：神志清楚，双侧额纹消失、双眼闭合不拢、口角下垂，噘嘴、鼓腮不能，面部感觉正常。双上肢肌力远端 4 级、近端 3 级，腱反射减弱。双下肢肌力 2 级，腱反射消失。拉塞格征阳性，四肢末端痛温觉轻度减退，病理征阴性。

辅助检查：血常规、肝肾功能、电解质和肺功能正常。胸部 X 线和心电图正常。腰穿脑脊液细胞总数 7×10^6/L，白细胞 2×10^6/L，蛋白 0.95 g/L，糖 3.5 mmol/L，氯化物 112 mmol/L。神经传导检测双侧正中、尺、胫神经的远端运动潜伏期延长，F 波潜伏期延长，速度减慢，复合肌肉动作电位波幅降低，有传导阻滞；正中和尺神经的感觉传导速度减慢，感觉神经动作电位波幅轻度减低，腓肠神经感觉神经动作电位正常；未进行针电极肌电图检测。

【诊断分析】

(1) 病史特点：① 老年男性；② 病前 10 天上呼吸道感染史；③ 病程 1 周，加重 2 天；④ 四肢无力，伴远端感觉障碍；⑤ 体检发现双侧周围性面瘫，四肢迟缓性瘫痪，腱反射减低和消失，四肢远端感觉障碍；⑥ 脑脊液轻度蛋白细胞分离现象，电生理显示脱髓鞘性周围神经损害。

(2) 定位诊断：根据患者上、下半面肌均瘫痪，定位于面神经周围性病变，且为双侧。根据四肢对称性下运动神经元瘫痪、腱反射减弱/消失，伴远端感觉障碍，定位于四肢周围神经。周围神经病变的范围广泛，累及脑神经，符合多发性周围神经病。

(3) 定性诊断：根据患者起病急，无力进行性加重，既有肢体远端又有近端对称性受累，并且有双侧面瘫，结合前驱症状，应高度怀疑吉兰-巴雷综合征。结合电生理检测结果，考虑为脱髓鞘亚型即 AIDP。

参考文献

陈生弟，2010. 神经病学. 第 2 版. 北京：科学出版社.

贾建平，崔丽英，2019. 神经病学. 北京：人民卫生出版社.

贾建平，陈生弟，2021. 神经病学. 第 2 版. 北京：人民卫生出版社.

Cruccu G, Di Stefano G, Truini A, 2020. Trigeminal Neuralgia. N Engl J Med, 383(8): 754-762.

Shahrizaila N, Lehmann H C, Kuwabara S, 2021. Guillain-Barré Syndrome. Lancet, 397(10280): 1214－1228.

Sloan G, Selvarajah D, Tesfaye S, 2021. Pathogenesis, Diagnosis and Clinical Management of Diabetic Sensorimotor Peripheral Neuropathy. Nat Rev Endocrinol, 17(7): 400－420.

Van den Bergh P Y K, Van Doorn P A, Hadden R D M, et al., 2021. European Academy of Neurology/Peripheral Nerve Society Guideline on Diagnosis and Treatment of Chronic Inflammatory Demyelinating Polyradiculoneuropathy: Report of A Joint Task Force-Second revision. Eur J Neurol, 28(11): 3556－3583.

第十八章

自主神经系统疾病

第一节　概　　述

自主神经（又称植物神经）系统是整个神经系统的重要组成部分，主要支配平滑肌、心肌和腺体等不受意志控制的结构。自主神经包括交感神经和副交感神经，两者既拮抗又协调地共同调节器官的生理活动。自主神经可分为中枢部分和周围部分。

（一）中枢自主神经

中枢自主神经包括大脑皮质的自主神经代表区、下丘脑、脑干的副交感神经核团及脊髓各节段侧角区。下丘脑是自主神经的皮质下中枢，前区是副交感神经代表区，后区是交感神经代表区。中脑、延髓和骶髓发出副交感神经节前纤维，胸、腰髓侧角发出交感神经节前纤维。

（二）周围自主神经

自主神经运动自中枢发出后，需要在周围自主神经节内换元，由节内的神经元发出的纤维（节后纤维）才能到达效应器。

交感神经节前纤维在脊髓旁交感干的椎旁神经节和腹腔神经节换元，节后纤维随脊神经分布到汗腺、血管、平滑肌，而大部分节后纤维随神经丛分布到内脏器官。交感神经兴奋引起一种使器官处于行使或抵御所有进攻和应激状态的反应，也称强化作用，其特征为肾上腺素释放增加、心率加快、血压升高、经过骨骼肌和肺的循环血量增加、血糖升高、内脏循环血量减少、肠蠕动抑制、尿潴留、睑裂和瞳孔扩大。

副交感神经节前纤维在其支配的脏器附近或在脏器内神经节换元。节后纤维支配瞳孔括约肌、睫状肌、颌下腺、舌下腺、泪腺、鼻腔黏膜、腮腺、气管、支气管、心脏、肝、胰、脾、肾和胃肠等。副交感神经兴奋时可抑制机体耗损、增加储能，引起一种通过休息和放松来维持器官功能的反应，具体表现为心率减慢、每分钟血流量减少、血压下降、基础代谢率降低及肾上腺素释放减少、血管扩张、膀胱收缩、肠蠕动增加和瞳孔缩小等反应。

自主神经在大脑皮质及下丘脑的支配和调节下，交感与副交感功能相互协调、相互拮抗，共同调节正常生理功能，维持机体内环境的稳定。故自主神经系统发生病变时，可以引起非常复杂的临床症状与体征。

第二节　雷 诺 病

雷诺现象（Raynaud phenomenon，RP）是一种少见的肢端小动脉痉挛或功能性闭塞引起的局部（指趾)缺血征象。常因暴露于寒冷中或情绪激动而诱发,症状表现为肢端皮肤阵发性对称性苍白、紫绀和潮红并伴疼痛。RP 分为原发性和继发性两种,前者称雷诺病(Raynaud disease, RD),后者称雷诺综合征(Raynaud syndrome, RS),它继发于各种系统疾病,如血栓闭塞性脉管炎、闭塞性动脉硬化、硬皮病、遗传性冷指病及冻疮等。部分雷诺病患者随后会发展为结缔组织病,主要为系统性硬化症。

【病因及发病机制】

本症为肢端小动脉痉挛所致,引起肢端小动脉痉挛的原因可归纳如下。

1. *交感神经功能紊乱*　当受到寒冷刺激时,交感缩血管神经活动的反射增强,指(趾)皮肤血管收缩,参与体温调节。雷诺病患者这一增强的交感缩血管神经活动在强度和范围上进一步放大,对正常冷刺激反应过度。

2. *血管内皮功能障碍*　血管内皮细胞功能障碍可降低血管舒张剂、一氧化氮和前列环素的活性,并可增加血栓性和炎性物质的表达,包括增加血管收缩剂内皮素-1 的释放。血流介导的上游血管的舒张是维持营养性毛细血管血流的保护性机制。雷诺综合征如硬皮病患者内皮功能障碍可能导致营养性血流受损,从而导致组织损伤和溃疡。雷诺病患者内皮细胞功能则相对保留。

3. *炎症及免疫反应*　严重的雷诺综合征患者常伴有免疫性疾病或炎症性疾病,如结缔组织病、硬皮病、系统性红斑狼疮、结节性多动脉炎、皮肌炎、肌炎、类风湿性关节炎、混合型结缔组织病、药物性血管炎、血栓栓塞性脉管炎或闭塞性动脉硬化症,因此推测雷诺综合征可能存在免疫或炎症基础。

4. *遗传因素*　某些患者的家系中常有出现血管痉挛现象的成员,提示遗传易感性。

【病理及病理生理】

疾病早期,指趾动脉壁中无病理改变。随着病程进展,动脉壁营养紊乱,动脉内膜增生,中层纤维化,小动脉管腔变小,血流减少;少数患者由于血栓形成及机化,管腔闭塞,局部组织营养障碍。严重者可发生指趾端溃疡,偶有坏疽。

根据指动脉病变状况可分为梗阻型和痉挛型,梗阻型有明显的掌指动脉梗阻,多由免疫性疾病和动脉粥样硬化伴随的慢性动脉炎所致。由于存在严重的动脉梗阻,因此对寒冷的正常血管收缩反应就足以引起症状发作。痉挛型无明显指动脉梗阻,低温刺激才引起发作。

【临床表现】

临床特征为间歇性肢端血管痉挛伴疼痛及感觉障碍,寒冷或情绪激动是主要诱因,典型发作可分为三个阶段。

1. *局部缺血期(苍白期)*　指趾、鼻尖或外耳突然变白,僵冷,肢端温度降低,出冷汗,皮肤变白常伴有麻木和疼痛感,为小动脉和毛细血管收缩所致,每次发作持续时间为数分钟至数小时不等。

2. *缺氧期(发绀期)*　此时皮温仍低,疼痛,皮色呈青紫或蜡状,持续数小时或数天,然后消退或转入充血期。

3. *充血期*　动脉充血,皮温上升,皮色潮红,继之恢复正常。有些患者可以无苍白期或苍白期直接转入充血期,也可在苍白青紫后即恢复正常。少数病例多次发作后,指动脉闭塞,双侧指尖出现缺血、水泡、溃疡形成,甚至指尖坏疽。

【实验室检查】

1. *激发试验*

(1) 冷水试验:将指(趾)浸于 4℃左右的冷水中 1 分钟,可诱发上述典型发作;将手浸泡在 10~13℃水中,全身暴露于寒冷的环境中更易激发发作。

(2) 握拳试验:两手握拳 90 秒后,松开手指,部分患者可出现发作时的颜色改变。

2. *指动脉压力测定*　用光电容积描记法测定指动脉压力,如指动脉压力低于肱动脉压力且大于

40 mmHg,则为梗阻。

3. *指温与指动脉压关系测定* 正常时,随着温度降低只有轻度指动脉压下降;痉挛型,当温度减低到触发温度时指动脉压突然下降;梗阻型,指动脉压也随着温度下降而逐渐降低,在常温时指动脉压也明显低于正常。

4. *指温恢复时间测定* 用光电容积描记法测定,浸冰水 20 秒后,指温恢复正常的平均时间为 5~10 分钟,而本症患者常延长至 20 分钟以上。

5. *指动脉造影和低温(浸冰水后)指动脉造影* 此法除能明确诊断外,还能鉴别肢端动脉是否存在器质性改变。

6. *毛细血管镜检查* 可用于鉴别雷诺病与结缔组织病,前者甲襞毛细血管结构正常。

【诊断及鉴别诊断】

主要根据临床表现为间歇性指趾局部麻痛、皮温降低、皮肤苍白及感觉障碍,大多数专家认为手指皮肤颜色至少需要发生两阶段变化(苍白和发绀);寒冷或情绪激动诱发;冷水试验阳性可以确诊。但应与雷诺综合征区别:雷诺病发病年龄较轻(通常 15~30 岁),拇指常不受累,无继发性因素、周围血管疾病、手指缺血性损伤或异常的甲襞毛细血管,抗核抗体阴性或低效价。

【治疗】

1. *一般治疗* ① 注意全身及局部保暖,避免或减少肢体暴露于寒冷中,保持肢端温暖,冬天戴手套;② 避免精神紧张和情绪激动,健康教育和压力疏解有助于减轻症状;③ 避免指趾外伤和溃疡;④ 吸烟者应戒烟;⑤ 评估可能加重症状的药物,如拟交感神经药物、5-羟色胺受体激动剂、β-受体阻滞剂、咖啡因等。

2. *药物治疗* 经一般治疗无效,血管痉挛发作影响患者日常生活或工作,以及出现了指(趾)营养性病变时应考虑药物治疗。

(1) 钙通道阻滞剂:能使血管扩张,增加血流量,为目前最常用的首选药物。① 硝苯地平:口服每次 10~30 mg,每天 3 次或硝苯地平缓释剂每天 30~120 mg;② 氨氯地平:每天 5~20 mg;③ 非洛地平:每次 2.5~10 mg,每天 2 次;④ 伊拉地平:每次 2.5~5.0 mg,每天 2 次;⑤ 地尔硫䓬:每次 30~120 mg,每天 3 次。

(2) 磷酸二酯酶抑制剂:① 西地那非:每次 20 mg,每天 3 次;或每次 50 mg,每天 2 次;② 他达拉非 20 mg 隔天 1 次;③ 伐地那非:每次 10 mg,每天 2 次。

(3) 交感神经抑制剂:哌唑嗪每次 1~5 mg,每天 2 次。

(4) 血管紧张素Ⅱ受体拮抗剂:氯沙坦每天 25~100 mg。

(5) 选择性 5-羟色胺再摄取抑制剂:氟西汀每天 20~40 mg。

(6) 血管扩张剂:① 草酸萘呋胺:每次 0.2 g,每天 3 次;② 烟酸肌醇:每次 0.2~0.6 g,每天 3 次;③ 利血平:每次 0.25 mg,每天 3 次;④ 甲基多巴:可用于痉挛明显或踝部水肿者,每次 250 mg,每天 3 次;⑤ 盐酸妥拉唑啉:每次 25~50 mg,每天 3 次,用药后无不良反应可加至每次 100 mg,每天 3 次,主要不良反应为体位性低血压。

(7) 前列腺素:伊洛前列素,每分钟 0.5~2 ng/kg,静滴持续 5~12 小时,3~6 天为一个疗程,可作为临床试用。

(8) 其他药物治疗:严重坏疽继发感染者,应合理使用抗生素治疗。伴发严重硬皮病的患者可用低分子右旋糖酐静脉滴注。巴比妥类镇静药及甲状腺素也有减轻动脉痉挛作用。

3. *其他治疗* ① 外科治疗:对病情严重、难治性患者,可考虑交感神经切除术或应用长效普鲁卡因阻滞;② 血浆交换治疗;③ 生物反馈疗法等。

第三节 红斑性肢痛症

红斑性肢痛症(erythromelalgia, EM)是一种少见的肢端血管扩张性疾病。以肢端皮肤间歇性的发红、发热、肿胀及剧烈烧灼样的疼痛为主要临床特征,以足底及趾为著,环境温度增高时灼痛加剧,环境温度降低时灼痛减轻。

【病因及发病机制】

本病发病机制尚未完全明确,目前研究认为,红斑性肢痛症可能与血管、神经和遗传因素有关。由于自主神经中枢紊乱,使末梢血管运动功能失调,肢端小动脉极度扩张,局部血流增加充血,局部皮肤发红发热,扩张充血的小动脉内张力增高,压迫或刺激邻近的神经末梢,引起烧灼样剧痛。有研究提出肢端皮肤正常闭塞的动静脉短路开放造成灌注增加,引起皮温增加和营养不足。因为这种动静脉直接吻合支具有丰富的神经网,这样可解释发病时的红、热、肿、灼痛及皮肤溃烂。

原发性红斑性肢痛症呈常染色体显性遗传,*scn9a* 为致病基因,位于染色体 2q 上的 7.94 cm 区域,编码电压门控钠通道 Nav1.7 的 α 亚单位。因为痛觉神经元细胞内的动作电位对 Nav1.7 具有很强的依赖性,所以由 *scn9a* 突变引起 Nav1.7 分子的改变会导致痛觉功能障碍。继发性红斑性肢痛症则多见于骨髓增生性疾病(如红细胞增多症、血小板增多症等)和自身性免疫性疾病,也可见于多发性硬化、脊髓疾病、糖尿病、艾滋病等疾病,此外感染、应用某些药物和蕈中毒也可引起该病。可能因相关疾病导致血管动力学障碍,引发皮肤缺氧导致毛细血管灌注减少,以及动静脉分流增加而出现相关临床表现。

【临床表现】

多见于青年,好发于四肢,以下肢最多见,夏季发病,冬季缓解。主要表现为肢端间歇性的发红、发热、肿胀及疼痛,偶有瘙痒感,疼痛主要是皮肤烧灼感、电击或悸动感,呈间歇性发作,疼痛的发作频率和严重程度会随着时间的推移越来越重。持续时间从数分钟至数小时,部分患者甚至数天后才消退,以肢体远端为主,受累肢体远端多汗或少汗。久站、运动、肢体下垂、环境温度升高、情绪波动、饮酒、进食辛辣食物及某些药物等均可诱发本病发作,而使用冷水、冰块或处于低温环境中均可以减轻相关症状。局部多汗,屡次发作后,肢端皮肤指甲变厚,营养不良甚至溃破,偶见皮肤坏死,但无感觉运动障碍,亦无致命或丧失肢体的并发症。本病常屡次复发与缓解,数年不愈,但部分病例对治疗反应良好。

原发性红斑性肢痛症年轻人多见,皮损多呈对称分布,也可累及面部、颈部、耳部及阴囊,局部予以冷却疗法症状可缓解。继发性红斑性肢痛症中年人多见,男女均可发病,皮损常不对称分布,部分患者可单侧发病,局部予以冷却疗法症状缓解不明显,可先于原发病或与原发病同时出现。

发作期体检可见患处皮肤血管扩张,潮红,压之红色可暂时消失,温度升高,轻度肿胀和多汗,足背动脉与胫后动脉搏动略增强。反复发作者可见皮肤与指甲变厚。

【诊断及鉴别诊断】

根据患者四肢间歇性发生红斑伴发热及疼痛等临床表现和体征,本病诊断较容易。目前临床上一般沿用 Thompson 等于 1979 年提出的诊断标准: ① 四肢烧灼痛;② 疼痛因局部受热后加重;③ 疼痛随冷却而缓解;④ 皮损呈现红斑;⑤ 受累皮肤温度升高。

本病的鉴别诊断应注意与引起肢体疼痛(如血栓闭塞性脉管炎)、引起肢体发红或变色(雷诺病、蜂窝织炎等)及代谢性疾病等相关疾病进行鉴别。

(1) 雷诺病: 多见于青年女性,是血管痉挛所致,通常肢端皮肤苍白或紫绀,指趾寒冷、麻木或感觉减退。

(2) 血栓闭塞性脉管炎：多在寒冷季节发病,主要表现动脉缺血症状。出现间歇性跛行、皮肤苍白、发绀及足背动脉搏动减弱或消失、足部干性坏疽、溃疡等表现,疼痛较剧烈。

(3) 蜂窝织炎：深部压痛明显,白细胞和红细胞计数增高。

(4) 糖尿病周围神经病：起病缓慢,可累及任何周围神经,一般下肢重于上肢,以疼痛或感觉障碍为主,夜间明显。

【治疗】

目前尚无特效疗法,尽量避免其诱发因素,治疗主要以提高生活质量和改善症状为主。急性发作时,可适当抬高患肢或冷却肢体来缓解症状。采用冷却疗法虽可以缓解症状,但过度治疗也可导致患者肢体出现继发感染、浸渍、水疱、溃疡、紫绀、坏疽等并发症。热脱敏通过让患者反复接触温热刺激,从而逐渐降低肢端血管对热的敏感性,最终达到脱敏的目的。针对继发性患者,积极治疗原发病。

1. *药物治疗*

(1) 抗血小板聚集药物：对继发于血小板增多症等血液疾病的红斑性肢痛症患者,可口服小剂量阿司匹林每天 50~100 mg。

(2) 缓解神经痛药物：如奥卡西平(成人起始剂量每天 300 mg,可逐渐增加至每天≥900 mg;儿童起始剂量为 10 mg/kg 逐日增加剂量;维持剂量为 30 mg/kg)、加巴喷丁(每天 900~1 800 mg,分 3 次服用,第 1 天从 300 mg 开始,每日增加 300 mg 以达到最佳剂量)、普瑞巴林(每天 75~150 mg,最大剂量每天 600 mg)、静脉注射利多卡因、口服高剂量镁剂(柠檬酸镁 528 mg,每日 2 次)及静脉注射免疫球蛋白(IVIg)。

(3) 糖皮质激素：研究表明,系统使用糖皮质激素治疗可使患者症状得到改善。

(4) 钠通道阻滞剂：钠通道阻滞剂如美西律(起始剂量为每 8 小时 100 mg,逐渐增加至每 8 小时 200 mg;剂量范围每天 600~1 200 mg)在某些患者中治疗有效,口服和外用新型选择性 Nav1.7 通道调节剂目前正在进行临床试验。

(5) 其他：三环类抗抑郁药物(阿米替林、丙米嗪)、钙通道阻滞剂(尼莫地平、地尔硫䓬)、氯硝西泮、自主神经调节剂、维生素类及利血平与氯丙嗪联合应用等也对红斑性肢痛症患者有治疗作用。

(6) 中药治疗：局部可以应用中草药外敷。

2. *肉毒毒素治疗*　研究报道,使用肉毒毒素注射可以取得很好的疗效。

3. *外科手术*　各种治疗无效、疼痛明显的可选用外科手术治疗。

4. *其他*　周围神经阻滞、鞘内和硬膜外注射芬太尼、局部麻醉药等也可尝试使用。

第四节　单纯自主神经功能衰竭

单纯自主神经功能衰竭(pure autonomic failure, PAF)是一种少见的以进展性全身自主神经功能衰竭为特点的 α-突触核蛋白病。患者以体位性低血压为主要表现,严重时可出现晕厥。这种疾病也被称为 Bradbury-Eggleston 综合征。自主神经功能衰竭也可表现为泌尿生殖系统、肠道和体温调节功能障碍。

【病因及发病机制】

本病是一种罕见的散发性疾病,在男性中更为常见,目前尚无已知的遗传或环境因素参与。与其他 α-突触核蛋白病包括帕金森病、路易体痴呆及多系统萎缩不同,单纯自主神经功能衰竭的 α-突触核蛋白主要累及全身的自主神经节及节后纤维,中枢自主神经系统受累较轻。外周交感神经功能障碍或丧失导致儿茶酚胺(包括去甲肾上腺素)产生受损。患者仰卧时去甲肾上腺素的血浆浓度较低,站立时不升高,或仅略微升高。有证据表明,血浆中 3,4-*L*-二羟基苯丙氨酸和 3,4-二羟基苯乙酸水平较低时,单纯自主神经功能衰竭中儿茶酚胺合成受损。单纯自主神经功能衰竭患者皮肤活检免疫荧光显示去甲肾上腺素能和胆碱能自主神经的丧失。受体超敏是单纯自主神经功能衰竭的另一个特点，表现为使用儿茶酚胺类血管活性药物后，由于药物直接作用于处于超敏状态的外周交感神经受体(包括α肾上腺素能受体和β肾上腺素能受体)，导致血压显著上升。除此之外，单纯自主神经功能衰竭的副交感神经功能也受损。临床上表现为心血管功能受损和心率变异性受损。

【临床表现】

主要表现为：① 体位性低血压，定义为站立 3 分钟后收缩压下降≥20 mmHg、舒张压下降≥10 mmHg。轻者可无任何症状，有症状者多在站立后几分钟内出现全身乏力、疲倦、发抖、焦虑、恶心等先兆症状，严重时晕厥，卧位后症状逐渐缓解。② 仰卧位高血压，患者可能无症状，或主诉头痛或有模糊的不适感。③ 泌尿生殖系功能障碍，50%的患者在发病后 5 年出现膀胱功能障碍，包括尿潴留和尿失禁。65%的男性患者出现勃起功能障碍。④ 胃肠道功能障碍，半数患者可以表现为便秘，极少数表现为肠梗阻。⑤ 体温调节异常，可表现为出汗增多或减少。⑥ 嗅觉障碍，虽然单纯自主神经功能衰竭患者很少主诉嗅觉缺失，但超过 80%的患者在客观嗅觉测试中存在嗅觉障碍。⑦ 快速眼球运动睡眠期行为障碍(RBD)，发生在快速眼球运动(REM)睡眠期的一种睡眠异态，包括大喊大叫、坐起、挥舞手臂等。

此外，单纯自主神经功能衰竭患者还可出现认知功能受损，常见的包括注意力和执行功能障碍。出现认知功能障碍迹象的单纯自主神经功能衰竭患者应密切监测其是否进展为路易体痴呆。

【诊断及鉴别诊断】

诊断主要依据累及全身的自主神经节及节后纤维，中枢自主神经系统受累较轻，表现为肢体远端无汗明显，近端很少受累，外周血去甲肾上腺素含量下降。

本病的鉴别诊断主要与能够引起自主神经节后病变的代谢性、自身免疫性、遗传性周围神经病等相关疾病进行鉴别，比较常见的有糖尿病周围神经病、副肿瘤周围神经病、淀粉样变性周围神经病。

(1) 糖尿病性周围神经病：是糖尿病最常见的慢性并发症之一，病变可累及神经系统的各个部位。

(2) 副肿瘤性周围神经病：肿瘤通过远隔作用导致周围神经系统功能障碍的各种综合征，可在肿瘤发现之前、之后或与之同时发生。

(3) 淀粉样变性周围神经病：是一种常染色体显性遗传病，以感觉运动和自主神经病变为主要表现的进行性恶化的神经系统疾病。

【治疗】

目前对单纯自主神经功能衰竭缺乏对因治疗的方法，以对症治疗为主。针对单纯自主神经功能衰竭不同临床表现可予以相应药物治疗。

1. *对症治疗*　如多饮水、食用含盐量较高的食物、少食多餐、穿弹力袜、抬高床头等。

2. *药物治疗*

(1) 针对体位性低血压：① 米多君，2.5~10 mg，每天 1~3 次，每日最高给药剂量为 30 mg，常见不良反应为仰卧位高血压、尿潴留；② 屈昔多巴，100~200 mg，每天 3 次，每日服药剂量不超过 900 mg，常见不良反应为仰卧位高血压、头痛头晕、呕吐；③ 氟氢可的松；④ 奥曲肽。

(2) 针对仰卧位高血压：硝酸甘油贴片、西地那非。

(3) 针对有快速眼球运动睡眠期行为障碍(RBD)：褪黑素或氯硝西泮改善睡眠状况。

(4) 针对泌尿生殖功能障碍：抗胆碱能药物或α受体阻滞剂。严重的尿潴留或尿失禁可能需要导尿。

第五节　其他自主神经系统疾病

一、出汗异常

多汗症(hyperhidrosis)是多种病因导致的自发性多汗临床症状,可分原发性多汗症和继发性多汗症两种。前者病因不明,多与精神心理因素有关。后者与神经系统器质性疾病有关。根据出汗部位可分为全身性多汗和局灶性多汗。众所周知,汗腺广泛分布于体表,并且受交感神经节后纤维支配,任何导致交感神经兴奋性增强的疾病均可导致多汗发生。

1. *原发性多汗症*　为自主神经中枢调节障碍所致,也可能与遗传有关。常自少年期开始,青年时期明显加重。平时手心、足心、腋窝及面部对称性多汗,如在情绪激动、温度升高或活动后出汗量比正常明显增多,常见大汗淋漓,可湿透衣裤。许多儿童因为出汗过多而羞于与人交往,影响日常的生活和学习。目前对于多汗症的治疗国内以中医疗法较为多见,此外还有抗胆碱能药物、止汗剂、肉毒毒素注射、手术等西医疗法。

2. *继发性多汗症*

(1) 由某些神经系统疾病引起:如间脑病变引起偏身多汗、脊髓病变引起节段型多汗、多发性神经炎恢复期出现相应部位多汗、颈交感神经节因炎症或肿瘤压迫出现同侧面部多汗。

(2) 味觉性局部型多汗:为一种继发性多汗症,多为反射性多汗,当摄入过热和过于辛辣的食物时,引起额部、鼻部、颞部多汗,这种多汗与延髓发汗中枢有关。

(3) 面神经麻痹:恢复期可有一侧局部多汗,同时还有流泪和颞部发红,称为鳄鱼泪征和耳颞综合征,系面神经中自主神经纤维变性再生错乱所致。

(4) 某些内分泌疾病:如甲状腺功能亢进、肢端肥大症等,也可出现多汗。

治疗以病因治疗为主。

无汗症(anhidrosis):是在适当的刺激下出汗减少。获得性特发性全身性无汗症非常罕见,严重者导致中暑。量化催汗轴突反射试验和血清免疫球蛋白 E 水平有助于诊断该病。治疗上,获得性特发性全身性无汗症对高剂量全身皮质类固醇反应良好。一些皮肤病如先天性手掌角化症可致局部无汗,表现皮肤干燥、脱屑和不耐高温等。口服维甲酸,特别是异维甲酸治疗是有效和安全的。

二、家族性自主神经功能失调症

家族性自主神经功能失调症(familial dysautonomia),或称为赖利-戴综合征,为神经系统,特别是自主神经系统先天性功能异常,是以无泪液、异常多汗、血压不稳、体位性低血压、皮肤红斑、吞咽困难,偶发高热及舌部菌状乳头缺失为临床特征的一种少见的常染色体隐性遗传病,可伴有智力低下和发育障碍。主要发病在犹太人种,多在婴幼儿期发病,本病无特效治疗,主要为对症处理。

三、神经血管性水肿

神经血管性水肿(angioneurotic edema)也称为急性神经血管性水肿(acute angioneurotic edema)或 Quincke 水肿。本病是一种病因不明的,可能与自主神经功能障碍、过敏反应及遗传因素有关的血管通透性增强和体液渗出增加的疾病。

本病可见于任何年龄，但以青年居多，以发作性、局限性皮肤或黏膜水肿（面部、颈部和上下肢多见，也可见于眼结膜、视网膜、咽喉、口腔、生殖器、消化道和肾脏等），无疼痛、亦无瘙痒及皮肤颜色改变为主要临床特征。水肿部位呈豆大至手掌大，边界不清，压之较硬，无指压痕迹。急性期起病，数分钟或数十分钟达高峰，持续数天或数十天，不经治疗也可完全自行缓解，多表现为反复发作，间歇期正常。抗过敏疗法治疗有效。但发生于咽喉部黏膜者可出现呼吸困难、吞咽困难，喉部黏膜严重水肿可导致窒息死亡。

四、进行性脂肪营养不良

进行性脂肪营养不良（progressive lipodystrophy）是一种罕见的以脂肪组织代谢障碍为特征的自主神经系统疾病。临床及组织学特点为缓慢进行性双侧分布基本对称的、边界清楚的、皮下脂肪组织萎缩或消失，有时可合并局限的脂肪组织增生、肥大。

多数于5~10岁起病，女性较为常见；起病及进展均较缓慢，呈进行性局部或全身性皮下脂肪组织萎缩、消失，由面部开始，继而累及颈肩、臂及躯干，常对称分布，部分患者合并局限的脂肪组织增生、肥大；患者可表现为脂肪消失、特殊肥胖及正常脂肪并存；可合并其他症状如出汗异常、皮温异常、多尿、心动过速、腹痛、头痛、呕吐、精神及性格改变等；部分患者可合并糖尿病、高脂血症、肝脾大及肾脏病变等；个别患者合并内分泌功能障碍，如生殖器发育不全和甲状腺功能异常、肢端肥大症、月经失调等。一般发病后5~10年内症状逐渐稳定。目前尚无特殊治疗方法。

（汪　凯）

思　考　题

1. 试述自主神经系统疾病常见的症状与体征。
2. 试述雷诺病的临床表现。
3. 列举雷诺病的实验室检查有哪些？
4. 简述红斑性肢痛症的临床表现。
5. 病例分析

【病史摘要】

患者，女性，46岁，已婚，家庭主妇。发作性肢端苍白、疼痛3年。

患者于2007年双手遇冷时出现手指肤色变苍白，继则青紫、潮红，同时伴有发麻及针刺样痛觉，数秒后可逐渐缓解，或遇暖后可加速缓解，秋冬季发作较频繁。2009年起，患者感觉精神紧张和受凉后手指皮肤更容易变苍白、紫红色，消退时间延长，发作次数更频繁，同时行走间或出现脚趾针刺样痛觉，并发现脚趾亦呈与手指相似改变，于温暖房间时疼痛减轻，数分钟后疼痛缓解。至2010年2月，患者上述症状继续加重，皮肤变色及疼痛部位扩大至双手及双脚，每次发作时间延长，约5分钟方可缓解。曾予改善微循环、解热镇痛药等治疗，效果不佳。既往史无特殊，无家族遗传史。

体格检查：四肢皮肤干燥，脱屑，双手皮肤颜色苍白，皮温极低；双足皮肤颜色苍白，皮温低，双足趾甲增厚变形。四肢肌肉未见明显萎缩，肌力Ⅴ级，四肢关节活动无受限，双侧腱反射++，病理征未引出；双侧桡动脉、股动脉、腘动脉、足背动脉搏动正常。激发试验阳性。

辅助检查：三大常规、血糖、肝肾功能、血脂、电解质正常。血免疫全套正常。四肢血管B超正常。肌电图无异常改变。

【诊断分析】

(1)病史特点：中年女性，以发作性肢端苍白、疼痛3年为主要临床表现。有遇冷易诱发，发作以肢端皮肤变白、变紫，同时伴有疼痛，数分钟后可自行缓解的特点。查体发现皮肤颜色苍白，皮温低，双足趾甲增厚变形。激发试验阳性。血管B超等辅助检查无阳性发现。

(2)诊断：本病的诊断主要根据临床表现，即发作由寒冷或情感刺激诱发；双侧受累；一般无坏疽，即使有仅限于指尖皮肤；无其他引起血管痉挛发作疾病的证据；病史2年以上。该患者的临床表现均符合以上标准，且血液学、血管B超等无异常改变。故本例雷诺病的诊断可确定。

(3)鉴别诊断：本病应与相似发病机制的红斑性肢痛症及引起雷诺综合征的疾病如血栓闭塞性脉管炎、闭塞性动脉硬化、硬皮病、遗传性冷指病及冻疮等进行鉴别。本例鉴别如下：

1)红斑性肢痛症：儿童和成人均可起病，好发于50~60岁女性。主要表现为发作性肢体远端如足趾、足底、手指、手掌处烧灼样痛，皮肤潮红肿胀，皮肤温度升高。症状以肢端，尤以双足趾和足底最常见，多累及双侧，遇冷疼痛减轻，受热症状加重。本例可以除外。

2)血栓闭塞性脉管炎：好发于中、青年男性，多有吸烟史。病理改变为四肢中、小动脉缺血和浅表性静脉炎。除肢体烧灼样疼痛、皮肤苍白发绀外，还会有间歇性跛行、足背动脉搏动减弱(或消失)、小腿或足部反复出现游走性血栓性浅静脉炎、足部干性坏疽溃疡等表现，本例不考虑该病。

参考文献

贾建平，陈生弟，2018. 神经病学. 北京：人民卫生出版社.

Coon E A, Singer W, Low P A, 2019. Pure Autonomic Failure. Mayo Clin Proc, 94(10): 2087-2098.

Kabir M A, Chelimsky T C, 2019. Pure Autonomic Failure. Handb Clin Neurol, 161: 413-422.

Ropper A H, Brown R H, Klein J P, et al., 2019. Adams and Victor's Principles of Neurology. 11th edition. New York: McGraw-Hill Medical.

第十九章

神经-肌肉接头疾病与肌肉疾病

第一节 概　述

神经-肌肉接头疾病是指神经肌肉接头间传递障碍所引起的疾病，主要包括重症肌无力和兰伯特-伊顿肌无力综合征(Lambert-Eaton myasthenic syndrome, LEMS)等。肌肉疾病是指骨骼肌本身病变引起的疾病。兰伯特-伊顿肌无力综合征将在第二十一章第五节中予以介绍。

【肌肉的解剖生理】

人体的600多块骨骼肌占体重的40%，其血流量占心脏总输出量的12%，耗氧量占全身耗氧量的18%。每块肌肉由许多肌束组成，每条肌束由许多纵向排列的肌纤维聚集而成。肌纤维(肌细胞)呈圆柱状，长10~15 cm，直径7~100 μm，为多核细胞，外被肌膜，内含肌质。细胞核位于肌膜下，呈椭圆状，一个肌细胞的胞核可有数十个乃至数百个。肌膜为一层密度较高的均质性薄膜，除与普通细胞膜的功能相同外，还有兴奋传递功能。肌膜的特定部位(终板)与神经末梢构成神经肌肉突触联系，完成神经肌肉的兴奋传递。肌膜还每隔一定距离向内凹陷，穿行于肌原纤维之间，形成横管。横管与肌原纤维纵行排列的纵管交接处略扩大，称为终池，该池内含有钙离子。肌质中有许多与肌轴平行的肌原纤维，直径约1 μm，由许多纵行排列的粗、细肌丝组成，粗肌丝含肌球蛋白(myosin)，细肌丝含肌动蛋白(actin)。前者固定于肌节的暗带(A带)，后者一端固定于Z线，另一端伸向暗带。Z线两侧仅含细肌丝，称为明带(I带)。两条Z线之间的节段(即两个半节的明带和1个暗带)称为一个肌节(sarcomere)，为肌肉收缩的最小单位，每条肌原纤维由数百个肌节组成，故有数百个明暗相间的横纹，横纹肌故此得名。电镜下，在暗带区断面上可见每根粗肌丝周围有6根呈六角形排列的肌动蛋白纤维包绕。静息状态时，细肌丝的两端相距较远；当收缩状态时，Z线两侧的细肌丝向暗带滑动，细肌丝两端的接近使肌节缩短。

肌肉收缩和舒张所需的能量来自腺苷三磷酸(ATP)，由线粒体的氧化代谢过程所提供。根据肌肉中氧化酶和糖原水解酶活性高低，结合其形态结构和生理功能将骨骼肌纤维分为两型：Ⅰ型为红肌纤维，又称慢缩肌纤维(slow twitch fibers)，具有高氧化酶活性，低糖原水解酶活性，以脂类为主要能源，有氧代谢为主要获取能量的方式；主要分布在与维持人的体位有关的肌肉，如骶棘肌等躯干肌肉。Ⅱ型为白肌纤维，又称快缩肌纤维(fast twitch fibers)，以糖酵解为主，糖原无氧代谢为主要的能量来源，主要分布于与运动直接有关的肌肉，如肱二头肌。

骨骼肌受运动神经支配。一个运动神经元支配的范围称为一个运动单位。一个运动神经元的轴突可分出数十至数千分支分别与所支配的肌纤维形成突触。突触前膜(神经末梢)和突触后膜(肌膜的终板)间形成突触间隙。神经末梢不被髓鞘，顶端都呈杵状膨大，内含许多突触囊泡，囊泡中贮满乙酰胆碱(acetylcholine, ACh)；突触后膜由肌细胞表面特殊分化的终板构成，有许多皱褶，每个皱褶的隆起处存在许多乙酰胆碱受体(acetylcholine receptor, AChR)，其密度为$10^4/\mu m^2$。突触间隙非常狭小，一般约500Å，充满了细胞外液。

神经肌肉接头的传递过程是电学和化学传递相结合的复杂过程,当电冲动从神经轴突传到神经末梢,Ca^{2+}内流使突触前膜的囊泡向轴突膜的内侧面靠近,囊泡膜与轴突膜融合并出现裂口,使囊泡中的ACh按全或无的方式进行量子释放,大约10^7个ACh分子进入突触间隙。1/3 ACh分子弥漫到突触后膜,两个分子的ACh与一个分子的AChR结合,引起细胞膜K^+、Na^+通透性改变,细胞内的K^+外溢,细胞外大量的Na^+进入细胞内,引起细胞膜的去极化,产生终板电位,并沿肌膜进入横管系统扩散至整个肌纤维,促使Ca^{2+}从肌质网中释出,肌球蛋白与肌动蛋白结合,细肌丝向粗肌丝滑行而向肌节中心靠拢,使肌节变短,肌纤维呈收缩状态。多个运动单位的神经-肌肉接头同时兴奋和肌纤维收缩则引起肌肉收缩。另1/3的ACh分子被突触间隙中的胆碱酯酶分解成乙酸和胆碱而灭活,其余1/3的ACh分子则被突触前膜重新摄取,准备下一次释放。随后,释放到肌质中的Ca^{2+}迅速被肌质网纵管系统重吸收,肌质中Ca^{2+}浓度降低,肌球蛋白与肌动蛋白解离,粗细肌丝回复到收缩前状态,引起肌肉舒张。与此同时,肌细胞外的K^+内流,Na^+外流以恢复静止膜电位,完成了一次肌肉收缩周期。

【发病机制】

1. 神经-肌肉接头病变　① 突触前膜涉及ACh合成和释放障碍,如氨基糖甙类药物、LEMS和高镁血症阻碍Ca^{2+}进入神经末梢,干扰ACh合成和释放;肉毒杆菌中毒可使ACh释放减少;② 突触间隙中乙酰胆碱酯酶含量异常,如有机磷中毒时,乙酰胆碱酯酶活性降低而出现突触后膜过度去极化;③ 突触后膜主要为AChR病变如重症肌无力是因体内产生了AChR自身抗体而破坏了AChR;美洲箭毒与AChR结合,使ACh不能和受体结合(图19-1)。

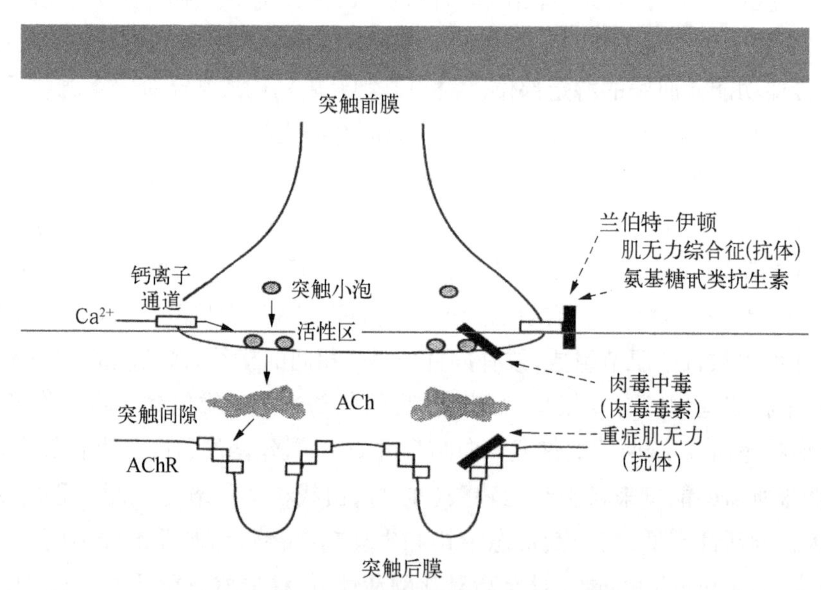

图19-1　神经-肌肉接头病变示意图

图左所示:在正常传递机制中,神经末梢的动作电位致使突触前膜处电压控制门钙离子通道开放,Ca^{2+}内流,从而诱导突触前膜活性区的突触小泡向突触间隙释放ACh,ACh与突触后膜的AChR结合,使其去极化而产生动作电位。图右所示:神经-肌肉接头处影响递质传递的几个关键部位,自上而下,钙离子通道阻断(兰伯特-伊顿综合征或氨基糖甙类抗生素);钙介导的ACh释放障碍(肉毒毒素);突触后膜AChR的阻滞(重症肌无力)

2. 肌肉疾病　① 肌细胞膜电位异常,如终板电位下降而引起去极化阻断,包括周期性瘫痪、强直性肌营养不良和先天性肌强直;② 能量代谢障碍,如线粒体肌病因缺乏某些酶或载体而不能进行正常的氧化代谢以产生足够的ATP;③ 肌细胞膜内病变,如各种肌营养不良、先天性肌病、代谢性肌病、内分泌性肌病、炎症性肌病和缺血性肌病。

【临床症状】

1. *肌肉萎缩*　系身体部分骨骼肌的体积萎缩变小。它是由于肌纤维数目减少或容积变小所致。肌肉萎缩应与消瘦鉴别，前者为局部现象，伴肌力减退，后者为全身普遍现象，肌力一般正常。临床上，脊髓前角细胞胞体、神经根、神经干和神经末梢、神经-肌肉接头和肌肉本身的病变都可以伴有肌肉萎缩。因此，判断肌肉萎缩时，必须注意是否伴有感觉障碍，是否按神经支配范围分布，以及是否伴有肌束颤动等；还应注意是否伴有皮肤及皮下组织萎缩（多发性肌炎、皮肌炎）。实验室检查可做肌电图、肌酶及肌活检进行鉴别。

2. *肌无力*　肌肉疾病和神经-肌肉接头疾病所致的肌无力的共同特点是肌无力的范围或肌肉分布不能以某一组或某一根单一神经损害来解释，如肌肉疾病常以上肢带和下肢带肌群分布为特点。临床上，缓慢进展的肌无力伴肌萎缩但无其他神经系统体征，多见于进行性肌营养不良；病态疲劳性肌无力为重症肌无力；发作性肌无力，伴或不伴血钾含量改变为周期性瘫痪。

3. *肌肉疼痛*　包括静止性肌肉疼痛和活动性肌肉疼痛两种。静止性肌肉疼痛，常是固定的，影响肌肉活动，如神经根、臂丛病变等引起的肌痛，亦称痛性肌痉挛。活动性疼痛仅指活动时肌肉疼痛，如长途行军后的缺血性胫前肌综合征、代谢性肌痛等。肌肉疼痛除神经病变导致外，多发性肌炎也常有肌痛。

4. *肌肉强直*　肌肉收缩后不易放松，反复多次活动或温暖以后症状减轻。见于先天性肌强直、强直性肌营养不良。

5. *肌肥大与假肥大*　肌肉肥大分为功能性和病理性肥大两种。举重运动员及特殊工种的体力劳动者的某些肌群特别发达，肌肉体积肥大，肌力增强，这是生理性（功能性）肥大，有关的职业史可提供诊断的依据。病理性肌肉肥大可见于：① 肌病，先天性肌强直患者可伴有肌肉肥大，但肌力减弱。假肥大型肌营养不良症可有腓肠肌等肌肉肥大，这是由于肌纤维的坏死、再生，脂肪和纤维结缔组织的增生、浸润所致，故称假性肥大。真性肌肥大症（hypertrophia musculorum vera）罕见，在儿童发生，肢体肌肉肥大进行性发展，到一定程度自行停止。② 内分泌障碍，甲状腺功能减退可引起黏液性水肿，可出现躯体外型增大，但肌力减弱。肢端肥大症早期肌肥大，晚期肌萎缩。③ 先天性偏侧肥大，主要表现为一侧面部肥大，或一侧面部与同侧半身肥大。

【诊断】

肌肉疾病的诊断首先判断病变是在肌肉本身还是在神经-肌肉接头。一般说来，四肢近端、骨盆带和肩胛带对称性肌无力和肌萎缩，无感觉障碍和肌束颤动，腱反射减低或消失，提示病变在肌肉本身；若有肌肉病态疲劳，新斯的明试验阳性，提示病变在神经-肌肉接头。根据肌无力和肌萎缩起病年龄、进展速度、是否为发作性、萎缩肌肉的分布、遗传方式、病程和预后，结合实验室生化检测、肌电图、肌肉病理及基因分析，可对各种肌肉疾病进行诊断和鉴别诊断。如儿童期缓慢起病，小腿腓肠肌假性肥大，高尔征（Gower sign）阳性，血清肌酸激酶显著增高，抗肌萎缩蛋白基因突变及肌肉免疫检测发现肌膜的抗肌萎缩蛋白缺乏，可确诊为假肥大型肌营养不良。常染色体显性遗传，青年期起病、缓慢进展，面部、肩胛带和肱二头肌、三头肌萎缩，多为面肩肱型肌营养不良症。急性或亚急性起病，数周内症状达高峰，近端肌无力及压痛，肌酶升高者多见于多发性肌炎。肌无力“晨轻暮重”，新斯的明试验阳性者常为重症肌无力。稍活动后极度疲劳，休息后症状缓解，肌活检有特征性的“破碎红”纤维，可考虑为线粒体肌病。发作性肌无力，数小时或数日内完全缓解，血清钾降低，则为周期性瘫痪。

【治疗】

1. *病因治疗*　去除病因和根据发病机制进行治疗。例如，重症肌无力的胸腺瘤切除，用糖皮质激素及免疫抑制剂减轻乙酰胆碱受体抗体对突触后膜 AChR 的破坏；多发性肌炎的免疫抑制治疗等。假肥大型肌营养不良的基因治疗研究取得了突破性的进展,口服反义寡核苷酸和外显子跳跃治疗已经在临床上用于DMD的治疗。

2. *对症治疗* 可改善患者的症状。例如,吡啶斯的明通过抑制胆碱酯酶对突触间隙乙酰胆碱的水解,从而可减轻重症肌无力的症状,苯妥英钠通过稳定肌膜电位减轻肌肉强直。低钾型周期性瘫痪可给予口服10%的KCl,强直性肌营养不良的白内障可手术治疗以恢复视力。

第二节 重症肌无力

重症肌无力(myasthenia gravis, MG)是一种神经-肌肉接头传递障碍的获得性自身免疫性疾病。临床特征为部分或全身骨骼肌极易疲劳,通常在活动后症状加重,经休息和抗胆碱酯酶药物治疗后症状减轻。本病的发病率为(0.5~5)/10万,患病率为10/10万,我国南方发病率较高。

【病因及发病机制】

重症肌无力是由于神经-肌肉接头突触后膜乙酰胆碱受体(AChR)被自身抗体损害所致的自身免疫性疾病。① 动物实验发现,将电鳗放电器官纯化的AChR注入家兔体内,可产生实验性重症肌无力,并在兔血清中可测到AChR抗体,其结合部位在突触后膜的AChR。免疫荧光发现实验动物突触后膜上的AChR的数目大量减少;② 80%~90%的重症肌无力患者血清中可以测到AChR抗体,血浆交换可暂时改善肌无力症状;③ 将重症肌无力患者的血清注入小鼠体内可产生类重症肌无力的症状和电生理改变。同理,新生儿重症肌无力是由于重症肌无力母亲的AChR抗体经胎盘传给了胎儿;④ 80%的重症肌无力患者有胸腺肥大,淋巴滤泡增生,10%~20%的患者为胸腺瘤。胸腺切除后70%的患者的临床症状改善或痊愈;⑤ 重症肌无力患者常合并其他自身免疫性疾病,如甲状腺功能亢进、甲状腺炎、系统性红斑狼疮、类风湿性关节炎和天疱疮等。

以上研究表明重症肌无力是一自身免疫性疾病,其发病机制为体内产生的AChR抗体,在补体参与下与AChR产生免疫应答,破坏了大量的AChR,不能产生足够的终板电位,导致突触后膜传递障碍而产生肌无力。但是,引起重症肌无力免疫应答的起始环节仍不清楚。由于几乎所有的重症肌无力患者都有胸腺异常,故推断诱发免疫反应的起始部位在胸腺。胸腺是一免疫器官,是T细胞成熟的场所,T细胞可介导免疫耐受以免发生自身免疫反应。而增生的胸腺中的B细胞可产生AChR抗体。在正常和增生的胸腺中存在肌样细胞(myoid cells),具有横纹并载有AChR,因在胸腺中检测到AChR亚单位的mRNA,因而推测在一些特定的遗传素质个体中,由于病毒或其他非特异性因子感染后,导致"肌样细胞"上的AChR构型发生某些变化,成为新的抗原,其分子结构与神经-肌肉接头处的AChR的结构相似,刺激了免疫系统而产生AChR抗体。淋巴增生的胸腺中的B细胞产生的AChR抗体随淋巴系统循环流出胸腺进入体循环,到达神经-肌肉接头突触后膜与AChR产生抗原抗体反应。AChR抗体的IgG也可由周围淋巴器官和骨髓产生。另一个始动因素可能是神经-肌肉接头处AChR的免疫原性改变,如治疗类风湿的D-青霉胺可诱发重症肌无力。家族性重症肌无力的发现及其与人类白细胞抗原(HLA)的密切关系提示重症肌无力的发病与遗传因素有关。

【病理】

病理显示肌纤维本身变化不明显,有时可见肌纤维凝固、坏死、肿胀。肌纤维和小血管周围可见淋巴细胞浸润,称为"淋巴溢"。慢性病变可见肌萎缩。神经-肌肉接头处的病变较明显,突触间隙加宽,突触后膜皱褶稀少和变浅,免疫电镜可见突触后膜上有IgG-C3-AChR结合的免疫复合物沉积,突触后膜崩解等。80%的患者有胸腺淋巴滤泡增生,生发中心增多,10%~20%的患者合并胸腺瘤,以淋巴细胞型为主,良性的胸腺瘤组织几乎替代了正常的腺体。

【临床表现】

女性多于男性，约为3∶2，任何年龄均可发病，小至数个月，大至70~80岁，但有两个发病年龄高峰：一是20~40岁，女性多见；另一个是40~60岁，男性多见，多合并胸腺瘤。若母亲患重症肌无力，则其胎儿可从胎盘获得AChR抗体而出现暂时性的重症肌无力症状，多于生后6周左右症状消失。约10%的患者的发病年龄小于10岁，家族性病例少见。感染、精神创伤、过度疲劳、妊娠、分娩等为常见的诱因，有时甚至诱发重症肌无力危象。

重症肌无力有以下临床特征。

（1）受累骨骼肌病态疲劳：连续肌肉收缩后出现严重肌无力甚至瘫痪，经短暂休息后可见症状减轻或暂时好转。肌无力症状易波动，多于下午或傍晚劳累后加重，晨起和休息后减轻，称之为“晨轻暮重”。

（2）受累肌的分布：虽然全身骨骼肌均可受累，但颅神经支配的肌肉较脊神经支配的肌肉更易受累。常从一组肌群无力开始，逐步累及到其他肌群。首发症状常为一侧或双侧眼外肌麻痹，如上睑下垂、斜视和复视。重者眼球运动明显受限，甚至眼球固定，但瞳孔括约肌不受累。若累及面部肌肉和口咽肌则出现表情淡漠、苦笑面容；连续咀嚼无力、进食时间长；说话带鼻音、饮水呛咳、吞咽困难。若胸锁乳突肌和斜方肌受累则颈软、抬头困难，转颈、耸肩无力。四肢肌肉受累以近端为重，表现为抬臂、梳头、上楼梯困难，腱反射通常不受影响，感觉正常。呼吸肌受累出现咳嗽无力、呼吸困难，称为重症肌无力危象，是致死的主要原因，心肌偶可受累，可引起突然死亡。

（3）胆碱酯酶抑制剂治疗有效，这是重症肌无力一个重要的临床特征。

（4）起病隐袭，整个病程有波动，缓解与复发交替，晚期患者休息后不能完全恢复，但重症肌无力不是持续进行性加重疾病。少数病例可自然缓解，多发生于起病后2~3年内。偶有亚急性起病，进展较快者。多数病例迁延数年至数十年，可用药物维持。

【临床分型】

1. 成年型（Osserman分型）

Ⅰ型：眼肌型（15%~20%）：病变仅限于眼外肌，出现上睑下垂和复视。此型较为良性。

ⅡA型：轻度全身型（30%）：从眼外肌开始逐渐波及四肢，但无明显延脑肌受累。

ⅡB型：中度全身型（25%）：四肢肌群受累明显，除伴有眼外肌麻痹外，还有较明显的延脑肌麻痹症状，如说话含糊不清、吞咽困难、饮水呛咳，呼吸肌受累不明显。

Ⅲ型：急性重症型（15%）：发病急，常在首次症状出现数周内发展至延脑肌、肢带肌、躯干肌和呼吸肌严重无力，有重症肌无力危象，须做气管切开，死亡率高。

Ⅳ型：迟发重症型（10%）：2年内由Ⅰ、ⅡA、ⅡB型发展而来，症状同Ⅲ型，常合并胸腺瘤，预后较差。

Ⅴ型：肌萎缩型：少数患者肌无力伴肌萎缩。

2. 儿童型　约占10%，大多数病例仅限于眼外肌麻痹，双眼睑下垂可交替出现呈拉锯状。约1/4病例可自然缓解，仅少数病例累及全身骨骼肌。

儿童型中还有两种特殊亚型：① 新生儿型，女性患者所生婴儿中，约有10%因含母体经胎盘传给胎儿的AChR抗体IgG而致肌无力。患儿表现为哭声低、吸吮无力、肌张力低和动作减少。经治疗多在1周至3个月内痊愈；② 先天性肌无力，指出生后短期内出现婴儿肌无力，持续存在眼外肌麻痹。患儿虽无重症肌无力，但其家族中有重症肌无力患者。

3. 少年型　指14岁后至18岁前起病的重症肌无力，多为单纯眼外肌麻痹，部分伴吞咽困难及四肢无力。

【辅助检查】

1. 疲劳试验　受累肌肉重复活动后症状明显加重，如嘱患者持续上视出现上睑下垂或两臂持续平举后出现上臂下垂,休息后恢复则为阳性。

2. 抗胆碱酯酶药物试验

(1) 新斯的明(neostigmine)试验:新斯的明0.5~1 mg肌肉注射,20分钟后症状明显减轻者为阳性,可持续2小时,可同时注射阿托品0.5 mg以对抗新斯的明的毒蕈碱样反应(瞳孔缩小、心动过缓、流涎、多汗、腹痛、腹泻、呕吐等)。

(2) 腾喜龙(tensilon)试验:腾喜龙10 mg用注射用水稀释至1 mL,静脉注射2 mg,观察20秒,如无出汗、唾液增多等副反应,再给予8 mg,1分钟内症状如好转为阳性,持续10分钟后又恢复原状。

3. 重复神经电刺激(repetitive nerve stimulation, RNS)　应在停用新斯的明17小时后进行,否则可出现假阴性。典型改变为低频(2~3 Hz)和高频(10 Hz以上)重复刺激尺神经、面神经和腋神经,当出现动作电位波幅递减10%以上时为阳性。80%的病例低频刺激时为阳性。

4. 单纤维肌电图(single fiber electromyography, SFEMG)　用特殊的单纤维针电极测量一个运动单位内单个肌纤维电位及其运动终板的电活动。单纤维肌电图通过测定颤抖来研究神经-肌肉接头的功能。颤抖是指同一运动神经末梢兴奋时,所支配的两个运动终板冲动传递时间上的微小差异。重症肌无力患者颤抖增加,严重时出现冲动阻滞。这是诊断重症肌无力的敏感方法。

拓展阅读:肌肉特异性受体酪氨酸激素抗体

5. 血清抗体检测　AChR抗体阳性对重症肌无力的诊断具有特征性意义。80%以上患者的血清中AChR抗体浓度明显升高,但眼肌型病例的AChR抗体升高不明显,并且抗体滴度与临床症状的严重程度不成比例。对于血清中AChR抗体阴性的MG患者,可检测肌肉特异性受体酪氨酸激酶(muscle-specific receptor tyrosine kinase, MuSK)抗体、低密度脂蛋白受体相关蛋白4(LRP4)及兰尼碱受体(RyR)等抗体

6. 胸腺CT、MRI或X线断层扫描检查　可发现胸腺增生和肥大。5%的患者有甲状腺功能亢进,表现为T_3、T_4升高。类风湿因子、抗核抗体、甲状腺抗体常升高。

【诊断及鉴别诊断】

在具有典型重症肌无力临床特征(受累骨骼肌病态疲劳、症状波动、晨轻暮重等)的基础上,满足以下3点中的任意一点即可做出诊断,包括抗胆碱酯酶药物试验、电生理学特征及血清抗体检测。同时需排除其他疾病。所有确诊重症肌无力患者需进一步完善胸腺影像学检查(纵隔CT或MRI),进一步明确病因。

本病需与以下疾病进行鉴别。

1. 兰伯特-伊顿肌无力综合征　又称类重症肌无力综合征,因四肢近端肌无力需与重症肌无力鉴别。前者为一组自身免疫性疾病,其自身抗体的靶器官为周围神经末梢突触前膜的Ca^{2+}通道和ACh囊泡释放区。主要表现为:① 男性患者居多;② 约2/3患者伴发癌肿,尤其是燕麦细胞型支气管肺癌,也可伴发其他自身免疫性疾病;③ 下肢近端肌无力为主,活动后即疲劳,但短暂用力收缩后肌力反而增强,而持续收缩后又呈疲劳状态;④ 脑神经支配的肌肉很少受累;⑤ 约半数患者伴有自主神经症状,出现口干、少汗、便秘、阳痿;⑥ 新斯的明试验可呈阳性,但不如重症肌无力敏感;⑦ 神经低频重复刺激时波幅变化不大,但高频重复刺激波幅增高达200%以上;⑧ 血清AChR抗体阴性;⑨ 用盐酸胍治疗可使ACh释放增加而使症状改善。

2. 肉毒杆菌中毒　肉毒杆菌作用在突触前膜,影响了神经-肌肉接头的传递功能,出现骨骼肌瘫痪。但患者多有肉毒杆菌中毒的流行病学史,应及时静脉输葡萄糖和生理盐水,同时应用盐酸胍治疗。

3. 眼肌型肌营养不良症　易与单纯眼型重症肌无力混淆,但前者隐匿起病,青年男性多见,症状无波动,病情逐渐加重,抗胆碱酯酶药治疗无效。

4. 延脑麻痹　因延脑肌无力而需与重症肌无力鉴别,但前者有舌肌萎缩、纤颤和四肢肌束颤动,

抗胆碱酯酶药治疗无效。

5. 多发性肌炎　均有近端肌无力而需与重症肌无力鉴别。但前者肌无力伴有肌肉压痛，病情无晨轻暮重，血清酶如肌酸激酶（CK）和乳酸脱氢酶（LDH）增高可资鉴别。

【治疗】

1. 药物治疗

（1）胆碱酯酶抑制剂：常用溴吡啶斯的明（pyridostigmine bromide）、溴化新斯的明（meostigmine bromide）和美斯的明（mytelase）。① 溴吡啶斯的明最常用，成人起始量 30~60 mg，每天 3~4 次，根据临床症状逐增剂量。口服后 2 小时达高峰，作用时间为 6~8 小时。作用温和、平稳，副反应小；② 溴化新斯的明：成人 15~30 mg，每天 3~4 次。可在进餐前 15~30 分钟服用，释放快，30~60 分钟达高峰，作用时间为 3~4 小时。副反应为毒蕈碱样反应，可用阿托品对抗；③ 美斯的明：成人 5~10 mg，每天 3~4 次。口服后 20~30 分钟起效，维持 4~6 小时。副反应为低血钾。辅助药如氯化钾、麻黄素可加强胆碱酯酶抑制剂的作用。

（2）肾上腺皮质激素：可抑制自身免疫反应。目前仍为治疗重症肌无力的一线药物，可使 70%~80%的患者症状得到明显改善。主要为口服醋酸泼尼松及甲泼尼龙。醋酸泼尼松每天按体重 0.5~1.0 mg/kg 清晨顿服，最大剂量不超过 100 mg/d（糖皮质激素剂量换算关系为：5 mg 醋酸泼尼松 = 4 mg 甲泼尼龙）。服用方法：以 20 mg 起始，每 5~7 天递增 10 mg，至目标剂量。一般 2 周内起效，6~8 周效果最为显著。达到治疗目标后，维持 6~8 周后逐渐减量，每 2~4 周减 5~10 mg，至 20 mg 后每 4~8 周减 5 mg，酌情隔日口服最低有效剂量，过快减量可致病情复发。

为避免口服大剂量激素，治疗初期与其他非激素类口服免疫抑制剂联用，可更快达到治疗目标。使用糖皮质激素期间必须严密观察病情变化，40%~50%的患者在服药 2~3 周内症状一过性加重并有可能诱发肌无力危象，尤其是晚发型、病情严重或球部症状明显的患者，使用糖皮质激素早期更容易出现症状加重，因此，对上述患者应慎用糖皮质激素，可先使用静脉注射免疫球蛋白（IVIg）或血浆置换使病情稳定后再使用糖皮质激素，并做好开放气道的准备。长期服用糖皮质激素可引起食量增加、体重增加、向心性肥胖、血压升高、血糖升高、白内障、青光眼、内分泌功能紊乱、精神障碍、骨质疏松、股骨头坏死、消化道症状等，应引起高度重视。及时补充钙剂和双膦酸盐类药物可预防或减轻骨质疏松，使用抑酸类药物可预防胃肠道并发症。

（3）免疫抑制剂：适用于因有高血压、糖尿病、溃疡病而不能用肾上腺糖皮质激素，或不能耐受肾上腺皮质激素，或对肾上腺糖皮质激素疗效不佳者。副反应有周围血白细胞、血小板减少、脱发、胃肠道反应、出血性膀胱炎等。一旦白细胞 $<3\times10^9$/L 或血小板 $<60\times10^9$/L 应停药，同时注意肝、肾功能的变化。① 环磷酰胺：50 mg，每天 2~3 次，口服；或 200 mg，每周 2~3 次静脉注射，总量 10~20 g；或静脉滴注 1 000 mg，每 5 天 1 次，连用 10~20 次；② 硫唑嘌呤：50~100 mg，每天 2 次，口服，用于泼尼松治疗不佳者，用药后 4~26 周起效；③ 环孢素 A（cyclosporine A）：口服每天 6 mg/kg，12 个月为一疗程。对细胞免疫和体液免疫均有抑制作用，可使 AChR 抗体下降。副反应有肾小球局部缺血坏死、恶心、心悸等。对于难治性重症肌无力患者，也可口服他克莫司。

（4）禁用和慎用药物：奎宁、吗啡及氨基糖甙类抗生素、新霉素、多黏菌素、巴龙霉素等均有明显加重神经-肌肉接头传递障碍或抑制呼吸肌的作用，应禁用。地西泮、苯巴比妥等镇静剂应慎用。

2. 胸腺治疗

（1）胸腺切除：手术切除胸腺可去除重症肌无力患者自身免疫反应的始动抗原。适应证为伴胸腺瘤的各型重症肌无力；对其他治疗无效的眼肌型重症肌无力患者；非胸腺瘤但 AChR 阳性的全身型重症肌无力患者。约 70%的患者术后症状缓解或治愈。

(2) 胸腺放疗：对不适宜做胸腺切除者可行胸腺深部^{60}Co 放射治疗。

3. *大剂量静脉注射免疫球蛋白和血浆置换*　静脉注射免疫球蛋白(IVIg)与血浆置换主要用于病情快速进展、危及生命的情况,如肌无力危象、严重的球麻痹所致吞咽困难、肌无力患者胸腺切除术前和围手术期治疗,可使绝大部分患者的病情得到快速缓解。为达到持续缓解,可同时启动免疫抑制治疗(非激素类免疫抑制剂),因激素早期可一过性加重病情,甚至诱发肌无力危象,可于 IVIg 与血浆置换使用后症状稳定时添加激素治疗。

(1) IVIg：多于使用后 5~10 天起效,作用可持续 2 个月左右。在稳定的中、重度 MG 患者中重复使用并不能增加疗效或减少糖皮质激素的用量。IVIg 方法：按体重每天 400 mg/kg 静脉注射 5 天。不良反应包括头痛、无菌性脑膜炎、流感样症状和肾功能损害等,伴有肾功能损害的患者禁用。

(2) 血浆置换：剂量为 1.0~1.5 倍总血浆容量,在 10~14 天内进行 3~6 次置换,置换液可用健康人血浆或白蛋白。多于首次或第 2 次血浆置换后 2 天左右起效,作用可持续 1~2 个月。不良反应包括血钙降低、低血压、继发性感染和出血等。伴有感染的患者慎用血浆置换,宜在感染控制后使用;如血浆置换期间发生感染则要积极控制感染,并根据病情决定是否继续进行血浆置换。

4. *危象的处理*　一旦发生呼吸肌瘫痪,应立即进行气管切开,应用人工呼吸器辅助呼吸,但应明确是何种类型的危象,然后进行积极抢救。

(1) 肌无力危象(myasthenic crisis)：为最常见的危象,往往由于抗胆碱酯酶药量不足引起。如静脉注射腾喜龙或肌内注射新斯的明后症状减轻则应加大抗胆碱酯酶药的剂量。

(2) 胆碱能危象(cholinergic crisis)：由于抗胆碱酯酶药物过量引起,患者肌无力加重,出现肌束颤动及毒蕈碱样反应。可静脉注射腾喜龙 2 mg,如症状加重则应立即停用抗胆碱酯酶药物,待药物排除后可重新调整剂量。

(3) 反拗危象(brittle crisis)：由于对抗胆碱酯酶药物不敏感,腾喜龙试验无反应,此时应停止抗胆碱酯酶药而用输液维持。过一段时间后如抗胆碱酯酶药物有效时再重新调整剂量。

危象是重症肌无力最危急状态,病死率较高。不管何种危象,基本处理原则是：① 保持呼吸道通畅,当自主呼吸不能维持正常通气量时应及早气管切开用人工辅助呼吸;② 积极控制感染,选用有效、足量和对神经-肌肉接头无阻滞作用的抗生素控制肺部感染;③ IVIg 或血浆置换;④ 严格气管切开和鼻饲护理：无菌操作,保护呼吸道湿化,严防窒息和呼吸机故障。

第三节　周期性瘫痪

周期性瘫痪(periodic paralysis)是以反复发作的骨骼肌弛缓性瘫痪为特征的一组肌病,发作时多伴有血清钾含量的改变。肌无力可持续数小时或数周,发作间歇期完全正常,根据发作时血清钾的浓度,可分为低钾型、高钾型和正常钾型三类。临床上以低钾型者多见,其中部分病例合并甲状腺功能亢进、肾功能衰竭和代谢性疾病,称为继发性周期性瘫痪。本节重点介绍低钾型周期性瘫痪。

一、低钾型周期性瘫痪

【病因及发病机制】

低钾型周期性瘫痪为常染色体显性遗传病,致病基因位于第 1 号染色体长臂(1q31),为编码肌细胞钙离子通道基因突变而致病。因显性遗传的特点是在家族中数代均有患者,故该病又称为家族性周期性瘫痪,而我国以散发多见。饱餐后休息中或激烈活动后休息中最易发作,注射胰岛素、肾上腺素或大剂量葡萄糖也能诱发,这可能是因为葡萄糖进入肝和肌肉细胞合成糖原,因代谢需要也带入 K^+,使血中钾含量降低。

发病机制尚不清楚,普遍认为与 K^+浓度在骨骼肌细胞膜内、外的波动有关。在正常情况下,钾离子浓度在肌膜内高,肌膜外低。当两侧保持正常比例时,肌膜才能维持正常的静息电位,才能为 ACh 的去极化产生正常的反应。而在患者中,肌细胞内膜经常处于轻度去极化状态,而且很不稳定,电位稍有变化即产生 Na^+在膜上的通路受阻,从而不能传播电活动。在疾病发作期间,病肌对一切电刺激均不起反应,处于瘫痪状态。

【病理】

主要变化为肌质网空泡化。肌原纤维被圆形和卵圆形空泡分隔,空泡内含透明的液体及少数糖原颗粒。电镜下可见空泡由肌质网终末池和横管系统扩张所致。发作间歇期可恢复,但不完全,故肌纤维间仍可见数目不等的小空泡。

【临床表现】

(1) 任何年龄均可发病,以 20~40 岁男性多见,随年龄增长而发作次数减少。疲劳、饱餐、寒冷、酗酒、精神刺激等是常见的诱因。

(2) 常于饱餐后夜间睡眠或清晨起床时,肢体肌肉对称性无力或完全瘫痪,下肢重于上肢,近端重于远端;也可从下肢逐渐累及上肢,数小时至 1~2 天内达高峰。可伴有肢体酸胀、针刺感。

(3) 发病期间神志清楚,呼吸、吞咽、咀嚼、发音、眼球活动正常。瘫痪肢体肌张力低,腱反射减弱或消失。膀胱直肠括约肌功能不受累。发病前可有肢体疼痛、感觉异常、口渴、多汗、少尿、潮红、嗜睡、恶心等。少数严重病例可发生呼吸肌麻痹、心动过速或过缓、室性心律失常、血压增高而危及生命。

(4) 发作一般经数小时至数日逐渐恢复,最先受累的肌肉最先恢复。发作频率不等,一般数周或数月一次,个别病例每天均有发作,也有数年一次甚至终身仅发作一次。发作间期一切正常。伴发甲亢的周期性瘫痪发作频率较高,每次持续时间短,常在数小时至 1 天之内。甲亢控制后,发作频率减少。

【辅助检查】

1. 血清钾　发作期血清钾常低于 3.5 mmol/L,间歇期正常。

2. 心电图检查　呈典型的低钾性改变,u 波出现,T 波低平或倒置,P-R 间期和 Q-T 间期延长,ST 段下降,QRS 波增宽。

3. 肌电图检查　示运动电位时限短,波幅低,完全瘫痪时运动单位电位消失,电刺激无反应。膜静息电位低于正常。

【诊断及鉴别诊断】

根据周期性发作的短时期的肢体近端弛缓性瘫痪,无意识障碍和感觉障碍,发作期间血清钾低于 3.5 mmol/L,心电图呈低钾性改变,不难诊断。有家族史者更支持诊断。

散发病例除甲亢外应与可反复引起低血钾的疾病鉴别,如原发性醛固酮增多症,肾小管酸中毒,失钾性肾炎,腹泻,药源性低钾麻痹(噻嗪类利尿剂、皮质类固醇等)。但上述疾病均有原发病的其他特殊症状可资鉴别。另外,还应与癔症、吉兰-巴雷综合征、多发性肌炎、肌红蛋白尿症鉴别。

对个别诊断有困难的患者,可结合肌电图检查进行葡萄糖诱发试验。在 1 小时内静脉滴注葡萄糖

100 g 及普通胰岛素 20 U。通常在滴注后 1 小时随血糖降低而出现低血钾。在瘫痪发生前,可见到快速感应电刺激引起的肌肉动作电位幅度的节律性波动,继而潜伏期延长,动作电位增宽,波幅降低甚至消失。瘫痪出现后可给予氯化钾静脉滴注以终止发作。诱发试验前应取得患者及家属的合作和同意,并做呼吸肌麻痹和心律失常抢救的准备。

【治疗】

(1) 发作时给予 10%氯化钾或 10%枸橼酸钾 40~50 mL 顿服,24 小时内再分次口服,一日总量为 10 g。也可静脉滴注 0.3%氯化钾溶液以纠正低血钾状态。

(2) 对发作频繁者,发作间期可用钾盐 1g,每日 3 次口服;或口服乙酰唑胺 250 mg,每日 4 次;或螺内酯 200 mg,每日 2 次以预防发作。

(3) 呼吸肌麻痹者应予辅助呼吸,严重心律失常者应积极纠正。伴有甲亢者,甲亢控制后发作将明显减少或终止发作。

(4) 应避免各种诱因,平时少食多餐,忌浓缩高碳水化合物饮食,并限制钠盐。避免受冻及精神刺激。

二、高钾型周期性瘫痪

高钾型周期性瘫痪又称强直性周期性瘫痪,较少见,基本上限于北欧国家。

【病因及发病机制】

本病为常染色体显性遗传,研究表明是位于第 17 号染色体长臂(17q13)的肌膜钠通道基因的点突变,引起膜电位下降,膜对钠的通透性增加或肌细胞内钾、钠转换能力缺陷。瘫痪发作时血钾比平时高,K^+从肌细胞内运出而 Na^+代偿性进入肌细胞内。发作间歇期的肌膜电位低于正常,发作时更加降低。肌肉活组织检查与低钾型周期性瘫痪的改变相同。

【临床表现】

(1) 多在 10 岁前起病,男性居多,在饥饿、寒冷、剧烈运动和钾盐摄入可诱发肌无力发作。

(2) 肌无力从下肢近端开始,然后影响到上肢、颈部肌和颅神经支配的肌肉,瘫痪程度一般较轻,但常伴有肌肉痛性痉挛。每次持续时间短,约数分钟到 1 小时。发作频率为每天数次到每年数次。部分患者伴有手肌、舌肌的强直发作,多数病例在 30 岁左右趋于好转,逐渐终止发作。

(3) 发作时血清钾和尿钾含量升高,血清钙降低,心电图 T 波高尖,肢体放入冷水中易出现肌肉僵硬,肌电图可见强直电位。

【诊断及鉴别诊断】

根据患者有发作性无力,血钾含量增高及家族史,易于诊断。若诊断有困难,可行:① 钾负荷试验,口服氯化钾 3~8 g,若服后 30~90 分钟内出现肌无力,数分钟至 1 小时达高峰,持续 20 分钟至 1 天,则有助于诊断;② 冷水诱发试验,将前臂浸入 11~13℃水中,如为患者,20~30 分钟可诱发肌无力,停止浸冷水 10 分钟后可恢复。

应注意与低钾型周期性瘫痪、正常钾型周期性瘫痪和先天性副肌强直症鉴别。另外尚需与肾功能不全、肾上腺皮质功能下降、醛固酮缺乏症和药物性高血钾瘫痪相鉴别。

【治疗】

(1) 发作时可用 10%葡萄糖酸钙静注,或 10%葡萄糖 500 mL 加胰岛素 10~20 U 静脉滴入以降低血钾。也可用速尿排钾。

(2) 预防发作可给予高碳水化合物饮食,勿过度劳累,避免寒冷刺激,或口服氢氯噻嗪等药帮助排钾。

三、正常钾型周期性瘫痪

正常钾型周期性瘫痪又称钠反应性正常血钾型周期性瘫痪,为常染色体显性遗传,较为罕见。病理改变与低钾型周期性瘫痪相似,为肌质网纵管系统扩大。多在10岁前发病,常于夜间或清晨醒来时发现四肢或部分肌肉瘫痪,甚至发音不清、呼吸困难等。发作持续时间常在10天以上。限制钠盐摄入或补充钾盐均可诱发,补钠后好转。血清钾水平正常。主要与吉兰-巴雷综合征、高钾型和低钾型周期性瘫痪鉴别。治疗上可给予大量生理盐水静脉滴注;10%葡萄糖酸钙10 mL,一天2次;乙酰唑胺250 mg,一天2次口服。间歇期可给予氟氢可的松和乙酰唑胺。

第四节 进行性肌营养不良症

进行性肌营养不良症(progressive muscular dystrophy, PMD)是一组原发于肌肉组织的遗传病,主要临床特征为进行性加重的肌肉萎缩和无力。

【病因及发病机制】

根据遗传方式、发病年龄、萎缩肌肉的分布、病程和预后,可将该病分为不同的临床类型。各种类型的基因位置、突变类型和遗传方式均不相同,其发病机制也不一样。实际上各种类型均是一种独立的遗传病。如假肥大型肌营养不良症的基因位于染色体Xp21,属X连锁隐性遗传。该基因组跨度2 200 kb,是迄今发现的人类最大基因,cDNA长14kb,含79个外显子,编码3 685个氨基酸残基,组成427 kDa的细胞骨架蛋白——抗肌萎缩蛋白(dystrophin)。该蛋白位于肌膜的质膜面,具有抗牵拉、防止肌细胞膜在收缩活动时撕裂的功能。患者因基因缺陷而使肌细胞内缺乏抗肌萎缩蛋白,造成功能缺失而发病。面肩肱型肌营养不良症基因定位在4号染色体长臂末端(4q35),在此区域有一与*Kpn* Ⅰ酶切位点相关的3.3kb重复片段。正常人该3.3kb/*Kpn* Ⅰ片段重复10~100次,而面肩肱型肌营养不良症患者通常少于8次,故通过测定3.3kb/*Kpn* Ⅰ片段重复的次数则可做出基因诊断。肢带型肌营养不良症(limb-gird muscular dystrophy, LGMD)具有很强的遗传异质性(genetic heterogeneity),可由不同的基因突变导致相似的临床表现。常染色体显性遗传的肢带型肌营养不良症称为LGMD1型,根据不同的基因突变分为不同的亚型(表19-1)。常染色体隐性遗传的肢带型肌营养不良症称为LGMD2型,其亚型见表19-2。

表19-1 LGMD1型各亚型的基因定位和基因产物

LGMD1型亚型	基因位点	基因产物
LGMD1A	5q31	Myotilin
LGMD1B	1q21.2	LaminA/C
LGMD1C	3p25	Caveolin-3
LGMD1D	6q23	未知
LGMD1E	7q	未知
LGMD1F	7q31.1-q32.2	未知
LGMD1G	4q21	未知

表 19－2　LGMD2 型各亚型的基因定位和基因产物

LGMD2 型亚型	基 因 位 点	基 因 产 物
LGMD2A	15q15.1－q21.1	Calpain－3
LGMD2B	2p13.3－p13.1	Dysferlin
LGMD2C	13q12	Gamma-sarcoglycan
LGMD2D	17q12－q21.3	Alpha-sarcoglycan
LGMD2E	4q12	Beta-sarcoglycan
LGMD2F	5q33	Delta-sarcoglycan
LGMD2G	17q12	Telethonin
LGMD2H	9q31－q34.1	Tripartite motif protein32
LGMD2I	19q13.3	Fukutin 相关蛋白
LGMD2J	2q24.3	Titin
LGMD2K	9q34.1	O-mannosyl 转移酶

【病理】

基本的肌肉病理改变是肌纤维的坏死和再生,肌膜核内移。随着病情进展,肌细胞大小差异不断增加,有的萎缩,有的代偿性增大,呈相嵌分布;肌纤维内横纹消失,空泡形成;萎缩的肌纤维间有大量的脂肪细胞和纤维结缔组织增生(图 19－2)。电镜下肌细胞膜呈锯齿状改变。组织化学染色Ⅰ型和Ⅱ型纤维均受累,为非特异性改变。假肥大的肌肉是由于肌束内大量脂肪和结缔组织的堆积。心肌也有类似病理改变。假肥大型肌营养不良症的肌活检标本用免疫组化染色可见抗肌萎缩蛋白缺失,对诊断有决定性意义。

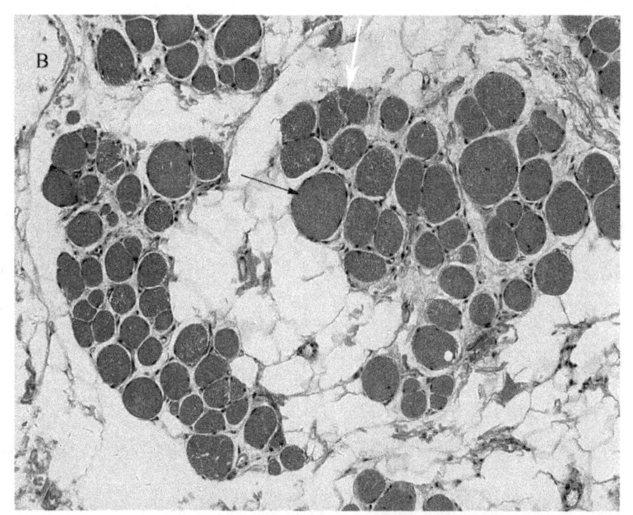

图 19－2　DMD 患儿腓肠肌纤维萎缩(白色箭头)和肥大(黑色箭头),以及大量的脂肪细胞浸润

【临床表现】

1. 假肥大型　根据抗肌萎缩蛋白疏水肽段是否存在,以及蛋白空间结构变化和功能丧失程度的不同,本型又可分为两种类型。

(1) 迪谢内肌营养不良(Duchenne muscular dystrophy, DMD):DMD 是我国最常见的 X 连锁隐性遗传性肌病,发病率约 1/3 500 活男婴。女性为致病基因携带者,所生男孩 50%发病。

1) 通常 3~5 岁隐袭起病,突出症状为骨盆带肌肉无力,表现为走路缓慢,易跌跤。由于髂腰肌和股四头肌无力而上楼及下蹲起立困难。背部伸肌无力使站立时腰椎过度前凸,臀中肌无力导致行走时骨盆向两侧上下摆动,呈典型的"鸭步"。由于腹肌和髂腰肌无力,病孩自仰卧位起立时必须先翻身转为俯卧,然后以两手支撑地面和下肢缓慢地站立,称为高尔征(图 19－3)。

2) 肩胛带肌往往同时受累,但程度较轻。由于肩胛带松弛形成游离肩。因前锯肌无力,两肩胛骨呈翼状竖起于背部,称为翼状肩胛,在两臂前推时最明显。

3) 90%的患儿有肌肉假性肥大,触之坚韧(图 19－4),为首发症状之一。以腓肠肌最明显,三角肌、臀肌、股四头肌、冈下肌和肱三头肌等也可发生。因萎缩肌纤维周围被脂肪和结缔组织填塞,故体积增

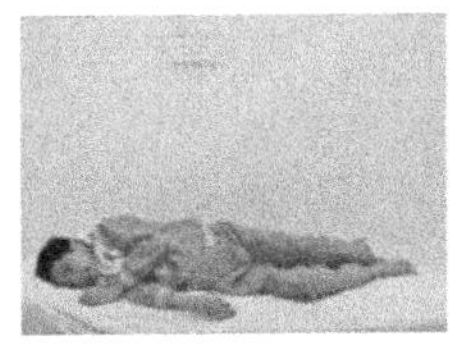
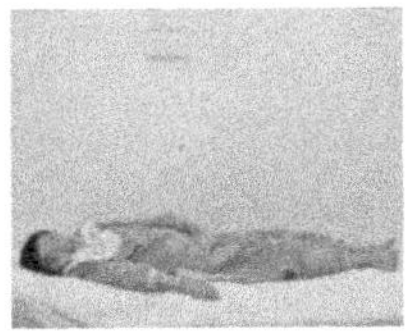
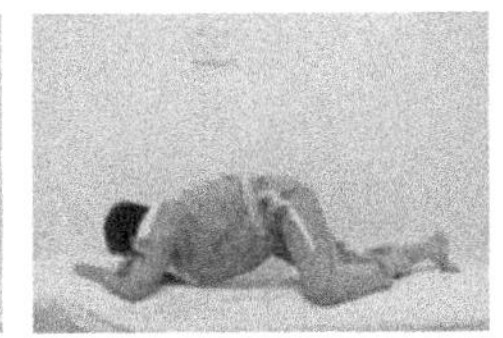
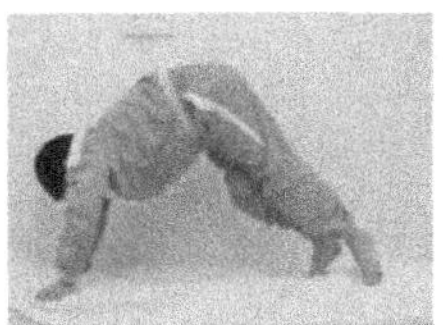
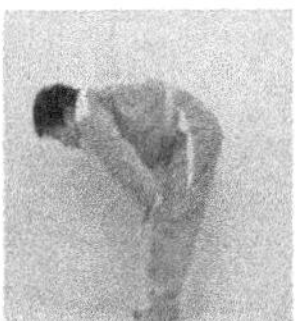
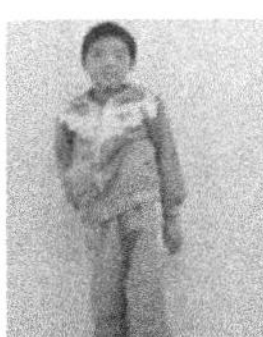

图 19－3　高尔征

大而肌力减弱。

4）大多患者伴心肌损害，右胸前导联出现高 R 波和左胸前导联出现深 Q 波。约 30%的患儿有不同程度的智能障碍。

5）病情进展快，患儿 12 岁不能行走，需坐轮椅。晚期产生关节挛缩及骨骼畸形。最后因呼吸肌萎缩无力而出现呼吸变浅，咳嗽无力，多数患者在 25～30 岁因呼吸道感染或心力衰竭而死亡。

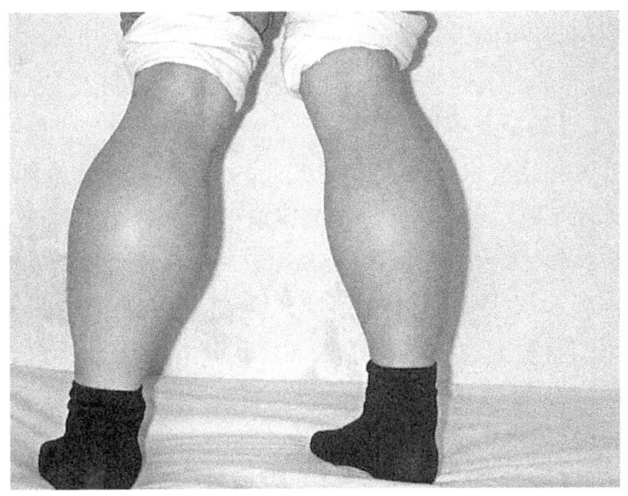

图 19－4　腓肠肌假性肥大

（2）贝克肌营养不良（Becker muscular dystrophy，BMD）：也是 X 连锁隐性遗传，与 DMD 是等位基因病，但只占 DMD 患者的 1/10。多在 5～25 岁起病，临床表现与 DMD 类似，但进展缓慢，多不伴心肌受累及智能障碍。病程可达 25 年以上。

DMD 和 BMD 均有血清肌酸激酶（CK）和乳酸脱氢酶（LDH）显著升高。肌电图示肌源性损害，尿中肌酸增加，肌酐减少。肌肉 MRI 检查示变性肌肉呈“虫蚀现象”。抗肌萎缩蛋白基因诊断（PCR 法、MLPA 法和 DNA 测序法等）可发现基因缺陷。抗肌萎缩蛋白免疫学检查的确诊率为 100%。

2．面肩肱型肌营养不良症

1）常染色体显性遗传，性别无差异。多在青年期起病，但也可见儿童及中年发病者。

2）常为面部和肩胛带肌肉最先受累，患者面部表情少，眼睑闭合无力，吹口哨、鼓腮困难，逐渐延至肩胛带（翼状肩胛），三角肌、肱二头肌、三头肌和胸大肌上半部。因口轮匝肌假性肥大嘴唇增厚而微翘，称为“肌病面容”。可见三角肌假性肥大。

3）病情缓慢进展，可逐渐累及躯干和骨盆带肌肉，可有腓肠肌假性肥大。约 20%的患者需坐轮椅，生命年限接近正常。

4）肌电图为肌源性损害，血清酶正常或轻度升高。印迹杂交 DNA 分析可测定第 4 号染色体长臂末端 3.3kb/*Kpn* Ⅰ重复片段的多少来确诊。

3．肢带型肌营养不良症

1）常染色体隐性遗传，散发病例也较多。

2）10～20 岁起病，首发症状多为骨盆带肌肉萎缩，腰椎前凸，鸭步，下肢近端无力，出现上楼困难，可有腓肠肌假性肥大。逐渐发生肩胛带肌肉萎缩，抬臂、梳头困难，翼状肩胛。面肌一般不受累。病情缓慢发展，平均起病后 20 年丧失劳动能力。

3）血清酶明显升高，肌电图示肌源性损害，心电图正常。

4．眼咽型肌营养不良症

1）常染色体显性遗传，也有散发病例。

2）40 岁左右起病，首发症状为对称性上睑下垂和眼球运动障碍。逐步出现轻度面肌、眼肌无力和萎缩、吞咽困难、构音不清。

3）血清 CK 正常。检测眼咽型肌营养不良症基因可见 GCG 重复顺序增加。

5. 其他类型

1）眼肌型肌营养不良症较为罕见，病变主要限于眼外肌，易误诊为重症肌无力。

2）远端型肌营养不良症少见，为常染色体显性遗传，40～60 岁起病，肌无力和萎缩始于手和足的小肌肉，亦可向近端发展。

3）先天性肌营养不良症则起病于婴儿期。

【诊断及鉴别诊断】

根据临床表现、遗传方式、起病年龄，加上血清酶测定及肌电图、肌肉病理检查，必要时做基因检测，诊断不难。但应与下列疾病鉴别。

1. 少年型近端脊肌萎缩症　属常染色体显性或隐性遗传。青少年起病，主要表现为四肢近端肌肉萎缩，对称分布，类似肌病，但有肌束颤动；肌电图为神经源性损害，有巨大电位；病理为神经性萎缩，可资鉴别。

2. 慢性多发性肌炎　无家族史，病情进展较急性多发性肌炎慢。血清酶增高，肌肉病理符合肌炎改变，用皮质类固醇治疗有效，可资鉴别。

拓展阅读：迪谢内肌营养不良(DMD)的治疗

【治疗】

进行性肌营养不良症迄今无特殊疗法，仅能对症治疗，如增加营养，适当锻炼。药物可选用艾地苯醌、黄芪颗粒、ATP、肌苷、维生素 E、肌生注射液等。但对于 4 岁以上的 DMD 的患儿，可用泼尼松口服，剂量为每公斤体重 0.75 mg，每天 1 次，并配合补充钙剂和钾剂。近年来，针对抗肌萎缩蛋白基因无义突变的 DMD 患儿，可口服反义寡核苷酸；对部分移码突变的患儿，可用外显子跳跃法治疗。

【预防】

由于目前尚无有效的治疗方法，因此检出携带者、进行产前诊断就显得特别重要。首先，应确定先证者(患儿)的基因型，然后确定其母亲是否是携带者。当 DMD 携带者怀孕以后应确定是男胎还是女胎，对男胎进行产前基因诊断，若是病胎，应在孕妇及其家人知情的情况下，进行终止妊娠处理。

第五节　多发性肌炎

多发性肌炎(polymyositis)是一组对称性四肢近端、颈肌、咽肌无力，肌肉压痛及血清酶增高为特征的弥漫性肌肉炎症性疾病。

【病因及发病机制】

病因未明。部分患者在发病前有病毒或寄生虫感染史，或有恶性肿瘤病史。有些患者合并红斑狼疮、类风湿性关节炎、硬皮病等。

多发性肌炎的发生与免疫失调有关，包括细胞免疫和体液免疫的异常。90%的患者血清抗肌球蛋白抗体阳性，50%的患者抗核抗体阳性，肌纤维及其周围可见辅助性 T 细胞。周围淋巴细胞对肌肉抗原敏感，并对肌细胞培养有明显的细胞毒作用，故本病是一自身免疫性疾病。抗体的作用机制可能为：① 直接与肌膜上的靶抗原结合；② 抗体与肌膜表面的蛋白呈交叉反应，引起组织损害；③ 补体参与引起免疫反应。

【病理】

主要为骨骼肌的炎性改变，肌纤维溶解、断裂，尤其是肌纤维膜下和肌纤维间炎性细胞浸润及肌束周围小血管梗死，毛细血管内皮细胞增厚、肿胀和毛细血管、小动脉、静脉闭塞。血管壁有免疫球蛋白和补体沉积，免疫细胞化学显示坏死肌纤维上有免疫补体 $C_5 \sim C_9$ 的沉积。未坏死的肌纤维基质部和结缔组织中有 IgG 沉积。电镜下可见肌纤维的肌质中有淋巴细胞浸润、肌丝断裂、空泡样变、Z 线消失、肌细胞再生、横管系统与肌质网有异常吻合等。

【临床表现】

1）急性或亚急性起病，发病年龄不限，女性多于男性，病前可有低热或感染。发病率为（2~5）/10 万。

2）首发症状通常为四肢近端无力，常从盆带肌开始逐渐累及肩带肌肉，表现为上楼、蹲下起立困难、双臂不能高举等。颈肌无力出现抬头困难，咽喉肌无力表现为构音、吞咽困难，呼吸肌受累则出现胸闷、呼吸困难。常伴有关节、肌肉痛。眼外肌一般不受累。少数病例合并有皮疹、蝶形红斑、关节炎等其他自身免疫性疾病。10%~30%的病例伴发恶性肿瘤，如肺癌。消化道受累出现恶心、呕吐、痉挛性腹痛。心脏受累出现晕厥、心律失常、心衰。肾脏受累出现蛋白尿和红细胞。

3）查体可见四肢近端肌肉无力、压痛，晚期有肌萎缩。感觉正常。

【辅助检查】

1. 生化检查　急性期周围血白细胞增高，血沉增快，血清 CK 明显增高。1/3 患者类风湿因子和抗核抗体阳性，免疫球蛋白及抗肌球蛋白的抗体增高，24 小时尿肌酸增高可作为疾病活动期的指标。

2. 心电图检查　52%~75%的患者有心电图异常，Q－T 间期延长，ST 段下降。

3. 肌电图检查　可见自发性纤颤电位和正相尖波。多相波增多，呈肌源性损害表现。

4. 肌活检　见纤维变性、坏死、再生、炎性细胞浸润、血管内皮细胞增生。电镜下可见横管系统与肌质网有异常吻合。

【诊断及鉴别诊断】

根据典型的四肢近端肌无力伴压痛，无感觉障碍，血清酶活性增高，肌电图呈肌源性损害，肌活检为炎性改变则可确诊。40 岁以上者需除外恶性肿瘤。本病需与下列疾病鉴别。

1. 肢带型肌营养不良症　因肌带型肌营养不良症有四肢近端和骨盆、肩胛带无力和萎缩，肌酶增高，需与多发性肌炎鉴别。但肢带型肌营养不良症常有家族史，无肌痛，肌活检以脂肪变性为主而无明显炎性细胞浸润，可资鉴别。

2. 重症肌无力　因重症肌无力患者有构音障碍，吞咽困难、四肢近端无力，需与多发性肌炎鉴别。但重症肌无力患者有晨轻暮重、无肌压痛、血清肌酸激酶基本正常、抗胆碱酯酶药物治疗有效，可资鉴别。

3. 包涵体肌炎　因包涵体肌炎有四肢肌肉无力和萎缩、肌电图肌源性损害，需与多发性肌炎鉴别。但包涵体肌炎血清肌酸激酶水平正常或轻度升高，病情进展缓慢，起病初期主要是双下肢远端肌萎缩，肌肉压痛不明显、肌肉活检有镶边空泡、胞核和胞浆内存在管丝状包涵体这一特征性的病理改变，易与多发性肌炎鉴别。

【治疗】

急性期患者应卧床休息，适当体疗，防止并发症和肌肉痉挛。

1）类固醇皮质激素：为多发性肌炎之首选药物。常用方法为：地塞米松每天 10~20 mg 静脉滴注，也可泼尼松 60~120 mg，隔天顿服。一般在 6 周左右之后临床症状改善，持续 8~12 周后逐渐减量，每 2~4 周减少 1 次，每次减少 5~10 mg，逐步减至 30 mg，隔日顿服，整个疗程约需 1 年左右，激素量不足时肌炎症状不易控制，减量太快则症状易波动，应特别注意。急性或重症患者可首选大剂量甲泼尼龙 1 000 mg 在 2 小时内静滴，每天 1 次，连用 3 天，然后逐步减量。

2）免疫抑制剂：当激素治疗不满意时加用。首选甲氨蝶呤,其次为硫唑嘌呤、环磷酰胺、环孢素 A,用药期间注意控制白细胞减少。

3）中药治疗：雷公藤糖浆或昆明山海棠片。服药期间应注意肝、肾功能损害。

4）泼尼松和免疫抑制剂治疗无效者可用血浆置换治疗,可改善肌无力和临床症状。急性期使用免疫球蛋白(IgG)每天 1 g/kg,静脉滴注连续 2 天;或 IgG 每天 0.4 g/kg 静脉滴注,每月连续 5 天,4 个月为一疗程,效果较好。副反应为恶心、呕吐、头晕,但能自行缓解。

5）给予高蛋白和高维生素饮食,进行适当体育锻炼和理疗。重症者应预防关节挛缩及失用性肌萎缩。

第六节　肌强直性肌病

肌强直是一种病态临床现象,其特征为骨骼肌在随意收缩或物理刺激后,收缩的肌肉不易立即放松;电刺激、机械刺激时肌肉兴奋性增高;重复骨骼肌收缩或重复电刺激后骨骼肌松弛,症状消失;寒冷环境中强直加重;针电极肌电图检查可显示肌强直电位发放,扬声器发出轰炸机俯冲般或蛙鸣般声响,这具有特征性诊断意义。

肌强直的机制不清,可能与肌膜对某些离子的通透性异常有关。例如,强直性肌营养不良症肌膜对 Na^+的通透性增加;而先天性肌强直,则对 Cl^-通透性减弱。不管何种肌强直,均可对症治疗,常用药物有普鲁卡因酰胺、拉莫三嗪、苯妥英钠、卡马西平、乙酰唑胺、地西泮等。

一、强直性肌营养不良症

强直性肌营养不良症(myotonic muscular dystrophy)是一组多系统受累的常染色体显性遗传病。发病率为(1~37)/10 万,患病率为 1/(8 000~20 000)。

【病因及发病机制】

强直性肌营养不良症的基因位于第 19 号染色体长臂(19q13.3),基因组跨度为 14kb,含 15 个外显子,编 582 个氨基酸碱基组成肌强直蛋白激酶(myotonia protein kinase)。该基因的 3′-端非翻译区存在一个三核苷酸串联重复顺序即 $p(CTG)_n$ 结构,正常人的 $p(CTG)_n$ 结构中 n 拷贝数为 5~40,而强直性肌营养不良患者的 n 为 50~2 000,称为$(CTG)_n$ 动态突变。该异常扩展了的 $p(CTG)_n$ 影响基因的表达,因而发病。该病的外显率为 100%。

【病理】

肌细胞核内移,呈链状排列。肌原纤维退缩到肌纤维的一边,形成肌膜的团块及环形纤维。肌细胞大小不一,呈相嵌分布。

【临床表现】

1）多在 30 岁以后起病,缓慢进展。肌强直通常在肌萎缩之前数年或同时发生。

2）主要影响手部动作、行走和进食,如用力握拳后不能立即将手伸直,须重复数次才能放松;或用力闭眼后不能睁开;或开始咀嚼时不能张口。用叩诊锤叩击四肢肌肉、躯干甚至用棉纤刺激舌肌时,可见局部肌球形成,持续数秒后才能恢复原状,这有重要的诊断价值。

3）肌肉萎缩往往先累及手部和前臂肌肉,继而累及头面部肌肉,如上睑、颞肌、咬肌、面部诸肌、胸锁乳突肌等。尤其颞肌和咬肌萎缩最明显,患者面容瘦长,颧骨隆起,呈“斧状脸”,颈消瘦而稍前屈,而成“鹅颈”。

4）除肌肉外，还累及其他系统出现多种临床症状，如心脏传导阻滞、心律失常、秃发、白内障、性腺萎缩、颅骨内板增生、脑室扩大、智能减退等。

5）针电极肌电图检查可见肌强直放电发放。

【诊断及鉴别诊断】

根据肌强直及肌萎缩的特点，加上有白内障、前额秃发、睾丸萎缩等不难诊断。肌电图及基因检查可确诊。但应与先天性肌强直症和进行性肌营养不良症鉴别。

【治疗】

目前缺乏根本的治疗。针对肌强直可口服苯妥英钠 0.1 g，每天 3 次；普鲁卡因酰胺 1 g，每天 4 次；或奎宁 0.3 g，每天 3 次。但有心脏传导阻滞者忌用奎宁和普鲁卡因酰胺，可改用钙离子通道阻滞剂。

二、先天性肌强直症

先天性肌强直症（congenital myotonia）又称汤姆森病（Thomsen disease），常染色体显性遗传。主要临床特征为骨骼肌用力收缩后放松困难，患病率为（0.3~0.6）/10 万。

症状自婴儿期或儿童期开始，逐渐进行性加重，在成人期趋于稳定。患者表现为全身骨骼肌强直和肥大，肢体僵硬，动作笨拙；静息后初次运动较重，如久坐后不能立即站立，静立后不能起步，握手后不能放松，但重复运动后症状减轻。在寒冷的环境中上述症状加重。

体检可见全身肌肉肥大，酷似“运动员”。叩击肌肉可见肌球或局部肌肉收缩出现持久凹陷。全身感觉正常。

针电极肌电图检查可出现肌强直电位发放。

本病无肌萎缩、脱发、白内障和内分泌功能障碍等与强直性肌营养不良症鉴别。

治疗可用普鲁卡因酰胺 1 g，每天 4 次；乙酰唑胺 0.25 g，每天 3 次；拉莫三嗪 50 mg，每天 2 次；苯妥英钠 0.1 g，每天 3 次，以减轻肌强直。保暖也可使肌强直减轻。

第七节 线粒体肌病及线粒体脑肌病

线粒体是细胞内提供能量的细胞器。线粒体 DNA（mtDNA）是一环状双链分子，长 16 569 bp，含 37 个基因，主要编码呼吸链和与能量代谢有关的蛋白。如果线粒体 DNA 发生突变（缺失或点突变），则不能编码线粒体在氧化代谢过程中所必需的酶或载体，糖原和脂肪酸等原料不能进入线粒体，或不能被充分利用，故不能产生足够的 ATP 而导致能量代谢障碍，并产生复杂多样的临床症状。如病变以侵犯骨骼肌为主，则称为线粒体肌病；如病变同时累及到中枢神经系统，则称为线粒体脑肌病。线粒体病的遗传方式是母系遗传，因受精卵中的线粒体均来自卵子。

【病理】

肌活检冰冻切片，经嗜银三色染色（Gomori trichrome，GT），光镜下可见破碎红纤维（ragred muscle fibers），电镜下可见大量异常线粒体、糖原和脂滴堆积，线粒体嵴排列紊乱。DNA 分析可发现 mtDNA 缺失或点突变。

【临床表现】

1. 线粒体肌病　多在 20 岁左右起病，也可见于儿童及中年起病的患者，男女均受累。临床上以极度不能耐受疲劳为特征，往往在轻度活动后即感疲乏，休息后好转，常伴有肌肉酸痛及压痛，但肌萎缩少见。常误诊为多发性肌炎、重症肌无力和进行性肌营养不良症等。

2. 线粒体脑肌病

(1) 慢性进行性眼外肌瘫痪(chronic progressive external ophthalmoplegia, CPEO):多在儿童期起病。首发症状为眼睑下垂,缓慢进展为全眼外肌瘫痪、眼球运动障碍。因两眼的眼外肌对称受累,故复视并不常见。部分患者可有咽部肌肉和四肢无力。

(2) 卡恩斯-塞尔综合征(Kearns-Sayre syndrome, KSS):由固定的三联征组成。① 20 岁前起病;② CPEO;③ 视网膜色素变性。常伴有心脏传导阻滞、小脑性共济失调、脑脊液蛋白含量增高、神经性耳聋、智能减退。病情进展较快,多在 20 岁前死于心脏病。

(3) 线粒体脑肌病伴高乳酸血症和卒中样发作综合征(mitochondrial encephalomyopathy with lactic acidosis and stroke-like episodes, MELAS):多在 40 岁以前,尤其是在儿童期起病,临床症状为突发卒中、偏瘫、偏盲或皮质盲、反复癫痫发作、偏头痛和呕吐。病情逐渐加重,头颅 CT 和 MRI 显示主要为枕叶的脑软化,其病灶范围与主要脑血管分布不一致。脑萎缩、脑室扩大和基底节钙化也常见。血和脑脊液乳酸增高。

(4) 肌阵挛性癫痫伴破碎红纤维综合征(myoclonus epilepsy with ragged red fibers, MERRF):主要特征为肌阵挛性癫痫发作、小脑性共济失调、四肢近端无力。主要在儿童期发病,有的家系多伴发多发性对称性脂肪瘤。

【辅助检查】

1. 生化检查　约 80%患者的乳酸、丙酮酸最小运动量试验阳性,即运动后 10 分钟血乳酸和丙酮酸仍不能恢复正常。脑肌病者脑脊液乳酸含量也增高。线粒体呼吸链复合酶活性降低。

2. 肌电图检查　示肌源性损害或神经源性损害。肌肉活检组织化学染色示肌细胞内线粒体堆积,破碎红纤维、糖原和脂肪增多。破碎红纤维是特征性的改变。

3. 头颅 CT 或 MRI 检查　示白质脑病、基底节钙化、脑软化、脑萎缩和脑室扩大。

4. 线粒体 DNA 分析　① CPEO 和 KSS 均为 mtDNA 片段的缺失,其可能发生在卵子或胚胎形成的时期;② 80%的 MELAS 患者是由于 mtDNAtRNA 基因 3243 位点突变所致;③ MERRF 是 tRNA 基因位点 8344 的点突变所致。也有少部分线粒病是由于编码线粒体的核基因突变所致。

【诊断及鉴别诊断】

诊断主要根据四肢近端极度不能耐受疲劳,身体矮小,神经性耳聋,并具有各亚型的临床特征。辅助检查可有血乳酸、丙酮酸增高;肌活检可见破碎红纤维,电镜下线粒体异常;线粒体呼吸链酶异常;以及 mtDNA 的病理性改变。

本病需与其他肌无力疾病鉴别,如多发性肌炎、重症肌无力、周期性瘫痪和眼咽型进行性肌营养不良症。

【治疗】

目前无特效治疗。可给予 ATP、艾地苯醌、辅酶 Q_{10} 和大量 B 族维生素等治疗。

(张　成)

思　考　题

1. 重症肌无力与兰伯特-伊顿肌无力综合征病因及临床特征有何不同?
2. 何谓肌无力危象?有哪几种类型?应如何鉴别及处理?
3. 进行性肌营养不良症分哪几型?各自的临床特征是什么?
4. 何谓高尔征?

5. 试述多发性肌炎的诊断与鉴别诊断。

参考文献

吴江，贾建平，2015. 神经病学（8 年制）. 第 3 版. 北京：人民卫生出版社.
张成，2021. 可治性神经系统罕见病. 广州：广东科技出版社.
陆国辉，张学，2021. 产前遗传病诊断. 广州：广东科技出版社.
Meriggioli M N, Howard J F, Harper C M, 2004. Neuromuscular Junction Disorders. New York: Marcel Dekker.

第二十章

睡眠障碍

第一节 概　述

睡眠是人类重要的生理活动，人的1/3是在睡眠中度过，随着社会发展、生活节奏的加快、城市照明的增加，睡眠障碍的患病人数明显增加，最新的流行病学调查显示我国有近3亿人存在不同程度的睡眠障碍，严重影响生活质量、工作效率，甚至人民生命安全。因此对于睡眠障碍的诊断与及时恰当的处理显得尤为重要。

睡眠期脑活动并非处于静止状态，而是呈现一系列主动调节的周期性变化，承担着恢复体力、增强学习记忆、促进生长发育、增强免疫功能、促进代谢产物排出等功能。根据睡眠期脑电图、眼球运动和肌张力变化，可将睡眠分为两种不同的时期：非快速眼球运动(non-rapid eye movement, NREM)睡眠期和快速眼球运动(rapid eye movement, REM)睡眠期。NREM睡眠期又分为1期(入睡期)、2期(浅睡期)、3期(深度睡眠期)，NREM睡眠3期又称为慢波睡眠(slow wave sleep, SWS)期。在每夜睡眠中，NREM睡眠期与REM睡眠期交替出现，每次交替为一个周期，每夜经历4~6个周期。在大多数正常成人每昼夜总睡眠时间中，REM睡眠期占20%~25%，慢波睡眠占20%左右。人类睡眠最显著的变化是，随着年龄增长，总睡眠时间和REM睡眠期与慢波睡眠比例逐步减少。从绝对量看，REM睡眠时间在出生时高达8小时，至青春期只有1.5~1.7小时；NREM睡眠3期比例在整个发育期至老年期逐渐下降。

睡眠障碍作为一大类疾病，有多种分类方法，目前通用的分类方法是2014年发布的国际睡眠障碍分类(第3版)(ICSD-3)，将睡眠障碍分7大类，包括失眠(insomnia)、睡眠相关呼吸障碍(sleep related breathing disorder)、过度嗜睡的中枢疾病(central disorder of hypersomnolence)、昼夜节律睡眠-觉醒障碍(circadian rhythm sleep-wake disorder)、异态睡眠(parasomnias)、睡眠相关运动障碍(sleep related movement disorder)、其他睡眠障碍(other sleep disorder)。下面就常见的几种睡眠障碍进行介绍，其中睡眠相关的呼吸障碍可参见内科学、耳鼻喉科学有关章节内容。

第二节 失　眠

失眠是指尽管有合适的睡眠机会和睡眠环境，依然对睡眠时间和/或质量感到不满足，并且影响日间社会功能的一种主观体验。根据2021年中国睡眠研究会发布的调查显示，有38%的中国人存在失眠的困扰，长期失眠会对人的躯体健康、生活质量和社会功能产生严重的不利影响。

引起失眠的原因很多，既可以独立出现，也可以伴随其他疾病或者作为疾病的症状出现，如睡眠环境改变、作息时间调整、卧室噪声和睡前从事兴奋性活动等可导致短暂失眠。失眠常常是焦虑、抑郁的表现之一。慢性呼吸系统疾病、心脏病、内分泌疾病、胃食管反流、神经系统变性疾病和脑损伤等，可伴有一定程度的睡眠结构破坏。夜间遗尿、疼痛、呼吸困难等症状，可导致患者夜间频繁觉醒而出现失眠。

多种常用的药物有可能干扰睡眠，如糖皮质激素、甲状腺素制剂、抗癫痫药、抗帕金森病药（金刚烷胺、司来吉兰等）和含咖啡因成分的药物等，甚至一些抗抑郁药也会对睡眠产生影响。

【临床表现】

主要表现为入睡困难（入睡潜伏期超过30分钟）、睡眠维持障碍（整夜觉醒次数≥2次）、早醒、睡眠质量下降和总睡眠时间减少（通常≤6小时），同时伴有日间功能障碍。失眠引起的日间功能障碍主要包括疲劳、情绪低落或激惹、躯体不适、认知障碍等。

【诊断】

诊断时要进行一般情况和专项睡眠情况的检查。一般情况包括睡眠卫生情况（卧床时间、睡眠时间、睡眠环境等）、体格检查及实验室辅助检查；专项睡眠情况可以选择进行，包括：① 睡眠日记、睡眠评估量表[阿森斯失眠量表（AIS）、失眠严重指数（insomnia severity index，ISI）和匹兹堡睡眠质量指数（Pittsburgh sleep quality index，PSQI）量表]等；② 多导睡眠图（polysomnography，PSG）；③ 多次睡眠潜伏期试验（multiple sleep latency test，MSLT）；④ 体动监测（actigraphy）；⑤ 镇静催眠药物使用情况。

失眠患者的多导睡眠图检查，可见睡眠潜伏期延长，NREM睡眠1期、2期时间延长，NREM睡眠3期时间缩短，觉醒时间和次数增多，睡眠效率降低，或由于频繁觉醒而导致睡眠片段化。

目前根据失眠的临床特征与发生时间的长短，分为慢性失眠障碍、短期失眠障碍和其他失眠障碍，不再强调失眠的病因分类，突出了失眠与其他疾病共病的概念，适合于各种情况下的失眠诊断。

慢性失眠的诊断必须同时符合下面6条。

（1）存在以下一种或者多种睡眠异常症状（患者自述，或者照料者观察到）：① 入睡困难；② 睡眠维持困难；③ 比期望的起床时间更早醒来；④ 在适当的时间不愿意上床睡觉。

（2）存在以下一种或者多种与失眠相关的日间症状（患者自述，或者照料者观察到）：① 疲劳或全身不适感；② 注意力不集中或记忆障碍；③ 社交、家庭、职业或学业等功能损害；④ 情绪易烦躁或易激动；⑤ 日间思睡；⑥ 行为问题（如多动、冲动或攻击性）；⑦ 精力和体力下降；⑧ 易发生错误与事故；⑨ 过度关注睡眠问题或对睡眠质量不满意。

（3）睡眠异常症状和相关的日间症状不能单纯用没有合适的睡眠时间或不恰当的睡眠环境来解释。

（4）睡眠异常症状和相关的日间症状至少每周出现3次。

（5）睡眠异常症状和相关的日间症状持续至少3个月。

（6）睡眠和觉醒困难不能被其他类型的睡眠障碍更好地解释。

短期失眠符合上述慢性失眠第（1）~（3）、（6）条标准，但病程不足3个月和（或）相关症状出现的频率未达到每周3次。

【治疗】

临床治疗失眠的目标应包括缓解症状（缩短睡眠潜伏期、减少夜间觉醒次数、延长总睡眠时间），保持正常睡眠结构和恢复社会功能。方法包含病因治疗、非药物治疗以及药物治疗三个方面。一般原则是，不论是否进行药物治疗，首先帮助患者建立健康的睡眠习惯，逐步纠正各种影响睡眠的行为和认知因素；其次要重建正常睡眠模式和恢复正常的睡眠结构；长期药物治疗时应遵循“按需用药”的原则。

1. 非药物治疗

（1）睡眠卫生教育：主要是帮助患者认识不良睡眠卫生在失眠的发生与发展中的重要地位，分析寻找形成不良睡眠卫生的原因，建立科学良好的睡眠卫生习惯。

（2）认知疗法：主要目的是改变患者对失眠的认知偏差，重置患者对睡眠和睡眠缺乏的错误信念和态度，如对失眠本身感到恐惧、过分关注失眠的不良后果等。认知疗法常与刺激控制疗法和睡眠限制疗法联合使用。

(3) 刺激控制疗法：可改善睡眠环境与睡意的相关条件作用的行为干预措施，恢复卧床作为诱导睡眠信号的功能，使患者易于入睡，重建睡眠-觉醒生物节律。

(4) 放松训练：是最常用的非药物疗法。包括渐进性肌肉放松、指导性想象和腹式呼吸训练等。

2. *药物治疗*

(1) 苯二氮䓬类镇静催眠药：口服吸收良好，主要经肝脏代谢。作用机制主要同 GABA - BZDA(γ氨基丁酸苯二氮䓬)复合受体有关，具有镇静、肌松和抗惊厥作用。能够改变睡眠结构，延长总体睡眠时间，缩短睡眠潜伏期。本类药物主要包括：① 短效药物：作用快，半衰期短(1~5 小时)，对入睡困难有效，如咪达唑仑、三唑仑等；② 中效药物：半衰期多在 8~20 小时，有阿普唑仑、艾司唑仑等；③ 长效药物：半衰期达 20~50 小时，有地西泮、氟西泮、氯硝西泮等。中、长效药物主要适用于易醒、早醒及白天焦虑患者。不良反应及并发症较明确，包括日间困倦、认知和精神运动损害、失眠反弹及戒断综合征；长期大量使用会产生耐受性和依赖性。特别是老年人和伴有睡眠呼吸暂停的患者要慎用。

(2) 非苯二氮䓬类镇静催眠药：主要有唑吡坦、佐匹克隆和扎来普隆。口服后吸收迅速，起效快，半衰期短。作用机制主要是选择性拮抗 GABA - BZDA 复合受体的 ω1 受体亚型，增加 GABA 传递，抑制神经元激活。由于受体专一性较强，因此此类药物具有如下特点：仅有催眠而无镇静、肌松和抗惊厥作用；不影响健康者的正常睡眠结构，并可改善患者的睡眠结构；一般不产生失眠反弹和戒断综合征。

(3) 抗抑郁类药物：抗抑郁类药物没有特异的催眠作用，但可通过治疗抑郁和焦虑以改善其失眠症状。临床常用的有帕罗西汀、舍曲林、米氮平和曲唑酮等。使用中应注意少数患者在使用选择性 5 -羟色胺重摄取抑制剂(SSRIs)类药物后，在开始阶段的睡眠并无改善甚至恶化，部分患者可能增加周期性肢体运动障碍的发生率。

(4) 褪黑素及褪黑素受体激动剂：主要用于治疗睡眠时相延迟综合征(DSPS)、昼夜节律失调性失眠、时差和倒班工作所致失眠等。褪黑素受体激动剂包括雷美尔通、特斯美尔通、阿戈美拉汀等。这些药物能够缩短入睡潜伏期，改善睡眠连续性。

第三节 发作性睡病

发作性睡病(narcolepsy)是一种以白天出现不可控制的短暂性、发作性睡眠为主要特征的睡眠障碍，这个概念由法国医生 Gélineau 在 1880 年首次提出。患病率有较大差异，全球各地区患病率从 0.000 23%到 0.05%不等。受 2009 年 H1N1 流感病毒流行的影响，我国 2010 年发作性睡病新发病例数显著升高。中国人的高峰发病年龄为 8~12 岁；男女均可患病。研究表明，遗传因素、自身免疫因素和感染等损伤影响了睡眠与觉醒相关神经环路的功能，导致发作性睡病的发生。

【临床表现】

发作性睡病的主要临床表现为发作性日间过度思睡(EDS)、猝倒、入睡前幻觉(hypnagogic hallucinations, HH)、睡眠瘫痪(sleep paralysis, SP)、夜间睡眠紊乱。其中，猝倒、入睡前幻觉、睡眠瘫痪均可能与快速眼球运动(REM)睡眠相关。早期把 EDS、猝倒、HH 和 SP 合称为发作性睡病四联症。此外，发作性睡病可共病肥胖、性早熟、精神障碍、认知功能损害、偏头痛等疾病。发作性睡病是一类终身性疾病，部分患者的猝倒发作会随年龄增长减轻甚至消失，但 EDS 会持续存在，病情可以波动。

EDS 是发作性睡病的基础临床表现，具体表现是日间应该维持清醒的主要时段不能自觉保持清醒和警觉，发生不可抗拒或难以遏制的困倦或陷入睡眠，在单调、无刺激的环境中更容易入睡，日间小睡可暂时缓解睡意，并可保持一段时间清醒。一些患者可能在行走、吃饭、说话等活动时突然睡眠发作，呈现出一些无意识的行为或不刻板的动作。无论患者夜间睡眠时间长短，EDS 每日均会发生，并伴有持续注意力和精神运动警觉性的下降。

猝倒是发作性睡病 1 型最具特征性的临床表现，发生率约 75%，通常在 EDS 出现后 1 年内发生，先出现猝倒发作的患者罕见。表现为清醒期突然发生的肌张力下降伴警觉性下降，但意识相对保留。猝倒发作通常由大笑、高兴等积极的情绪诱发，负面情绪如愤怒、悲伤等也可诱发，少数患者进食、运动也可诱发猝倒发作。猝倒发作也可表现为局部骨骼肌无力，如眼睑下垂、吐舌、言语不能、面部肌肉松弛，也可影响到颈肩部、上肢和下肢，引起头下垂、肩下垂、上肢下垂、膝盖弯曲、身体前倾，甚至累及全身，出现瘫倒在地等症状表现；呼吸肌通常不受累，但呼吸频率与幅度有所下降。猝倒发作时间通常短暂（<2 分钟），可以迅速完全恢复。猝倒发作频率从数月 1 次到每天数次不等。

HH 在发作性睡病患者中发生率为 33%~80%，是发生于觉醒-睡眠转换期的一种梦境样体验，一般发生在入睡前，也有少数患者发生在睡眠向觉醒转换期。这种幻觉多伴有恐怖或不愉快的体验，通常为视觉或体感幻觉（如“灵魂出窍”感），也可表现为听觉、平衡觉或多种感觉复合形式的幻觉。

SP 是发生在入睡时或从睡眠向觉醒转换过程中，可能与发作时直接进入 REM 睡眠期相关，发生率为 25%~50%，患者可体验到运动不能，此时患者虽然意识清醒，但无法自主运动或讲话，持续数十秒到数分钟，在外界刺激（身体受到触碰）下可立即恢复正常。睡眠瘫痪时常伴有呼吸困难的感觉和各种形式的幻觉，多为恐怖性体验。

夜间睡眠紊乱包括夜间睡眠不安，表现为反复夜间睡眠中断、觉醒次数增多和时间延长，导致睡眠片段化，发生率为 30%~95%。可伴有睡眠中周期性腿动、不自主运动、REM 睡眠期或 NREM 睡眠期异态睡眠及睡眠呼吸障碍等。其中，REM 睡眠期行为障碍（REM sleep behavior disorder, RBD）在发作性睡病人群中发生率为 36%~61%。

【诊断】

依据国际睡眠障碍分类（第 3 版）（ICSD－3），将发作性睡病分为两型：发作性睡病 1 型，即 Hcrt 缺乏综合征，既往称为伴猝倒的发作性睡病（narcolepsy with cataplexy）；发作性睡病 2 型，以往称为不伴猝倒的发作性睡病（narcolepsy without cataplexy）。

发作性睡病 1 型的诊断必须同时满足①和②：① 每日出现日间难以克制的困倦欲睡或非预期的日间入睡，症状持续至少 3 个月。② 满足以下 1 项或 2 项条件：a. 有猝倒发作（符合定义的基本特征）。经过标准的 MSLT 检查平均睡眠潜伏期≤8 分钟，且出现≥2 次睡眠始发 REM 睡眠现象，即 SOREMPs（sleep-onset rapid eye movement periods）。MSLT 检查前进行整夜 PSG 检查，出现 SOREMP（睡眠起始 15 分钟内出现的快速眼球运动期）可以替代 1 次日间 MSLT 中的 SOREMP。b. 放射免疫法检测脑脊液中促食欲素-1（Hcrt－1）水平≤110 pg/mL 或<以同一标准检验正常者平均值的 1/3。

幼儿期的发作性睡病可能表现为夜晚睡眠时间过长或日间打盹时间延长，如果临床强烈怀疑发作性睡病 1 型，但 MSLT 的诊断标准不能满足，推荐重复 MSLT 检查。患者满足存在 EDS 和脑脊液 Hcrt－1 水平降低的诊断条件，即使不伴有猝倒发作，仍应诊断为发作性睡病 1 型。

发作性睡病 2 型的诊断标准必须同时满足①~⑥：① 每日出现日间难以克制的困倦欲睡或非预期的日间入睡，症状持续至少 3 个月。② 标准 MSLT 检查平均睡眠潜伏期≤8 分钟，且出现≥2 次 SOREMPs。MSLT 检查前进行 nPSG 检查（保证 6 小时以上睡眠），出现 SOREMP（睡眠起始 15 分钟内出现的快速眼球运动期）可以替代 1 次日间 MSLT 中的 SOREMP。③ 无猝倒发作。④ 未检测脑脊液中 Hcrt－1 水平。⑤ 放射免疫反应法检测脑脊液中 Hcrt－1 水平>110 pg/mL，或>以同一标准检验正常者平均值的 1/3。⑥ 思睡症状和（或）MSLT 结果无法用其他原因，如睡眠不足、严重阻塞性呼吸暂停、睡眠时相延迟障碍、药物或物质的使用或撤药所解释。

如果患者随后出现猝倒发作,应重新诊断为发作性睡病1型;如果诊断后,检测脑脊液中 Hcrt-1 浓度≤110 pg/mL 或<经同一标准检验的正常者平均值的1/3,应重新诊断为发作性睡病1型。

【治疗】

发作性睡病的总体治疗目标为:通过心理行为疗法和药物治疗,减少日间过度思睡、控制猝倒、改善夜间睡眠;帮助患者尽可能恢复日常生活和社会功能,尽可能减轻共病的症状,减少和避免药物干预带来的不良反应。

1. *非药物治疗* 控制发作性睡病症状首先需考虑非药物治疗,这是治疗发作性睡病的基础。同时,对某些特殊患者不宜进行药物治疗的(如怀孕和儿童早期),非药物治疗是必要的方法。非药物治疗可增强患者信心,提高治疗依从性,改善发作性睡病症状,减少共病发生。这些措施包括:① 日间规律小睡,对多数患者,短时间的小睡(不超过30分钟)对缓解症状即有明显帮助,但幼儿发作性睡病患者需要相对较长时间的小睡才能获益。② 良好的睡眠卫生习惯可有效缓解 EDS、减少共病和提高治疗依从性。③ 社会心理支持和认知治疗。

2. *药物治疗* 发作性睡病目前尚无确切的病因治疗,目前主要是对症治疗。

EDS 的首选药物是替洛利生(pitolisant)、莫达非尼(modafinil)、γ-羟丁酸钠(gamma-Hydroxybutyrate, sodium oxybate),其他药物包括阿莫达非尼(armodafinil)、哌甲酯缓释片(methylphenidate)、索林非妥(solriamfetol)、马吲哚(mazindol)等。

抗猝倒药物主要为替洛利生、羟丁酸钠和抗抑郁剂(三环类、文拉法辛)。三环类抗抑郁剂、选择性5-羟色胺再摄取抑制剂类(selective serotonin reuptake inhibitors, SSRIs)通常不具有很强的促醒效应,而替洛利生及羟丁酸钠可同时改善猝倒和 EDS。选择性5-羟色胺与去甲肾上腺素再摄取抑制剂类(selective serotonin and norepinephrine reuptake inhibitors, SNRIs)和选择性去甲肾上腺素再摄取抑制剂(selective noradrenaline reuptake inhibitors, NaRIs)则具有一定的促醒作用。这些药物也可联合使用。抗抑郁剂治疗猝倒起效迅速,但停药后易出现猝倒症状反弹。即便是长期服用缓释型抗抑郁剂,也可能在中断治疗的次日发生猝倒症状反弹,症状反弹甚至可持续数天。抗抑郁剂治疗猝倒时也可能出现耐药现象,此时增加剂量或更换药物可能会有所帮助。

其他伴随症状的治疗可根据具体症状对症处理。

第四节 异态睡眠

异态睡眠是指睡眠过程中出现复杂的动作和行为,包括在睡眠和睡眠期转换期间出现的怪异行为或看似有目的的动作、感知或梦境。依据发生的睡眠时期分为 NREM 睡眠期和 REM 睡眠期相关异态睡眠,其中 NREM 睡眠期主要有睡行症、睡惊症,REM 睡眠期主要有 REM 睡眠期行为障碍(RBD)。

一、快速眼球运动睡眠期行为障碍

RBD 是发生在 REM 睡眠期的异态睡眠,是 REM 睡眠期中反复出现肌张力不消失的现象,并伴有与梦内容有关复杂行为的发作性疾病。RBD 患者多见于50~70岁,人群患病率0.5%~2.1%。大部分病因不明称之为特发性 RBD,还有部分与抗精神病药物、抗抑郁药物、镇静催眠药物以及神经系统疾病(如神经退行性病变、发作性睡病、或脑干结构损伤)有关的 RBD,称为继发性 RBD。由于特发性 RBD 在疾病过程中转化为帕金森病、多系统萎缩、路易体痴呆及其他神经退行性疾病而受到关注。

【临床表现】

患者表现为睡眠中大声说话、喊叫、发笑、咒骂等不同于一般梦语的发声行为，肢体运动多以重复的细小动作和肌肉阵挛样收缩开始，进展为挥动手臂、拳击、踢腿等防御动作，也有逃跑、自床上坠落等行为。这些行为几乎和梦境的内容一致，称为梦境演绎行为(dream enactment behaviors, DEBs)，常可导致患者或床伴睡眠中断或躯体伤害，如擦伤、撕裂伤、脱臼、骨折、硬膜下血肿等。觉醒后，多数患者可回忆生动或恐怖的梦境，如被动物追赶、攻击、与人争执打架等；梦境大多数是不愉快的或者是噩梦。多导睡眠图检查显示在REM睡眠期睡眠时出现异常的肌电活动，下颌或肢体肌电图显示时相性或紧张性的肌电活动增多，视频可记录到相应的异常行为。部分患者还可伴有周期性肢体运动。

几乎所有RBD患者都有反复的DEBs，但并非所有DEBs都是RBD所致。有严重阻塞性睡眠呼吸暂停、创伤后应激障碍、夜间癫痫发作或NREM睡眠期异态睡眠(如梦游)的患者也可有DEBs。此外，某些药物或酒精使用或停用也会发生DEBs。因此详询病史和多导睡眠图记录对诊断RBD必不可少。生理状态下，REM睡眠期几乎所有骨骼肌呈弛缓状态(atonia)，而RBD患者则在REM睡眠期有活跃的骨骼肌肌电活动，这种REM睡眠期肌肉失弛缓(REM sleep without atonia, RWA)是RBD的电生理特征，表现为REM睡眠期50%的时间内存在下颏肌肌电图振幅增大，和/或过多的短暂性肌肉活动。

RBD根据发病年龄不同可分为两型：早发型(<50岁)及晚发型(≥50岁)。早发型与晚发型患者表现出不同的人口特征及相关特点。在早发型患者中，女性患病的比例更高；且RBD在异态睡眠重叠障碍(parasomnia overlap disorder, POD)、发作性睡病、使用抗抑郁药、可能的自身免疫性疾病中的发生比例也更高。

【诊断】

RBD的临床诊断需符合以下标准：①睡眠中反复出现的发声和/或异常行为表现；②这些发声及行为表现需多导睡眠图证实发生在REM睡眠期。或根据病史推断，该异常行为是对生动梦境的演绎，由此推断发生于REM睡眠期；③多导睡眠监测记录到RWA；④这种REM睡眠期睡眠行为异常不能由其他睡眠障碍、精神疾病、药物因素或物质滥用等原因来解释。睡眠中的典型临床表现和梦境演绎是诊断RBD的必要非充分条件，若REM睡眠期的异常肌电活动不足以满足RWA的评定标准，可将RBD作为临时性诊断。

在REM睡眠期，颏肌和指浅屈肌的肌电活动出现率最高，建议同时对颏肌和左右上肢指浅屈肌的肌电图进行评估，提高诊断的准确性。

【治疗】

RBD的治疗目标是降低DEBs的发作频率及严重程度、减少不愉快梦境的发生频率，提高患者睡眠质量。所有患者及家属应当采取防护措施，营造安全的睡眠环境，如夫妻分床睡眠、将锋利易碎的物体移出卧室、在床边的地板上放置床垫或在床边安装护栏以防摔伤等，尽可能减少或减轻异常行为带来的继发伤害。

RBD发作频繁或继发伤害严重，明显影响患者的生活时，可考虑药物治疗。

1. 氯硝西泮(睡前0.25~2 mg)　治疗RBD的证据相对最充分。可抑制DEBs，减少RBD患者阶段性REM睡眠期肌肉活动，但不抑制RWA。副作用包括跌倒、日间思睡、认知功能下降和严重阻塞性呼吸暂停加重等。

2. 褪黑素(3~15 mg)　可减少REM睡眠期DEBs的发生，降低肌张力，减少RWA的发生率，表明褪黑素对REM睡眠期发生机制有更直接的作用，单独使用或与氯硝西泮联用均有效。褪黑素治疗RBD的证据不如氯硝西泮充分，但不良反应少，安全性和耐受性好。因此，对RBD患者可以考虑首选褪黑素，如果疗效不佳再酌情添加或换用氯硝西泮。

3. 其他药物　也有使用普拉克索(0.125~1.5 mg)、褪黑素受体激动剂雷美替胺(8 mg)和阿戈美拉汀(25~30 mg)、帕罗西汀(10~40 mg)、利伐斯的明(4.5~6 mg)、羟基丁酸钠、大麻二醇等治疗RBD的报道。

二、睡行症

睡行症(sleepwalking)又称梦游症,是一种以行走或其他异常复杂行为或活动为特征的睡眠障碍,是在 NREM 睡眠期出现的异态睡眠。发病率为 1%~15%,儿童较多见。目前病因尚不清晰,但过度疲劳、精神紧张、睡眠剥夺等都可以诱发,甲状腺功能亢进、脑炎、偏头痛等疾病也可促发。

【临床表现】

主要表现在入睡后的 2~3 小时内从床上坐起,目光呆滞,漫无目的地行走;或做简单刻板的动作,如拿起被子、移动身体等;少数表现为较复杂的日常习惯性动作,如做饭、进食、驾车等。患者活动可自行停止,并回到床上继续睡眠,醒后对发作过程无记忆。患者在发作时对环境只有简单的反应,易发生磕碰、摔倒等意外伤害,发作时不易被唤醒,受到限制时可出现冲动或攻击行为。

多导睡眠监测显示发病多在 NREM 睡眠 3 期,常见于夜间睡眠的前 1/3 阶段 NREM 睡眠期结束时。

【治疗】

首先排除如疲劳、睡眠时间不足等诱因,保证患者获得充足的睡眠时间。其次做好防护,防止自伤或伤人。发作频繁时可选用苯二氮䓬类(如氯硝西泮、阿普唑仑)、抗抑郁剂(如阿米替林、氟西汀)等。进行自我催眠和松弛疗法等心理治疗方法,有助于缓解症状。

三、睡惊症

睡惊症(sleep terror)也称夜惊症(night terror)或睡眠惊恐,也是一种 NREM 睡眠期异态睡眠。常见于 4~12 岁儿童,也可出现在成人,成人常见的患病年龄段是 20~30 岁。

【临床表现】

多在入睡后的 1~2 小时 NREM 睡眠后期,突然坐起,发出毛骨悚然的尖叫、哭喊、双眼凝视,常有强烈的恐惧、焦虑和窒息感。有时会下床,但很少离开房间。发作时伴呼吸急促、心跳加快、面色苍白、出汗、瞳孔扩大、皮肤潮红等自主神经症状。发作时意识呈朦胧状态,呼之不应,旁若无人。持续 1~2 分钟后常能自行缓解并继续入睡。次日对发作经过不能回忆或仅部分记忆,无完整生动的梦境。

多导睡眠监测显示在 NREM 睡眠 3 期慢波睡眠时突然觉醒,常见于夜间睡眠前 1/3 阶段的 NREM 睡眠期。

【诊断】

根据典型的临床表现和多导睡眠监测显示的发作处于 NREM 睡眠期阶段可做出诊断。需要与睡眠相关的癫痫鉴别。

【治疗】

治疗方法和睡行症相似,首先除去诱发因素,注意保护,防止自伤。发作频繁可选用氯硝西泮、地西泮、阿普唑仑等,睡时服用。

第五节　睡眠相关的运动障碍

一、不宁腿综合征

不宁腿综合征(restless legs syndrome, RLS)又称不安腿综合征、Willis-Ekbom 病(Willis-Ekbom disease, WED)，其主要表现为强烈的、几乎不可抗拒的活动腿的欲望，大多发生在傍晚或夜间，安静或休息时加重，活动后好转。本病严重影响患者的生活质量，尤其可导致失眠、抑郁和焦虑。流行病学研究表明，本病与神经精神疾病、心脑血管疾病、肾脏疾病、营养代谢性疾病及妊娠等存在明显的相关性。本病可发生于任何年龄阶段，发病率随年龄增长而升高，女性患病率约为男性 2 倍。本病在欧美发达国家较为常见，患病率为 5%～10%。亚洲人群的患病率较低，为 0. 1%～3. 0%。

根据是否存在明确的病因分为原发性和继发性不宁腿综合征。近一半的原发性不宁腿综合征患者有家族史。继发性不宁腿综合征患者多数在 40 岁以后发病，与多种神经系统疾病（如帕金森病、脑卒中、多发性硬化、脊髓病变等）、铁缺乏、妊娠或慢性肾脏疾病有关。此外，部分药物或物质可能诱发或加重不宁腿综合征症状，如尼古丁、酒精、咖啡、抗抑郁药、抗精神病药、抗组胺药等。

【临床表现】

特征性表现为在安静情况下，出现腿部的不适感而引发的腿部活动。患者主诉腿部出现难以描述的不适感，如蠕动、蚁走、瘙痒、烧灼、触电感等，感觉异常位于肢体深部，多数以累及下肢为主，可出现于单侧或双侧，半数患者也可累及上肢。这种不适感觉迫使患者通过持续活动来缓解症状，如伸展肢体、搓揉下肢等，静息后可使症状重复出现或加重。通常夜间症状加重，典型者在 23 点至次日凌晨 4 点最为严重。这种不适感常会影响患者和同床者的正常睡眠。

多导睡眠监测可见腿部运动明显增多，每次运动持续时间超过 10 秒，每小时可超过 40 次。同时可伴有夜间觉醒次数和觉醒时间增多，以及睡眠片段化现象增多。

【诊断】

诊断需同时满足以下 3 点。

（1）有迫切需要活动腿部的欲望，通常伴腿部不适感或认为是由于腿部不适感所致，同时符合以下症状：① 症状在休息或不活动状态下出现或加重，如躺着或坐着；② 运动可使症状部分或完全缓解，如行走或伸展腿部，至少活动时症状缓解；③ 症状全部或主要发生在傍晚或夜间。

（2）上述症状不能由其他疾病或行为问题解释（如腿抽筋、姿势不适、肌痛、静脉曲张、下肢水肿、关节炎或习惯性踮脚）。

（3）上述症状导致患者忧虑、苦恼、睡眠紊乱，或心理、躯体、社会、职业、教育、行为及其他重要功能障碍。

一般需要首先排除继发性因素，进行相关检查如血常规、血清铁蛋白、总铁结合度、转铁蛋白饱和度等贫血相关检查，有助于了解铁利用情况、排除缺铁性贫血继发的不宁腿综合征。血尿素氮、肌酐等肾功能检测排除慢性肾衰竭或尿毒症继发的不宁腿综合征。血糖、糖化血红蛋白检查，排除糖尿病继发的不宁腿综合征；对于阳性家族史患者可以进行相关基因学筛查。

多导睡眠监测能客观显示不宁腿综合征患者的睡眠紊乱，如睡眠潜伏期延长、觉醒指数升高等睡眠结构改变和辨别是否伴有睡眠中周期性肢体运动（periodic lim movements in sleep, PLMS）。70%～80%的成年不宁腿综合征患者单夜多导睡眠图监测显示周期性肢体运动指数（periodic limb movements of sleep index, PLMI）≥5 次/小时，可作为支持不宁腿综合征诊断的证据。多夜监测 PLMI 的阳性率可达 90%以上。制动试验可用于评估清醒期周期性肢体运动（periodic limb movements of wake, PLMW）和相关感觉症状。即在就寝前 1 小时，受试者在清醒状态下舒适地坐在床上，双下肢伸展，与身体呈 35°角，使用无呼吸导联的多导睡眠监测，如监测期间清醒期周期性肢体运动指数（periodic limb movements of wake index, PLMWI）≥40 次/小时，则支持 RLS 的诊断。

【治疗】

首先应培养患者健康的睡眠习惯，并进行适度活动等，同时去除各种引起本病的病因，如对缺铁引起者给予补铁治疗等。药物治疗可选用多巴胺能受体激动剂(普拉克索、罗匹尼罗、罗替戈汀等)、复方左旋多巴制剂(多巴丝肼、卡左双多巴)、加巴喷丁或镇静催眠类药物(如氯硝西泮)等。

二、周期性肢体运动障碍

周期性肢体运动障碍(periodic limb movement disorder, PLMD)是指在睡眠中反复发作的肢体周期性动作。本病患病率随年龄增长逐渐增加,在青年期为5%左右,老年人可升高至40%。

【临床表现】

主要表现为睡眠中反复出现肢体运动,以下肢发作性收缩为特征性表现,呈周期性发作,每次持续时间0.5~5秒,发作间隔5~90秒,上肢也可以出现类似的表现。这种不自觉的运动常会影响患者和同床者的正常睡眠。

多导睡眠图检查可见肢体运动可发生于睡眠中任何时段,以NREM睡眠期多见。腿动监测显示反复发作的特征性肢体运动,运动连续发作≥4次,发作次数≥5次/小时。同时可伴有睡眠片段增多、觉醒次数增多等睡眠结构紊乱表现。

【治疗】

药物治疗可选择多巴胺类药物如多巴丝肼、苯二氮䓬类药物如氯硝西泮等。

(刘春风)

思 考 题

1. 失眠的治疗原则是什么?
2. 常见的异态睡眠分几类,主要的区别是什么?
3. RBD的临床表现及诊断标准是什么?
4. 发作性睡病的特征性表现是什么?
5. 不宁腿综合征的治疗原则是什么?
6. 病例分析

【病史摘要】

患者,男性,65岁,农民。主诉"夜间反复大喊大叫5年余"入院。患者于5年前无明显诱因下出现梦语,主要为睡觉时出现大喊大叫,无肢体动作,发作频率为每月1次,当时患者未引起重视。后发作频率逐渐增多,近3个月每周都会出现1次,表现为睡眠中大喊大叫的同时有手脚的挥动,甚至会从床上摔倒在地,导致右侧面部受伤。家属有次还发现其有下床活动。追问病史,患者发作时经常梦见死人、动物追赶,内心感到很害怕而选择逃跑或反击。既往体健。有长期便秘病史。否认"高血压、糖尿病、心脏病"病史,否认"结核、肝炎"传染病史,否认药物食物过敏史。

神志清,精神可。神经系统体格检查无阳性体征。

辅助检查:① 艾普沃斯嗜睡量表(Epworth sleepiness scale, ESS)10分。② 微觉醒障碍严重程度评分量表26分。③ 自主神经功能评定量表12分(主要为便秘、小便次数增多)。④ 快速眼球运动睡眠期行为障碍(RBD)-香港量表:因子1 15分;因子2 33分;总分48分。⑤ 多导睡眠监测:a. 睡眠效率差,睡眠结构紊乱,以浅睡眠为主,明显缺乏深睡眠,睡眠监测中可及一段长程清醒。b. 睡眠中未及异常呼吸事件。c. 夜间平均血氧饱和度94%,最低血氧饱和度91%,属正常范围。d. REM睡眠期可及下颏肌电阵发性增高,音频可及梦语,视频可及伴随手部动作。

治疗经过：给予睡眠健康知识教育；改善患者睡眠环境（在床边设置围栏，避免尖锐或易碎物品放置在床边）；同时给予氯硝西泮起始 1 mg 睡前服用。随访第 1 个月，患者夜间喊叫及动作偶有发生，无明显不适症状，嘱氯硝西泮加量至 2 mg，后症状基本消失。

【诊断分析】

（1）病史特点：① 中老年男性；② 夜间大喊大叫 5 年，以噩梦及夜间暴力性动作为主要表现，日间无暴力行为动作发生；③ 患者暴力动作导致面部受伤，严重影响生活质量；④ 神经系统无阳性体征，无明显焦虑、抑郁表现；⑤ 多导睡眠监测可见 REM 睡眠期可及下颏肌电阵发性增高，音频可及梦语，视频可及伴随手部动作，未发现其他睡眠障碍。

（2）诊断：根据上述病史特点，符合原发性 RBD 诊断标准。

（3）鉴别诊断：① 觉醒障碍：睡眠中出现的异态发作性事件。② 夜间癫痫发作：睡眠过程中发作的癫痫。多导睡眠监测可及异常的脑电图改变。③ 节律性运动障碍：儿童中常见，以刻板动作为特征的动作（包括头或四肢有节律地摆动、睡眠状态下摇头或身体摆动）。部分可持续到成年期。④ 夜间惊恐障碍：患者主观睡眠不适极为常见，包括失眠、夜间惊恐发作、害怕上床或入睡。夜间惊恐是一种 NREM 睡眠期现象，容易和其他以突然觉醒为特点的睡眠障碍（特别是睡眠呼吸障碍或胃食管反流）相混淆。

（4）治疗建议：改善睡眠环境是预防 RBD 患者及伴侣睡眠相关性伤害最基本和最重要的步骤。建议同时使用药物：氯硝西泮或/和褪黑素。

参考文献

王维治，2021. 神经病学. 第 3 版. 北京：人民卫生出版社.

赵忠新，2016. 睡眠医学. 北京：人民卫生出版社.

American Academy of Sleep Medicine, 2014. International Classification of Sleep Disorders: Diagnostic and Coding Manual (3rd edition): 12－216.

第二十一章

系统性疾病的神经并发症

第一节 概　　述

神经系统整合调节机体其他各系统、器官的功能，维持内环境的稳定，机体其他各系统、器官之间相互依存相互影响，对神经系统也有密切的影响。当机体内其他系统、器官或者内环境发生功能紊乱时，常常会累及神经系统。许多内科系统疾病都会合并有神经系统并发症，如心脏和肺部疾病导致的缺血、缺氧性神经病变，肝脏疾病导致的肝性脑病，内分泌系统疾病、风湿性疾病、恶性肿瘤导致的神经系统并发症等。本章着重介绍几种常见的内科系统疾病的神经并发症。

第二节 糖尿病神经系统并发症

糖尿病神经系统并发症是糖尿病最常见的并发症之一，许多糖尿病患者缺少“三多一少”的典型临床症状，常在神经系统病变就诊过程中才发现患有糖尿病。随着人们对糖尿病神经系统损害认识的不断提高和新的检查手段（如 MRI、脑血管超声和肌电图等）的普遍应用，糖尿病神经系统并发症检出率逐渐增高，可达 50%以上。

【发病机制】

1. *糖代谢异常*　包括多元醇途径、己糖胺途径、晚期糖基化终末产物（AGEs）途径、过氧化物酶激活受体途径等。这些途径的代谢产物既可单独导致神经损害，也可共同作用导致线粒体功能障碍和氧化应激的蓄积。

2. *微血管病变导致的神经缺血*　微血管基底膜增厚、血管内皮细胞增生、透明样变性、糖蛋白沉积、管腔狭窄等，引起微循环障碍，进而导致神经组织缺血、缺氧，后者可引起自由基生成增多，氧化应激增强，造成神经结构和功能损害。

3. *神经修复机制受损*　神经生长因子（nerve growth factor，NGF）对交感神经元和部分感觉神经元起营养支持作用，糖尿病神经病变时皮肤和肌肉组织内 NGF 减少。此外，NGF 与胰岛素在结构上相似，部分糖尿病患者体内出现的胰岛素抗体可以与 NGF 发生交叉反应。胰岛素样生长因子－1（insulin-like growth factors，IGFs－1）具有促进神经生长和修复的作用。胰岛素抵抗导致胰岛素和 IGFs－1 作用降低，促使糖尿病性神经系统病变发生。

4. *氧化应激*　在高糖条件下活性氧的生成增加，超氧化物的过度生成会抑制磷酸甘油醛脱氢酶等还原性物质的生成，通过其他途径如蛋白激酶 C 途径和蛋白糖基化终末产物途径等，来提高葡萄糖的利用。氧化应激导致早期炎症和内皮损伤，从而引起血管炎症和血脑屏障损伤，还可通过诱导不平衡线粒体的裂变引起糖尿病神经病变。

5. *其他因素*　自身免疫因素、炎症反应及遗传因素等均参与糖尿病神经系统损害发生，如部分患者血清中可以查到抗神经节抗体及抗磷脂抗体等自身抗体;糖尿病神经病变患者比无神经病变的糖尿病患者的P2选择素和细胞间黏附分子-1基础值高。

【分类】

糖尿病神经系统病变分类见表21-1。

表21-1　糖尿病神经系统病变分类

分类
糖尿病性弥漫性神经系统病变
对称性多发末梢神经病(distal symmetric polyneuropathy)
原发性小纤维神经病(primarily small-fiber neuropathy)
原发性大纤维神经病(primarily large-fiber neuropathy)
混合性大、小纤维神经病(mixed small-and-large-fiber neuropathy)
自主神经病
心血管自主神经病(cardiovascular autonomic neuropathy)
心率变异性减低(reduced HRV)
静息时心动过速(resting tachycardia)
体位性低血压(orthostatic hypotension)
恶性心律失常(malignent arrhymia)
胃肠自主神经病(gastrointestinal autonomic neuropathy)
糖尿病性胃轻瘫(diabetic gastroparesis)
糖尿病性腹泻或便秘(diabetic diarrhea or constipation)
泌尿生殖自主神经病(genitourinary autonomic neuropathy)
膀胱功能障碍(bladder dysfunction)
性功能障碍(sexual dysfunction)
汗腺运动神经病(sudomotor neuropathy)
远端少汗或无汗症(distal hypohydrosis/anhidrosis)
味觉出汗综合征(gustatory sweating)
低血糖性意识障碍(hypoglycemic unawareness)
瞳孔异常(abnormal papillary function)
糖尿病性单神经病(diabetic mononeuropathy)[包括多发单神经病(mononeuritis multiplex)]
糖尿病性脑神经病(diabetic cranial neuropathy)
糖尿病性脊神经病(diabetic spinal neuropathy)
糖尿病性神经根病
神经根神经丛神经病(radiculoplexus neuropathy)
胸神经根病(thoracic radiculopathy)
糖尿病性脑血管病(diabetic cerebrovascular diseases)
糖尿病腔隙性脑梗死(diabetic cerebral lacunar)
糖尿病多发性脑梗死(diabetic multiple cerebral infarction)
糖尿病脑病(diabetic encephalopathy)
糖尿病性脊髓病(diabetic myelopathy)
脊前动脉综合征(anterior spinal artery syndrome)
糖尿病性肌萎缩(diabetic amyotrophy)
糖尿病性假性脊髓痨(diabetic pseudomyelanalosis)
糖尿病非酮症高渗性昏迷(hyperosmolar nonketotic diabetic coma)

【临床表现】

(一)糖尿病性多发性周围神经病

糖尿病性多发性周围神经病(diabetic polyneuropathy, DPN)是最常见的糖尿病神经系统并发症,以感觉神经和自主神经症状为主,而运动神经症状较轻。

糖尿病性多发性周围神经病的临床表现反映了一种长度依赖性的大、小有髓神经纤维及无髓神经纤维完整性的逐渐丧失。主要表现为以下几点。

1. *慢性起病,逐渐进展* 多数对称发生,不典型者可以从一侧开始发展到另一侧,主观感觉明显而客观体征不明显。有些患者神经症状明显但无明显糖尿病症状,甚至空腹血糖正常糖耐量异常,此时需通过神经传导速度检测才能明确诊断。

2. *感觉症状* 通常自下肢远端开始,主要表现为烧灼感、针刺感及电击感,足部症状典型,活动可加剧,通常夜间重,有时疼痛剧烈难以忍受而影响睡眠。还可以出现肢体麻木感、蚁走感等感觉异常,活动后好转,可有手套-袜套样感觉减退或过敏,常导致足部溃疡或创伤。小纤维病变常见于糖耐量异常者,典型表现为下肢远端烧灼感,可伴有痛、温觉异常。大纤维病变可有深感觉障碍。

3. *自主神经症状较为突出* 可出现体位性低血压。此外,皮肤、瞳孔、心血管、汗腺和周围血管、胃肠、泌尿生殖系统均可受累。

4. *运动症状* 肢体无力较轻或无,一般无肌萎缩。查体时可见下肢深、浅感觉和腱反射减弱或消失。

(二)糖尿病性单神经病

糖尿病性单神经病(diabetic mononeuropathy)是指单个神经受累,如果侵犯两个以上神经称为多发性单神经病。主要累及脑神经,以第Ⅲ、Ⅳ、Ⅵ和Ⅷ对脑神经多见。也可侵犯脊神经,包括股神经、腓神经、正中神经、尺神经等。

糖尿病性单神经病主要是微循环障碍所致,临床上以急性或亚急性起病居多,表现为受损神经相应支配区域的感觉、运动障碍,肌电图检查以神经传导速度减慢为主。病程可持续数周到数月,大多数呈自限性。

(三)糖尿病性自主神经病

糖尿病性自主神经病(diabetic autonomic neuropathy)是指交感神经和副交感神经受损,80%的糖尿病患者有不同程度的自主神经受累,有髓纤维和无髓纤维均可受累。可见于糖尿病的任何时期,但最易发生在病程10年以上和血糖控制不良的患者中。影响到心脏、血管及汗腺自主神经时,临床表现为血管舒缩功能不稳定、汗腺分泌异常,表现为体位性低血压、四肢发冷、多汗或少汗、皮肤干燥;影响到瞳孔导致瞳孔对光反应迟钝称为糖尿病性异常瞳孔。

常见的糖尿病性自主神经病有以下几种。

1. *糖尿病性心血管自主神经病(diabetic cardiac autonomic neuropathy)* 心血管自主神经功能受损,可表现为静息时心动过速、活动耐力下降、体位性低血压、夜间高血压、体位性心动过速综合征、心肌缺血及痛阈升高,甚至猝死,有些心电图可有QT间期延长、心率变异性降低等。

2. *糖尿病性胃肠自主神经病(diabetic gastrointestinal autonomic neuropathy)* 糖尿病常引起胃、肠自主神经损害,导致其功能紊乱,包括胃轻瘫、腹泻、便秘等。

3. *糖尿病性膀胱功能障碍(diabetic bladder dysfunction)* 13%的糖尿病患者合并有膀胱功能障碍,出现排尿困难,膀胱容量增大,称为低张力性大容量膀胱。由于膀胱内长时间有残余尿,因此常反复发生泌尿系统感染。

4. *糖尿病性性功能障碍(diabetic sexual dysfunction)* 男性糖尿病患者有接近半数出现阳痿,它可以是糖尿病自主神经障碍的唯一表现,其原因可能是由于骶部副交感神经受损所致。40岁以下的女性患者38%出现月经紊乱,此外还有性冷淡和会阴部瘙痒。

（四）糖尿病性脊髓病

糖尿病性脊髓病（diabetic myelopathy）是糖尿病少见的并发症，主要包括糖尿病性肌萎缩、糖尿病性假性脊髓痨和脊前动脉综合征。

1. *糖尿病性肌萎缩*（diabetic amyotrophy） 约占糖尿病患者的0.18%，是糖尿病性腰段神经根病变。多见于老年2型糖尿病患者，体重减轻、血糖变化时容易发生。多为亚急性起病，主要累及骨盆带肌，特别是股四头肌，往往肌萎缩明显，而肌无力非常轻微。常以单侧下肢近端开始，病情进展后约有半数患者双侧下肢近端受累，偶可累及下肢远端。部分患者有剧烈的神经痛但查体却无感觉异常。肌电图显示以支配近端肌肉和脊旁肌为主的神经源性损害。

2. *糖尿病性假性脊髓痨*（diabetic pseudomyelanalosis） 脊髓的后根和后索受累引起的，临床表现为深感觉障碍，患者多出现步态不稳、夜间行走困难、走路踩棉花感，龙贝格征阳性。

（五）糖尿病性脑病

糖尿病性脑病（diabetic encephalopathy, DE）是由糖尿病引起的认知功能障碍、行为缺陷和大脑神经生理及结构改变的中枢神经系统疾病。主要表现为学习能力下降、记忆力减退、时间空间定向力减退、语言能力、理解判断和复杂信息处理能力下降，严重可发展为痴呆。

（六）糖尿病非酮症高渗性昏迷

糖尿病非酮症高渗性昏迷（hyperosmolar hyperglycemic nonketotic coma HHNC）是糖尿病急性合并症之一。常发生在1型糖尿病或2型糖尿病未正规治疗者。临床表现为高血糖引起的严重高渗性脱水和进行性意识障碍的临床综合征，可伴有局灶性神经功能障碍。

【诊断】

根据上述分类和相应的临床表现，结合血糖升高或糖耐量异常等不难诊断糖尿病神经系统病变。脑血管病需进行头部CT、MRI检查；脊髓血管病多数可通过MRI检出；糖尿病心脏自主神经病变可采用心率变异性测定（HRV）、蹲踞试验等靠检查提高诊断率；周围神经病诊断主要依据感觉和自主神经症状、肌电图显示神经传导速度减慢，临床中联合应用踝反射、针刺痛觉、振动觉、压力觉和温度觉等5项检查来筛查DPN，必要时可行神经活检和基因检测等检查；糖尿病性脑病目前尚无统一诊断标准，可通过认知功能量表进行筛查。

【治疗】

对因治疗包括改善生活方式、控制血糖、控制危险因素、营养神经、改善循环灌注、抗氧化应激等。对于糖尿病性多发性周围神经病疼痛症状不能自行缓解的患者，可选用抗抑郁药（如阿米替林、度洛西汀和文拉法辛）、抗癫痫药（如普瑞巴林、丙戊酸钠）和辣椒碱乳膏对症治疗。此外，还需对症治疗自主神经症状以改善患者生活质量。对于糖尿病脑病轻度认知功能障碍的患者可考虑采用综合干预的方法，如饮食锻炼等，对于中重度认知功能障碍的患者，可考虑给予乙酰胆碱酯酶抑制剂或NMDA受体拮抗剂治疗。糖尿病非酮症高渗性昏迷患者治疗上应积极补液，纠正水电解质及酸碱失衡，小剂量胰岛素输注控制血糖，去除诱因，预防治疗并发症。

【预后】

糖尿病性周围神经病治疗效果不佳，有些患者可发展成厌食、体重下降、抑郁及焦虑，甚至恶病质状态。部分患者出现顽固性肢端溃疡、坏死及反复感染导致败血症。

第三节　甲状腺相关疾病神经系统并发症

一、甲状腺功能亢进的神经系统病变

甲状腺功能亢进症(hyperthyroidism)简称甲亢,是指由多种原因导致的甲状腺功能增强,甲状腺激素分泌过多引起的多系统受累的高代谢症候群。可与甲亢危象并存,多由服药不规则或停药诱发。甲亢神经系统损害的机制可能与甲状腺激素大量释放、高代谢状态、肾上腺素能系统过度活跃、自身免疫因素、周围神经受压迫等有关。主要神经系统并发症包括以下几种。

(一)甲状腺毒性脑病

甲状腺毒性脑病(thyrotoxic encephalopathy)患者有不同程度的认知障碍,意识障碍,大量错觉、幻觉以及明显的精神运动性兴奋,患者可很快进入昏迷状态。还可表现为去皮层状态、癫痫发作、延髓麻痹、锥体束受累、脊髓丘脑束受累、锥体外系受累等。脑电图示中、重度异常,以弥漫的高波幅慢波为主。头颅CT早期多示正常,也可在额颞区、半卵圆中心及基底核出现欠均匀低密度灶。头MRI可见相应部位长T_1、长T_2异常信号。

(二)甲状腺毒性肌病

急性甲状腺毒性肌病(acute thyrotoxic myopathy)较为罕见,表现为发展迅速的肌无力,严重时可在数日内发生软瘫。常侵犯咽部肌肉而发生吞咽及发音障碍,甚至累及呼吸肌引起呼吸麻痹。少数患者可侵犯眼肌及其他脑神经所支配的肌肉。肌腱反射常降低或消失,肌肉萎缩不明显,括约肌功能保留,无感觉障碍。

(三)慢性甲状腺毒性肌病

慢性甲状腺毒性肌病(chronic thyrotoxic myopathy)很常见,主要为中老年男性患者,儿童少见。特点是进行性肌力下降,而甲亢症状并不明显。大约2/3的患者表现为近端肌受累,伸肌较屈肌更易受累。少数患者可同时侵犯肢体远端肌肉和面部肌肉。常同时累及双侧,少数以单侧为主。

(四)甲状腺毒性周期性瘫痪

甲亢合并周期性瘫痪主要以获得性低钾性周期性瘫痪为主。常在夜间或白天安静时突然发生肢体软瘫及低钾血症,主要累及近端肌,很少累及躯干和头颈部,严重时可致呼吸肌麻痹。可伴有自主神经障碍,如心动过缓或过速、低血压、呕吐、烦渴、多汗、瘫痪及水肿等。

二、甲状腺功能减退的神经系统病变

甲状腺功能减退(hypothyroidism)性神经病变,是继发于甲状腺功能减退症的神经系统受累表现,主要表现为认知障碍(注意力和短期记忆下降)、运动障碍(类似帕金森综合征)、周围神经病变(远端对称性感觉障碍)和肌病等,严重者出现黏液水肿性昏迷甚至死亡。甲减如为先天性或发生在新生儿期,可引起精神发育不良、运动发育受损和智能缺陷。

本病经甲状腺素治疗后,大部分临床症状可很快消失,预后良好。

三、桥本脑病

桥本脑病(Hashimoto encephalopathy, HE)是一种与桥本甲状腺炎相关的脑病。以抗甲状腺抗体增高为特征,而甲状腺功能可为正常、亢进或低下。

(一) 发病机制

目前认为甲状腺炎和脑病的发病机制都与免疫系统的过度激活有关,主要包括: ① 自身免疫反应介导的微血管病变导致脑内低灌注;② 促甲状腺激素过度释放引起的毒性效应;③ 自身免疫性复合物攻击髓磷脂碱基蛋白,触发脑血管性炎症而造成脑水肿;④ 甲状腺组织与神经组织有共同的抗原决定簇,因此在病理状态下产生的自身抗体可同时对神经细胞或 α -烯醇化酶产生免疫杀伤作用。

(二) 临床表现

本病多见于中年女性,急性或亚急性起病,少数为慢性起病。根据发病类型可分为两类: 一类是以局灶症状为主的卒中样发作型,病程呈复发-缓解形式,临床表现为锥体束症状如偏瘫、四肢瘫,也可出现失语、失用、失读、小脑性共济失调、感觉障碍等,伴有不同程度的认知功能障碍和意识改变。另一类是以精神症状为主的缓慢进展型,表现为缓慢进展的认知损害,伴意识模糊、幻觉,部分患者会快速恶化至昏迷。

除了脑病的表现,还可有锥体外系受累表现,可出现不随意运动、肌阵挛、震颤。少数出现斜视、眼阵挛、舞蹈样运动、肌阵挛、上腭震颤和眼睑痉挛。癫痫发作主要为全面性发作,多呈强直-阵挛性发作,也可呈复杂部分性癫痫发作。还可伴有睡眠障碍、听觉过敏、偏头痛、神经痛性肌萎缩症及脱髓鞘性周围神经病。

(三) 诊断及辅助检查

Peschen-Rosin 等人提出出现以下临床表现时需考虑桥本脑病的可能: 难以解释的反复发作的脑病表现,包括意识模糊、认知障碍、癫痫、精神异常、肌阵挛或局灶性神经系统受损表现,且至少符合以下 5 项中的 3 项。

(1) 脑电图异常。脑电图呈全面慢波,多与临床症状密切相关。亦可出现三相波、棘波、棘慢波、突发性慢波。本病虽然可以全身性痉挛为多发症状,但在脑电上呈现癫痫样改变者少,这可能为本病的特征之一。

(2) 甲状腺自身抗体水平升高。以抗甲状腺过氧化物酶抗体(抗 TPO 抗体)升高为主,抗甲状腺球蛋白抗体(抗 TG 抗体)亦可升高或正常。抗体高低与疾病严重程度不相关。

(3) 脑脊液蛋白升高或出现寡克隆带。

(4) 糖皮质激素治疗反应良好。

(5) 不明原因的头部 MRI 异常。大部分患者的 CT、MRI 无特异性改变,部分患者 MRI 显示非特异性的大脑皮质下白质区 T_2WI、FLAIR 高信号,随着病情好转,白质区高信号可以恢复正常。SPECT 显示脑部存在低血流信号,特别是额叶,其次是颞叶、顶叶、枕叶及小脑半球。

同时需要注意的是,桥本脑病是除外性诊断,需要除外感染、自身免疫、肿瘤、副肿瘤、中毒、代谢等其他可能导致脑病的潜在病因。

(四)治疗

主要是以糖皮质激素为主的免疫调节治疗,给药后1~2天多数患者开始出现明显的效果。对于症状反复者可重复用药。对激素反应差的患者可联合使用免疫抑制剂,也可试用免疫球蛋白治疗、血浆置换治疗等。

第四节 风湿性疾病神经系统并发症

一、系统性红斑狼疮神经系统并发症

系统性红斑狼疮(systemic lupus erythematosus, SLE)患者继发中枢神经系统受累出现不同程度的神经精神症状,称为神经精神狼疮(neuropsychiatric systemic lupus erythematosus, NPSLE)。NPSLE发病机制目前认为主要包括抗体对神经细胞的直接损伤,抗体对脑血管的损伤,抗体对凝血系统的影响及抗原-抗体复合物对脉络膜和血-脑屏障的损伤等。

(一)临床表现

NPSLE可出现在SLE的各个时期或先于SLE。1999年美国风湿病学会(American College of Rheumatology, ACR)提出了NPSLE的19组综合征,包括中枢神经系统受累表现:无菌性脑膜炎、脑血管病、脱髓鞘性疾病、头痛、运动障碍、脊髓病、癫痫发作、急性精神错乱、焦虑、认知障碍、情绪失调、精神障碍;周围神经系统受累表现:吉兰-巴雷综合征、自主神经系统功能紊乱、单神经病变、重症肌无力、脑神经病变、神经丛病变、多发性神经病变。

狼疮性脑病指神经影像上未发现明确病灶但有精神症状的脑病。狼疮脑病按临床表现将神经精神损害分为三型:① 轻型,头痛和/或呕吐、视物模糊;② 中型,除上述表现外并发精神异常、抽搐发作、病理征或眼底改变;③ 重型,除中型表现外并发昏迷、典型的癫痫发作。

(二)辅助检查

1. 血清免疫学检查　符合SLE诊断。血清中的抗体和临床症状有一定关系。如抗淋巴细胞抗体与认知障碍有关,抗心磷脂抗体与脑梗死、舞蹈病和脊髓炎有关。

2. 脑脊液检查　脑脊液压力可升高,一般为轻度升高,也可高达400 mmH_2O。大多数患者可出现蛋白升高,糖和氯化物多正常,也可降低。可见抗神经元抗体和抗淋巴细胞的IgG抗体。C4补体降低常提示活动性狼疮脑病。

3. MRI检查　MRI的阳性率高于CT,但特征性不强,可见多发性脑梗死、脑出血、脑萎缩、白质疏松、脊髓异常信号等。

4. 脑电图检查　脑电图对NPSLE诊断的灵敏度高而特异性差,对早期诊断、疗效观察及预后判断有一定意义。① 轻度异常:主要表现为α波,较多散在或短至中程H波节律活动,以额、中央、颞区多见。② 中度异常:主要表现为基本频率减慢,以H波及D波活动为背景,少量α波,呈长程阵发性、持续性、弥漫性出现。③ 重度异常:主要表现为弥漫性非节律性δ波或θ波发放。

5. 肌电图检查　当累及周围神经时可出现神经传导速度的减慢,个别提示轴索损害。

(三)诊断

SLE的诊断目前多采用系统性红斑狼疮国际临床协作组(Systemic Lupus International Collaborating

Clinics, SLICC)2012 年提出的修订版分类标准,也有临床医师采用美国风湿协会(ACR)1997 年制定的分类标准。由于 SLE 导致每种临床综合征的机制不同,具有不同的鉴别诊断和治疗方案,因此,最好分开考虑每种综合征,而不是将 NPSLE 作为一个整体。此外,诊断 NPSLE 需要严格排除其他病因。脑脊液检查白细胞和蛋白轻度增高、抗核抗体阳性、C4 补体降低,大剂量皮质激素治疗好转也有助于诊断。

(四)治疗

1. *一般治疗*　早诊断、早治疗,避免诱因如紫外线照射、感染、精神刺激、过度劳累、妊娠和生育、药物等。SLE 急性期应休息,积极控制感染。

2. *SLE 治疗*　主要治疗方法是免疫抑制治疗,包括糖皮质激素、免疫抑制剂、免疫清除及免疫重建等。

3. *神经症状治疗*　主要为对症治疗,如抗癫痫治疗,改善高凝状态,脱水剂降低颅内压,周围神经病用激素和 B 族维生素,舞蹈病可用氟哌啶醇治疗,无菌性脑膜炎可用激素治疗,狼疮性精神病可用免疫抑制疗法同时联合抗精神病药控制症状等。

二、中枢神经系统血管炎神经系统并发症

血管炎(vasculitis)是以血管壁炎症为主要表现的一组疾病,可累及全身多个系统。血管炎主要累及中枢神经系统时称为中枢神经系统血管炎(central nervous system vasculitis, CNSV)。

(一)发病机制

主要与机体自身免疫异常有关。抗内皮细胞抗体对损伤的血管内皮细胞可产生细胞毒性作用,使得内皮细胞表面的黏附分子表达上调,导致血流阻断和血管损伤;同时可激发促凝机制,使得血管内血栓形成,导致脑梗死;炎症过程可导致血管壁损伤、管壁破裂,导致脑出血。抗中性粒细胞胞浆抗体(ANCA)、病理性免疫复合物的沉积、感染因子、肿瘤细胞、病理性细胞免疫反应和肉芽肿形成等均可介导血管损伤。

(二)临床表现

1. *原发性中枢神经系统血管炎(primary angiitis of the central nervous system, PACNS)*　病变局限于中枢神经系统,主要侵犯脑实质、脊髓和软脑膜的中、小动脉血管壁。较为罕见,任何年龄段均可发病,发病高峰为 40~50 岁,男女发病比例为 2∶1。多为急性或亚急性起病,部分起病隐匿,病程呈亚急性或慢性波动性进展,缓解与复发交替进行。头痛常为首发症状,急性或慢性,可轻可重。由于血管壁损伤引起的短暂性脑缺血发作(TIA)、脑梗死或脑出血等,可引起相应的脑损害、脊髓损害的症状。弥漫性脑损害症状也较常见,包括认知功能障碍、精神行为异常等。偏瘫多由于较大血管受累,癫痫多见于儿童。少数有视神经炎表现,部分可合并淀粉样血管病。

2. *继发性中枢神经系统血管炎(secondary vasculitis of the central nervous system)*

(1) 系统性血管炎相关的 CNSV:常见的有巨细胞动脉炎(GCA)、结节性多动脉炎(PAN)、ANCA 相关性血管炎(AAV)、白塞病(BD)等。

巨细胞动脉炎神经系统并发症的典型特征为局限性新发头痛、颞动脉压痛等。

结节性多动脉炎最为常见的神经系统并发症是多发性单神经炎、弥漫性周围神经病变等,患者可有头痛、视网膜病、癫痫、认知障碍等表现。

ANCA 相关性血管炎包括显微镜下多血管炎、肉芽肿血管炎和嗜酸细胞肉芽肿血管炎。显微镜下多

血管炎神经系统症状中多发性神经病、多发性单神经炎等最为常见,同时脑血管炎可引起脑组织缺血、出血、脑病、癫痫等症状;肉芽肿血管炎周围神经系统受累较中枢神经系统更为多见,中枢神经系统受累时,其颅内肉芽肿形成主要与鼻腔炎症的直接侵犯和颅底神经受累有关,同时可有无菌性脑膜炎、脑卒中、静脉窦血栓等表现;嗜酸细胞肉芽肿血管炎患者可有周围神经病和神经性疼痛,部分患者可有脑损害,包括脑病、脑梗死、短暂性脑缺血发作(TIA)等表现。

神经白塞病(neuro-Behcet's disease, NBD)可分为脑实质性和非脑实质性两种: 脑实质性 NBD 更为常见,也更为严重,可能与皮质脊髓束、脑室周围白质、基底节、脑干及脊髓等受损有关,发病多为亚急性,主要表现包括累及脑干的脑膜脑炎、颅神经麻痹、癫痫和脊髓炎等;非脑实质性 NBD 主要表现为脑静脉血栓和无菌性脑膜炎等。周围神经病在白塞病中不常见。

(2) 结缔组织病相关的 CNSV: 多见于系统性红斑狼疮、干燥综合征、混合性结缔组织病和皮肌炎等,继发于类风湿性疾病少见。系统性红斑狼疮患者见本章节。系统性硬化患者的 CNSV 表现主要有头痛、癫痫、运动障碍、神经精神异常等。干燥综合征引起的 CNSV 的临床表现与 ANCA 相关性血管炎和视神经脊髓炎的表现有所重叠,主要包括癫痫、脑卒中、视神经炎、脊髓炎、周围神经病等。

(三) 辅助检查

1. *实验室检查* 目前尚无明确的实验室检查指标来诊断或除外中枢神经系统血管炎。红细胞沉降率、C 反应蛋白、脑脊液,以及 ANCA、抗核抗体、类风湿因子、抗 dsDNA 抗体、抗 SSA 抗体、抗 SSB 抗体、抗 Sm 抗体、抗 RNP 抗体、抗内皮细胞抗体、抗肾小球基底膜抗体等特异性自身抗体检测可协助诊断。此外亦可检测 HBV、HCV 等相关病毒的抗原-抗体复合物等。

2. *影像学检查* 是诊断的重要依据,但缺乏特异性。MRI 敏感性高于 CT,多数患者 MRI 检查存在异常: 病灶分布广泛,常见皮质和髓质损害,增强扫描软脑膜可有强化。脑血管造影可呈现血管狭窄、狭窄与扩张交替、闭塞等。

3. *病理学检查* 是诊断的金标准,主要表现为血管壁炎性细胞浸润、血管壁纤维素样坏死、管壁增厚、管腔狭窄及血栓形成等血管炎性反应。

(四) 诊断

组织活检是诊断金标准,但为有创性检查,在临床应用中受限。血管炎的临床表现较为复杂且相互重叠,缺乏特异性;血清学检查特异性低且缺乏早期生物标记物。不同类型血管炎的诊断可依据相应的诊断标准或分类标准。

(五) 治疗及预后

中枢神经系统血管炎的治疗,首先应针对病因治疗。对于原发性中枢神经系统血管炎、系统性血管炎和结缔组织病,可应用糖皮质激素和免疫抑制剂等;对于感染导致的中枢神经系统血管炎应采取相应的针对致病原的药物治疗。此外,可应用抗血栓药、他汀类药物保护血管内皮、营养神经等治疗。

第五节　神经系统副肿瘤综合征

一、概述

神经系统副肿瘤综合征(paraneoplastic neurological syndrome, PNS)是指一些恶性肿瘤非直接侵犯或非转移引起的神经和/或肌肉组织损伤的一组综合征，也称为肿瘤对神经系统的远隔效应。它不包括肿瘤的直接压迫、浸润、转移等引起组织破坏所致的症状，也不包括在肿瘤治疗过程中，如手术，放、化疗或其他治疗引起的症状。

（一）发病机制

目前，主流的PNS发病机制学说是自身免疫机制。认为某些肿瘤与神经、肌肉组织存在共同抗原决定簇，刺激机体产生抗神经元抗体，进而与神经、肌肉组织产生交叉免疫反应，导致神经、肌肉系统功能受损。近年来，在PNS患者血清和脑脊液中发现了一些与神经组织有关的抗体，如抗Yo抗体、抗Hu抗体等。

PNS的原发肿瘤以肺癌最多(44.1%)，特别是小细胞肺癌；其次是卵巢癌(17.6%)、食管癌(14.7%)、淋巴瘤(8.8%)、胃癌(6%)；此外，还有前列腺癌、甲状腺癌、胰腺癌、乳腺癌、胸腺瘤、睾丸癌等。

（二）临床表现

多为中年起病，呈亚急性起病，表现为急性、慢性进展甚至复发缓解病程。其症状和体征可发生在肿瘤发生发展的任何时段甚至先于肿瘤出现。临床表现复杂多样，缺乏特异性。病程及严重程度与原发肿瘤的大小及生长速度、恶性程度无明确相关性。

本文参考2006年荷兰学者Beuklaar的分类，做出如下分类(表21-2)。

表21-2 神经副肿瘤综合征的分类

中枢神经系统	脑脊髓炎(encephalomyelitis)* 边缘叶性脑炎(limbic encephalitis)* 脑干炎(brainstem encephalitis) 亚急性小脑变性(subacute cerebellar degeneration)* 斜视性阵挛-肌阵挛(opsoclonus-myoclonus)* 僵人综合征(stiff-person syndrome) 副肿瘤性视觉障碍综合征(paraneoplastic visual syndromes) 肿瘤相关的视网膜病(cancer-associated retinopathy) 黑色素瘤相关的视网膜病(melanoma-associated retinopathy) 副肿瘤性视神经病(paraneoplastic optic neuropathy) 运动神经元综合征(motor neuron syndromes) 亚急性运动神经元病(subacute motor neuronopathy) 其他运动神经元综合征(other motor neuron syndromes)
周围神经系统	亚急性感觉神经元病(subacute sensory neuronopathy)* 急性感觉运动神经病(acute sensorimotor neuropathy) 伴有M蛋白的慢性感觉运动神经病(chronic sensorimotor neuropathy with M-proteins) 亚急性自主神经病(subacute autonomic neuropathy) 副肿瘤性周围神经血管炎(paraneoplastic peripheral nerve vasculitis)
神经-肌肉接头和肌肉	兰伯特-伊顿肌无力综合征(Lambert-Eaton myasthenic syndrome)* 重症肌无力(myasthenia gravis) 神经肌强直(neuromyotonia) 皮肌炎(dermatomyositis)* 急性坏死性肌病(acute necrotizing myopathy) 恶液质肌病(cachectic myopathy)

*经典的神经副肿瘤综合征。

（三）辅助检查

脑脊液检查可有蛋白和IgG增高，发病早期可有细胞数增多，在数周和数月后消失。血及脑脊液的抗体检测对该病的诊断有重要意义。表21－3列出了肿瘤抗体、PNS与相关原发性肿瘤之间的关系。

积极查找原发病灶,除了肿瘤标志物、B超、CT、MRI检查外,还可行全身PET－CT检查,检查结果阴性的患者注意随访,以免漏诊。

表21－3　肿瘤抗体、PNS与相关的原发性肿瘤的关系

肿　瘤　抗　体	PNS	相关原发性肿瘤
特征性副肿瘤抗体		
抗-Hu(ANNA－1)抗体	脑脊髓炎、边缘叶性脑炎、感觉神经元病、亚急性小脑变性、自主神经病	小细胞肺癌、神经母细胞瘤、前列腺癌
抗-Yo(PCA－1)抗体	亚急性小脑变性	卵巢癌、乳腺癌
抗-CV2(CRMP5)抗体	脑脊髓炎、舞蹈症、边缘叶性脑炎、感觉神经元病、感觉运动神经病、视神经炎、亚急性小脑变性、自主神经病	小细胞肺癌、胸腺瘤
抗-Ri(ANNA—2)抗体	斜视性阵挛-肌阵挛、脑干炎	乳腺癌、小细胞肺癌
抗-Ma2(Ta)抗体	边缘叶性脑炎、间脑炎、脑干炎、亚急性小脑变性	睾丸及肺肿瘤
抗-amphiphysin抗体	僵人综合征、脑脊髓炎、亚急性感觉神经元病、感觉运动神经病	乳腺癌、小细胞肺癌
抗-recoverin抗体	癌相关的视网膜病	小细胞肺癌
抗-SOX－1(AGNA)抗体	兰伯特-伊顿综合征	小细胞肺癌
抗-SOX－2抗体	兰伯特-伊顿综合征	小细胞肺癌
不全特征性抗体		
抗-Tr(PCA－Tr)抗体	亚急性小脑变性	霍奇金病
抗-ANNA－3抗体	脑脊髓炎、亚急性感觉神经元病	小细胞肺癌
抗-PCA－2抗体	脑脊髓炎、亚急性小脑变性	小细胞肺癌
抗-Zic4抗体	亚急性小脑变性	小细胞肺癌
抗-mGluR1抗体	亚急性小脑变性	霍奇金病
抗-VGCC抗体	兰伯特-伊顿综合征、亚急性小脑变性	小细胞肺癌
抗-nAChR抗体	亚急性自主神经病	小细胞肺癌
抗-VGKC抗体	边缘叶性脑炎、神经肌强直	胸腺瘤、小细胞肺癌

注:ANNA:抗神经核抗体,mGluR1:代谢型谷氨酸受体1,nAChR:烟碱型乙酰胆碱受体,PCA:浦肯野细胞浆抗体,VGCC:电压门控型钙通道,VGKC:电压门控型钾通道。

(四)诊断与鉴别诊断

PNS的诊断主要通过病史、血清学、脑脊液、影像学、电生理等来进行。目前较为公认的是2004年Graus等提出的诊断标准,符合下述4项标准中的1项即可诊断为PNS:① 有典型PNS临床症状且5年内发现肿瘤。② 有不典型PNS临床症状且5年内发现肿瘤,并检测到抗神经元抗体(特异性或非特异性)。③ 不典型PNS临床症状在肿瘤治疗后明显缓解或消失(除外自发缓解)。④ 未发现肿瘤,但有PNS的临床症状(典型或非典型)并检测到特异性抗体(抗Hu、抗Yo、抗CV2、抗Ri、抗Ma2、抗amphiphysin等抗体)。

需要提出的是,如果有典型或不典型PNS临床症状,并且可以检测到特异性抗体,需要全面筛查肿瘤并长期密切随诊。PNS可以同时侵及神经系统的几个部位,症状有叠加的可能,易与神经系统变性疾病相混淆,某些肿瘤相关抗原有助于鉴别诊断。

(五)治疗与预后

目前主要包括两个方面:一是针对原发肿瘤的切除、放疗和化疗等;二是免疫治疗,包括应用糖皮质激素、免疫抑制剂、血浆置换等。

原发肿瘤的诊治是否及时是影响预后的重要因素。PNS 对治疗的反应很大程度上取决于它的神经病理改变，只要神经元胞体未受累，经治疗后症状会改善并有自发缓解的可能。表 21－4 列出一些免疫抑制治疗对 PNS 的疗效。

表 21－4　PNS 的治疗效果

PNS	自身抗体	免疫抑制治疗效果	对原发治疗反应	注　释
脑脊髓炎	Hu(ANNA－1)	无效	能稳定患者较好状态	极少数可自行缓解
边缘叶性脑炎	Hu(ANNA－1)，Ma2	部分患者有效	可以改善	部分可自行缓解
亚急性小脑变性	Yo(PCA－1) Tr(PCA－Tr)，mGluR1	无效 可以改善	神经症状无改善 可以改善	合并霍奇金病的也可以自行缓解
斜视性阵挛-肌阵挛(成人)	Ri(ANNA－2)	可以改善	部分神经症状恢复	维生素 B_1、巴氯芬、氯硝安定可有效
斜视性阵挛-肌阵挛(儿童)	没有抗体	2/3 可以改善	部分神经症状可恢复	
僵人综合征	amphiphysin	可以改善	可以改善	巴氯芬、安定、丙戊酸、卡马西平对痛性痉挛有效
癌相关的视网膜病	恢复蛋白	视觉可有轻微改善	无效	
黑色素瘤相关的视网膜病	双极细胞抗体	视觉症状可以改善	视觉症状可以改善	
副肿瘤性视神经病	CV2/CRMP5	视觉症状可以改善	视觉症状可以改善	
亚急性感觉神经元病	Hu(ANNA－1)	无效，极少数有效	能稳定病情	可用三环类和抗癫痫药控制神经痛
伴有 M 蛋白的慢性感觉运动神经病	MAG(IgM)	可以改善	可以改善	
伴有骨硬化性骨髓瘤的慢性感觉运动神经病	没有抗体	无效	通常有效	放、化疗和手术治疗有效
亚急性自主神经病	Hu	无效	无效	对症治疗直立性低血压，新斯的明治疗假性肠梗阻
副肿瘤周围神经血管炎	Hu	可以改善	可以改善	
兰伯特-伊顿肌无力综合征	P/Q 型 VGCC	通常有效	通常有效	二胺吡啶、胆碱酯酶抑制剂可以试用，但疗效不明
神经肌强直	VGKC	可以改善	不清楚	抗癫痫药物(卡马西平，苯妥英)
皮肌炎	Mi－2	一般有效	可以有效	

注：MAG—髓磷脂相关糖蛋白。

二、中枢神经系统副肿瘤综合征

(一) 副肿瘤性脑脊髓炎

副肿瘤性脑脊髓炎(paraneoplastic encephalomyelitis，PEM)是指累及中枢神经系统多部位的副肿瘤综合征。引起 PEM 最常见的肿瘤是小细胞肺癌。临床上根据主要累及不同部位所出现的临床表现而进行分类。损伤颞叶和边缘叶为主的称为副肿瘤性边缘叶脑炎,表现为近记忆力减退、定向力障碍、行为异常、虚构、幻觉、抑郁及多种形式的癫痫发作等。损伤脑干为主的称为副肿瘤性脑干脑炎,表现为眩晕、恶心、吞咽困难、构音障碍、锥体束征。损伤脊髓为主的称为副肿瘤性脊髓炎,表现为慢性进行性对称或不对称的肌无力、肌萎缩,上肢常见。患者脑脊液或血清检查可查见抗 Hu 抗体。MRI 提示受损部位的炎症表现。

应用糖皮质激素、免疫抑制剂治疗有效,治疗原发病后可得到改善。

(二) 副肿瘤性小脑变性

副肿瘤性小脑变性(paraneoplastic cerebellar degeneration, PCD)又称为亚急性小脑变性(subacute cerebellar degeneration),是最常见的 PNS。可并发于各种恶性肿瘤,最常见的是小细胞肺癌。大多数患者神经系统症状可先于原发性肿瘤数月到 2~3 年出现。

临床表现以小脑症状和体征为主,常以恶心呕吐、眩晕或步态不稳为首发症状,病情逐渐加重并出现构音障碍、眼震、复视、共济失调,还可伴有轻微的锥体系和锥体外系的改变。症状在数月内逐步发展达到高峰。

辅助检查中头颅 CT 和 MRI 早期正常,但 T_2WI 偶见小脑的弥散高密度影。随疾病进展出现弥漫性小脑萎缩。患者血清和脑脊液可查见自身抗体,如 Yo 抗体(妇科肿瘤)、Hu 抗体(小细胞肺癌)、抗 PCA-Tr 抗体和 mGluR1 抗体(霍奇金病),或 Ri 抗体(胸部肿瘤)等。脑脊液检查无特异发现,可有轻度淋巴细胞和蛋白含量升高。

早期对肿瘤手术治疗及血浆交换可能对 PCD 症状有所缓解。

(三) 斜视性阵挛-肌阵挛

斜视性阵挛-肌阵挛(opsoclonus-myoclonus, OMS)是一种伴有眨眼动作的眼球不自主、快速、无节律、无固定方向的高波幅集合性扫视运动,当闭眼或入睡后仍持续存在,当试图做眼球跟踪运动或固定眼球时反而加重,上述动作可以单独存在,也可与其他肌阵挛共存,如伴有四肢、躯干、横膈、头部及咽喉的肌阵挛和共济失调。症状可以间歇性发作,也可以持续存在。儿童比成人多,有 2/3 患神经母细胞瘤,多位于胸腔内。抗 Hu 抗体阳性提示神经母细胞瘤的存在。成人 OMS 多亚急性起病,常合并小脑性共济失调、眩晕、精神障碍甚至是脊髓损害。成年女性查到抗 Ri(ANNA-2)抗体高度提示患有乳腺癌或妇科肿瘤,在男性提示小细胞肺癌和膀胱癌的可能。脑脊液检查可见蛋白和白细胞轻度增高。头 MRI 及脑电图可有改变,但不具特异性。

肿瘤切除、免疫抑制治疗、类固醇皮质激素等方法均可使临床症状好转。

(四) 亚急性坏死性脊髓病

亚急性坏死性脊髓病(subacute necrotizing myelopathy, SNM)较为罕见多见于小细胞肺癌。其发病机制尚不明确,可能与抗 Hu 抗体介导的自身免疫有关。亚急性、隐匿起病为主,有些病程可为复发-缓解型。临床多表现为脊髓横贯性损害,多下肢无力起病,呈传导束性运动、感觉障碍,伴有括约肌功能障碍,受损平面可在数日内上升,可累及颈段脊髓造成四肢瘫,甚至出现呼吸肌麻痹危及生命。SNM 通常为长节段甚至脊髓全程受累,以胸髓受损最为严重。脑脊液检查正常,或者淋巴细胞和蛋白升高。MRI 可见病变节段脊髓肿胀。SNM 早期诊断较为困难,目前没有特异性治疗方法。病情进行性加重,预后不良,多于 2~3 个月内死亡。

三、周围神经系统副肿瘤

（一）亚急性运动神经元病

亚急性运动神经元病（subacute motor neuronopathy，SMN）主要侵及脊髓前角细胞和延髓运动神经核，表现为非炎性退行性变。原发肿瘤以骨髓瘤和淋巴细胞增殖性肿瘤多见，SMN 发病常在肿瘤缓解期，病程进展相对稳定。临床表现为亚急性进行性上、下运动神经元受损的症状，以双下肢无力、肌萎缩、肌束震颤、腱反射消失等下运动神经元损害多见，上肢和脑神经受损较少，感觉障碍轻微。上运动神经元损害表现类似肌萎缩侧索硬化。脑脊液检查正常，部分患者蛋白含量常增高。肌电图表现为失神经电位。肌肉活检可有神经源性肌萎缩改变。诊断主要根据查到肿瘤证据和相关肿瘤抗体。尚无特效的治疗办法。病程进展缓慢，有时经过数月或数年后神经症状趋于稳定或有所改善。

（二）亚急性感觉神经元病

亚急性感觉神经元病（subacute sensory neuronopathy）又称为副肿瘤性感觉神经元病（paraneoplastic sensory neuronopathy，PSN），可与 PEM 合并存在。该病主要侵及脊髓背根神经节和后索神经纤维。女性多见，呈亚急性起病。常以一侧或双侧不对称的肢体远端疼痛、麻木等感觉异常为首发症状，大多在数日到数周内进展为四肢远端对称性各种感觉减退或消失，以下肢深感觉障碍为主，重者可累及四肢近端和躯干，甚至出现面部感觉异常。可伴有自主神经功能障碍。脑脊液检查多数正常，部分可有轻度淋巴细胞增高，蛋白、IgG 略有升高或出现寡克隆带。血清和脑脊液中可以检测出抗 Hu 抗体，脑脊液中滴度较高，提示抗体在鞘内合成。肌电图特点是感觉神经动作电位衰减或缺失，传导速度严重减慢甚至检测不出，运动神经传导速度正常或仅轻度减慢，无失神经电位。本病尚无特效治疗方法，血浆置换、皮质类固醇及免疫球蛋白治疗对多数患者无效。早期切除原发性肿瘤可延缓本病病程，但预后不良。

四、神经-肌肉接头副肿瘤综合征

兰伯特-伊顿综合征（Lambert-Eaton syndrome，LES）是一种免疫介导的神经-肌肉接头传递功能障碍性疾病，主要累及胆碱能突触前膜的电压依赖性钙通道。引起肿瘤性 LES 最多见的因素为小细胞肺癌（约 60%），其他也可见于前列腺癌、子宫癌、淋巴瘤和腺癌等。

临床以进行性肌无力为主要表现，常以走路、上楼困难为首发症状，休息后不能缓解。一般不累及脑神经支配的肌肉。半数以上患者伴有胆碱能自主神经功能障碍或合并其他 PNS。

辅助检查中，新斯的明或滕喜龙试验常阴性，可有弱反应，但不如重症肌无力敏感。最具特征性改变的是肌电图，表现为低频（10 Hz 以下）刺激时动作电位波幅变化不大，而高频（10 Hz 以上）重复电刺激时波幅递增可达 200%以上。

治疗上以针对原发性肿瘤为主。血浆置换有效，但疗效短暂，可在应用血浆置换后加用免疫抑制剂或免疫球蛋白。避免应用钙通道阻滞剂如尼莫地平、维拉帕米、氟桂利嗪等。

第六节 中毒性疾病神经系统并发症

一、酒精中毒

(一) 急性病变

1. 急性酒精中毒(acute alcohol intoxication) 是指由于短时间内大量摄入酒精或含酒精饮料后出现的中枢神经系统功能紊乱状态,多表现行为、意识异常,严重时可损伤脏器功能,导致呼吸循环衰竭而危及生命。部分患者可有短暂性完全性遗忘(alcoholic blackout),有时可持续数小时。

根据2014年中华医学会发布的急性酒精中毒诊治共识,符合下述两项可临床诊断为急性酒精中毒:① 有明确的过量酒精或含酒精饮料摄入史;② 呼出气体或呕吐物有酒精气味。并有下述之一:a. 表现易激惹、多语或沉默、语无伦次,情绪不稳,行为粗鲁或攻击行为,恶心、呕吐等;b. 感觉迟钝、肌肉运动不协调,躁动,步态不稳,明显共济失调,眼球震颤,复视;c. 出现较深的意识障碍如昏睡,浅昏迷,深昏迷,神经反射减弱,颜面苍白,皮肤湿冷,体温降低,血压升高或降低,呼吸节律或频率异常、心搏加快或减慢,二便失禁等。确诊急性酒精中毒,须在临床诊断的基础上,血液或呼出气体酒精检测乙醇浓度≥11 mmol/L(50 mg/dL)。

急性酒精中毒患者出现昏睡或昏迷等中重度症状时,需密切监测生命体征,可应用美他多辛、维生素 B_1、维生素 B_6、维生素 C 等以促进酒精代谢,同时可使用纳洛酮促醒,病情危重时可进行床旁血滤等血液净化治疗。此外还需注意纠正低血糖,维持电解质酸碱平衡,慎用镇静剂及洗胃。

2. 酒精戒断综合征(alcohol withdrawal syndromes, AWS) 是指酒精依赖者长期大量饮酒、突然戒酒或减量而出现的神经精神症状,在住院患者中常见,且易被其他疾病掩盖。在戒断早期(48 小时内),多有癫痫、震颤、幻觉等表现;在戒断晚期(48 小时后),可有震颤谵妄表现,包括酒精性幻觉、惊恐不安、精神错乱等,以及心动过速、发热、血压增高、出汗等自主神经紊乱症状。

酒精戒断综合征的治疗目标主要是减轻酒精戒断症状、治疗潜在疾病、劝导长期戒酒和保护患者的尊严等。治疗时应进行监护,并可给予暂时性的保护性约束,同时可给予多种维生素进行营养支持,并注意维持水、电解质平衡,积极防治心、肝、肾功能并发症。药物治疗包括苯二氮䓬类药物、卡马西平等。应用药物治疗前需注意与肝性脑病鉴别。

(二) 慢性病变

1. 韦尼克-科尔萨科夫综合征(Wernicke-Korsakoff syndrome) 多由酒精中毒所致维生素 B_1 缺乏所引起,由韦尼克综合征和科尔萨科夫综合征组成。韦尼克综合征主要表现为精神异常、眼球运动障碍和共济失调等症状。科尔萨科夫综合征顺行性遗忘和逆行性遗忘均有出现,但警觉、注意力等相对保留。患者可能出现空洞的自发言语、意志力丧失等表现。韦尼克-科尔萨科夫综合征需早期诊断并给予维生素 B_1 等治疗,严重者可导致死亡。

2. 酒精性小脑变性(alcoholic cerebellar degeneration) 病变主要累及小脑上蚓部,主要症状为躯干不稳,常伴有腿部运动不协调,眼球震颤和构音障碍少见。治疗包括戒酒和营养替代。

3. 酒精性多发性神经病(alcoholic polyneuropathy) 首发症状常为皮肤感觉异常,表现为小腿和足底烧灼感、疼痛。早期常有振动觉异常、踝反射减退,最终可有弥漫性反射消失。肌无力症状可在病程中的任意时间出现,下肢远端肌肉常最先受累,逐渐向近端对称性进展。自主神经紊乱可引起大小便障碍、直立性低血压、心律失常、吞咽困难、发音障碍、食管蠕动障碍等表现,称为酒精中毒性自主神经病。治疗主要包括戒酒和营养替代。

4. *酒精性弱视*(alcoholic amblyopia)　病变包括视神经、视交叉、视束等脱髓鞘和继发性视网膜节细胞丢失，视觉障碍可在数天或数周内进展，包括视神经萎缩、视敏度降低和中央暗点等表现，少数可进展至全盲。戒酒和营养替代治疗可缓解但不能完全消除症状。

二、一氧化碳中毒

一氧化碳中毒(carbon monoxide poisoning)是由于短时间内吸入过量一氧化碳而导致的脑及全身组织缺氧，最终可致脑水肿和中毒性脑病。

一氧化碳中毒所致临床症状轻重不一，主要与暴露时间、一氧化碳浓度及个体差异相关，轻者可表现为头痛、头晕、注意力减退、恶心、呼吸困难等不适，重者可致昏迷。一氧化碳中毒迟发性脑病(delayed encephalopathy after carbon monoxide poisoning, DEACMP)是指一氧化碳中毒意识障碍恢复后数天或数周后再次出现神经损害症状，主要包括痴呆、去皮质综合征、锥体外系功能障碍、精神异常、局灶性神经功能缺损等，表现为记忆力、计算力、理解力、定向力减退，木僵，震颤，行为异常，易激惹，反应迟钝，精神淡漠，继发性癫痫等，同时也可有周围神经病变。

一氧化碳中毒可通过检测血液碳氧血红蛋白浓度协助诊断，并且最好在第一时间及时检测。治疗主要包括院前急救和院内氧疗。院前急救是提高治疗效果的关键：需迅速将患者移至空气新鲜流通的地方，解开衣领、裤带，保持呼吸道通畅，并注意保暖；急救人员到达后立即实施鼻导管或面罩吸氧以纠正缺氧。高压氧疗是治疗一氧化碳中毒最常用的治疗方法，尤其是对昏迷及中毒性休克患者。顽固性低氧血症不能纠正、生命体征不稳定者，暂缓高压氧疗，考虑机械通气治疗。

三、重金属中毒

重金属是指密度大于 5 g/cm^3 的金属，其中对人体危害较大的有汞、铅、铊、镉等，非金属砷的毒性与重金属类似，也将其归入重金属污染物。重金属中毒(heavy metal poisoning)主要通过消化道、呼吸道、皮肤密切接触、肌肉或静脉注射等途径，进入机体后通常以离子形式进行转运、结合和蓄积，其临床表现与毒物种类、接触方式、接触剂量和时间、个体差异等有关。

汞中毒主要包括易兴奋症、意向性震颤、口腔炎等；铅中毒急性期可有精神错乱、共济失调、癫痫、昏迷等急性铅中毒性脑病症状，慢性损害包括头痛、记忆力减退、易激惹、肌痛、神经性厌食、反应下降、肌无力和肌萎缩等表现；铊中毒可出现脱发、皮肤感觉异常、认知障碍、舞蹈症、手足徐动症、肌阵挛、视力减退、眼肌麻痹、周围性面瘫、指甲上出现米斯线(Mees lines)等表现。砷中毒可有中毒性脑病、轴索性周围神经病、癌症、自主神经功能障碍(除皮肤损害、黑脚病)、认知功能下降和情绪异常等表现。

重金属中毒的治疗应立即停止与毒物接触，脱离中毒现场，清除未被吸收的毒物，避免再次接触；恰当使用螯合剂；可进行血液滤过或血液透析促进重金属的排出；同时给予营养支持及维生素治疗，维持心、肺、肝、肾等重要脏器的功能等。

第七节　可逆性后部脑病综合征

可逆性后部脑病综合征(posterior reversible encephalopathy syndrome, PRES)是一组由多种原因引

起的以头痛、意识障碍、癫痫、精神异常和视觉障碍等急性神经系统症状为主要表现的临床综合征,其不仅可以引起可逆性大脑后部白质也可累及灰质损害。该病病因复杂,目前认为可能与高血压脑病、免疫抑制药物如他克莫司等的应用、急性间歇性卟啉病、糖尿病肾病、低血容量、电解质紊乱等有关。

【发病机制】

该病本质上是一种可逆性的皮质下血管源性脑水肿,其主要机制包括急剧血压升高导致大脑过度灌注和血管内皮细胞损伤;循环中的细胞因子过多也可导致血管内皮细胞损伤增加血管通透性;此外,与药物直接毒性作用、低胆固醇血症、低镁血症、大剂量激素治疗、钙超载、血药浓度超过治疗范围等有关。

【临床表现】

急性或亚急性起病,以头痛、呕吐、视觉障碍、癫痫发作、意识障碍和精神异常为主要症状。

1. *癫痫发作*　可以是神经系统首发症状,也可以在其他神经系统症状出现之后发生,并可能是神经系统唯一的表现。始发可以是部分发作,但通常发展为全身发作,大多数患者有反复发作。

2. *意识障碍*　意识水平下降、嗜睡、昏睡往往是首发表现,可以伴有短时间的躁动不安。

3. *认知功能障碍*　记忆力减退,注意力下降,定向力障碍,但严重的遗忘症并不常见。

4. *精神异常*　精神活动减慢,思维混乱,主动性降低,言语减少等。

5. *视觉障碍*　视物模糊,视觉忽视,视幻觉,视野缺损以及明显的皮层盲。

6. *局灶性神经功能缺损*　如偏瘫、失语等。

【辅助检查】

血清学检查可出现乳酸脱氢酶水平升高和红细胞形态异常;部分患者脑电图可见顶枕部区域明显慢波活动;PRES 的神经影像学表现多为双侧不完全对称性皮质下白质水肿,较少累及皮质。头 MRI 显示 T_1WI 等信号或低信号,T_2WI 高信号。DWI 通常为等信号或低信号,ADC 为高信号。少数患者 DWI 呈现部分高信号。根据影像学表现可分为顶枕型、全脑分水岭型、额上回型和中央变异型。

【诊断】

主要根据特征性的临床表现和神经影像学改变,并经过有效治疗后 1~2 周内症状、体征及复查神经影像学恢复正常或至病前表现,排除其他诊断需考虑本病。本病需与基底动脉尖综合征、感染性脑炎、自身免疫性或副肿瘤性脑炎、渗透性脱髓鞘综合征等鉴别。

【治疗】

由于本病的可逆性特点,应早期诊断、早期治疗。应积极控制或治疗原发病:血压升高时降低血压;颅内压升高时应积极降颅压治疗;癫痫发作时应尽快控制癫痫发作,直至症状得到控制、神经影像学检查恢复至病前水平后可停药,无须长期应用抗癫痫药;免疫抑制药物治疗引起的应在急性期停药;注意水电解质平及营养支持治疗。

第八节　肝 性 脑 病

肝性脑病(hepatic encephalopathy, HE)是由于严重的急性或慢性肝病引起的以代谢紊乱为基础、精神行为改变和意识障碍为主要表现的中枢神经系统功能紊乱综合征。

慢性肝性脑病临床分期见表 21-5。

表 21－5　慢性肝性脑病的临床分期

分　期	主要神经精神表现	神经系统体征	脑　电　图
Ⅰ期(前驱期)	轻度性格改变,行为失常	无明显神经系统体征	无明显异常
Ⅱ期(昏迷前期)	精神错乱、意识模糊、睡眠障碍、行为异常、定向力、理解力均减退	扑翼样震颤,腱反射亢进,肌张力增高,踝阵挛和锥体束征阳性	异常的 θ 波
Ⅲ期(昏睡期)	昏睡,精神错乱	各种神经体征持续或加重	出现明显异常的 θ 波和三相慢波
Ⅳ期(昏迷期)	意识丧失,昏迷状态	因查体不合作,不能引出扑翼样震颤。进入深昏迷时,各种反射消失,瞳孔散大,过度换气	出现对称的 δ 波

原发性肝病病史、肝性脑病的诱因、明显肝功能损害,以及神经精神改变和意识障碍是肝性脑病的主要诊断依据。此外,扑翼样震颤、血氨增高及脑电图异常改变均具有重要参考价值。

该病治疗原则为积极治疗原发病,消除各种可能诱因,纠正代谢紊乱和防治并发症。主要包括停止进食含蛋白质食物以减少体内氨的产生和吸收,使用去氨药物如谷氨酸与乙酰谷氨酰胺联合应用促进有毒物质的代谢消除,辅以细胞活性药物 ATP 等改善和恢复脑细胞功能等,此外,血液透析也可清除血氨,对肝性脑病有暂时苏醒作用。

第九节　肺 性 脑 病

肺性脑病(pulmonary encephalopathy)是因慢性肺胸疾病等伴发呼吸功能衰竭,导致高碳酸血症、低氧血症及动脉血 pH 下降,继而出现各种神经精神功能障碍的临床综合征。早期临床症状可不典型,甚至缺如。可仅表现为头晕、乏力、精神差、神情淡漠等。典型的肺性脑病可出现皮肤青紫、明显发绀等缺氧和二氧化碳潴留的临床表现,伴有意识障碍、神经精神症状和某些神经系统定位体征如偏瘫等。可出现不自主运动,如扑翼样震颤、肌阵挛等。也可有局灶性或全身性癫痫发作。该病患者血气分析可见 $PaCO_2>50$ mmHg,$PaO_2<60$ mmHg,并可伴有 pH 异常和/或电解质紊乱,脑电图呈现出与脑缺氧程度一致的全脑弥漫性中至重度异常慢波。该病的治疗主要是持续低流量吸氧纠正缺氧,可在保持呼吸道通畅的情况下使用呼吸中枢兴奋剂,改善呼吸功能,必要时可使用机械通气。同时防治脑水肿,促进脑细胞功能恢复等。

第十节　肾脏疾病导致的神经系统并发症

一、肾性脑病

肾性脑病(uremic encephalopathy)是指由于急、慢性肾脏疾病所致的肾功能衰竭引起的严重神经精神障碍的一组疾病。发病机制可能包括各种代谢产物的积累、水电解质紊乱、酸碱平衡失调、渗透压改变以及高血压和贫血等多种因素综合作用的结果。肾性脑病表现出一系列的神经功能受损征象,包括构音障碍、步态不稳、不自主运动如扑翼样震颤、肌阵挛、抽搐、癫痫发作、头痛和脑膜刺激征、颅神经及脑干症状、运动障碍、感觉模糊、自主神经功能障碍、痴呆、精神症状和意识障碍等。生化血清学检查可有尿素氮、肌酐、血钾升高及代谢性酸中毒,脑电图表现为低于 5～7 Hz 的低频成分明显增加,并呈现出弥漫性慢波、三向波、阵发性棘波或尖波。P300 潜伏期延长,波幅减低。影像学检查可见脑沟、池、裂增宽、脑室扩大等萎缩性改变。透析疗法是治疗肾性脑病的有效措施,如经充分透析治疗仍难以恢复,进行肾移植常能取得良好效果。此外,还包括对症处理神经并发症、良好管理颅内压、积极纠正内环境紊乱等。

本病需与透析治疗的神经系统合并症等疾病相鉴别。透析治疗的神经系统合并症主要包括透析性脑病、平衡失调综合征、韦尼克脑病等,透析性脑病(dialysis encephalopathy)是由于长期透析过程中脑内铝含量明显增加,影响体内酶系统,并干扰钙、磷代谢所导致的以进行性痴呆、言语障碍、运动障碍、痉挛、癫痫发作和精神障碍为主要表现的致命性并发症。治疗以减轻脑水肿,抗癫痫和精神症状对症处理为主;平衡失调综合征(dialysis dysequilibrium syndrome)是指透析后血液和脑组织间形成渗透压差,导致水向脑组织转移而出现急性脑水肿,临床表现为从轻度头痛、恶心、肌肉痉挛到更少见的反应迟钝、意识模糊或谵妄。治疗以调整血浆渗透压为主;韦尼克脑病:慢性肾功能衰竭患者在透析过程中会进一步丢失氨基酸、维生素、微量元素及其他营养物质,其中维生素 B_1 丢失比较常见。临床表现通常首先出现共济失调,数天或数周后精神错乱,并出现眼震和眼肌麻痹。治疗以补充大剂量维生素 B_1 为主。

二、尿毒症周围神经病

尿毒症周围神经病(uremic neuropathy)是慢性肾功能衰竭最常见的神经系统并发症,是一种远端、对称性的主要累及轴突的混合性感觉运动神经病。该病对下肢的影响大于上肢。以感觉神经受累较明显,感觉丧失以手套-袜套样分布最常见,常伴有疼痛。加强透析治疗,改善透析方法可缓解该病症状,必要时可行肾移植治疗。

(唐　毅)

思　考　题

1. 糖尿病性多发性周围神经病的临床表现及治疗原则是什么?
2. 系统性红斑狼疮的神经系统并发症有哪些?
3. 甲状腺神经系统并发症的主要临床表现有哪些?
4. 常见的与 PNS 相关的抗神经组织抗体有哪些?临床意义如何?
5. 病例分析

【病史摘要】

患者,女性,77 岁,因“记忆力下降 2 年加重半年”入院。患者入院前 2 年无明显诱因逐渐出现记忆力下降,表现为记不住吃的饭,记不住是否吃过药或者重复吃药,找不到常用物品的放置位置,大约每周出现 2~3 次,未予诊治;半年前上述情况发作频繁,每天均有发作,且出现记不住刚刚说过的话,反复询问同一件事情,不会算账,能学会用手机接打电话但很快忘记,能使用电视遥控器,但学不会使用空调遥控器、不会用洗衣机,有一次小便后不会提裤子,日常穿衣、打扫等简单活动可完成。其间曾出现 1 次一过性意识丧失,发作前无头晕、心慌等不适,发作时无肢体抽搐、舌咬伤、尿失禁,发作后不能回忆当时情况,约几分钟后缓解。后多次出现头晕、出汗情况,发作与体位改变无关。入院前美金刚 2 粒,每天 1 次口服,症状无明显减轻。自发病以来,入睡困难、醒后难以再次入睡,间断服用艾司唑仑,体重较前无明显变化。既往史:1 年余前外院诊断冠心病,当时行冠脉造影发现冠状动脉狭窄,平日无胸闷、气短表现,间断服用稳心颗粒;贫血多年,间断服用铁剂;睡眠差,间断服用艾司唑仑;外院诊断双眼白内障、青光眼,目前双眼视物模糊。

神经系统查体：神清，言语流利，查体合作，右利手，即刻记忆差（3 词记 3 词，5 词记 3 词），延迟回忆差（3 词记 2 词、5 词记 0 词），计算力差（100−7 = 93−7 = 86−7 = 79−7 = ?），执行能力差（不能连线），视空间差（不能画立方体，画钟 2 分），言语流畅性正常，时间及地点定向力差（不能说出日期、星期、具体街区、楼层），复述能力差（1 个长句不能复述），理解能力正常，命名正常，阅读及书写能力正常，注意力正常，左右及手指辨别正常。双眼球各方向活动自如，瞳孔对光反射灵敏，伸舌居中，示齿口角不偏。四肢肌力、肌张力正常，左侧面部及左下肢痛温觉较右侧减低。双侧腱反射对称减低，双侧巴氏征（−）。双侧指鼻、跟−膝−胫试验稳准，龙贝格征阴性，一字步可，后拉试验阴性。步态未见异常。

辅助检查：① MMSE 23 分，MoCA 17 分。② 头颅 MRI 示双侧基底节区腔隙性脑梗死；轻度脑白质变性；脑萎缩，双侧海马萎缩。阅片见 Fazekas 2+1，MTA 右 3 左 3。③ 入院后行腰穿检查，测压为 120 mmH_2O，脑脊液免疫球蛋白 A 0.36 mg/dL；脑脊液常规、生化、涂片找细菌真菌抗酸杆菌、墨汁染色找隐球菌+新型隐球菌夹膜抗原、免疫球蛋白 G+寡克隆区带、TORCH 十项未见异常。外送副肿瘤相关抗体 14 项、自身免疫性脑炎相关抗体 14 项（血+脑脊液）未见异常。AD −四项：总 tau 蛋白 120.03 pg/mL 降低，磷酸化 tau 蛋白 30.18 pg/mL 降低，Aβ 1 −42/Aβ1 −40 0.09 降低。ApoE 3/3。④ PIB − PET：a. 大脑各叶皮层未见放射性摄取，考虑 PIB 显像阴性；b. 脑萎缩。⑤ 全身 FDG − PET：a. 右肺中叶混合磨玻璃结节，葡萄糖代谢增高，考虑为恶性病变待除外；b. 左肺多发小结节，代谢未见增高，随诊；c. 双肺门淋巴结，代谢增高，随诊；d. 升结肠显影明显，随诊；e. 动脉硬化；脊椎退行性改变；f. 左侧额颞叶交界区皮层局部代谢轻度减低，双侧额叶内侧皮层代谢轻度减低；g. 脑萎缩。

病程入院诊断为认知障碍、予以神经内科常规护理，沟通病情后，家属拒绝行手术治疗。要求定期复查肺 CT，美金刚 10 mg，每天一次。

【诊断分析】

（1）病史特点：老年女性，慢性起病，以认知障碍为首发症状，主要表现为短时记忆缺失，伴有睡眠障碍。神经系统查体以认知障碍为主要表现，MMSE 23 分，MoCA 17 分。辅助检查：影像学检查头 MRI，轻度脑白质变性；脑萎缩，双侧海马萎缩，Fazekas 2+1，MTA 右 3 左 3。PIB − PET：① 大脑各叶皮层未见放射性摄取，考虑 PIB 显像阴性；② 脑萎缩。全身 FDG − PET：① 右肺中叶混合磨玻璃结节，葡萄糖代谢增高，考虑为恶性病变待除外；双肺门淋巴结，代谢增高。② 左侧额颞叶交界区皮层局部代谢轻度减低，双侧额叶内侧皮层代谢轻度减低。

（2）定位诊断：患者记忆力下降定位于双侧颞叶海马及其联络纤维；患者视空间障碍定位于顶枕叶及其联络纤维；执行力差，定位于额叶及其联络纤维；左侧面部及左下肢痛、温觉减低，定位于右侧脊髓丘脑束。综上定位于广泛大脑皮层、右侧脊髓丘脑束。

（3）定性诊断：副肿瘤性边缘叶脑炎可能，指一些恶性肿瘤非直接侵犯或非转移引起的神经系统远隔效应，损伤颞叶和边缘叶为主的为副肿瘤性边缘叶脑炎，2 年内出现全面认知功能减退，此患者肺部结节，代谢增高，需考虑此病。

参考文献

丁新生，2018. 神经系统疾病诊断与治疗. 北京：人民卫生出版社.

贾建平，苏川，2018. 神经病学. 第 8 版. 北京：人民卫生出版社.

吴江，贾建平，2015. 神经病学. 第 3 版. 北京：人民卫生出版社.

中华医学会糖尿病学分会神经并发症学组，2021. 糖尿病神经病变诊治专家共识（2021 年版）. 中华糖尿病杂志，13（6）：540 − 557.

Callaghan B C, Cheng H T, Stables C L, et al. , 2012. Diabetic Neuropathy: Clinical Manifestations and Current Treatments. Lancet Neurol,11(6): 521-534.

Dutra L A, de Souza A W, Grinberg-Dias G, et al. ,2017. Central Nervous System Vasculitis in Adults: An Update. Autoimmun Rev, 16(2): 123-131.

Feldman E L, Callaghan B C, Pop-Busui R, et al. , 2019. Diabetic Neuropathy. Nat Rev Dis Primers, 5(1): 1-18.

Fugate J E, Rabinstein A A, 2015. Posterior Reversible Encephalopathy Syndrome: Clinical and Radiological Manifestations, Pathophysiology, and Outstanding Questions. Lancet Neurol,14(9): 914-925.

Gozzard P, Woodhall M, Chapman C, et al. , 2015. Paraneoplastic Neurologic Disorders in Small Cell Lung Carcinoma: A Prospective Study. Neurology, 85(3): 235-239.

Louis E D, Mayer S A, Rowland L P, 2015. Merritt's Neurology. 13th edition. Philadelphia: Lippincott Williams & Wilkins: 72-80.

Ropper A H, Samuels M A, Klein J, et al. , 2019. Adams and Victor's Principles of Neurology. 11th edition. New York: McGraw-Hill Medical: 401-412.

Sloan G, Selvarajah D, Tesfaye S, 2021. Pathogenesis, Diagnosis and Clinical Management of Diabetic Sensorimotor Peripheral Neuropathy. Nat Rev Endocrinol, 17(7): 400-420.

Titulaer M J, Lang B, Verschuuren J J, 2011. Lambert-Eaton Myasthenic Syndrome: from Clinical Characteristics to Therapeutic Strategies. Lancet Neurol,10(12): 1098-1107.